"十二五"职业教育国家规划教材
经全国职业教育教材审定委员会审定

LINCHUANG YIXUE GAILUN

临床医学概论

（第2版）

阳晓 主编

高等教育出版社·北京

内容提要

本书是"十二五"职业教育国家规划教材。内容以人体各系统为主线，概要介绍了临床医学各科基本知识和技能，共分十四篇，涵盖诊断学、药理学、内科学、外科学、妇产科学、儿科学、传染病等主要临床学科的常见病、多发病。在第一篇中以诊断技术为主线，包括了常见症状的问诊，体格检查技术及多种临床常用的器械检查、实验室检查。根据医学相关技术专业的各自特点，在第二篇中重点讲述了临床常用治疗方法。以后各篇以系统为主线介绍临床各科常见疾病的诊断、治疗原则和要点。根据医学技术类专业对临床常用技能的要求，增加了无菌技术等相关内容。本书摆脱了以往临床医学概要教材的框架，以小病例的知识链接方式，来提高学生的学习兴趣，其内容广泛，突出实用性。全书注重整体优化，内容层次清晰，简明扼要，特色鲜明。

本书适用于医学技术类（眼视光技术、康复治疗技术、口腔医学技术、医学美容技术、药剂学、医学检验技术、卫生事业管理等）专业的专科学生，也可供基层医技人员参考阅读。

图书在版编目（CIP）数据

临床医学概论 / 阳晓主编. --2版. --北京：高等教育出版社，2015.7（2016.12重印）

ISBN 978-7-04-042846-9

Ⅰ.①临… Ⅱ.①阳… Ⅲ.①临床医学-高等职业教育-教材 Ⅳ.①R4

中国版本图书馆CIP数据核字（2015）第106035号

策划编辑 夏 宇　责任编辑 夏 宇　封面设计 李小璐　版式设计 于 婕
插图绘制 杜晓丹　责任校对 刁丽丽　责任印制 耿 轩

出版发行 高等教育出版社
社 址 北京市西城区德外大街4号
邮政编码 100120
印 刷 三河市潮河印业有限公司
开 本 787mm×1092mm 1/16
印 张 38.5
字 数 950千字
购书热线 010-58581118
咨询电话 400-810-0598
网 址 http://www.hep.edu.cn
http://www.hep.com.cn
网上订购 http://www.landraco.com
http://www.landraco.com.cn
版 次 2006年7月第1版
2015年7月第2版
印 次 2016年12月第3次印刷
定 价 60.00元

本书如有缺页、倒页、脱页等质量问题，请到所购图书销售部门联系调换

物 料 号 42846-00

《临床医学概论》(第 2 版)编写人员

主　编　阳　晓

副主编　张绪鹏　侯明亮　尹　红　廖可育

编　者(以姓氏汉语拼音为序)

侯明亮　商丘医学高等专科学校

廖可育　常德职业技术学院

刘美红　永州职业技术学院

孟宪国　山东医学高等专科学校

彭建湘　湘潭职业技术学院

邵春芬　邢台医学高等专科学校

汤之明　肇庆医学高等专科学校

阳　晓　永州职业技术学院

尹　红　永州职业技术学院

张绪鹏　肇庆医学高等专科学校

周齐艳　永州职业技术学院

秘　书　刘美红　永州职业技术学院

出版说明

教材是教学过程的重要载体，加强教材建设是深化职业教育教学改革的有效途径，推进人才培养模式改革的重要条件，也是推动中高职协调发展的基础性工程，对促进现代职业教育体系建设，切实提高职业教育人才培养质量具有十分重要的作用。

为了认真贯彻《教育部关于“十二五”职业教育教材建设的若干意见》（教职成〔2012〕9 号），2012 年 12 月，教育部职业教育与成人教育司启动了“十二五”职业教育国家规划教材（高等职业教育部分）的选题立项工作。作为全国最大的职业教育教材出版基地，我社按照“统筹规划，优化结构，锤炼精品，鼓励创新”的原则，完成了立项选题的论证遴选与申报工作。在教育部职业教育与成人教育司随后组织的选题评审中，由我社申报的 1 338 种选题被确定为“十二五”职业教育国家规划教材立项选题。现在，这批选题相继完成了编写工作，并由全国职业教育教材审定委员会审定通过后，陆续出版。

这批规划教材中，部分为修订版，其前身多为普通高等教育“十一五”国家级规划教材（高职高专）或普通高等教育“十五”国家级规划教材（高职高专），在高等职业教育教学改革进程中不断吐故纳新，在长期的教学实践中接受检验并修改完善，是“锤炼精品”的基础与传承创新的硕果；部分为新编教材，反映了近年来高职院校教学内容与课程体系改革的成果，并对接新的职业标准和新的产业需求，反映新知识、新技术、新工艺和新方法，具有鲜明的时代特色和职教特色。无论是修订版，还是新编版，我社都将发挥自身在数字化教学资源建设方面的优势，为规划教材开发配备数字化教学资源，实现教材的一体化服务。

这批规划教材立项之时，也是国家职业教育专业教学资源库建设项目及国家精品资源共享课建设项目深入开展之际，而专业、课程、教材之间的紧密联系，无疑为融通教改项目、整合优质资源、打造精品力作奠定了基础。我社作为国家专业教学资源库平台建设和资源运营机构及国家精品开放课程项目组织实施单位，将建设成果以系列教材的形式成功申报立项，并在审定通过后陆续推出。这两个系列的规划教材，具有作者队伍强大、教改基础深厚、示范效应显著、配套资源丰富、纸质教材与在线资源一体化设计的鲜明特点，将是职业教育信息化条件下，扩展教学手段和范围，推动教学方式方法变革的重要媒介与典型代表。

教学改革无止境，精品教材永追求。我社将在今后一到两年内，集中优势力量，全力以赴，出版好、推广好这批规划教材，力促优质教材进校园、精品资源进课堂，从而更好地服务于高等职业教育教学改革，更好地服务于现代职教体系建设，更好地服务于青年成才。

高等教育出版社

2014 年 7 月

第 2 版前言

随着高职高专医学教育改革的不断深入，社会对医学相关技术类专业人才的技能要求也不断提高。我们在第一版教材的基础上，为满足医学技术类专业学生对临床常用技能的要求，增加了临床常用技能等相关内容。为减少教师查阅、书写和制作课件的时间，满足医学技术类不同专业、不同层次对教学内容的需求，我们除了为他们提供与本教材配套的教学计划、教学大纲、实践实训大纲、技能训练指导、达标试题库外，还根据高职高专"课程多、学时少"和医学技术类不同专业的技能特点，制作适用于他们的多媒体课件、电子教案，以供教师备课时参考使用。在网络信息技术高速发展的今天，针对高职高专医学相关技术类专业人才培养的目标，在摆脱以往的临床医学和本科层次非临床医学教材框架的同时，我们从课程性质、任务出发，以简单的模拟病历和课后思考题等立体化教学包的建设来提高学生对临床医学学习的兴趣，激发学生的求知欲，并利用课程网站，让学生在与教师的不断交流中，寻找医学技术各专业相关知识与临床各系统疾病的结合部，并在了解临床诊治知识的过程中，发现临床的需求，思考解决临床问题的途径和方法，以便更好地为患者提供医学技术服务，当好临床医师的助手。

由于时间十分紧迫，多媒体课件等立体化教学包需逐渐完善，这其中也难免存在一些疏漏或不足，恳请老师和同学们在使用过程中提出宝贵的建议和意见，惠予指导，以便今后改进和提高。

阳　晓

2015 年 3 月

第1版前言

为积极推进高职高专课程和教材改革，开发和编写反映新知识、新技术、新工艺、新方法的具有职业教育特色的课程和教材，针对高职高专培养应用型人才的目标，结合教学实际，高等教育出版社组织有关专家、教师及临床一线人员编写了此套高职高专医学相关技术类专业的教学改革实验教材。

近年来，随着我国医学教育改革的深入和社会需求的增长，医学技术类（眼视光技术、康复治疗技术、口腔医学技术、医学美容技术、医学检验技术、生物医学工程等）、药学类、卫生管理类等专业教育得到了蓬勃的发展，并将作为医学教育的一个不可分割的重要组成部分长期存在下去。然而，我国适用于医学相关技术类专业的教材仅局限在几个比较成熟的本科专业，如检验技术，而适用于高职高专层次的医学相关技术类专业的临床医学基础教材还不多见。为了培养应用型医学相关技术类专业人才，本教材紧扣高职高专教育的特点，遵循高职高专教学规律，以特定的对象——医学相关技术类专业、特定的目标——以高职高专为主的学历教育、特定的要求——符合“三基”（基本理论、基本知识、基本技能）和“五性”（思想性、科学性、先进性、启发性、知识性）为编写的指导原则，特别注意摆脱以往的临床医学教材和本科层次非临床医学教材的框架，着重讲解临床诊断和防治的思路、方法、原则，并以系统为主线介绍临床各科常见病的诊断、治疗原则和要点，突出实用性。

本教材以人体各系统为主线，全面介绍了临床医学基础及相关内容，全书共十三篇。在第一篇中以诊断技术为主线，包括了常见症状的问诊、体格检查技术以及多种临床常用的器械检查、实验室检查。根据医学相关技术类专业的各自特点，在第二篇中重点讲述了临床常用治疗药物及方法。在以后的各篇中一改以前同类教材以学科为序的编排方式，首次以系统为主线介绍临床各科常见疾病的诊断、治疗原则和要点。本书摆脱了以往临床医学概论教材的框架，以小病例的知识链接方式来提高学生的学习兴趣，其内容广泛，突出实用性。全书注重整体优化，内容层次清晰，简明扼要，特色鲜明，涵盖了诊断学、药理学、内科学、外科学、妇产科学、儿科学、传染病学等主要临床学科的常见病、多发病。

鉴于本教材是首次组织编写的供医学技术类、药学类、卫生管理类专业使用的高职高专医学教育教材，不仅内容新、涉及的学科多，而且时间十分紧迫，书中难免存在一些疏漏、错误或不足，恳请老师和同学们在教材使用过程中提出宝贵的建议和意见，惠予指导，以便在第二版中加以改进和提高。

阳　晓

2006年3月

目　录

第一篇　临床资料采集

第二篇　临床常用治疗

第三篇　呼吸系统疾病

第四篇　循环系统疾病

第五篇　消化系统疾病

第六篇　泌尿、生殖系统疾病

第七篇　血液及造血系统疾病

第八篇　内分泌及营养代谢性疾病

第九篇　神经系统疾病

第十篇　物理化学因素所致疾病

第十一篇　运动系统疾病

第十二篇 外科创伤急救

第十三篇 产 科

第十四篇 临床常用技能

第一篇　临床资料采集

第一章　问诊与常见症状

问诊是医务人员通过对患者或知情者系统而全面询问而获取临床资料的一种方法，又称病史采集。

问诊是诊断疾病的第一步。某些疾病只有症状而无体征或其他异常，此类疾病只有依据病史做出诊断，如神经症。某些疾病根据其典型的症状即可做出初步诊断，如感冒、消化性溃疡、癫痫等。

本章仅对临床常见而且比较重要的症状进行扼要阐述。

第一节　发　　热

机体在致热原作用下或由于各种原因使体温调节中枢出现功能障碍，体温升高超出正常范围，称为发热。

一、病因

1. 感染　由各种微生物、寄生虫等病原体引起的感染。

2. 非感染因素　包括：① 无菌性坏死组织的吸收，如大手术后、心肌梗死、癌症、溶血反应等；② 抗原-抗体反应，如风湿热、血清病、药物热、结缔组织病等；③ 内分泌与代谢性疾病，如甲状腺功能亢进、重度脱水等；④ 皮肤散热减少，如慢性心力衰竭、广泛性皮炎等；⑤ 体温调节中枢的功能障碍，如中暑、重度催眠药中毒、脑出血等；⑥ 自主神经功能紊乱，如夏季热、生理性低热等。

二、临床表现

1. 发热的分度　低热为 37.3～38.0℃，中等度发热为 38.1～39.0℃，高热为 39.1～41.0℃，超高热为 41℃以上。

2. 常见热型及其临床意义　有些发热疾病具有特殊的热型，对诊断和鉴别诊断有一定的意义。临床常见热型有以下几种：

(1) 稽留热　体温持续在 39～40℃，24 小时内波动范围不超过 1℃，持续数日或数周。常见于肺炎链球菌肺炎、伤寒等(图 1-1)。

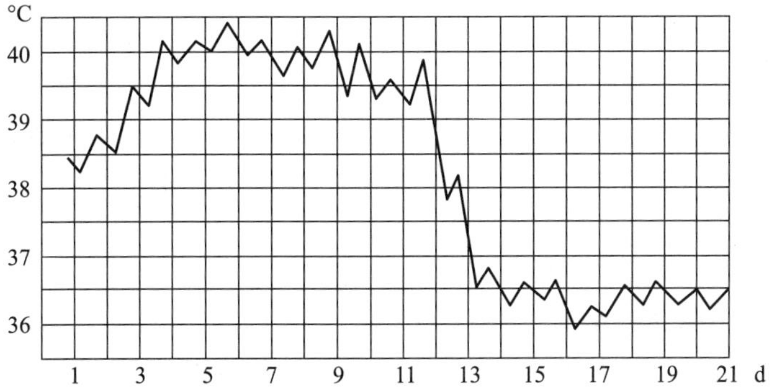

图 1-1　稽留热

(2) 弛张热　体温高达 39℃以上，最低时仍高于正常，24 小时内波动范围>2℃。常见于败血症、风湿热、深部脓肿、严重肺结核等(图 1-2)。

(3) 间歇热　发热期与无热期交替出现，体温可上升至 39℃以上，持续数小时或数日，然后下降至正常，无热期(间歇期)持续一日乃至数日，如此反复发作。常见于疟疾、急性肾盂肾炎等(图 1-3)。

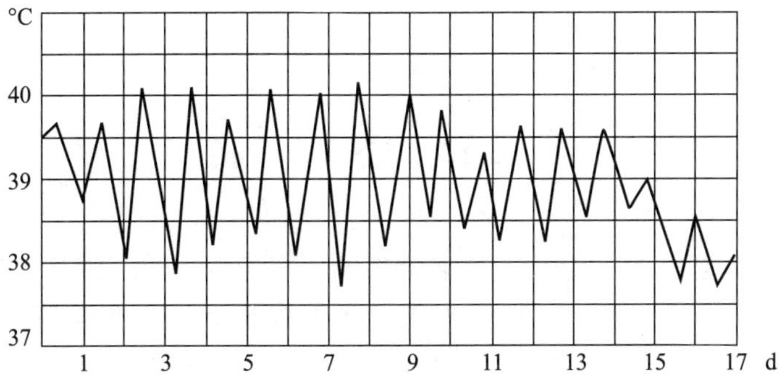

图 1-2　弛张热

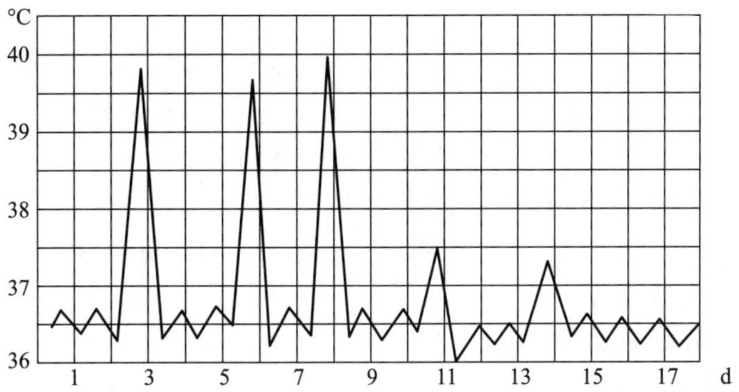

图 1-3　间歇热

(4) 不规则热　发热无一定规律，可见于肺结核、支气管炎、肺癌等。

(5) 波状热　体温逐渐升高达 39℃或以上，数日后又逐渐下降至正常水平，如此反复多次，体温呈波状起伏。常见于布氏杆菌病。

(6) 回归热　体温急剧上升至 39℃或以上，持续数日后又骤然下降至正常，高热期与无热期各持续数日后规律性地交替出现。见于回归热、霍奇金(Hodgkin)病等。

目前，临床上由于抗生素、激素、退热药的广泛应用，热型可变得极不典型。此外，热型也与个体反应性强弱、年龄、营养状态、机体抵抗力等有关，故应具体分析。

三、问诊要点

1. 发热的特点　如发热是在什么情况下发生的，发热出现的时间或季节，起病的急缓，发热的程度，是否进行过体温的测量和记录，发热时体温的变化有无一定的规律，是呈持续性还是间歇性等。

2. 伴随的症状　如是否伴有畏寒、寒战、大汗、盗汗。

3. 多系统症状的询问　是否伴有咳嗽、咳痰、咯血、胸痛，腹痛、恶心、呕吐、腹泻，尿频、尿急、尿痛，皮疹、出血、头痛、肌肉关节痛等。

4. 一般状况的询问　如患病以来精神状态、食欲、体重、睡眠及大小便有无改变。

5. 诊治经过的询问　如患病后在什么地方看过病，诊断是什么病，进行过哪些检查，用过什么药，剂量是多少，疗效怎么样等。

6. 有关病史的询问　如有无传染病接触史、疫水接触史、手术史、流产或分娩史、服药史、过敏史、职业特点等。

第二节　疼　　痛

疼痛是许多疾病的表现之一，也常是患者就医的主要原因之一。疼痛可以使机体采取防卫措施以避开或去除造成疼痛的因素，对机体生命活动具有保护作用，但强烈或持久的疼痛会导致生理功能紊乱甚至休克。

一、病因

1. 头痛的常见病因

(1) 颅内病变　① 各种病原微生物引起的脑膜炎、脑脓肿等感染；② 高血压脑病、脑供血不足、脑血管畸形等脑血管病变；③ 脑肿瘤等占位性病变；④ 脑震荡、脑挫伤等颅脑外伤；⑤ 偏头痛等。

(2) 颅外病变　① 颅骨肿瘤等；② 三叉神经痛；③ 颈椎病；④ 眼、耳、鼻和牙疾病所致的头痛。

(3) 全身性疾病　① 肺炎、细菌性痢疾等发热性疾病；② 高血压等心血管疾病；③ 一氧化碳中毒、有机磷中毒等；④ 低血糖、肺性脑病、肝性脑病、尿毒症、贫血、系统性红斑狼疮、中暑、月经期及绝经期头痛等全身性疾病。

(4) 神经症　神经衰弱及癔症。

2. 胸痛的常见病因

(1) 胸廓疾病　急性皮炎，肌炎，蜂窝织炎，带状疱疹，肋间神经炎，肋软骨炎，肋骨骨折，颈、胸椎结核等。

（2）呼吸系统疾病　胸膜炎、气胸、胸膜肿瘤、肺炎、肺癌、肺梗死等。

（3）心脏与大血管疾病　心绞痛、急性心肌梗死、心肌病、急性心包炎、二尖瓣或主动脉瓣病变、主动脉夹层、心脏神经症等。

（4）纵隔疾病　纵隔脓肿、纵隔肿瘤。

（5）其他　食管炎、食管癌、食管裂孔疝、膈下脓肿、肝脓肿、脾梗死、脾破裂等。

3. 腹痛的常见病因

（1）急性腹痛　其特点为起病急，病情重，转变快。多见于：① 急性胃肠炎、胆囊炎、出血坏死性肠炎、胰腺炎、阑尾炎等腹腔内脏器急性炎症；② 急性弥漫性腹膜炎；③ 肠梗阻、胆石症、胆道蛔虫症、尿路结石、急性胃扩张等腹腔内脏器阻塞或扩张性疾病；④ 肠扭转，卵巢扭转，肝、脾破裂，异位妊娠破裂等；⑤ 肠系膜动脉栓塞、缺血性肠炎、门静脉栓塞、脾梗死等腹腔内血管病变；⑥ 腹壁挫伤、腹壁脓肿、腹壁带状疱疹等腹壁病变；⑦ 肺炎、肺梗死、急性心肌梗死、急性心包炎等胸部疾病所致的腹部牵涉痛；⑧ 铅中毒、糖尿病酮症酸中毒、尿毒症、腹型过敏性紫癜等全身性疾病。

（2）慢性腹痛　其特点为起病缓慢，病程长，或为急性起病后腹痛迁延不愈或间歇性发作。多见于：① 胃、十二指肠溃疡；② 反流性食管炎、慢性胃炎、胆囊炎、胆道感染、胰腺炎、炎症性肠病、结核性腹膜炎等腹腔内脏器的慢性炎症；③ 慢性胃扭转、慢性肠扭转；④ 肝淤血、肝炎、肝脓肿等腹内实质性脏器病变，因脏器肿胀，使其包膜张力增加而引起疼痛；⑤ 胃癌、大肠癌、肝癌、胰腺癌等腹内肿瘤；⑥ 铅中毒、尿毒症等中毒与代谢障碍性疾病；⑦ 胃神经症、肠易激综合征等神经精神性疾病。

牵涉痛是指由于体表某部位与患病内脏受同一脊髓节段的后根神经元支配，又由同一上行纤维传入大脑皮质而引起的该内脏疾病所致的多部位疼痛。例如：患胆囊疾病时除右上腹痛外，还可出现右肩痛；心绞痛除心前区及胸骨后疼痛外，还可出现左肩及左臂内侧疼痛。

二、问诊要点

1. 疼痛的部位　如最先出现疼痛的部位在哪，是局部浅表还是较深而弥散等。

2. 疼痛的性质　疼痛可呈胀痛、隐痛、钝痛、刺痛、闷痛、绞痛、锐痛、搏动性痛、烧灼样痛、刀割样痛、尖锐刺痛、撕裂样痛、痉挛性痛、压榨性痛等，可伴有窒息感、电击感、重压感、钳夹感、戴紧帽感等。

3. 疼痛的程度　如是轻微疼痛还是剧烈疼痛，能否耐受等。

4. 疼痛发生与持续的时间　如疼痛每天在什么时间发作，是间歇性、短暂性还是持续性，是否呈阵发性加剧等。

5. 疼痛加重和缓解的原因　如在兴奋、劳累、激动、体位改变、用力、转体、摇头、深呼吸、咳嗽、进食、大便后疼痛是加重还是缓解等。

6. 多系统症状的询问　如头痛者是否伴有发热、喷射状呕吐、失眠、焦虑、头晕、眩晕、晕厥、出汗、抽搐、视力障碍、感觉或运动异常、精神异常、意识障碍、癫痫发作、自主神经功能紊乱症状等，胸痛者是否伴有咳嗽、咳痰、咯血、面色苍白、大汗、呼吸困难、咽下困难、血压下降或休克等，腹痛者是否伴有发热、寒战、恶心、呕吐、腹泻、呕血、便血（包括黑便）、里急后重、尿频、尿急、尿痛、黄疸、休克等。

7. 一般状况的询问　同发热时一般状况的问诊内容相同。

8. 诊治经过的询问　同发热时诊治经过的问诊内容相同。

9. 有关病史的询问　询问传染病接触史、疫水接触史、手术史、外伤史、月经史、流产或分娩史、服药史、过敏史、职业特点等。

第三节　咳嗽与咯血

一、咳嗽

咳嗽是一种反射性保护动作，可以清除呼吸道分泌物或进入气道的异物，但频繁而剧烈的咳嗽可引发呼吸道出血或诱发自发性气胸。

（一）病因

1. 呼吸道疾病　从鼻咽部到支气管整个呼吸道黏膜受到刺激性气体（如冷或热空气、氯、溴、酸、氨）、异物、炎症、出血、肿瘤等刺激时，均可出现咳嗽。

2. 胸膜疾病　各种胸膜炎或胸膜受到刺激（如气胸、胸腔穿刺）时可出现咳嗽。

3. 心血管疾病　各种原因所致的左心功能不全引起肺淤血、肺水肿，或来自右心及体循环静脉栓子引起肺栓塞时，均可引起咳嗽。

4. 中枢神经因素　从大脑皮质发出的冲动传至延髓咳嗽中枢可引发或抑制咳嗽。

（二）问诊要点

1. 咳嗽的特点　如在什么情况下出现咳嗽症状，是否每年都出现，是否与季节有关，每年咳嗽大约持续多长时间，是单声咳、连续性咳还是发作性剧咳，咳嗽的轻重是否与体位有关等。

2. 痰的特点　如是否伴有咳痰，量有多少，呈什么颜色，什么性质（黏液性、浆液性、脓性、黏液脓性、血性等），静置后是否出现分层现象（上层为泡沫，中层为黏液或浆液脓性，下层为坏死组织）等。

3. 伴随的其他症状　如咳嗽、咳痰是否伴随高热、胸痛、呼吸困难、咯血、大量脓臭痰、呕吐和进行性体重下降等多系统症状。

4. 一般状况的询问　与发热时一般状况的问诊内容相同。

5. 诊治经过的询问　同发热时诊治经过的问诊内容相同。

6. 有关病史的询问　如询问传染病接触史、吸烟史、职业性粉尘接触史、过敏史等有关病史。

二、咯血

咯血是指喉及喉部以下的呼吸道出血，经口腔咯出。少量咯血有时仅表现为痰中带血，大咯血时血液从口鼻涌出，可阻塞呼吸道，造成窒息。

（一）病因

1. 支气管疾病　如支气管扩张、肺癌、慢性支气管炎、支气管内膜结核、支气管良性肿瘤、支气管内结石等。咯血最常见的支气管疾病是支气管扩张。

2. 肺部疾病　如肺结核、肺炎、肺脓肿等，较少见的有肺梗死、肺吸虫病、肺真菌病、肺囊肿、肺血管畸形等。咯血最常见的肺部疾病是肺结核。

3. 心血管疾病　如风湿性二尖瓣狭窄、房间隔缺损、室间隔缺损及动脉导管未闭、肺淤血等。

4. 急性传染病　如钩端螺旋体病肺出血型、流行性出血热等。

5. 血液病　如血小板减少性紫癜、白血病等。

6. 其他　风湿性疾病[如结节性多动脉炎、白塞(Behcet)综合征]、肺出血-肾炎综合征等。

（二）问诊要点

1. 确定是否咯血　通过询问出血有无明显病因及前驱症状，出血的颜色及其血中有无混合物等来鉴别。

2. 咯血的特点　询问患者的发病年龄，咯血的程度(24 小时咯血量在 100 ml 以内为小量咯血，达 100～500 ml 为中等量咯血，达 500 ml 以上或一次咯血量达 300 ml 以上为大量咯血)、性状(砖红色胶冻样血痰见于克雷白杆菌肺炎，铁锈色血痰见于典型的肺炎链球菌性肺炎、肺吸虫病和肺泡出血，二尖瓣狭窄所致咯血多为暗红色，左心衰竭所致咯血为浆液性粉红色泡沫痰，肺梗死引起的咯血为黏稠暗红色血痰)以及频率(是间断性还是持续性痰中带血)。

3. 伴随的症状　如咯血是否伴有发热、胸痛、咳嗽、咳痰、呛咳、杵状指、皮肤黏膜出血、黄疸等多系统症状。

4. 一般状况的询问　同发热时一般状况的问诊内容相同。

5. 诊治经过的询问　同发热时诊治经过的问诊内容相同。

6. 有关病史的询问　如询问有无结核病接触史、吸烟史、职业性粉尘接触史、生食海鲜史及月经史等与之有关的病史。

第四节　呼 吸 困 难

呼吸困难是指患者主观上感觉空气不足、呼吸费力，客观上表现为用力呼吸，甚至辅助呼吸肌也参与呼吸运动，并有呼吸频率、深度及节律的异常。

一、病因

1. 呼吸系统疾病

(1) 呼吸道阻塞性疾病　如支气管哮喘、慢性阻塞性肺气肿及喉、气管、支气管的炎症、异物、肿瘤等。

(2) 肺部疾病　如肺炎、肺不张、肺淤血、肺水肿、肺梗死、间质性肺炎等。

(3) 胸廓与胸膜疾病　如严重胸廓畸形、胸廓外伤、气胸、大量胸腔积液及严重胸膜肥厚、粘连等。

(4) 各种原因所致呼吸肌功能障碍性疾病　如急性多发性神经根炎[吉兰-巴雷(Guillain-Barré)综合征]、脊髓灰质炎、重症肌无力等所致呼吸肌功能障碍性疾病。

2. 循环系统疾病　如各种原因所致的心功能不全。

3. 中毒性疾病　如糖尿病酮症酸中毒、尿毒症以及吗啡、巴比妥类药物、有机磷、一氧化碳中毒等内、外源性中毒性疾病。

4. 血液系统疾病　如重度贫血、高铁血红蛋白血症及硫化血红蛋白血症等。

5. 中枢神经系统疾病　如颅脑外伤、脑出血、脑肿瘤、脑及脑膜炎等所致呼吸中枢功能衰竭以及精神因素所致呼吸困难。

二、问诊要点

1. 呼吸困难的特点　如是表现为吸气性、呼气性呼吸困难，还是呼吸都困难；是突然发生、缓慢发生，还是渐进发生或有明显的时间性；呼吸困难的严重程度与活动、体位的关系等。

2. 伴随的症状　如是否伴有发热、咳嗽、咳痰、咯血、胸痛、头痛、多饮、多食、多尿、双下肢水肿等多系统症状。

3. 一般状况的询问　同发热时一般状况的问诊内容相同。

4. 诊治经过的询问　同发热时诊治经过的问诊内容相同。

5. 有关病史的询问　如询问吸烟史，有无慢性心、肺疾病以及肾病、代谢性疾病等病史，有无头痛、意识障碍、颅脑外伤史，有无药物、毒物接触或摄入史，有无吸毒史等与之有关的病史。

第五节　呕吐与腹泻

一、呕吐

呕吐是指由于胃的反射性强力收缩，迫使胃内容物经口急速排至体外。恶心常为呕吐的前兆。频繁和剧烈的呕吐可引起失水、电解质紊乱、食管贲门黏膜撕裂和营养缺乏等。

(一) 病因

1. 反射性呕吐　是指当体内某个器官或组织有病理改变或受到刺激时，经神经反射而引起的恶心、呕吐。常见病因如下：

(1) 消化系统疾病　① 口咽部炎症、物理或化学刺激；② 胃肠的急性扩张、炎症、肿瘤、梗阻等；③ 肝、胆、胰的炎症，肿瘤、结石、梗阻等；④ 急性腹膜炎、急性肠系膜淋巴结炎等；⑤ 口服磺胺类、水杨酸盐类、氨茶碱、奎宁等药物的局部刺激。

(2) 循环系统疾病　如急性心肌梗死、心力衰竭、休克等。

(3) 泌尿生殖系统疾病　如尿路结石、急性肾盂肾炎、急性盆腔炎、异位妊娠破裂等。

(4) 急性传染病　如霍乱、病毒性肝炎等。

（5）眼部疾病　如青光眼、屈光不正等。

（6）感觉器官受刺激　如刺激嗅觉、视觉及味觉所引起的呕吐。

2. 中枢性呕吐　是指由于颅内病变直接压迫或者药物等刺激延髓内的呕吐中枢，增加其兴奋性所引起的呕吐。常见病因如下：

（1）中枢神经系统疾病　① 中枢神经系统感染；② 颅内血管疾病；③ 颅脑损伤等。

（2）中毒性疾病　如洋地黄类、某些抗菌药物、抗癌药物以及有机磷中毒等，毒性物质经血液循环作用于延髓呕吐中枢引起呕吐。

（3）内分泌与代谢障碍性疾病　如尿毒症、糖尿病酮症酸中毒、甲状腺危象等。

（4）生理因素　如妊娠反应。

3. 前庭功能障碍性疾病　如梅尼埃（Meniere）病、晕动病等。

4. 精神性呕吐　如神经性厌食、癔症等。

（二）问诊要点

1. 呕吐的病因或诱因　如呕吐前有无确定的病因或诱因，是急性起病还是缓慢起病，有无体位、进食、咽部刺激等诱因。

2. 呕吐的时间及量　如一日中什么时间呕吐最明显，是晨起还是夜间，是间歇性还是持续性，呕吐了几次，每次的量有多少等。

3. 呕吐与进食的关系　如呕吐是否与饮食、活动等有关，呕吐后是否有舒服感等。

4. 呕吐的特点　如呕吐前有无恶心感，呕吐是呈喷射性还是溢出性等。

5. 呕吐物的性质　如呕吐物呈什么颜色，有什么气味等。

6. 伴随的症状　如呕吐是否伴有发热、腹痛、腹泻、呕血、便血、黄疸、头痛、耳鸣、眩晕、视物模糊、尿频、尿急、尿痛、意识障碍等多系统症状。

7. 一般状况　如患病以来精神状态、食欲、体重、睡眠等一般情况有无变化。

8. 诊治经过　如患病后在什么地方看过病，诊断是什么病，进行过哪些检查（如 X 线钡餐造影、内镜、腹部 B 型超声、血糖、尿素氮等检查），用过什么药，剂量是多少，疗效怎么样等诊治经过的询问。

9. 有关病史　如询问有无传染病接触史、颅脑外伤史、药物及职业性化学物接触史，有无嗜酒爱好，女性还应询问婚姻史及月经史等与之有关的病史。

二、腹泻

腹泻是指排便次数增多，粪质稀薄或呈水样，或带有黏液、脓血或未消化的食物。超过两个月者则为慢性腹泻。

（一）病因

1. 急性腹泻

（1）急性肠道疾病　如病毒、细菌、真菌、阿米巴、血吸虫等急性肠道感染，肉毒杆菌、嗜盐杆菌、变形杆菌、金黄色葡萄球菌等细菌性食物中毒。

（2）急性中毒　如鱼胆、河豚等动物性毒物中毒，毒蕈等植物性毒物中毒，有机磷、砷等化学性毒物中毒。

（3）传染性疾病　如伤寒、副伤寒、钩端螺旋体病等。

（4）药物性腹泻　如在服用泻药、拟胆碱能药、抗生素、抗癌药等期间所致的腹泻。

（5）全身疾病　如过敏性紫癜、甲状腺危象、肾上腺危象、促胃泌素瘤、类癌综合征等疾病。

2. 慢性腹泻

（1）胃部疾病　如慢性萎缩性胃炎、胃大部切除后胃酸缺乏症等。

（2）肠道疾病　如细菌性痢疾、阿米巴痢疾、肠结核病、肠道假丝酵母菌病、血吸虫病、钩虫病等肠道慢性感染性疾病，炎症性肠病、放射性肠炎、缺血性肠炎、大肠癌、小肠淋巴瘤等肠道肿瘤以及成人乳糜泻、小肠切除后短肠综合征、肠易激综合征等其他肠道疾病。

（3）胰腺疾病　如慢性胰腺炎、胰腺癌。

（4）胆道疾病　如胆囊切除术后的脂肪泻。

（5）肝脏疾病　如肝炎、肝硬化。

（6）全身性疾病　如甲状腺功能亢进症、糖尿病、肾上腺皮质功能减退、系统性红斑狼疮、硬皮病、尿毒症等疾病。

（7）药物不良反应　如口服甲状腺素、洋地黄类等引起的腹泻。

（二）问诊要点

1. 发病因素　如腹泻是否与不洁食物、旅行、聚餐等有关，同桌进餐者是否也同时发病，腹泻是否与脂肪摄入有关，或与紧张、焦虑等有关。

2. 加重或缓解的因素及与腹痛的关系　如进食、油腻食物或禁食、抗生素是否可使腹泻加重或缓解，腹泻与腹痛有无关系（小肠疾病疼痛常在脐周，便后腹痛多不缓解；结肠疾病疼痛多在下腹，便后疼痛常可缓解或减轻。急性感染性腹泻常有腹痛；分泌性腹泻往往无明显腹痛）等。

3. 腹泻的特点　如每日大便多少次，每一次的量有多少，大便呈什么性状（如稀糊状便、水样便、黏液便、脓血便、冻状便、鲜血便、黑便、柏油样便、白陶土样便、米泔样便、细条状便、羊粪样便、乳凝块便等）、什么颜色，是否发现有寄生虫体，有无特殊的气味等。

4. 伴随症状　如腹泻是否伴有发热、腹痛、里急后重、贫血、水肿、营养不良等症状。

5. 一般状况　如患病以来精神状态、食欲、体重、睡眠及小便等一般情况有无变化。

6. 诊治经过　如患病后在什么地方看过病，诊断是什么病，进行过哪些检查（如 X 线钡餐造影、内镜、腹部 B 型超声、大便常规等检查），用过什么药，剂量是多少，疗效如何等。

7. 有关病史　如地区和家族中有无类似的发病情况，有无传染病接触史，有无嗜酒爱好，有无不良饮食习惯，有无不洁饮食与长期服药史，有无腹部手术及放射治疗史等。婴幼儿还应询问出生史、喂养史、预防接种史、生长发育史。

第六节　意识障碍

意识是大脑高级功能活动的综合表现，包括觉醒状态与精神活动两个方面，前者是指对外界及自身的认知状态，后者是指思维、情感、记忆、意志等心理过程。意识障碍是指人对周围环境及自身状态的识别和觉察能力出现障碍。

一、病因

1. 重度急性感染　如伤寒、败血症、中毒性肺炎、中毒性痢疾、脑型疟疾以及脑膜炎、脑炎、脑脓肿等颅脑感染性疾病。

2. 心血管疾病　如急性心肌梗死、心律失常引起的阿-斯（Adams-Stokes）综合征及严重休克等。

3. 内分泌与代谢障碍　如甲状腺危象、甲状腺功能减退危象、尿毒症、肝性脑病、肺性脑病、糖尿病引起的昏迷、低血糖昏迷及严重水、电解质紊乱等。

4. 外源性中毒　如安眠药、麻醉药、有机磷农药、氰化物等中毒。

5. 物理性损害　如中暑、触电、溺水、日射病等。

6. 颅脑非感染性疾病

（1）颅内占位性疾病　如脑肿瘤。

（2）脑血管性疾病　如脑缺血、脑出血、蛛网膜下腔出血、脑梗死、高血压脑病等。

（3）颅脑外伤　如脑震荡、外伤性颅内血肿、脑挫裂伤、颅骨骨折等。

（4）脑内异常电生理活动　如癫痫大发作或癫痫持续状态。

二、临床表现

可根据患者对光、声、疼痛刺激的反应程度，是否存在生理反射，出现病理反射，以及生命体征的变化情况来判断意识障碍的程度，但这些表现常呈波动性、移行性。

1. 嗜睡　为最轻的一种意识障碍。特点：呈一种病理性嗜睡，可被轻刺激（包括语言刺激）所唤醒，醒后能正确回答问题，配合检查，但反应迟钝，停止刺激后即又入睡。

2. 意识模糊　为较嗜睡程度深一点的意识障碍。特点：思维活动困难，言语不连贯，对时间、地点、人物的定向能力发生障碍，可有幻觉、错觉、思维紊乱、记忆模糊等意识水平轻度下降的表现。

3. 昏睡　是较严重的意识障碍。特点：患者处于接近昏迷的状态，不易唤醒，仅在压迫眶上神经、摇动患者身体等强烈刺激下可被唤醒，但很快又入睡，醒时答话含糊或答非所问。

4. 昏迷　是最严重的意识障碍。特点：意识完全丧失，不能唤醒，无自主运动。按其程度可分为：

（1）浅昏迷　对疼痛刺激（如压迫眶上缘或针刺等）有躲避反应或痛苦表情，吞咽反射、咳嗽反射、角膜反射、瞳孔对光反射、眼球运动等生理反射均存在。

（2）中度昏迷　对周围事物及各种刺激均无反应，对剧烈刺激尚可出现防御反射。角膜反射减弱，瞳孔对光反射迟钝，眼球无转动。

（3）深昏迷　对任何外界刺激均无反应，全身肌肉松弛，深浅生理反射（角膜反射、瞳孔对光反射、吞咽反射）及眼球运动等均消失。生命体征常有改变。

5. 谵妄　是在意识清晰度明显下降的情况下出现精神异常、定向力丧失、错觉、幻觉、躁动不安、言语杂乱等以兴奋性增高为特征的高级神经活动急性失调状态，常见于急性感染发热期、急性酒精中毒、某些药物（如颠茄类）中毒等。

三、问诊要点

1. 发病情况　如在发生意识障碍前有无明显的诱因，是从什么时候开始起病的，发病有多长时间了，是间隙性发作还是持续性并且逐渐加重等。

2. 伴随症状　如是否伴有发热、头痛、呕吐、舌咬伤、腹泻、错觉、幻觉、躁动不安、言语杂乱、思维紊乱、记忆模糊等临床表现。

3. 一般状况　如患病以来精神状态及大小便等一般情况有无变化。

4. 诊治经过　如患病后在什么地方看过病，诊断是什么病，进行过哪些检查，用过什么药，剂量是多少，疗效如何等。

5. 既往健康状况　如是否患有高血压、动脉硬化、糖尿病、肝肾疾病、肺源性心脏病、癫痫、肿瘤等病史，有无严重感染、颅脑外伤史。

6. 有无服毒及毒物接触史，有无嗜酒史，有无使用胰岛素史。

7. 对婴幼儿要重点询问母亲妊娠史、胎儿出生史、喂养史、生长发育史、过敏史及预防接种史。

8. 对妇女要重点询问月经史、婚姻史、妊娠史。

第二章 体格检查

体格检查是医师运用自己的感觉器官(眼、耳、鼻等)或借助于简单的检查工具(听诊器、体温表、叩诊锤等)来了解身体健康状况的一种最基本方法。医师检查所得到的临床现象称为体征。

体格检查时应注意以下几点:

1. 医师态度应和蔼,要细心、耐心、认真负责、实事求是、举止端庄,要有高度的责任感和良好的医德医风。

2. 医师操作时必须细致、轻柔,避免草率粗鲁,克服主观片面。检查时医师站在患者右侧,必要时应有第三者在场。

3. 检查时室内要温暖,环境要安静,光线要充足,充分暴露被检查部位,力求系统、全面。如病情危重,不允许做详细检查时,则应根据病史和临床表现做重点检查,先行积极抢救,待病情好转后再进行必要的补充检查。

4. 体格检查要按一定的顺序进行,先观察一般情况,然后按头→颈→胸→腹→脊柱四肢→肛门外生殖器→神经系统等进行。经反复实践,养成系统、全面检查的习惯,以免重复和遗漏。

5. 患者的病情是在不断变化的。因此,应随时复查,及时了解病情的变化,进一步补充或完善诊断,以便及时采取适当的治疗措施。

第一节 基本检查方法

一、视诊

视诊是医师用视觉观察患者全身和局部表现的一种检查方法。某些部位或在某些情况下,则需借助耳镜、喉镜、检眼镜、内镜等仪器帮助检查。

视诊时被观察的部位一定要充分暴露，最好在自然光线下进行观察，灯光下常不易辨别轻度黄疸、发绀和某些皮疹等。利用从侧面来的光线观察搏动、蠕动或肿物轮廓时更清楚。

一般视诊能观察患者的全身状况，如发育、营养、体形、面容、体位、意识、姿势及步态等。局部视诊是对患者身体某一部位做更深入细致的观察，如观察眼球有无震颤、巩膜有无黄染、颈静脉有无怒张等。

二、触诊

触诊是医师通过手的触觉进行检查的一种方法，尤以腹部触诊更为重要。触诊可以补充视诊所不能观察到的现象，如体表温度、湿度、震颤、波动、摩擦感、移动度、压痛以及肿块的位置、大小、轮廓、表面性质、硬度等。触诊方法包括：

1. 浅部触诊法　适用于体表浅在病变，如关节、软组织，浅部的动脉、静脉、神经以及阴囊和精索等检查。可用于检查腹部有无压痛、抵抗感、搏动、包块和某些增大的脏器等。

2. 深部触诊法　适用于了解腹腔及内部脏器的病变。根据检查目的和手法的不同，又可分为：

(1) 深部滑行触诊法　在患者腹肌松弛和呼气时，医师用稍弯曲的中间三个手指末端逐渐压向腹腔脏器或包块，并连同该处的腹壁皮肤一起，在被触及的脏器或包块上做上下左右的滑动触摸，以了解其形状、大小、硬度、活动度、有无压痛及表面情况等。

(2) 冲击触诊法　又称浮沉触诊法。检查时以并拢的中间三个手指取适当的角度置于腹壁上相应的部位，做数次急速而较有力的冲击动作，在冲击时即会出现腹腔内增大的脏器或包块在指端浮沉的感觉。这种方法一般只适用于有大量腹水而肝脾或包块难以触及时。

(3) 深压触诊法　以一或两个手指逐渐深压，探测腹腔深在病变的部位，以确定腹腔内脏器或组织的压痛点，如阑尾压痛点、胆囊压痛点等。

(4) 双手(合)触诊法　将左手置于被检查脏器或包块的后部，并将其推向右手，这样既可起到固定作用，又可使被检查脏器或包块更接近右手以利触诊。此法多用于肝、脾、肾、子宫和腹腔肿物的检查。

三、叩诊

叩诊是用手指叩击身体表面某个部位，使之振动而产生音响，根据振动和音响的特点来判断被检查部位的脏器状态有无异常。

(一) 叩诊方法

由于叩诊目的和手法的不同，叩诊的方法可分为：

1. 直接叩诊法　用右手中间三个手指掌面直接拍击被检查的部位，借叩击的反响和指下的震动感判断病变情况。此法适用于胸部或腹部面积较广泛的病变，如胸膜肥厚，大量胸腔积液、积气或腹腔积液等，但不能精确地确定病变部位和范围。

2. 间接叩诊法(指指叩诊法)　叩诊时，左手中指第二指节密切贴于叩诊部位，其他手指稍微抬起，勿使其与体表接触；右手手指自然弯曲，以中指指端叩击左手中指第二指骨的前端。叩击方向应与叩诊部位的体表垂直，叩诊时应以腕关节活动为主，避免肘关节及肩关节活动。叩击动作要灵活、短促又富有弹性。叩击后右手中指应立即抬起,以免影响音响的振幅与频率。在一个部位叩诊时,每次只需叩击 2～3 下,时间间隔均等,用力大小相同。叩诊时应双侧比较。如病灶或被检查部位范围小或位置表浅,宜采取轻叩法,如确定心、肝的绝对浊音界时。如被检查部位范围比较大或位置比较深,则用重叩诊法。间接叩诊法如图 2-1。

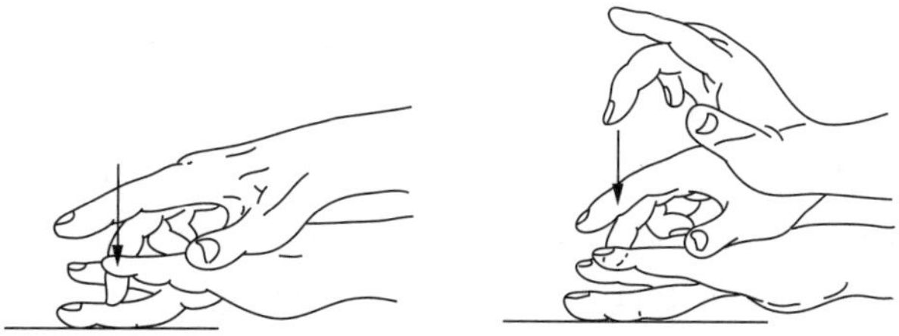

图 2-1 间接叩诊法示意图

（二）叩诊音

被叩击部位的组织或器官因其致密度、弹性、含气量及与体表间距离不同,故在叩击时可产生不同的音响。根据音响的强弱、长短、高低不同,叩诊音可分为:

1. 清音　是一种音调低、音响较大、振动持续时间较长的声音,是正常肺部的叩诊音,提示肺组织弹性、含气量、致密度正常。

2. 鼓音　是一种和谐的低音,与清音相比音响更强,振动持续时间也较长,在叩击含有大量气体的空腔器官时出现此音。正常情况下见于左胸下部胃泡区及腹部,病理情况下可见于气胸、气腹等。

3. 过清音　介于鼓音与清音之间。临床上常见于肺组织含气量增多、弹性减弱时,如肺气肿。

4. 浊音　是一种音调较高、音响较弱、振动持续时间较短的叩诊音。当叩击被少量含气组织覆盖的实质脏器(如心或肝)时产生,病理状态下见于肺炎。

5. 实音　亦称绝对浊音,音响更弱,振动持续时间更短,是叩击实质脏器(如心、肝)所产生的音响。在病理情况下,见于大量胸腔积液或大片肺实变等。

四、听诊

听诊是医师直接用耳或借助于听诊器听取体内脏器在运动时发出的声音是否正常的检查方法。

1. 直接听诊法　是医师以耳直接贴于患者体表被检查部位进行听诊。此法听取的声音较弱,也很不方便。现在,只有在某些特殊或紧急情况下才偶尔采用。

2. 间接听诊法　是利用听诊器进行听诊检查的一种方法。此法方便,可以在任何部位使用,同时对脏器活动的声音还有放大的作用,易于听清楚。

听诊是临床医师的一项基本功,是诊断心、肺疾病的重要手段,也是基本检查法中的重点与难点,一定要反复实践,切实掌握并熟练应用。

五、嗅诊

嗅诊是检查者以嗅觉判断发自患者的异常气味与疾病间关系的方法。常能嗅到的异常气味及其临床意义有：

1. 汗液　正常人汗液无强烈刺激性气味。如嗅到酸性汗味，见于风湿热或长期服用水杨酸、阿司匹林等药物者。

2. 呼出气　浓烈酒味见于饮酒后，刺激性大蒜味见于有机磷农药中毒，烂苹果味见于糖尿病酮症酸中毒，氨味见于尿毒症，肝腥味(肝臭)见于肝性脑病。

3. 痰液　恶臭味脓痰见于支气管扩张症或肺脓肿等厌氧菌感染患者。

4. 脓液　一般脓液有腥味，无臭味。如有恶臭味，应考虑有气性坏疽的可能。

5. 呕吐物　单纯饮食性胃内容物略带酸味；胃潴留患者胃内容物因发酵产酸增多，使呕吐物带有强烈的酸味；饮酒后呕吐物有酒味；肠梗阻患者剧烈呕吐时，吐出物可有粪臭味。

6. 粪便　大便带有腐败性臭味常提示消化不良或胰腺功能障碍，细菌性痢疾患者的大便有腥臭味，阿米巴痢疾患者的大便有肝腥味。

7. 尿液　患膀胱炎时，因尿液发酵可出现浓烈的氨味。

第二节　一般状态检查

一、体温

将每次测得的体温记录在体温记录单上，用蓝色笔连成曲线，即成体温曲线。体温的测量方法及正常值：

1. 口测法　将消毒过的口温表置于舌下，紧闭口唇，放置 5 min 后读数。正常值为 36.3～37.2℃。

2. 肛测法　患者侧卧位，将肛表头部涂以润滑剂，徐徐插入肛门，深达肛表的一半为止，测量 5 min。正常值为 36.5～37.7℃。

3. 腋测法　擦干腋窝汗液，将体温表水银端放于腋窝顶部，用上臂将体温表紧紧夹住，测量 10 min。正常值为 36.0～37.0℃。腋测法较安全、方便，不易发生交叉感染，临床上多采用此法。

二、脉搏

动脉管壁随心脏搏动有节奏、周期性地起伏称动脉脉搏，简称脉搏。

检查脉搏通常在两侧桡动脉，有时也可检查颞动脉、颈动脉、肱动脉、股动脉或足背动脉。

正常人的脉搏数为 60～100 次/min，节律整齐，强度相等。

临床上常见的异常脉搏有：

1. 脉搏增快　脉率>100 次/min，可见于情绪紧张、剧烈体力活动时，病理情况下见于甲状腺功能亢进、发热、贫血、心力衰竭、休克等患者。

2. 脉搏减慢　脉率<60 次/min,可见于颅内压增高、阻塞性黄疸、甲状腺功能减退等,也可见于体质十分健壮的人(如运动员)。

3. 水冲脉　医师用右手紧握患者的腕部,患者的手臂逐渐抬高过头,感到脉搏急促而有力,骤起骤落,多见于主动脉瓣重度关闭不全、动脉导管未闭、严重贫血患者。

4. 交替脉　脉搏节律正常,但一强一弱交替出现,是心肌损害的表现,可见于心肌炎、高血压心脏病和冠状动脉粥样硬化性心脏病患者。

5. 奇脉　又称吸停脉,吸气时脉搏强度较呼气时显著减弱,甚至难以触及,是心脏压塞的重要体征之一,常见于心包积液和缩窄性心包炎患者。

三、呼吸

正常人的呼吸节律均匀,深浅适宜,平静呼吸时 16～20 次/min。

1. 频率的改变　成年人呼吸>24 次/min 称呼吸增快,常见于心肺疾病、贫血、发热和甲状腺功能亢进。呼吸<12 次/min 称呼吸过缓,可见于颅内压增高、麻醉药或镇静药过量。

2. 深度的改变　当有严重的代谢性酸中毒时,出现深长而稍快的呼吸,称为库斯莫尔(Kussmaul)呼吸,常见于糖尿病酮症酸中毒、尿毒症等。

3. 节律的改变

(1) 潮式呼吸(陈-施呼吸,Cheyne-Stokes respiration)　是一种由浅慢逐渐变为深快,然后再由深快变为浅慢,继之呼吸暂停一段时间,再开始如上一次的周期性呼吸。

(2) 比奥呼吸(Biot respiration)　表现为有规律地呼吸几次之后,突然停止呼吸,间隔一个短时期后又开始呼吸,即周而复始的间停呼吸。也有的表现为不规则的深度及节律改变,也有短暂的呼吸暂停,呈不规则的间歇样呼吸。

潮式呼吸和比奥呼吸均提示呼吸中枢受抑制,是患者生命垂危的征象之一。

常见呼吸类型如图 2-2。

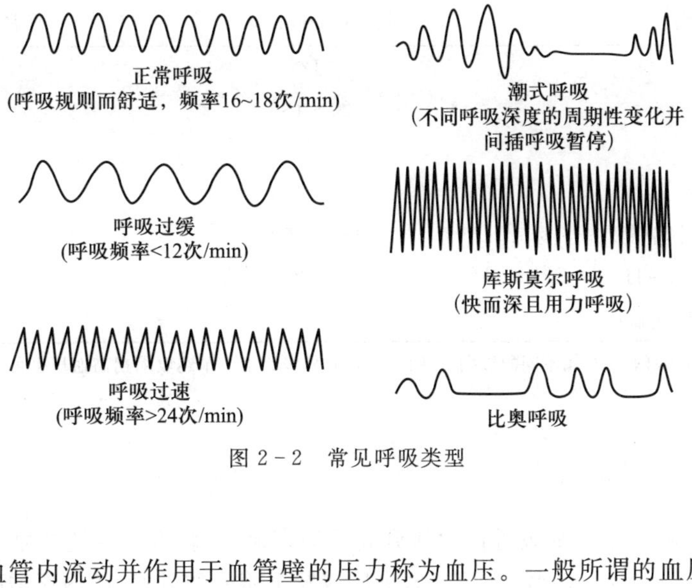

图 2-2　常见呼吸类型

四、血压

推动血液在血管内流动并作用于血管壁的压力称为血压。一般所谓的血压系指动脉血压而言。心室收缩时，动脉内最高的压力称为收缩压；心室舒张时，动脉内最低的压力称为舒张压。收缩压与舒张压之差称为脉压。

(一) 血压的测量

测量血压的方法及注意事项：

(1) 被检查者 30 min 内禁烟，在安静环境下休息 5～10 min。

(2) 通常测右上肢血压，右上肢裸露伸直并轻度外展，肘部置于与心脏同一水平，坐位时约与第 4 肋软骨同高，卧位时与腋中线同高。

(3) 将气袖(气袖标准：测成年人上肢时，气袖长度 12～13 cm，宽 35 cm；测成年人下肢或肥胖者上肢时，气袖长度可达 20 cm；儿童或成年人上肢太细者，气袖长度 7～8 cm)均匀紧贴皮肤缠于上臂，使其下缘在肘窝上约 2.5 cm，气袖中央位于肱动脉表面。检查者扪及肱动脉搏动后，将听诊器胸件置于搏动的肱动脉上，用左手固定听诊器，准备听诊。

(4) 向袖带内充气，边充气边听诊，待肱动脉搏动声消失后，再升高 20～30 mmHg，然后缓慢放气(汞柱下降速度为每秒 2～6 mmHg)，双眼随汞柱下降，平视汞柱表面，听到第一声动脉搏动声时的血压值为收缩压，声音消失时的血压值即为舒张压(年轻人血管弹性好，舒张压以声音消失为准；老年人血管弹性差，舒张压以声音减弱为准)。

(5) 相隔 1～2 min 重复测量一次，取两次平均值记录。

临床上，血压是用血压计间接测得的，用毫米汞柱(mmHg)表示。记录方法为收缩压/舒张压(mmHg)。

(二) 血压标准

目前采用《中国高血压防治指南》(2005 年修订版)的血压标准如表 2-1。

表 2-1　血压水平定义和分类

类别	收缩压(mmHg)	舒张压(mmHg)
正常血压	<120	<80
正常高值	120～139	80～89
高血压	≥140	≥90
1 级高血压(轻度)	140～159	90～99
2 级高血压(中度)	160～179	100～109
3 级高血压(重度)	≥180	≥110
单纯收缩期高血压	≥140	<90

注：若患者的收缩压与舒张压分属不同的级别时，则以较高的分级为准。单纯收缩期高血压也可按照收缩压水平分为 1、2、3 级。

(三) 血压异常的临床意义

1. 血压升高　临床上将原发性的血压升高称为高血压病；将继发性的血压升高称为症状性高血压，多继发于肾血管疾病、肾炎、肾上腺皮质或肾上腺髓质肿瘤、颅内压增高等。

2. 血压降低　常见于休克、心肌梗死、心功能不全、心脏压塞、肾上腺皮质功能减退等。

3. 脉压的改变　脉压增大见于主动脉瓣关闭不全、动脉导管未闭、原发性高血压、主动脉粥样硬化、甲状腺功能亢进、严重贫血等，脉压减小见于低血压、心包积液、缩窄性心包炎、严重二尖瓣狭窄、主动脉瓣狭窄、重度心功能不全等。

人体的生命体征包括体温、脉搏、呼吸、血压。

五、一般状态

（一）发育与体型

发育是否正常通常以年龄、智力和体格成长状态（身高、体重及第二性征）之间的关系来判断。临床上把成年人的体型分为三种：

1. 瘦长型（无力型）　体高肌瘦，颈细长，肩垂，胸廓扁平，腹上角<90°，常有体质性内脏下垂。

2. 矮胖型（超力型）　体格粗壮，颈粗短，面红，肩平，胸廓宽阔，腹上角>90°。

3. 均称型（正力型）　体格的各部分结构匀称适中。一般人多为此型。

如在发育成熟前出现腺垂体功能亢进，体格可异常高大，称为巨人症；当腺垂体功能减退时，体格可异常矮小，称为垂体性侏儒症。先天性甲状腺功能减退时，则表现为身材矮小、智力低下，称为呆小病（克汀病）。

（二）营养状态

一般根据皮肤、毛发、皮下脂肪、肌肉的发育情况来进行综合判断。营养状态临床上常用良好、中等、不良三个等级来概括。

（三）面容与表情

健康人表情自如，神态舒展。常见的病容与表情有：

1. 急性病容　面色潮红、呼吸急促、表情痛苦是急性病的表现，如肺炎链球菌性肺炎、急性腹痛等。

2. 慢性病容　面容憔悴，面色晦暗或苍白，目光暗淡，枯瘦无力，见于慢性消耗性疾病，如恶性肿瘤、肝硬化、严重结核病。

3. 垂危病容　面容枯槁，面色苍白或铅灰，表情淡漠，目光无神，额部冷汗，四肢厥冷，见于大出血、严重休克、脱水、急性腹膜炎等。

4. 脱水面容　眼球凹陷，颧部隆起，鼻尖峭立，皮肤干燥、弹性消失，唇焦舌燥，婴儿囟门凹陷，见于重度呕吐、腹泻而致脱水的患者。

5. 二尖瓣面容　面色晦暗，双颧紫红，口唇发绀，见于风湿性二尖瓣狭窄的患者。

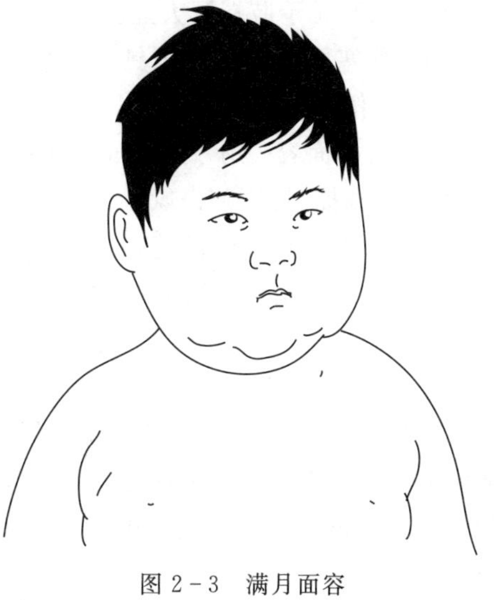

图 2-3　满月面容

6. 满月面容 面圆如满月，皮肤发红，常伴有痤疮和小须（图2－3），见于库欣综合征及长期服用肾上腺皮质激素的患者。

7. 甲状腺功能亢进面容 眼裂增大，面容惊愕，眼球突出，目光闪烁，瞬目减少（图 2－4），见于甲状腺功能亢进患者。

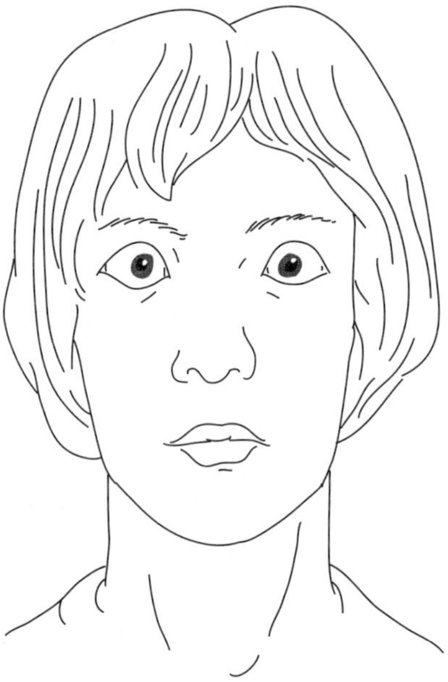

图 2－4 甲状腺功能亢进面容

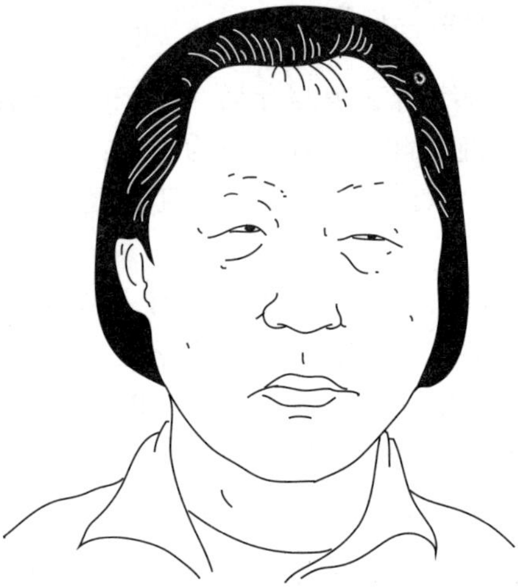

图 2－5 黏液性水肿面容

8. 黏液性水肿面容 面色苍白，颜面水肿，睑厚面宽，目光呆滞，反应迟钝，眉发稀疏（图 2－5），见于甲状腺功能减退患者。

9. 肢端肥大症面容 头颅增大，面部变长，下颌大、向前突出，两颧隆起，耳鼻增大，唇舌肥厚（图 2－6），见于肢端肥大症。

10. 伤寒面容 反应迟钝，表情淡漠，呈无欲貌，见于伤寒。

11. 苦笑面容 牙关紧闭，面肌痉挛，呈苦笑状，四肢抽搐，见于破伤风。

12. 贫血面容 面色苍白，唇舌色淡，神疲乏力，见于各种原因所致的贫血患者。

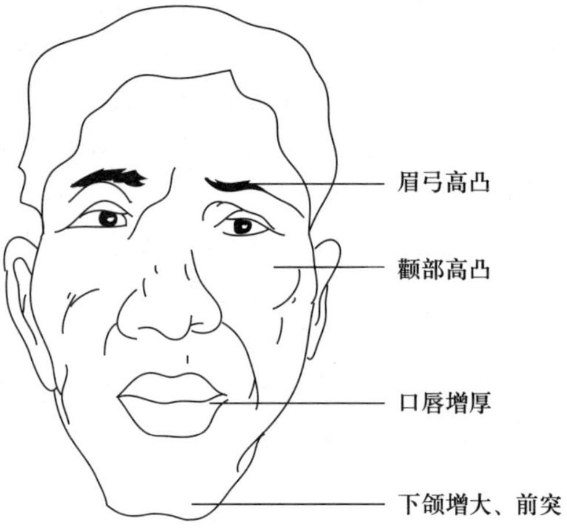

图 2－6 肢端肥大面容

（四）体位

体位是指被检查者身体所处的状态。在不同疾病及意识状态下，患者主动或被动地采取相应体位。体位对某些疾病的诊断具有一定的意义。常见的体位有：

1. 自动体位　活动自如，不受限制，如正常人、疾病早期和症状较轻的人。

2. 被动体位　患者不能自己调整或变换肢体的位置称为被动体位，见于瘫痪、极度衰弱或意识障碍的患者。

3. 强迫体位　是指为了减轻疾病的痛苦，患者常被迫采取的某种体位。临床上常见的强迫体位有：

(1) 强迫仰卧位　患者仰卧并且双腿蜷曲，借以减轻腹部肌肉的紧张，见于急性腹膜炎等。

(2) 强迫俯卧位　俯卧位可减轻背部肌肉的紧张度，常见于脊柱疾病。

(3) 强迫侧卧位　有胸膜疾病的患者多卧于患侧，以减轻疼痛，并有利于健侧代偿呼吸。

(4) 强迫坐位(端坐呼吸)　患者坐位或半坐卧位，两手置于膝盖上或扶持床边，见于心肺功能不全的患者。

(5) 辗转体位　腹痛发作时，患者辗转反侧，坐卧不安，见于胆石症、胆道蛔虫症、肠绞痛等。

(6) 角弓反张位　患者颈及背部肌肉强直，以至头向后仰，胸腹前凸，背过伸，躯干呈弓形，见于破伤风及小儿脑膜炎。

(五) 姿势和步态

姿势是指举止的状态。健康人躯干肢体活动自如，步态稳健。常见的异常步态有：

1. 蹒跚步态(鸭步)　走路时身体左右摇摆，见于佝偻病、进行性肌营养不良或双侧先天性髋关节脱位等。

2. 醉酒步态　走路时躯干重心不稳，步态紊乱，如醉酒状，见于小脑疾病、酒精中毒等。

3. 共济失调步态　起步时一脚高抬，骤然垂落，双目向下注视，双脚间距很宽，以防身体倾斜，闭目时则不能保持平衡，见于脊髓病变。

(六) 意识状态

正常人意识清楚，反应敏锐精确，思维合理，语言清晰，表达能力如常。凡能影响大脑功能活动的疾病都会引起不同程度的意识改变，这种改变称为意识障碍(见常见症状问诊)。

六、皮肤及黏膜

1. 色泽　皮肤的颜色除与种族有关外，还与毛细血管的分布、血液的充盈度、色素量的多少及皮下脂肪的厚薄有关。

(1) 苍白　可由于贫血、末梢毛细血管痉挛或充盈不足所引起。

(2) 发红　可由于毛细血管扩张充血、血流加速及增多所致。临床上可见于发热性疾病、阿托品中毒。一氧化碳中毒皮肤呈樱桃红色。

(3) 发绀　皮肤黏膜呈青紫色，主要由于单位容积血液中还原血红蛋白增高(>50 g/L)所致。主要原因有缺氧、血流淤滞、变性血红蛋白或还原血红蛋白增高。

(4) 黄染　由于血液中胆红素浓度超过 34.2 μmol/L，并渗入皮肤黏膜使之黄染，称为黄疸。

过多食用胡萝卜、南瓜、橘子汁等蔬菜或果汁，可使胡萝卜素在血液中含量超过 4.7 mmol/L，也可使皮肤黄染，但发黄的部位多在手掌、足底皮肤。

(5) 色素沉着 由于表皮基底层的黑色素增多，以致部分或全身皮肤色泽加深，称为色素沉着。棕褐色至棕黑色色素沉着常见于慢性肾上腺皮质功能减退。

(6) 色素脱失 由于酪氨酸酶缺乏使体内的酪氨酸不能转化为多巴而形成黑色素。常见的色素脱失有白癜风、白斑、白化症。

2. 弹性 皮肤弹性与年龄、营养状态、皮下脂肪及组织间隙所含液体量的多少有关。检查方法是：医师用示指和拇指将患者上臂内侧皮肤捏起，正常人于松手后皱褶迅速平复。弹性减弱时，皱褶平复较缓慢，见于长期消耗性疾病或严重脱水的患者。

3. 水肿 由皮下组织的细胞内或组织间隙内液体存留过多所致。皮肤可因水肿而紧张发亮，用手指加压后呈凹陷的指印，称指凹性水肿，常出现于皮下组织疏松和下垂部位(如眼睑、踝部、胫骨前)，严重时可引起全身水肿，见于心力衰竭、肾疾病、重度营养不良、晚期肝硬化等。局部水肿常由局部炎症、局部血流或淋巴液回流受阻所致。黏液性水肿或象皮肿虽也是组织水肿，但指压后并无凹陷性指印，故称非指凹性水肿。

4. 皮疹 多为全身性疾病的征候之一，是临床诊断某些疾病的重要依据。皮疹常见于传染病、皮肤病、药物疹及过敏性疾病等。

5. 出血点与紫癜 皮肤黏膜下出血直径＜2 mm 者称为出血点，直径 3～5 mm 者称为紫癜，直径＞5 mm 者称为淤斑，片状出血并伴有皮肤显著隆起者称为血肿。出血点与紫癜压之不褪色，见于各种出血性疾病、感染中毒性疾病、某些中毒及外伤等。

6. 蜘蛛痣 系皮肤小动脉末端分支扩张所形成的血管痣，形似蜘蛛，故称为蜘蛛痣。多出现在上腔静脉分布的区域内，如面、颈、手臂、前胸和肩部等处，由一支中央小动脉及许多向外辐射的细小毛细血管组成。检查时，用火柴杆压迫痣的中心(即中央小动脉干部)，其辐射状小血管即褪色，去除压力后又复出现。见于雌激素增多和肝硬化等患者。

7. 皮下结节 是指出现于关节附近长骨隆起处或四肢肌腱之圆形或椭圆形绿豆大小的坚硬结节，无压痛，多为风湿小结。沿末梢动脉走向的绿豆至黄豆大小的皮下结节见于结节性多动脉炎。

8. 瘢痕及皮纹 皮肤外伤或病变愈合后，新生的结缔组织形成的斑块称为瘢痕。皮纹为粉红色或灰白色线状皮肤萎缩，可由于多次妊娠、肥胖、腹腔内巨大肿瘤、大量腹水使腹壁伸展而引起。

9. 毛发及指(趾)甲改变 正常人头发分布均匀，有光泽。黏液性水肿或应用抗癌药物(如环磷酰胺)后可引起弥漫性脱发，头癣、脂溢性皮炎、斑秃及湿疹等可致局限性脱发，腺垂体功能减退时，除脱发外，阴毛、腋毛、眉毛均可脱落。肾上腺皮质功能亢进时可有毛发增多，女性可呈现男性毛发分布并生长胡须。

缺铁性贫血时，指甲质脆易裂，呈扁平甲或反甲。某些先天性心脏病、亚急性感染性心内膜炎、支气管扩张等可使指(趾)甲末端膨大呈锤状，指甲隆凸，形成杵状指(趾)。

七、浅表淋巴结检查

淋巴结遍及全身，体格检查时只能查到浅表淋巴结。正常的浅表淋巴结很小，直径多在 0.1～0.5 cm，质地柔软，表面光滑，与毗邻组织无粘连，无压痛，不易触及。

浅表淋巴结呈组群分布，一个组群的淋巴结收集一定区域的淋巴液。例如：耳后、乳突区的淋巴结收集头皮范围内的淋巴液；颈深部淋巴结上群(胸锁乳突肌上部)收集鼻咽部淋巴液，下群(胸锁乳突肌下部)收集咽喉、气管、甲状腺等处的淋巴液；锁骨上淋巴结群左侧者多收集食管、胃等器官的淋巴液，右侧者多收集气管、胸膜、肺等处的淋巴液；颌下淋巴结群收集口腔底部、颊黏膜、牙龈等处的淋巴液；颏下淋巴结群收集颏下三角区内组织、唇和舌部的淋巴液；腋窝部淋巴结群收集躯干上部、乳腺、胸壁等处的淋巴液；腹股沟部淋巴结群收集下肢及会阴部回流的淋巴液。局部的炎症或肿瘤转移往往引起上述相应区域的淋巴结肿大。

检查时应按一定的顺序进行，以免遗漏：耳前→耳后→乳突区→枕骨下区→颈后三角→颈前三角→锁骨上窝→腋窝→滑车上→腹股沟→腘窝等。

检查颈部淋巴结可面对患者，手指并拢紧贴检查部位，由浅入深滑行触诊。触诊时患者头稍低，或头偏向检查侧，以使被检部位皮肤和肌肉松弛，便于触诊。检查锁骨上窝淋巴结时，患者取坐位或仰卧位，头部稍向前屈，用双手进行触诊，左手触诊右侧，右手触诊左侧，由浅入深触摸。检查腋窝淋巴结时，医师面对患者，嘱患者两上肢下垂，以右手检查左侧，左手检查右侧，由浅入深滑行触摸直达腋窝顶部。检查滑车上淋巴结时，以左手扶托患者前臂，以右手向滑车上由浅入深触摸，分别检查两侧滑车上淋巴结。

触摸肿大淋巴结时，应注意部位、大小、数目、硬度、压痛、活动度、有无粘连以及局部皮肤有无红肿、瘢痕、瘘管等，并应寻找引起淋巴结肿大的原发病灶。

第三节　头、颈部检查

一、头部

（一）头发和头皮

头发的检查应注意其颜色、密度及有无脱发等。头皮的检查需拨开头发观察头皮的颜色，有无头皮屑、头癣、炎症、外伤及瘢痕等。

（二）头颅

头颅的检查应注意大小、形状和活动情况。头颅的大小以头围来衡量，测量时用软尺自眉间绕到颅后通过枕外隆凸。头围在发育阶段的变化为：新生儿约为 34 cm，出生后的前半年增加 8 cm，后半年增加 3 cm，第二年增加 2 cm，第三、第四年内约增加 1.5 cm，到 18 岁时可达 53 cm 或以上，以后即无变化。矢状缝和其他颅缝大部分在生后 6 个月内骨化，骨化过早会影响颅脑发育。

常见的头颅大小异常或畸形有：

1. 小颅　小儿囟门多在 12～18 个月内闭合，如过早闭合即可形成小颅畸形，常同时伴有智力发育障碍。

2. 巨颅　额、顶、颞及枕部突出膨大，颈部静脉充盈，对比之下颜面很小。由于颅内压增高，压迫眼球，形成双目下视、巩膜外露的特殊表情，称落日现象，见于脑积水（图 2－7）。

3. 尖颅　亦称塔颅，头顶部尖突高起，形成与颜面的比例异常，这是由于矢状缝与冠状缝过早闭合所致。见于先天性尖头并指（趾）畸形［阿佩尔（Apert）综合征］及先天性溶血性黄疸。

4. 方颅　前额左右突出，头顶平坦呈方形，前囟闭合延迟，见于小儿维生素 D 缺乏病（佝偻病）。

头部的活动异常，视诊时即会发现。例如：头部活动受限，见于颈椎或颈部肌肉疾病；头部不随意颤动，见于帕金森病；与颈动脉搏动一致的点头运动，见于严重的主动脉瓣关闭不全。

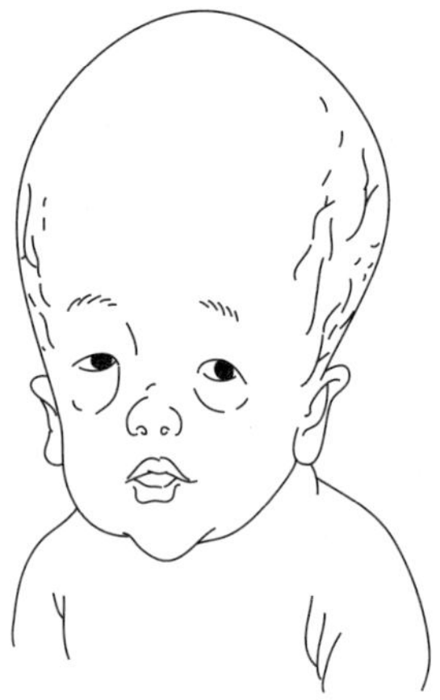

图 2-7　脑积水

二、头部器官

（一）眼

1. 眉毛　正常人眉毛的疏密不完全相同，一般内侧与中间部分比较浓密，外侧部分较为稀疏。眉毛不规则或眉毛外 1/3 部分脱落见于黏液性水肿、二期梅毒，眉毛外 1/3 部分脱落、皮肤粗厚要考虑麻风病。

2. 眼睑　注意观察眼睑有无水肿、下垂、内翻及闭合障碍等。眼睑水肿见于肾炎、肝炎、营养不良和贫血患者；双侧眼睑闭合障碍见于甲状腺功能亢进。单侧眼睑闭合障碍见于面神经麻痹；单侧上睑下垂见于动眼神经麻痹；双侧眼睑下垂见于先天性睑下垂、重症肌无力；一侧上睑下垂、眼球内陷、瞳孔缩小及同侧面部汗闭为霍纳征（Horner sign），见于颈部同侧交感神经麻痹；眼睑内翻见于沙眼。

3. 结膜　结膜分为睑结膜、球结膜和穹隆结膜。结膜的检查最好在自然光线下进行。检查时应翻转睑板。方法：嘱受检者下视，用示指和拇指捏住上睑中部的边缘，轻轻向前下方牵拉并以示指轻压睑板上方，与拇指配合将睑缘向上捻转即可将眼睑翻开。

结膜常见改变有：睑结膜充血见于结膜炎、角膜炎及发热患者；睑结膜苍白见于贫血；睑结膜出血点见于亚急性感染性心内膜炎、败血症；睑结膜有颗粒、滤泡、瘢痕见于沙眼；球结膜出血见于高血压、动脉硬化；球结膜水肿见于重症水肿及肺源性心脏病患者，可为肺性脑病的先兆。

4. 角膜检查　注意透明度以及有无白斑、云翳、软化、溃疡、新生血管等。角膜混浊、干燥、软化见于维生素 A 缺乏及小儿营养不良；角膜周围血管增生可由严重沙眼引起；角膜周围出现灰白色混浊环多见于老年人，称为老年环，是类脂质沉着的结果；角膜边缘出现黄色或棕绿色的色素环，环的外缘较清晰，内缘较模糊，称为凯-费环（Kayser-Fleischerring），是铜代谢障碍的结果，见于肝豆状核变性。

5. 巩膜　不透明，瓷白色。黄疸时巩膜可首先发黄，离角膜边缘越远黄染越明显。中年以后在内眦部位的巩膜可出现黄色斑块，由脂肪沉着所致，此种斑块呈不均匀分布，可与黄疸鉴别。

6. 虹膜　为眼球葡萄膜的最前部分，呈圆盘形，中央有圆形孔洞（即瞳孔）。正常虹膜纹理呈放射状排列。纹理模糊或消失见于虹膜睫状体炎，颜色变淡见于慢性葡萄膜炎，青光眼绝对期及原发性虹膜萎缩等。

7. 瞳孔　检查瞳孔时，应注意其形状、大小，两侧是否等大、等圆，对光反射及调节反射是否灵敏等。正常瞳孔为圆形，双侧等大、等圆，直径为 3～4 mm。瞳孔缩小见于虹膜炎症、有机磷农药中毒、毒蕈中毒、药物（如毛果芸香碱、吗啡、氯丙嗪）反应等；瞳孔扩大见于外伤、颈交感神经受刺激、青光眼绝对期、视神经萎缩、药物（如阿托品、可卡因）影响等；双侧瞳孔不等大常提示有颅内病变，如脑外伤、脑肿瘤、中枢神经梅毒、脑疝等;双侧瞳孔散大伴有对光反射消失为濒死状态的表现。

瞳孔对光反射:分直接反射和间接反射。检查时嘱被检者注视正前方,通常用手电筒光照其一侧瞳孔,被照的瞳孔立即收缩,移除光照后很快复原,称直接对光反射。以手掌隔开两眼,光照一侧瞳孔,另一侧瞳孔也同时收缩,称间接对光反射。瞳孔对光反射迟钝见于脑炎、脑膜炎、脑血管病等,对光反射完全消失见于深昏迷。

瞳孔调节与集合反射:嘱受检者注视 1 m 以外的目标(一般用示指竖立),然后将目标迅速移向眼球(距眼球约 30 cm 处),正常人此时瞳孔逐渐缩小,称调节反射;当将目标缓慢移向眼球时,双侧眼球向内集合,称为集合反射。当动眼神经损伤时,调节反射和集合反射均消失;对光反射消失而集合反射存在者称阿·罗瞳孔(Argyll Robertson pupil),见于动脉硬化、脑外伤、糖尿病等。

8. 眼球　注意检查如下内容:

(1) 眼球突出　双侧眼球突出并有眼裂增宽见于甲状腺功能亢进,单侧眼球突出见于局部炎症或眶内占位性病变。

(2) 眼球下陷　双侧眼球下陷见于严重脱水,单侧眼球下陷见于霍纳综合征或眼球萎缩。

(3) 眼球运动　嘱患者在固定头部不动时眼球随医师手指的方向做上下左右和旋转运动,观察眼球运动是否正常。眼球的运动受动眼神经、滑车神经、展神经三对脑神经支配,上述神经麻痹时均可出现眼球运动障碍并伴有复视。

眼球震颤是指眼球发生一系列有节律性的快速往返运动,以水平性震颤最常见。检查方法:嘱受检查者眼球随医师指示方向(水平、垂直或旋转)运动数次,观察是否出现眼球震颤。自发的眼球震颤常见于内耳或小脑疾病。

(4) 眼压和眼底检查　见眼科学部分。

(二) 耳

检查外耳有无畸形,外耳道是否通畅,有无耵聍或异物堵塞。外耳道如有黄色液体流出并有痒痛者为外耳道炎;如外耳道内有局部红肿疼痛并有耳郭牵拉痛为疖肿;如有脓液流出并有全身症状,则应考虑急性中耳炎;如有血液或脑脊液流出,则应考虑颅底骨折。若化脓性中耳炎引流不畅,可蔓延为乳突炎,则可发现耳郭后方皮肤红肿,乳突有明显压痛,有时可见瘘管或瘢痕等,严重时可继发耳源性脑脓肿或脑膜炎。听力检查可分别测试两耳,若在 1 m 远处能听到机械表声与捻指声,提示听力大致正常。

(三) 鼻

检查有无畸形及鼻翼扇动,鼻道是否通畅,有无分泌物或出血,鼻中隔有无偏移,鼻窦有无压痛。

鼻梁部皮肤出现红色斑块,隆起于表皮并向两侧面颧部扩展,呈蝴蝶状,见于系统性红斑狼疮;如发红的皮肤损害主要在鼻尖或鼻翼,并有毛细血管扩张和组织肥厚,见于酒渣鼻。鼻腔堵塞,外鼻变形,鼻梁宽平如蛙状,称为蛙状鼻,见于肥大的鼻息肉患者。

1. 鼻中隔　正常鼻中隔居中,多数稍有偏斜。如有明显偏曲,并引起呼吸障碍,称为鼻中隔偏曲。

2. 鼻出血　见于外伤、鼻腔感染、局部血管损伤、鼻腔肿瘤(如鼻咽癌)、鼻中隔偏曲等。

3. 鼻腔黏膜　急性鼻黏膜肿胀多由炎症充血所致,伴有鼻塞和流涕见于急性鼻炎。慢性鼻黏膜肿胀见于各种因素引起的慢性鼻炎。鼻黏膜萎缩，鼻腔分泌物减少、干燥，鼻甲缩小，鼻腔宽大，嗅觉减退或消失，见于慢性萎缩性鼻炎。

4. 鼻窦　鼻窦为鼻腔周围含气的骨质空腔，共有四对，均有窦口与鼻腔相通。当引流不畅时易于发生炎症。发生鼻窦炎时可有鼻塞、流涕、头痛和鼻窦压痛等临床症状。鼻窦压痛检查方法：

（1）上颌窦　双手固定于患者两侧耳后，将拇指分别置于左、右颧部向后按压。

（2）额窦　一手扶持患者枕部，另一手置于眼眶上面内侧用力向后按压。

（3）筛窦　一手扶持患者枕部，另一手拇指置于鼻根部与眶内角之间向筛窦方向加压。

（4）蝶窦　因解剖位置较深，不能在体表进行检查。

（四）口

检查口唇、口腔内器官及组织、口腔气味等。

1. 口唇　注意口唇颜色，有无疱疹，口角有无糜烂及歪斜。唇色苍白见于贫血、休克患者，发绀示血氧不足。口唇疱疹常见于急性感染性疾病，如大叶性肺炎、感冒、流行性脑脊髓膜炎等。

2. 口腔黏膜　正常口腔黏膜呈粉红色。黑褐色斑片状或点状的色素沉着见于慢性肾上腺皮质功能减退，黏膜下出血点或瘀斑见于出血性疾病或维生素 C 缺乏。若于第二磨牙的颊黏膜处出现针头帽大小的灰白色斑点，周围绕以红晕，为科普利克（Koplik）斑，是麻疹早期诊断的依据。舌、颊黏膜集簇小水泡，感染后形成溃疡，覆盖乳白色渗出物，周围有红晕者，为鹅口疮，常见于体质衰弱或长期使用抗生素、抗癌药物者。

3. 牙及牙龈　检查有无龋齿、残根、缺牙和义牙等。若有，可按图 2－8 方式标明。例如，龋齿 2 个，分别为左下第三磨牙和右上第一磨牙，记为 $\begin{array}{c|c} 6 & \\ \hline & 8 \end{array}$。

								上									
右	8	7	6	5	4	3	2	1	1	2	3	4	5	6	7	8	左
右	8	7	6	5	4	3	2	1	1	2	3	4	5	6	7	8	左
								下									

图 2－8　牙的记录方式

1. 中切牙；2. 侧切牙；3. 尖牙；4. 第一前磨牙；
5. 第二前磨牙；6. 第一磨牙；7. 第二磨牙；8. 第三磨牙

正常牙为瓷白色。如呈黄褐色称斑釉牙，为长期饮用含氟量高的水所引起。单纯牙间隙过宽见于垂体疾病。上中切牙间隙过宽，切缘中央呈半月形凹陷者，称哈钦森牙（Hutchinson tooth），为先天性梅毒特征之一。

正常牙龈呈粉红色，质坚韧并与牙颈部紧密贴合。牙龈水肿见于慢性牙周炎，牙龈出血见于牙石、维生素 C 缺乏病（坏血病）或出血性疾病。挤压后牙龈有脓液溢出，见于慢性牙周炎、牙龈瘘管等。牙龈的游离缘出现蓝灰色点线称为铅线，是铅中毒的特征。

4. 舌　观察舌质、舌苔及舌的活动状态。正常人舌质淡红、湿润、柔软，活动自如，伸舌居中，无震颤，舌苔薄白。舌乳头萎缩而致舌面光滑无苔的镜面舌，见于缺铁性贫血、恶性贫血、吸收不良综合征等。舌乳头肿胀增大、发红而无苔者为草莓舌，见于猩红热。舌伸出后震颤者为舌震颤，见于甲状腺功能亢进、酒精中毒、神经症患者。舌下神经麻痹者，舌伸出后偏向患侧。

5. 咽及扁桃体　患者面向光源，头略后仰，在张口发“啊”音时，用压舌板压舌前 2/3 与后 1/3 交界处，即可看到咽腭弓、软腭、腭垂、扁桃体及咽后壁。急性咽炎时，咽部黏膜充血、红肿。慢性咽炎时，黏膜充血、粗糙，咽后壁淋巴滤泡增生而呈颗粒状。急性扁桃体炎时，扁桃体红肿、增大，在隐窝中可有黄白色脓性分泌物，或有脓苔形成，容易剥离；白喉假膜则呈灰白色，与黏膜粘连甚紧，不易剥离，若用力剥离，则易引起出血。

扁桃体肿大可分为三度：不超过咽腭弓者为Ⅰ°，超过咽腭弓者为Ⅱ°，肿大的扁桃体达咽后壁中线者为Ⅲ°。

6. 口腔气味　正常人口腔无特殊气味。饮酒、吸烟的人可有烟酒味。有特殊气味者称为口臭，可由牙龈炎、龋齿、牙周炎、牙石引起；牙槽出血为血腥味。此外，非口腔疾病也可形成口腔气味，如糖尿病酮症酸中毒患者可有烂苹果味，尿毒症患者可有氨味，肝坏死患者可有肝臭味等。

（五）腮腺

腮腺肿大时可见到以耳垂为中心的隆起，并可触及边缘不明显的包块，肿大原因常为炎症或肿瘤。腮腺导管开口于上颌第二磨牙对面的颊黏膜上，检查时注意导管口有无分泌物。

三、颈部检查

1. 颈部外形与活动　正常人正位时颈部两侧对称、柔软、活动自如，矮胖者较为粗短，瘦长者较为细长。男性甲状软骨比较突出，形成喉结，女性甲状软骨不明显。转头时可见胸锁乳突肌突起。颈部运动受限并伴有疼痛见于软组织炎症、颈肌扭伤、肥大性脊椎炎、颈部肿瘤或结核等。颈部强直为脑膜受刺激的体征，见于各种脑膜炎、蛛网膜下腔出血等。

2. 颈部血管　观察有无颈静脉怒张、颈动脉或颈静脉搏动，并听诊有无血管性杂音。正常人立位或坐位时，颈外静脉常不易显露，平卧时可稍见充盈，充盈的水平仅限于锁骨上缘至下颌角之间的下 1/3 处。平卧时如充盈度超过正常水平，或立位与坐位时可见明显静脉充盈，称为颈静脉怒张，提示上腔静脉回流受阻，静脉压升高，见于右心功能不全、心包炎或上腔静脉阻塞综合征。

正常人只在剧烈活动后心脏搏出量增加时，可见到颈动脉微弱的搏动。如在安静状态下出现颈动脉的明显搏动，多见于主动脉瓣关闭不全、高血压、甲状腺功能亢进及严重贫血的患者。

在颈部大血管区若听到血管性杂音，应考虑到颈动脉或椎动脉狭窄。

3. 甲状腺　触诊是检查甲状腺的主要方法。

检查方法：医师站在患者的背后，双手拇指放在颈后，用其他手指从甲状软骨两侧进行触摸，也可站在患者的对面，以右手或左手的拇指与其他手指在甲状软骨两旁进行触诊，触到肿大的甲状腺时，可让患者做吞咽动作，则其可随吞咽上下移动。

当触到肿大的甲状腺后，用听诊器钟形胸件在肿大的甲状腺上进行听诊。如听到低调的连续性的血管“嗡鸣”音，则是甲状腺血管增多、增粗，血流增速的结果，对诊断甲状腺功能亢进有帮助。

甲状腺肿大可分为三度：不能看出肿大但能触及者为Ⅰ°，能看到肿大又能触及但在胸锁乳突肌前缘以内者为Ⅱ°，超过胸锁乳突肌者为Ⅲ°。

4. 气管　正常气管位居于颈前正中。检查气管有无移位时，嘱患者取端坐位或仰卧位，两上肢下垂或自然放于身体两侧，颈部处于自然直立状态；医师右手中间三指并拢伸直，示指和无名指分别固定在两侧胸锁关节上，中指指端垂直触摸气管，并分别向左、向右触摸气管边缘，然后将中指置于胸骨上窝气管正中处，观察中指与示指、无名指之间的距离。若两侧距离相等，示气管居中；若两侧距离不等，则示气管移位。大量胸腔积液、积气及纵隔肿瘤可将气管推向健侧，肺不张、肺纤维化、胸膜粘连肥厚可将气管拉向患侧。

第四节　胸部检查

一、胸部的体表标志

为了能够准确地描述胸壁和胸腔内器官的病变所在部位和范围，胸部除分左侧、右侧或前胸、侧胸及背部外，同时在胸部体表找出一些标志，人为地划出一些线。

（一）骨骼标志

胸部的主要骨骼标志有胸骨角、第7颈椎棘突、肩胛下角、腹上角、脊肋角。

（二）体表参考线

体表参考线共有九条，分别为前正中线、后正中线、腋前线（左、右）、腋后线（左、右）、腋中线（左、右）、锁骨中线（左、右）、肩胛线（左、右）、胸骨线（左、右）以及胸骨旁线（左、右），其中最重要的有：

1. 锁骨中线（左、右）　为通过锁骨肩峰端与胸骨端连线中点的垂直线。正常男性和儿童此线常通过乳头（图2-9）。

2. 腋中线（左、右）　为与腋前线（自腋窝前皱襞起点沿前侧胸壁下行的垂直线）及腋后线（自腋窝后皱襞起点沿后侧胸壁下行的垂直线）等距离的平行线，即由腋窝顶部向下的垂直线（图2-10）。

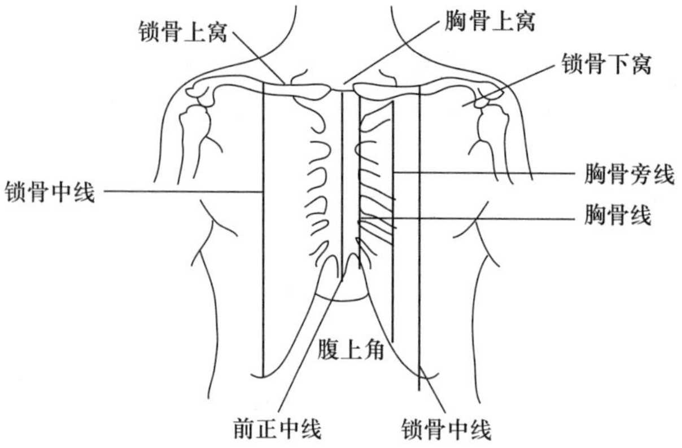

图2-9　胸部体表参考线（正面）

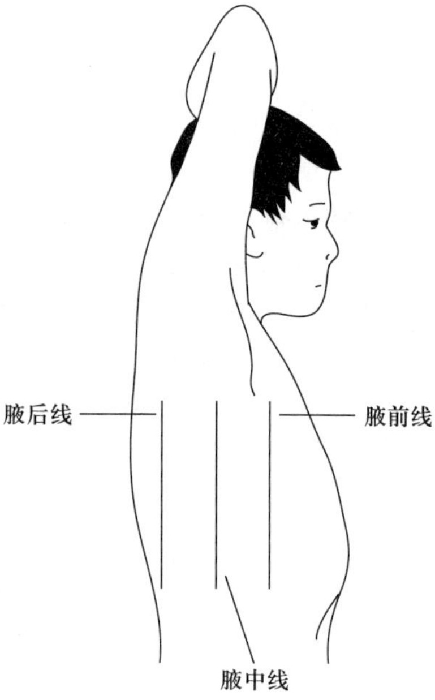

图2-10　胸部体表参考线（侧面）

3. 肩胛线(左、右) 为坐位时双臂下垂通过肩胛下角所作的垂直线,又称肩胛下角线。

二、胸廓、胸壁与乳房

(一) 胸廓

正常人胸廓,两侧大致对称,两肩及两肩胛下角各自在同一水平上,其外形随年龄而变化。成人胸廓横切面为椭圆形,前后径和横径的比例约为 1∶1.5。小儿和老年人前后径略小于或等于横径。

常见的胸廓外形改变见图 2-11:

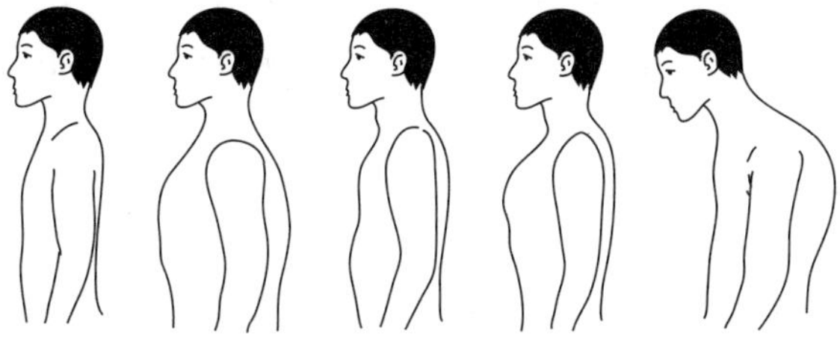

图 2-11 胸廓外形的改变

1. 扁平胸 胸廓扁平,前后径常短于横径的一半。见于瘦长体型,也可见于慢性消耗性疾病,如肺结核等。

2. 桶状胸 前后径增长,可与横径相等。肋骨上抬呈水平位,肋间隙增宽,有时饱满,腹上角呈钝角,胸椎后凸,使胸廓呈圆桶形。多见于慢性支气管炎、支气管哮喘所致的阻塞性肺气肿,也可见于老年人和矮胖体形的人。

3. 佝偻病胸 多见于患佝偻病的儿童。可表现为鸡胸、漏斗胸,检查可见佝偻病串珠和肋膈沟。

4. 胸廓单侧或局限性变形 胸廓单侧膨隆见于患侧大量胸腔积液、气胸、胸腔肿瘤或代偿性肺气肿等。胸廓局限性隆起见于心脏扩大、心包积液、主动脉瘤、胸内或胸壁肿瘤等。胸廓单侧或局限性凹陷可见于肺不张、肺萎缩、肺纤维化、胸膜粘连肥厚等。

5. 脊柱畸形所致胸廓改变 因脊柱前凸、后凸、侧凸或侧后凸,使胸部两侧不对称,肋间隙增宽或变窄畸形。畸形发生时,胸腔内器官与体表标志关系可发生改变,严重脊柱畸形可引起呼吸、循环功能障碍。

(二) 胸壁

1. 皮下气肿 气管、肺部病变或外伤后,肺内气体逸出积存于皮下组织,称为皮下气肿。用手按压皮肤时有捻发感或握雪感。用听诊器加压听诊皮下气肿部位,可听到类似捻头发的声音。

2. 胸壁压痛 患肋间神经炎、肋软骨炎、带状疱疹、胸壁软组织炎、肋骨骨折及骨转移癌等时,可有局部压痛。胸骨压痛或叩击痛可见于白血病、骨髓瘤。

3. 静脉 正常人胸壁静脉不明显。当上腔静脉梗阻时,可见血流方向自上而下的静脉曲张;而当下腔静脉梗阻时,静脉曲张血流方向则相反。单侧乳房静脉曲张,应注意乳腺恶性肿瘤的发生。

（三）乳房

检查乳房时,患者取坐位或卧位,并充分暴露双侧乳房于明亮光线下,先视诊后触诊,先健侧后患侧,触诊时,以乳头为中心作两条互相垂直的线,将乳房分为四个象限,检查者的手指和手掌平放在乳房上,依次以外上(同时检查乳房尾部)→外下→内下→内上的顺序,由浅入深地进行滑动触诊,最后检查乳头,并注意检查乳房的大小、形状、皮肤(有无红肿、皮疹、溃疡、瘢痕、色素沉着等)、质地、弹性、压痛及肿块等。

乳房局部下陷或隆起,皮肤水肿呈深红色,毛囊下陷使皮肤呈橘皮状,乳头内陷、有血性分泌物,可摸到肿块,触之较硬等见于乳腺癌。乳房红、肿、热、痛见于乳腺炎,严重时可破溃或形成瘘管。

三、肺和胸膜

检查肺部时,被检查者采取坐位或仰卧位,充分暴露胸部。检查室内环境应温暖(避免因寒冷而干扰听诊),自然光线充足。检查按上→下→前胸→侧胸→背部的顺序进行,并同时注意左、右两侧胸部相应部位的对比检查。

（一）视诊

1. 呼吸运动　男性及儿童呼吸时,以膈肌运动为主,形成腹式呼吸;女性呼吸时,以肋间肌运动为主,形成胸式呼吸。正常人这两种呼吸运动同时存在。当发生肺炎、严重肺结核、胸膜炎、肋间神经痛、肋骨骨折等疾病时,则可使胸式呼吸减弱,腹式呼吸加强;而患有阑尾炎、腹膜炎、大量腹水、肝和脾重度增大、腹腔内巨大肿瘤以及妊娠后期时,膈下降运动受限,则腹式呼吸减弱,胸式呼吸加强。

2. 呼吸频率、节律和深度　见一般情况检查。

（二）触诊

1. 胸廓扩张度　正常人两侧胸廓扩张度相等。若患有肺炎、肺不张、胸腔积液、气胸、胸膜粘连肥厚,则患侧胸廓扩张度减弱,而健侧代偿性增强。肺气肿或双侧胸膜炎、支气管肺炎则双侧胸廓扩张度均减弱。

检查方法:医师将两手掌平放在前胸下部两侧,拇指沿肋缘指向剑突,拇指尖置于前正中线两侧对称部位,嘱被检者做深呼吸运动,仔细观察两拇指离开前正中线的距离是否相等。或在背部两手掌置于第 10 肋骨水平,拇指与后正中线平行,并将两侧皮肤向中线轻推,嘱被检者做深呼吸运动,比较两拇指离开后正中线的距离是否相等。

2. 语音震颤(触觉语颤)　被检查者发音时,声带振动产生的声波沿着气管、支气管及肺泡传至胸壁引起共鸣的振动可用手掌触及,称为语音震颤,又称触觉语颤,简称语颤。检查时,医师将两手掌或手掌尺侧缘轻放在胸壁的两侧对称部位上,嘱被检者发长音“yi”,仔细感觉语颤强弱是否相等。检查顺序由上到下,由前胸到后胸,做到双手交叉,左右对比。

语颤一般前胸上部较下部强，后胸下部较上部强，右上胸较左上胸强。语颤减弱或消失见于肺泡内含气过多、支气管阻塞、胸腔积液或气胸、胸膜粘连肥厚、胸壁水肿或皮下气肿等，语颤增强见于肺实变、肺组织内有大空洞及压迫性肺不张等。

3. 胸膜摩擦感　患者发生纤维素性胸膜炎和在渗出性胸膜炎积液吸收后期，纤维蛋白沉积于胸膜，而使胸膜表面变得粗糙，呼吸时脏、壁两层胸膜互相摩擦，可在病变部位的胸壁上触到似两片皮革相互摩擦的感觉，称为胸膜摩擦感，深呼吸时在两侧前下胸部较易触及。

（三）叩诊

1. 叩诊的方法及注意事项

（1）叩诊方法　有间接叩诊法和直接叩诊法两种，以前者常用。叩诊前胸及肩胛下区时，医师左手中指（又称板指）平贴在肋间隙并与肋骨平行；叩诊肩胛间区时，左手中指与脊柱平行。

（2）体位和姿势　被检者采取坐位或卧位。坐位：检查前胸时，被检查者胸部稍前挺；检查侧胸时，双手抱枕部；检查背部时，上半身稍前倾，双手交叉抱肩或抱肘。卧位：先仰卧检查前胸，后侧卧检查侧胸及背部。

（3）顺序　自肺尖开始，由上向下，由外向内，逐个肋间隙进行叩诊，先叩前胸、侧胸，后叩背部。

（4）注意事项　叩诊时环境必须安静、温暖。根据患者情况取坐位或卧位，肌肉放松，姿势平衡，呼吸均匀；医师叩诊力量要均匀一致，左右对比，上下对比，并根据病变范围大小、位置深浅及肌肉厚薄决定选用轻叩诊法、重叩诊法或轻、重交替叩诊法。

2. 正常胸部叩诊音的分布

（1）清音　正常肺部叩诊音均为清音。其响度受肺泡内含气量、胸壁的厚薄及邻近器官的影响。一般右肺上部较左肺上部稍浊，背部较前胸稍浊，右腋下部较左腋下部稍浊。

（2）浊音　在肺与肝或心交界之重叠区域，叩诊为浊音，又称心或肝的相对浊音界。

（3）实音　在未被肺组织遮盖的心或肝区域，叩诊为实音，又称心或肝的绝对浊音界。

（4）鼓音　叩诊左前胸下方，有一半月状鼓音区，为胃泡所在位置。其鼓音区的大小随胃内含气量的多少而变化（图 2-12）。

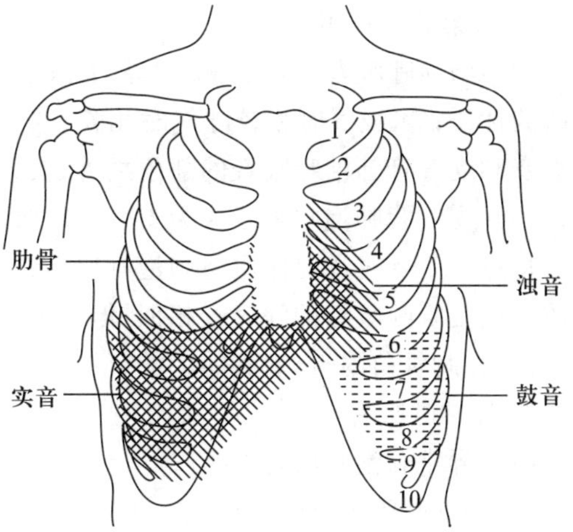

图 2-12　正常胸部叩诊音分布

3. 肺界的叩诊

（1）肺上界　即肺尖的上界。叩诊方法是自斜方肌前缘中央部开始，叩诊为清音，逐渐向外叩，当音响变浊时做一标记，然后转向内侧叩诊，直到再变为浊音时，再做一标记，此清音带的宽度即肺尖宽度，正常为 4～6 cm，右侧较左侧稍窄。若肺尖有结核病变，肺上界清音带变窄；肺气肿时，肺上界清音带增宽。

（2）肺下界　两侧肺下界大致相同。平静呼吸时，自上而下进行叩诊，当清音变为浊音时，可定为肺下界。正常人肺下界分别在锁骨中线第 6 肋间隙，腋中线第 8 肋间隙，肩胛线第 10 肋间隙。肺下界下移见于肺气肿、腹腔脏器下垂。

肺下界上移见于肺不张、肺萎缩及腹内压升高使膈上升，如鼓肠、腹水、气腹、肝脾大、腹腔巨大肿瘤、膈肌麻痹等。

（3）肺下界移动范围（度） 叩诊方法：平静呼吸时，于肩胛线叩出肺下界，嘱被检查者做深吸气后，屏住呼吸，继续向下叩诊，由清音变浊音时做一标记，再嘱被检查者做深呼气后，屏住呼吸，再由下向上叩诊，由浊音变清音时，再做一标记。两标记间的距离即为肺下界移动范围。正常人此范围为6～8 cm。如＜4 cm，为肺下界移动范围减小，见于：① 肺组织弹性消失或减弱，如肺气肿；② 肺组织萎缩，如肺不张、肺纤维化等；③ 肺组织炎症和水肿；④ 局部胸膜粘连；⑤ 当胸腔大量积液、液气胸及胸膜广泛粘连时，肺下界及移动范围不能叩出。

4. 病理性叩诊音 在正常肺的清音区域内出现浊音、实音、鼓音、过清音均称为病理性叩诊音，常提示肺、胸膜、膈和胸壁有病变存在。病理性叩诊音的性质和范围取决于病变大小、性质及部位的深浅。一般来说，当病变部位较深（距体表 5 cm 以上）、病变直径＜3 cm 或胸腔积液＜300 ml 时，常不能发现叩诊音的改变。

（1）浊音与实音 见于：① 肺实变等肺泡内含气量减少性疾病；② 肺肿瘤等肺泡内不含气的病变；③ 胸腔积液、胸膜粘连肥厚；④ 胸壁水肿、肿瘤等。

（2）鼓音 当肺内空腔或空洞直径＞3 cm 且靠近胸壁时，叩诊可呈鼓音。气胸时叩诊呈鼓音。

（3）过清音 在肺气肿时，肺泡含气增多，肺组织弹性减弱，叩诊呈过清音。

（四）听诊

听诊是检查肺部疾病的重要方法之一。肺部听诊时，患者宜取坐位或卧位。听诊顺序一般由肺尖开始，自上而下，由前胸、侧胸到背部，要上下对比和左右对称部位对比。

1. 正常呼吸音 根据呼吸音的强度、音调高低、性质、时相的长短及听诊部位，将其分为三种：

（1）支气管呼吸音 特点：① 颇似将舌抬高后，用嘴呼气时所发出的“哈—”音；② 呼气时相较吸气时相长；③ 呼气音比吸气音声调高而强。听诊部位：喉部，胸骨上窝，背部第 6、第 7 颈椎及第 1、第 2 胸椎附近。

（2）肺泡呼吸音 特点：① 声音很像上牙咬下唇用嘴呼气时发出的“夫—”音。声音似有吹微风的性质；② 吸气时相较呼气时相长；③ 吸气音较呼气音强，声调高。听诊部位：除了支气管呼吸音和支气管肺泡呼吸音的部位之外，其余肺部均为肺泡呼吸音部位。

（3）支气管肺泡呼吸音 为支气管呼吸音及肺泡呼吸音的混合声音，所以又称混合性呼吸音。特点：① 吸气音的性质与肺泡呼吸音的吸气音性质相似，但音响略强，音调略高；呼气音的性质与支气管呼吸音的呼气音相似，但音响较弱，音调较低；② 吸气与呼气的时相大致相等。听诊部位：在胸骨角附近，肩胛间区的第 3、第 4 胸椎水平。

2. 异常呼吸音

（1）异常肺泡呼吸音

1）肺泡呼吸音减弱或消失 由于进入肺泡内的空气流量减少和（或）流速减慢，或呼吸音传导障碍之故。临床上常见于：① 呼吸道狭窄；② 胸廓活动受限；③ 肺组织弹性减弱；④ 胸腔积液、积气等导致呼吸音传导障碍。

2）肺泡呼吸音增强 双侧肺泡呼吸音增强可见于剧烈运动、发热、新陈代谢亢进、贫血和酸中毒等，单侧或局部呼吸音增强可见于因单侧或局部病变而致的健侧或无病变部位发生代偿性肺泡呼吸音增强。

3）呼气延长　由于肺组织弹性回缩力减弱、下呼吸道部分阻塞狭窄，使呼出的气流阻力增加，导致呼气延长。

（2）异常支气管呼吸音　是指在正常肺泡呼吸音听诊区内听到的类似于支气管呼吸音的声音，常见于肺组织实变、肺内大空洞、压迫性肺不张。

（3）异常支气管肺泡呼吸音　是指在正常肺泡呼吸音的听诊区内听到的类似于支气管肺泡呼吸音的声音，常见于支气管肺炎、大叶性肺炎初期、肺结核等。

3. 啰音　是伴随呼吸音而出现的一种附加音。在肺部听诊区任何部位听到的啰音均为病理性呼吸音。根据啰音性质不同，可分为干啰音和湿啰音两种。

（1）干啰音　气管、支气管肿瘤，异物，炎症，黏膜充血、水肿，黏稠分泌物增多，支气管平滑肌痉挛等病变，导致气管、支气管或细支气管管腔出现不完全性阻塞，气流通过病变部位时发生湍流所产生的音响，称为干啰音。

干啰音的听诊特点：① 音调较高，声音清楚而连续，音响持续时间较长。② 吸气和呼气均可听到，以呼气时较多而明显，有时只在呼气时听到。③ 易变性大，其性质、强度、部位和数量容易改变。在同一部位，短时间内可有可无，时多时少，如在咳嗽或深而快的呼吸后可增多、减少、出现或消失。④ 几种性质不同的啰音可同时存在。

根据音调高低，干啰音可分为：

1）低调干啰音（鼾音）　很似熟睡时“打鼾”的声音，多发生于气管或主支气管的不完全性阻塞。

2）高调干啰音（哨笛音）　是一种音调高而强的声音。依其性质的不同，可描述为乐音样、咝咝音、飞箭音、鸟鸣音等。多发生于小支气管或细支气管的不完全性阻塞。

3）哮鸣音　是一种音调高而强的哨笛音，吸气和呼气时均可听到，呼气时相较吸气时相明显延长。若满布两侧肺野，是支气管哮喘与心源性哮喘的一个重要体征。

（2）湿啰音　由于呼吸道或肺泡内有较稀薄的液体，在呼吸时，进入气道的气体立即引起液体形成的水泡破裂，这样产生的声音称为湿啰音，又称水泡音。

湿啰音的听诊特点：① 为一断续而短暂的、呼吸音之外的、一连串出现多个水泡破裂的声音。② 湿啰音的粗细与其所在部位管腔的大小一致。③ 于吸气或吸气终末时更清楚，也可出现于呼气早期。④ 易变性小，部位较恒定。⑤ 粗、中、细湿啰音或干啰音可同时存在。⑥ 咳嗽后可增多、减少、出现或消失。

按病变支气管直径大小及其分泌物的多少，将湿啰音分为：

1）粗湿啰音　又称大水泡音，发生于气管、主支气管或空洞内，多出现于吸气早期，见于支气管扩张、肺水肿、肺脓肿或肺结核空洞等。

2）中湿啰音　又称中水泡音，发生于直径中等大小的支气管，多出现于吸气中期，见于支气管炎、支气管肺炎等。

3）细湿啰音　也称小水泡音，发生于小支气管或肺泡内，多出现于吸气晚期，见于细支气管炎、肺炎、肺结核、肺淤血、肺梗死等。

4）捻发音　是极细小而均匀一致的湿啰音，在吸气末期显著，似在耳旁用手指捻搓一束头发所产生的声音，故称捻发音，见于肺炎早期、肺淤血和肺泡炎等。

啰音的产生机制如图 2－13。

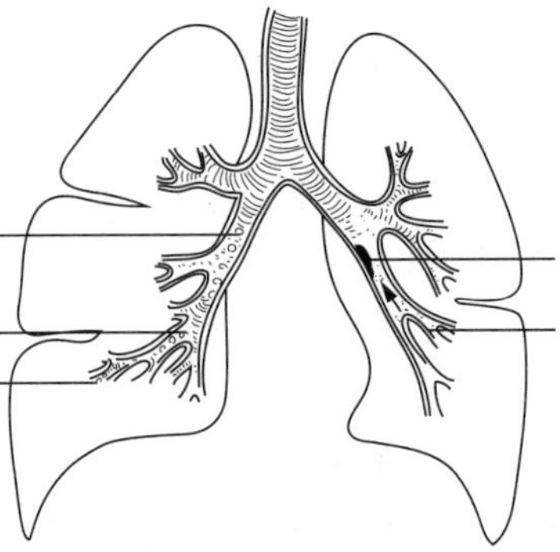

图 2-13 啰音的产生机制

4. 语音共振 当被检查者发长音“yi”时，声波沿气管、支气管、肺泡传至胸壁，用听诊器可听到柔和而不清楚的弱音，称为语音共振。要注意两侧对比。语音共振改变的临床意义与语音震颤相似。

肺实变体征包括语颤增强、叩诊呈浊音或实音、异常支气管呼吸音以及耳语音增强。

5. 胸膜摩擦音 正常胸膜表面光滑，胸膜腔内有少量液体起润滑作用，呼吸时并无音响。当发生纤维素性胸膜炎时，胸膜表面粗糙，呼吸时可听到脏、壁两层胸膜互相摩擦的声音。此音听诊的特点：① 声音的性质如两手背互相摩擦的声音，或似丝绸相互摩擦的声音。② 吸气及呼气时皆可听到，以吸气末或呼气开始时较明显，屏气则消失。③ 深呼吸及加压听诊器胸件时，声音更清楚。④ 在短期内摩擦音可出现、消失或再出现，亦可持续数日或更久。⑤ 可发生于胸膜的任何部位，但以腋中线或腋前线下部最易听到。⑥ 摩擦音常伴有胸痛，可触及摩擦感。

胸膜摩擦音常见于急性纤维素性胸膜炎、肺炎、肺梗死、胸膜肿瘤、尿毒症以及严重脱水患者胸膜高度干燥者。

四、心脏和血管

（一）心脏检查

心脏检查对判断有无心脏病以及心脏病的病因、性质、部位与程度等具有十分重要的意义。

1. 视诊 心前区视诊时，被检查者取仰卧位，检查者站在被检查者右侧，视线与胸廓同一水平，仔细观察心前区有无隆起、心尖搏动的位置与范围以及其他部位有无异常搏动。

（1）心前区外形 胸骨下段及胸骨左缘第 3、第 4、第 5 肋骨与肋间的局部隆起称为心前区隆起，常因儿童时期患有先天性法洛四联症、肺动脉瓣狭窄或风湿性心脏病而导致心脏增大。成年人可因大量心包积液而出现心前区饱满。

（2）心尖搏动 正常心尖搏动位于左侧第 5 肋间隙锁骨中线内 0.5～1.0 cm，搏动范围的直径为 2.0～2.5 cm。观察心尖搏动要注意其位置、强度、范围、节律及频率的改变。

病理条件下，影响心尖搏动位置的因素有：

1）心脏疾病 ① 左心室增大：心尖搏动向左向下移位。② 右心室增大：心尖搏动向左移位，甚至略向上，但不向下移位。③ 左、右心室均增大：心尖搏动向左下移位，常伴有心浊音界向两侧扩大。④ 右位心：心尖搏动位于右侧与正常心尖搏动相对应的部位。

2）胸部疾病　凡能使纵隔及气管移位的胸部疾病均可使心脏及心尖搏动移位。如一侧胸膜粘连或肺不张，心尖搏动向患侧移位；一侧胸腔积液或气胸，心尖搏动向健侧移位等。

3）腹部疾病　凡能影响膈位置的疾病均可影响心尖搏动的位置。如大量腹水、腹腔巨大肿瘤等致横膈抬高，心脏横位，心尖搏动向上移位。

负性心尖搏动：心脏收缩时，心尖搏动内陷，称负性心尖搏动，见于粘连性心包炎或心包与周围组织广泛粘连。

（3）心前区异常搏动

1）胸骨左缘第 3～4 肋间搏动　见于右心室肥大。

2）剑突下搏动　可因右心室肥大引起，也可由腹主动脉搏动产生。

3）心底部异常搏动　胸骨左缘第 2 肋间（肺动脉瓣区）收缩期搏动，多见于肺动脉扩张或肺动脉高压，也可见于少数正常青年人体力活动或情绪激动时。

2. 触诊　心脏触诊的主要内容是检查心尖搏动和心前区异常搏动、震颤及心包摩擦感。触诊方法是检查者先用手掌开始检查，置于心前区，然后逐渐缩小到用手掌尺侧（小鱼际）或示指、中指及环指并拢以指腹触诊。

（1）心尖搏动及心前区异常搏动　用触诊确定心尖搏动的位置较视诊更为准确，特别是当心尖搏动视诊不能看到时，常需要触诊才能确定。左心室肥大时可触及抬举性心尖搏动。

（2）震颤　震颤为触诊时手掌感到的一种细小震动感，与在猫喉部摸到的呼吸震颤类似，故又称“猫喘”。多数情况下，震颤的强弱与瓣膜狭窄程度、血流速度和心脏腔室之间的压力差成正相关。临床上凡能触到心前区震颤者，均可认为心脏有器质性病变。

（3）心包摩擦感　在患有纤维素性心包炎的患者，心脏搏动时两层粗糙的心包膜互相摩擦产生振动，在心前区胸骨左缘第 4 肋间尤为明显，于收缩期和舒张期均可触及，但以收缩期、前倾体位或深呼气末更为明显。

3. 叩诊　叩诊可确定心界的大小、形状以及心脏在胸腔内的位置。

（1）检查方法　嘱受检者取仰卧位或坐位，采用间接叩诊法，当受检者为平卧位时，板指与肋间平行，若受检者取坐位，则板指与肋间垂直。通常的顺序是先左后右，由下而上，由外向内。左侧从心尖搏动外 2～3 cm 处开始，逐个肋间叩诊，直至第 2 肋间。右界叩诊时先叩出肝上界，然后于其上一肋间开始，逐一肋间向上叩诊，直至第 2 肋间。对各肋间叩得的浊音界逐一作出标记，并测量其与胸骨前正中线间的垂直距离。

（2）心浊音界　心浊音界包括相对浊音界和绝对浊音（实音）界。心脏左、右缘被肺遮盖的部分，叩诊呈相对浊音；而不被肺遮盖的部分则叩诊呈绝对浊音。相对浊音界反映心脏的实际大小和形状（图 2-14）。正常心脏相对浊音界如表 2-2。

（3）心浊音界改变　心浊音界的大小、形态、位置可因心脏本身病变和受心脏以外因素的影响而发生改变。

1）心脏本身病变

A. 左心室增大　心浊音界向左下扩大，心腰加深，心界似靴形。常见于主动脉瓣病变或高血压心脏病（图 2-15）。

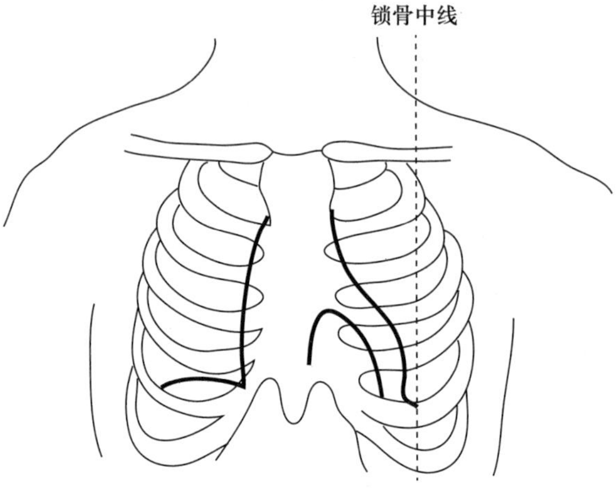

图 2-14 心浊音界

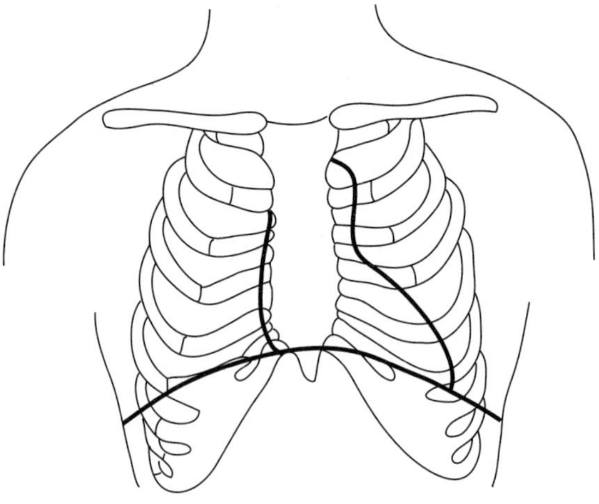

图 2-15 主动脉瓣关闭不全(靴形心)

表 2-2 正常心脏相对浊音界

右(cm)	肋间	左(cm)
2～3	Ⅱ	2～3
2～3	Ⅲ	3.5～4.5
3～4	Ⅳ	5～6
	Ⅴ	7～9

注:左锁骨中线距前正中线为 8～10 cm。

B. 右心室增大　轻度增大时仅使绝对浊音界增大,而相对浊音界无明显改变;显著增大时,心相对浊音界向左、右两侧增大,由于同时有心脏顺钟向转位,因此向左增大显著,却不向下增大。常见于肺源性心脏病或单纯二尖瓣狭窄等。

C. 左、右心室增大　心浊音界向左、右两侧增大,且左界向左下增大,称普大形心。常见于扩张型心肌病、克山病等。

D. 左心房增大或合并肺动脉段扩大　左心房显著增大时,胸骨左缘第 3 肋间心浊音界增大,使心腰消失。当左心房与肺动脉段同时增大时,胸骨左缘第 2、第 3 肋间心浊音界增大,心腰更为丰满或膨出,心界如梨形。常见于二尖瓣狭窄,故又称二尖瓣型心脏(图 2-16)。

E. 心包积液　心浊音界向两侧扩大且随体位改变。坐位时心浊音界呈三角形烧瓶状,卧位时心底部浊音界增宽。

2) 心外因素　① 胸部疾病:大量胸腔积液或积气时,心浊音界在患侧叩不出,向健侧移位;胸膜增厚与肺不张时,则使心浊音界移向病侧;肺实变、肺肿瘤或纵隔淋巴结肿大时,如与心浊音界重叠,则心浊音界叩不出;肺气肿时,心浊音界缩小,甚至叩不出。② 腹部疾病:大量腹水或腹腔巨大肿瘤使横膈抬高,心脏横位,以致心浊音界向左扩大。

4. 听诊　听诊是心脏检查中较复杂而又较重要的一部分。在临床工作中,必须反复实践,反复体验,力求掌握。

(1) 受检查者体位　取坐位或仰卧位,必要时可嘱受检查者变换体位。如取左侧卧位时听诊心尖部的杂音可更清晰,取前倾坐位可使主动脉瓣关闭不全的杂音更为明显。

(2) 心脏瓣膜听诊区　心脏各瓣膜听诊区与其瓣膜口在胸壁上投影的位置并不完全一致。

1) 二尖瓣区　心尖部。

2) 主动脉瓣区　在胸骨右缘第 2 肋间处,主动脉瓣狭窄时的收缩期杂音及梅毒性主动脉瓣关闭不全的舒张期杂音在此处听诊最清楚。

3) 主动脉瓣副区或称主动脉瓣第二听诊区　在胸骨左缘第 3、第 4 肋间处。风湿性主动脉瓣关闭不全的舒张期杂音在此听诊区最响亮。

4) 肺动脉瓣区　在胸骨左缘第 2 肋间处。

5) 三尖瓣区　在胸骨体下端近剑突稍偏右或稍偏左处(图 2-17)。

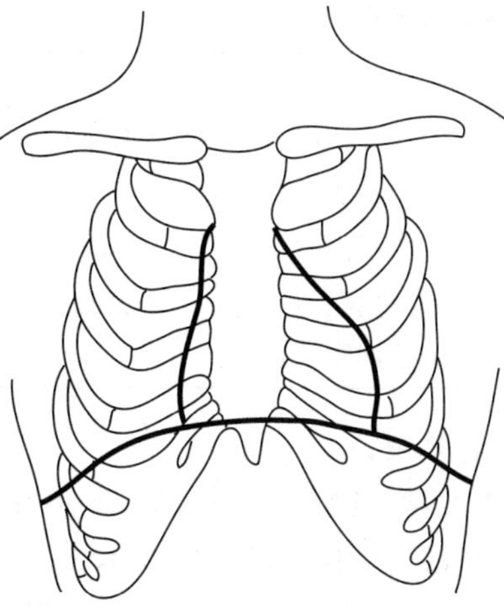

图 2-16　二尖瓣狭窄(梨形心)

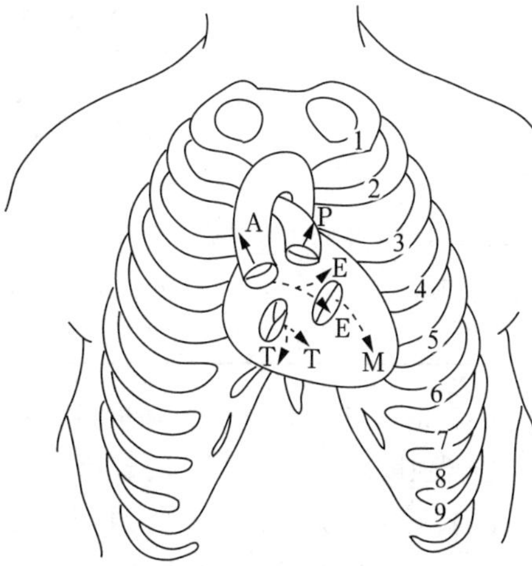

图 2-17　心脏瓣膜解剖部位及瓣膜听诊区

M:二尖瓣区;A:主动脉瓣区;E:主动脉瓣第二听诊区(Erb 区);P:肺动脉瓣区;T:三尖瓣区

(3) 听诊顺序　现推荐两种听诊顺序以供参考。

1) 逆钟向顺序法　二尖瓣区→肺动脉瓣区→主动脉瓣区→主动脉瓣第二听诊区→沿胸骨左缘向下直至三尖瓣区。

2) 主次听诊顺序法　二尖瓣区→主动脉瓣区→主动脉瓣第二听诊区→肺动脉瓣区→沿胸骨左缘移至三尖瓣区。

对疑有心脏病的患者除在上述各个瓣膜听诊区进行听诊外,还应听诊心前区其他部位,必要时也应听诊腋下、背部和颈部等处。

(4) 听诊内容　包括心率、心律、心音、额外心音、杂音及心包摩擦音等。

1) 心率　指每分钟心搏次数,以第一心音为准,正常成人心率为 60～100 次/min。成人窦性心率＞100 次/min(一般＜160 次/min)或婴幼儿心率＞150 次/min 者,称窦性心动过速。成人窦性心率＜60 次/min(一般在 40 次/min 以上)者,称窦性心动过缓。

2）心律　指心脏跳动的节律，正常人心跳的节律是规则的。在部分儿童和青年人中，心律随呼吸周期性改变而呈现不规则，吸气时心率增快，呼气时心率减慢，称呼吸性窦性心律不齐，一般无临床意义。临床上听诊所能发现的最常见的心律失常有期前收缩、心房颤动。

3）心音　通过心音图检查，证实正常心音有四个，按其在心动周期中出现的先后顺序称为第一心音（S_1）、第二心音（S_2）、第三心音（S_3）和第四心音（S_4）。临床上通常能听到的是第一、第二心音，即交替出现的两个性质不同的声音。第三心音可在部分儿童或青少年中听到，而第四心音正常人听不到，如听到第四心音，多数属病理情况。

A. 第一、第二心音的区别　正确地区别第一心音和第二心音是心脏听诊最重要的一环。因为只有将两者严格地区分开来，才能正确地判定心室的收缩期和舒张期，从而确定异常心音是在收缩期还是在舒张期及其与第一心音或第二心音之间的时间关系（表 2－3）。

表 2－3　第一、第二心音的鉴别要点

鉴别要点	第一心音	第二心音
声音特点	音调低，时限长（低而长）	音调高，时限短（高而短）
最强部位	心尖区	心底部
与心尖搏动和颈动脉搏动的关系	同时出现	不同时出现
心音之间的时距	第一心音与第二心音的间隔较短	第二心音与下一心动周期第一心音的间隔较长

B. 心音的改变　包括心音强度及性质的变化和心音分裂。

a. 心音强度改变　① 第一心音增强：见于发热、剧烈运动、贫血、风湿性二尖瓣狭窄等。② 第一心音减弱：见于二尖瓣关闭不全、主动脉瓣关闭不全、心肌炎、冠心病、急性心肌梗死、一度房室传导阻滞等。心房颤动、完全性房室传导阻滞时，心尖部第一心音可强弱不等。③ 主动脉瓣区第二心音增强：见于高血压、主动脉粥样硬化。④ 肺动脉瓣区第二心音增强：见于二尖瓣狭窄、左心功能不全、左至右分流的先天性心脏病及肺气肿。⑤ 主动脉瓣区第二心音减弱：见于主动脉瓣狭窄或关闭不全。⑥ 肺动脉瓣区第二心音减弱：见于肺动脉瓣狭窄或关闭不全、右心功能不全等。

b. 心音性质改变　心肌严重病变时，第一心音失去其原有的特征而与第二心音相似，当心率增加，舒张期与收缩期的时间几乎相等时，心音酷似钟摆之“滴答”声，称为“钟摆律”，提示心肌严重受损，可见于重症心肌炎、大面积急性心肌梗死等。

4）额外心音　是指在正常的心音之外听到的附加心音，多数为病理性，主要有奔马律、开瓣音、心包叩击音和肿瘤扑落音等。

5）心脏杂音　是指除心音和额外心音之外，在心脏收缩或舒张时血液在心脏或血管内流动产生湍流所致的心室壁、瓣膜或血管壁振动而产生的异常声音。杂音的强度与心血管病变的程度不一定成正相关。

杂音产生的机制：正常情况下，血液在血管内流动呈层流状态，不产生声音。当血流加速时或存在异常血流通道或血流管径异常以及血黏度改变等时，均可使层流变为湍流或漩涡而冲击心壁、大血管、瓣膜、腱索等使之振动，而在相应部位产生杂音。

分析杂音时，应注意杂音出现的最响部位、时间、性质、传导方向和强度，并由此来判断其临床意义。

杂音的强度一般采用 Levine 6 级分级法，主要指收缩期杂音(表 2-4)。舒张期杂音分级可参考此标准，但临床上多数仅将其分为轻、中、重三级。

表 2-4 杂音强度分级

级别	听诊特点
1 级	杂音很微弱，所占时间很短，需仔细听诊才能听到
2 级	较易听到的弱杂音
3 级	中等强度的杂音
4 级	较响亮的杂音，常伴有震颤
5 级	非常响亮的杂音，震耳，但听诊器离开胸壁则听不到，伴有震颤
6 级	极响，甚至听诊器距胸壁尚有一定距离时亦可听到，有强烈的震颤

记录方法：如强度为 4 级的杂音，记为 4/6 级杂音。

一般来说，器质性杂音多在 3 级或以上，但仍需结合杂音的性质、粗糙程度及传导等来综合判断。器质性与功能性收缩期杂音的鉴别如表 2-5。

表 2-5 器质性与功能性收缩期杂音的鉴别

鉴别点	器质性	功能性
部位	任何瓣膜区	肺动脉瓣区或心尖区
时期	收缩期、舒张期或两期性，连续性	多为收缩期
持续时间	长，常占全收缩期，常遮盖心音	短，不遮盖心音
性质	粗糙，多种性质	吹风样，柔和
传导方向	较广而远	比较局限
强度	常为 3/6 级或以上	一般在 2/6 级或以下
震颤	可伴有震颤	不伴震颤

(5) 临床上常见杂音的特点及意义

1) 收缩期杂音

A. 二尖瓣区 ① 功能性：常见于发热、贫血、甲状腺功能亢进、妊娠、剧烈运动等情况。听诊特点为吹风样，性质柔和，强度 2/6 级或以下，时限短，较局限，去除原因后可消失。② 相对性：左心室扩大，引起二尖瓣相对性关闭不全，见于扩张型心肌病、高血压心脏病、贫血性心脏病等。听诊特点为吹风样，性质较柔和，左心室腔缩小后杂音可减弱。③ 器质性：主要见于风湿性心脏病二尖瓣关闭不全、二尖瓣脱垂等。杂音听诊特点：吹风样，粗糙，多在 3/6 级或以上，持续时间长，可占整个收缩期，甚至遮盖第一心音，并向左腋下或左肩胛下区传导，吸气时减弱，呼气时加强，左侧卧位更明显。

B. 主动脉瓣区 ① 器质性：主要见于主动脉瓣狭窄。听诊特点为喷射性或吹风样，响亮，粗糙，呈菱形，向颈部传导，常伴有震颤，且主动脉瓣区第二心音减弱。② 相对性：主要见于升主动脉扩张，如主动脉粥样硬化、高血压等。听诊特点为较柔和的吹风样杂音，常伴有主动脉瓣区第二心音亢进。

C. 肺动脉瓣区 ① 功能性：在青少年及儿童中多见。听诊特点为吹风样，性质柔和，短促，强度在 2/6 级或以下，较局限，卧位时明显，坐位时减弱或消失。② 相对性：为肺淤血或肺动脉高压导致肺动脉扩张产生的肺动脉瓣相对狭窄的杂音。听诊特点与功能性类似，肺动脉瓣区第二心音亢进。见于二尖瓣狭窄、房间隔缺损等。③ 器质性：见于肺动脉瓣狭窄。杂音呈喷射性，粗糙，强度在 3/6 级以上，呈菱形，可向四周及背部传导，常伴有震颤，肺动脉瓣区第二心音减弱并分裂。

D. 三尖瓣区　① 相对性：多见，常因右心室扩大，三尖瓣相对性关闭不全所致。听诊特点为吹风样，较柔和，吸气时增强，一般在 3/6 级以下，可向心尖区传导，但不传至腋下，杂音可随病情好转，心腔缩小而消失。② 器质性：很少见，杂音特点与二尖瓣关闭不全类似，可伴颈静脉和肝收缩期搏动。

E. 其他部位　室间隔缺损或肥厚型梗阻性心肌病患者，在胸骨左缘第 3、第 4 肋间可闻及粗糙而响亮的收缩期杂音，响度常在 3/6 级以上，并可传导至心前区其他部位，常伴有震颤。

2）舒张期杂音

A. 二尖瓣区　① 器质性：主要见于风湿性心脏病二尖瓣狭窄。听诊特点为局限于心尖部的舒张中晚期隆隆样杂音，呈递增型，音调较低，左侧卧位呼气末较清楚，常伴有第一心音亢进、二尖瓣开瓣音和舒张期震颤。② 相对性：见于主动脉瓣关闭不全引起的相对性二尖瓣狭窄。其产生机制主要是由于舒张期大量血液反流入左心室，使二尖瓣前叶开放受限，导致二尖瓣的相对性狭窄，因而在心尖部可听到舒张期隆隆样杂音，称为奥斯汀·弗林特（Austin Flint）杂音。其听诊特点为柔和、递减型、舒张早期隆隆样杂音，不伴有震颤，无第一心音亢进或开瓣音，同时可闻及主动脉瓣关闭不全的舒张期递减型叹气样杂音。

B. 主动脉瓣区　主要见于梅毒性心脏病及先天性二叶主动脉瓣畸形，主动脉瓣关闭不全则在胸骨左缘第 3 肋间（主动脉瓣第二听诊区）最清楚。听诊特点为舒张早期开始的递减型叹气样杂音，坐位及呼气末屏住呼吸可使其更明显。杂音沿胸骨左缘下传，可达心尖部。

C. 肺动脉瓣区　器质性病变少见，多由肺动脉扩张导致肺动脉瓣相对性关闭不全所致。听诊特点为递减型、吹风样、柔和，常合并肺动脉瓣区第二心音亢进，称为格雷厄姆·斯蒂尔（Graham Steell）杂音，在卧位及吸气时较清楚。常见于二尖瓣狭窄伴明显肺动脉高压。

D. 三尖瓣区　偶见于三尖瓣狭窄。听诊特点为局限于胸骨左缘第 4、第 5 肋间的低调隆隆样杂音。

3）连续性杂音　常见于动脉导管未闭。听诊特点为杂音粗糙、响亮，似旧式机器转动时的噪声，故又称机器样杂音或吉布森（Gibson）杂音，持续于整个收缩期与舒张期，不中断，高峰在第二心音并遮盖第二心音，呈“大菱形”杂音，向上胸部和肩胛间区传导。在胸骨左缘第 2 肋间稍外侧听诊最清楚，常伴有连续性震颤。

4）心包摩擦音　指心包炎时当其病理变化处于纤维蛋白渗出阶段或渗出液被吸收阶段，粗糙的心包壁层与脏层在心脏搏动时产生摩擦而出现的声音。可见于各种感染性心包炎以及风湿性病变、急性心肌梗死、尿毒症和系统性红斑狼疮等非感染性情况。听诊特点为音质粗糙，音调高，如同搔抓声，近在耳边，其发生与心搏一致，与呼吸无关，屏气时摩擦音仍存在（可据此与胸膜摩擦音相鉴别），以胸骨左缘第 3、第 4 肋间最响，前倾坐位于呼气末施压于听诊器胸件时，心包摩擦音更为明显。

（二）血管检查

1. 肝颈静脉反流征　用手按压无心功能不全患者的右上腹时并不引起颈静脉充盈，而在检查有引起下腔静脉回流受阻的右心功能不全、渗出性或缩窄性心包炎的患者时，按压其右上腹部因淤血而增大的肝，则颈静脉充盈更为明显，称为肝颈静脉反流征阳性。

2. 周围血管征　在主动脉瓣关闭不全、甲状腺功能亢进、先天性动脉导管未闭和严重贫血时，可由于脉压增大而出现毛细血管搏动征、水冲脉、枪击音等周围血管征。

第五节　腹部检查

一、腹部的体表标志及分区

腹部检查前必须熟悉腹部的体表标志及分区，以便准确地指出腹部症状及体征出现的部位。

1. 体表标志　常用的体表标志：前面有肋弓下缘、剑突、脐、腹直肌外缘、髂嵴、髂前上棘、耻骨联合、腹股沟韧带、腹正中线。后面有腰椎棘突、腰大肌外缘、第 12 肋骨及肋脊角(图 2－18)。

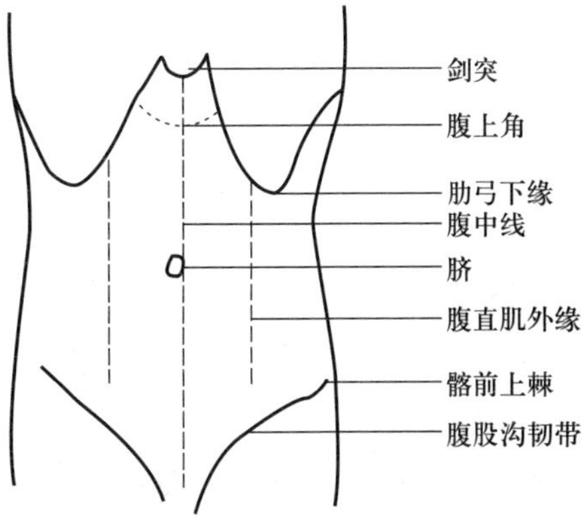

图 2－18　腹部前面体表标志示意图

2. 腹部分区　为了大致标志腹部各脏器的正常位置，或记述症状及体征的确实部位和范围，临床上常用九区法。

九区法：用两条水平线和两条垂直线，将腹部分为 9 个区。上水平线为左、右第 10 肋下缘的连线，下水平线为两侧髂前上棘的连线。两条垂直线是在髂前上棘至腹正中线的水平线中点所做的垂直线。这四条线相交，将腹部分成 9 个区，即右上腹部、上腹部、左上腹部、右侧腹部、脐部、左侧腹部、右下腹部、下腹部、左下腹部。

二、腹部一般检查

1. 腹膜刺激征　压痛、反跳痛、腹肌紧张是腹膜炎的可靠体征，故临床上将其合称为腹膜刺激征。

(1) 腹肌紧张　正常人腹壁柔软。当腹腔内有炎症刺激腹膜时，腹肌可因反射性痉挛而阻力增大，有明显的抵抗感，称腹肌紧张。局限性腹壁紧张见于某一脏器的炎症，如急性阑尾炎出现右下腹肌紧张；弥漫性腹壁紧张常见于胃肠穿孔、脏器破裂等所致的急性弥漫性腹膜炎，此时腹壁强直，甚至硬如木板，称为板状腹。在结核性腹膜炎时，由于慢性炎症，全腹紧张，触之犹如揉面团一样，称为揉面感，亦可见于癌性腹膜炎。在年老体弱、腹肌发育不良或过度肥胖者，腹膜虽有炎症，但腹壁紧张可不明显。

(2) 压痛及反跳痛　正常腹部无压痛及反跳痛。如按压由浅入深，发生疼痛，称为压痛。出现压痛的部位常为病变所在部位。如阑尾压痛点位于右髂前上棘至脐连线的外 1/3 与中 1/3 交界处，又称麦克伯尼(McBurney)点。触诊腹部出现压痛后，手指可在原处停留片刻，然后迅速将手抬起，若被检者腹痛明显加剧，称为反跳痛。反跳痛的出现表示病变已累及壁腹膜。

2. 波动感　腹腔内有中等量以上游离腹水时可有波动感。检查方法：让被检者平卧，医师用一手掌贴于腹壁一侧，另一手的手指并拢屈曲，用指端叩击对侧腹部时，贴于腹壁的手掌有被液体波动冲击的感觉，称为波动感。为防止腹壁的震动传至对侧造成的错觉，可请另一个人将一手掌的尺侧缘轻压在脐部腹正中线上，即可阻止腹壁震动的传导(图2-19)。

三、腹腔脏器检查

腹部脏器较多，本节只介绍肝、胆、脾等主要脏器的检查方法。

(一) 肝

1. 视诊　肝硬化晚期可见腹壁静脉曲张，腹水时可见蛙状腹。

2. 触诊　是检查肝最重要的方法。嘱被检者取仰卧位，两手平放于躯干两侧，两腿稍屈，做腹式呼吸，使腹肌放松；医师站其右侧，触诊方法有双手触诊法和单手触诊法两种：

(1) 双手触诊法　医师用左手掌及四指托住被检者右侧后腰部，大拇指张开置于右肋缘上；右手掌平放于右侧腹壁上，将并拢的示指和中指指端的桡侧缘对着右肋缘(图2-20)。

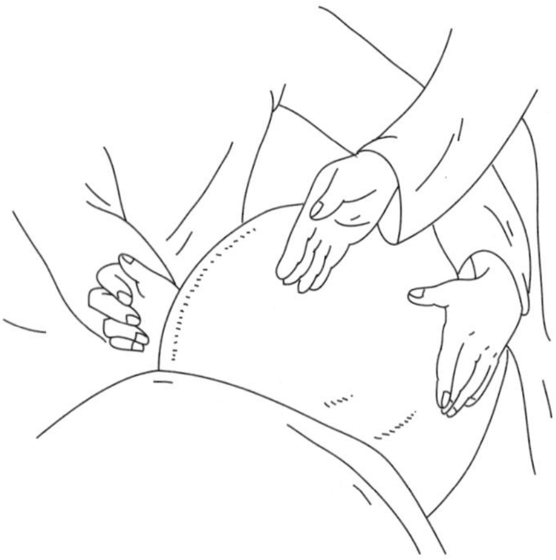

图2-19　波动感检查法

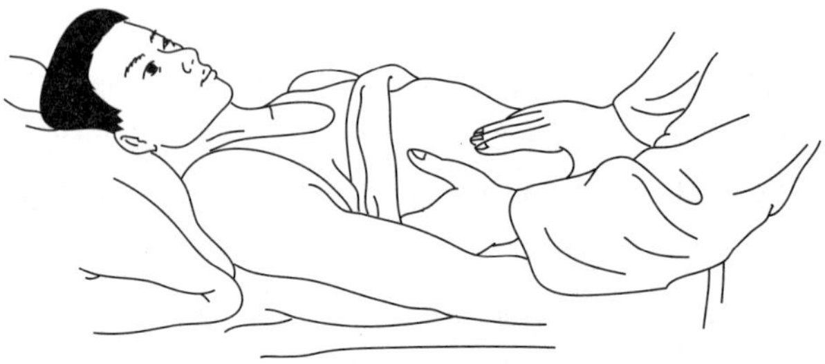

图2-20　肝双手触诊法示意图

触诊一般自髂前上棘连线水平的右腹直肌外缘开始，自下而上，逐渐移向右肋缘，让被检者做深而慢的腹式呼吸动作。当呼气时，右手轻压向腹部深部；吸气时，右手在继续施压中随腹部抬起，并向右季肋缘触探，同时左手向前方托起，使肝脏贴近前腹壁，便于触摸肝脏。若肝大，吸气时，肝下缘向下移动，可碰到右手指。

(2) 单手触诊法　医师右手掌指关节伸直，将其中间三指并拢，平放在估计肝下缘所在的下方，以手指指端或示指桡侧对向右肋缘，让被检者深呼吸。当呼气时，指端压向深部，必要时用并拢的左手指垂直加压于右手背面，协助其压向深部；吸气时，施压的指端于原位向肋缘方向触探。此时，随吸气下移的肝脏下缘即可碰到手指。此法适用于腹壁较厚或有腹水的患者。

肝触诊时，除了触右季肋部这一区域外，还应触诊由脐水平面至剑突这一部位，以检查肝左叶情况。触到增大的肝脏时，应注意其大小、质地、表面、边缘、压痛、搏动等情况。

正常人的肝脏一般在右季肋部触不到，在剑突下多在3 cm以内，无压痛。肝下缘超过上述标准，可能是肝大，也可能是肝下移。此时应叩出肝上界，若肝上界也相应下移则为肝下移，若肝上界正常或升高，则提示肝大。弥漫性肝大多见于肝炎、肝淤血、脂肪肝、早期肝硬化、白血病、血吸虫病等，局限性肝大见于肝肿瘤、肝囊肿及肝脓肿等，肝缩小见于急性和亚急性重型肝炎、门脉性肝硬化晚期。急性肝炎、肝淤血常有弥漫性轻度压痛，较浅表的肝脓肿可有明显的局限性压痛。

3. 叩诊　正常腹部叩诊时，大部分区域呈鼓音。

叩肝上界时，一般都沿右锁骨中线、右腋中线和右肩胛线叩诊，但最常采用的是沿右锁骨中线，由肺区向下叩向肝区。当由清音转为浊音时，即为肝上界。肝下界多用触诊确定。在右锁骨中线上，肝上界在第5肋间，下界位于右季肋下缘，两者之间的距离为9～11 cm；在右腋中线上，其上界为第7肋间，下界相当于第10肋骨水平；在右肩胛线上，其上界为第10肋间。肝浊音界扩大的病因详见触诊检查；肝浊音界缩小见于急性或亚急性重型肝炎、肝硬化和胃肠胀气等；肝浊音界消失，代之以鼓音或右膈下出现鼓音，见于空腔脏器穿孔；肝浊音界向上移位见于右肺纤维化、右下肺不张和鼓肠等；肝浊音界下移见于肺气肿、右侧张力性气胸等。膈下脓肿时，由于肝下移和膈升高，所以肝浊音区也扩大，但肝脏本身并不增大。

移动性浊音：当腹腔内有较多液体存留时，由于重力的关系，液体多潴积于腹腔的低处，此处叩诊呈浊音，这样就会随体位改变而出现浊音区的变动，此病理现象称移动性浊音，是临床上检查腹腔积液的重要方法。检查时，先让患者仰卧，腹部两侧因腹水积聚，叩诊呈浊音，腹中部呈鼓音；再让患者侧卧（先左侧卧，再右侧卧），因腹水积于下侧，故下侧叩诊呈浊音，上侧转为鼓音。移动性浊音阳性，表明腹腔内游离腹水在1000 ml以上。

4. 听诊　左叶肝癌压迫肝动脉或腹主动脉时，可在包块部位听到收缩期吹风样杂音或轻微的连续性杂音。

（二）胆囊

胆囊检查主要采用触诊，辅以视诊。

1. 视诊　由于急、慢性胆囊炎或结石、肿瘤等原因引起胆道阻塞时，可见皮肤黏膜黄染。

2. 触诊　急性胆囊炎可发生右上腹肌紧张。胆囊触诊可用单手滑行触诊法或钩指触诊法。正常胆囊不能触及。当胆囊增大时，在右肋下腹直肌外缘可触及一梨形或卵圆形且张力较高的肿块，随呼吸上下移动，质地随病变性质而定。如胆囊增大，有囊性感和明显压痛，见于急性胆囊炎。如胆囊增大，有囊性感而无压痛，见于壶腹周围癌。如胆囊增大，有实体感，可见于胆囊结石或胆囊癌。

墨菲（Murphy）征：医师以左手掌平放于被检者的右季肋部，左手拇指放在腹直肌外缘与肋弓交界处（胆囊点），首先以拇指按压腹壁，然后嘱被检者缓慢深吸气，在深吸气时，正在加压的拇指触及增大的胆囊，引起疼痛而突然屏气，称为Murphy征阳性，见于急性胆囊炎（图2-21）。

库瓦西耶（Courvoisier）征：表现为进行性加重的梗阻性黄疸，无痛性胆囊增大，见于胰头癌压迫胆总管导致胆道阻塞。

（三）脾

脾的检查主要采用触诊，个别情况下还需要使用视诊。

1. 视诊　高度增大的脾（巨脾）可使腹部隆起。

2. 触诊　常用双手触诊法。被检者仰卧，两腿屈曲，医师的左手掌置于患者左季肋部第7～10肋处的后侧方，将脾从后向前托起，右手掌平放在下腹部，与左肋弓方向垂直，以稍微弯曲的手指末端轻轻压向腹部深处，并随被检者的腹式呼吸运动，有节奏地进行触诊，逐渐由下向上接近左肋弓（图2-22）。

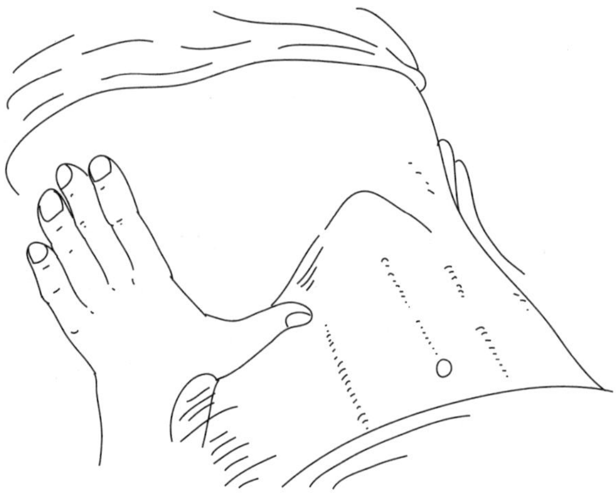

图 2-21　Murphy 征检查法

轻度脾大仰卧位不易触及，可改为右侧卧位检查。嘱被检者右下肢伸直，左下肢屈髋、屈膝进行触诊，较易触到。

脾大的测量法：用三线记录法，各线以厘米记录。

“1”线：测量在左锁骨中线与左肋弓交点至脾下缘的距离。当轻度脾大时，仅用此线测量。

“2”线：是左锁骨中线与左肋弓交点到最远脾尖端之间的距离。

“3”线：是脾右缘至前正中线的距离。如脾右缘超过正中线，于数字前标“＋”；如未到前正中线，测最小距离，于数字前标“－”（图 2-23）。

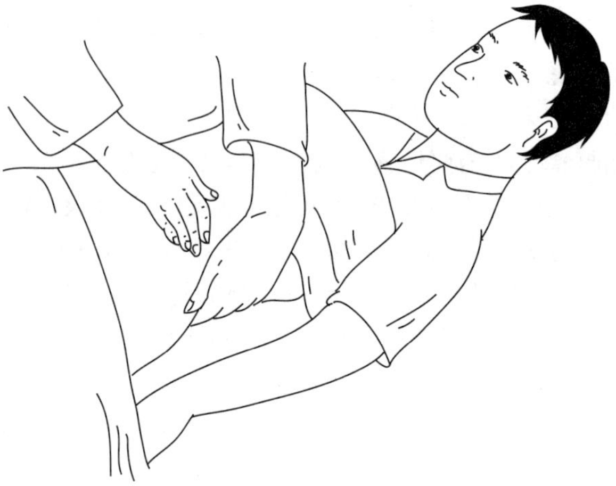

图 2-22　脾触诊法

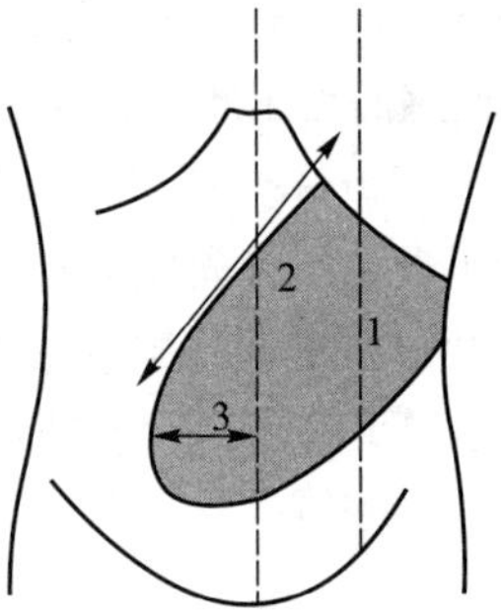

图 2-23　脾大测量法

正常人的脾不能触及。内脏下垂或左侧胸腔积液时，由于膈下降，可使脾向下移位而被触及。此外，若能触到脾即提示脾大。脾大时在其右缘常可触到切迹，这是脾大的特征，有助于与其他肿块的鉴别。触到脾后，除注意大小外，还应注意其质地、表面情况、有无压痛及摩擦感等。脾大的常见原因有：① 感染：如病毒性肝炎、伤寒、粟粒性肺结核、急性疟疾、感染性心内膜炎、败血症及黑热病等。② 充血：见于肝硬化、门静脉高压症。脾大伴有侧支静脉曲张为门静脉高压症。出现腹水后即为失代偿期。③ 血液系统疾病：慢性淋巴细胞白血病、慢性溶血性黄疸、淋巴瘤、真性红细胞增多症及原发性血小板减少性紫癜可使脾中度增大，质地坚硬；慢性粒细胞白血病可形成巨脾，甚至伸达盆腔。

第六节　肛门、直肠、生殖器检查

一、肛门及直肠检查

（一）体位

检查肛门及直肠时，可根据具体病情和检查需要采取不同的体位。临床上常用的体位有：

1. 膝胸位　适用于检查前列腺及精囊病变，也可用于检查直肠前部（图 2－24）。

2. 左侧卧位　适用于女患者和重症体弱患者（图 2－25）。

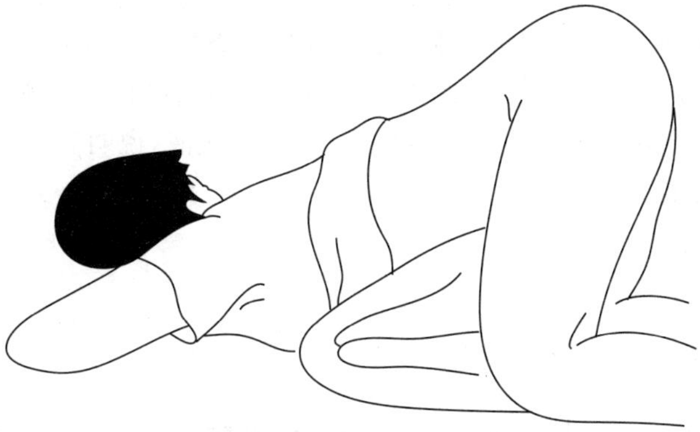

图 2－24　膝胸位

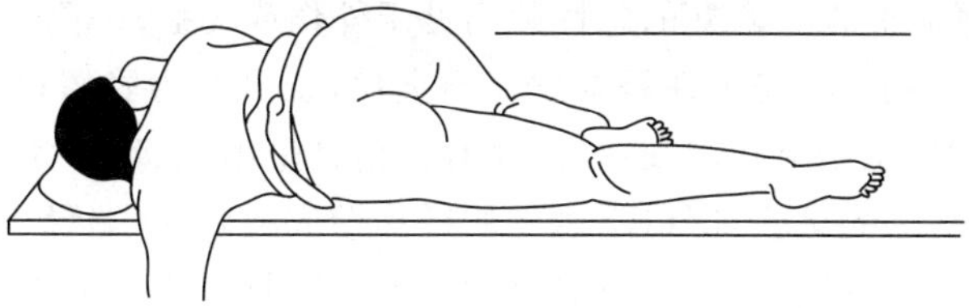

图 2－25　左侧卧位

3. 仰卧位或截石位　适用于重症体弱患者或直肠膀胱陷凹检查，也可进行直肠双合诊，即右手指在直肠内，左手在下腹部，双手配合，检查直肠疾病。

4. 蹲位　由于腹内压增高可使直肠肛管下移 1～2 cm，因而蹲位是检查内痔、脱肛及直肠息肉的最好体位。

肛门与直肠的检查方法通常采用视诊法与触诊法。

（二）视诊

正常肛门周围皮肤颜色较深，皱折呈放射状。让患者收缩肛门括约肌时皱折加深，做排便动作时皱折变浅。检查时应注意观察有无以下改变：① 肛门闭锁或狭窄：多见于新生儿先天畸形。② 肛周脓肿：肛门周围有红肿及压痛。③ 肛裂：可见肛门黏膜有裂伤，疼痛剧烈。④ 痔：是肛门和直肠下部痔静脉丛淤血扩张的结果。根据发生部位可分为内痔、外痔、混合痔三种。检查可见齿状线以上或以下有紫红色柔软肿物。⑤ 肛门直肠瘘：在肛门内、外可见瘘管开口，多继发于肛周脓肿，少数为结核性。⑥ 直肠脱垂。

（三）触诊

触诊又称肛门、直肠指检。此法不仅对肛门、直肠的局部病变具有重要诊断价值，而且对盆腔疾病（如阑尾炎、髂窝脓肿、前列腺和精囊病变、子宫及输卵管病变等）也是不可缺少的一种检查方法。触诊时，先让患者采取适当的体位，医师右手戴手套或指套，并涂以少许润滑剂，用示指先在肛门外轻轻按摩，并嘱患者张口呼吸，待肛门括约肌放松后，再将示指徐徐压入肛门、直肠内。应避免动作粗暴、直接插入肛门，以免给患者带来躯体的痛苦和不适。

触诊检查可发现下列异常：① 剧烈触痛见于肛裂或感染。② 触痛伴波动感见于肛门直肠周围脓肿。③ 触到柔软、光滑而有弹性的包块，多考虑直肠息肉。④ 触到坚硬而凸凹不平的包块，应考虑直肠癌。⑤ 指诊后指套表面带有黏液、脓液或血液，说明有炎症或伴有组织破坏。必要时应做涂片镜检或细菌培养。

二、生殖器检查

（一）男性生殖器

1. 阴茎　注意有无包皮过长或包茎，尿道口有无红肿、分泌物或溢脓。阴茎头部有硬结并伴有暗红色溃疡且易出血者应考虑阴茎癌。

2. 阴囊　包括精索、睾丸和附睾检查。精索呈串珠样肿胀者见于输精管结核，触诊有蚯蚓团状感觉者则为精索静脉曲张。睾丸的急性肿痛见于外伤或炎症；一侧睾丸肿大、坚硬并有结节应考虑睾丸肿；睾丸摸不到见于先天性睾丸发育不全症，也可能为隐睾；睾丸过小多见于肥胖性生殖无能症。若触及附睾呈结节状之硬块，并伴有输精管呈串珠状，多为附睾结核；阴囊肿大，触有水囊感时，则应做阴囊透光试验，即以不透光的纸片卷成圆筒，一端置于肿胀部位，在其对侧以手电筒紧贴皮肤照射，被遮处阴囊呈橙红色均质半透明状，即为睾丸鞘膜积液，若不透明则应考虑疝或睾丸肿瘤。

3. 前列腺　通过直肠指检，可以触及前列腺左、右两叶及其间的正中沟。前列腺增生时正中沟消失。若前列腺增大而表面光滑、质韧、无压痛及粘连，见于老年人的良性前列腺增生；前列腺增大且有明显压痛，多见于急性前列腺炎；前列腺增大、质硬并可触及坚硬结节者，多为前列腺癌。

（二）女性生殖器

一般女性患者不常规进行生殖器检查。如有适应证或疑有妇产科疾病，应由妇产科医师做检查。

第七节 脊柱、四肢检查

一、脊柱检查

脊柱是维持人体正常姿势的重要支柱。检查时应注意其弯曲度、有无畸形、活动度以及有无压痛、叩击痛等。

1. 脊柱弯曲度 正常人脊柱有四个生理弯曲，即颈、腰段稍前凸，胸、骶段稍后凸，直立位无侧弯。检查时，患者取坐位或直立位。先从侧面观察有无过度的前后弯曲，再从后面用手指沿脊椎棘突，以适当压力从上向下划压，使皮肤出现一条充血痕，以此可观察脊柱有无侧弯。

脊柱过度后凸又称驼背，多发生于胸段脊柱。小儿多由维生素D缺乏病引起；儿童、青年多由胸椎结核所致；成年人胸段弧形后凸，脊柱强直固定，仰卧位亦不能伸直，见于强直性脊柱炎；老年人则应多考虑脊椎退行性变。此外，外伤性脊椎骨折也可导致脊柱后凸。

脊柱过度前凸多发生于腰椎部位，可见于妊娠晚期、大量腹水、腹腔巨大肿瘤、髋关节结核及先天性髋关节后脱位。

脊柱离开后正中线向一侧偏曲称为脊柱侧凸，可分为姿势性侧凸和器质性侧凸两种。姿势性侧凸见于儿童发育期坐立姿势不良、一侧下肢较短、椎间盘突出症、脊髓灰质炎后遗症等。此类侧凸，脊柱弯曲度不固定（特别是早期），改变体位可使侧凸消失。器质性侧凸见于维生素D缺乏病、慢性胸膜增厚或粘连及肩部或胸廓畸形等，体位改变时侧凸亦不能得到纠正。

2. 脊柱活动度 检查时嘱患者做前屈、后伸、侧弯、旋转等动作，以观察脊柱活动情况。但若已有外伤性骨折或关节脱位，应避免脊柱运动。

脊柱活动受限主要发生于颈椎和腰椎，见于局部肌纤维组织炎及韧带劳损、结核或肿瘤浸润使骨质破坏、脊柱骨折或脱位、脊椎退行性变及椎间盘突出症等。

3. 脊柱压痛与叩击痛 检查脊柱压痛时，医师用右手拇指自上而下逐个按压脊椎棘突及椎旁肌肉。叩击痛的检查方法有两种：直接叩击法是以叩诊锤或中指直接叩击各椎体的棘突；间接叩击法，患者取端坐位，医师将左手掌面置于患者头顶部，右手握拳以小鱼际肌叩击左手背。

正常人无压痛及叩击痛。脊柱压痛、叩击痛阳性见于脊椎结核、骨折或椎间盘突出等，椎旁肌肉明显压痛常为腰背肌纤维组织炎或劳损。

二、四肢检查

通过视诊和触诊的相互配合，主要检查四肢的形态与运动功能。正常人四肢无畸形，无压痛及水肿，活动自如。

（一）形态异常

1. 匙状甲 又称反甲，其特点为指甲中央凹陷，边缘翘起，变薄，表面粗糙、有条纹（图2-26）。多见于缺铁性贫血，偶见于风湿热及甲癣。

2. 杵状指(趾) 手指或足趾末端增宽、增厚呈杵状膨大(图 2-27)。临床上常见于某些慢性呼吸系统、心血管系统疾病,也可见于营养障碍性疾病(如肝硬化)。

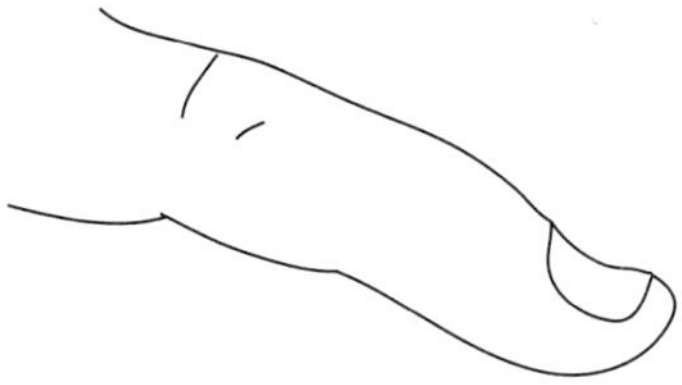

图 2-26 匙状甲

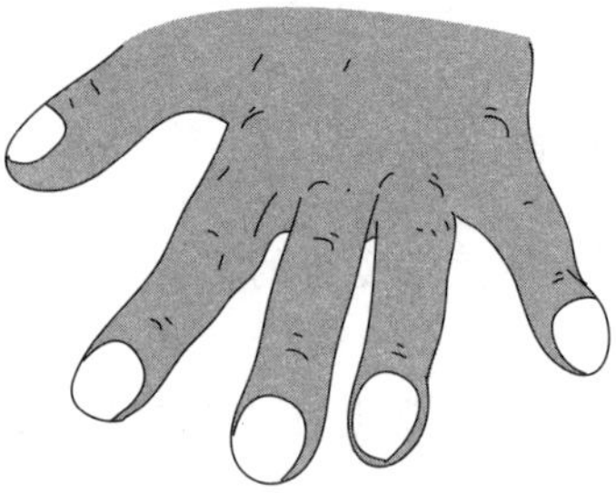

图 2-27 杵状指

3. 梭状指 指间关节增生、肿胀,呈梭状畸形(图 2-28)。常为双侧对称性病变,见于类风湿关节炎。

4. 膝内、外翻 正常人两脚并拢直立时,两膝和两踝均可靠拢。如果内踝可并拢而两膝关节却远远分离,称膝内翻或 O 形腿(图 2-29);如果两膝关节可并拢而两内踝分离,称膝外翻或 X 形腿(图 2-30)。此两种畸形见于维生素 D 缺乏病和大骨节病。

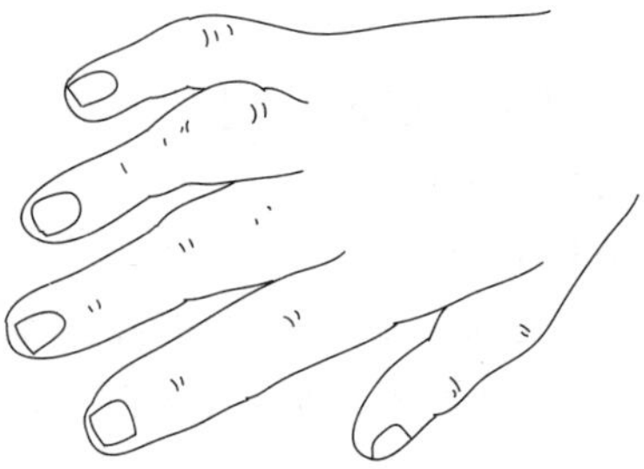

图 2-28 梭状指

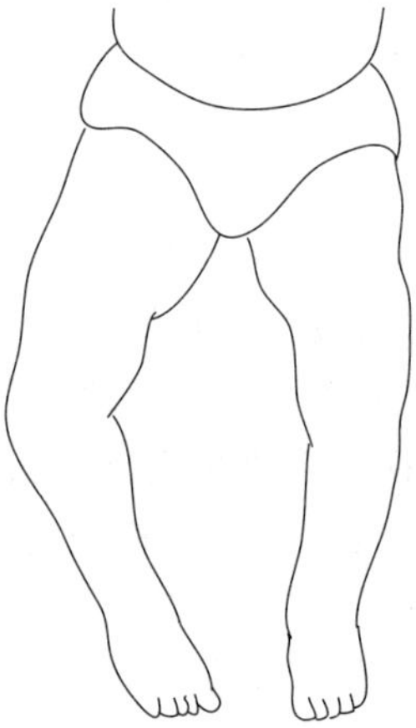

图 2-29 膝内翻

5. 足内、外翻 正常人当膝关节固定时,足内翻、外翻均可达 35°。足内翻表现为足呈固定型内翻、内收位;足外翻表现为足呈固定型外翻、外展位。这两种畸形多见于先天性畸形和脊髓灰质炎后遗症。

6. 下肢静脉曲张 可见小腿静脉如蚯蚓状怒张、弯曲,久立加重,卧位抬高下肢时减轻。严重时小腿肿胀,局部皮肤暗紫色或有色素沉着,甚至形成溃疡经久不愈。多发生于长期从事站立性工作者或栓塞性静脉炎患者。

7. 水肿 肢体对称性水肿,下肢较上肢重,常为凹陷性水肿。多见于心、肝、肾慢性病变及营养不良。单侧肢体水肿多由于静脉血或淋巴液回流受阻所致,也可由于肢体瘫痪或神经营养不良所致。

8. 膝关节变形　膝关节出现红、肿、热、痛及功能障碍，多由炎症所致，多见于风湿性关节炎活动期。若关节腔内积液过多，关节周围明显肿胀，当膝关节屈曲成90°时，髌骨两侧的凹陷消失，且浮髌试验阳性。检查方法为：患者患肢伸直放松，检查者左手拇指和其余手指分别固定在肿胀关节的上方两侧，右手拇指和其余手指分别固定在肿胀关节下方两侧，目的是使关节腔内的积液不至于向周围流动，然后用右手示指将髌骨连续向后方按压数次，压下时有髌骨与关节面的碰触感，松开时有髌骨随手浮起感，称浮髌试验阳性（图2-31）。膝关节结核时，也可致关节腔积液和浮髌试验阳性，但由于结核病变破坏关节软骨，且滑膜有肉芽增生，髌骨与关节面相碰时，有一种如触及绒垫的柔软感。

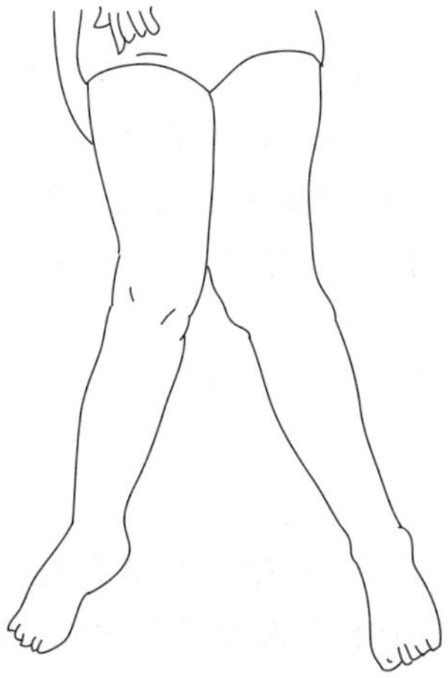

图2-30　膝外翻

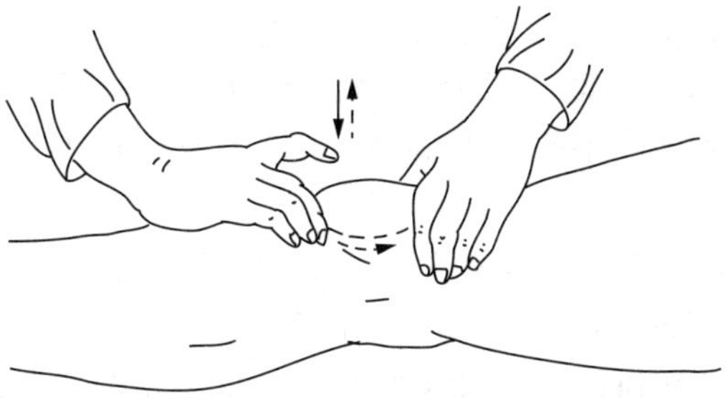

图2-31　浮髌试验

（二）运动功能障碍

四肢的主动运动功能是在神经的协调下，由肌肉、肌腱带动关节的活动而完成的，其中任一环节受损害都会引起运动功能障碍，使肢体失去随意运动功能，称瘫痪。

第八节　神经反射检查

对感觉刺激引起的不随意运动反应称为反射。神经反射是通过反射弧完成的。一个反射弧包括感受器→传入神经→中枢→传出神经→效应器等五部分，反射弧中任何一部分有病变时，都可使反射活动减弱或消失。若病变发生于高级神经中枢（如在锥体束或其以上），则由于高级神经抑制作用的减弱或消失，反射活动可增强、亢进，同时出现病理反射。各种反射的检查有助于神经系统疾病的定位诊断。检查反射时，被检查者肌肉应自然放松，检查时要两侧对比。神经反射包括生理反射和病理反射两类。

一、生理反射

正常人具有的反射称生理反射。在病理情况下这些反射可以亢进、减弱或消失。临床上根据刺激的部位,可将其分为浅反射和深反射两种。

(一) 浅反射

浅反射是指刺激皮肤和黏膜引起的反应。

1. 角膜反射　检查时可嘱被检查者眼睛注视上方,昏迷患者用手指拨开上眼睑,用蘸湿的细棉签毛轻触角膜外缘。正常时被刺激一侧眼睑迅速闭合,称为角膜直接反射存在。反射弧为刺激三叉神经眼支传至脑桥,再传至面神经支配眼轮匝肌收缩,使眼睑闭合。如刺激一侧角膜,对侧也出现眼睑闭合反应,称为角膜间接反射存在。直接与间接角膜反射皆消失,见于患侧三叉神经病变(传入障碍);直接反射消失,间接反射存在,见于患侧面神经麻痹(传出障碍)。角膜反射完全消失见于深度昏迷患者。

2. 腹壁反射　嘱被检者取仰卧位,两下肢稍屈曲使腹壁放松,用钝竹签或叩诊锤柄的尖端,按腹壁两侧上、中、下三个部位从外向内迅速地轻划腹壁皮肤。正常时,受刺激的部位可见腹壁肌肉收缩,称腹壁反射存在。上部反射消失见于胸髓7～8节病损,中部反射消失见于胸髓9～10节病损,下部反射消失见于胸髓11～12节病损,双侧上、中、下部反射均消失见于昏迷或急腹症患者,一侧腹壁反射消失见于锥体束病损(图2-32)。

除以上病因外,肥胖者、老年人及经产妇由于腹壁过于松弛或腹部膨胀,腹壁反射常难引出。

3. 提睾反射　嘱被检查者仰卧位,用钝竹签或叩诊锤柄的尖端由下向上轻划股内侧上方皮肤,可引起同侧提睾肌收缩,使睾丸上提,称提睾反射存在(图2-32)。双侧反射消失见于腰髓1～2节病损;一侧反射减弱或消失除见于锥体束损害以外,还可见于老年人或局部病变,如腹股沟疝、阴囊水肿、精索静脉曲张、附睾炎、睾丸炎等。若锥体束受损发生在锥体交叉以上,则腹壁反射和提睾反射的减弱或消失出现在受损的对侧;若锥体束受损发生在锥体交叉以下,则出现在受损的同侧。

4. 跖反射　嘱被检查者仰卧位,髋及膝关节伸直,医师以手托起患者踝部,用钝竹签由后向前划足底外侧至第五跖趾关节处,再转向踇趾侧。正常反应为足跖及足趾向跖面屈曲(即巴宾斯基征阴性),反射中枢在骶髓1～2节。

(二) 深反射

刺激骨膜、肌腱引起的反射称深反射。

1. 肱二头肌反射　医师用左手托扶被检查者屈曲的肘部,拇指略加压置于肱二头肌的肌腱上,右手用叩诊锤叩击左拇指指甲。正常反应为肱二头肌收缩、前臂屈曲,反射中枢在颈髓5～6节(图2-33)。

2. 肱三头肌反射　医师用左手托扶被检查者的肘部,嘱被检查者肘部屈曲,右手用叩诊锤直接叩击尺骨鹰嘴突上方的肱三头肌腱。正常反应为肱三头肌收缩、前臂稍伸展,反射中枢为颈髓7～8节(图2-34)。

3. 桡骨膜反射　医师以左手轻托被检查者前臂,肘关节半屈曲,前臂略旋后,并使腕关节自然下垂,右手用叩诊锤叩击桡骨茎突上方。正常反应为前臂旋前、屈肘,反射中枢在颈髓5～8节(图2-34)。

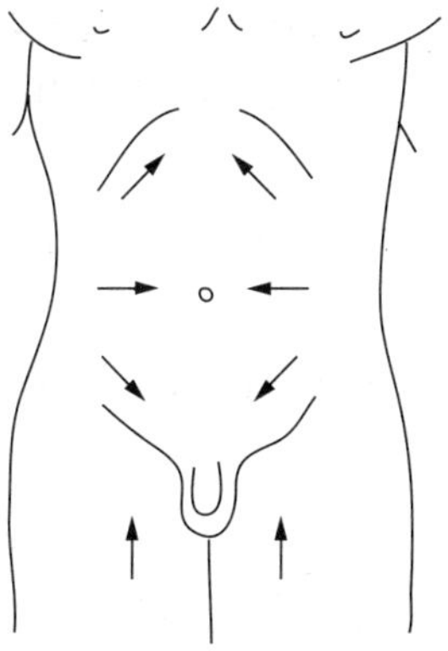

图 2-32 腹壁反射和提睾反射

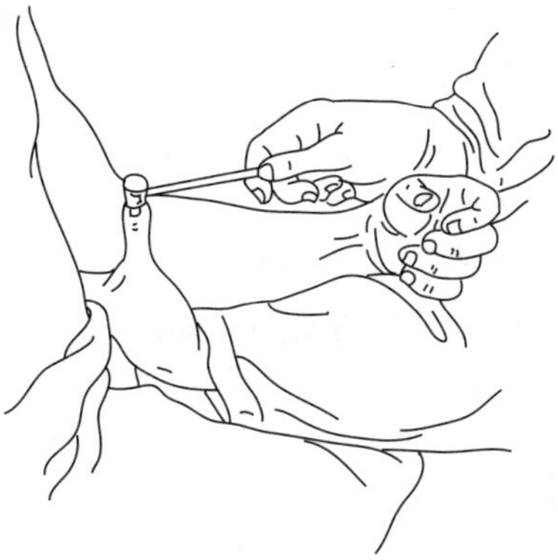

图 2-33 肱二头肌反射

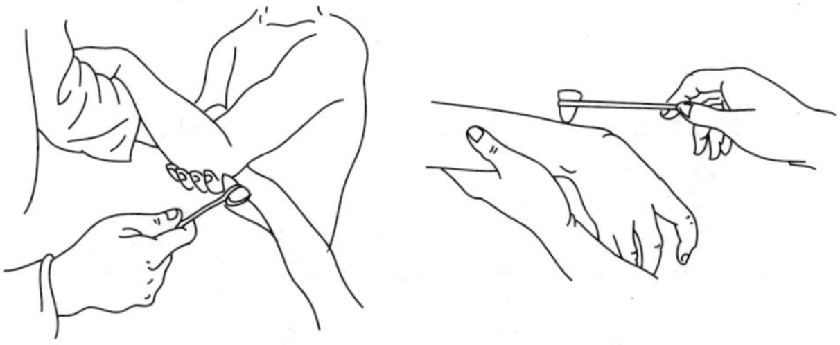

图 2-34 肱三头肌反射及桡骨骨膜反射

4. 膝腱反射 坐位检查时，小腿完全放松，自然悬垂(或被检查侧下肢置于另一下肢上)；卧位时医师用左手在腘窝处托起两下肢，使膝关节稍屈曲(约 120°)。然后用右手持叩诊锤叩击髌骨下方的股四头肌肌腱。正常反应为小腿伸展。若被检查者精神过于紧张，反射引不出，可嘱其两手相钩，用力拉紧，再试即可引出，反射中枢在腰髓 2～4 节(图 2-35)。

5. 跟腱反射 被检查者仰卧，髋及膝关节稍屈曲，下肢取外旋、外展位，医师用左手轻轻将其足跖面推向足背，使其稍背屈，然后用叩诊锤叩击跟腱。正常反应为腓肠肌收缩，足向跖面屈曲。如卧位不能测出，可嘱患者跪于椅面上，双足自然下垂，然后轻叩跟腱，反应同前。反射中枢在骶髓 1～2 节(图 2-36)。

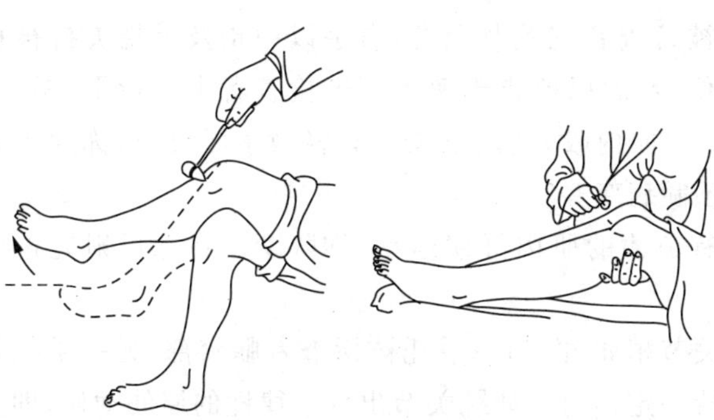

图 2-35 膝腱反射

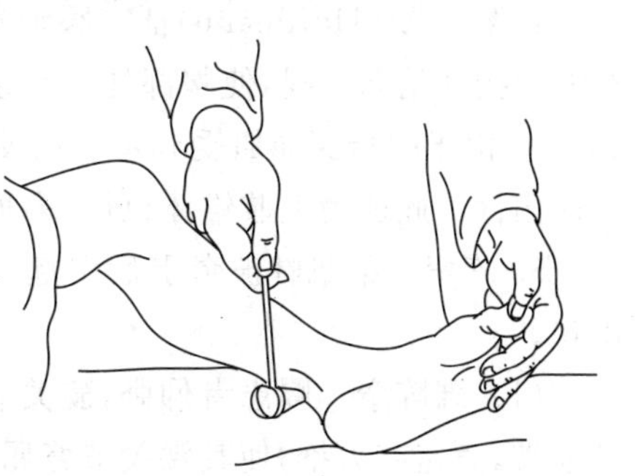

图 2-36 跟腱反射

深反射减弱或消失多为器质性病变，如末梢神经炎、神经根炎、脊髓灰质炎等，致使反射弧遭受损害。骨关节或肌肉疾病也可使深反射减弱或消失。此外，脑或脊髓的急性损伤、脊髓休克期亦可出现深反射的减弱或消失。

深反射亢进发生于反射弧完好，高级神经中枢受损（如脑血管病后遗症、高位脊髓病损的恢复期等），使其对反射弧的抑制解除时，一般认为是由锥体束损害所致。

深反射易受精神紧张的影响。如出现可疑性减弱、消失或深反射活跃，应在转移其注意力之后重新测试。

二、病理反射

病理反射是指锥体束病损时，失去了其对脑干和脊髓的抑制功能而产生的反射，故又称锥体束征。在正常情况下不出现病理反射。一岁半以内的婴幼儿由于锥体束尚未发育完善，可以出现上述反射现象且多为两侧，不属于病理性。临床上常见的病理反射如下（图2－37）：

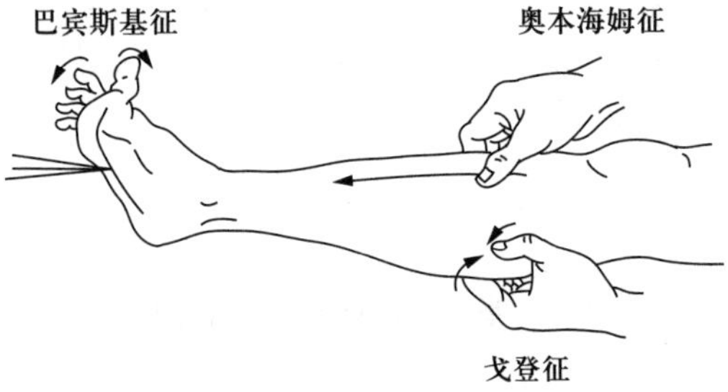

图2－37　几种病理反射

1. 巴宾斯基(Babinski)征　检查方法同跖反射。此征阳性表现为踇趾背伸，其他四趾呈扇形散开。此征是锥体束受损害的重要体征之一。

2. 奥本海姆(Oppenheim)征　医师用拇指及示指沿胫骨前缘用力向下推滑。阳性表现同巴宾斯基征。

3. 戈登(Gordon)征　医师用拇指和其他四指分置于腓肠肌部位，以适度的力量捏压。阳性表现同巴宾斯基征。

4. 霍夫曼(Hoffmann)征　医师左手持被检查者腕关节上方，右手以中指及示指夹持被检查者中指并稍向上提，使腕部处于轻度过伸位，然后以拇指迅速弹刮被检查者中指指甲（图2－38A）。由于中指深屈肌受到牵引而使其拇指屈曲内收，其余三指亦有轻微掌屈反应，称为霍夫曼征阳性。此征为上肢锥体束征，多见于上颈髓病变。

5. 阵挛　某肌腱被牵引后引起一连串有节律的肌肉舒缩运动，称阵挛。在深反射亢进时出现。

(1) 踝阵挛　嘱患者仰卧，髋关节与膝关节稍屈，医师一手托被检查者腘窝部，另一手托足跖前端，急速有力推，使其踝关节背屈，并保持一定推力。如踝关节出现节律性的屈伸动作，即为踝阵挛阳性。见于锥体束损害（图2－38B）。

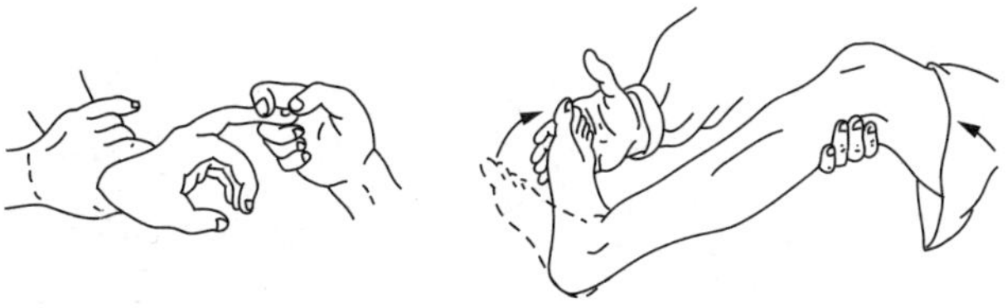

图 2-38 霍夫曼征及踝阵挛

A. 霍夫曼征;B. 踝阵挛

(2) 髌阵挛 嘱被检查者仰卧,下肢伸直,医师用拇指和示指夹住髌骨上缘,突然用力向下快速推动数次,并继续维持一定的推力。若髌骨出现节律性的上下快速运动即为髌阵挛阳性。

一般来讲,锥体束损害时,上述病理反射以巴宾斯基征出现最早,也最常见。

三、脑膜刺激征

脑膜或其附近病变波及脑膜时,可刺激脊神经根,使相应的肌群发生痉挛。当牵扯这些肌肉时,患者可出现防御反射,这种现象称为脑膜刺激征。

1. 颈强直 检查时被检查者去枕仰卧,两下肢伸直,医师右手置于其胸骨上部,左手托起枕部做被动屈颈动作,使下颏向胸骨柄方向抵触。如发现有抵抗感或不能前屈,则为颈项强直阳性。当颈椎或颈部软组织有病变时,亦可出现颈项强直,应予注意。若患者端坐位,嘱其垂头使下颏接触胸骨上窝,如感头痛是脑膜刺激征的早期体征。

2. 凯尔尼格(Kernig)征 嘱被检查者仰卧位,其一侧下肢伸直,另一侧下肢的髋关节及膝关节屈曲成直角,然后用手抬高小腿,使膝关节伸直。若在135°以内出现抵抗或沿坐骨神经发生疼痛,即为凯尔尼格征阳性(图 2-39)。

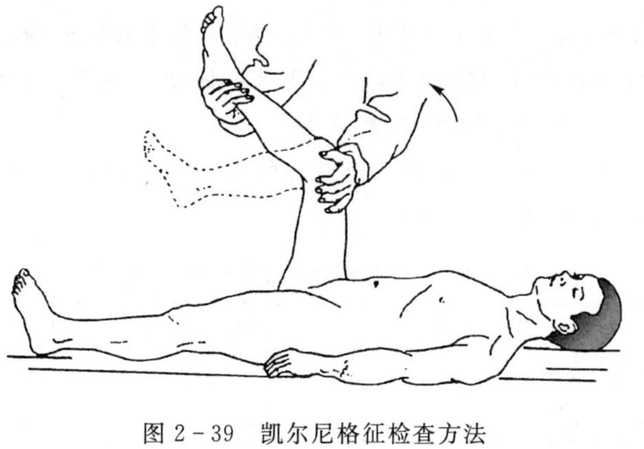

图 2-39 凯尔尼格征检查方法

3. 布鲁津斯基(Brudzinski)征 嘱被检查者仰卧位,两下肢自然伸直,医师右手置于被检查者胸前,左手托起后枕部,使头部被动前屈。若两侧髋、膝关节有自动屈曲为布鲁津斯基征阳性(图 2-40)。

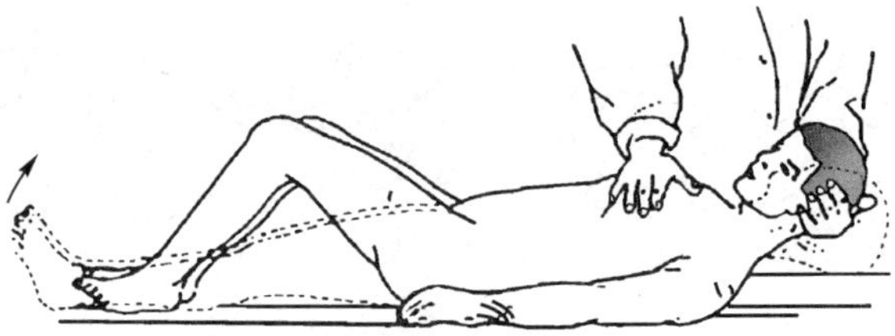

图 2-40 布鲁津斯基征检查方法

四、拉塞格征

拉塞格(Lasègue)征又称直腿抬高试验。被检查者仰卧,双下肢伸直。医师将被检查者一侧下肢在髋关节处屈曲。正常人下肢可抬高 70°以上,如不到 30°即出现疼痛即为阳性。见于神经根受刺激,如坐骨神经痛、腰椎间盘突出症或腰骶神经根炎。

附 肌力与瘫痪的分类

1. 肌力 是指肌肉运动时的最大收缩力。肌力减退称为瘫痪。检查主动运动时,令被检查者做肢体伸屈动作;检查被动运动时,检查者从相反方向测试被检查者对阻力的克服力量,并注意两侧对比。肌力分六级,具体分级方法是:

0 级 完全瘫痪。

1 级 肌肉可收缩,但不能产生动作。

2 级 肢体在床面上能移动,但不能抬离床面。

3 级 肢体能抬离床面,但不能抗阻力。

4 级 能做抗阻力动作,但较正常差。

5 级 正常肌力。

2. 瘫痪的分类

(1) 根据肌力减退程度,可分为完全性瘫痪和不完全性瘫痪(轻瘫)。

(2) 根据不同部位或不同组合的瘫痪,可分为:① 单瘫:单一肢体瘫痪,多见于脊髓灰质炎;② 偏瘫:为一侧上、下肢瘫痪,常伴有同侧脑神经损害,多见于对侧大脑半球运动区或内囊病变;③ 交叉性偏瘫:为一侧偏瘫及对侧脑神经损害,见于一侧脑干病变;④ 截瘫:为双侧下肢瘫痪,是脊髓横贯性损伤的结果,见于脊髓外伤、炎症等。

(3) 根据病变部位不同,瘫痪可分为上位运动神经元瘫痪(中枢性瘫痪)和下位运动神经元瘫痪(周围性瘫痪),其鉴别要点如表 2-6。

表 2-6 中枢性瘫痪与周围性瘫痪的鉴别

类别	肌张力	肌萎缩	腱反射	病理反射	电变性反应
中枢性瘫痪	增强	无	增强或亢进	有	无
周围性瘫痪	减弱或消失	有	减弱或消失	无	有

第三章　常用实验室检查

第一节　临床血液学检查

一、红细胞和血红蛋白测定

（一）红细胞计数

红细胞（RBC）计数有显微镜计数法、血细胞计数仪法。

1. 参考值　成年男性　$(4.0\sim5.5)\times10^{12}$/L（400 万～550 万/μl）

　　　　　成年女性　$(3.5\sim5.0)\times10^{12}$/L（350 万～500 万/μl）

　　　　　新生儿　　$(6.0\sim7.0)\times10^{12}$/L（600 万～700 万/μl）

2. 临床意义

（1）生理性增多　如新生儿、高山居民等。

（2）病理性增多　如相对性红细胞增多、代偿性红细胞增多症（如先天性心脏病、严重肺源性心脏病）、真性红细胞增多症等。

（3）减少　见于：① 红细胞丢失过多，如急、慢性失血；② 造血原料不足，如缺铁性贫血、巨幼细胞贫血；③ 红细胞破坏增加，如先天性或后天性溶血性贫血；④ 红细胞生成障碍，如再生障碍性贫血。

（二）红细胞形态学变化

正常红细胞经瑞氏染色后，呈淡红色圆形无核细胞，中心淡染，周边较深，直径 6～9 μm（平均 7.5 μm）。贫血时除红细胞数量减少外，尚可出现各种异常形态。

（三）血红蛋白测定

血红蛋白（Hb）测定有血氧法、测铁法及比色法，氰化高铁法较为常用。

1. 参考值　成年男性　120～160 g/L

　　　　　成年女性　110～150 g/L

　　　　　新生儿　　170～200 g/L

2. 临床意义

(1) 增高　与红细胞增高同。

(2) 减低　常见于：① 红细胞与血红蛋白成比例减少（RBC↓＝Hb↓），为正细胞正色素性贫血，如急性失血性贫血、溶血性贫血及再生障碍性贫血等。② 红细胞减少小于血红蛋白减低（RBC↓＜Hb↓），为小细胞低色素性贫血，如缺铁性贫血。③ 红细胞减少大于血红蛋白减低（RBC↓＞Hb↓），为大细胞性贫血，如巨幼细胞贫血。

二、白细胞计数与分类

（一）白细胞计数

白细胞（WBC）计数有显微镜计数法、血细胞计数仪法等。

1. 参考值　成人　$(4.0 \sim 10.0) \times 10^9/L$

新生儿　$(15.0 \sim 20.0) \times 10^9/L$

儿童　$(5.0 \sim 12.0) \times 10^9/L$

2. 临床意义

(1) 生理性增多　见于新生儿、婴幼儿、妊娠、分娩、月经期、运动、寒冷、饭后、情绪激动等。

(2) 病理性增多　见于细菌感染、出血、溶血、白血病、恶性肿瘤等。

(3) 减少　白细胞总数减少主要是中性粒细胞减少。见于病毒感染、伤寒、副伤寒、布氏杆菌病、黑热病、疟疾，药物或代谢产物中毒，再生障碍性贫血、粒细胞减少症、肿瘤放疗或化疗后。

（二）白细胞分类计数

1. 参考值　正常人外周血中有中性分叶及中性杆状核粒细胞、嗜酸粒细胞、嗜碱粒细胞、淋巴细胞、单核细胞五种，其参考值如表 3-1。

表 3-1　白细胞分类计数参考值

细胞类型	相对含量	绝对值（$\times 10^9/L$）
中性粒细胞（N）		
杆状核（St）	0～0.05	0～0.5
分叶核（Sg）	0.50～0.70	2～7
嗜酸粒细胞（E）	0.005～0.05	0.02～0.5
嗜碱粒细胞（B）	0～0.01	0～0.1
淋巴细胞（L）	0.20～0.40	0.8～4
单核细胞（M）	0.03～0.08	0.12～0.8

2. 临床意义

(1) 中性粒细胞

增多：① 生理性增多，见于妊娠期、分娩期、剧烈运动、饱食、寒冷等。② 感染，化脓性感染最显著，如阑尾炎、肺炎、猩红热、败血症等。③ 严重组织损伤，如大手术、大面积烧伤、心肌梗死、各种创伤等。④ 急性中毒，包括化学药物、代谢产物及生物毒素中毒等。⑤ 急性出血或急性溶血。⑥ 慢性粒细胞白血病及恶性肿瘤晚期。

减少：① 某些感染，如革兰阴性杆菌感染（如伤寒、副伤寒）、病毒感染（如流感、病毒性肝炎等）、原虫感染（如黑热病、疟疾等）。② 部分血液病，如再生障碍性贫血、淋巴细胞白血病、粒细胞缺乏症等。③ 化学药物中毒或放射性损伤等。④ 各种原因引起的脾功能亢进、自身免疫性疾病。

（2）嗜酸粒细胞

增多：① 过敏性疾病，如支气管哮喘、食物或药物过敏、血清病等。② 寄生虫病，如血吸虫病、肺吸虫病、钩虫病等。③ 皮肤病，如湿疹、银屑病、天疱疮、过敏性皮炎等。④ 其他，如慢性粒细胞白血病、嗜酸粒细胞白血病、霍奇金病、脾切除等。

减少：见于伤寒、副伤寒、某些传染病早期、肾上腺皮质功能亢进及应用肾上腺皮质激素后。

（3）嗜碱粒细胞　增多见于慢性粒细胞白血病、嗜碱粒细胞白血病等。

（4）淋巴细胞

增多（指绝对值增多）：① 某些病毒或杆菌感染，如流行性腮腺炎、传染性单核细胞增多症、伤寒、副伤寒、百日咳、结核病等。② 急性传染病及中毒症的恢复期。③ 淋巴细胞白血病、淋巴瘤等。

减少（指绝对值减少）：多见于传染病急性期、放射病、细胞免疫缺陷病等。当中性粒细胞增多时，淋巴细胞相对减少。

（5）单核细胞

增多：① 某些感染，如活动性肺结核、亚急性感染性心内膜炎、疟疾、黑热病、感染的恢复期等。② 某些血液病，如单核细胞白血病、粒细胞缺乏症恢复期以及淋巴瘤、骨髓增生异常综合征等。

减少：无意义。

（三）中性粒细胞核象变化

正常人外周血涂片染色后，中性粒细胞以三叶核最多，不分叶或分叶过多者较少。所谓核象变化系指中性粒细胞的成熟程度，病理情况下可出现核左移或核右移。

1. 核左移　外周血幼稚粒细胞（包括中性杆状核以上各阶段）增多为核左移。就其程度而言，可分为轻度左移（杆状核粒细胞＞6%，见于轻度感染）、中度左移（杆状核＞10%，常伴少数晚幼粒细胞，见于中度或重度感染）和重度左移（杆状核＞25%，且出现更幼稚的中性粒细胞，多见于类白血病反应或急、慢性粒细胞白血病）。

2. 核右移　外周血衰老的粒细胞增多（五叶以上者超过 3%～5%）称核右移，常伴有白细胞总数减少。主要见于营养性巨幼细胞贫血、恶性贫血及应用抗代谢药物（如阿糖胞苷、巯嘌呤等）后。如持续出现核右移，则预后不良。

三、血小板计数（BPC 或 PLT）

血小板计数有自动计数法、显微镜计数法等，目前以显微镜直接计数法较常用。

1. 参考值　$(100\sim300)\times10^9/L$

2. 临床意义

(1) 生理性变化　每日有6%～10%的波动。运动、进食、午后、妊娠中晚期，血小板轻度增加。女性月经期第1日降低，第3～4日恢复正常或稍高。

(2) 病理性减少　血小板 $<50\times10^9/L$，有自发性出血之可能。见于：① 血小板生成障碍，如再生障碍性贫血、急性白血病、放射病、多发性骨髓瘤、骨髓转移瘤等。② 血小板破坏增加，如原发性血小板减少性紫癜、脾功能亢进、系统性红斑狼疮等。③ 血小板消耗过多，如弥散性血管内凝血、血栓性血小板减少性紫癜等。④ 感染或中毒，如伤寒、败血症、化学药物中毒等。

(3) 病理性增多　见于急性失血、急性溶血、原发性血小板增多症、真性红细胞增多症、脾切除、慢性粒细胞白血病早期等。

第二节　排泄物、分泌物及体液检查

一、尿液检查

(一) 一般性状检查

1. 尿量　尿量主要与饮水和排汗有关。正常成人24小时的尿量为1～2 L，按每千克体重计算，儿童排尿量多于成人2～3倍。如果成人24小时尿量持续少于0.5 L或多于2.5 L，则视为异常。

(1) 增多　① 生理性增多，见于饮水、饮茶、饮酒过量以及精神紧张、受凉等。② 病理性增多，见于糖尿病、慢性肾炎、肾盂肾炎后期、尿崩症、服用利尿药后等，肾移植后也可多尿。

(2) 减少　见于急性肾炎、高热、脱水、休克、严重烧伤、肝硬化腹水等。24小时尿量少于0.1 L称尿闭，见于肾炎晚期、急性肾衰竭、尿路梗阻等。

2. 颜色　正常尿液呈淡黄色，其颜色的改变易受尿量、食物、药物的影响。尿液常见的异常颜色有：

(1) 血尿　可因尿中含红细胞的多少呈淡红色、洗肉水样、血红色、血块等。镜检红细胞增多。血尿的出现提示泌尿系统有出血，见于急性肾炎、肾结核、肾结石、肾肿瘤、出血性疾病等。

(2) 血红蛋白尿　呈酱油色或红葡萄酒色，由血管内溶血所致。镜检无红细胞，但潜血试验阳性可证实。见于阵发性睡眠性血红蛋白尿、蚕豆病、恶性疟疾、血型不合的输血反应等。

(3) 胆红素尿　因尿中含有大量的胆红素而呈深黄色，振荡后有黄色泡沫，可用尿胆红素阳性证实。见于阻塞性黄疸、肝细胞性黄疸等。

(4) 乳糜尿　因尿内含有大量脂肪微粒而呈乳白色，可用苏丹Ⅲ染色或乙醚提取证实。见于丝虫病、肾周围淋巴管阻塞等。

3. 透明度　新鲜尿清晰透明，放置一段时间呈微浊。如新鲜尿混浊，见于：

(1) 尿酸盐　加热或加碱后混浊消失。

(2) 磷酸盐或碳酸盐　加酸后混浊消失。

(3) 脓尿或菌尿　因尿中含有大量脓细胞或细菌而呈云雾状混浊,前者静置后可有白色絮状沉淀,后者不下沉。加热、加酸、加碱后其混浊加重,见于泌尿系感染。

4. 酸碱反应　尿液酸碱反应常受食物、药物的影响,食植物性食物呈中性或弱碱性,混合性食物呈弱酸性。正常尿液呈弱酸性或中性(pH6～7),久置后呈弱碱性。

(1) 强酸性　见于酸中毒、糖尿病、肾炎、白血病、痛风及服用大量酸性药物等。

(2) 强碱性　见于碱中毒、膀胱炎、严重呕吐及服用大量碱性药物等。

5. 相对密度(比重)　尿相对密度受饮水、排汗影响较大,连续测定可了解肾功能。尿相对密度一般与尿量成反比,但糖尿病例外。正常成人尿相对密度为1.010～1.025。

(1) 相对密度增高　见于急性肾炎、高热、脱水、糖尿病等。

(2) 相对密度降低　在1.010±0.003,见于慢性肾炎、尿崩症等。

(二) 化学检查

1. 蛋白定性　尿蛋白定性试验常用的有加热醋酸法、磺基水杨酸法和试纸法。正常人尿蛋白20～130 mg/24 h,故一般尿蛋白定性试验呈阴性。当肾小球通透性增加,肾小管重吸收功能降低,或异常蛋白排泄增多时,即出现蛋白尿。

(1) 生理性蛋白尿　是轻度、暂时的良性蛋白尿,一般不超过(+)。包括功能性蛋白尿(如劳累、精神紧张、寒冷等)、体位性蛋白尿(如长期站立、妊娠压迫等)以及摄入性蛋白尿。

(2) 病理性蛋白尿　尿蛋白持续阳性,包括:① 肾性蛋白尿(真性蛋白尿),见于肾实质病变(如急、慢性肾炎以及肾结核、肾结石,肾肿瘤等)、肾血循环改变(如慢性右侧心力衰竭、肾小动脉硬化等)及肾受刺激(如细菌毒素、药物中毒等)。② 非肾性蛋白尿,是因肾以下泌尿道疾病产生大量脓、血、黏液等导致尿蛋白阳性,又称假性蛋白尿,见于膀胱炎、尿道炎、肾盂肾炎等。③ 特殊形式蛋白尿,如本周(Bence Jones)蛋白尿(见于多发性骨髓瘤和巨球蛋白血症等)、血红蛋白尿(见于溶血性疾病)、肌红蛋白尿(见于挤压综合征、一氧化碳中毒、严重烧伤、急性心肌梗死等)及重链病蛋白尿(见于免疫球蛋白重链病)。

2. 尿糖定性　尿糖定性检查现用试纸法。正常尿糖含量甚微,为0.11～1.11 mmol/L,0.56～5.0 mmol/24 h,一般方法检查,尿糖均呈阴性。尿糖阳性称为糖尿,分为以下两种:

(1) 暂时性糖尿　见于精神紧张、摄入大量糖、妊娠等。

(2) 持续性糖尿　见于糖尿病、甲状腺功能亢进、腺垂体功能亢进、嗜铬细胞瘤、库欣综合征、肾小管功能不全、肾糖阈降低、颅内压增高、慢性肝炎等。尿糖测定是诊断糖尿病、判断病情和观察疗效的常用指标。

(三) 显微镜检查

尿液显微镜检查主要观察尿液中的有形成分,如细胞、管型和结晶,对肾和尿路疾病的诊断、鉴别诊断、病情监测和预后判断均有重要意义。

1. 细胞

(1) 上皮细胞　根据其来源和形态可分为三种:① 小圆上皮细胞:来自尿道后段和肾小管。正常尿中极少见,慢性肾小球肾炎多见,肾小管病变时增多,同时伴有各种管型。② 尾状上皮细胞：来源于肾盂、输尿管、膀胱颈。正常尿中很少见，大量出现见于肾盂肾炎。③ 鳞状上皮细胞：来源于膀胱、尿道、阴道的浅表层。正常男性尿中较少见，女性尿 3～5 个/HP，故一般无临床意义。明显增加并伴有白细胞，提示泌尿系感染。

(2) 红细胞　正常男性尿中无红细胞，女性＜3 个/HP。红细胞增多意义同血尿。

(3) 白细胞　正常尿中可见少量白细胞，男性 0～2 个/HP；女性 0～4 个/HP。增多主要见于泌尿系炎症，如肾盂肾炎、膀胱炎、尿道炎、精囊炎、前列腺炎等。此外，还见于肾结核、肾肿瘤等。

2. 管型　管型是蛋白质、细胞及其破碎产物在肾小管内凝固而形成的圆柱状体。正常尿中偶见透明管型。管型的出现提示肾实质性损伤，其类型和临床意义如下：

(1) 透明管型　是各种管型形成的基础，两端圆钝，两侧基本平行，呈无色半透明。经常或大量出现提示肾小球毛细血管膜有损伤。见于急、慢性肾炎以及肾淤血、肾动脉硬化、长期发热等。肾炎晚期可出现异常粗大的透明管型。

(2) 颗粒管型　由变性蛋白颗粒、脂肪小体、类脂质颗粒组成，为肾上皮细胞的变性产物，它的出现表示肾小管有严重损害。见于急性肾小球肾炎、慢性肾炎、肾盂肾炎、慢性铅中毒等。

(3) 脂肪管型　管型内含有大量脂肪滴，为上皮细胞脂肪变性产物。见于类脂质肾病、肾病综合征、慢性肾炎晚期，为预后不良之征象。

(4) 蜡样管型　形同受热变形的蜡烛，是由透明管型在肾小管内久留而形成。它的出现表示肾小管有严重的变性坏死。多见于重症肾小球肾炎、慢性肾炎晚期、肾功能不全及肾淀粉样变性，为预后不良之征象。

(5) 细胞管型　按管型的细胞种类可分为：① 上皮细胞管型：管型内含有变性肾小管上皮细胞，为肾小管上皮细胞脱落的证据，见于肾病、长期发热、子痫、毒素反应、重金属中毒、肾淀粉样变性等。② 红细胞管型：管型内含有退行性变的红细胞。它的出现表示肾内有出血，见于急性肾炎、慢性肾炎急性发作、肾梗死等。③ 白细胞管型：管型内含有白细胞或脓细胞，表示肾内有化脓性感染，多见于肾盂肾炎。

3. 结晶　尿中盐类结晶的析出，取决于该物质在尿液中的浓度、温度和酸碱度。尿结晶的出现一般无临床意义。

(1) 酸性尿结晶　如非晶形尿酸盐、尿酸结晶、草酸钙结晶等。后两者大量出现并伴有红细胞，提示有膀胱或肾结石的可能。

(2) 碱性尿结晶　如非晶形磷酸盐、三价磷酸盐、磷酸钙、碳酸钙、尿酸铵等。服用磺胺类药物后，尿中若出现磺胺结晶，有导致尿闭的可能，应立刻停药，积极处理。

二、粪便检查

(一) 标本采集

1. 标本要求新鲜，及时送检。
2. 器皿应清洁、干燥，挑选带脓血、黏液等部分。做细菌培养应采集于无菌容器中。
3. 一般检查留粪便少许即可，集卵或孵化毛蚴时应适量增加。
4. 检查溶组织内阿米巴滋养体时标本要新鲜，冬季要注意保温。
5. 无粪便而必须检查时，可用肛诊法采取，不可用灌肠后的标本。

（二）一般性状检查

1. 量　正常成人每日排便一次，量为 100～300 g。胃肠、胰腺有炎症，功能紊乱及消化不良时粪便量常增多。

2. 颜色与性状　正常粪便为黄褐色成形软便，其颜色变化可因服药、摄食不同而异。异常改变与疾病的关系：

（1）便秘　球形硬便。

（2）腹泻　粥样或稀水样便。

（3）直肠癌　细条状、扁平带状便。

（4）痢疾、溃疡性结肠炎、结肠或直肠癌　黏液或脓血便。

（5）霍乱　米泔样便。

（6）乳儿消化不良　绿色稀便或乳凝块状便。

（7）阿米巴痢疾　果酱样便。

（8）上消化道出血　柏油样便。

（9）下消化道出血　鲜红色便。

（10）胆道梗阻　白陶土样便。

3. 气味　正常粪便因含蛋白分解产物——吲哚及粪臭素而有臭味。食肉者味重，食素者味轻。直肠癌继发感染常有恶臭或腥臭。

4. 寄生虫体　可见蛔虫、蛲虫及绦虫节片等。

（三）显微镜检查

1. 食物残渣　正常粪便中的食物残渣为无定形的细小颗粒。肌纤维、植物细胞、结缔组织残屑、淀粉颗粒、脂肪滴等大量出现，提示消化不良或胰腺外分泌功能不全。

2. 细胞

（1）红细胞　正常粪便中无红细胞，增多见于肠道下段炎症（如痢疾、溃疡性结肠炎）、出血（痔疮、结肠癌）等。

（2）白细胞　大量出现见于细菌性痢疾、溃疡性结肠炎等。

（3）上皮细胞　正常粪便中可有少量扁平上皮细胞。大量出现见于慢性结肠炎等。

（4）巨噬细胞　常与脓细胞同时出现。见于溃疡性结肠炎、急性细菌性痢疾等。

3. 寄生虫和虫卵　肠道寄生虫病的诊断主要靠镜检找虫卵、原虫滋养体及其包囊。粪便中常见的虫卵有蛔虫卵、蛲虫卵、鞭虫卵、钩虫卵，还可见到华支睾吸虫卵、血吸虫卵、姜片虫卵、绦虫卵及隐孢子虫卵等。为提高虫卵的检出率，可用集卵法查血吸虫毛蚴，还可用毛蚴孵化法。

4. 结晶

（1）夏科-莱登（Charcot-Leyden）结晶　常和嗜酸粒细胞同时出现。见于阿米巴痢疾、钩虫病及过敏性肠炎。

（2）菱形结晶　见于胃肠道出血性疾病。

（四）细菌学检查

通过粪便细菌培养可以查到伤寒沙门菌、副伤寒沙门菌、霍乱弧菌、结核分枝杆菌、痢疾杆菌、变形杆菌等多种病原菌。

（五）潜血试验

肉眼及显微镜均不能发现的胃肠道出血称潜血（或隐血、匿血）。根据出血程度可表现为弱阳性（±）、阳性（＋～＋＋）、强阳性（＋＋＋～＋＋＋＋）三种。试验前两日应禁肉食、蛋类、含叶绿素丰富的食物及含铁性药物，以免引起假阳性结果。

粪便潜血试验阳性主要见于上消化道出血。消化性溃疡时阳性率为40％～70％，胃癌阳性率达95％，呈持续性阳性。

三、痰液检查

（一）标本采集

1. 一般检查，以清晨第一口痰为宜。漱口后用力咳出深部之痰液，盛于清洁干燥容器内送检。
2. 细菌培养，需用无菌容器留取，并立即送检。
3. 漂浮或浓集查结核菌时，需留12～24 h痰送检。
4. 24 h痰量及分层检查，应嘱患者将痰留于无色广口瓶内，必要时加少量苯酚防腐。
5. 对无痰或痰少患者，可给予化痰药物、雾化吸入或采用气管灌洗法获取。

（二）一般性状检查

1. 性状

（1）浆液性　稀薄而有气泡。混有血液时呈粉红色，见于肺气肿、肺淤血等；无色见于支气管哮喘、慢性支气管炎等。

（2）黏液性　为黏稠灰白色或无色透明，见于支气管炎、支气管哮喘、早期肺炎等。

（3）脓性　见于支气管扩张、肺脓肿、肺结核空洞等。

（4）混合性　为浆液、黏液、脓性痰，放置分三层：自上而下为黏液、浆液、脓液。

2. 颜色　正常为无色或灰白色。异常颜色有：

（1）红色　见于肺结核、肺癌、肺吸虫病，也见于支气管炎、肺炎、肺外伤、肺梗死、肺动脉高压、白血病等。

（2）黄色　见于呼吸道化脓性感染。

（3）绿色　见于铜绿假单胞菌感染。

（4）铁锈色　见于大叶性肺炎。

（5）咖啡色　见于肺脓肿、肺吸虫病等。

（三）显微镜检查

1. 直接涂片　挑取可疑痰液做生理盐水涂片。其病理成分有：

（1）细胞　呼吸道出血者可见大量红细胞，化脓性炎症多见中性粒细胞，过敏性疾病易见嗜酸粒细胞，肺结核多见淋巴细胞，心功能不全致长期肺淤血者可见心力衰竭细胞。

（2）弹力纤维　细长、均匀弯曲，具有折光性，为肺实质损害之征。见于肺脓肿、肺结核空洞、肺癌等。

(3) 库施曼螺旋物　系黏液丝在痉挛的细支气管内经气流冲击，多次扭曲而成的螺旋状物。见于支气管哮喘、喘息型支气管炎等。

(4) 夏科-莱登结晶　常与嗜酸粒细胞同时存在。见于支气管哮喘、肺吸虫病、过敏性肺炎等。

(5) 寄生虫及虫卵　可查到钩虫、蛔虫的幼虫以及细粒棘球蚴的头或小钩、阿米巴滋养体、肺孢子菌及肺吸虫卵。用于肺部寄生虫病的诊断。

2. 染色检查

(1) 瑞氏染色　用于血细胞的鉴别，查到癌细胞对肺癌的诊断具有重要价值。

(2) 革兰染色　用于一般细菌检查。常见的革兰阳性菌有葡萄球菌、链球菌、肺炎链球菌、白喉杆菌、白假丝酵母菌等；革兰阴性菌有：肺炎克雷白杆菌、流感嗜血杆菌、铜绿假单胞菌、大肠埃希菌、变形杆菌等。必要时应做细菌培养和药物敏感性试验，为诊疗提供可靠依据。

(3) 抗酸染色　用于抗酸杆菌的检查，是确诊肺结核最特异的方法。直接厚涂片阳性率优于薄涂片，漂浮集菌法可提高抗酸杆菌的阳性检出率。

第三节　临床生化检查

一、血清尿素氮、肌酐测定

(一) 血清尿素氮(BUN)测定

1. 参考值　成人 3.2～7.1 mmol/L，儿童 1.8～6.5 mmol/L

2. 临床意义　血中尿素氮增高见于：

(1) 肾疾病　如肾炎、肾动脉硬化、肾盂肾炎、肾结核和肾肿瘤晚期等。肾功能轻度受损，尿素氮可无变化。当其高于正常时，提示有效肾单位的 60%～70%已受损害。因此，血清尿素氮测定不能作为早期肾功能受损指标，但对尿毒症的诊断价值较大，其增高的程度与病情成正相关，故对病情判断和预后估计有重要意义：肾功能不全代偿期(氮质血症期)，血尿素氮正常或轻度增高(7.1～14.2 mmol/L)；肾功能不全失代偿期(尿毒症前期)，血尿素氮可增高至 14.2～21.3 mmol/L。

(2) 肾前或肾后因素引起的少尿或无尿　如脱水、腹水、循环功能不全、前列腺肥大、尿路结石或肿瘤等。

(3) 体内蛋白质分解过多　如急性传染病、上消化道出血、大面积烧伤、大手术后和甲状腺功能亢进等。

(二) 血清肌酐(Cr)测定

1. 参考值　全血肌酐　88.4～176.8 μmol/L
　　　　　血清或血浆肌酐　男性 53～106 μmol/L
　　　　　　　　　　　　　女性 44～97 μmol/L

2. 临床意义　能反映肾小球滤过功能。早期或轻度肾小球滤过功能减退(如急、慢性肾小球肾炎)时，由于肾的储备和代偿能力很强，血肌酐可正常。当肾小球滤过率(GFR)下降至正常人的1/3时，血肌酐明显升高。其测定可作为GFR受损的指标，比尿素氮敏感，但并非早期诊断指标。血清肌酐的测定对鉴别肾性和肾前性少尿、肾性和非肾性尿素氮升高等有一定的价值。

二、血清总胆固醇测定

血清中的胆固醇有1/3呈游离状态，其余2/3与长链脂肪酸结合成胆固醇酯，两者合称总胆固醇(TC)。

1. 参考值　2.82～5.95 mmol/L

2. 临床意义

(1) 增高　见于脂血症、动脉粥样硬化、重症糖尿病、类脂质肾病、肾病综合征、胆总管阻塞、甲状腺功能减退等，还见于胆石症、脂肪肝等。

(2) 降低　见于甲状腺功能亢进、严重贫血、急性感染、重症肝病、营养不良、肺结核、肺源性心脏病等。

三、空腹血糖测定

空腹血糖测定是了解体内血糖浓度及糖代谢状况的常用指标。测定方法有邻甲苯胺法、葡糖氧化酶(GOD)法、己糖激酶法。

1. 参考值　3.9～6.1 mmol/L(GOD)

2. 临床意义

(1) 血糖增高　① 生理性：见于饭后30分钟至1小时、食糖过多、精神紧张等。② 病理性：主要见于糖尿病，还见于甲状腺、腺垂体、肾上腺皮质功能亢进以及颅内压增高(如颅外伤、颅内出血、脑膜炎等)、脱水(呕吐、腹泻、高热等)。

(2) 血糖减低　① 生理性或暂时性：见于饥饿、剧烈运动、注射胰岛素或口服降血糖药物等。② 病理性：见于胰岛素分泌过多(如胰岛B细胞增生或肿瘤)、升糖激素分泌不足(如甲状腺、腺垂体、肾上腺皮质功能减退等)、血糖来源减少(如严重肝病、长期营养不良)等。

糖耐量试验用于无症状、轻型糖尿病的诊断(糖耐量降低)。

四、血清总蛋白、清蛋白及球蛋白测定

1. 参考值　血清总蛋白(TP)60～80 g/L，清蛋白(A)40～55 g/L，球蛋白(G)20～30 g/L，A/G=(1.5～2.5)∶1

2. 临床意义

(1) 总蛋白　>80 g/L为高蛋白血症，见于血液浓缩、系统性红斑狼疮、慢性感染、多发性骨髓瘤等；<60 g/L为低蛋白血症，见于血液稀释、慢性肝病、营养不良、消耗增加等。急性肝炎无明显变化。

(2) 清蛋白　增加见于血液浓缩、大面积烧伤、急性失血等；减少为肝硬化失代偿期的特征，提示预后不良。

(3) 球蛋白　增高见于：① 肝肾疾病，如慢性肝炎、肝硬化、肾病综合征等。② 结缔组织疾病，如风湿热、系统性红斑狼疮等。③ 恶性肿瘤，如多发性骨髓瘤、淋巴瘤、白血病等。④ 感染，

如黑热病、疟疾、血吸虫病、结核病、亚急性感染性心内膜炎等。减少见于丙种球蛋白缺乏症、原发性低球蛋白血症、应用巯嘌呤等。

(4) A/G 比值　慢性肝炎、肝硬化常出现清蛋白减少、球蛋白增加，并随病情加重而明显，从而使 A/G 比值倒置。病情好转后，A/G 比值逐渐接近正常。如清蛋白持续低于 30 g/L 则预后较差。

第四节　临床免疫学检查

一、肥达反应(Widal reaction，WR)

肥达反应是用伤寒和副伤寒菌体抗原 O，鞭毛抗原 H 及 A、B、C 与逐倍稀释的待检血清做凝集试验，测定患者血清中抗体的凝集效价。常用于伤寒、副伤寒的辅助诊断。

1. 参考值　O<1：80，H<1：160，A、B、C 均<1：80(直接凝集法)

2. 临床意义

(1) 患者于伤寒或副伤寒发病后 1 周血清中出现抗体，其阳性率为 10%(5%～20%)，第 2 周后逐渐增高(60%～70%)，第 4 周达 90%，以后逐渐下降。因此，追踪检查其效价有无递增，常作为近期感染伤寒或副伤寒的指标。

(2) 单份血清抗体效价 O>1：80，H>1：160，可诊断为伤寒；O 及 A、B、C 中一项增高可诊断为副伤寒。动态监测，其效价呈 4 倍以上增长更有诊断价值。但凝集效价的高低不能作为伤寒、副伤寒的疗效指标。

(3) 曾感染过伤寒或接种过伤寒疫苗，而近期又感染了布氏杆菌或流感者，可产生高 H 低 O 的凝集效价，此称“回忆反应”。结核、败血症、斑疹伤寒、病毒性肝炎等也有此现象。因此，单有高 H、低 O，临床意义不大。

(4) 应用抗生素或免疫抑制药可影响抗体效价，故阴性不能排除伤寒或副伤寒的诊断。

二、艾滋病血清学检查

艾滋病是获得性免疫缺陷综合征(AIDS)的简称，由人类免疫缺陷病毒(HIV)感染引起。其病毒直接检出甚难，故用相应抗体检查法间接判断 HIV 之感染。

1. 酶联免疫吸附试验(ELISA)　敏感性高，但有假阳性，可用于初筛。

2. 间接荧光抗体技术(IFA)　是目前最简便、快速可靠的方法。

3. 蛋白印迹法　特异性强，不需活病毒作抗原，适用于确证 ELISA 法筛选试验阳性的血清，尤其适用于献血员的筛选，但操作复杂。

第五节　血气分析与酸碱平衡检查

血液中以物理溶解状态存在的氧和二氧化碳称血气；用气体分析仪对血氧、二氧化碳、pH 等进行测定，再算出其他酸碱平衡各项指标，称血气分析。近年来，血气分析已达到自动程序化水平。

血气分析的临床价值如下：

表 3-2　各类酸碱平衡失调时的血气分析指标

血气分析	pH	SB	$PaCO_2$	BB	BE/BD	CO_2CP
正常参考值	7.35～7.45	22～27 mmol/L	4.7～6.0 kPa	50 mmol/L	±2.3 mmol/L	22～31 mmol/L
呼吸性碱中毒						
代偿性 CO_2 不足	正常	代偿性减少	减少	不变	不变	稍减少
失代偿性 CO_2 不足	>7.45	不依比例减少	显著减少	不变	不变	减少
代谢性碱中毒						
代偿性 $B^+ HCO_3^-$ 过多	正常	增多	代偿性增多	增多	正值增大	增多
失代偿性 $B^+ HCO_3^-$ 过多	>7.45	显著增多	不依比例增多	显著增多	正值显著增大	显著增多
呼吸性酸中毒						
代偿性 CO_2 过多	正常	代偿性减少	增多	不变	不变	稍增多
失代偿性 CO_2 过多	<7.35	不依比例增多	显著增多	不变	不变	增多
代谢性酸中毒						
代偿性 $B^+ HCO_3^-$ 不足	正常	减少	代偿性减少	减少	负值增大	减少
失代偿性 $B^+ HCO_3^-$ 不足	<7.45	显著减少	不依比例减少	显著减少	负值显著增大	显著减少

注：SB：标准碱；BB：缓冲碱；BE：剩余碱；BD：碱缺失；CO_2CP：二氧化碳结合力；$B^+ HCO_3^-$：碳酸氢盐。

（一）诊断呼吸衰竭的性质

单纯动脉血氧分压 PaO_2 下降至 60 mmHg(8.0 kPa)以下为缺氧性呼吸衰竭(Ⅰ型呼吸衰竭)；同时伴有动脉血二氧化碳分压 $PaCO_2$ 升高至 50 mmHg(6.7 kPa)以上，为缺氧与二氧化碳潴留并存的呼吸衰竭(Ⅱ型呼吸衰竭)。血气分析可指导临床解决单纯给氧抑或既给氧又纠正二氧化碳潴留问题。

（二）判断酸碱平衡失调的类型

1. 判断有无酸碱中毒　pH<7.35 者为酸中毒，pH>7.45 者为碱中毒。但仅凭 pH 不能鉴别是呼吸性还是代谢性酸或碱中毒。如果酸中毒或碱中毒的代偿功能较好，或有混合型酸碱平衡失调，pH 也可在正常范围。

2. 判断酸碱中毒的类型　各类酸碱平衡失调时的血气分析指标见表 3-2。

3. 判断酸碱中毒的程度　pH 正常、二氧化碳分压升高，表示呼吸性酸中毒代偿期、呼吸性酸中毒合并代谢性碱中毒或代谢性碱中毒代偿期；pH 降低、二氧化碳分压升高，表示呼吸性酸中毒失代偿期或呼吸性酸中毒合并代谢性酸中毒；pH 越低，伴以标准碱、缓冲碱、剩余碱越低者，说明代谢性酸中毒越严重；反之，pH 越高，缓冲碱、标准碳酸氢盐、剩余碱亦越高者，说明代谢性碱中毒越严重。

第四章　常用器械检查

第一节　心电图检查

一、临床心电图的基本知识

（一）心电图形成原理

心电图(ECG)是指利用心电图机从体表记录心脏每一心动周期所产生电激动变化的曲线图形。心电图的形成：

1. 由体表所描记的心电变化乃是全部心肌细胞在电活动中形成的一系列综合向量变化，在探查电极(不同导联)所面对心肌部位的反映。
2. 探查电极面对去极方向则描记一个向上的波，背向去极方向则描记一个向下的波。
3. 向上波形的高度与心肌的厚度成正比，与探查电极与心肌的距离成反比。
4. 各波段的长度和宽度主要与电活动的速度有关。
5. 复极波的方向与去极波的主波方向相一致。
6. 每一心动周期理应描出心房去极波、心房复极波、心室去极波、心室复极波四组波形，但因心房复极波的波形幅度太小，又埋于其他波段中，难以显现，故在临床心电图上每一心动周期只描出心房去极波、心室去极波、心室复极波三组波形。

（二）心电图各波段的组成和命名

心脏正常的激动起源于窦房结。窦房结有节律并按顺序发出的激动沿着房间和结间传导束分别传入两侧心房至房室交界区，使心房产生去极化，在心电图上形成P波。然后，激动经房室交界区、房室束与左、右束支传入心内膜下层的浦肯野(Purkinje)纤维，使心室肌由内膜向外膜去极化，形成QRS波群。心房复极形成的波幅很小，埋于QRS波群中而不显，心室复极在心电图上出现T波，所以每一个心动周期均产生一组心电图波形。心脏传导系统示意图见图4-1。

P波：两心房的去极波形。

PR间期：是指自心房开始去极至心室去极前的传导时间。

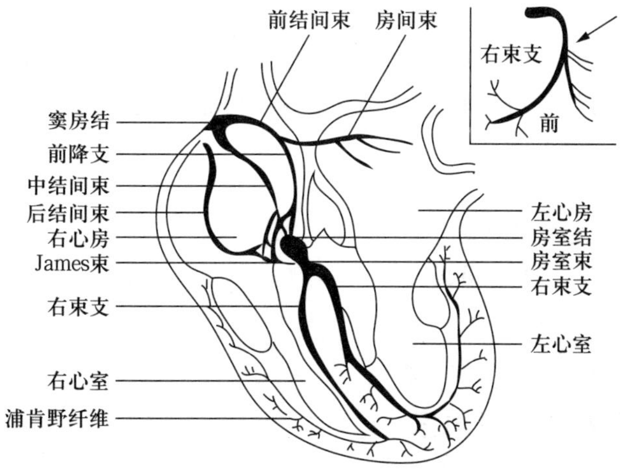

图 4-1 心脏传导系统示意图(右上图为室束支示意图)

QRS 波群:是心室去极波形的总称。由于心室的去极较心房复杂,形成一组综合波形,故称为 QRS 波群。其形态可为单相波形(如 R 波、QS 波)、双相波形(如 qR、RS 波)或三相波形(如 qRS 波)。根据心电图波形振幅的大小,分别用大写字母和小写字母表示。第一向下的波称 q 波,第一向上的波称为 R(r)波,R 波之后向下的波称 S(s)波,S 波之后再出现向上的波称为 R′(r′)波,R′波之后再出现向下的波称 S′波,整个波群全部向下称 QS 波。

ST 段:是指心室去极结束至心室开始复极的时间。

T 波:代表心室复极的波形。

QT 间期:是指心室肌去极和复极全过程的时间。

(三) 心电图导联

在人体不同部位放置两个电极,通过导联线与心电图机电流计的正负极相连接,这种心电图电路连接方法称为心电图导联。根据两个电极放置的部位与连接方法的不同,可组成不同的导联。目前广泛采纳的国际通用导联体系称为常规 12 导联体系。近年来提倡做 18 个心电导联。

1. 标准导联　为双极肢体导联。

导联Ⅰ　左上肢(+极),右上肢(-极)。

导联Ⅱ　左下肢(+极),右上肢(-极)。

导联Ⅲ　左下肢(+极),左上肢(-极)。

2. 加压单极肢体导联　连接左右上肢和左下肢的三个电极,各通过 5000 Ω 电阻,并连接到一点,电位几乎为零,此点称为中心电端。把心电图机的负极与中心电端连接,而正极与探查电极连接,并分别置于左上肢、右上肢或左下肢。这种连接方式为单极肢体导联。由于单极肢体导联离心脏较远,描记的心电图波形振幅较小。经过改进,将中心电端与探查电极所在肢体的连线切断,就能使波形的振幅增大 50%,这种连接方式称为加压单极肢体导联。临床上应用的三个加压单极肢体导联为:

aVR　右上肢加压单极导联。

aVL　左上肢加压单极导联。

aVF　左下肢加压单极导联。

3. 胸导联　常用胸部单极导联，如 V_1、V_2、V_3、V_4、V_5、V_6。某些情况下需加做 V_7、V_8、V_9、V_{3R}、V_{4R}、V_{5R}。临床上常用的胸导联探查电极安置在胸部的位置为：

V_1　胸骨右缘第 4 肋间。

V_2　胸骨左缘第 4 肋间。

V_3　V_2 与 V_4 两点连线的中点。

V_4　左锁骨中线与第 5 肋间相交处。

V_5　左腋前线 V_4 水平处。

V_6　左腋中线 V_4 水平处。

二、心电图的测量和正常数据

（一）心电图测量

心电图记录纸标准：心电图记录纸是由纵横细线交错而成的方格组成，小方格各边均为 1 mm，纵横每 5 个小格被粗线相隔为一个大格，每个大格中有 25 个小格。横格代表时间，以秒(s)为单位，常规心电图每秒走纸速度为 25 mm 时，一个小格(1 mm)为 0.04 s，一个大格(5 mm)为 0.2 s。纵格代表电压，以毫伏(mV)为单位，当标准电压为 1.0 mV 时，一个小格为 0.1 mV，一个大格为 0.5 mV。在描记时发现波形振幅过大，可将电压减半，此时，每 1 mm 代表 0.05 mV(图 4－2)。

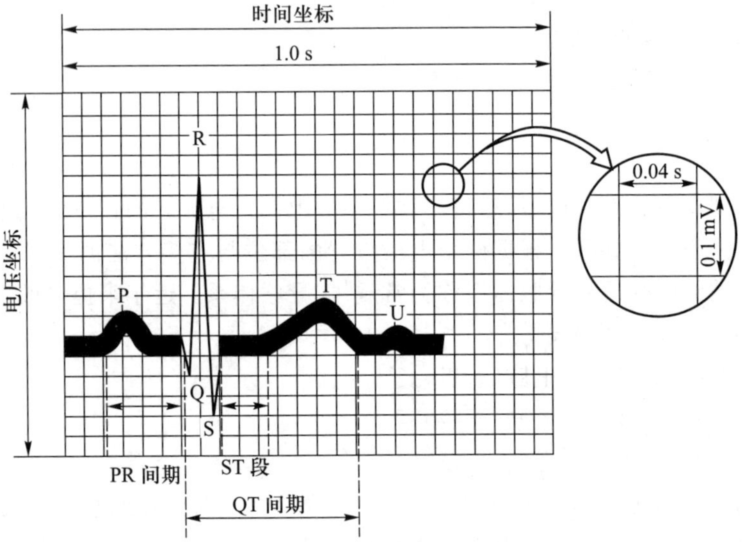

图 4－2　心电图各波段的测量

1. 心率的测量　测量一个 RR 间期(或 PP 间期)的秒数，用此秒数被 60 所除即等于心率。如 RR 间距为 0.8 s，则心率＝60/0.8＝75 次/min。还可采用查表法或使用专门的心率尺直接读出相应的心率数。如有心律失常，则需测量 5 个以上 PP 或 RR 间期，取其平均值来测算心率。

2. 各波振幅的测量　测量前首先将电压定为 1 mV 时方可进行测量。测量正向波的振幅应从基线垂直量到波顶，测量负向波时应从基线下缘量至波底。若 P 波为双向，应以上、下振幅的绝对值之和为电压数值。临床上某些疾病需将电压增大至 2.0 mV 或降低至 0.5 mV 以便确诊。

3. 各波段时间的测量　测量各时间应自波形起点的内缘测至波形终点的内缘，用秒(s)来表示，记录纸的运行速度为 25 mm/s。如临床需要，可调整纸速。

（二）正常心电图波形特点和正常值

1. P 波

（1）形态　P 波的形态在大部分导联上呈圆钝形，可稍有切迹，在Ⅰ、Ⅱ、aVF、V_4～V_6 导联中直立，aVR 导联倒置，其余导联可呈低平，双向或倒置。

（2）时间　正常 P 波时间不超过 0.11 s。

（3）电压　P 波振幅在肢体导联小于 0.25 mV，胸导联小于 0.15 mV。

2. PR 间期　是从 P 波的起点至 QRS 波群的起点，PR 间期的长短与年龄和心率有关。心率正常时，PR 间期值为 0.12～0.20 s；在心动过速的情况下相应缩短；在心动过缓的情况下，PR 间期略延长。

3. QRS 波群

（1）时间　正常成年人多为 0.06～0.10 s，儿童为 0.04～0.08 s。

（2）波形和振幅　正常人 R_{I}＜1.5 mV，R_{aVL}＜1.2 mV，R_{aVF}＜2.0 mV。aVR 导联的 QRS 波群主波向下，R_{aVR}≤0.5 mV。V_5、V_6 导联主波向上，呈 qR、qRs、Rs 或 R 型，R_{V_5}、R_{V_6}≤2.5 mV，V_3、V_4 导联 R 波与 S 波的振幅大致相等，正常人胸导联 R 波自 V_1 至 V_6 逐渐增高，S 波逐渐变小，V_1 的 R/S 小于 1，V_5 的 R/S 大于 1。

标准导联的 QRS 波群在没有电轴偏移的情况下，其主波一般是向上的，六个肢体导联的 QRS 波群振幅（正向波与负向波振幅的绝对值相加）一般不应小于 0.5 mV，否则称为低电压，见于肺气肿、心包积液等患者，也可见于少数正常人，个别导联 QRS 波群振幅小，无临床意义。

（3）R 峰时间　又称室壁激动时间(VAT)，是由 QRS 波群起始到 R 波顶点至基线的垂直线之间的水平距离。正常人 VAT 在 V_1、V_2 导联小于 0.03 s，在 V_5、V_6 导联小于 0.05 s，QRS 波群或室壁激动时间延长表示心室肥大或心室内传导阻滞。

（4）Q 波　除Ⅲ、aVR、aVL 导联外，其余导联 Q 波振幅不应超过同导联 R 波的 1/4，时间小于 0.04 s。正常人 V_1、V_2 导联不应有 q 波，但偶可呈 QS 型。V_5、V_6 导联 q 波振幅不应超过 0.3 mV，超过正常范围的 Q 波称异常 Q 波。

4. J 点　QRS 波群的终端与 ST 段起始之交接点称为 J 点。J 点大多在等电位线上，通常随 ST 段偏移而发生移位。

5. ST 段　是指自 QRS 波群的终点至 T 波起点的一段水平线。正常的 ST 段为一等电位线，有时亦可有轻微的偏移，但在任一导联 ST 段下移不应超过 0.05 mV；ST 段抬高在 V_1～V_3 导联不应超过 0.3 mV，在肢体导联与 V_4～V_6 导联不应超过 0.1 mV。

6. T 波　是指 ST 段后一个时间较长的圆钝波形。正常的 T 波从基线开始缓慢上升，然后迅速下降，两侧不对称，形成前支较长、后支较短的圆钝波形。

7. QT 间期　是指从 QRS 波群的起点至 T 波的终点。QT 间期与心率的快慢有关系，心率越快，QT 间期越短，反之则越长。QT 间期的正常值为 0.32～0.44 s。

8. U 波　是指在 T 波之后出现的小波，与 T 波方向一致，振幅很小，在肢体导联不易辨认，一般在胸导联 V_3 上较为明显，但不超过 0.2 mV，宽 0.16～0.25 s。

正常心电图如图 4－3 所示。

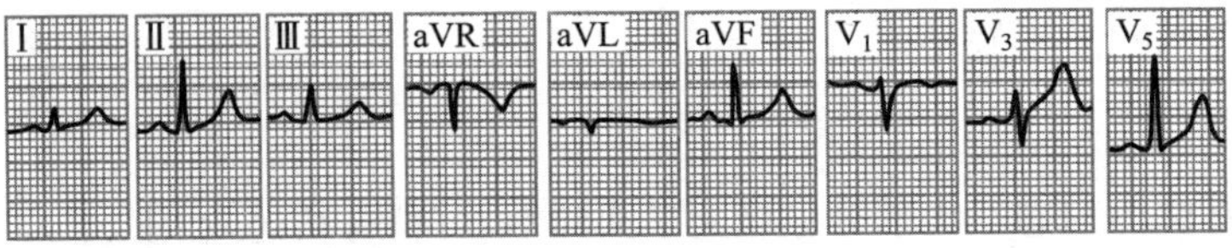

图 4－3　正常心电图

三、心房与心室肥大

（一）心房肥大

1. 右心房肥大　主要为心房去极波振幅增高。心电图表现为：

P 波高而尖，电压≥0.25 mV，在Ⅱ Ⅲ aVF 导联表现最显著。这种 P 波常见于肺源性心脏病，所以又称“肺型 P 波”（图 4－4）。

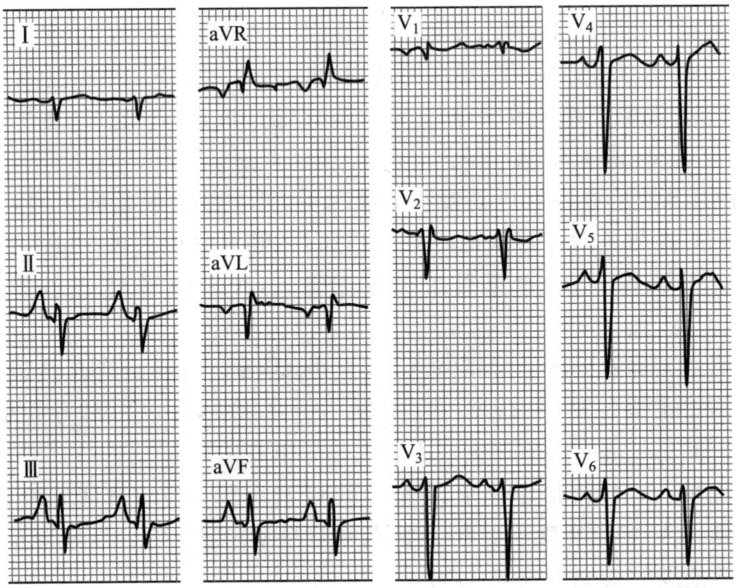

图 4－4　右心房肥大

2. 左心房肥大　主要表现为心房去极时间延长。心电图表现为：

P 波增宽，超过 0.11 s，在Ⅰ Ⅱ aVL 导联较明显，P 波顶端常有切迹，呈“双峰”型，峰距≥0.04 s。这种 P 波常见于风湿性心脏病二尖瓣狭窄，又称“二尖瓣型 P 波”。V_1 导联上的 P 波呈前正后负双向时，计算 P 波负性部分的宽度（s）与振幅（mV）的乘积，为 V_1 导联的 P 波终末电势，通常用 Ptf_{V_1} 表示，左心房肥大时 $Ptf_{V_1} \leqslant -0.04$ mV · s（图 4－5）。

3. 双心房肥大　心电图主要表现为 P 波增宽（≥0.12 s），其振幅≥0.25 mV，V_1 导联 P 波呈双向（前正向，后负向且负向波深宽），上下振幅均超过正常范围。

（二）心室肥大

1. 左心室肥大　左心室肥大的心电图表现如下：

（1）QRS 波群电压增高　① $R_{I}>1.5\ mV$，$R_{I}+S_{III}>2.5\ mV$；② $R_{V5}+S_{V1}>3.5\ mV$（女），$>4.0\ mV$（男），R_{V5}，$R_{V6}+S_{V1}\sim S_{V3}>4.0\ mV$；③ $R_{aVL}\geq 1.2\ mV$，$R_{aVF}>2.0\ mV$。

（2）心电轴左偏　一般在$-30°$左右，如$<-45°$，应想到是否有左心室肥大合并左前分支传导阻滞。

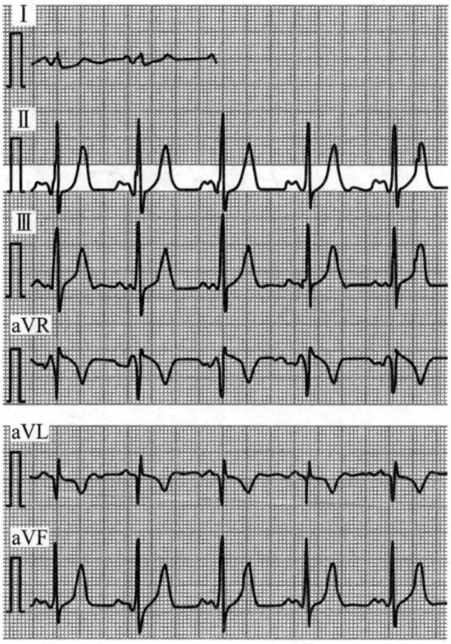

图 4－5　左心房肥大

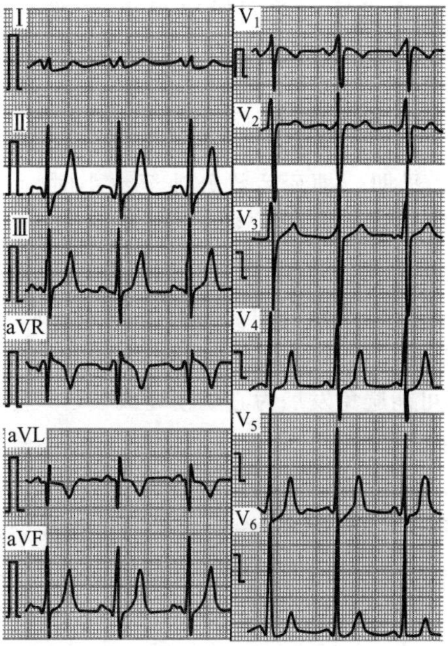

图 4－6　左心室肥大

（3）QRS 时间延长　可达 0.10～0.11 s，但不超过 0.11 s。室壁激动时间 $V_5>0.05$ s。

（4）ST 段与 T 波改变　在以 R 波为主的导联上，ST 段压低、T 波倒置更有临床意义，常见于 V_5、V_6、Ⅰ、aVL 导联（图 4－6）。

2. 右心室肥大　右心室肥大的心电图表现如下：

（1）QRS 波群的改变　① $R_{V_1}>1.0\ mV$，$R_{V_1}+S_{V_5}>1.05\ mV$；② V_1 导联 $R/S>1$，V_5 导联 $R/S\leq 1$；③ $R_{aVR}>0.5\ mV$ 或 aVR 导联 R/q 或 $R/S\geq 1$；④ V_1、V_3 导联 R 呈 qR、R、RS、rsR′或$V_1\sim V_6$导联呈 rs 型。

（2）心电轴右偏　右心室肥大时，出现深 S_{I} 与高 R_{III} 波，即心电图右偏，常超过$+110°$。

（3）V_1 导联室壁激动时间延长，V_1 导联 VAT 大于 0.03 s，但 QRS 波群时间不延长。

（4）ST 段与 T 波改变　V_1、V_2 导联 ST 段下移，V_1 导联 T 波双向或倒置，有参考价值，ST 段与 T 波改变在Ⅱ、Ⅲ、aVF 导联中亦常见到（图 4－7）。

四、心肌梗死

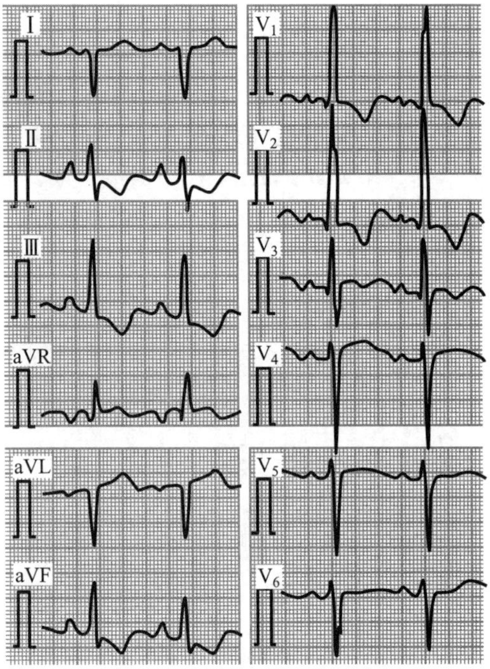

图 4-7　右心室肥大

心肌梗死是由于冠状动脉粥样硬化斑块破裂、出血等形成新鲜血栓，使冠状动脉发生急性闭塞，造成严重而持久的心肌缺血、缺氧直至心肌坏死。临床诊断心肌梗死主要依靠症状、心电图改变和心肌酶变化。在急性心肌梗死，该三项指标可能同时表现出来，陈旧性心肌梗死只有心电图改变有诊断价值。

（一）心肌梗死图形演变及分期

1. 早期　梗死后数分钟至数小时，心电图呈 T 波高尖直立，ST 段与 T 波前支呈上斜型抬高，但不出现异常 Q 波。此期电生理状态极不稳定，易发生严重心律失常而致猝死。此外，此期也是溶栓治疗的最佳时期，若治疗及时而适宜，有可能避免发展为心肌梗死或使已发生梗死的范围趋于缩小。

2. 急性期　发病后数小时至数周，心电图出现病理性 Q 波，ST 段呈弓背向上抬高，与高耸直立的 T 波融合成单向曲线，持续数日后逐渐下降至等电位线，T 波倒置逐渐加深。坏死型的 Q 波、损伤型的 ST 段抬高和缺血型的 T 波倒置在此期内可同时并存。

3. 亚急性期　梗死后数周至数月，抬高的 ST 段基本恢复至基线，坏死型 Q 波持续存在，倒置的 T 波逐渐变浅，直至恢复正常或恒定不变。

4. 陈旧期　梗死后数月至数年，随着瘢痕组织逐渐缩小和周围心肌代偿性肥大，病理性 Q

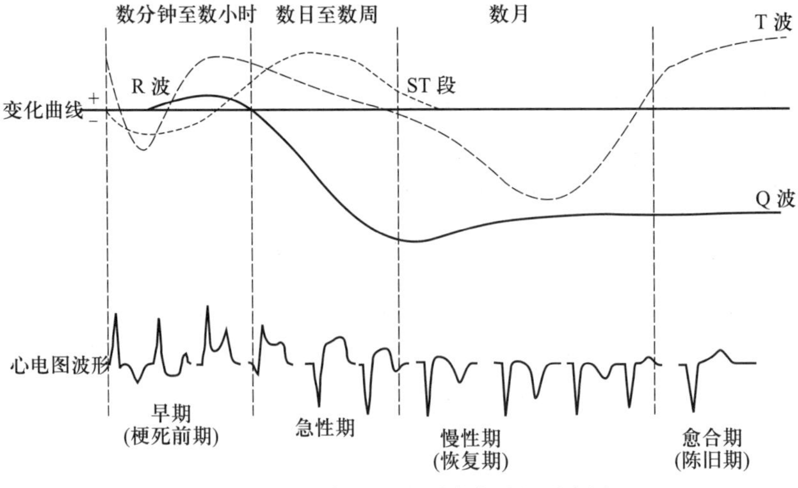

图 4-8　心肌梗死心电图演变过程示意图

波可能缩小，甚至完全消失。

心肌梗死心电图演变过程见图 4-8。

（二）心肌梗死的定位诊断

心电图导联改变对心肌梗死的定位诊断如表 4-1。

表 4-1 心电图导联改变对心肌梗死的定位

导联	前壁	前间壁	前侧壁	高侧壁	下壁	正后壁
V_1	—	+	—	—	—	⊕
V_2	±	+	±	—	—	⊕
V_3	+	±	—	—	—	—
V_4	+	—	+	—	—	—
V_5	±	—	+	±	—	—
V_6	—	—	+	+	—	—
V_7	—	—	—	—	—	+
V_8	—	—	—	—	—	+
V_9	—	—	—	—	—	+
aVL	±	±	+	+	—	—
aVR	—	—	—	—	—	—
aVF	—	—	—	—	+	—
Ⅰ	±	±	+	+	—	—
Ⅱ	—	—	—	—	+	—
Ⅲ	—	—	—	—	+	—

注：+表示梗死图形；⊕表示镜像梗死图形；±表示可有可无。

下壁心肌梗死的心电图改变如图 4-9。

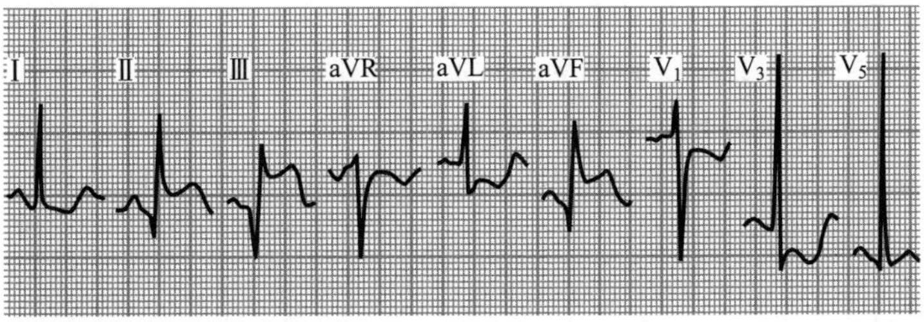

图 4-9 下壁心肌梗死

五、心律失常

窦房结是心脏正常窦性心律的起搏点，它按一定的频率发出激动，并按一定的传导速度和顺序下传到心房、房室交界、房室束、浦肯野纤维，最后传到心室肌使之去极化。当激动的起源或传导过程的某一环节发生异常时，均可引起心律失常。

（一）窦性心律及窦性心律失常

1. 窦性心律　凡是起源于窦房结的心律被称为窦性心律。其心电图表现为：① 窦性 P 波在Ⅰ、Ⅱ、V_5、V_6 导联直立，aVR 导联倒置；② 正常窦性心率在 60～100 次/min。当窦房结发出激动的频率和节律失常时，称为窦性心律失常。

2. 窦性心动过速　成人窦性心律的频率超过 100 次/min 称为窦性心动过速。心电图表现：① 具有窦性心律的特点；② 心率>100 次/min，多为 100～160 次/min，但在剧烈运动时可达到 180 次/min 左右(图 4-10A)。

3. 窦性心动过缓　窦性心律的频率低于 60 次/min 称为窦性心动过缓。心电图表现：① 具有窦性心律的特点；② 心率在 60 次/min 以下，一般不低于 40 次/min(图 4-10B)。

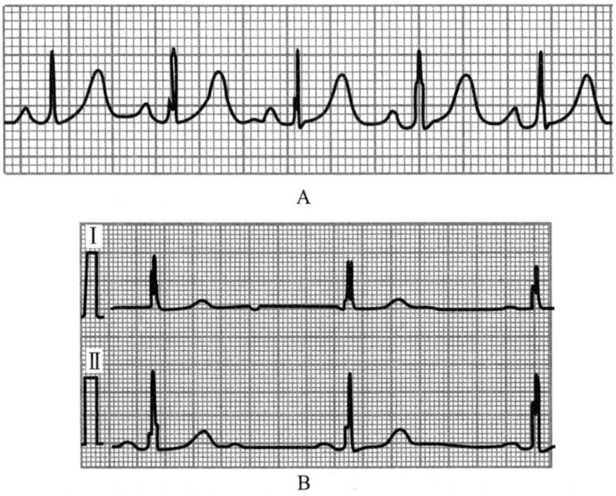

图 4-10　窦性心律失常

A. 窦性心动过速；B. 窦性心动过缓

4. 窦性心律不齐　窦房结发出的激动显著不均匀，在同一次描记的心电图上，最长的 PP 间期与最短的 PP 间期之差超过 0.12 s，称为窦性心律不齐。

5. 窦性停搏　亦称窦性静止，是指窦房结不能产生冲动。心电图表现：在比正常 PP 间期显著延长的间期内无 P 波发生，或 P 波与 QRS 波群均不出现，长的 PP 间期与基本的窦性 PP 间期无倍数关系。

（二）期前收缩

期前收缩是异位心律中最常见的一种，它是窦房结以外的部位提前发出的异位激动。根据异位起搏点的位置可分为房性、交界性、室性三种，其中以室性期前收缩最为常见，房性者次之，交界性的最少见。

1. 室性期前收缩　在窦房结发出的激动尚未到达心室之前，心室提前发出激动引起的期前收缩称为室性期前收缩。心电图表现：① QRS 波群提前出现，其前无相关 P 波；② QRS 波群宽大且畸形，时间≥0.12 s，T 波方向常与 QRS 主波方向相反；③ 期前收缩后有完全代偿间歇，即室性期前收缩前、后两个 QRS 波群的时距等于两个正常 RR 间期(图 4－11)。

每个窦性心律之后出现一个期前收缩，或每两个窦性心律之后出现一个期前收缩，连续出现三次以上者，为二联律或三联律。

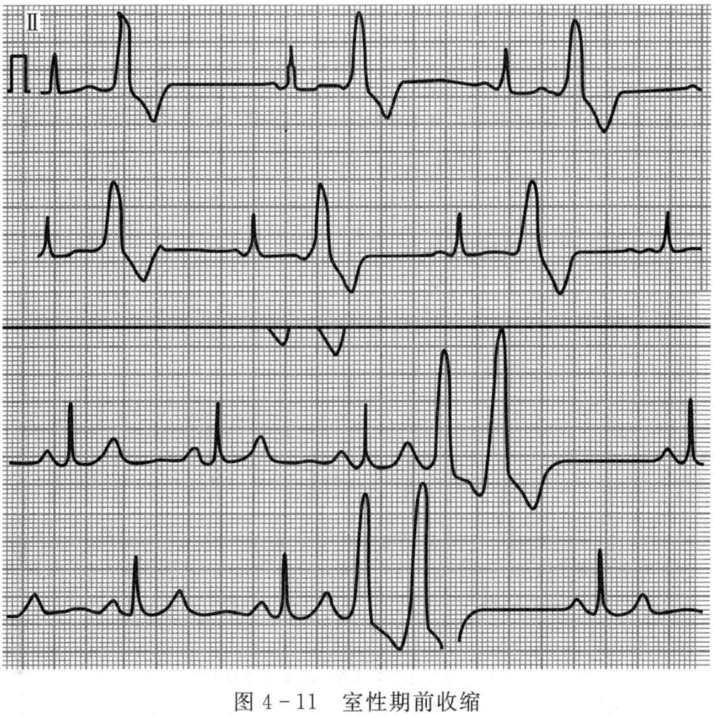

图 4－11　室性期前收缩

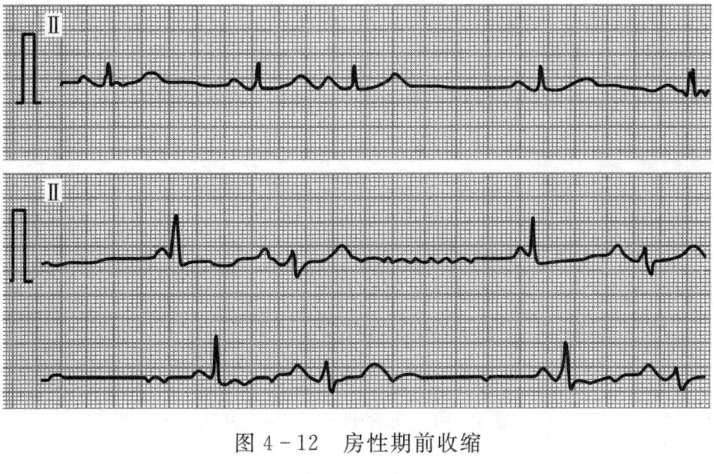

图 4－12　房性期前收缩

2. 房性期前收缩　出现一个期前发生的房性 P′波，与窦性 P 波形态各异。心电图表现：① 期前出现的 P′波，其形态可以直立，也可倒置；② P′R 间期>0.12 s；③ QRS 时间及形态正常（伴室内差异性传导时畸形）。④ 房性期前收缩后多伴有不完全性代偿间歇，即期前收缩前、后两个 PP 时距小于两个正常 PP 间隔（图 4－12）。

P′波后不继以 QRS 波群即为未下传房性期前收缩；房性期前收缩可以出现干扰性 PR 间期延长，或房性期前收缩伴室内差异性传导，其后的 QRS 波群宽大、畸形，呈 rsR′图形。

3. 交界性期前收缩　心电图表现：① 提前的 QRS 波群与 T 波，其前无相关的窦性 P 波，QRS 波群与 T 波的形状及时间正常；② 逆行型 P′波可在 QRS 波群之前（P′R 间期<0.12 s），亦可在 QRS 波群之后（RP′间期<0.20 s）；③ 常有完全性代偿间歇。

（三）阵发性及非阵发性心动过速

阵发性或非阵发性心动过速是指异位节律点兴奋性增高或折返激动引起的快速心律（期前收缩连续出现 3 次或 3 次以上）。根据异位节律发生的部位，可分为房性、交界性及室性心动过速。

1. 阵发性室上性心动过速　因房性与交界性心动过速 P′不易辨别，将两者统称为室上性心动过速。心电图表现：① 有突发、突止的特点；② 心率一般为 160～220 次/min；③ 若能确定 P′波，且 P′R 间期>0.12 s，则为房性心动过速；④ 如无 P′波，或有逆行 P′波且 P′R 间期<0.12 s，则为交界性心动过速（图 4－13）。

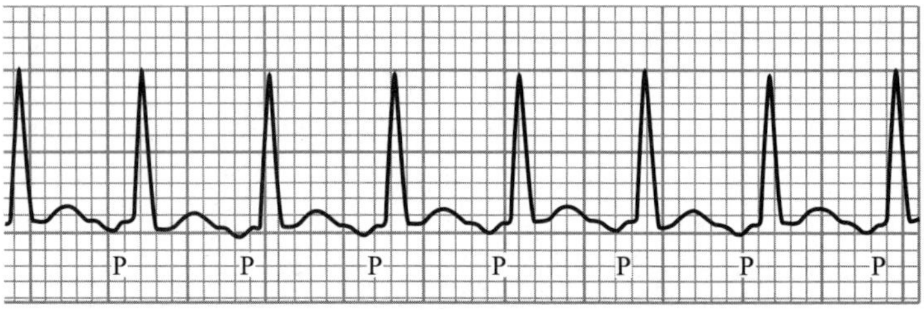

图 4－13　阵发性室上性心动过速

2. 阵发性室性心动过速　连续出现 3 次或 3 次以上提前的宽大畸形的 QRS 波群，其前无 P 波，为阵发性室性心动过速。心电图表现：① 频率多在 140～200 次/min，节律可稍不齐；② QRS波群宽大畸形，时限通常>0.12 s；③ QRS 前无相关的 P 波，若有 P 波且 P 波频率慢于 QRS 频率，PR 无固定关系，则形成房室分离（图 4－14）。心房激动偶可传入心室，形成心室夺获（QRS 波群提前出现，形态与窦性心律时相同）或室性融合波（窦性激动与室性异位激动同时激发心室，使 QRS 波群形态介于窦性心律与室性异位心律之间）。

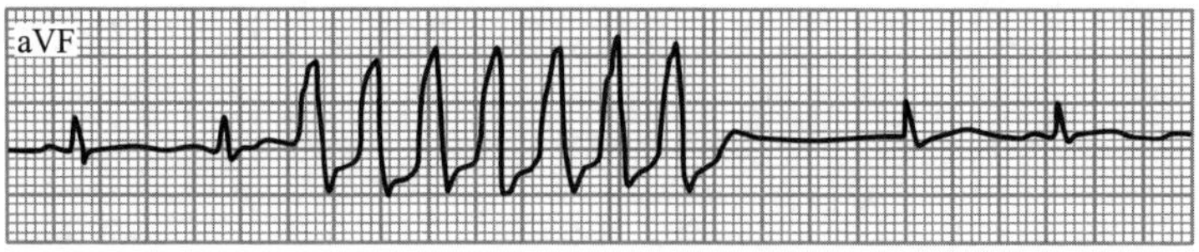

图 4－14　阵发性室性心动过速

3. 非阵发性心动过速　可发生在心房、房室交界区或心室。心电图表现：① 非阵发性心动过速多有渐起渐止的特点；② 交界性心律频率多为 70～130 次/min，室性心律频率多为 60～100 次/min；③ 易发生干扰性房室脱节，出现各种融合或夺获心搏。

4. 尖端扭转型室性心动过速　此类心动过速是一种严重的室性快速心律失常。心电图表现：① 发作时可见一系列增宽变形的 QRS 波群；② 每 3～10 个心搏图围绕基线不断扭转其主波的正负方向；③ 每次发作持续数秒到数十秒可自行终止；④ 极易复发或转为心室颤动；⑤ 可反复发作心源性晕厥。

（四）扑动与颤动

1. 心房扑动　心电图表现：① P 波消失，代之以 250～350 次/min、形状相同、间隔极为匀齐的房扑波（F 波），在Ⅱ、Ⅲ、aVF、V_1 导联中易于辨认；② QRS 波群形状和时限正常，有时因 F 波的影响，QRS 波群形状可稍有差异；③ 心室率决定于房室传导比例。如房室传导呈 2∶1 或1∶1 传导，则心室率快速规整；若传导比例增高（4∶1，5∶1），则心室率缓慢。心室律可规则或不规则（图 4－15）。

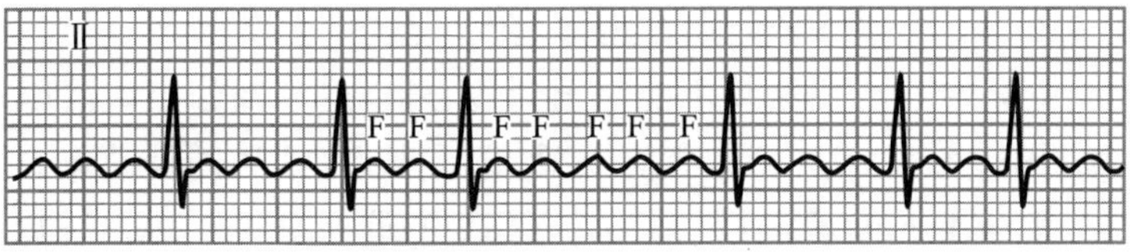

图 4－15　心房扑动

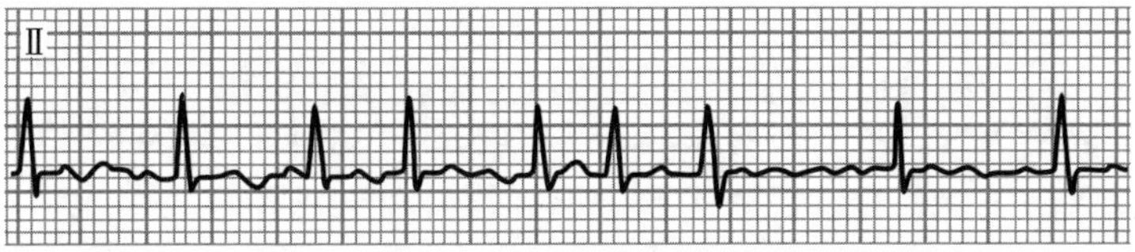

图 4－16　心房颤动

2. 心房颤动　是很常见的快速心律失常，多为持续性，少部分是阵发性的。心电图表现：① P 波消失，代之以大小不同、形状各异、间隔不等的颤动波（f 波），其频率为 350～600 次/min，在Ⅱ、Ⅲ、aVF 与 V_1 导联最清楚。有时 f 波非常细小，甚至难以辨认；② QRS 呈室上性；③ RR 间期绝对不匀齐；④ 心房颤动可伴有室内差异性传导，这是由于心房激动传导到心室时，室内传导系统尚未完全脱离相对不应期，使传导途径发生改变所致。此时 QRS 波群宽大、畸形（图 4－16）。

3. 心室扑动与颤动　心室扑动是一种最严重的心律失常。从血流动力学来看，它和心室停搏没有明显差别。心室扑动的心电图表现为规则、频数、大振幅的连续性波动，不能分辨出 QRS 波群和 T 波，频率为 150～250 次/min，通常持续时间短暂，很快就变为心室颤动（图 4－17）。

心室颤动的心电图表现为 QRS 波群和 T 波完全消失，代之以形状不同、大小各异、极不规则的颤动样波形，频率为 250～500 次/min。发生心室颤动时，最初振幅常较大，以后逐渐变小，如经治疗无效，最终将变为等电位线，说明心脏电活动停止。

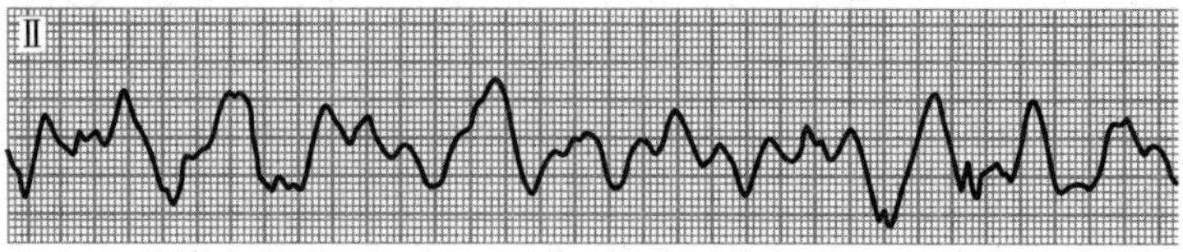

图 4-17 心室颤动

(五) 传导异常

心脏激动传导过程中发生障碍称为传导阻滞。其阻滞部位可发生在窦房结、心房、房室传导系统或心室。其中,以房室传导阻滞和束支传导阻滞为最常见。

1. 房室传导阻滞 当激动从心房向心室传导过程中发生障碍时,出现传导延迟或阻断,称为房室传导阻滞。其阻滞部位可在房室结、房室束或房室束分叉水平以下,按阻滞的程度可分为三度。

(1) 一度房室传导阻滞 是指房室传导时间超过正常范围。心电图表现:PR 间期≥0.20 s(老年人 PR 间期>0.22 s),或者 PR 间期在正常范围,但较过去增加 0.04 s。

(2) 二度房室传导阻滞 心房激动不能完全到达心室,造成部分心室漏搏,另一部分激动仍能传入心室,它分为两型。① Ⅰ型:又称莫氏Ⅰ型(文氏现象),PR 间期逐渐延长,RR 间期逐渐缩短,直至一个 P 波都不能下传,其后脱漏一个 QRS 波群与 T 波,称为一个文氏周期(图 4-18)。② Ⅱ型:又称莫氏Ⅱ型,在一个或数个固定 PR 间期的心室搏动之后,突然发生一次心室漏搏。阻滞的 P 波之前不表现有 PR 间期逐渐延长,PR 间期可以正常或延长(图 4-19)。

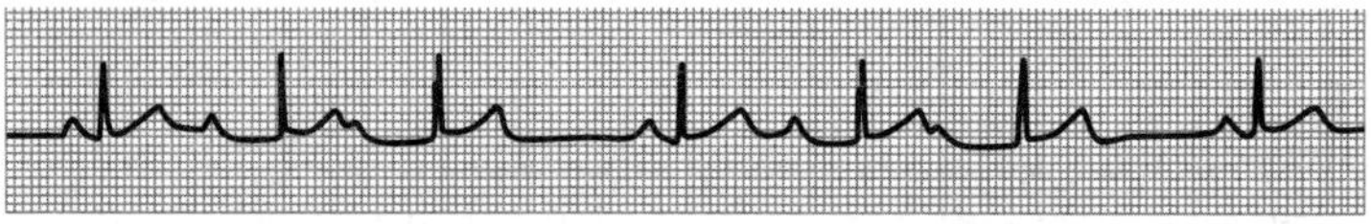

图 4-18 二度Ⅰ型房室传导阻滞

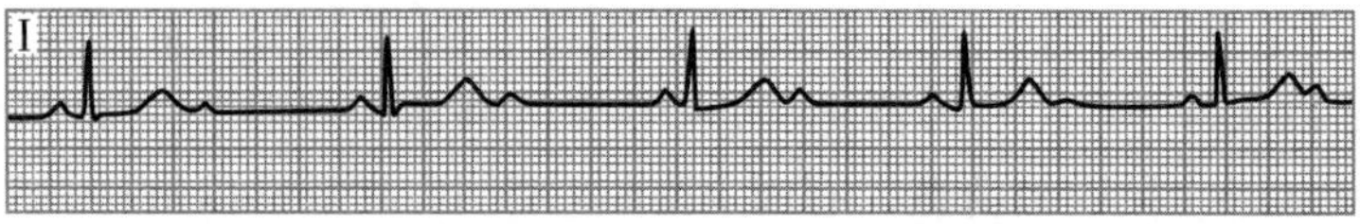

图 4-19 二度Ⅱ型房室传导阻滞

(3) 三度房室传导阻滞 心房激动下传时被完全阻断,此时心房与心室分别由窦性(或房性)与室性(或结性)节律点所控制,形成病理性的完全性房室分离。心电图表现:① 心房激动 P 波与心室激动 QRS 波群 T 波没有固定关系,PR 间期不固定;② 房率快于室率;③ 心室起搏点位于房室束分支以上,QRS 波群形态正常,频率在 40 次/min 以上。若阻滞位于房室束分支以下,则 QRS 波群增宽畸形,频率在 40 次/min 以下(图 4-20)。

2. 束支传导阻滞 为心室内阻滞,是指发生在希氏束以下的阻滞。根据阻滞发生的部位,可分为右束支、左束支及左束支分支阻滞等。当一侧束支传导发生阻滞时,激动经健侧束支传向

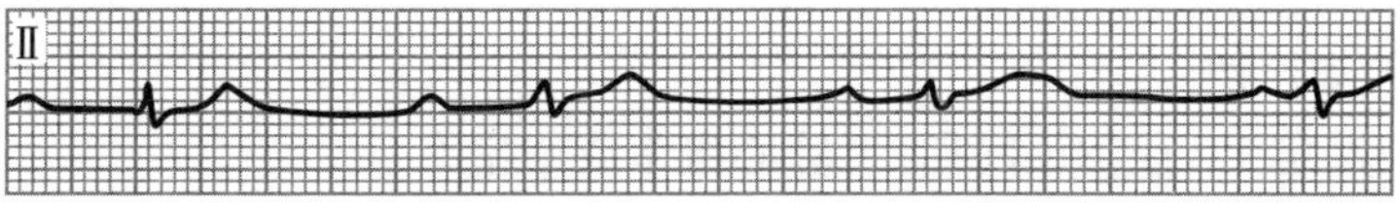

图 4-20 三度房室传导阻滞

患侧，因此去极顺序发生变化，传导速度亦减慢，故 QRS 波群形态和时间发生异常改变。此外，复极过程也受到影响，产生继发性的 ST 段与 T 波改变。

六、动态心电图

动态心电图(DCG)是指连续记录 24 h 或更长时间的心电图。该项检查首先由美国学者 Holter 于 20 世纪 60 年代初应用于临床，故又称为 Holter 监测。动态心电图可提供 24 h 的动态心电活动信息，已成为临床上广泛使用的无创性心血管病诊断手段之一。动态心电图可获得受检者日常生活状态下连续 24 h 甚至更长时间的心电图，可检测到常规心电图不易发现的一过性异常心电图改变。其应用范围：

1. 心悸、气促、头昏、晕厥、胸痛等症状性质的判断。
2. 心律失常的定性和定量诊断。
3. 心肌缺血的诊断和评价，尤其是发现无症状心肌缺血的重要手段。
4. 心肌缺血及心律失常药物的疗效评价。
5. 心脏病患者预后的评价。
6. 选择安装起搏器的适应证，检查起搏器的功能与有关的心律失常。
7. 医学科学研究和流行病学调查。

受检者在佩戴记录器检测过程中做好日记，按时间记录其活动状态和有关症状。不能填写者，应由家属代写。

在监测过程中，因受到患者体位、活动、情绪、睡眠等因素的影响，有时动态心电图的变化处于生理性与病理性之间，难以划分出明确的分界线。因此，对动态心电图检测到的某些结果，尤其是 ST 段与 T 波改变，还应结合病史、症状及其他临床资料进行综合分析，以做出正确的诊断。

分析动态心电图时，必须做一份常规十二导联心电图以供参考。因动态心电图不能反映某些异常心电改变的全貌，如心脏房室大小的判断，左前分支、左后分支传导阻滞，心肌梗死的定位等。

七、阅读和分析心电图的步骤及方法

1. 首先核对记录本身有无因技术上的误差而出现心脏电活动以外因素造成的心电图变化如肌肉震颤、交流电的干扰、过度呼吸等可使心电图基线不稳，图形失真，出现伪差。

2. 审视各导联心电图标记有无错误，导线连接是否正确，定压标准是否准确，走纸速度是否正确稳定。

3. 判断心律：可选择 P 波较明显而描记较长的导联（Ⅱ或 V_1 导联），根据 P 波的有无、形状及顺序，判断是窦性心律还是异位心律，有无额外节律。

观察是每个 P 波后面均有 QRS 波群，还是几个 P 波后才出现一个 QRS 波群，或是两者互相无关而有各自的规律性。

4. 计算心率：测定 PP 或 RR 间期，计算心房率或心室率。

5. 观察和测量各导联的 P 波、QRS 波群、ST 段和 T 波的形状、方向、电压、时间及各波段的相互关系，测量室壁激动时间及 QT 间期的长短。

观察 PR 间期是固定的还是逐渐延长的，或是无固定的 PR 间期。

6. 观察心电轴、心电位，有无顺钟向或逆钟向转位。

7. 必要时可描记一段较长的心电图，或加做其他导联，如胸前高位、胸前低位导联以及 $V_{7\sim9}$，V_{3R}、V_{4R}、V_{5R}等胸前导联及食管导联，以便通过分析和追踪进行动态观察。

8. 综合分析心电图：根据各导联图形及测量结果，系统而重点地列出心电图特征，然后结合临床有关资料和过去心电图检查资料，进行前后对比，可考虑心脏在心律、传导、房室肥大及心肌等四个方面有无异常。

9. 做出心电图诊断，如正常、大致正常、可疑或不正常的心电图报告。

第二节　超声检查基础知识

一、超声的基本知识

（一）超声波的定义

频率在 20～20 000 Hz(赫兹)的机械纵波可以引起人的听觉，称为声波。频率低于 20 Hz 的机械波称为次声波，频率高于 20 000 Hz 的机械波称为超声波。三者仅频率不同，在本质上无区别。一般临床诊断用的超声波频率为 2～20 MHz(兆赫)，而最常用的超声波频率范围为 2.5～5 MHz。

超声波是一种机械波，它与一般声波一样，具有波长(λ)、频率(f)、声速(c)等主要的物理量，三者之间关系为：$c=f\cdot\lambda$。

超声波在人体软组织中平均传播速度为 1540 m/s。

（二）超声波的物理特性

超声波具有声波的通性，然而由于其频率高，波长短，因此它还具有与光相似的物理特性。以下仅就与超声诊断有关的方面叙述之。

1. 方向性　超声波的方向性是指其在介质中传播过程中，沿着超声发射的方向直线向前传播的特性。由于其成束发射，故也称束射性。这便是利用超声对人体器官进行定向探测的基础。超声波虽具有束射性，但随着传播距离的增加，超声束也逐渐向四周扩散。然而超声波又与光线一样，可用适当的方法使之会聚。超声波的频率越高方向性越好，但随频率的增加穿透性随之下降。

2. 反射与透射　反射性是指超声波在介质中传播时遇到两种声阻抗(z)不同的介质构成的声学界面，一部分超声波就会从界面上反射回来的特性。而另一部分超声波可穿过界面继续向前传播，称为透射。当向前传播的超声波再遇到另一个界面时，又会发生反射，以此类推，直至声能耗尽为止。

反射与透射的强弱与两种介质的声阻抗差有关。声阻抗差越大，反射越强，而透射越弱。超声在均匀的介质中传播时因无声阻抗差，则无任何反射，全部透射过去。

声阻抗(z)等于介质的密度(ρ)与超声在该介质中传播的速度(c)的乘积，即 $z=\rho \cdot c$。只要构成界面的两种介质的声阻抗差大于 0.1%，就可发生反射。

3. 吸收与衰减　吸收是指超声波在介质中传播时，由于介质的导热性和黏滞性以及介质分子之间的内摩擦，介质吸收声能，使声能耗损的现象。衰减是指由于超声的反射及吸收等因素而使超声随传播距离的增加声能逐渐衰竭的现象。吸收与衰减的程度与超声的频率、介质的物理特性和传播的距离密切相关。频率高的超声，介质对它的吸收较多，穿透性差，但分辨力高；而频率低的超声被介质吸收较少，穿透性强，但分辨力差。超声波的衰减特性对判断病变的物理性质和病理性质有一定的价值。临床做超声检查时，常根据被探测器官的声学特性及其深浅不同选用适当频率的探头探测之，成人深部器官选用较低频率的探头，而在小儿或表浅器官探测时常选用较高频率的探头。

4. 多普勒效应　当声源与界面之间存在相对运动时，反射波的频率不同于声源发射之超声频率，即反射超声频率不同于入射超声频率，这种现象称为超声多普勒效应。

人体中的心壁、血管壁、瓣膜等的活动及血液(主要是红细胞)的流动均可引起多普勒频移。多普勒效应在判断血流方向、速度和形态等血流动力学变化方面有重要价值。

二、超声诊断原理

(一) 人体组织的声学特性及超声成像基本原理

1. 人体组织的声学特性

超声具有反射的特性，而回声的强弱又主要取决于构成反射界面的两种介质的声阻抗差。人体作为超声介质，是由多种器官、多种组织构成的复杂的有机体，各种组织具有不同的声学特性，当组织发生病变时，原来的声学特性又可以改变，因此声阻抗存在差异，超声穿过时呈不同的反射类型。界面反射是超声诊断的主要物理学基础。根据不同组织的声学特性，可将人体组织器官分为四种声学类型：

(1) 无反射型(无回声型)　体内一切液性物质，如血液、胆汁、尿、脑脊液、胸腹腔积液、心包积液、羊水等，内部不存在声阻抗差，不构成声学界面，超声通过时无回声反射，称无反射型。以上组织在 A 型(幅度调制型)超声图像上表现为液性平段，在 B 型(辉度调制型)声像图上表现为液性暗区。

(2) 少反射型(低回声型)　超声通过人体中结构均匀的实质性脏器或组织(如肝、脾、胰、肾实质、子宫、卵巢、肌肉、淋巴结、脂肪等)时，由于组织结构较均匀，内部声阻抗差较小，故反射较弱，即回声较少，在 A 型超声图像上表现为低而少的回波，在 B 型声像图上表现为均匀细小的弱回声光点。

(3) 多反射型(强回声型)　超声通过结构复杂、排列不规则的非均匀性实质脏器(如乳腺、心内膜、心瓣膜、心外膜、大血管壁、器官包膜及某些肿瘤等)时，构成界面的介质声阻抗差较大，反射较强，称多反射型。在 A 型超声图像上表现为波多而且高、杂乱，在 B 型声像图上表现为粗大、不均匀的强回声光点或光斑、小光团、光带等。

(4) 全反射型(含气型) 超声到达软组织与含气组织或坚实致密的结构(如肺、胃肠、骨骼、结石等)所形成的界面时,声阻抗差很大,可达3000多倍,声波几乎全部被反射,不能或很少进入下一组织,图像上表现为明亮的强反射,而强反射后方为无回声或很弱的回声区域,以致后方的组织结构不能被显示。

2. 超声成像基本原理 超声成像的基本原理有赖于超声波的物理特性及人体组织的声学特性两个方面。超声波的物理特性包括声阻抗特性、声衰减特性和多普勒特性,而超声波在介质分界面上的反射特性为超声诊断的物理基础。

入射超声遇到某个脏器和病变时,由于其声学特性不同,就有不同的反射类型,从而显示不同的回声图像。入射超声遇到活动的界面时,回声的频率即发生改变,据多普勒效应原理,频移的大小与活动速度成正比,从而可测算出有无血流或组织活动以及活动的方向和速度。

(二) 超声诊断的类型及超声诊断仪

超声诊断仪的基本结构由探头(换能器)、主机、显示器和记录装置组成。探头系由具有压电效应的晶体材料制成,具备发射超声和接收超声(回声)的双重功能,在诊断过程中,探头直接或间接接触被检查脏器或组织,超声图像则显示在显示器上。

超声诊断的原理基本相同,但是由于回声的显示方式(成像方式)不同,于是就形成了不同的超声诊断类型与相应的超声诊断仪。

1. 超声示波诊断法 即A型(amplitude mode)超声诊断法,相应仪器为A型超声诊断仪。此法是将回声以波的形式显示出来,为幅度调制型。回声强则波幅高,回声弱则波幅低,无回声则呈平段。纵坐标代表回声信号的强弱,横坐标代表回声的时间(距离)。超声示波诊断法为临床上最早兴起和使用的超声诊断法,目前已被其他方法取代。

2. 二维超声显像诊断法 即B型(brightness mode)超声诊断法,相应仪器为B型超声诊断仪,即所谓的B超。它能得到人体组织器官和病变的二维断层图像,并能对运动脏器进行实时动态观察(实时显像)。B型超声诊断法与A型超声诊断法有两点不同。

(1) 辉度调制 回声的强弱用光点的明暗来表示,回声强则光点亮,回声弱则光点暗,无回声则呈暗区。纵坐标代表距离。

(2) 显示断层声像 通过机械装置与电子学方法使深度扫描线与探头(声束)同步移动,可得到人体组织的二维超声断层图像(又称声像图)。

3. 超声光点扫描法 即M型超声诊断法,相应仪器为M型超声诊断仪。它是B型超声中的一种特殊显示方式。其原理为用单声束(A型亦然)垂直取样获得界面回声并以辉度调节的方式显示回声的强弱(同B型)。纵坐标代表距离,横坐标代表扫描时间。探查时,声束线上各界面反射光点的运动轨迹被显像,借以观察被探查脏器的纵深结构和运动情况。此法主要用于活动脏器特别是心脏检查。

4. 超声频移诊断法 即D型超声诊断法,相应仪器为D型超声诊断仪。超声频移是利用多普勒效应的原理,把发射的超声和遇到与之发生相对运动的界面反射的超声产生的频差(频移),以频谱或用扬声器将其以一定的声调等形式显示出来的诊断方法。临床上常用的有以下三种:① 连续波多普勒(CW);② 脉冲波多普勒(PW);③ 彩色多普勒血流显像(CDFI)。后者是一种二维多普勒诊断技术，通常是用自相关技术，迅速把获得的心腔或血管内的全部频移回声信号，用伪彩色编码的方式显示出来，朝向探头的血流显示为红色，背离探头的血流显示为蓝色，从而达到形象地显示心血管内血液流动的方向、速度和状态的目的。D 型超声诊断法主要用于了解心腔内血流动力学的变化，对诊断先天性心脏病、心脏瓣膜病等有重要价值。

以上不同类型的超声诊断仪可相互组合成多功能超声诊断仪。此外，还有三维超声诊断法、四维超声诊断法、超声显微镜诊断法等。

三、超声检查的临床应用

（一）心脏疾病的超声检查

超声心动图是利用超声探查心脏结构和血流动力学状态的一种诊断方法。目前，超声心动图有 M 型超声心动图、二维超声心动图、频谱多普勒超声心动图、彩色多普勒超声心动图，近年又发展了造影超声心动图、三维超声心动图及经食管超声心动图等。超声心动图对二尖瓣狭窄、心包积液、扩张型心肌病、肥厚型心肌病、室壁瘤及先天性心脏病等疾病的诊断有重要价值。

（二）腹部超声检查

腹部超声检查，一般常用二维实时超声诊断仪（简称 B 超），通过腹部各切面的扫查可以清晰地显示腹腔脏器的状况及微细结构的回声图像。目前临床上应用的多功能彩色多普勒超声诊断仪（简称彩超，多用于心脏和血管检查），不但能显示腹腔二维切面图像，还可以获得腹腔脏器血流的信息以及各项血流参数，从而提高诊断和鉴别诊断的能力。腹部超声检查对肝、胆、脾、胰、肾、输尿管、膀胱、子宫及其附件等疾病和妇女妊娠都有独到的诊断价值。

超声检查腹部时，为避免气体和食物的干扰，应在空腹状态下进行探测。泌尿系统及妇产科超声检查时，被检者需膀胱充盈，借以提高分辨能力。

（三）小器官超声检查

超声检查对眼视网膜疾病、甲状腺肿大、乳腺肿物等小器官疾病的诊断与鉴别诊断有一定的价值。

第三节　X 线、计算机体层成像及磁共振成像检查基础知识

一、X 线检查

（一）X 线的性质及特性

X 线和普通光线一样，也是一种电磁波，以光的速度沿直线向前进行，其波长很短，是一种肉

眼看不见的光线。X 线除以上性质外，尚有几种特性，其中与 X 线诊断有关的特性有：① 穿透性；② 感光作用；③ 荧光作用。此外，X 线尚有生物效应等特性，这种特性是 X 线用于放射治疗的主要根据。

（二）X 线诊断的应用原理

X 线所以能应用于疾病的诊断，首先是由于 X 线具有上述几种特性，其次是利用了人体组织器官之间存在着的自然对比。在缺乏自然对比之处，利用人工对比方法（即造影方法）也能达到诊断的目的。

1. 自然对比　按照密度的高低，可将人体组织器官大致分为四类：

（1）骨骼　因含有大量钙质，密度较高，X 线照片呈白色。

（2）软组织及液体　包括皮肤、肌肉、内脏（肺除外）、神经、淋巴及血管、血液、淋巴液、脑脊液以及各种分泌液等，它们的密度基本相同，属于中等密度，在 X 线照片上呈灰白色。

（3）脂肪组织　如皮下脂肪、肾周围脂肪层等，属于较低密度，在 X 线照片上呈灰黑色。

（4）气体　包括含气体的肺组织、肠胃道内的气体，为低密度，在 X 线照片上呈黑色。

利用这一原理观察人体各个不同部位的正常生理和病理变化，可达到诊断疾病的目的。

2. 人工对比　人体内有些部位，如腹腔脏器、脑组织与脑室、肌肉与血管、肾盂与肾实质，由于它们之间密度大致相同，不能形成对比而显示出各自的影像，当发生病变后也难以显示出来。临床上进行此类器官 X 线检查时，将密度较高的物质（如碘剂、硫酸钡）或密度较低的物质（如气体）引入组织器官内或其周围，造成人工密度差，这称为人工对比。这种检查方法称为造影检查，如胃肠道造影、肾盂造影及膝关节造影等，所用造影物质称为对比剂。

（三）X 线检查方法

1. 普通检查　包括透视及摄片。

（1）透视　是指利用 X 线的穿透性及荧光作用的特性，将被检查者的检查部位置于 X 线管与荧光屏之间，X 线穿透人体时，由于人体组织器官间存在着自然对比或人工对比，使组织器官在荧光屏上显示出明显不同的影像。胸部透视检查仍然是目前常用的检查方法。另外，透视常用于胃肠道造影检查、骨折复位及取异物等。其优点：经济、简便，可及时得出诊断结果；可观察器官的运动功能；还可根据检查需要随意转动患者，从不同角度观察病变。

（2）摄片　是指利用 X 线的穿透性及感光作用的特性，将患者的检查部位置于 X 线管与装有 X 线胶片的暗盒中间，X 线穿过被检查部位后，使胶片感光，经显影、定影处理后，在胶片上显示出被检部位的影像，又称摄影。这是 X 线检查的主要方法。其优点：能显示人体组织器官的细微结构；可以应用于人体的任何部位；照片可留作永久性记录，便于观察病变的发展情况及作对比研究之用。其缺点为费用较高，一般摄片不能显示功能状态。

2. 造影检查　是指利用人工对比原理，使组织器官的内部和外部与对比剂产生明显对比，从而观察组织器官各种功能性与器质性的变化，以达到诊断的目的。

（1）对比剂　常用对比剂有下列数种：① 钡剂，即医用纯净的硫酸钡；② 碘剂，如泛影葡胺（60%或 76%）、胆影葡胺（30%～50%）；③ 气体，如空气、氧气及二氧化碳等，主要用于腹膜后充气造影及关节造影等；④ 非离子对比剂，如碘普胺（优维显）、碘曲仑（伊索显）、碘海醇（欧乃派克)等。

(2) 造影方法　① 直接引入法:把对比剂引入所要检查的管腔内或器官的周围,如胃肠造影、逆行肾盂造影及腹膜后充气造影。② 生理排泄法:将对比剂经过静脉注射或口服引入血液循环后,使其经某一器官排出,在对比剂暂时存于器官管腔时而使其显影,如口服或静脉胆道造影及静脉尿路造影。

(四) 胸部常见疾病 X 线表现

1. 慢性支气管炎　此病是呼吸系统常见疾病之一。主要 X 线表现如下:

(1) 肺纹理变化　一般表现为肺纹理增多、紊乱及扭曲变形等。小支气管壁的增厚及其周围的炎性改变,可出现两条平行的线条阴影,即“双轨征”。肺组织纤维化可表现为索条状阴影或网状阴影,合并感染时更加增粗增多,边缘模糊。

(2) 肺气肿　可表现为肺透亮度增强,膈下降,纵隔变窄,肋间隙增宽。

(3) 肺动脉高压征象　长期严重的慢性支气管炎可引起肺动脉压升高,X 线表现见循环系统。

2. 大叶性肺炎　大叶性肺炎的病理改变分为四期,即充血期、红色肝变期、灰色肝变期、消散期。各期表现如下:① 充血期,X 线表现可无任何异常发现,或仅有肺纹理增强。② 实变期,包括红色肝变期及灰色肝变期,X 线都表现为肺实变,故统称实变期。在正位胸片上,右肺上叶肺炎显示右肺上叶密度增高,下缘锐利、平直(相当于横裂的位置);右肺中叶肺炎显示在右肺中野密度增高的三角形阴影,上缘锐利、平直,下缘模糊,内与心影相连;右肺下叶肺炎表现为右肺中下肺野均匀性密度增高,上缘模糊,膈影消失;左肺上叶肺炎相当于右肺上叶与中叶之和。侧位像可以明确实变的范围及其解剖关系。目前典型大叶性肺炎已较少见。③ 消散期,吸收可以从病变的边缘开始,使病变范围缩小以至消失;也可广泛地吸收,使实变区密度减低。由于吸收不均匀,故可呈现散在斑片阴影。病变完全吸收需两周左右。

3. 肺结核　目前我国将肺结核分为四型,即原发型肺结核、血行播散型肺结核、继发性肺结核和结核性胸膜炎。各型肺结核病理变化不同,其 X 线表现亦不相同,现分别叙述如下:

(1) 原发型肺结核　是指人体初次受到结核菌感染时所产生的肺结核,多见于儿童。因系初次感染,机体缺乏免疫力,故病变有沿淋巴管蔓延的特征。原发型肺结核的 X 线表现为哑铃状阴影,即原发病灶、引流淋巴管炎和肿大的肺门淋巴结,形成典型的原发复合征。原发病灶一般吸收较快,可不留任何痕迹。若胸部 X 线片显示只有肺门淋巴结肿大,则诊断为胸内淋巴结结核。肺门淋巴结结核可呈团块状、边缘清晰和密度高的肿瘤型或边缘不清伴有炎性浸润的炎症型。

(2) 血行播散型肺结核　为结核菌进入血液循环引起肺部或全身播散。根据细菌侵入血液循环的途径、次数、数量及机体的反应,可分为急性粟粒型肺结核及亚急性或慢性血行播散型肺结核。X 线胸片示:两肺上、中、下肺野呈大小、密度和分布三均匀的粟粒状结节阴影,结节直径 2 mm 左右。亚急性、慢性血行播散型肺结核起病隐匿,症状不明显,X 线胸片示双上、中肺野大小不等、密度不同和分布不均的粟粒状或结节状阴影,新鲜渗出与陈旧硬结和钙化病灶共存。

(3) 继发性肺结核　即感染过肺结核的患者,当机体抵抗力降低时,肺内的陈旧性病灶再度发展，或外界结核菌再次侵入机体而引起的肺部感染。继发性肺结核为最常见的一种类型，常见于成年人。常见的X线表现有：① 浸润型肺结核，病变多发生在肺尖和锁骨下，X线胸片表现为小片状或斑点状阴影，可融合并形成空洞。② 空洞型肺结核，空洞形态不一，多为由干酪渗出病变溶解形成的洞壁不明显的、多个空腔的虫蚀样空洞，或伴有周围浸润病变的新鲜的薄壁空洞。空洞型肺结核多有支气管播散病变。③ 结核球，多由干酪样病变吸收和周边纤维膜包裹或干酪空洞阻塞性愈合而形成。结核球内有钙化灶或液化坏死形成空洞，同时80%以上结核球有卫星灶。④ 干酪样肺炎，多发生在免疫力和体质衰弱，又受到大量结核分枝杆菌感染的患者。大叶性干酪样肺炎X线表现呈大叶性密度均匀磨玻璃状阴影，可出现虫蚀样空洞；小叶性干酪样肺炎X线表现呈小叶斑片播散病灶，多发生在双肺中下部。⑤ 纤维空洞型肺结核，病程长，反复进展恶化，肺组织破坏及功能受损严重。X线表现特点为一侧或两侧肺的上野或上、中野有大量纤维增生而呈现大片状致密阴影，密度不均，其中有索条及空洞，同侧或对侧肺下野可见斑点状支气管播散性病灶。由于大量纤维组织增生，引起周围组织位置变化，如肺门上提、肺纹理呈垂柳状、气管向病侧移位、肋间隙变窄。

(4) 慢性纤维空洞型肺结核　X线表现特点为：① 因一侧或两侧肺的上野或上、中野有大量纤维增生而呈现大片状致密阴影，密度不均，其中有索条及空洞，同侧或对侧肺下野可见斑点状支气管播散性病灶。② 由于大量纤维组织增生，引起周围组织位置变化，如肺门上提、肺纹理呈垂柳状、气管向病侧移位、肋间隙变窄等。

(5) 结核性胸膜炎　可由结核菌及其代谢产物进入胸腔引起，亦可由邻近胸膜的肺内病变直接蔓延所致。结核性干性胸膜炎不产生明显渗液或仅有少量纤维素渗出，X线检查可无异常或仅出现患侧膈肌运动受限；渗出性胸膜炎多为单侧，液体一般为浆液性，偶为血性，X线检查时根据渗出量的多少，表现为游离性积液的相应征象。当病程长，有纤维素沉着，引起胸膜肥厚、粘连或钙化时，X线表现为胸膜肥厚的相应征象。

4. 肺肿瘤

(1) 原发性肺癌　又称支气管肺癌，是起源于支气管上皮及黏液腺的肿瘤。为肺部最常见的恶性肿瘤，近年来发病率有逐年增长的趋势，多见于40岁以上的男性。根据肿瘤发生的部位，可分为中心型肺癌及外周型肺癌两大类。① 中心型肺癌：早期癌肿局限于黏膜内，X线上可无异常发现。随着病变发展，管腔狭窄，引起肺叶或一侧肺的阻塞性肺气肿、阻塞性肺炎或肺不张。癌瘤穿透支气管壁，同时向腔外生长且伴有肺门淋巴结转移时，则形成肺门肿块。发生于右肺上叶的支气管肺癌，肺门部肿块和右肺上叶不张连在一起，下缘可形成横“S”状，为典型征象。支气管体层摄影或支气管造影显示：支气管管壁不规则增厚，管腔呈环状或不规则的狭窄；支气管腔内息肉样充盈缺损或软组织影；管腔呈漏斗状或鼠尾状狭窄及阻塞。② 周围型肺癌：为发生于肺段以下较小支气管的肺癌。由于管壁结构薄弱，易侵入肺内或经局部淋巴管播散在肺小叶内生长，形成肿块。早期病变较小时，表现为肺野内密度较高、边缘模糊的结节状或球形影，或表现为肺炎样小片浸润影，密度不均匀。如癌瘤生长速度不均衡或局部淋巴播散灶融合，可形成分叶状肿块。如呈浸润性生长，则边缘毛糙，常呈短细毛刺状。肿块中心坏死可形成厚壁、偏心性不规则空洞。

肺癌可转移至肺门和纵隔淋巴结，表现为肺门增大及纵隔旁肿块。胸膜转移时表现为胸腔积液。肺癌也可发生肺的转移，表现为肺野内多发圆形影，或呈网阴影。

(2) 肺转移瘤　肺外的恶性肿瘤可经血行、淋巴或由邻近器官直接蔓延等途径转移至肺部，约 30%的恶性肿瘤有肺部转移。血行转移表现为两肺多发大小不一的圆形或结节状致密影，密度均匀，境界清楚，形似棉球状，中、下肺野分布较多。少数呈单发球形灶，也可表现为粟粒状或小片状影。淋巴转移表现为两肺和(或)纵隔淋巴结增大，自肺门向外呈放射状分布的索条状影，其间可见微细的串珠状小点状影。淋巴转移也可与血行转移并存。

(五) 心脏大血管病变基本 X 线表现

心脏增大是心脏疾病的重要 X 线表现，其病理基础为心肌肥厚与心腔扩大，两者可同时并存或以某一成分为主。心脏增大是心脏负担过重的结果，如心脏内血量过度充盈、全身或肺循环的阻力增加、心肌损害均可使心脏增大。常常负担过重或受损害的心腔首先扩大，因而使心脏发生大小、外形的变化。根据心脏大小、形态的变化，可以辨认出某一心腔或整个心脏增大。

心脏增大后其形态变化及分型：

1. 二尖瓣型　心脏向两侧扩大，心腰饱满或呈弧形凸出，主动脉球缩小。此型心脏外形呈梨形，多见于风湿性心脏病二尖瓣狭窄或狭窄伴有关闭不全、肺源性心脏病以及房、室间隔缺损等以右心室增大为主的心脏疾病。

2. 主动脉型　主动脉阴影增宽，主动脉球突出，心腰凹陷，心室向左隆凸，心外形呈“靴形”。这种类型常见于主动脉瓣膜病、高血压、主动脉狭窄等以左心室扩大为主的心脏疾病。

3. 普遍增大型　心脏普遍性增大，即心脏各个心腔都有增大。根据其增大的形态，又分为对称性心脏普遍性增大及非对称性心脏普遍性增大。前者见于心肌炎、全心衰竭、心包积液等，后者可见于风湿性心瓣膜病患者发生心肌代偿功能不全时。

二、计算机体层成像

计算机体层成像(CT)是指应用 X 线对人体某部位一定厚度的层面进行扫描，将透过该层面组织的 X 线经转换器转换，最后经计算机处理，转为由黑到白不等灰度而构成的图像。

CT 图像的不同灰度反映体内组织对 X 线的吸收程度不同。密度高的组织吸收 X 线多，为白影，如颅骨；密度低的组织吸收 X 线少，为黑影，如脑室。

CT 值系计算出的每个单位容积的 X 线吸收系数(或衰减系数)，以示密度大小。

CT 对密度的分辨力很高，可将两种物质密度差别只有≤0.5%(吸收系数只有 0.5%，甚至小于 0.5%的差别)的组织分辨开来。由于 CT 具有如此高的密度分辨率(对比度分辨率)，故可直接显示 X 线照片无法显示的器官和病变。但 CT 的空间分辨率(即鉴别结构的大小)不如 X 线成像。

(一) 颅脑的 CT 检查

颅脑 CT 检查主要用于横断面，以眦耳线为基线，依次向上连续扫描 8～10 个平面，可选用 0.5 或 1 cm 层厚，除平扫外，必要时可注射对比剂进行增强扫描。

1. 颅脑各横断面的正常 CT 影像

(1) 基线上 1～2 cm　主要显示小脑、大脑颞叶、脑桥、第四脑室、蝶窦等。

（2）基线上 4 cm　显示枕叶、颞叶、额叶、第三脑室及侧脑室前角、侧脑室三角区、大脑镰等。

（3）基线上 5～6 cm　显示额、顶、枕叶及侧脑室体部、胼胝体等。

（4）基线上 7 cm　显示额、顶、枕叶及大脑镰。

2. 出血性脑血管病

（1）脑出血　① 急性期：新鲜血肿表现为脑内边界清楚、密度均匀的高密度区，血肿周围为均匀的低密度水肿带。血肿及其周围的脑水肿可致邻近的脑室受压和中线结构移位等占位性改变。若出血破入脑室或蛛网膜下腔，则相应部位显示高密度区。上述表现可于出血后很快出现，但脑水肿在 24 h 内可不出现或表现轻微。② 吸收期：发病 3～7 d 后，高密度灶向心性缩小，边缘模糊，周边低密度带增宽。③ 囊腔形成期：发病两个月后，血肿一般完全吸收，周围水肿消失，形成近似于脑脊液密度的囊腔，边缘清楚。

（2）蛛网膜下腔出血　出血在 1 周内，显示所在的脑池和脑沟密度增高，大量出血形成脑池高密度的铸型。50％的病例出血后 48 h 内因急性“脑积水”而使两侧侧脑室对称性扩大，重者可见前角周围髓质出现低密度区。出血可在 1～2 周内完全吸收，出血多者需 3 周左右吸收，脑内血肿吸收多需 1～2 个月。

3. 缺血性脑血管病

（1）缺血性脑梗死　少数病例于血管闭塞后 6 h 显示低密度改变。血管闭塞后第二日，缺血的脑质密度明显降低，多呈底在外的三角形或扇形、边界不清的低密度区，其内可有散在较高密度的斑点状影（脑实质），1～2 周后密度变均匀。2～3 周后，因脑水肿消失和吞噬细胞的浸润，密度相对增高而成为等密度，称为“模糊效应”。以后密度逐渐降低，1～2 个月后达脑脊液水平。

陈旧性脑梗死（于发病后 1～2 个月）表现为边界清楚的低密度区，为脑萎缩与瘢痕性改变，邻近的脑室和（或）脑池、脑沟发生局限性或普遍性扩大，中线结构可向病侧移位。

（2）腔隙性脑梗死　脑深部穿支动脉闭塞所致的脑缺血性软化，最后形成豌豆或粟粒大小的腔隙，故称为腔隙性脑梗死。CT 显示基底核或丘脑区卵圆形低密度病灶，边界清楚，直径为 10～15 mm。由于病灶小，占位表现不明显，形成的腔隙直径＜5 mm 者居多，常为多个。小病灶出血亦可引起与此症相似的变化。

（3）出血性脑梗死　是由于缺血区血管再通，梗死区内有血液渗出或血管破裂出血所致。CT 显示，在扇形或三角形低密度梗死区出现不规则的斑片状高密度影，或低密度区外围少量高密度影（出血斑）。

4. 脑肿瘤

（1）肿瘤的直接征象　① 病灶密度：脑膜瘤常为略高或等密度，胶质瘤多为低密度、混杂密度或囊性肿块。② 病灶位置深浅：脑膜瘤位置表浅，胶质瘤常深在，转移瘤多位于皮质或皮质下区。③ 病灶大小、形状、数目及边缘：转移瘤常为多发、较小的类月形；脑膜瘤常较大，呈卵圆形；胶质瘤大小不定，外形多不规则。脑膜瘤、垂体瘤、听神经瘤等居脑外，生长缓慢，边缘清楚；恶性胶质瘤居脑内，边界不清。若肿瘤中心因缺血而坏死、囊变，CT 表现为低密度区，不强化。

（2）肿瘤的间接征象　① 周围水肿：多发生于髓质，围绕肿瘤周围显示低密度区，范围大小不定。② 占位表现：肿瘤的相邻脑室和（或）脑池、脑沟狭窄、变形和移位，重者可见中线移位。此外，有时可因骨质破坏或膨入相邻结构而出现软组织肿块。

5. 脑外伤 ① 硬膜外血肿：颅骨内板下方局限性梭形或半月形高密度区，密度均一或不均一，多在骨折部位下方。如系开放性骨折，则血肿内可见低密度的气体影。② 硬膜下血肿：伤后24 h内即可显示颅骨内板与脑表面之间呈新月形或半月形高密度区，占位表现比硬膜外血肿明显。③ 脑内血肿：与其他原因引起的脑内血肿CT表现相同。④ 脑挫裂伤：典型者表现为在低密度脑水肿区出现多发性散在斑、点状高密度出血灶，若融合或病变广泛则有占位表现。⑤ 骨折：可查出骨碎片或凹陷性骨折的陷入深度。

（二）其他部位的CT检查

1. 胸部 应用普通X线检查对心、肺门、大血管等重叠部分常显示不清，甚或遗漏病变。若将普通X线的冠状面及矢状面再结合CT的横断面检查，观察其解剖关系，就能建立一个完整的立体概念，有助于病变的定位及定性诊断，并可提高病变的检出率。

2. 腹部 CT可显示出实质性脏器的直接图像，有利于肝、肾、脾等部位小型癌的早期发现，并可显示出转移的淋巴结，可对治疗提供参考。

3. 盆腔 CT可显示出盆腔各器官的病理变化，为卵巢、子宫、膀胱、精囊和前列腺肿瘤的诊断、临床分期和放射治疗设计提供依据。

4. 脊柱和脊髓 CT的横断面图像可显示脊柱骨质、椎管、被膜、脊髓和神经等结构及其相互关系。利用横断面扫描、多平面影像重建及CT脊髓造影，对脊柱和脊髓疾病的诊断有重要意义。

三、磁共振成像(MRI)

（一）磁共振成像的基本原理

人体是由分子、原子组成。原子核由中子与质子组成。人体中广泛存在的氢原子核只有一个质子，没有中子，其质子有自旋运动，带正电，产生磁矩，有如一个小磁体。由于质子的自旋运动，小磁体自旋轴的排列就无一定规律，每个磁矩的方向都是随意的，磁矩间的磁性相互抵消，对外不表现出磁性。将人体放入均匀的外强磁场后，小磁体的自旋轴按磁场磁力线的方向呈平行和反平行的方向排列，平行于外磁场磁力线的质子处于低能级状态，数目略多。反平行于外磁场的质子则处于高能级状态，但数目较平行于外磁场磁力线的质子磁矩略少。因此，当平行与反平行的磁力相互抵消后，所剩余的则是一些平行于外磁场的质子磁矩，当这些与外磁场平行的质子的磁矢量叠加起来时，就成为顺外磁场磁力线方向的净（总）磁矢量。这时，人体本身就成为一个磁体，有自己的磁场，即发生了磁化，这种磁化沿着外磁场的方向，即纵轴（Z轴）方向，故称为纵向磁化。

机器的射频系统向人体发射短促的无线电波，即射频脉冲，当脉冲与质子运动频率相同时，就能将其能量传给质子，出现共振，即磁共振现象。当质子吸收射频脉冲的能量时，就能由低能级跃升至高能级，使纵向磁化减小。同时导致质子同步、同速运动，当同相位的磁力叠加起来时，就出现横向的磁矢量，即横向磁化。当停止发射射频脉冲时，则被激发的氢原子核将吸收的能量逐步释放出来，其相位和能级恢复到激发前的状态，这一恢复过程称为弛豫，而恢复到原来平衡状态所需要的时间称为弛豫时间。纵向磁化恢复，其过程为纵向弛豫；横向磁化消失，其过程则为横向弛豫。纵向弛豫反映自旋核把吸收的能传给周围晶格所需的时间，即90°射频脉冲使质子由纵向磁化转到横向磁化后，再恢复到纵向磁化激发前状态所需的时间，称 T_1；横向弛豫时间反映横向磁化衰减、丧失的过程，即横向磁化所维持的时间，称 T_2。

人体不同器官的正常组织与病理组织的 T_1 是相对恒定的，而且它们之间有一定的差别，T_2 也是如此。这种组织间弛豫时间上的差别是MRI的成像基础。MRI有 T_1、T_2 和自旋质子密度等几个参数。获得选定层面中各种组织的 T_1、T_2 和质子密度的差别，就可获得该层面中包括各种组织影像的图像。

（二）MRI的图像特点

MRI的图像是模拟灰度的黑白影像，反映的是MR信号强度的不同或弛豫时间 T_1 与 T_2 的长短。MRI是多参数成像，主要反映组织间 T_1 的差别，为 T_1 加权像（T_1WI）。如主要反映组织间 T_2 特征参数时，则为 T_2 加权像（T_2WI）。如主要反映组织间质子密度的差别，则为质子密度加权像（PdWI）。一个层面可有 T_1WI、T_2WI 和 PdWI 三种图像，可显示正常组织与病变组织。

在描述MRI图像的黑影与白影时，不论在哪种加权像上，都用信号的高低来表达。高信号表达白影，中等信号表达灰影，低信号表达黑影，不同病理组织的信号强度不同，在MRI图像上也以白影（高信号）和黑影（低信号）显示。

MRI可获得人体横断面、冠状面、矢状面及任何方向的断面图像，解剖结构显示清楚，使病变与正常解剖结构关系明确，有利于病变的三维定位。

心血管内的血液流动迅速，当对心血管的一个层面施加射频脉冲时，该层面的质子均受到脉冲的激发，终止脉冲，接受该层面的信号时，血管内血液被激发的质子已流动离开受检层面，接收不到信号，这一现象称为流空现象。血液的流空现象使心血管腔不使用对比剂即可显影，是MRI的一个特点。流空的血管腔呈无信号的黑影。

（三）MRI技术

MRI检查技术较为复杂，不仅要横断面图像，通常还要矢状面和（或）冠状面图像，还需要获得 T_1WI、T_2WI 和 PdWI 等图像。因此，需选择适当的脉冲序列和扫描参数。常用的脉冲序列为自旋回波脉冲序列以及梯度回波脉冲序列等快速成像脉冲序列。扫描时间参数有回波时间（TE）和脉冲重复间隔时间（TR）。使用短TR和短TE可获得 T_1WI，用长TR和长TE可获得 T_2WI，而用长TR和短TE可获得PdWI。

在MRI检查中，可采用脂肪抑制技术，使得图像上由脂肪成分产生的高信号被抑制，使其信号强度减低，而非脂肪成分的高信号不被抑制，保持不变，用以验证高信号区是否为脂肪组织，用于对出血、肿瘤和炎症等疾病的鉴别。采用长TE技术，可获得重 T_2WI，突出水的信号，称为水成像技术，使含水的器官清晰显影。主要用于胆胰管和尿路成像，即MR胆胰管造影（MRCP）和MR尿路造影（MRU）。

MR血管造影（MRA）是不需或仅向血管内注射少量对比剂即可使血管成像的MRI技术，可用于血管性疾病的诊断。

向静脉内注入能使质子弛豫时间缩短的顺磁性物质作为对比剂，可行 MRI 对比增强。对比剂为钆-二乙三胺五醋酸。

为了做出疾病的早期诊断，可利用弥散成像和灌注成像，在病变尚未出现形态学变化前，利用功能变化来形成图像，称为功能性 MRI。MRI 机的磁场强度很强，对体内的金属弹片、人工关节、动脉瘤术后的金属夹、心脏起搏器等有很大的吸力，可引起移动。金属物体不仅影响 MRI 图像，还可对患者造成严重后果，因此上述患者不能进行 MRI 检查。

（四）磁共振成像的临床应用

MRI 与 CT 是两种不同原理的成像技术。与 CT 比较，MRI 有如下优点：① 不接触放射线，对人体无损害。② 可结合冠状面、矢状面和横断面等进行全面观察分析，获得立体感图像，对病变定位及起源的判断十分重要。③ 无骨骼伪影的干扰，可较好地显示颅底和颅后窝的病变。④ 诊断颅内原发性肿瘤和转移瘤、颅内感染、脑出血、脑梗死、脑积水、脑血管畸形、脊髓和脊柱疾病均优于 CT。⑤ 对脑白质疾病的检出率很高。⑥ 可观察纵隔肿瘤及其与周围血管的关系，能准确地鉴别肺门肿大的淋巴结与中心型肺癌。⑦ 可显示心脏的房、室及血管腔的大小，并可观察血流动力学改变，有助于功能判断。⑧ 对恶性肿瘤的早期诊断、肿瘤的分期及其与血管关系的辨认均优于 CT。⑨ 对骨髓炎和早期缺血性坏死的诊断，既敏感又准确。

MRI 的不足处：① 显示钙化灶困难。② 检查骨骼和胃肠方面受到限制。

应该注意，带有心脏起搏器的患者应远离磁共振设备。体内有金属物（如动脉瘤银夹结扎术后、人工股骨头、假肢、人工心脏瓣膜、残留弹片等）者均禁忌 MRI 检查。妊娠期妇女、危重症患者、癫痫及精神失常者，应慎重进行此项检查。

第四节 纤维内镜检查

一、上消化道内镜检查

上消化道内镜检查包括食管、胃、十二指肠的检查。

（一）适应证

适应证比较广泛，凡有上消化道症状诊断不清者，均可进行此项检查。主要有：① 原因不明的上消化道出血；② 咽下困难、胸骨后疼痛或烧灼感以及上腹不适等，疑似上消化道病变；③ 胃、十二指肠良、恶性肿瘤的鉴别；④ 上消化道溃疡、萎缩性胃炎、癌前病变等的动态观察；⑤ 需要内镜进行治疗者，如取异物、切除息肉、上消化道出血的止血、食管静脉曲张的结扎或硬化剂注射等。

（二）禁忌证

随着器械的改良、技术的进步，禁忌证较过去减少，在多数情况下禁忌证是相对的，但以下情况则是内镜检查的绝对禁忌证：① 严重咽喉部疾病、腐蚀性食管炎、胃炎的急性期；② 上消化道穿孔的急性期；③ 严重支气管肺部疾病，如哮喘发作急性期、严重呼吸功能不全等；④ 严重心血管疾病，如严重心律失常、心力衰竭、急性心肌梗死；⑤ 休克、昏迷等危重状态；⑥ 精神失常不能合作者。

（三）检查前准备

1. 对患者做好解释工作，消除患者的顾虑，以取得患者的合作。

2. 检查前禁食 8 h 以上。如患者胃排空延迟，需延长禁食时间。

3. 检查前给予黏膜表面麻醉剂，如 2%利多卡因喷雾咽部 2～3 次或吞服 1%丁卡因糊剂。

4. 过分紧张者可用镇静药，如地西泮 5～10 mg 肌内注射或静脉注射。

5. 为了减少胃肠蠕动及痉挛，去除胃、十二指肠黏膜表面泡沫，使视野更加清晰，便于观察，可给予解痉药，（如阿托品）、口服去泡剂（如二甲基硅油）。

（四）上消化道疾病的内镜检查

1. 食管

（1）正常食管的内镜像　黏膜光滑，呈淡红色；皱襞纵行，柔软，色泽一致；血管清晰可见，主要沿纵轴分布。食管有三个生理性狭窄，一为环咽狭窄，二为支气管及主动脉跨过的食管段，三为膈狭窄（约在距门齿 40 cm 处）。

（2）食管静脉曲张　在内镜下呈蓝色或青色，蛇形或串珠形，沿食管长轴分布。静脉曲张一般分为轻、中、重三度。

轻度：曲张的静脉呈蛇形，直径小于 3 mm。

中度：曲张的静脉扭曲，呈结节状隆起，直径在 3～6 mm，范围不超过食管中段。

重度：曲张的静脉呈明显的结节状隆起，直径大于 6 mm，食管上段亦有静脉曲张。

（3）食管癌　早、晚期食管癌的内镜像特征不同。

早期食管癌的内镜像：① 病变处黏膜充血、肿胀、微隆起，颜色较正常黏膜为红，与正常黏膜分界不清，管壁舒张良好，触之易出血。② 病变处黏膜有糜烂，颜色较正常黏膜加深，失去正常光泽，或有散在小溃疡，底面附有黄白色或灰白色物。③ 病变处黏膜有类似白斑样改变，微隆起于正常黏膜，白斑周围黏膜颜色较深，黏膜皱襞中断。

晚期食管癌内镜像：有菜花样肿块突入食管腔，并有糜烂或溃疡。有时癌肿呈环形生长，加之纤维增生，使食管呈环形狭窄，内镜无法插入。病变部位僵硬，质脆，触之易出血，癌肿近端扩张不明显。

2. 胃

（1）胃溃疡　内镜下胃溃疡可分为三期：① 活动期：在橘红色黏膜上呈圆形明显的白色或灰白色溃疡，其边缘清晰、光整，周围黏膜充血、水肿，有时易出血。如水肿消退，则可见四周黏膜皱襞呈辐射状向溃疡边缘集中。溃疡基底部光滑洁净，覆盖有白色或黄白色厚苔。溃疡边缘常见红晕环绕。② 愈合期：溃疡缩小、变浅，四周充血、水肿消退，基底部出现薄苔。薄苔是愈合期的标志。③ 瘢痕期：溃疡基底部的白苔消失，遗留下红色瘢痕。以后红色瘢痕转为白色瘢痕，四周有黏膜纹辐射。

（2）胃癌　内镜下的胃癌早、中、晚期及各种类型表现不同。

1）早期胃癌　是指癌组织仅限于黏膜和黏膜下层者，不论有无淋巴结转移。此阶段胃癌一般预后佳，5 年治愈率可达 91%。早期胃癌一般可分为隆起型、浅表型和凹陷型。镜下不易诊断，可表现为一片变色的黏膜，或局部黏膜呈颗粒状粗糙不平，或呈现轻度隆起、凹陷，或有僵直感，不柔软。内镜检查时，对这些轻微的变化均不应放过，须做活组织检查。

2）进展期胃癌　大多可从肉眼观察做出拟诊。肿块凹凸不平，表面污秽，可见渗血及溃烂；或表现为不规则较大溃疡，基底部被污秽苔所覆盖，溃疡边缘常呈结节状隆起，无聚合皱襞。

（3）十二指肠溃疡　可见黏膜浅表缺损，范围常较小，形态各异，有圆形、椭圆形、线形、三角形或不规则形。少数溃疡大而深，伴有肿胀的边缘。溃疡周围充血，色泽由浅红、粉红至深红。溃疡表面常有一层黄白色薄苔覆盖。溃疡旁炎症黏膜上常同时有糜烂。溃疡愈合时，黏膜肿胀逐渐消退，边缘显露清楚，溃疡变为扁平，范围逐渐缩小，颜色由黄色变为灰白色，最后愈合。遗留的浅黄色瘢痕常为线状，有时呈不规则形或分枝状。周围黏膜向病变集中，呈放射状，可致十二指肠球部变形、畸形，甚至形成假憩室。

二、下消化道内镜检查

主要介绍结肠镜检查。结肠镜检查可分为乙状结肠镜检查及全结肠镜检查，前者检查自肛门至乙状结肠 60 cm 范围的病变，后者则可检查到回盲部甚至末段回肠，以协助下消化道疾病的诊断与治疗。

1. 适应证　① 原因不明的下腹痛、腹泻或便秘、便血或粪便潜血试验持续阳性；② 肠道炎性疾病的诊断与随访观察；③ 结肠癌的术前诊断、术后观察；④ 结肠息肉的摘除及摘除后的观察；⑤ 下消化道出血需紧急止血；⑥ 钡灌肠发现有可疑病变，不能确诊。

2. 禁忌证　① 肛门、直肠严重狭窄；② 结肠急性重度炎症性病变，如急性重症痢疾、暴发型溃疡性结肠炎、急性胃肠炎等；③ 急性弥漫性腹膜炎及腹腔脏器穿孔；④ 严重心、肺功能不全；⑤ 精神失常或昏迷患者；⑥ 妊娠妇女。

3. 检查前准备

（1）术前做好解释工作，以消除患者的紧张恐惧心理，争取患者的合作。

（2）肠道准备　检查成功与否与肠道清洁密切相关，因此检查前应彻底清洁肠道。检查前 1～2 日进少渣半流饮食，当日晨禁食。检查前 3 h 饮主要含氯化钠的洗肠液 3000～4000 ml 或主要含磷酸缓冲液的清肠液（饮水总量不超过 1000 ml），或 20%甘露醇 250 ml 顿服。甘露醇虽有较好的导泻作用，但因在肠内被细菌分解产生氢气，遇电可发生爆炸，如行高频电凝治疗，应特别注意。

（3）术前可选用地西泮 5～10 mg 或哌替啶 50 mg 肌内注射或静脉注射，但由于镇静药可使痛阈增高，但不作为常规用药。肠管痉挛或蠕动过强影响观察时，可给予山莨菪碱 10 mg 静脉注射。儿童（12 岁以下）患者需用氯氨酮肌内注射或静脉麻醉。

（4）检查室备监护装置及抢救药品。

4. 结肠疾病的内镜检查

（1）克罗恩（Crohn）病　常好发于回肠末段，可侵犯从口腔至肛门的消化道的任何部位。镜下表现：① 病变呈跳跃式或节段性；② 溃疡形成，早期溃疡小而浅，以后溃疡加深并逐渐融合，沿肠管纵轴分布，形成特征性的匐行溃疡，边缘隆起；③ 肠腔内可见假息肉和鹅卵石样改变；④ 病变晚期肠壁纤维化而增厚，呈短的环状狭窄或长管状狭窄。

（2）结肠癌

1）溃疡型　早期为黏膜上扁平型隆起，以后呈曲形的火山口状溃疡，中心凹陷，周围坚硬而隆起，基部硬呈结节状，有污秽的黄色或灰白色坏死组织覆盖，组织脆而易出血，好发于左侧结肠。

2）巨块型　又名菜花样癌、髓样癌、软癌、增殖性癌、息肉样癌，如息肉样隆起，呈半球形、球形或菜花样肿物突入肠腔，表面不光滑，有高低不平的结节状突出，伴有坏死、糜烂、出血及感染。质地脆，易出血，常有脏苔和黏液脓性分泌物，好发于盲肠、右半结肠及直肠壶腹部。

3）弥漫型(狭窄型)　又名环状癌、纤维性腺癌或硬癌，肠腔环状狭窄，表面有砂粒样突起，伴糜烂和小浅溃疡，附有脓性分泌物，好发于左侧结肠。

4）黏液样癌(胶样癌)　肿瘤呈清白色胶冻样，好发于直肠，可呈息肉样型及溃疡型，常伴有绒毛样或乳头样突起，质地柔软、松脆，伴大量胶冻样黏液。

三、支气管镜检查

1. 适应证　① 原因不明的咯血，需明确诊断，或需行局部止血治疗者；② 原因不明的肺不张或胸腔积液；③ 性质不明的肺弥漫性病变、孤立性结节或肿块需做活检、刷检或支气管肺泡灌洗；④ 吸收缓慢或同一部位反复发生肺炎；⑤ 难以解释的持续性咳嗽或局限性哮鸣音；⑥ 原因不明的喉返神经麻痹、膈神经麻痹；⑦ 协助做选择性支气管造影；⑧ 用于治疗，如钳取异物、肺脓肿直视下吸痰、解除气道内梗阻等。

2. 禁忌证　① 严重肺功能损害，不能耐受者；② 严重心血管疾病，如心功能不全、严重高血压、心律失常、严重冠状动脉粥样硬化性心脏病；③ 主动脉瘤有破裂危险；④ 全身状况极度衰弱或其他脏器衰竭；⑤ 对麻醉药过敏；⑥ 不能合作者。

3. 检查前准备

（1）向患者说明检查的目的、必要性、安全性，以解除患者的紧张、恐惧心理，取得患者的合作。

（2）术前禁食 4～6 h。

（3）术前 30 min 皮下注射阿托品 0.5 mg，以减少呼吸道内分泌物。

（4）局部麻醉　先用 2%利多卡因溶液喷雾咽喉，每 2～3 min 一次，共 3 次，然后在支气管镜插入气管后立刻注入 2～5 ml，根据情况适量追加，总量不超过 300 mg。

（5）必要时，做血小板计数及出、凝血时间测定。

4. 支气管疾病的内镜检查

支气管肺癌：根据其发生和扩展的方向不同，可分为支气管内型、支气管壁型和支气管旁型三类。

（1）在纤维支气管镜检查时可见到下列征象　① 菜花样新生物：癌瘤呈桑葚或蕈状新生物，向管腔内突出，常造成管腔阻塞，基底部多宽广或带短蒂。边缘常外翻，界限清楚，色暗红或淡红。表面呈绒毛乳头状，或有浅溃疡，质硬而脆易出血。② 结节样新生物：癌瘤呈圆形或扁平形结节样新生物，形似肉芽组织，突入管腔，色暗红或鲜红。表面粗糙或有糜烂面，质硬，易出血。③ 黏膜浸润：管腔黏膜充血浸润，表面粗糙或呈颗粒状突起，使管腔缩窄变形。边界不清楚，可见坡状隆起，管壁僵硬，触之易出血。④ 凹陷性溃疡：癌瘤表面有深陷的溃疡，其上覆盖坏死组织，边缘凸起而不规则，较易出血。

（2）注意事项 ① 在支气管镜检查过程中可能出现一些并发症，如低氧血症、咯血、气胸、喉及支气管痉挛以及由于麻醉药过量而引起呼吸抑制甚至心搏骤停，应随时观察患者的反应，及时做好相应处理。② 术后应禁食 2 h，待麻醉作用消失后方可进食，以防误吸。③ 术后 24～48 h注意观察患者体温及肺部呼吸音、啰音，以便及时发现肺部感染。

第五节 常用诊疗技术

一、胸腔穿刺术

1. 适应证 ① 检查胸腔积液的性质，有无特殊细胞及病原体，以确定诊断。② 抽出胸腔积液或积气，减轻压迫症状。③ 向胸腔内注射药物进行治疗。

2. 方法及步骤 ① 患者取椅上坐式（骑坐椅上，面向椅背，椅背上放一布枕，头伏于其交叉的双臂上）、床上坐式（床上放一小桌，桌上放一布枕，头伏于其交叉的双臂上）或半坐卧式（患者上身靠起，举起患侧上臂置其头上）。② 穿刺部位应选叩诊实音区最明显的部位。通常取肩胛线第 7～9 肋间，或腋中线第 6～7 肋间。如系包裹性积液，可根据 X 线或超声波检查定位。胸腔积气的穿刺点应选叩诊鼓音处，通常取胸前第 2 肋间锁骨中线稍外侧，以免误伤大血管或心脏。③ 常规消毒皮肤，戴无菌手套，铺消毒洞巾，用胶布固定，取 2%普鲁卡因 2 ml 在选定部位的肋骨上缘穿刺点处，自皮肤至胸膜壁层行局部浸润麻醉。麻醉前应做普鲁卡因过敏试验。④ 将连接穿刺针头的胶管用止血钳夹住或连接三通活栓，以左手拇指和示指固定穿刺部位皮肤，右手持穿刺针，从局部穿刺点垂直刺入，用力要均匀，当感到阻力突然消失时，提示壁层胸膜被刺过（一般深 1.5～2.5 cm），取注射器（50～100 ml）与胶管（或三通）相接，放开止血钳，慢慢抽出积液或积气。每次取下注射器时，必须先用止血钳夹住胶管，以防进入空气。将抽出液体注入容器内送化验，欲做细菌培养时，无菌试管口应先用酒精灯火焰消毒，注入液体，用棉球塞好送培养。穿刺完毕左手拇指及示指按住穿刺皮肤，右手拔出穿刺针，针孔盖上无菌纱布，用胶布固定。

3. 注意事项 ① 认真选择适应证，严格无菌操作。② 一定要沿肋骨上缘进行穿刺。③ 术中应密切观察患者，如有头晕、心悸、出汗、面色苍白、胸痛、呼吸困难或连续咳嗽，应停止操作，并做相应处理。叮嘱患者穿刺过程中切勿咳嗽、深呼吸或说话，必要时可让患者以手示意。④ 放液不宜过多、过快，首次不超过 1000 ml，诊断性穿刺 50～100 ml 即可。⑤ 若开始抽出的是新鲜血性液体，应疑为误伤血管，则稍行退针，改变进针方向，或拔出穿刺针改换穿刺部位。⑥ 对脓胸患者进行抽脓或冲洗时，应避免将脓液带入胸壁以防造成感染；刺激性较大的药物不宜注入胸腔。

二、腹腔穿刺术

1. 适应证 ① 检验腹水性质，查明病因以助诊断。② 向腹腔内注入药物或放液、减压治疗。③ 肺结核空洞或大咯血者（肺下叶病灶），向腹腔内注气，以压缩肺，促使空洞愈合或止血。④ 人工气腹，辅助 X 线诊断。

2. 方法及步骤

(1) 患者取侧卧、半卧或坐位。

(2) 常用穿刺点 ① 脐与左髂前上棘连线的中、外1/3交界处。② 侧卧位可取脐水平线与腋前线相交点。③ 坐位可取脐与耻骨连线中点稍偏外侧1.0～1.5 cm处。

(3) 穿刺部位常规消毒后,术者戴手套,铺洞巾,皮试阴性后用2%普鲁卡因3～5 ml做穿刺点局麻,术者左手拇指和示指固定穿刺部位皮肤,右手持连接胶管(用止血钳夹住)的腹穿针,刺入腹壁,用力均匀徐徐进针,待感到阻力消失时,提示针头已穿过腹膜壁层,即可抽到腹水。如为诊断性穿刺,可抽取适量送检;如为腹腔内注药,待抽到腹水后即可将药液注入腹腔;如为放液减压,穿刺时可用8号或9号针头接一胶管,用注射器抽吸,若腹水过多拟排出多量腹水,用输液夹子夹住胶管,以调放液滴速,排入容器内,记录排液量。

(4) 术毕拔针,穿刺部位盖上无菌纱布,用胶布固定。

3. 注意事项 ① 穿刺前嘱患者排尿,以免刺破膀胱。② 严格遵守无菌操作规程。③ 术中密切观察患者,如出现面色苍白、出汗、脉速,或主诉头晕、心悸、恶心等,应停止抽液并做相应处理。④ 腹腔放液或注气切勿过多、过快,放液量一次不可超过3000 ml,放液量多时,则越慢越好,放液过程中可用宽布带或多头腹带,边放液边扎腹带,以防腹压骤降诱发肝性脑病或休克。⑤ 如腹水过多,腹内压过高,穿刺针垂直刺入皮下后,可改变针头方向刺入腹腔。如术后液体不断渗漏,可粘贴火棉胶止漏。⑥ 若向腹腔内注气,注气量一次不超过1500 ml。⑦ 放液前后应测量腹围,检查腹部体征,做好记录,以观察病情变化。⑧ 下列情况禁忌做腹腔穿刺,如粘连性结核性腹膜炎、肝性脑病前期、棘球蚴病、卵巢囊肿和妊娠。癌肿所致腹水,以少穿刺或不穿刺为宜。

三、腰椎穿刺术

1. 适应证 ① 检验脑脊液,以助颅内疾病的诊断。② 测定颅内压力,了解蛛网膜下腔有无阻塞。③ 注射药物进行麻醉或治疗颅内疾病。④ 进行造影检查。

2. 方法及步骤 ① 患者侧卧于硬板床上,背部与床板垂直,头向前胸部屈曲,两手抱膝,使其紧贴腹部;或助手站在术者对面,用一手挽住患者头部,另一手挽住患者两下肢腘窝处,用力抱紧,使其头尽量接近其膝部,以增宽脊椎间隙,便于进针。② 确定穿刺点,一般取两侧髂后上棘的连线与后正中线的交汇处(为第3～4腰椎棘突间隙),必要时可取第4～5或第2～3腰脊棘突间隙为进针点。③ 皮肤不洁者,先用肥皂水、清水擦洗干净后,进行常规皮肤消毒,盖上洞巾,用胶布固定。皮试阴性后用2%普鲁卡因自皮下至椎间韧带做局部麻醉。④ 术者左手拇指及示指固定穿刺部位皮肤,右手持针,针尖呈垂直或稍指向头侧,用力均匀,缓缓刺入,当感到阻力突然降低时,提示针尖已穿过硬脊膜,一般成人进针4～7 cm,儿童2～4 cm。抽出针芯,可见脑脊液流出,否则插入针芯,轻轻转动针柄或稍微改变方向或深度,即可获得脑脊液。若颅内压过低,用注射器轻吸一下后即可见脑脊液流出。如穿刺针遇到脊椎骨的阻力,应拔针至皮下,并用干纱布擦拭针芯,重新插入,改变方向进针。⑤ 穿刺成功后先测压力,然后放出2～4 ml脑脊液,以供检验。若压力过高则不宜放液,仅用测压管内的脑脊液送检即可,以免发生脑疝。⑥ 若欲了解蛛网膜下腔有无阻塞,可做压颈试验(奎克试验)。测定初压后,测压管不动,由助手分别压迫两侧颈静脉,然后同时压迫颈静脉,各持续压迫5～10 s,观察脑脊液压力的变化。若压力继续上升至原来的 2～3 倍，解除压迫后 10～20 s 内即恢复至原来的水平，提示蛛网膜下腔无阻塞；若压迫后脑脊液压力缓慢上升，除去压力后缓慢下降，可能有部分阻塞；若压迫颈静脉后压力完全不变，提示椎管完全阻塞；以手分别压迫左、右颈静脉，如一侧压力有升高、一侧不升，提示颈静脉有阻塞，见于横窦血栓形成或颅后窝肿瘤压迫了该侧横窦。⑦ 术毕，插入针芯拔出穿刺针，局部按压 1～2 min，覆盖消毒纱布，用胶布固定，叮嘱患者术后去枕平卧 4～6 h。

脑脊液压力正常值为 7～18 cmH_2O。

滴速估计法：正常值为 20～60 滴/min，此法误差较大，可做参考。

3. 注意事项　① 认真选择穿刺适应证。穿刺部位皮肤、组织及脊柱有感染以及败血症和病情危重者禁忌腰穿术。② 术前应检查眼底，视盘明显水肿或估计颅内压过高者，应先脱水治疗，降低颅内压后再行穿刺，以免发生脑疝。脑出血或颅内压增高者，禁忌脑脊液动力学检查。③ 若穿刺术中流出的脑脊液最初为较浓的鲜红色，越滴色越淡，则为穿刺外伤所致，可更换部位重新穿刺，或 5～7 日后再行穿刺。④ 穿刺成功后，若感到颅内压推挤针芯向外时，则宜稍施阻力于针芯，待其缓缓外出，见有脑脊液外流，则固定针芯，切不可贸然拔出。⑤ 放脑脊液切不可过多、过快。术后一定要去枕平卧床上 4～6 h（视放液多少和颅内压增高情况），以免发生脑疝或头痛。⑥ 严格无菌操作。⑦ 穿刺过程中，应密切观察患者的呼吸、脉搏、面色。穿刺后如出现头痛、呕吐等症状，应继续卧床休息。⑧ 如向脊髓腔内注药，需放出部分脑脊液与注射器内药物混匀后缓慢注入。刺激性大的药物（如双氢链霉素）不宜脊髓内注射。

四、洗胃法

1. 适应证　① 清除胃内毒物或其他有害物质。② 伴有胃潴留的幽门梗阻，做 X 线钡餐检查前或手术治疗前准备。③ 胃内减压治疗。

2. 禁忌证　① 吞服腐蚀性毒物，如强酸、强碱等。② 严重心、肺疾病或晚期妊娠。③ 食管静脉曲张者。④ 溃疡病近期有出血或穿孔。

3. 方法及步骤　① 做好思想工作，以求合作。② 坐靠背椅或半卧位、卧位。③ 备好胃管、压舌板、开口器、塑料布、润滑油、胶布、水容器。④ 备好洗涤液，如清水、盐水、2% $NaHCO_3$ 溶液（敌百虫中毒者忌用）、1∶5 000 高锰酸钾（1605 中毒者忌用）、硫酸镁（导泻时用）。⑤ 患者颌下系塑料布。⑥ 医师右手用纱布持涂有润滑油的胃管前端约 10 cm 处，左手持胃管后段，立于患者右侧，将胃管经口腔（或鼻孔）于患者做吞咽动作时，插过咽部后徐徐插入食管，待插至胃管 40～50 cm 处时，可行抽吸，证明入胃后固定胃管。⑦ 于胃管末端或漏斗处，先放液，灌入灌洗溶液，再抬高漏斗超过患者头部 60～70 cm，缓慢灌入灌洗液 300～500 ml，当漏斗中剩余少量灌洗液时，将漏斗放低并倒置，利用虹吸原理将胃中液体引出体外，见不再有液体流出时，再抬高漏斗，重新灌入灌洗液。如此反复进行，当抽出液与灌入前的灌洗液澄清度及颜色相同时，则停止灌洗。

中毒患者第一次洗出的胃内容物，应留做检验用。

4. 注意事项　① 避免将胃管插入气管。若患者出现剧烈咳嗽、面部青紫、呼吸困难，即应将胃管拔出。也可将胃管末端置入水中，如有气泡溢出，即提示胃管误入气管内；或注入少量液体，如在胃内，常可全部抽出，并可抽出胃内容物。② 昏迷患者，灌注量不宜过多，以免液体反流入气管造成窒息。③ 对服毒患者，灌洗后可经胃管注入活性炭、解毒剂或胃黏膜保护剂

（如蛋清、牛奶、米汤等）；对幽门梗阻、胃扩张者一般不注入药物或食物。④ 胃管拔出时动作宜轻，但不宜过慢。口或鼻部垫好毛巾或纱布，胃管全部拔出时，揩清分泌物，患者清水漱口，适当休息。

五、灌肠法

灌肠常用于排便、给药、补充营养、补液、清洁灌肠、排泄毒物、配合结肠检查或手术治疗。用于排便时常用温水、0.9%氯化钠溶液或20%肥皂水500～1000 ml；小量灌肠可用甘油30～60 ml加温水100 ml，给药时常用导尿管插入15～30 cm；补充营养或液体时，应先行清洁灌肠，再插肛管并固定于臀部。

1. 方法及步骤　① 患者取左侧卧位，屈膝屈髋，臀部靠近床沿，垫一塑料布。② 将灌洗液装入灌肠筒内，用凡士林或液状石蜡润滑肛管头，放开夹子，使液体充满肛管后再夹住。③ 嘱患者缓慢开口深呼吸，放松肛门，将肛管轻轻插入直肠7～10 cm，放开夹子，一手扶住肛管，另一手举起灌肠筒（高过床沿30～50 cm），使液体流入肠内。如液体流入不畅，可将肛管稍加移动或抬高灌肠筒。待液体流尽，关紧夹子将肛管徐缓抽出，必要时将纱布块塞入肛门。④ 保留液体在肠内5～15 min。⑤ 小量灌肠可用导尿管及注射器注入。⑥ 清洁灌肠应多次灌洗，直至排出较清液体为止。⑦ 补充营养或液体时，用静脉输液器接于插入肠管内的导尿管，滴速40～50滴/min，滴完后安静仰卧位，臀部稍高，以助吸收。

2. 注意事项　① 灌洗速度不宜过快，灌洗温度在38～41℃，降温灌肠时，则用冰水。② 注意洗出大便的颜色、硬度、有无脓血。

（汤之明）

复 习 题

单选题

1. 发热的病因最为常见的是：
   A. 感染性发热　　B. 无菌性坏死物质的吸收
   C. 体温调节中枢功能失常　　D. 抗原抗体反应
2. 体温持续在 39～40℃，达数日或数周，一日内波动范围不超过 1℃，称为：
   A. 稽留热　　B. 弛张热　　C. 间歇热　　D. 波状热
3. 高热的标准为：
   A. 37.3～38.0℃　　B. 38.1～39.0℃　　C. 39.1～41.0℃　　D. 41℃以上
4. 腹痛性质具有长期性、周期性、节律性并与进食有关，应考虑：
   A. 胆道疾病　　B. 胰腺疾病
   C. 小肠疾病　　D. 消化性溃疡
5. 头痛伴剧烈喷射状呕吐，常提示：
   A. 神经症　　B. 三叉神经痛　　C. 鼻窦炎　　D. 颅内压增高
6. 突发剧烈胸痛，伴有呼吸困难和发绀，应考虑：
   A. 原发性支气管肺癌　　B. 肺梗死
   C. 急性心肌梗死　　D. 食管炎
7. 呼吸困难的原因最为常见的是：
   A. 中毒　　B. 呼吸系统疾病　　C. 血液病　　D. 神经精神因素
8. 严重吸气性呼吸困难的重要体征是：
   A. 呼吸深快　　B. 三凹征　　C. 明显发绀　　D. 鼻翼扇动
9. 发作性呼气性呼吸困难见于：
   A. 肺气肿　　B. 自发性气胸　　C. 心源性哮喘　　D. 支气管哮喘
10. 呕吐大量隔宿食物的疾病是：
    A. 幽门梗阻　　B. 急性中毒　　C. 颅内压增高　　D. 消化性溃疡
11. 呕吐伴腹泻，多见于：
    A. 胆石症　　B. 食物中毒　　C. 妊娠反应　　D. 胃潴留
12. 腹泻伴里急后重见于：
    A. 急性细菌性痢疾　　B. 肠结核　　C. 肝硬化　　D. 胃癌

13. 患者躁动不安，言语杂乱，有错觉、幻觉，对人物、地点、时间的定向力丧失，应考虑：
A. 昏睡　　B. 浅昏迷　　C. 深昏迷　　D. 谵妄
14. 浅昏迷与深昏迷的区别主要在于：
A. 呼吸、脉搏是否正常
B. 血压是否正常
C. 对光、声音刺激有无反应
D. 咳嗽反射、吞咽反射、角膜反射、瞳孔对光反射是否存在
15. 意识障碍伴瞳孔缩小，可见于：
A. 有机磷中毒　　B. 酒精中毒　　C. 低血糖　　D. 阿托品中毒
16. 确定腹腔内脏器的压痛点，常选用：
A. 浅部触诊法　　B. 深压触诊法　　C. 冲击触诊法　　D. 双手触诊法
17. 正常肺部的叩诊音为：
A. 清音　　B. 过清音　　C. 鼓音　　D. 浊音
18. 尿液有大蒜味，见于：
A. 膀胱炎　　B. 尿毒症
C. 糖尿病酮症酸中毒　　D. 有机磷农药中毒
19. 下列哪一项不是生命体征：
A. 体温　　B. 呼吸　　C. 血压　　D. 年龄
20. 某人眼裂增大，眼球突出，瞬目减少，兴奋不安，烦躁易怒，属于：
A. 二尖瓣面容　　B. 甲状腺功能亢进面容
C. 贫血面容　　D. 急性病容
21. 瘫痪患者采取仰卧位，属于：
A. 自主体位　　B. 强迫体位　　C. 被动体位　　D. 随意体位
22. 对麻疹有早期诊断价值的是：
A. Koplik 斑　　B. 黏膜疹　　C. 黏膜溃疡　　D. 鹅口疮
23. 患者口腔气味为烂苹果味，见于：
A. 尿毒症　　B. 肝性脑病
C. 有机磷农药中毒　　D. 糖尿病酮症酸中毒
24. 下列哪一项为扁桃体Ⅲ度肿大？
A. 不超过咽腭弓　　B. 超过咽腭弓
C. 达到或超过咽后壁中线　　D. 舌腭弓和咽腭弓之间
25. 气管右偏可见于：
A. 右侧大量胸腔积液　　B. 左侧气胸
C. 左侧肺不张　　D. 右侧气胸
26. 语音震颤增强主要见于：
A. 肺泡内含气量增多　　B. 支气管阻塞
C. 肺实变　　D. 气胸
27. 患者呼吸节律由浅慢逐渐变为深快，再变为浅慢，继之呼吸暂停一段时间，再开始如上

一次的周期性呼吸，为：

A. 深大呼吸　B. 潮式呼吸　C. 叹息样呼吸　D. 间停呼吸

28. 肺气肿时，肺部叩诊音为：

A. 清音　B. 浊音　C. 鼓音　D. 过清音

29. 抬举性心尖搏动见于：

A. 右心室肥大　B. 左心室肥大　C. 左心房肥大　D. 右心房肥大

30. 心尖部触及舒张期震颤考虑为：

A. 主动脉瓣狭窄　B. 肺动脉瓣狭窄　C. 室间隔缺损　D. 二尖瓣狭窄

31. 靴形心见于：

A. 二尖瓣关闭不全　B. 主动脉瓣关闭不全

C. 主动脉瓣狭窄　D. 二尖瓣狭窄

32. 二尖瓣狭窄杂音的性质为：

A. 吹风样　B. 叹气样　C. 喷射性　D. 隆隆样

33. Murphy 征阳性见于：

A. 急性肝炎　B. 急性阑尾炎　C. 急性胆囊炎　D. 急性胰腺炎

34. 腹部检查最重要的检查方法为：

A. 视诊　B. 触诊　C. 叩诊　D. 听诊

35. 蛙状腹见于：

A. 恶病质　B. 急性腹膜炎　C. 脱水　D. 腹腔积液

36. 右髂前上棘与脐连线的外 1/3 和内 2/3 交界处为：

A. 阑尾压痛点　B. 胆囊压痛点　C. 溃疡病压痛点　D. 肾压痛点

37. 正常人脊柱有：

A. 两个弯曲　B. 四个弯曲　C. 三个弯曲　D. 五个弯曲

38. 匙状指多见于：

A. 支气管肺癌　B. 胸腔肿瘤　C. 缺铁性贫血　D. 肺脓肿

39. 下列哪一项不是浅反射？

A. 角膜反射　B. 腹壁反射　C. 肱二头肌反射　D. 跖反射

40. 巴宾斯基征阳性表现为：

A. 踇趾背伸，其他四趾呈扇形展开　B. 足趾向跖面屈曲

C. 足趾无变化　D. 足趾背伸

41. 下列哪一项不是病理反射？

A. 巴宾斯基征　B. 角膜反射　C. 霍夫曼征　D. 戈登征

42. 正常成年女性的红细胞计数为：

A. $(3.0\sim4.5)\times10^{12}/L$　B. $(3.5\sim5.0)\times10^{12}/L$

C. $(3.5\sim5.5)\times10^{12}/L$　D. $(4.0\sim5.5)\times10^{12}/L$

43. 正常成年男性的血红蛋白含量为：

A. 120～160 g/L　B. 110～150 g/L

C. 120～150 g/L　D. 110～160 g/L

44. 红细胞增多见于：
A. 新生儿　B. 孕妇
C. 再生障碍性贫血　D. 大量输液

45. 正常成年人的白细胞计数为：
A. $(3.0\sim4.0)\times10^9/L$　B. $(4.0\sim8.0)\times10^9/L$
C. $(4.0\sim10.0)\times10^9/L$　D. $(6.0\sim10.0)\times10^9/L$

46. 中性粒细胞增多见于：
A. 放射性损伤　B. 伤寒
C. 再生障碍性贫血　D. 化脓性感染

47. 淋巴细胞增多见于：
A. 病毒感染　B. 化脓性感染　C. 寄生虫感染　D. 放射病

48. 正常成人的血小板计数为：
A. $(10\sim30)\times10^9/L$　B. $(100\sim300)\times10^9/L$
C. $(200\sim300)\times10^9/L$　D. $(100\sim200)\times10^9/L$

49. 尿量减少见于：
A. 饮水　B. 精神紧张　C. 糖尿病　D. 休克

50. 无尿是指 24 h 尿量少于：
A. 17 ml　B. 100 ml　C. 400 ml　D. 800 ml

51. 粪便潜血试验阳性见于：
A. 上消化道出血　B. 下消化道出血　C. 溃疡性结肠炎　D. 细菌性痢疾

52. 白陶土样便见于：
A. 直肠癌　B. 阿米巴痢疾　C. 胆道梗阻　D. 下消化道出血

53. 粉红色泡沫痰见于：
A. 支气管肺癌　B. 肺淤血　C. 肺结核　D. 肺炎

54. 正常人血清总蛋白含量为：
A. 50～60 g/L　B. 60～70 g/L　C. 70～80 g/L　D. 60～80 g/L

55. 动态观察肥达反应持续超过参考值，常提示：
A. 细菌性痢疾　B. 阿米巴痢疾　C. 伤寒或副伤寒　D. 溃疡性结肠炎

56. P 波代表：
A. 心室去极波　B. 心房去极波　C. 心房复极波　D. 心室复极波

57. PR 间期正常范围是：
A. 0.10～0.20 s　B. 0.12～0.18 s　C. 0.12～0.20 s　D. 0.12～0.16 s

58. 心电图检查下列哪项不正常？
A. P 波时间<0.11 s　B. QRS 波群时间 0.06～0.10 s
C. ST 段抬高 0.3 mV(V_3 导联)　D. Q 波时间为 0.05 s(V_5 导联)

59. 下列正常值中错误的是：
A. 网织红细胞 0.005～0.015　B. 白细胞$(4.0\sim10.0)\times10^9/L$
C. 嗜酸粒细胞 0.5%～5%　D. 中性粒细胞 20%～40%

60. 正常成年人 24 h 尿量为：

A. 400～600 ml
B. 1000～2000 ml
C. 800～1200 ml
D. 3000～4000 ml

（刘美红）

第二篇　临床常用治疗

第五章　非药物治疗

第一节　合理饮食与运动

一、合理饮食

饮食是人体最重要、最经常的一种行为，但能按科学方式合理饮食的人至今仍属少数。物质条件的限制、无知和纵欲是合理饮食的三大障碍。要优化饮食，必须了解食物的营养结构与合理的饮食行为。

1. 食物的营养成分及功能　食物的营养成分一般分为五类，即“三大营养素”中的糖类、脂类、蛋白质和无机盐、维生素。糖类、脂类和蛋白质是供给人体能量和构成组织的原料；无机盐既是人体的组成成分，又是机体代谢过程必不可少的；维生素是维持人体生理、生化所必需的。

（1）糖类　又称碳水化合物，按其化学结构可分为单糖、多糖和双糖。淀粉属于多糖类，是人们食物中糖的主要来源。糖类的主要功能为供给能量，构成人体组成成分，增加肝和肌肉的糖原储备。

（2）脂类　包括脂肪和类脂。类脂包括磷脂和胆固醇。脂类的主要生理功能是储存能量和提供能量；构成机体组织；维持体温恒定，保护脏器，促进脂溶性维生素和其他脂溶性物质的吸收。一般认为，成人每日摄取 50 g 即可满足一日需要量。

（3）蛋白质　组成蛋白质的基本单位是氨基酸，人体蛋白质所含的氨基酸有 20 多种。蛋白质的存在以及蛋白质的新陈代谢是生长、发育、繁殖、感应、运动、分泌、吸收等生命现象的基础，也可供能。

（4）维生素　是物质代谢中许多酶的辅酶，是保证人体正常生长发育和维持健康所必需的。大多数维生素人体不能制造，必须经常从食物中得到补充。缺乏维生素会引起物质代谢失常，影响正常生理功能。维生素可分为水溶性维生素和脂溶性维生素两大类。水溶性维生素主要有维生素 B_1、维生素 B_2、维生素 B_6、维生素 PP、维生素 B_{12}、维生素 C 等。脂溶性维生素主要有维生素 A、维生素 D、维生素 E、维生素 K 等几种。

（5）无机盐　可分为主要元素和微量元素两类，有钙、磷、铜、锰、锌、钴、钼、碘、氟、硒、铬、硅、镍、锡、氯、硫、钒等。有的元素是组成细胞的成分，有的则是某些酶、激素、维生素等生物活性物质的构成元素。此外，许多酶都需要一定的无机盐。

2. 合理饮食　没有一种食物能包含人们所需要的全部营养素，也没有一套固定的食谱和管理办法能适应每个人。因此，应根据每个人所处的生长发育时期、生理状态（如妊娠、哺乳）和病理状况不同，以及劳动工种、营养消耗的变化、饮食习惯等合理调配饮食。

二、运动

运动是生命的一种表现形式，也能促进生命活动。运动有三种类型：① 本能性运动，如行走、跑跳、取食等；② 劳务性运动，如耕田、开车、操作机器等；③ 锻炼性运动，即体育运动。体育运动以增强体质、祛病延年为目的，体育运动的开展标志着人类文明的进步。

1. 运动对机体功能的影响

（1）对心血管系统的影响　运动可使血液循环加快，表现为单位时间内心排血量的增加。

（2）对呼吸系统的影响　运动需要增加氧的消耗，并使代谢产物二氧化碳和乳酸等物质增多，这些物质进入血液被带到全身，呼吸中枢受到刺激就会做相应调节。

（3）对消化系统的影响　低强度的运动对胃肠蠕动排空和各种消化液的分泌仅有轻微影响；高强度的运动则因整个机体内水分、供能物质、氧等消耗过多，消化功能会呈暂时抑制。已证实，运动有利于脂肪代谢、胆汁合成和排出，并可减少胆石症的发生。

（4）对泌尿系统的影响　由于运动时水分从体表和肺排出增多，加上代谢产物增多，血浆渗透压上升，这些因素作用于肾，表现为尿量减少，尿液浓缩。运动时肾血流量减少，肾小球滤过率下降。如运动量过大，尿中可出现少量蛋白和红细胞，运动量减小后这种情况消失。

（5）对肌肉、骨骼系统的影响　体育锻炼可使肌肉的血液供应增加，新陈代谢活跃。

（6）对神经、内分泌系统和物质代谢的影响　在诸多的内分泌激素中，肾上腺素、去甲肾上腺素、肾上腺皮质激素、胰高血糖素、生长激素等在运动时分泌增多，胰岛素分泌则减少，其总的生理、生化效应是使物质分解代谢和更新补充都加快。

2. 运动与心理健康　经常体育锻炼的人，反应的灵敏性、准确性、协调性明显提高。运动还可以解除焦虑和抑郁。

体育运动能培养自觉性、自制性和坚韧性，还可培养可贵的竞争意识，学会超越自我，超越别人。这些心理素质对开朗性格、坚强意志和充分的自信心的形成是十分有利的。体育运动还可帮助摆脱心理挫折，锻炼的乐趣和群体的和谐可冲淡心灵上失败的阴影。

第二节　物理疗法

应用自然界和人工的各种物理因素作用于机体以达到预防、治疗和康复的目的，称为物理疗法（简称理疗）。现代理疗的方法很多，本章主要介绍电疗、光疗和高压氧疗法。

一、电疗

电疗包括直流电疗法、直流电离子导入疗法、低频电脉冲疗法、中频正弦电流疗法及高频电流疗法等。这里只简要介绍以下两种电疗法：

1. 直流电疗法　也称加尔瓦尼（Galvani）电流疗法，使用较低电压（50～80 V）的直流电通过机体治疗疾病，是电疗中最早的一种。

直流电作用于机体，首先刺激皮肤感觉神经末梢产生针刺样感觉。正极下组织兴奋性降低，负极下组织兴奋性升高。直流电可以引起血管扩张，促进局部血液循环。全身电疗时下行电流有镇静作用，上行电流则有兴奋作用。直流电对周围神经的再生和骨折愈合都有良好的促进作用。

当头部通直流电时，如通过血管运动中枢，可以使脉搏减慢，周围血管扩张。直流电对自主神经和内脏功能具有调节作用。

2. 低频脉冲电疗法　低频脉冲电流是频率在 1 000 Hz 以下，电压或电流幅度按一定的规律从零或某一电位水平上瞬间出现，然后降低或消失的电流。低频脉冲电疗常按临床治疗作用分为锻炼肌肉的低频脉冲电疗、镇痛和促进局部血液循环的低频脉冲电疗和作用于中枢神经系统的低频脉冲电疗。

二、光疗法

光疗法是利用阳光或人工产生的各种光辐射能作用于人体，以治疗和预防疾病的一种物理疗法，可分为红外线、可见光线、紫外线和激光四种疗法。

1. 红外线疗法　应用红外线治疗疾病的方法称红外线疗法。红外线主要由热光源产生，在医学中的生物学效应主要是热作用，因此又称为热射线。

红外线的治疗作用：① 改善局部血液循环；② 促进局部渗出物的吸收；③ 降低肌张力，增加胶原组织的延展性；④ 镇痛作用；⑤ 增加新陈代谢及酶的活性；⑥ 消炎作用。

2. 可见光疗法　可见光的热效应比红外线低，光化作用比紫外线弱，因此可见光疗法应用范围较窄。目前应用比较多的是蓝紫光治疗新生儿黄疸。

3. 紫外线疗法　利用人工紫外线照射人体以防治疾病的物理疗法称为紫外线疗法。

紫外线的治疗作用：① 治疗皮肤浅层组织的急性炎症；② 镇痛；③ 抗维生素 D 缺乏病；④ 脱敏；⑤ 促进再生；⑥ 促进皮下淤血的吸收。

4. 激光疗法　激光对活组织的生物学作用主要表现在光化学作用、热作用、机械作用、电磁场作用和弱激光的刺激作用等五个方面。

(1) 氦-氖激光的治疗作用　① 增强组织代谢；② 促进上皮生长、组织修复；③ 增强机体免疫功能；④ 镇痛作用；⑤ 具有明显的生物刺激和调节作用，其治疗作用的基础不是温热效应，而是光化学效应。

(2) 二氧化碳激光的治疗作用　高能量破坏性的激光主要是作为光刀，以供激光手术切割、焊接和烧灼。

三、高压氧疗法

1. 高压氧治疗的作用机制

(1) 提高机体氧含量　机体在高压氧下，氧很快进入肺泡，使肺泡呈现高氧分压状态，氧又迅速通过肺泡和毛细血管壁的膜性屏障扩散入血液，通过血液循环将氧带到全身各组织，供细胞利用，以增加组织的氧含量和氧储量。

(2) 对血管的收缩作用和侧支循环的影响　高压氧可使许多脏器和组织的血管发生收缩，阻抗增加，导致灌注范围内血流量减少。另外，机体在高压氧下组织内氧张力明显提高，有利于肉芽组织耗氧产能，有利于成纤维细胞的分裂增生，有利于胶原纤维的形成，从而促进侧支循环的形成。

（3）抑制厌氧菌的生长繁殖　治疗气性坏疽、破伤风、放线菌病等厌氧菌感染。

（4）辅助治疗恶性肿瘤　增强放疗和化疗对恶性肿瘤的疗效。

（5）其他　加速体内气泡的吸收和排除。

2. 高压氧治疗的适应证和禁忌证

（1）适应证　包括放射性坏死、减压病、急性一氧化碳中毒、急性空气栓塞症、气性坏疽、顽固性骨髓炎、需氧菌和厌氧菌引起的软组织混合感染、急性缺血性挤压伤、放线菌病、急性失血性贫血、急性末梢血管损伤（重度烧伤和冻伤）、休克、心肌梗死和其他冠状动脉供血不足、肠梗阻、突发性耳聋、重症脊髓损伤等。

（2）有待研究的适应证　包括颅脑外伤、脊髓损伤、骨移植、四氯化碳中毒、急性脑缺血性疾病、骨折、急性硫化氢中毒、腹腔及颅内肿瘤、假膜性肠炎、坏疽性脓皮病等。

（3）绝对禁忌证　包括多发性肋骨骨折、严重而广泛的胸壁挫伤及开放性胸壁挫伤而未经处理者、张力性气胸及自发性气胸未经处理者、严重的肺气肿、活动性肺结核、化脓性中耳炎、视网膜脱离、有内出血或出血性疾病尚未得到控制者、未加处理的癌症患者。

（4）相对禁忌证　包括急性鼻窦炎、癫痫、高热、高血压、精神失常、妇女月经期和妊娠期、氧过敏试验阳性、全身极度衰竭等。

第三节　介 入 治 疗

一、概念与范畴

介入治疗是指在医学影像设备的引导下，经特别的穿刺针将导管插入人体病变部位，通过药物、物理、化学等手段直接消除或减轻局部病变，从而达到治疗的目的。介入治疗就其涉及的临床范围可分为：① 肿瘤的介入治疗；② 非肿瘤病变的介入治疗；③ 心脏及大血管疾病的介入治疗；④ 神经系统疾病的介入治疗。

根据介入的技术不同，介入治疗又可分为：

1. 血管性介入技术　包括：① 经导管血管栓塞术；② 经导管局部药物灌注术；③ 经导管腔内血管成形术；④ 经皮血管内支架置放术；⑤ 经颈静脉肝内门腔分流术；⑥ 经皮血管内异物和血栓取出术；⑦ 经皮血管内导管药盒系统植入术；⑧ 心脏瓣膜成形术；⑨ 射频消融术；⑩ 选择性血管造影术和药物性血管造影术等。

2. 非血管性介入技术　包括：① 经皮针吸活检术；② 经皮穿刺内、外引流术；③ 经皮椎间盘切割术；④ 输卵管再通术；⑤ 腹水-静脉转流术；⑥ 脑积水-腹腔或静脉转流术；⑦ 内支架置放术；⑧ 经皮胃造口术；⑨ 结石处理技术；⑩ T 形管置换术等。

二、介入治疗的特点

1. 具有微创性　只经过皮肤穿刺、插管，生理或手术孔道插管即可完成诊断和治疗。

2. 可重复性强　在一次治疗不彻底或病变复发时，可经同样的途径重复多次治疗。

3. 定位准确　由于所有的操作都是在医学影像设备引导下进行，使穿刺和插管准确到位，诊断和治疗具有较少的盲目性。

4. 疗效高，见效快　对于出血性疾病、血管狭窄和其他管腔狭窄等病变，一旦介入技术成功，疗效立即可见。

5. 并发症发生率低　并发症少，致命和致残的严重并发症更少。

6. 多种技术可协同应用　某些疾病需要多种疗法同时或序贯进行才能取得良好的疗效，多种介入技术相互干扰少，协同作用强。

第四节　放射治疗

恶性肿瘤占人类死亡原因的第一位，我国恶性肿瘤的发病率约为100/10万，每年约有100万人患恶性肿瘤。目前恶性肿瘤的主要治疗手段是手术、放射治疗（简称放疗）和药物治疗，其中约有70%的患者需要不同程度的放疗。随着物理学、电子学、生物学、数学、生物化学等相关学科的发展，放疗已成为治疗肿瘤的常用方法之一。

一、放疗的原理

1. 辐射生物效应的作用机制　① 直接损伤：主要作用于细胞核内的脱氧核糖核酸（DNA）。通过射线的反复照射，导致细胞在分裂时死亡。② 间接损伤：主要是作用于体液中的水分子，导致水分子电离或激活，产生各种自由基，使细胞“氧中毒”，导致细胞在分裂时死亡。

2. 射线对不同周期细胞的损伤作用　射线导致细胞死亡的形式有两种：① 细胞被大剂量射线照射时，发生分裂间期死亡；② 当细胞受到较小剂量射线照射后，细胞经历一次或几次分裂，最后在分裂时死亡，放疗多采用这种方式。

二、放疗的原则

1. 明确诊断　放疗时，由于射线是无选择地同时对正常及病理组织起效应，因此必须经过病理组织、细胞学的检查，明确诊断后再根据病情考虑放疗。

2. 制订综合治疗方案　应根据每一病例的具体情况制订单用放疗或化疗与其他疗法相配合的综合治疗方案。最好是在外科、放疗科、肿瘤科及病理科医师的共同商讨下制订。

3. 放疗方法的选择　应根据病灶部位、病理类型及患者的总体情况来确定放疗计划。

（1）根治性治疗　对射线敏感和较敏感的肿瘤（如鼻咽癌、宫颈癌、皮肤癌、淋巴瘤、口腔肿瘤等）可采取根治性放疗，以达到消灭肿瘤细胞的目的。

（2）姑息性治疗　对晚期患者或对射线不敏感的肿瘤（如恶性黑色素瘤、软组织肉瘤、腺癌等），通过姑息疗法可起到止痛、止血、减轻肿瘤压迫症状的作用。

4. 放疗前的辅助工作　放疗前，对某些病例要采取必要的保护措施，以免在放疗过程中发生意外。其中包括：① 脑肿瘤伴有颅内压增高患者需做颅脑减压手术；② 喉癌有气道不畅、呼吸困难者，需做气管切开术；③ 食管癌有梗阻者应做胃造口术；④ 头颈部肿瘤放疗前对口腔及牙齿病变应先做处理。

5. 放疗中的监测　放疗过程中应对患者做定期检查，以了解放射治疗的疗效，以便及时发现问题，调整治疗方案。

三、放疗的适应证

1. 头面部恶性肿瘤　包括早期鼻咽癌、喉癌、口咽部癌，早期鼻腔、扁桃体及舌根癌（以上恶性肿瘤可获根治）、上颌窦癌术前放疗及视网膜母细胞瘤。

2. 妇科恶性肿瘤　包括早期宫颈癌（可获根治）、不能手术的宫体癌及绒毛膜上皮癌肺脑转移。

3. 血液、淋巴系统恶性肿瘤　对Ⅰ、Ⅱ期的恶性淋巴瘤，尤其是霍奇金病，以大面积放疗的效果较好；对中枢神经系统白血病、绿色瘤、浆细胞瘤、多发性骨髓瘤做放疗，可减轻疼痛症状；也可用于骨髓移植时的全身或全淋巴照射。

4. 泌尿生殖系统恶性肿瘤　包括肾母细胞瘤和肾透明细胞癌的术后放疗，以及前列腺癌、睾丸精原细胞瘤（用过放疗而复发的病例亦可再次放射治疗）。

5. 皮肤恶性肿瘤　如皮肤癌、蕈样真菌病。

6. 消化道恶性肿瘤　包括食管癌、部分原发性肝癌、直肠癌的术前放疗及胃癌的术中放疗、胰腺癌。

7. 呼吸系统恶性肿瘤　包括不能手术的肺和纵隔肿瘤。

8. 神经系统恶性肿瘤　包括神经母细胞瘤、神经管母细胞瘤。

9. 其他恶性肿瘤　如乳腺癌（Ⅱ期和Ⅱ期以上）、转移性骨癌（放疗可减轻疼痛症状）、甲状腺癌。

四、放疗的禁忌证

1. 肿瘤晚期患者，尤其是有广泛转移或恶病质者，或出现严重并发症者。

2. 肿瘤患者伴发急性炎症时。

3. 肿瘤患者有明显心、肺、肝、肾等脏器功能衰竭者。

4. 放疗前已有明显血象降低（如白细胞计数$<3\times10^9/L$，血红蛋白<60 g/L，血小板$<80\times10^9/L$）和（或）骨髓造血细胞增生低下者，尤其不宜做大面积放疗或大剂量放疗。

5. 伴有内脏穿孔或大量出血时。

6. 浆膜腔有大量积液时。

五、放疗的不良反应

放疗的不良反应取决于不同细胞对射线的敏感性，也与放疗部位、面积、剂量及射线的性能密切相关。此外，还与患者的全身情况，以前是否接受过化疗、放疗或手术等有一定的关系。对放疗的不良反应主要是采取对症治疗。

六、放疗前景与展望

放疗已经成为治疗恶性肿瘤的必不可少的手段。继续提高疗效是目前的研究重点。研究方向有：① 继续寻找新的放射源；② 寻找使缺氧细胞对放射线敏感的方法；③ 对介入放射治疗的进一步研究；④ 立体定向放射外科技术、立体定向近距离放疗和三维适形放疗技术在临床的应用与研究。

第五节 针灸、拔罐与按摩

一、针灸疗法

针灸是中医学的重要组成部分，有其悠久的历史。它具有独特的风格，完整的体系，广泛的用途，确切的疗效和安全无害等优点。针灸疗法（包括针法、灸法及拔罐法）是一种自然、整体疗法，其最明显的特点就在于不会给机体带来如某些化学药物所引起的不良反应，亦没有成瘾性。

近代我国医学界对针灸进行了多方面的研究，发现针灸对全身各器官功能都具有良性的双向调整作用，主要包括：① 扶正祛邪作用：能增强机体的免疫功能，提高机体非特异性抵抗力，能治疗细菌、病毒一类的感染性疾病；② 止痛作用；③ 消除疲劳的作用：针灸足三里、合谷等穴，可使疲劳消除加快。

1. 针法　针法运用适当与否，直接影响着针刺的疗效。在针刺治病的过程中，其主要内容可分为针刺操作基本手法、针刺常用补泻手法及针刺感传等三个部分。

2. 灸法　灸法能活跃脏腑功能，促进新陈代谢，对多系统有明显的调节作用。灸法不仅可以治病，也是一种保健法。健康人长期施灸，可使体质增强，精力充沛，产生抗病和防御能力，达到祛病延年的目的。

常用的灸法有：① 艾炷灸；② 艾条灸；③ 温针灸。

二、拔罐法

拔罐法又称为吸筒法，它是以杯罐作工具，吸附于身体的一定部位，使机体产生局部淤血现象，从而达到治疗目的的一种方法。

常用的拔罐的方法有：① 火罐法；② 刺络拔罐法：③ 针罐法；④ 煮药拔罐法；⑤ 电动负压拔罐法。

三、按摩与推拿疗法

按摩与推拿是中医学中的一门重要学科，也是人类古老的一种疗法。按摩是推拿的一种，又称保健按摩，通过对体表某些部位进行按摩，可以达到调和气血、顺达经脉、润泽肌肤的目的，对防治疾病及强壮机体有一定的保健作用。

推拿疗法是根据病情，运用各种不同手法技巧，产生一种外力，作用于体表的病变部位，以调节机体生理、病理状况而达到治病的目的。推拿可分为医疗推拿及保健推拿两类，也有根据操作形式的不同分为自我推拿和被动推拿。根据对象或病症的不同，又可分为成人推拿、运动按摩、正骨推拿、气功推拿等。

1. 推拿的机制与治则

（1）推拿的机制　按中医学的理论，推拿可通过调和脏腑、通利气血、疏通经络、舒筋通络，使内脏的气血通利，改善人体的生理功能，整复各种病理变化，以达到补虚、泻实、扶正、祛邪的目的。

（2）推拿的治则　根据推拿手法的性质和作用量，结合治疗部位，推拿有温、补、通、泻、汗、和、散、清八法。由于疾病的病理变化是极其复杂的，故治则必须根据疾病的本质，灵活运用。

2. 推拿手法　推拿手法种类、流派很多，手法的名称亦不统一。常用的手法有推法、滚法、揉法、摩法、擦法、搓法、振法、抖法、按法、拿法、捻法、拍法、击法、摇法、背法、扳法、拔伸法和捏脊等。

3. 适应证和禁忌证　推拿的适应证十分广泛，如各种急性、慢性软组织损伤，腰椎间盘突出，四肢骨折愈合后功能障碍，肩关节炎，面神经麻痹及运动器官陈旧性损伤等。但各种急性传染病、皮肤病、有出血倾向的疾病、脓肿及女性月经期不宜推拿。

第六章 药物治疗

药物的发现有几千年的历史，最早是古代的草药。随着工业革命的兴起，药物的发展进入了新的时期，由此产生了现代药物学，而药理学亦成为一门新的科学。在疾病的治疗过程中，有效的药物治疗是至关重要的。正因为有了有效的药物，才使许多疾病能够治愈和得到控制。如抗生素的发现使许多感染性疾病得到了控制，挽救了众多的生命。但在使用药物的过程中，应考虑诸多因素，如药物的特性、机体的反应、疾病的特点及其相互关系等，这些也是药理学和临床药理学的重点。因此，应该掌握药物治疗的一些重要原则。

第一节 药物治疗的基本概念

一、药物作用的基本规律

药效学是研究药物对机体的作用、作用原理、量效关系和有关影响因素的科学，也是临床选药的主要理论根据。药物的作用是通过影响机体的生理生化过程表现出来的，药物作用之间有某种内在联系或基本规律。药物作用于机体，其基本表现形式为兴奋和抑制。能使机体原有功能活动加强的作用称为兴奋作用，如心率加快、腺体分泌增加等；能使机体功能活动减弱的作用称为抑制作用，如地西泮引起的镇静催眠作用、哌替啶产生的镇痛作用等。

1. 药物作用的选择性　许多药物在一定剂量下对某些组织或器官产生明显的作用，而对其他组织器官作用很弱或几乎不发生作用，这说明药物具有一定的选择性。如青霉素对革兰阳性菌有杀菌作用而对革兰阴性菌作用差，强心苷选择性地加强心肌收缩力，缩宫素对子宫的兴奋作用等，均表现出药物作用的选择性。药物产生选择性作用的基础：一是由于组织器官对药物的反应性高或药物与受体结合的亲和力强所致；二是不同种属的生物或同一种属的不同组织，其生化机制不同；三是生物体组织结构的不同，药物的反应也不同。

2. 药物的量效关系　药物的量效关系是从剂量角度阐明药物作用的规律。药物的剂量在一定范围内与效应成正比关系，剂量不同，机体的反应也不同。也就是说，药物剂量越大，其效应越强。但若超过一定限度，增加剂量疗效不再提高，只能引起毒性反应。因此，选用最合适的治疗剂量是十分重要的。药物的剂量分为：① 最小有效量，即出现疗效的最小剂量；② 有效量或治疗量，是指大于最小有效量，能对机体产生明显疗效，又不引起中毒的剂量，也是临床上常采用的用量；③ 极量，是由国家药典明确规定允许使用的最大剂量，比治疗量大，但比中毒量小，也是临床医师用药适量的最大限度，超过极量用药引起的毒性反应，医师应负完全责任；④ 中毒量，是指能引起毒性反应的剂量；⑤ 致死量，是指导致死亡的剂量。临床用药时除应计算给药剂量外，还应注意在单位时间内给药（静脉注射或静脉滴注）的速度，以免引起毒性反应。

3. 药物作用的个体差异性　个体之间对药物反应有所不同，这种差异称为药物作用的个体差异。如对同一种药物，有的个体应用较小剂量即可产生较强的作用，称为高敏性或高反应性；而有的个体对药物敏感性很低，需很大剂量才能产生应有的作用，称为耐受性或低反应性。

造成个体差异的原因与体内外环境、机体的生理和病理状态及种属差异和遗传有关。例如少数人由于体质差异，对具有抗原性的药物易产生变态反应，甚至出现过敏性休克；还有人由于遗传缺陷，体内缺乏某些物质，产生特异性反应，如缺乏葡糖-6-磷酸脱氢酶者，使用磺胺类药可出现溶血反应。因此，在临床用药时应根据患者的情况，选择和调整用药剂量，尽量做到用药个体化。病原菌对药物的敏感性也存在差异，当需加大剂量才能达到预期的抑菌或杀菌作用时，说明细菌已经产生了抗药性或耐药性。

4. 药物的作用机制　了解药物的作用机制，有助于对药物作用和不良反应本质的认识，为提高疗效、防止不良反应提供良好的理论基础。

（1）作用于受体　根据分子生物学和生物化学的研究发现，大多数药物都是通过与细胞上某些大分子蛋白质受体结合而产生作用的。药物与受体结合产生效应的强弱，一是取决于药物与受体结合的亲和力（亲和力是指药物与受体结合的能力），二是取决于药物产生效应的能力（即内在活性）。对受体既有亲和力，又有内在活性的药物称为受体激动药；对受体只有亲和力而无内在活性的药物称为受体阻断药或受体拮抗药；部分激动药是指具有激动药和拮抗药双重特性的药物。

体内各种组织受体数量的多少不是固定不变的，其数量、分布、亲和力等可受生理、病理、药理等多种因素的影响，如人的生理状态因素。老年人由于脑细胞 M 受体数量下降，引起记忆力障碍，造成阿尔茨海默病。长期使用受体拮抗药可造成受体数量升高，这可能是由于在未使用拮抗药之前，内源性激素或激动剂对组织中的受体数量存在下降调节，长期使用拮抗药，下降调节消失。

（2）改变细胞周围环境的理化性质　如许多抗酸药具有降低胃酸的作用，用于治疗胃酸过多症。

（3）参与或干扰机体代谢过程　某些药物（如维生素、激素、铁制剂、胰岛素及无机盐等）本身就是机体生化代谢过程所需的物质，进入体内后可直接参与正常的生理代谢过程，如治疗贫血、糖尿病等疾病。但有一些药物，其化学结构与正常代谢物十分相似，可参加正常代谢过程，但不能产生正常代谢物的生理效应，反而可以以假代真，干扰机体正常生理生化代谢过程。

（4）对酶的影响　作用于酶的药物很多，多数药物是通过直接抑制酶的活性而发挥作用的。

（5）影响离子通道　许多药物可直接作用于细胞膜上的离子通道，通过影响细胞膜上 Na^+、K^+、Ca^{2+}、Cl^- 等离子的跨膜转运而发挥药理作用。

5. 药物的半衰期　是指药物血浆浓度或体内药物下降一半所需的时间，以时间为单位，如分钟、小时、日等。一般所说的药物半衰期指的是药物在体内的消除半衰期。一级动力学药物消除半衰期是一常数，与剂量及给药途径无关。半衰期是表示药物从体内消除速率的一个重要药动学参数。一般来讲，代谢和排泄快的药物消除半衰期短，代谢和排泄慢的药物消除半衰期长。消除半衰期在临床合理给药方案中具有重要意义。

6. 药物的生物利用度　是指药物吸收进入血液循环的速度和吸收程度，吸收速度可用血药峰浓度（c_{max}）和达峰浓度所需时间（峰时间 t_{max}）来表示。

二、机体对药物作用的影响

药物代谢动力学（简称药动学）主要定量研究药物的生物体内过程及体内药物浓度随时间变化的规律，揭示药物在体内的位置、浓度与时间的关系。机体对药物的影响表现为药物在体内过程中的吸收、分布、代谢和排泄。

1. 药物的吸收　药物的吸收主要包括消化道吸收和消化道外的吸收，后者包括注射部位的吸收及皮肤黏膜的吸收。首过消除（或首过效应）是指某些药物经肠壁或肝转化使其进入体循环药量减少的一种现象。

2. 药物的分布　是指药物被吸收后进入体循环被转运至组织器官或体液的过程。药物的分布不仅与疗效有关，而且也与药物在组织内的储存与不良反应等有关，对药物的有效性、安全性的研究有重要意义。影响药物在体内分布的因素：① 体液的 pH。② 体内屏障：血-脑脊液屏障是指由脑组织的毛细血管表面星状细胞所形成的血浆与脑脊液之间的屏障。该屏障能阻止许多大分子的水溶性或解离性药物通过，而脂溶性较高的药物仍能以简单扩散的方式通过。③ 药物与血浆蛋白的结合：药物与血浆蛋白结合能影响药物的跨膜转运速度、药物的分布、药物的作用强度及药物消除的速度。药物在血液中与血浆蛋白结合形成结合型药物，因相对分子质量变大，不易跨膜转运，影响药物的分布和排泄。

3. 药物的生物转化　是指药物进入机体后，在体内酶系统或肠道菌丛的作用下，发生结构转化的过程。药物经代谢后一般失去活性，这是许多药物消除的主要途径。药物的代谢主要是在肝进行，且有赖于药物代谢酶的催化。在不同酶的作用下，药物经过氧化、还原、水解和结合反应产生不同的代谢产物。肝代谢药物的酶系是肝微粒体药物代谢酶系，简称肝药酶。其中最主要的是细胞色素 P450 混合功能酶系统，大多数药物在此酶系的催化下进行代谢。

4. 药物的排泄　是指药物或经代谢后的产物自体内排至体外的过程。药物的排泄途径包括肾排泄、胆汁排泄、肺呼气排泄、皮肤汗腺分泌排泄及乳汁、唾液腺排泄等。肾是大多数游离药物和代谢物主要的排泄器官。胆道系统有利于排泄在肠道不被吸收的药物。肠道、唾液、汗液、乳汁和肝排泄药物所起到的作用很小，挥发性麻醉药物随呼出气体排出。

5. 时间药动学　主要研究药动学参数的昼夜节律变化，有助于调整给药时间，使之与疾病节律相适应。如哮喘患者夜间症状较白天重，服用氨茶碱后的代谢表明，患者体内血药浓度与昼夜节律不吻合，通过调整剂量，全天总药量不变，减少白天用量，适当增加晚间服药量，可明显提高疗效。

三、药物治疗中常见的不良反应

药物作用具有双重性，一方面可改变机体的生理生化过程而达到治病的目的，另一方面也可引起生理生化过程的紊乱而产生对机体不利的不良反应。药物不良反应是指正常剂量的药物用于预防、诊断、治疗疾病或调节生理机能时出现的有害和与用药目的无关的反应。临床常见的不良反应主要包括以下几方面。

1. 副反应　又称副作用，是指药物在治疗剂量时引起的与防治目的无关的作用。例如：阿托品在松弛平滑肌缓解胃肠绞痛时出现的口干、心悸以及麻黄碱平喘引起的中枢神经兴奋等现象均称为副反应。副反应给患者带来的危害一般较轻，停药后即可恢复。每个药物的副反应和治疗作用不是固定不变的，可随治疗目的的不同而转化。为了减少副反应，可采取合并用药。

2. 毒性反应　是指药物引起对机体有明显损害的反应。其原因多属用药剂量过大、疗程过长或个体对某药物敏感性过高。毒性反应包括：① 胃肠道反应，有些药物口服后可引起恶心、呕吐、食欲缺乏，甚至诱发胃溃疡、出血。如大量或长期口服阿司匹林，因其本身对胃黏膜有刺激作用，故有消化性溃疡患者最好避免使用。若需长期口服，可选肠溶阿司匹林。② 脏器损害，四环素类、磺胺类等抗菌药物能引起肝损害，因此在使用对肝功能有损害的药物时，应定期检查肝功能，避免长期使用。肾是易被药物损害的重要器官。药物的肾损害多数是可逆的，在治疗过程中应注意尿常规检查，如有异常，应立即停药。有些药物也能引起再生障碍性贫血、粒细胞减少症、血小板减少症、溶血性贫血等。有些药物对中枢神经系统的毒性反应主要表现为头痛、烦躁不安、精神障碍、感觉异常，重者可出现谵妄、惊厥甚至昏迷，因而应加以注意，出现上述症状，应立即停药。

3. 变态反应　也称过敏反应，是指机体受刺激后发生的不正常的免疫反应。这种反应发生的特点是与用药剂量无关，常用量即可发生。常见的症状表现为药热、皮疹、血管神经性水肿、造血系统损害，重者出现皮炎、多形红斑、肝功能损害甚至过敏性休克。有的患者体内存有抗体，皮试时引起阳性反应。因此，对易产生过敏反应的药物或过敏体质者，用药前应详细询问用药史和过敏史，必要时进行皮肤过敏试验。凡有过敏史或过敏试验阳性者，应禁用相关药物。

4. 继发反应　也称治疗矛盾，是继发于药物治疗后所产生的不良后果。最常见的是长期应用广谱抗生素，造成体内敏感菌受到抑制，不敏感菌乘机大量繁殖，引起新的细菌继发感染，称为“二重感染”。

5. 致突变、致癌、致畸作用　具有这些作用的药包括抗癌药、抗精神病药氯丙嗪、阿司匹林、黄体酮、绒毛膜促性腺激素等。致突变作用表现为早期胎儿死亡或畸形或不育。

6. 停药反应　又称撤药综合征或回跃反应，系指突然停药而引起的不良反应。长期连续使用某些药物可使人体对药物的存在产生适应，突然停药，人体不适应此种变化，就可能发生停药反应，主要表现是症状反跳。如长期服用可乐定降血压，停药次日血压将剧烈回升。长期应用可致停药反应的药物，应采取逐渐减量的方法来过渡，以达到完全停药的目的，避免发生意外。

从广义上说，停药反应还可包括对药物的依赖和成瘾等，常由麻醉性镇痛药所引起。

7. 蓄积毒性　是指低于一次中毒剂量的外源性化学物质，反复与机体接触一定时间后致使机体出现的中毒作用。当外源性化学物质连续、反复进入机体，而且进入的速度（或总量）超过代谢转化与排出的速度（或总量）时，该物质就有可能在体内积聚而产生蓄积毒性。蓄积中毒也是药物对人体的不良反应之一。

蓄积中毒多发生在代谢、排泄缓慢，而且治疗量与中毒量较接近的洋地黄、依米丁、士的宁、溴化物等毒性较高、用药安全范围较小的药物连续应用中，由于每次用药量本身往往并未过量，故常易被人们忽视。一旦中毒，可分别造成对心脏或神经精神系统的巨大损害。因此，对这类药物引起的蓄积中毒必须引起足够的重视。防止蓄积中毒的措施：① 在用量、用法和疗程安排上严格按规定用药，对所有可以引起蓄积中毒的药品，禁止长期使用。② 两个疗程之间有足够的停药间歇，以利于体内药物充分排除。

8. 后遗效应　是指停药后血药浓度已降至阈浓度（最低有效浓度）以下时残存的生物效应。

后遗效应可能比较短暂，如服用巴比妥类催眠药后，次晨仍有困倦、头昏、乏力等宿醉现象；也可能比较持久，如长期应用肾上腺皮质激素，一旦停药后肾上腺皮质功能低下，数月内难以恢复。少数药物可以导致永久性器质性损害，如大剂量呋塞米（速尿）、链霉素可引起永久性耳聋。

第二节　合理用药的重要性

在长期的临床用药实践中，人类不断总结“合理用药”的概念。从词义上讲，合理是一种以客观实际或科学知识为基础的，与经验论相对应的更高层次的思维过程。合理用药要求：对症开药，供药适时，价格低廉，配药准确，以及剂量、用药间隔和时间均正确无误，药品必须有效，质量合格，安全无害。

随着现代医疗水平的提高及新药种类的增多，临床上并用两种或更多药物以防治疾病的情况日趋普遍，于是药物相互作用也就成了临床药学与治疗学上的一项重要课题。近年来，已发现临床上将多种药物联合使用时也存在很多不合理的情况。例如，长期服用苯巴比妥，可引起肝内药物代谢酶的增加，此时如合用香豆素类口服抗凝血药、多西环素、泼尼松、苯妥英钠、抗组胺药等，即可引起它们的代谢加快而使其作用减弱。苯巴比妥和苯妥英钠还可加速维生素 D 的代谢而影响钙的吸收，甚至可使小儿出现维生素 D 缺乏病。

临床价值大、疗效好的药物并不能说明它什么病都能治，所以在使用这些药物时，一定要有的放矢，对症下药，绝不能滥用。如抗生素在对抗病原菌方面的疗效很好，但如果应用不当甚至无原则地滥用，就会产生各种不良反应，重者也可危及生命。因此，既要看到抗生素有利于人的一方面，也要看到它有害的一面。在选用某些较新的抗生素时，为了防止对新抗生素的不甚了解和迷信，必须首先注意新抗生素的不良反应，再考虑它有益于治疗疾病的作用。实践证明，有很多价格低廉的药物，只要对症，不仅疗效好，而且不良反应也少，值得广泛应用。

第三节　药物的相互作用

药物相互作用是指同时或间隔一定时间使用两种或两种以上的药物时发生的药物之间、药物与机体之间的作用，可以因此而改变药物的理化性质、体内过程、药理作用等，从而改变药物的药理效应和不良反应。

药物之间的相互作用可以发生在药物体内过程的各个阶段。在药动学方面，药物之间可以因改变胃肠道吸收环境或相互结合使溶解度降低而影响吸收，可以因诱导或抑制体内酶系而干扰药物的正常代谢，可以因药物之间竞争与血浆蛋白结合而使高蛋白结合率的药物在血液中游离型浓度增高，也可以通过对胆道功能的影响和改变尿液的 pH 或肾小管的主动分泌来干扰药物的排泄。在药效学方面，药物之间可以发生协同作用、拮抗作用和敏感化现象等。

近年来，随着药物种类的不断增加，新药不断用于临床，患者同时应用多种药物治疗的现象相当普遍，必然使药物之间的相互作用不断增加。但目前临床上比较重视的还是药物的体外相互作用(主要是配伍禁忌)和以增加疗效为目的的联合用药，而对药物其他方面的相互作用重视不足，从而使疗效降低、不良反应增加的相互作用在临床上时有发生。事实上，药物相互作用并非无规律可找，只要通过熟悉某一类药物的化学结构、药理作用、不良反应等多方面知识，并弄清发生的机制，以此类推，就可以得到其他同类药物发生相互作用的可能性。

第四节　药源性疾病

药源性疾病是指在治疗或诊断的用药过程中，因药物或药物相互作用所引起的与治疗目的无关的不良反应，致使机体某一或几个局部组织产生功能性或器质性损害并出现相应的各种临床症状，如“镇痛药肾病”“呋喃妥因肺”“阿司匹林胃”“四环素牙”等，但不包括药物极量所引起的急性中毒。如怀疑疾病是由药物引起，而不能确定是哪种药物时，首先，应停用一切药物，这不仅可及时终止致病药物对机体的继续损害，且有助于诊断，如停药后症状减轻或缓和，常可提示该疾病为药源性；其次，可根据病情对症处理。此外，如系药物变态反应，应将致病药物告知患者，以防止再次发生。

第五节　用 药 须 知

临床上常见的疾病大部分是通过药物治疗而痊愈的，但如果用药不当，不但不能解除患者的痛苦，达不到防治疾病的目的，反而会给患者带来严重危害。因此，合理用药非常重要。

一、掌握适应证及禁忌证

应做到对症下药，有针对性地选用药物。必须掌握药物的适应证，明确了解药物的药理作用、作用器官及作用机制等，明确用药目的，做到有的放矢，否则有可能引起严重的药源性疾病。

二、用药选择原则

1. 有效性　选择用药时，首先应了解该药物对该疾病的疗效如何，在治疗一种疾病的数种药物中，选择疗效最佳的药物。

2. 安全性　用药必须对人体安全。大多数药物均有一定的不良反应。临床上某些药物疗效虽好，却由于不良反应较多或较重，不得不放弃使用，而选用疗效较弱但不良反应较少的药物。故在用药选择上，最好选用那些既有效，又无不良反应的药物。

3. 经济性与适应性　选择用药时还应考虑经济性和适应性，如治疗躯体性中等度疼痛时，可选用阿司匹林而不必选用可待因或阿法罗定等，能用口服的药物就不选用注射药物。

第六节　常用药物的治疗作用和不良反应

一、常用抗微生物药

抗细菌药、抗真菌药和抗病毒药同属于抗微生物药。抗细菌药按其来源主要有三种：① 抗生素；② 半合成抗生素；③ 完全由人工合成的抗微生物药，这类药物一般不称为抗生素，主要包括磺胺类、喹诺酮类和硝基呋喃类等。

（一）作用机制

主要抗菌药的类别及作用机制如表 6－1。

表 6－1　主要抗菌药的类别与作用机制

类别	作用机制
β-内酰胺类	抑制细菌细胞壁的合成，为繁殖期杀菌药
氨基糖苷类	抑制细菌蛋白质的合成，并破坏细胞膜的完整性，为静止期杀菌药
四环素类	抑制细菌蛋白质的合成，改变细菌细胞膜的通透性，属广谱快效抑菌药，在高浓度时也具有杀菌作用
大环内酯类	阻碍细菌蛋白质的合成，属于速效抑菌药
酰胺醇类	作用于细菌核糖体，抑制转肽酶，从而抑制细菌蛋白质的合成，为广谱速效抑菌药
林可霉素类	作用机制与大环内酯类相似，为速效抑菌药
万古霉素类	抑制细菌细胞壁的合成，对胞质 RNA 合成也有抑制作用，为速效杀菌药
磺胺类	抑制细菌体内的二氢叶酸合成酶，进而影响细菌核酸的生成，属广谱慢效抑菌药
喹诺酮类	抑制细菌 DNA 回旋酶，从而造成细菌染色体不可逆损伤，阻碍 DNA 复制，属静止期杀菌药
硝基呋喃类	主要作用于微生物酶系统，抑制乙酰辅酶 A，干扰微生物糖类的代谢，从而起抑菌作用

（二）用药原则

合理应用抗菌药应遵循安全、有效、经济的原则，严格掌握适应证，严格控制预防用药，根据不同的病原体、不同的生理情况、不同的感染部位等，有针对性地选用药物。

1. 严格掌握适应证　应用抗菌药的适应证是根据临床和细菌学可确定的细菌感染。以下几种情况不提倡使用抗菌药：① 无明显感染征的发热者；② 确系病毒性感染，未发生继发性或混合性细菌感染者；③ 昏迷、脑血管意外、糖尿病、肿瘤患者，使用免疫抑制剂或接受非污染侵入性操作术者，一般不预防性使用抗菌药；④ 自身免疫性疾病患者不宜使用 β-内酰胺类抗生素及抗结核药，以免引起基础病症状的加重。

2. 严格控制预防用药　临床上对抗菌药的预防应用往往缺乏指征，有些预防性用药适得其反，如用抗菌药来预防昏迷、休克患者的肺部感染，应用后不仅肺炎发生率未见降低，相反，肺炎发生时常可因致病菌高度耐药而不易被控制。所以，抗菌药的预防性用药应充分权衡利弊，严格控制。下列预防性用药通常被认为是合理的：① 对已被确认，但尚处于潜伏期的感染；② 防止某些感染的复发；③ 防止某些不可避免的继发性感染或并发症。

3. 合理选用药物　① 根据不同的病原体合理选用有效药物，避免盲目用药。② 根据患者不同的生理情况合理选用药物。③ 根据不同的感染部位合理选用药物。

（三）抗微生物的应用规范

由卫生行政部门或专业委员会制定抗生素合理使用指南或抗生素合理应用规范，是国际上通行的防止抗生素滥用的措施之一。在实际工作中，除应进一步强调抗生素的适应证、合理使用方法、合理使用评价外，还应对抗生素进行分线管理，即将目前的抗生素分为一线、二线和三线药物，限定各线抗生素的使用范围，防止滥用，并在今后根据情况随时调整。此外，还需要强化防止抗生素滥用的其他措施。例如：限定重点保护品种，对重点保护品种限定只能用于某些类型的感染并控制使用期限；强化对各类感染性疾病使用抗生素治疗的各项临床监测；强化抗生素应用查房和会诊制度；强化抗生素消耗、使用种类、微生物耐药情况的监测；加强对购入抗生素的全面质量管理等。

二、中枢神经兴奋药

中枢神经兴奋药是指能选择性兴奋中枢神经系统，提高其功能活动的一类药物。根据选择性的不同，又可分为苏醒药、精神兴奋药及大脑复健药等。

（一）作用机制

本类药物对各部分中枢神经系统的兴奋作用具有相对选择性。苏醒药主要兴奋延髓呼吸中枢和血管运动中枢，主要用于治疗某些疾病或药物引起的呼吸衰竭及中枢抑制。精神兴奋药主要兴奋大脑皮质，解除抑制，振奋精神，主要用于麻醉药、中枢抑制药引起的中毒及抑郁症等。大脑复健药主要促进脑细胞代谢，改善脑功能，主要用于因脑血管意外、脑外伤、衰老等原因引起的脑功能障碍等。

（二）用药原则

1. 中枢神经兴奋药在抢救呼吸衰竭时，应根据气道通畅情况或呼吸中枢抑制情况合理选择。

2. 中枢神经兴奋药的选择性是相对的，随着剂量的增大，可引起中枢神经系统的广泛而强烈的兴奋，甚至产生惊厥；剂量进一步增大，还可以从中枢兴奋转为中枢抑制，引发死亡。因此，在临床上为防止药物过量中毒，多采用几种药物交替使用，并严格控制剂量和给药间隔，一旦出现烦躁不安、反射亢进及肌肉抽搐等，立即减量、停药或改用其他药物。对中枢兴奋药使用过量引起的中枢抑制或昏迷状态，不能使用中枢兴奋药解救。

（三）常用药物

1. 苏醒药　尼可刹米、洛贝林。

2. 精神兴奋药　咖啡因、哌甲酯。

3. 大脑复健药　吡硫醇、胞磷胆碱、氨酪酸、吡拉西坦。

(四) 注意事项

1. 使用苏醒药过量或注射速度过快易引起惊厥，因此注射时应严密观察，出现血压升高、呕吐、心悸、震颤等症状时应及时停药，并准备短效巴比妥类药物，以便惊厥时解救。

2. 多数精神兴奋药超量或反复使用可出现病态嗜好，咖啡因、安钠咖、苯丙胺、哌甲酯均属于一类精神药品，使用时应严格控制。

3. 脑出血急性期和严重脑干损伤时，不宜大剂量使用胞磷胆碱，并应与止血药和降颅压药合用。大剂量应用氨酪酸可出现运动失调、血压下降和呼吸抑制，应引起注意。

三、解热镇痛药

解热镇痛药是一类具有解热、镇痛作用的药物，其中绝大多数还兼有抗炎、抗风湿作用。本类药物在化学结构上与肾上腺皮质激素不同，又称非甾体消炎药。

(一) 作用机制

本类药物的作用机制在于抑制合成前列腺素(PG)所需要的环氧酶，但不同的药物在选择性上存在一定的差异。

1. 解热作用　发热是由于人体在内致热原作用下，丘脑体温调节中枢合成、释放前列腺素增加，引起体温升高。解热镇痛药物抑制环氧酶，使 PG 的合成减少，引起外周血管扩张，皮肤血流量增加，出汗散热增多，使体温下降，但对正常人的体温无影响。

2. 镇痛作用　PG、5-羟色胺、缓激肽是轻、中度疼痛的主要致痛因子，PG 本身既有致痛作用，又对其他因子有增敏作用。本类药物减少 PG 的合成，因此对轻、中度疼痛有效。

3. 抗炎、抗风湿作用　本类药物减少 PG 的合成，从而减弱 PG 对缓激肽等致炎介质的增敏作用，因此多具有良好的抗炎、抗风湿效能。

4. 抗血小板聚集作用　阿司匹林等药物具有抑制血小板聚集、防止血栓形成的作用，但同时可使胃、肾和血小板功能出现障碍，构成了本类药物的主要不良反应。

(二) 用药原则

1. 发热是机体的一种防御反应，同时热型又可作为疾病的诊断参考，因此更应重视对因治疗，不应见热就退。对可能引起并发症的高热，则需要使用本类药物对症治疗，剂量不宜过大，以免出汗过多引起虚脱，对婴幼儿及年老体弱者尤应注意。本类药物中阿司匹林、对乙酰氨基酚解热作用较好，安乃近、氨基比林效果虽好但不良反应严重，现已少用。

2. 本类药物对轻、中度钝痛效果显著，对创伤性剧痛和内脏平滑肌痉挛引起的绞痛无效。主要用于头痛、关节痛、牙痛、神经痛和月经痛等中等度钝痛，是癌症患者“三阶梯治疗方案”中用于第一阶段轻度疼痛的主要药物。

3. 除对乙酰氨基酚外，本类药物均有较强的抗炎、抗风湿作用。在抗风湿作用中仅能改善红、肿、热、痛等症状，不能根除病因，也不能阻止风湿的病理发展进程。

(三) 常用药物

常用的解热镇痛药物包括阿司匹林、对乙酰氨基酚、吲哚美辛、布洛芬、双氯芬酸等。

(四) 注意事项

1. 胃肠道反应是本类药物最突出的不良反应,严重时可致胃溃疡、穿孔、出血,加之本类药物可引起凝血障碍,因此大多数非甾体消炎药禁用于消化道溃疡或出血的患者。

2. 绝大多数解热镇痛药血浆蛋白结合率很高,可与其他药物竞争性与血浆蛋白结合,与磺脲类降血糖药、香豆素类抗凝血药、巴比妥类、苯妥英钠等血浆蛋白结合率高的药物合用时易导致后者游离型药物增多,从而增强其药理作用或毒性反应,因此合用时要格外小心。

3. 本类药物可引起一过性肾功能不全,严重肾功能不全的患者禁用。服用本类药物前后不得饮酒。此外,阿司匹林还可诱发哮喘。10 岁左右的儿童患水痘或流行性感冒等病毒感染时禁用阿司匹林,否则可诱发雷耶(Reye)综合征,严重者可致死。

四、镇静催眠药

镇静催眠药是一类对中枢神经系统具有普遍抑制作用的药物。该类药物较小剂量时呈现镇静作用,常用剂量呈现催眠作用,故统称为镇静催眠药。

(一) 作用机制

常用的镇静催眠药主要有苯二氮䓬类和巴比妥类。前者通过作用于中枢抑制性递质 γ 氨基丁酸(GABA)受体,增强该受体与 GABA 的结合力而加强 GABA 的中枢抑制效应。后者在非麻醉剂量时能抑制 GABA 与其受体的分离,增强 GABA 的中枢抑制效应;高浓度时直接促进 Cl^- 内流,表现为非 GABA 依赖性的、广泛的中枢抑制效应。

(二) 用药原则

1. 明确适应证　用于健康人暂时性失眠或老年人间断性失眠。对长期失眠者以非药物治疗为主,而药物治疗仅作为辅助手段。

2. 合理选药　镇静催眠药可以诱导入睡和延长睡眠时间,使失眠患者的精神、体力得以恢复,但药物性睡眠和生理性睡眠毕竟不完全相同。药物对睡眠时相的影响各不相同:巴比妥类显著缩短快波睡眠,长期用药骤停可出现焦虑不安、失眠和多梦;苯二氮䓬类对睡眠时相的影响不明显。故巴比妥类等传统应用的催眠药目前已被苯二氮䓬类药物所取代。苯二氮䓬类药还具有明显的抗焦虑作用,对伴有焦虑的失眠尤为有效。

(三) 常用药物

1. 苯二氮䓬类　如地西泮、氟西泮、硝西泮、三唑仑、艾司唑仑。

2. 巴比妥类　如苯巴比妥、异戊巴比妥、硫喷妥钠。

3. 其他　如水合氯醛、甲丙氨酯、唑吡坦。

(四) 注意事项

1. 镇静催眠药不能与含酒精的饮料及其他中枢抑制药合用,以防增强镇静作用,在从事高空、驾驶等危险工作时注意力下降而酿成事故。

2. 地西泮肌内注射吸收慢而不规则,而口服吸收迅速、完全。静脉注射立即起效,但维持时间短。过量易致共济失调、昏迷和呼吸抑制。青光眼、重症肌无力及妊娠、哺乳期妇女禁用。

3. 巴比妥类用于镇静催眠时有宿醉现象、停药反跳和肝药酶诱导作用,大剂量可致昏迷、血压下降、呼吸抑制导致死亡。解救原则主要是排除毒物、支持和对症治疗。由于安全性差,其镇静催眠作用目前已被苯二氮䓬类药物替代。

4. 水合氯醛对心、肝、肾的毒性大,对胃有刺激性,需稀释后口服,溃疡患者禁用。

5. 严格控制剂量和疗程　应用催眠药应尽可能使用最低有效量和最少的使用次数。久用可产生耐受性和依赖性,成瘾者停药后出现戒断症状。巴比妥类的戒断症状严重,而苯二氮䓬类发生较慢,程度也较轻。

五、抗休克的血管活性药

抗休克治疗的目的是提高组织氧合血液的灌注量。根据休克所处的不同阶段,除进行病因治疗、补充血容量、纠正酸中毒外,适当使用血管活性药,以提高心排血量、维持动脉压、改善微循环,也是抗休克治疗的一项主要措施。

(一) 作用机制

1. 血管收缩药　主要通过:① 作用于α受体,引起皮肤、黏膜血管和内脏血管收缩,使外周阻力增加,血压上升;② 作用于β受体,使心肌收缩力增强,心率加快,心排血量增加,从而使血压升高。

2. 血管扩张药　通过阻断α受体或直接扩张血管,解除外周血管痉挛,使血管扩张,微循环功能得到改善。

3. 抗胆碱能神经药　阿托品、山莨菪碱、东莨菪碱等能解除血管平滑肌痉挛,改善微循环。

(二) 用药原则

1. 血管收缩药　休克患者在以下情况时可考虑选用血管收缩药:① 当休克时血压明显下降或纠正休克的有效措施尚未建立之前,可选用血管收缩药,暂时升高血压,以维持生命器官的灌注压和灌注量,为采取其他治疗措施赢得时间;② 神经性休克、过敏性休克及药物中毒和麻醉引起的低血压患者微血管的舒缩功能降低,使外周循环衰竭、血压下降,此时也可选用血管收缩药;③ 在休克治疗中如已纠正了酸中毒,补充了血容量并使用了相当量的血管扩张药和强心药,休克未见改善,血压仍较低,可适当给以小剂量血管收缩药,以提高血压;④ 心源性休克主要见于急性心肌梗死,使用血管收缩药可增加心肌收缩力并改善冠状动脉循环。

2. 血管扩张药　在以下情况时可考虑用血管扩张药:① 有面色苍白、发绀、四肢寒冷和潮湿、脉压差小、脉搏细数无力、少尿或无尿等血管收缩表现;② 使用血管收缩药后血压已达预期水平,但患者的末梢循环仍未见好转;③ 经过补充血容量后中心静脉压达到或超过正常值,而休克仍未见好转;④ 弥散性血管内凝血(DIC)、急性肾衰竭等引起的难治性休克,用血管扩张药以改善微循环。

(三) 常用药物

1. 血管收缩药　如肾上腺素、去甲肾上腺素、间羟胺。
2. 血管扩张药　如硝普钠、多巴酚丁胺、多巴胺。

(四) 注意事项

1. 血管收缩药　各种类型休克应在补充有效血容量的基础上适当使用血管活性药，避免为了追求正常血压而过度应用强效的血管收缩药。用药时应从小剂量开始，一般均持续静脉滴注，并根据血压调整药物用量及滴速，尽量避免长期用药，以免引起血管强烈收缩，加剧微循环障碍及肾缺血，导致严重的心律失常或急性肾衰竭。此外，酸中毒、水与电解质代谢紊乱、血容量不足和心功能不全可影响药物的作用，应及时纠正，避免盲目增加剂量。尤其是酸中毒，血管活性药物在酸性条件(pH<7.3)下均不能发挥应有的效应。

2. 血管扩张药　也应从小剂量开始用药，持续静脉滴注，根据血压调整药物用量及滴速，避免长期应用。在用药初期可能会出现一过性血压下降(常降低 10～20 mmHg)，若此时休克症状并无加重，稍后待微循环改善血压大多能逐渐回升，若 30 min 至 1 h 后血压仍偏低，可适当加用血管收缩药(如间羟胺等)。

3. 应用多巴胺时应注意药物的剂量，如剂量过大可出现血管收缩效应，导致血压过度上升或肾等重要器官血管的收缩。

4. 硝普钠长期或大剂量使用，特别是在肾衰竭患者，可导致硫氰酸盐在体内蓄积，发生中毒，表现为恶心、呕吐、肌肉痉挛、出汗、头痛、甲状腺功能减退等。因此，肝、肾功能不全者应慎用，用药期间应监测血硫氰酸盐浓度。

5. 在应用血管活性药物时，应特别注意药物的配伍禁忌，以免影响药物的效价。

六、抗心力衰竭药

抗心力衰竭药治疗的目的是纠正心力衰竭时异常血流动力学改变，缓解症状，提高运动耐受力，改善患者生活质量，降低病死率。

(一) 强心苷

1. 作用机制

(1) 对心脏的正性肌力作用　通过抑制心肌细胞膜上 Na^+-K^+-ATP 酶的活性，致细胞内钙离子浓度增加，心肌收缩力增强，心排血量增加。

(2) 对心率的影响　可反射性地兴奋迷走神经，抑制窦房结的自律性，并可增加心肌对迷走神经的敏感性，使伴有心房颤动的心力衰竭患者的心室率减慢，但对正常心率影响较小。

(3) 对传导组织及心肌电生理特性的影响　强心苷可降低窦房结的自律性，使心房的传导速度加快、有效不应期缩短，使房室结的传导速度减慢，使心室的自律性提高、传导性减慢、有效不应期缩短。

(4) 利尿作用　强心苷可通过改善心功能增加肾血流量，增加肾小球的滤过功能并直接抑制肾小管细胞膜上的 Na^+-K^+-ATP 酶，减少肾小管对钠的重吸收，促进钠和水的排出。

2. 用药原则

(1) 个体化原则　不同的患者对强心苷的耐受性个体差异很大，实际用药应根据患者的具体情况具体分析，调整使用。

(2) 综合治疗　强心苷治疗并不能去除病因、诱因及并发症，需采取综合治疗措施以增强疗效，减少不良反应的发生。

(3) 严格掌握适应证　① 急、慢性心力衰竭；② 某些心律失常，如室上性心动过速、心房扑动及心房颤动合并心室率增快。

(4) 熟悉观察疗效的指标　观察用药前后的心率、肺部啰音、颈静脉、肝及水肿的变化，以及精神、食欲和尿量等，以了解用药后的疗效。

(5) 预防性给药　对有潜在心力衰竭发生的患者，在手术、分娩、输液和急性感染时可预防性给药。

3. 常用药物简介　不同的强心苷药物作用快慢、所需剂量大小等各不相同。洋地黄毒苷服药后 120～240 min 起效，半衰期长达 5～7 d，属长效强心苷；地高辛 60～120 min 起效，半衰期为 1.5～2 d，属中效强心苷；毛花苷丙(西地兰)及毒毛花苷 K 口服很少吸收，需静脉给药，多在 3～5 min 内起效，半衰期 1～1.5 d，属短效强心苷。

4. 注意事项

(1) 用药剂量　强心苷安全范围小，其治疗量一般已接近中毒剂量的 60%，此时如果同时存在低钾血症、酸碱平衡失调、发热、心肌缺氧、高龄等情况更容易发生中毒。

(2) 给药方法　目前推荐用地高辛每日 0.25 mg，经过 6～8 d(4～5 个半衰期)后可达到较满意的疗效，并使中毒发生率明显下降。

(3) 强心苷有效指标　治疗后出现心率明显下降(安静时稳定在 60～70 次/min)、呼吸平稳、肺部啰音消失、肝缩小、水肿消退、精神和食欲改善等，说明已取得较满意疗效。

(4) 强心苷中毒的判断　在用药过程中如出现厌食、恶心、呕吐、腹泻、频发性室性期前收缩、房室传导阻滞、心率减慢、头痛、眩晕、视觉异常等症状，应考虑为强心苷中毒。

(5) 强心苷中毒的处理　立即停用强心苷并补钾(重度房室传导阻滞患者不宜用钾盐)、补镁常可使症状消失；频发性室性期前收缩、室性心动过速可静脉注射利多卡因、苯妥英钠或使用其他抗心律失常药；传导阻滞者可给予阿托品、异丙肾上腺素，必要时安装临时心脏起搏器。

(6) 应减少强心苷用量的情况　① 肾功能不全、老年患者；② 甲状腺功能减退；③ 水、电解质代谢紊乱，如低钾血症、低镁血症；④ 心肌缺血、缺氧，如冠心病、心肌病等；⑤ 同时应用某些药物，如奎尼丁、胺碘酮、维拉帕米、利血平等。

(7) 强心苷的禁忌证　① 已有强心苷中毒表现者；② 严重心动过缓、二度Ⅱ型或三度房室传导阻滞；③ 肥厚性梗阻型心肌病、预激综合征合并室上性心动过速、心房扑动、心房颤动；④ 非心力衰竭所致的频发或多源性室性期前收缩；⑤ 单纯二尖瓣狭窄。

(二) 非强心苷类正性肌力药

非强心苷类正性肌力药包括 β 受体激动药及磷酸二酯酶抑制药。

1. 作用机制

(1) β 受体激动药　主要兴奋 β 受体，促使腺苷环化酶催化腺苷三磷酸(ATP)转化为环腺苷酸

(cAMP),使细胞内钙内流增加,从而产生正性肌力作用。此外,还可兴奋 β_2 受体,使周围血管扩张。

(2) 磷酸二酯酶抑制药　通过抑制磷酸二酯酶Ⅲ使心肌细胞内 cAMP 含量增加,细胞内钙离子浓度升高,发挥正性肌力和扩血管作用,使心排血量增加,心肌氧耗量下降,缓解心力衰竭症状。

2. 用药原则

(1) 联合用药　非强心苷类正性肌力药与强心苷合用可增强抗心力衰竭作用,减少各自用药剂量,从而避免或减少不良反应的发生。硝酸酯类、硝普钠等血管扩张药与多巴酚丁胺等 β 受体激动药合用可起到协同作用,而 β 受体拮抗药与 β 受体激动药、磷酸二酯酶抑制药合用可抵消正性肌力作用。

(2) 掌握用药的适应证　非强心苷类正性肌力药不作为抗心力衰竭的常规用药,主要用于强心苷疗效较差的"难治性心力衰竭"及用强心苷有禁忌证的患者。

(3) 监测血流动力学　最好在血流动力学监测下用药,可发挥更好的疗效,同时又可减少不良反应的发生。

3. 常用药物

(1) β 受体激动药　如多巴酚丁胺。

(2) 磷酸二酯酶抑制药　如氨力农、米力农。

4. 注意事项

(1) 对于急性心力衰竭可短期应用,而慢性心力衰竭因半衰期短,疗效难以维持,一般不用。

(2) 在应用非强心苷类正性肌力药期间应监测心律、心率及血压,必要时调整用药剂量。不宜用于重度瓣膜狭窄、肥厚性梗阻型心肌病。对心房扑动、心房颤动患者因可增加房室传导而导致心室率增快,应先用强心苷控制心室率。

(3) 磷酸二酯酶抑制药的主要不良反应为少数患者可有血小板减少、肝功能损害、低血压、室上性及室性心律失常。

(4) 肝、肾功能损害者慎用,严重低血压者禁用。

(三) 血管扩张药

1. 作用机制　血管扩张药(如硝酸酯类、硝普钠)治疗心力衰竭的机制是:扩张小静脉,减轻心脏前负荷,使肺毛细血管楔压降低,肺淤血减轻;扩张小动脉,使外周阻力降低,减轻心脏后负荷,使心排血量增加;心脏前、后负荷降低使得心室壁张力和心肌氧耗量下降,改善心脏的泵功能,改善血流动力学,解除静脉淤血及动脉供血不足。

2. 用药原则

(1) 应用血管扩张药时宜从小剂量开始用药,逐步增加至有效剂量,使其既可发挥最佳的治疗效果,又防止不良反应的发生。

(2) 血管扩张药口服给药方便,效果稳定,又可减轻静脉给药对患者血容量及体力的影响。因此,能口服给药则尽量口服给药。

(3) 以肺淤血或肺水肿为主者,宜选用静脉扩张药;以周围血管阻力增高、心排血量降低为主者,宜选用以扩张小动脉为主的药物;如同时存在肺淤血和低心排血量,宜同时应用扩张小动脉和静脉的药物。

(4) 在用药期间应经常测量血压,根据血压结果调整药物的用量及给药速度。

(四) 利尿药

各种利尿药可通过其利尿作用使血容量减少,从而降低心脏前负荷,改善心功能,治疗心力衰竭,但其并不增加心肌收缩力。长期使用利尿药应注意电解质紊乱,特别是高钾血症或低钾血症的发生。因此,应定期监测血电解质的变化。

(五) 血管紧张素转化酶抑制药(ACEI)及血管紧张素Ⅱ受体(AT_1 受体)拮抗药

ACEI 及 AT_1 受体拮抗药均可缓解心力衰竭的症状,提高对运动的耐受力,改善生活质量,并可防止和逆转心肌肥厚,降低病死率,常作为治疗心力衰竭的基础药物。

七、抗心律失常药

治疗心律失常的目的是减少异位起搏点的活动性,调节折返环路的传导性或有效不应期。抗心律失常药通过降低自律性、减少后去极、消除折返来降低异位起搏点的活动性,降低去极化组织的传导性、兴奋性并延长其有效不应期。抗心律失常药给药方便、价廉、疗效好,是抗心律失常治疗的重要手段之一。抗心律失常药物目前多采用 Vaughan Williams 分类法,分为四大类。

(一) 分类及作用机制

1. 钠通道阻滞药(Ⅰ类) 通过阻滞钠通道降低动作电位(AP)0 相上升速率,降低自律性,不同程度地抑制心肌细胞膜对 Ca^{2+}、K^{+} 的通透性。此外,也可延长快反应细胞的有效不应期(ERP)。

2. β受体拮抗药(Ⅱ类) 通过阻断心脏β受体,抑制交感神经兴奋所致的起搏电流、钠电流和 L 型钙电流增加,导致 4 相舒张期去极速率减慢,降低起搏点的自律性。此外,也可降低动作电位的 0 相上升速率,从而减慢心脏的传导性。

3. 延长动作电位时程药(Ⅲ类) 抑制钾通道,降低钾电流,延长心肌细胞动作电位时程及快反应细胞的有效不应期,但对心肌细胞动作电位幅度和去极化速率影响小。

4. 钙通道阻滞药(Ⅳ类) 抑制 L 型钙电流,提高动作电位的阈值,降低窦房结的自律性,减慢房室结的传导性。

(二) 用药原则

1. 明确目的 药物治疗主要是为预防和逆转心律失常引起的严重不良后果(如心力衰竭、心绞痛、心肌梗死、晕厥、心悸、濒死感、脑缺血及猝死等),因此,不需药物治疗的心律失常尽量不用药物。

2. 精心选药 首先应分清楚心律失常是属于哪一种类型(快速性、缓慢性、过缓-过速交替性等),其次应严格掌握抗心律失常药物的适应证。最好根据电生理检测的结果,查清楚心律失常的发生机制,再选择针对性较强的药物进行治疗。

3. 消除病因和诱因 在使用抗心律失常药之前,最好能先查清和尽量去除引起心律失常的病因和诱因(如过度劳累,睡眠过少,饮用过多咖啡、浓茶、可乐类饮料,大量吸烟,精神紧张,甲状腺功能亢进,心肌缺血和预激综合征等),有些患者在消除病因和诱因后心律失常可缓解。如果心律失常仍无改善，此时再考虑对症用药。

4. 慎重联合用药　不同类型的抗心律失常药联合使用容易产生相互作用，如果用药不当，可产生相互拮抗，甚至产生严重的毒性反应，如 β 受体拮抗药与维拉帕米合用，则可造成严重的缓慢性心律失常。因此，联合用药只限于难治性和严重的心律失常。最好选择作用途径不同、可产生协同作用、不良反应少的药物。

（三）常用药物

1. 钠通道阻滞药（Ⅰ类）　又分为三个亚类。Ⅰa：如奎尼丁；Ⅰb：如利多卡因、美西律；Ⅰc：如普罗帕酮。

2. β 受体拮抗药（Ⅱ类）　如普萘洛尔、阿替洛尔、艾司洛尔、比索洛尔。

3. 延长动作电位时程药（Ⅲ类）　如胺碘酮。

4. 钙通道阻滞药（Ⅳ类）　如维拉帕米。

（四）注意事项

1. 抗心律失常药物的治疗量与中毒量较接近。此外，不同年龄、性别、体重及个体敏感性均会造成差异。因此，用药时最好监测血药浓度，这对指导正确的治疗方案、提高疗效、减少不良反应极为重要。

2. 应用奎尼丁时，部分有严重不良反应的患者可出现“奎尼丁晕厥综合征”，表现为室性心动过速、尖端扭转型室性心动过速或心室颤动，发作前心电图常显示 QT 间期延长等，预示有发生尖端扭转型室性心动过速的危险，应立即停药并采取相应的治疗措施。

3. 老年人在用抗心律失常药时应特别注意以下问题：① 心律失常多由器质性心脏病引起。② 有些抗心律失常药（如 β 受体拮抗药、维拉帕米及普罗帕酮等）对心脏有负性肌力影响。③ 有些抗心律失常药（如奎尼丁、胺碘酮、β 受体拮抗药等）有致心律失常作用。④ 老年人往往患有多种疾病，用药较多，应注意药物间的相互作用对老年人的影响。

4. 一些抗心律失常药有致心律失常作用，故① 用药前应明确用药指征，避免滥用抗心律失常药。② 纠正可能的诱因（如心肌缺血、缺氧、酸中毒及电解质紊乱等）。③ 用药要强调个体化，一旦发生药物性心律失常，应立即停药并采取相应的治疗措施。

5. 一些抗心律失常药（如普罗帕酮、胺碘酮、维拉帕米及 β 受体拮抗药等）有诱发或加重心力衰竭、低血压、窦性心动过缓、窦房传导阻滞和（或）房室传导阻滞的作用，应禁用或慎用于上述患者。同时，应注意胺碘酮对甲状腺及肺功能的影响，注意普罗帕酮、索他洛尔及利多卡因对精神、神经系统的影响。

八、抗高血压药

凡能够降低血压而用于高血压治疗的药物统称为抗高血压药。目前常用的抗高血压药有六大类，即利尿药、钙通道阻滞药、β 受体拮抗药、ACEI、AT_1 受体拮抗药及 α_1 受体拮抗药。有的抗高血压药正在悄然退出高血压的治疗领域，有的仍在临床应用，但一般与其他抗高血压药联合应用，很少单独使用。

（一）作用机制

1. 利尿药　降压作用可能是由于用药初期使细胞外液量及心排血量减少，长期给药可持续降低细胞外液量并降低体内钠浓度、细胞内钙浓度，使血管平滑肌细胞对缩血管物质的反应性减弱，周围血管扩张，血管阻力降低，血压下降。

2. 钙通道阻滞药　通过阻断L型钙离子通道，抑制血管平滑肌细胞外和心肌细胞外钙离子内流，导致血管平滑肌松弛，血管阻力降低，心肌收缩力降低，血压下降。

3. β受体拮抗药　通过阻断β受体，减慢心率，使心排血量减少，同时还可抑制肾素的释放，降低血浆肾素的活性，从而使血压降低。

4. ACEI　通过抑制血管紧张素转化酶（ACE）活性使血管紧张素Ⅱ的生成减少，同时可抑制激肽酶，使缓激肽降解减少，使周围血管扩张，血管阻力降低，血压下降。

5. AT_1 受体拮抗药　通过阻断血管紧张素Ⅱ与血管平滑肌细胞膜上的 AT_1 受体结合，使周围血管扩张，血管阻力降低，血压下降。

6. α_1 受体拮抗药　直接拮抗 α_1 受体，使周围血管扩张，血管阻力降低，血压下降。

（二）用药原则

1. 终身用药　除嗜铬细胞瘤等继发性高血压，去除病因可使血压恢复正常外，一般均应终身药物治疗，以减少并发症和病死率。经过治疗，血压得到满意控制，可以逐渐减少降压药的剂量，但仍需长期用药。如终止治疗，高血压仍将复发。

2. 急症急治　对于高血压危象、高血压脑病、恶性高血压等严重高血压，应选择强效、速效降压药，通过舌下含化或静脉注射、静脉滴注和肌内注射等途径给药，以保护靶器官，防止靶器官功能损害。当病情好转后可改为口服药物维持，但初期降压幅度最好不超过原血压的25%，以后再逐渐降至正常范围。

3. 慢病缓治　对轻、中度高血压，可选用长效口服制剂，从小剂量开始逐渐加量，达到满意疗效后改为维持量。

4. 保护靶器官　高血压引起的靶器官损伤包括心肌肥厚、肾小球硬化和小动脉重构等，在选用降压药物时应考虑选用对靶器官保护作用较好的药物（如长效钙通道阻滞药、ACEI类及 AT_1 受体拮抗药），而其他降压药物对靶器官的保护作用较弱。

5. 个体化治疗　不同的患者，其年龄、性别、种属、病情程度及并发症等情况不同，所选用的降压药物的种类、剂量亦不相同。因此，用药时应根据上述情况合理选药，如糖尿病或痛风患者宜选用ACEI类，而不宜用噻嗪类利尿药。

6. 联合用药　不同降压药物的作用机制不同，采用联合用药可起到协同作用，增强疗效，减少各自药物的剂量，以避免不良反应的发生，甚至有些药物合用可相互抵消不良反应，如β受体拮抗药与硝苯地平合用可相互抵消对心率的影响。

7. 合理选药　原发性高血压的治疗目的绝不仅限于降低血压，同时应达到以下目的：① 可逆转高血压的血流动力学改变，保持良好的器官血流灌注；② 能预防和逆转靶器官损害，减少并发症和病死率；③ 耐受性好，不引起机体代谢障碍。因此，选用降压药时，应尽可能选择既能有效降低血压，又兼有以上作用的药物。

(三) 常用药物

1. 利尿药　如氢氯噻嗪、吲达帕胺。
2. 钙通道阻滞药　如硝苯地平、尼群地平、拉西地平、氨氯地平。
3. β受体拮抗药　如美托洛尔。
4. ACEI　如卡托普利、贝那普利、依那普利、福辛普利。
5. AT_1 受体拮抗药　如氯沙坦、缬沙坦。
6. α_1 受体拮抗药　如哌唑嗪。
7. 血管扩张药　如硝普钠。
8. 复方制剂　如北京降压 0 号、复方降压片。

(四) 注意事项

1. 降压治疗时应注意非药物治疗也很重要，如减轻体重、低盐饮食、戒烟、限酒，适当运动及行为疗法等。

2. 目前研究已证实，血压不稳定可导致器官损伤，短效降压药常可使血压波动，而长效降压药可减少血压波动，保护靶器官。因此，最好选择效果好、作用时间长、不良反应少的降压药物。

3. 监测抗高血压药物的不良反应　有些抗高血压药物可引起血脂和糖代谢等紊乱，引起严重不良反应。例如：噻嗪类利尿药可引起血脂、血糖、血尿酸升高，β受体拮抗药可使血脂升高并影响糖代谢，ACEI 可引起顽固性干咳，钙通道阻滞药可引起周围性水肿。ACEI 及 AT_1 受体拮抗药应禁用或慎用于妊娠、哺乳期妇女及肾动脉狭窄，一些患者用药后可能引起粒细胞减少，与留钾利尿药(如螺内酯等)合用可能引起血钾升高。氢氯噻嗪、吲达帕胺可引起低钾血症。因此，用药中应密切监测降压治疗中的不良反应，及时加以纠正或调整用药。

4. 对老年人单纯收缩期高血压应从小剂量开始，谨慎使用降压药物，一般以使收缩压控制在 140 mmHg 或以下为宜。由于老年人压力感受器不敏感，应尽量避免使用哌唑嗪等，以免引起直立性低血压。

5. 选用降压药应兼顾高血压的并发症，合理选用既降压又可改善并发症的药物。如合并心绞痛宜用钙通道阻滞药或β受体拮抗药；伴有心力衰竭宜选用 ACEI、AT_1 受体拮抗药及利尿药；伴肾功能不全者宜选用哌唑嗪、钙通道阻滞药、ACEI、AT_1 受体拮抗药等，但 ACEI 及 AT_1 受体拮抗药禁用于严重肾功能损害或用药后肾功能损害进行性加重者；老年人收缩期高血压宜选用利尿药及长效二氢吡啶类钙通道阻滞药。

6. 注意首剂及停药的反应　有些降压药(如哌唑嗪及 ACEI 类等)有“首剂降压反应”，服药时应从最小剂量开始，逐渐增加剂量。经过一阶段治疗，血压得到满意控制后，可逐渐减少药物的剂量，甚至考虑停药，但应注意突然停药可能出现停药后综合征，出现血压突然升高表现。

7. 短效钙通道阻滞药(如硝苯地平)，由于其扩张血管，反射性引起交感神经兴奋，对冠心病事件的预防不利，因而不宜长期应用。而长效二氢吡啶类钙通道阻滞药可使上述不良反应显著减少，可长期应用。

8. 一些降压药(如北京降压 0 号、复方降压片等)有镇静作用，应禁用或慎用于驾驶员及高空作业等特殊职业的患者。

九、抗心绞痛药

抗心绞痛药通过减轻心脏负荷、降低心肌氧耗量，或扩张冠状动脉、促进侧支循环的形成，可以改善缺血区冠状动脉供血，从而缓解心绞痛。

（一）作用机制

1. 硝酸酯类　可松弛血管平滑肌，扩张动、静脉，使心脏的前、后负荷降低，心肌氧耗量减少，同时可扩张冠状动脉，增加缺血区血流灌注。此外，还可降低左心室充盈压，保护缺血的心肌细胞。

2. β受体拮抗药　主要减少心肌氧耗量，这是由于这类药物可阻断心绞痛发作时体内过多释放的儿茶酚胺，兴奋β受体，从而使心率减慢、心肌收缩力减弱，降低血压，达到减少心肌氧耗量的目的。此外，还可改善心肌缺血区的供血。

3. 钙通道阻滞药　阻断钙通道，抑制钙离子内流，使血管扩张，血压下降，心脏负荷减轻，心肌收缩力减弱，氧耗量减少。同时可扩张冠状动脉血管，改善缺血区的供血、供氧，保护缺血心肌细胞。

4. 抗血小板聚集药及抗凝血药　血小板聚集和血栓形成是诱发心绞痛的重要因素之一，临床上常将抗血小板聚集药、抗凝血药用于心绞痛的防治。

（二）用药原则

1. 先快后慢　心绞痛发作时应舌下含服（静脉滴注或喷雾）硝酸酯类药，以快速缓解症状，然后再用长效药维持治疗，以减少或防止再发作。

2. 掌握用药剂量　抗心绞痛药物的剂量个体差异较大，用药时应注意个体化，从小剂量开始，以后每3～7 d增量1次，逐渐达到最佳剂量。

3. 联合用药　当单用一种药物治疗无效时，可考虑联合用药，一般将两种具有协同作用或拮抗不良反应的药物合用。如硝酸酯类与β受体拮抗药或钙通道阻滞药合用，β受体拮抗药与钙通道阻滞药合用。

4. 综合治疗　在应用抗心绞痛药时，同时应采取调整生活方式、去除冠心病易患因素、抗心肌缺血、抗血小板聚集和抗凝血等综合治疗措施，以控制病情。如经内科治疗效果欠佳，可考虑行冠状动脉介入治疗或冠状动脉旁路移植术。

（三）常用药物

1. 硝酸酯类　如硝酸甘油、硝酸异山梨酯、单硝酸异山梨酯。
2. β受体拮抗药　如美托洛尔。
3. 钙通道阻滞药　如阿替洛尔、硝苯地平、地尔硫䓬。
4. 抗血小板聚集药　如阿司匹林。
5. 抗凝血药　如肝素钠、肝素钙、枸橼酸钠、华法林。
6. 其他　如卡维地洛。

（四）注意事项

1. 硝酸酯类药最主要的缺点是易出现快速耐受性。为避免或减少耐受性的发生，可采用以下方法：① 尽可能使用小的有效剂量；② 避免长期使用有持续作用的制剂；③ 减少用药次数、间断治疗，间隔时间应在 8 h 以上，同时应用β受体拮抗药或钙通道阻滞药，以防止缺血加重。

2. 对于急性心肌梗死，应常规静脉滴注硝酸甘油，其对解除冠状动脉痉挛、促进侧支循环、缓解缺血性胸痛、治疗泵衰竭、减轻肺淤血等均有良好的作用。

3. β受体拮抗药与硝酸酯类药合用有协同作用，因此应适当减少药物的剂量，以免引起直立性低血压。在停药时应逐步减量，如突然停药有可能诱发心肌梗死。青光眼患者忌用硝酸酯类药。

4. 当β受体拮抗药阻断β受体后，α受体作用反应性增加，易致冠状动脉痉挛，故以痉挛为主的变异型心绞痛不宜用β受体拮抗药。此外，β受体拮抗药也不宜用于心功能不全、支气管哮喘及心动过缓的患者。

5. 对变异型心绞痛宜用钙通道阻滞药，同时可与硝酸酯类药合用。此外，硝苯地平可与β受体拮抗药合用，但地尔硫䓬则不宜与β受体拮抗药合用。停用钙通道阻滞药时也应逐渐减量，以免发生冠状动脉痉挛。

十、脑血管疾病药

脑血管疾病治疗的目的是保持脑血流量和保护脑组织。常用的药物有抗血小板、抗凝血药、溶血栓药、钙通道阻滞药、血管扩张药及脱水药等。

（一）作用机制

1. 抗血小板、抗凝血药及溶血栓药　通过抑制血小板聚集、黏附及释放，降低血中纤维蛋白原等凝血因子的浓度和活性，阻断血液凝固过程，从而抑制脑血栓形成，如阿司匹林、去纤酶。通过增加组织型纤溶酶原激活物（t-PA）的作用，降低血纤溶酶原激活物抑制因子，增加纤维蛋白原及纤维蛋白降解产物，缩短优球蛋白溶解时间，从而起到溶栓作用，如巴曲酶、肝素钠或肝素钙。

2. 钙通道阻滞药　可选择性地作用于脑组织，阻止钙离子进入细胞内，扩张脑血管，增加缺血区血流量，增加脑血流量，改善脑供血及脑细胞能量代谢。

3. 血管扩张药　可直接作用于血管平滑肌，使血管扩张，增加脑血流量，改善脑细胞能量代谢及脑功能障碍。

4. 脱水药　如甘露醇是脑水肿降低颅内压的有效药物。

（二）治疗原则

1. 脑血栓形成的急性期应尽快改善脑的血液循环，控制脑水肿，增加缺血区的血液及氧的供应，降低血黏稠度，改善微循环，防止血栓继续扩大，最大限度地减轻脑损伤。

2. 急性脑血管病往往存在脑水肿，如不及时处理，可使颅内压明显增高，引起脑疝导致死亡。因此，应积极纠正脑水肿。

3. 选用溶血栓药物应严格掌握适应证和禁忌证，并尽早使用。一般在发病 3～6 h 内用药，对进展期的患者可延长到 12 h。

(三) 常用药物

1. 抗血小板、抗凝血药及溶血栓药　如阿司匹林、巴曲酶、去纤酶、肝素钠或肝素钙。
2. 钙通道阻滞药　如尼莫地平。
3. 血管扩张药　如银杏黄酮苷、倍他司汀、氟桂利嗪。
4. 脱水药　如甘露醇。
5. 其他　如双氢麦角碱。

(四) 注意事项

1. 在选用溶血栓药治疗前后应监测出血、凝血时间、凝血酶原时间及纤维蛋白原，以利于调整用量。对于有出血史、手术后 7 d 内及有严重的肝、肾及心功能损伤者应禁用溶栓治疗，而有消化性溃疡、药物过敏史、严重脑血管病后遗症及高龄患者应慎用。

2. 氟桂利嗪常见的不良反应为嗜睡及乏力，通常为一过性，驾驶员及高空作业等特殊职业者慎用。长期用药可出现锥体外系症状及抑郁症，有锥体外系疾病者应禁用。此外，妊娠、哺乳期妇女及脑出血性疾病急性期禁用，在出血停止 10～14 d 后方可使用。

3. 尼莫地平的主要不良反应有头晕、低血压。对于严重肝功能损害者禁用，颅内压增高者、妊娠及哺乳期妇女慎用。

十一、利尿药及脱水药

利尿药按其作用强弱分为强效能、中效能和弱效能利尿药，按其对钾的影响分为排钾利尿药(如呋塞米等)和留钾利尿药(如螺内酯等)。

脱水药主要用于脑水肿、肾衰竭的早期少尿和青光眼的治疗。

(一) 作用机制

目前常用的利尿药主要是抑制肾小管对钠或氯的主动重吸收而产生利尿作用。这些药物虽然都影响肾小管的重吸收，但其作用部位又各不相同。

1. 近端小管　约 2/3 的滤液在此重吸收，乙酰唑胺即作用于此，阻止肾小管对碳酸氢钠的重吸收，但对远端小管无作用，故利尿作用弱。

2. 髓襻升支髓质部　氯在此主动转运，钠随氯而被动转运。呋塞米及布美他尼(丁尿胺)在此抑制氯的主动转运，从而阻止钠的重吸收。

3. 髓襻升支皮质部　噻嗪类利尿药作用于此段及远端小管前段，阻止钠和氯的重吸收，增加钾的排泄。

4. 远端小管　钠在此段被主动吸收并与钾和氯离子进行交换，此作用受醛固酮控制，留钾利尿药可抑制钠-钾交换，故钾排泄减少。

上述利尿药在各部位影响钠离子在肾小管的重吸收，由于钠离子不被吸收，水也就不被吸收，其结果表现为利尿。

脱水药在体内不被代谢或代谢缓慢，静脉给药后可迅速升高血浆渗透压，引起组织脱水，并容易被肾小球滤过，很少被肾小管重吸收。当通过肾时，在肾小球内及肾小管管腔内形成高渗透压而增加尿量及部分电解质的排出。

（二）用药原则

1. 利尿药的用药原则

（1）病因治疗　利尿药只是对症用药，同时应针对病因治疗，才能取得较好的效果。

（2）间歇用药　可使有效血容量得以恢复，利尿有效。故一般主张用药 2～4 d，停用 2～3 d。

（3）综合治疗　在应用利尿药的同时还应采用与利尿相关的综合措施（如提高血浆渗透压，扩张血管，改善心、肾功能，卧床休息和低盐饮食等），才能取得较好的利尿效果，并可减少不良反应。

（4）联合用药　正确的联合用药可以提高疗效，减轻不良反应。

2. 脱水药的用药原则

（1）综合治疗　在应用脱水药的同时也应注意针对病因治疗。

（2）联合用药　两种以上脱水药联合应用，如糖皮质激素＋甘露醇（或山梨醇）、尿素＋甘露醇，可提高疗效。为防止颅内压反跳，可在两次脱水药之间穿插使用 50％葡萄糖注射液或呋塞米等。

（3）严密观察治疗反应　用药期间应严密观察水、电解质平衡状态，以免发生过度脱水、低钠血症、低钾血症等。同时，应观察症状改善情况，如症状改善，可逐渐减少用药次数，直至病情平稳为止。

（三）常用药物

1. 排钾利尿药

（1）强效类　如布美他尼、呋塞米。

（2）中效类　如氢氯噻嗪。

（3）弱效类　如乙酰唑胺。

2. 留钾利尿药　属弱效类，如螺内酯、氨苯蝶啶。

3. 脱水药　如甘露醇、山梨醇、甘油果糖。

（四）注意事项

1. 有些因素可使利尿效果减弱甚至消失，如原发病治疗不得力、长期用同一种利尿药、进食钠过多、电解质紊乱未及时纠正及全身情况差（贫血、低蛋白血症和感染）等。

2. 在用利尿药期间应注意观察药物的不良反应（如高钾血症、低钾血症、低钠血症、高尿酸血症、高血糖等）。当肾小球滤过率（GFR）低于 30 ml/min 时，应用噻嗪类利尿药效果差或无效，此时即使再增加药物剂量也不能使利尿作用增强，反而会增加不良反应的发生率。

3. 使用脱水药治疗脑水肿时，应同时针对脑水肿的原发病因治疗以阻止脑水肿继续发展，并注意观察水、电解质代谢平衡状况，以免发生低钾血症、低钠血症及过度脱水等。对多次或反复使用脱水药的患者，可适当补钾、补钠，并注意补液，日输液量以少于尿量 500 ml 为宜，但心功能不全者忌用，活动性脑出血也不宜用。

4. 静脉滴注脱水药速度应快，250 ml 应于 30～60 min 滴完，因缓慢静脉滴注不能迅速升高渗透压，脱水作用弱。用药后如症状改善可逐渐减量，但不可过早停药，以免脑水肿复发。一般以用药 3～7 d 后撤除或减量为宜。

5. 大剂量应用甘露醇可引起高渗性肾病和急性肾衰竭。因此，在肾衰竭或大剂量应用甘露醇时，突然出现不明原因的尿量减少，应警惕急性肾衰竭发生的可能，此时应立即停用甘露醇，并用大剂量呋塞米静脉给药。

十二、局部麻醉药

局部麻醉药是指能暂时完全和可逆地阻滞神经传导功能的药，根据分子结构的不同可分为酯类局部麻醉药（如普鲁卡因、丁卡因、罗哌卡因）和酰胺类局部麻醉药（如利多卡因、布比卡因）。

（一）作用机制

局部麻醉药的作用机制有多种解释，目前认为是通过改变细胞膜对钠离子的通透性，阻断钠离子内流而可逆性地阻滞神经冲动的传导，产生相应组织的麻醉作用。

（二）用药原则

1. 根据作用部位和使用目的不同选择不同的药物　① 表面麻醉，宜选用穿透性强的利多卡因或丁卡因。② 浸润麻醉和阻滞麻醉，宜选用安全性高的普鲁卡因、利多卡因等。③ 蛛网膜下腔阻滞麻醉（又称腰麻），常以普鲁卡因与丁卡因配伍给药。④ 硬膜外麻醉（又称硬脊膜外阻滞麻醉），常选用利多卡因、普鲁卡因、丁卡因。

2. 根据需要选择合适的药物剂量　剂量的大小可影响局部麻醉药的潜伏期、阻滞深度和时效。增加剂量可使潜伏期缩短，阻滞深度和时效增加。

3. 充分考虑药物相互作用的影响　① 局部麻醉药与血管收缩药合用，可降低局部麻醉药的吸收速度，延长麻醉时间，减少手术出血，降低不良反应的发生。② 局部麻醉药混合使用，一般以起效快的短效局部麻醉药与起效慢的长效局部麻醉药合用，以期获得较好的临床效果，如利多卡因与丁卡因合用于硬膜外麻醉。③ 局部麻醉药碳酸化，可改变局部麻醉药的 pH，以缩短潜伏期和增加麻醉强度。

（三）常用药物

常用的局部麻醉药有普鲁卡因、丁卡因、罗哌卡因、利多卡因、布比卡因等。

（四）注意事项

酯类局部麻醉药一般较易发生过敏反应，因此用药前应详细询问患者有无过敏史，是否用过局部麻醉药，使用普鲁卡因等应先做皮试。在用药过程中，应避免用药浓度过高、剂量过大、给药过快或药物进入血管内，以防发生毒性反应。

另外，局部麻醉药与肾上腺素合用时应注意：① 不可用于小动脉等部位，以防止造成局部缺血或坏死。② 避免误入血管，以防止发生不良反应。③ 高血压、甲状腺功能亢进症者禁用；④ 肾上腺素一次用量应为0.10～0.15 mg，不得超过0.3 mg。

十三、组胺及抗组胺药

抗组胺药化学结构与组胺相似，可与组胺竞争细胞膜上的组胺受体而产生抗组胺作用，目前有 H_1、H_2、H_3 受体阻断药。

（一）概述

1. 组胺　是由组氨酸脱羧而形成的，主要存在于肥大细胞和嗜酸粒细胞中，组胺的受体有 H_1 受体、H_2 受体、H_3 受体。H_1 受体兴奋具有如下作用：① 可舒张小动脉、毛细血管和小静脉，使小血管扩张，毛细血管通透性增加，导致皮肤血管水肿出现荨麻疹、瘙痒等。② 使支气管平滑肌收缩，引起呼吸困难、哮喘。③ 使肠道平滑肌收缩、痉挛，而致腹痛、腹泻。H_2 受体兴奋可使胃壁细胞分泌胃液增加，同时使唾液腺、支气管腺体分泌增加，增加心肌收缩力，但子宫收缩受抑制。

2. 抗组胺药　H_1 受体拮抗药分为第一代和第二代两种药物。H_1 受体拮抗药在服药后15 min即产生明显效应，持续4～6 h，有的甚至更长。肌内注射或静脉注射后立即起效，但静脉注射过快可出现低血压反应。

（二）H_1 受体拮抗药

1. 作用机制　H_1 受体拮抗药有与组胺分子类似的乙基叔胺结构，可与组胺竞争结合靶细胞上的 H_1 受体，从而产生拮抗作用，舒张气管、胃肠道平滑肌，降低机体对组胺的反应，缓解或消除由组胺释放引起的过敏症状。此外，H_1 受体拮抗药还可通过血-脑脊液屏障，对中枢神经有不同程度的抑制作用。

2. 用药原则

（1）H_1 受体拮抗药主要用于过敏性或瘙痒性皮肤病，防治皮肤黏膜变态反应性疾病、晕动病和呕吐，也用于止痒、镇静、催眠、预防输血或输液反应发生，并有抑制中枢神经、抗胆碱能及微弱的局部麻醉作用。

（2）H_1 受体拮抗药不能阻止组胺所致的胃酸分泌，也不能逆转组胺已发生的影响。因此，可用于预防而不是治疗过敏症状和变态反应所致的组胺释放。

（3）轻度过敏症状用 H_1 受体拮抗药有效，而慢性病变效果较差，严重变态反应性或免疫性疾病则无效。

3. 常用药物　第一代 H_1 受体拮抗药有苯海拉明、茶苯海明（乘晕宁）、异丙嗪（非那根）、氯苯那敏（扑尔敏）、赛庚啶。第二代 H_1 受体拮抗药有阿司咪唑（息斯敏）、西替利嗪（仙特敏）。

4. 注意事项

（1）不同机体对药物反应的差异较大，因此用药的剂量、品种应注意个体化。一般主张口服给药，最佳剂量应略低于引起嗜睡的剂量。

（2）驾驶人员、机械操作人员及高空作业者在工作时应避免服用中枢神经抑制性较强的 H_1 受体拮抗药。肝肾功能不全、前列腺肥大、幽门及十二指肠溃疡、青光眼应慎用 H_1 受体拮抗药。

妊娠、哺乳期妇女及婴幼儿也不宜使用。QT 间期延长慎用西替利嗪及阿司咪唑。

(3) H_1 受体拮抗药用于预防输血反应时应单独使用,不应将药液加入血液中一起输入,也不宜与酒精饮料、中枢抑制药及增强胆碱能效应的药物同时服用。

(三) H_2 受体拮抗药

H_2 受体与胃酸的分泌、免疫系统的调节及反馈抑制组胺的释放等有关,而 H_2 受体拮抗药可竞争性地与 H_2 受体结合,产生拮抗组胺、促进胃液分泌、增加心率及抑制子宫收缩等作用。第一代 H_2 受体拮抗药的代表药为西咪替丁(甲氰咪胍),第二代为雷尼替丁,第三代为法莫替丁等。对于皮肤疾病,一般选用西咪替丁治疗荨麻疹、带状疱疹、单纯疱疹、多毛症及痤疮等。

(四) H_3 受体拮抗药

H_3 受体主要分布于中枢神经和外周神经末梢,参与调节神经冲动的传递。H_3 受体拮抗药能拮抗 H_3 受体,可改善大鼠的学习与记忆能力。

十四、肾上腺皮质激素

肾上腺皮质激素包括糖皮质激素、盐皮质激素、孕激素、雌激素和雄激素,后三类又属性激素。肾上腺皮质激素的分泌和生成又受促肾上腺皮质激素(ACTH)的调节。临床上常用的肾上腺皮质激素主要是糖皮质激素,具有抗炎、抗休克、抑制免疫、抗过敏等多项药理作用,除可口服、注射外,还可外用。不同的糖皮质激素作用及持续时间各不相同。

(一) 作用机制

糖皮质激素不同,其作用机制又各不相同。

1. 抗炎作用

(1) 抑制吞噬细胞的吞噬作用,稳定肥大细胞的溶酶体膜,减少肥大细胞脱颗粒和溶酶体酶的释放。

(2) 减少炎症介质的产生。

(3) 减少前列腺素与白三烯的形成。

(4) 增加毛细血管对儿茶酚胺的敏感性。

(5) 减少炎症组织的粘连及瘢痕形成等。通过以上多种途径,降低炎症的血管和细胞反应,提高机体对各种有害刺激的耐受力。

2. 免疫抑制作用　糖皮质激素对免疫过程的抑制包括:① 抑制巨噬细胞吞噬和处理抗原的能力。② 抑制敏感动物各种类型的抗体反应。③ 干扰和阻断淋巴细胞的识别。④ 抑制某些炎症因子的生成。⑤ 诱导淋巴细胞凋亡等。通过以上作用抑制组织器官移植的排斥反应和皮肤迟发型过敏反应,对自身免疫性疾病也有一定的疗效。

3. 抗休克作用

(1) 稳定溶酶体膜,减少心肌抑制因子的生成。

(2) 扩张痉挛收缩的血管,改善微循环,兴奋心脏,加强心肌收缩力。

(3) 抑制某些炎症因子的产生,减轻全身炎症反应及组织损伤。

(4) 防止血小板聚集和微血栓形成,纠正休克时的代谢紊乱。

(5) 提高机体对内毒素的耐受力,阻碍内毒素和补体结合等。

通过以上作用治疗严重休克,特别是感染性休克。但对已经形成的心肌抑制因子无破坏作用,因此在休克晚期使用效果不佳。

4. 对物质代谢的影响

(1) 糖代谢:通过促进糖原异生、抑制外周组织对葡萄糖的摄取和利用、减慢葡萄糖的分解来增加肝、肌糖原含量及使血糖升高、糖耐量降低。

(2) 蛋白质代谢:可促使许多组织(如肌肉、骨、皮肤等)的蛋白质分解代谢增强,造成负氮平衡,长期大剂量应用还可抑制蛋白质的合成,特别是对儿童及创伤患者,可使生长发育延迟、肌肉萎缩、骨质疏松和伤口愈合不良。

(3) 脂肪代谢:可抑制外周组织对糖的利用,促进脂肪酸的氧化分解,因此在糖尿病患者易诱发糖尿病酮症酸中毒。长期大剂量使用可增高血浆胆固醇,激活四肢皮下脂肪酶,促使四肢皮下脂肪分解,重新分布在头、上胸、颈部及背腹部,形成向心性肥胖。

(4) 水和电解质代谢:可起到较弱的盐皮质激素作用,即留钠、排钾。此外,还有利尿作用,表现为增加肾小球滤过率,抑制抗利尿激素的释放,拮抗抗利尿激素的作用,从而减少肾小管对水的重吸收。

(5) 糖皮质激素可抑制维生素 D_3 转化为 1,25 -二羟维生素 D_3,减少小肠对钙的吸收,抑制肾小管对钙的重吸收而促进尿钙排泄增加,导致骨质疏松。

5. 对其他内分泌激素的影响 可降低甲状腺对 ^{131}I 的摄取、清除和转化;生长激素可促进蛋白质合成,而糖皮质激素可使蛋白质分解加强;糖皮质激素与甲状旁腺激素(PTH)相互拮抗,糖皮质激素使血钙浓度降低,而 PTH 可升高血钙;糖皮质激素可增加糖异生过程中关键酶的合成,而胰岛素可拮抗此作用。

6. 中枢神经系统 通过调节血中葡萄糖浓度、血液循环和体内电解质平衡等来维持中枢神经系统的功能,提高中枢神经系统的兴奋性,但长期大量应用可引起欣快、激动、失眠,甚至可诱发精神失常。此外,糖皮质激素还可抑制体温调节中枢对致热原的反应,稳定溶酶体膜,减少内源性致热原的释放,从而达到降低体温作用。

7. 心血管系统 可维持心血管的正常功能,对心肌无直接收缩作用,但可使心肌氧耗量减少,使缺血的心肌纤维复原,故能使心肌功能迅速得到改善。此外,还可增加血管对儿茶酚胺的反应性。

8. 血液及造血系统 可刺激骨髓造血功能,使血中红细胞和血红蛋白含量增加;大剂量可使血小板增加,提高纤维蛋白原浓度,缩短凝血酶原时间,刺激骨髓中的中性粒细胞释放,使周围血中的中性粒细胞增加,淋巴细胞数目减少。

9. 抗过敏作用 可抑制过敏反应过程中的肥大细胞脱颗粒,从而可减少过敏介质(如组胺、5 -羟色胺、缓激肽等)的产生和释放,减轻过敏性症状。

10. 骨骼系统作用 长期大量应用糖皮质激素可抑制成骨细胞的活力,减少骨中胶原的合成,促进胶原和骨基质的分解,使骨质形成发生障碍,导致骨质疏松。

盐皮质激素主要有醛固酮和去氧皮质酮两种。醛固酮主要作用于肾的远端小管,促进 Na^+、Cl^- 及水的重吸收和 K^+、H^+ 的排出,对维持机体正常的水、电解质代谢平衡起重要的作用。ACTH 是由腺垂体嗜碱细胞合成和分泌的，受下丘脑促肾上腺皮质激素释放激素的调节，对维持机体肾上腺正常形态和功能有很重要的作用。如果 ACTH 缺乏，则可引起肾上腺皮质萎缩，分泌功能减退。

（二）用药原则

1. 严格掌握用药适应证。适应证：① 肾上腺皮质功能紊乱。② 自身免疫性疾病（如肾病综合征、系统性红斑狼疮、类风湿关节炎、慢性活动性肝炎、溃疡性结肠炎、血小板减少性紫癜等）。③ 变态反应性疾病（如支气管哮喘、药物性皮炎等）。④ 器官移植的排斥反应。⑤ 感染性疾病。⑥ 休克（如感染性休克、过敏性休克等）。⑦ 非实体瘤（如白血病、恶性淋巴瘤、多发性骨髓瘤等）和实体瘤（如乳腺癌、前列腺癌等）。⑧ 眼科疾病（如结膜炎、角膜炎等）。⑨ 皮肤病（如神经性皮炎、银屑病、干燥性湿疹等）。⑩ 重症肌无力和某些内分泌疾病的辅助诊断。

2. 尽量避免长期大剂量使用糖皮质激素，以免引起不良反应。如需长期用药，应补充钾、钙、维生素 D_3，并应用抗酸药及促肾上腺皮质激素。停药时应逐渐减量，以免使病情复发或出现肾上腺皮质功能不足的症状。

3. 在治疗细菌感染性疾病时，必须同时与足量有效的抗生素合用，而对病毒感染者应慎用。

4. 注意按时辰规律用药。病情控制后，改为每日或隔日上午 6:00～8:00 一次给药法，可减轻不良反应。妊娠妇女慎用或禁用糖皮质激素。

（三）常用药物

1. 短效　如氢化可的松、可的松。

2. 中效　如泼尼松、泼尼松龙、甲泼尼龙、曲安奈德、曲安西龙。

3. 长效　如地塞米松、倍他米松、倍氯米松。

4. 外用　如氟氢可的松、氟轻松。

（四）注意事项

1. 以下情况应避免使用糖皮质激素　如严重精神病、中度以上的糖尿病、明显高血压、肾上腺皮质功能亢进、活动性溃疡、青光眼、某些病毒感染、麻疹、妊娠早期（3 个月以内）及 DIC 等。

2. 长期大剂量应用糖皮质激素　可出现向心性肥胖、满月面、紫纹、低钾血症、水肿、高血压、血糖升高、痤疮、多毛及易感染等类肾上腺皮质功能亢进综合征，一般不需治疗，停药后可逐步消失，恢复正常。

3. 长期用糖皮质激素的不良后果　① 减弱机体的抵抗能力，有利于细菌扩散及诱发新的感染，可使原来静止的结核病恶化或扩散，故对原患过结核病的患者，应同时加服抗结核药治疗。② 可诱发或加重溃疡病。③ 诱发神经精神症状。④ 诱发高血压和动脉粥样硬化。⑤ 抑制生长发育。⑥ 引起肾上腺皮质功能不全。

4. 对胎儿的作用　妊娠期使用可的松可使 1% 的胎儿发生腭裂畸形，而泼尼松和泼尼松龙无此不良反应。因此，妊娠 3 个月后如需要可选用泼尼松。

5. 药源性肾上腺皮质功能不全　长期应用糖皮质激素可抑制脑垂体，使肾上腺皮质萎缩，并引起肾上腺皮质功能减退，一旦停药后遇到应激状态（如感染、呕吐、腹泻、饥饿、外伤及手术等),因体内皮质激素供应不足,即可发生肾上腺皮质危象,表现为恶心、呕吐、肌无力、低血糖、休克甚至昏迷,应及时补充糖皮质激素。

6. 反跳现象　用糖皮质激素治疗类风湿关节炎、系统性红斑狼疮、哮喘、肾病综合征时,症状得到控制后,如减药太快或突然停药,可使原有的病情加重或恶化,即为“反跳现象”。一旦发生此现象,应恢复原有的用药剂量,待病情好转再逐步减量。

7. 不同的糖皮质激素各有特色　选药时应按病情、疗效、不良反应及其特性等综合考虑、灵活应用。一般盐皮质激素、可的松主要用于肾上腺皮质功能减退的替代治疗;氢化可的松、地塞米松主要用于抢救危重症患者;非内分泌疾病的患者多用人工合成的糖皮质激素,如地塞米松、泼尼松、泼尼松龙等;哮喘宜用曲安奈德及倍氯米松气雾剂治疗;皮肤疾病多用倍氯米松、曲安奈德、氟轻松外用。

8. 泼尼松　在体内需经肝转化为泼尼松龙才具有生物活性。因此,肝功能不全及老年人不宜用泼尼松,可直接选用泼尼松龙。

十五、抗消化性溃疡药

消化系统十分复杂,消化道本身也是人体最复杂的内分泌器官,整个系统受内在神经丛、外在神经丛、肠胃激素和脑肠肽等的多种调节作用。消化系统除消化道以外,还包括胰、肝、胆等器官,因此本系统药物常通过多种因素参与治疗。常用的药物一般有抗酸药、治疗溃疡病药物、胃肠解痉药、助消化药、止吐药、胃动力药、泻药、止泻药、肝胆疾病药等。不论选用哪种药物,都要明确诊断,对症下药,密切注意不良反应的发生并及时处理,还要注意药物的禁忌证和注意事项,合理用药。

(一) 作用机制

治疗溃疡病的目的在于消除病因,控制症状,促进溃疡愈合并预防并发症。消化性溃疡的药物治疗主要是围绕抗酸和增强黏膜屏障两个环节进行。胃壁细胞膜上有三种促进胃酸分泌的受体,即 M_1 胆碱受体、促胃液素受体和组胺受体,三种受体共同作用时有增强或协同作用,即共同的泌酸作用大于三个单独泌酸作用的总和。如阻断 H_2 受体,也部分地抑制由促胃液素和乙酰胆碱刺激引起的胃酸分泌,故能使胃酸明显下降。对十二指肠球部溃疡,选择抑制夜间分泌的愈合率最高,故提出临睡前服 1 日的剂量治疗十二指肠球部溃疡。但胃溃疡 24 h 抑酸比选择性夜间抑酸为好。根据对泌酸机制的研究,已开始应用一类比 H_2 受体阻断药更有力的抑酸药物,即位于壁细胞上的 H^+-K^+-ATP 酶(质子泵)抑制药,现临床应用的是奥美拉唑。

目前正在研究增强黏膜屏障方面的药物。胃黏膜上皮细胞脱落与修复保持着动态平衡,使黏膜处于完好状态。在上述过程中,表皮生长因子(EGF)起着重要作用。EGF 能促进前列腺素和生长抑素的释放,这两方面都有抑制胃酸分泌及黏膜保护作用。因此,合成 EGF 的衍生物将是治疗溃疡病的一类新药。

在溃疡病的药物治疗中,无论是应用抑制胃酸分泌,还是加强胃黏膜屏障作用的药物,近期疗效都比较满意,但尚未完全解决防止溃疡病复发的问题。因此,溃疡愈合后需进行维持疗法,其目的是使患者不产生症状,保持溃疡的愈合及预防并发症。维持量的用法是在睡前服用治疗量的 50%,持续 1 年以上。

对幽门螺杆菌与消化性溃疡之间的关系进行了许多研究，已证实幽门螺杆菌的存在是溃疡病复发的基本原因之一。一些能杀灭幽门螺杆菌的药物既能使溃疡愈合，还可降低溃疡的复发率，因此在治疗幽门螺杆菌阳性的溃疡病患者时，宜选用或加用能抗幽门螺杆菌的药物。但由于该菌在黏膜深层繁殖，较难清除干净，所以一般采用两种或三种药联合治疗，以提高清除率。

（二）用药原则

治疗消化性溃疡的目的有四个：① 缓解症状；② 促进溃疡愈合；③ 预防并发症；④ 预防复发。当前还没有一个药物能完全达到这四个目的。原则上，用药前首先要明确诊断。胃溃疡和十二指肠溃疡的治疗有相似之处，也有不同之处。对十二指肠溃疡应主要选择降低胃酸及杀灭幽门螺杆菌的药物，对胃溃疡应主要选择黏膜保护药物。

（三）常用药物

1. 抗酸药　如碳酸氢钠、氢氧化铝、盖胃平等。
2. H_2 受体阻断药　如西咪替丁、雷尼替丁、尼扎替丁、法莫替丁和罗沙替丁等。
3. 质子泵抑制药　如奥美拉唑、兰索拉唑等。
4. 抗促胃液素药物　如丙谷胺、复方丙谷胺片等。
5. 黏膜保护药　如枸橼酸铋钾、麋蛋白酶、硫糖铝等。
6. 抗幽门螺杆菌药　如甲硝唑、氨苄西林等。

（四）注意事项

消化性溃疡是一种慢性病，治疗时间长，用药数量多、剂量大，药物一般具有不同程度的不良反应：① 碳酸氢钠中和胃酸后产生大量二氧化碳，增加胃内压，使胃扩张，常引起嗳气，对严重胃溃疡患者有致胃穿孔的危险，长期大量使用还可引起碱中毒。② 铝制剂会引起便秘，严重时甚至引起肠梗阻。③ 组胺受体拮抗药可引起腹泻、腹胀、口干，甚至引起急性胰腺炎，并对骨髓有一定的抑制作用，还可引起心动过缓、面部潮红等。因此，要密切注意观察药物的不良反应，一旦发现，及时处理，以免导致严重后果。判断药物的治疗效果主要依靠内镜检查。

十六、促凝血药

促凝血药又称止血药，是能促进血液凝固、抑制纤维蛋白溶解（简称纤溶）或降低毛细血管通透性，促使出血停止的药物。

（一）作用机制

促凝血药按其作用可分为：① 作用于血管壁的药物，可收缩血管，增加毛细血管致密度，改善其通透性，如卡巴克络等。② 合成凝血因子所需药物（如维生素 K_1、维生素 K_3 等）及凝血因子制品（如凝血酶等）。③ 抗纤溶药物，可抑制纤溶酶活性从而抑制纤维蛋白溶解系统而止血，如氨基己酸、氨甲苯酸、氨甲环酸等。④ 作用于血小板的药物，如酚磺乙胺。⑤ 局部止血药物，如吸收性明胶海绵、淀粉海绵等。

（二）用药原则

首先，要明确病因；其次，应用止血药时要有针对性，应结合病因和药物的作用机制选用。联合用药时，既要考虑到药物的协同作用，又要考虑到药物的拮抗作用。

（三）常用药物

常用的促凝血药物有亚硫酸氢钠甲萘醌（维生素 K_3）、维生素 K_1、酚磺乙胺、氨甲苯酸（止血芳酸）、鱼精蛋白、卡巴克洛、凝血酶等。

（四）注意事项

1. 使用卡巴克络应注意　长期反复使用可发生水杨酸反应，需及时停药；有癫痫史者应慎用；肌内注射可有局部刺激作用。

2. 使用维生素 K 应注意　静脉滴注宜缓，以每分钟注入 4～5 mg 为宜，不宜静脉注射；肝功能减退者慎用，应用维生素 K_1 较安全；用药期间应定期测定凝血酶原时间，以调整维生素 K 的用量；本类药应避光防冻保存。

十七、血浆代用品

血浆代用品亦称血容量扩充药，主要用于大量失血、失血浆及大面积烧伤等所致的血容量降低、休克等应急情况，亦用于各种原因所致的微循环障碍性疾病，用以扩充血容量，改善微循环。血浆代用品因其相对分子质量不同，作用亦不完全相同，要因症选药。对于出血性疾病、辐射损伤、产科意外出血及难以止血的手术要慎用或不用。少数患者使用右旋糖酐可出现过敏反应，首次用药应严密观察 5～10 min，发现症状，立即停药，及时抢救。每日用量不宜超过 1500 ml；大量出血时不能以此代替输血。

常用血浆代用品包括右旋糖酐 40（低分子右旋糖酐）、右旋糖酐 70（中分子右旋糖酐）、羟乙基淀粉（706 代血浆）、人血白蛋白等。

（阳　晓）

复 习 题

单选题

1. 硝酸甘油抗心绞痛的主要机制是
   A. 选择性扩张冠状动脉，增加心肌供血
   B. 阻断β受体，降低心肌耗氧量
   C. 减慢心率、降低心肌耗氧量
   D. 扩张冠状动脉和侧支血管，改善局部缺血
   E. 抑制心肌收缩力，降低心肌耗氧量
2. 药物的内在活性(效应力)是指
   A. 药物穿透生物膜的能力
   B. 药物激动受体的能力
   C. 药物水溶性大小
   D. 药物对受体亲和力高低
   E. 药物脂溶性强弱
3. 利福平抗菌作用的原理是
   A. 抑制依赖于 DNA 的 RNA 多聚酶
   B. 抑制分支菌酸合成酶
   C. 抑制腺苷酸合成酶
   D. 抑制二氢叶酸还原酶
   E. 抑制 DNA 回旋酶
4. 复方炔诺酮片避孕的作用机制是
   A. 抑制排卵
   B. 抗着床
   C. 影响子宫功能
   D. 影响胎盘功能
   E. 兴奋子宫
5. 治疗慢性失血(如钩虫病)所致的贫血宜选用
   A. 叶酸
   B. 维生素 K
   C. 硫酸亚铁
   D. 维生素 B_{12}
   E. 卡巴克洛
6. 能扩张肾血管、增加肾血流量的药物是
   A. 去甲肾上腺素
   B. 间羟胺
   C. 麻黄碱
   D. 多巴胺
   E. 肾上腺素
7. 细菌对氨基糖苷类药物产生耐药是由于产生
   A. 钝化酶
   B. 转肽酶
   C. β-内酰胺酶
   D. 水解酶
   E. 合成酶
8. 苯海拉明中枢镇静作用机制是
   A. 激动 H_1 受体
   B. 阻断 H_1 受体
   C. 激动 H_2 受体
   D. 阻断 M 受体
   E. 激动 D_2 受体

9. 对心肌收缩力抑制作用最强的钙拮抗剂是
A. 尼莫地平　B. 尼群地平　C. 硝苯地平
D. 地尔硫卓　E. 维拉帕米

10. 精蛋白锌胰岛素引起的低血糖反应症状有
A. 饥饿　B. 出汗　C. 肌肉震颤
D. 心悸　E. 精神情绪及运动障碍

11. 肝素的抗凝血作用机制是
A. 抑制凝血因子的合成
B. 直接灭活各种凝血因子
C. 加速抗凝血酶Ⅲ灭活各种凝血因子的作用
D. 激活纤溶酶
E. 抑制血小板聚集

12. 阿司匹林抗血小板聚集的机制是
A. 增加 PGI_2 的合成　B. 促进 TXA_2 的合成
C. 阻止 TXA_2 的降解　D. 抑制血小板激活因子的作用
E. 减少 PGI_2 的降解

13. 强心苷心脏毒性的发生机制是
A. 激活心脏细胞膜 Na^+－K^+－ATP 酶　B. 抑制心肌细胞膜 Na^+－K^+－ATP 酶
C. 增加心肌细胞中的 K^+　D. 增加心肌细胞中的 Ca^{2+}
E. 增加心肌细胞中的 Na^+

14. 对脑血管扩张作用最强的药物是
A. 硝苯地平　B. 尼莫地平　C. 非洛地平
D. 尼索地平　E. 尼群地平

15. 维拉帕米对哪种心律失常疗效最好
A. 房室传导阻滞　B. 室性心动过速　C. 室性期前收缩
D. 阵发性室上性心动过速　E. 强心苷过量的心律失常

16. 抑制胃酸分泌作用最强的是
A. 西咪替丁　B. 雷尼替丁　C. 奥美拉唑
D. 哌仑西平　E. 丙谷胺

17. 吗啡镇痛作用机制是
A. 阻断脑室,导水管周围灰质的阿片受体
B. 激动脑室,导水管周围灰质的阿片受体
C. 抑制前列腺素合成,降低对致痛物质的敏感性
D. 阻断大脑边缘系统的阿片受体
E. 激动中脑盖前核的阿片受体

18. 成瘾性最小的镇痛药是
A. 吗啡　B. 芬太尼　C. 哌替啶
D. 喷他佐辛　E. 美沙酮

19. 镇痛解热抗炎药的作用机制是

A. 直接抑制中枢神经系统　B. 直接抑制 PG 的生物效应

C. 抑制 PG 的生物合成　D. 减少 PG 的分解代谢

E. 减少缓激肽分解代谢

20. 氟喹诺酮类药物通过抑制下列何种酶而抗菌

A. 转肽酶　B. RNA 聚合酶　C. DNA 螺旋酶

D. 分支菌酸酶　E. 二氢叶酸合成酶

（阳　晓）

第三篇　呼吸系统疾病

第七章　呼吸系统疾病导论

呼吸系统与体外环境沟通，从外界吸入空气，进行气体交换，保证组织的氧需要和清除二氧化碳。由于呼吸道与外界相通，在呼吸过程中，外界环境中的有机或无机粉尘（包括各种病原微生物、过敏原、有害气体等）可以直接侵入机体造成损害，全身其他器官的病原体或癌细胞也可以通过淋巴道和血液播散到肺部。肺又与心脏血流动力学的关系密切，两者互相影响。

呼吸系统的结构和功能都是为了保证完成呼吸功能。此外，它还具备一整套的防御、免疫、代谢、生化、内分泌及防止吸入因素造成损害和调整全身的功能。

一、解剖及生理

呼吸器官从鼻开始到环状软骨下端称为上呼吸道，主要作用是作为气体通道和调节吸入气体，并对吸入的空气进行过滤、湿化、加温。环状软骨以下的气管、支气管称下呼吸道，为气体进出肺泡的通道。呼吸性细支气管以下直到肺泡为气体交换的场所。人的肺泡总数达 3 亿～7.5 亿，内表面积达 100 m^2，具有巨大的储备力。

呼吸系统的防御功能包括物理作用（如鼻部加温、过滤、喷嚏、咳嗽、支气管收缩、黏液-纤毛运输系统）、化学作用（如溶菌酶、乳铁蛋白、蛋白酶抑制剂、抗氧化的谷胱甘肽、超氧化物歧化酶等）、细胞吞噬（如肺泡巨噬细胞、多形核粒细胞）及免疫功能（如 B 细胞分泌 IgA、IgM 等，T 细胞介导的迟发型变态反应，杀死微生物和细胞毒作用等）。

肺有两组血管供应。肺循环的动静脉为气体交换的功能血管。与体循环相比，肺循环血压仅为体循环的 1/10，肺是一个低压、低阻及高容量的器官。体循环的支气管动静脉为气道和脏胸膜的营养血管。

二、常见病因

1. 感染　是呼吸系统疾病中最常见的病因。医院内获得性肺部感染中，以革兰阴性菌（如铜绿假单胞菌、肺炎克雷白杆菌、肠杆菌）占优势，产 β-内酰胺酶（可分解 β-内酰胺类抗生素）细菌明显增多。在革兰阳性球菌中，耐甲氧西林的菌种亦明显增加；社区获得性肺炎仍以肺炎链球菌和流感嗜血杆菌为主要病原菌，还有军团菌、支原体、衣原体、病毒等。我国肺结核患者有 600 万，居全球第二，其中具传染性的约 200 万人，而感染耐药的结核分枝杆菌的患者可达 20%以上。2003年暴发的由严重急性呼吸综合征(SARS)冠状病毒感染引起的SARS,具有很强的传染性。此外,免疫低下或免疫缺陷者的呼吸系统感染则多由真菌、肺孢子菌及非结核性分枝杆菌等特殊病原体引起。

2. 吸入性变应原增加 随着我国工业化与经济的发展,引起变应性疾病的变应原的种类及数量增多,如尘螨、动物毛变应原、真菌、花粉孢子、有机或无机化工原料、药物及食物添加剂等,均是哮喘、鼻炎等患病率增加的因素。

3. 大气污染和吸烟 流行病学调查证实,呼吸系统疾病的增加与空气污染、吸烟密切相关,空气中的二氧化硫、氯气、臭氧、二氧化硅、煤尘、棉尘等可刺激呼吸系统,诱发慢性支气管炎急性发作和各种肺尘埃沉着病(尘肺)。工业废气中致癌物质污染大气是肺癌发病率增加的重要原因。吸烟是小环境的主要污染源,吸烟与慢性支气管炎和肺癌的发病率有明显的关系。

4. 肿瘤 原发性肿瘤以原发性支气管肺癌为最常见。肺转移性肿瘤常为泌尿生殖器官、胃肠道、乳腺、皮肤、软组织、骨等恶性肿瘤转移而来。

5. 全身疾病在呼吸系统的表现 二尖瓣狭窄、左心衰竭患者由于肺毛细血管压增高,可引起心源性肺水肿。严重挤压伤、病毒或细菌感染可引起中毒性休克,使患者肺毛细血管损坏、通透性增高而引起间质性和肺泡性水肿。充血性心力衰竭、肝硬化、肾病综合征和营养不良可由于低蛋白血症而引起胸腔漏出液等。

6. 其他 尚有一些原因不明的疾病,如结节病,肺出血-肾炎综合征、肺泡蛋白沉着症等。又如系统性红斑狼疮、类风湿关节炎、结节性多动脉炎、硬皮病、皮肌炎等自身免疫性疾病都可以侵犯肺部。

7. 社会人口老龄化 随着人类寿命的不断延长,老年人机体免疫功能的低下,慢性阻塞性肺疾病、肺癌随着年龄的增长而呈现上升的趋势。

三、临床表现

(一) 症状

1. 全身感染中毒症状 如畏寒、发热、头痛、全身肌肉酸痛、乏力、食欲减退、衰竭等。结核中毒症状包括午后发热、乏力、食欲减退、体重减轻、盗汗等。

2. 呼吸系统症状

(1) 咳嗽 急性病毒性咽炎、喉炎、气管炎、支气管炎时出现刺激性干咳,并伴有发热、声音嘶哑。上呼吸道异物梗阻引起的咳嗽伴有吸气性喘鸣。支气管肿瘤时由于管腔狭窄,常有高音调的阻塞性咳嗽。

(2) 咳痰 痰的性状(泡沫状、黏液性、黏液脓性、脓性)、量、气味对诊断有一定的帮助。慢性支气管炎患者经常咳白色泡沫状或黏液性痰,肺结核的痰呈黏液脓性,支气管扩张、肺脓肿的痰呈黄绿色脓性,臭脓痰提示厌氧菌感染,肺炎链球菌肺炎的痰呈铁锈色,肺炎克雷白杆菌肺炎的痰呈红棕色胶冻样,阿米巴肺脓肿的痰呈红棕色,稀薄、泡沫状或呈粉红色的痰见于肺水肿,煤炭矿工可咳带炭粒的黏液性痰。

(3) 咯血 可以从痰中带血到整口鲜血,亦为呼吸系统疾病的常见症状。

(4) 呼吸困难 为患者意识到的呼吸费力,呼吸频率、深度和节律皆可发生改变。按其发作快慢分为急性、慢性和反复发作性。急性发作性呼吸困难伴胸痛常提示肺炎、渗出性胸膜炎、气胸、肺栓塞。慢性进行性呼吸困难最常见于慢性阻塞性肺疾病或弥漫性肺病。充血性心力衰竭可有进行性呼吸困难，常伴阵发性夜间端坐呼吸。阵发性呼吸困难伴弥漫性哮鸣和咳嗽为支气管哮喘的特征。气管杈部位的肿瘤阻塞可产生类似的带哮鸣的呼吸困难和咳嗽。

（5）胸痛　肺和脏胸膜对痛觉不敏感，当肺炎、胸膜炎、肺结核、肺血栓栓塞症、肺脓肿等病变累及壁胸膜时，可发生胸痛。胸痛伴高热应考虑肺炎。肺癌侵及壁胸膜或肋骨时，出现隐痛，持续加剧，乃至刀割样疼痛。突发性胸痛伴咯血和(或)呼吸困难，应考虑肺血栓栓塞症。胸膜炎常在胸廓活动较大的两侧下胸部疼痛，与咳嗽、深吸气有关。自发性气胸可在剧咳或屏气时突然发生剧烈的撕裂样疼痛。此外，肋间神经痛、肋软骨炎、肋骨骨折、冠状动脉供血不足及腹部疾病皆可引起胸痛。柯萨奇病毒感染可引起流行性胸膜痛。

（6）喘鸣和哮鸣　空气通过狭窄的气道时发生高音调的呼吸附加音，有时不用听诊器就能听到。上呼吸道狭窄引起吸气性的喘鸣，见于喉头水肿、喉和气管的炎症、肿瘤或异物。弥漫性的小支气管痉挛引起呼气性哮鸣，为支气管哮喘特征性症状。单侧持续性的哮鸣可能因支气管肿瘤或异物引起。

（二）体征

由于病变的性质、范围不同，胸部体征可以完全正常或明显异常。早期较小而位置较深的病变可无明显的异常体征。支气管病变以干、湿啰音为主。肺部病变可有呼吸音的性质、音调和强度的改变。肺部体征仅表明解剖结构的改变，常不能指明病因，如肺实变的体征仅提示肺部大片炎性实变，而不能肯定其病因诊断。胸膜炎症的叩诊、触诊或听诊的体征(如摩擦音)比较明确。

呼吸系统的疾病亦可有肺外表现，如支气管、肺和胸膜慢性化脓性病变可引起杵状指(趾)。某些支气管肺癌可引起肺-骨关节病，出现骨、关节疼痛和杵状指及内分泌变化，如皮质醇增多症(库欣综合征)等的表现。

四、实验室和其他检查

1. 血液检查　仅能了解一般情况。细菌感染时，白细胞总数和中性粒细胞均增加，可伴有中毒颗粒；嗜酸粒细胞增加提示过敏性因素、真菌或寄生虫感染的存在；血清学抗体试验(荧光素标记抗体、对流免疫电泳、酶联免疫吸附试验等)对病毒、支原体和细菌感染的诊断均有帮助。

2. 抗原皮肤试验　哮喘的变应原皮肤试验阳性有助于变应体质的确定和相应抗原的脱敏治疗。对结核分枝杆菌或真菌呈阳性的皮肤反应仅说明已受感染，并不能肯定患病。

3. 痰液检查　是最重要的实验诊断检查方法之一。痰涂片在低倍镜视野里上皮细胞<10个，白细胞>25个为污染相对少的痰标本，定量培养菌量$\geq 10^7$菌落形成单位/毫升(cfu/ml)可判定为致病菌。若经环甲膜穿刺气管吸引或经纤维支气管镜(简称纤支镜)防污染双套管毛刷采样(防止咽喉部寄生菌的污染)，对肺部微生物感染的病因诊断和药物选用有重要价值。反复做痰脱落细胞检查有助于肺癌的诊断。

4. 胸腔积液检查和胸膜病理活检　常规胸腔积液检查可明确是渗出性还是漏出性胸腔积液。检查胸腔积液的溶菌酶、腺苷脱氨酶、癌胚抗原及进行染色体分析，有助于鉴别结核性与恶性胸腔积液。脱落细胞检查和胸膜病理活检对明确肿瘤或结核有诊断价值。

5. 影像学检查　是本系统疾病最重要的诊断方法。胸部X线透视配合正、侧位胸片可发现被心、纵隔等掩盖的病变，并能观察膈、心血管活动情况。高电压摄片、体层摄片和CT能进一步明确病变部位、性质，以及有关气管、支气管通畅程度。MRI对纵隔疾病和肺血栓栓塞症的诊断有较大帮助。肺血管造影可用于肺血栓栓塞症和各种先天性或获得性血管病变的诊断，支气管动脉造影和栓塞术对咯血有较好的诊治价值。但影像学检查仅能反映解剖结构的病理变化，不能肯定病因诊断，必须结合临床和其他实验室检查才能做出肯定的诊断。

6. 放射性核素扫描　放射性核素扫描在肺部疾病诊断的应用，目前主要有氙-133(^{133}Xe)雾化吸入和巨聚颗粒人白蛋白锝-99m(MAA ^{99m}Tc)静脉注射作肺通气/血流闪烁照相检查，对肺区域性通气/血流情况、肺血栓栓塞和血流缺损、占位性病变的诊断有帮助。^{99m}Tc对间质性肺纤维化的肺泡炎、结节病和肺癌等诊断有一定的参考价值。近年发展了正电子发射计算机体层扫描技术(PET)，采用^{18}F-二脱氧葡萄糖、^{11}C-乙酸或^{13}N-氨水可以较准确地对直径<1 cm的肺部阴影及肺癌纵隔淋巴结有无转移进行鉴别诊断。

7. 支气管镜和胸腔镜　纤维支气管镜(纤支镜)检查对支气管肿瘤的诊断很有帮助，纤支镜能深入亚段支气管，直接窥视黏膜水肿、充血、溃疡、肉芽肿、新生物、异物等，做黏膜的刷检或钳检，进行组织学检查，并可经纤支镜做支气管肺泡灌洗。灌洗液的微生物学、细胞学、免疫学、生物化学等检查有助于明确病原和病理诊断，还可通过纤支镜取出异物、明确咯血诊断，经高频电刀、激光、微波及药物注射治疗良、恶性肿瘤。借助纤支镜的引导还可做气管插管。胸腔镜已广泛应用于胸膜活检、肺活检。

8. 肺活体组织检查　经纤支镜做病灶活检，可反复取材，有利于诊断和随访疗效；近胸壁的肿块等病灶可在X线胸透、B型超声或CT引导下定位做经胸穿刺肺活检，进行微生物和病理检查。对于肺部纵隔部位的肿物及肿大的淋巴结，亦可通过纤支镜，在CT引导下从气管或支气管腔内对肿物进行穿刺取材。在各种检查均无法做出诊断时，还可做开胸肺活检以明确诊断，及时治疗。

9. 超声检查　做胸腔积液及肺外周肿物的定位，指导穿刺抽液及穿刺活检。

10. 呼吸功能测定　通过呼吸功能测定可了解呼吸系统疾病对肺功能损害的性质及程度。对某些肺部疾病的早期诊断具有重要价值。例如，慢性阻塞性肺疾病表现为阻塞性通气功能障碍，而肺纤维化、胸廓畸形、胸腔积液、胸膜增厚或肺切除术后均显示限制性通气功能障碍。呼吸功能测定还能对呼吸衰竭的性质、程度，以及防治和疗效判断等做出全面评价。

五、诊断方法

详细的病史和体格检查是诊断呼吸系统疾病的基础，常规X线和CT胸部检查对诊断肺部病变具有特别重要的作用。由于呼吸系统疾病常为全身疾病的一种局部表现，还应结合常规化验及其他特殊检查结果进行全面综合分析，力求做出病因、病理解剖和功能的诊断。

(一) 病史调查

1. 询问传染病密切接触史。

2. 询问职业和个人史。如接触各种无机粉尘、有机粉尘、发霉的干草，吸入粉尘、花粉或进食某些食物时会出现喷嚏、胸闷，剧烈运动后出现胸闷、气紧等，以上可提示肺部变应性疾病。

3. 询问吸烟史，记录数量及年限。

4. 询问饮食嗜好，即有无生食溪蟹、蝲蛄、旱乌龟血等可能引起肺部寄生虫病的饮食史。

5. 询问近期用药史，如博来霉素、胺碘酮可引起肺纤维化，血管紧张素转化酶抑制药可引起顽固性咳嗽，β受体拮抗药可引起支气管痉挛等。

6. 询问家族史。支气管哮喘、特发性肺纤维化、囊性纤维化和肺泡微结石症可有家族史。

（二）症状、体征

上呼吸道感染常有喷嚏、流涕、咽痛、咽红等临床表现，支气管疾病则常有咳嗽、咳痰、呼吸困难、哮鸣音、干啰音、湿啰音。肺实质病变有肺部实变、不张或气肿等的体征。胸膜病变的胸痛较为突出，并有胸膜摩擦音或积液、积气的体征。

（三）实验室和其他检查

病因诊断主要依据痰液或支气管分泌物及胸腔积液的检查，必要时做浅表淋巴结活组织检查。抗原的皮肤试验（如结核菌素、真菌抗原）对感染的诊断有意义，但不一定能诊断活动性疾病。支气管哮喘可做过敏原皮肤试验。抗原的血清试验对病毒、支原体和真菌病的诊断有一定的帮助。在细胞免疫和体液免疫方面的测定可以了解机体免疫状态。呼吸功能测定可了解呼吸系统疾病对肺功能损害的性质及程度。X线检查对明确病变的解剖部位很有帮助。

（阳　晓）

第八章 急性上呼吸道感染

一、概述

急性上呼吸道感染是鼻腔和(或)咽喉部黏膜的急性感染性炎症的总称,是呼吸系统常见的一种传染病,占急性呼吸道疾病的50%以上,主要病原体是病毒和细菌,以病毒感染更为多见。本病发病率高,冬春季好发,传染性强,主要通过飞沫传播,多数为散发性,但在气候突变时常易流行。少数患者可并发急性肾炎或风湿病等。某些急性传染病早期常表现为上呼吸道感染症状而易误诊,因此应予重视,并积极防治。

二、病因及发病机制

1. 病因　急性上呼吸道感染有70%～80%由病毒引起,绝大多数为呼吸道病毒,常见的有流感病毒、副流感病毒等。细菌感染可直接或继发于病毒感染之后发生,以溶血性链球菌最为多见,其次为流感嗜血杆菌、肺炎链球菌等。

2. 发病机制　引起上呼吸道感染的致病微生物常寄生于健康人鼻咽部,通常不引起症状。当受凉、淋雨、过度疲劳等诱发因素使全身或呼吸道局部防御功能降低时,可引起本病。由于患病后产生的免疫力弱而短暂,加上机体对各种病毒感染之间无交叉免疫,故一个人1年内可多次感染,尤其是年幼体弱或有慢性呼吸道疾病(如鼻窦炎、扁桃体炎)者更易罹患。

三、病理

鼻腔黏膜充血、水肿,上皮细胞破坏,少量单核细胞浸润,有浆液性、黏液性炎性渗出。继发细菌感染后,有中性粒细胞浸润,可出现脓性分泌物。

四、临床表现

上呼吸道感染的临床表现复杂多样,症状轻重不一,取决于年龄、机体抵抗力及病原体的不同,但一般病势较轻,病程较短,预后良好。临床上常见以下几种类型:

1. 普通感冒　最常见的上呼吸道感染俗称"伤风",又称急性鼻炎或上呼吸道卡他性炎症,以鼻咽部卡他症状为主要表现。常见病原体为鼻病毒、冠状病毒、流感病毒和副流感病毒,还有呼吸道合胞病毒、埃可病毒和柯萨奇病毒等。夏末初秋及初春季节易发病,起病较急,初期有鼻咽部干或痒,咽痛,发病同时或数小时后可有喷嚏、鼻塞、流清水样鼻涕,2～3 d后鼻涕变稠。全身症状较轻,一般无发热或低热,伴头痛。检查可见鼻腔黏膜充血、水肿,有分泌物,咽部轻度充血。如无并发症，一般经 5～7 d 痊愈。

2. 病毒性咽炎和喉炎　急性病毒性咽炎由鼻病毒、腺病毒、流感病毒、副流感病毒、肠病毒、呼吸道合胞病毒等引起。临床特征为咽部发痒和灼热感，咽痛不明显。急性喉炎多由流感病毒、副流感病毒及腺病毒等引起，临床特征为声音嘶哑，讲话困难，咳嗽时疼痛，常有发热、咽痛或咳嗽，体检可见喉部水肿、充血，局部淋巴结肿大和触痛，有时可闻及喉部的喘息声。

3. 疱疹性咽峡炎　常由柯萨奇病毒 A 引起，夏秋季发病率高，可散发或流行，传染性强，潜伏期约 4 d，多见于儿童。常突然发热，热型多变，咽痛明显以致不敢吞咽，流涎，有时呕吐、腹痛。主要体征为咽部充血，软腭、腭垂、咽及扁桃体表面有灰白色疱疹及浅表溃疡。病程约 1 周，一般很少有并发症。

4. 咽结膜热　主要由腺病毒、柯萨奇病毒等引起。临床表现有发热、咽痛、畏光、流泪、咽及结膜明显充血。病程 4～6 d，常发生于夏季，通过游泳传播，儿童多见。

5. 细菌性咽-扁桃体炎　多由溶血性链球菌引起，其次为流感嗜血杆菌、肺炎链球菌等。起病急骤，明显咽痛、畏寒、发热，体温可达 39℃以上。检查可见咽部明显充血，扁桃体肿大、充血，表面有黄色点状渗出物，颌下淋巴结肿大、压痛，肺部无异常体征。

五、实验室检查

1. 血液检查　如为病毒感染，白细胞计数多为正常或偏低，分类中淋巴细胞比例升高。如为细菌感染，白细胞计数与中性粒细胞增多，可有核左移现象。

2. 病原学检查　可用免疫荧光法、酶联免疫吸附法、病毒分离鉴定等方法确定病毒的类型。细菌培养可判断细菌类型，做药物敏感性试验可以指导临床用药。

六、并发症

小儿易并发中耳炎和鼻窦炎。新生儿常并发颈淋巴结炎，可迅速扩散而导致蜂窝织炎。如向深部扩散，则可引起咽后壁脓肿。部分患者也可继发风湿热、肾小球肾炎、心肌炎等。

七、诊断

根据病史、流行情况及典型的临床表现，临床诊断并不困难。但病因诊断较为复杂，首先要区别病毒感染和细菌感染，然后进一步明确病毒或细菌的类别。

八、鉴别诊断

1. 过敏性鼻炎　主要表现为鼻腔发痒、频繁喷嚏、多量清水样鼻涕，发作与环境或气温突变有关，持续时间较短，数分钟至 2 h 不等，常自行痊愈，但可反复发作。常伴有其他过敏性疾病。

2. 流行性感冒　常有明显的流行病学史。起病急，全身症状重，高热，全身酸痛，但鼻咽部症状较轻。病毒分离或血清学诊断可供鉴别。

九、治疗

（一）对症治疗

1. 发热、头痛　口服解热镇痛药，如复方阿司匹林等。

2. 鼻塞、流涕　口服氯苯那敏或用扑麻合剂(氯苯那敏+麻黄碱)滴鼻。

3. 咳嗽、少痰　口服棕色合剂、喷托维林。

(二) 病因治疗

目前尚无特异性抗病毒药物,早期应用抗病毒药(如利巴韦林等)有一定的效果。

十、预防

坚持有规律的适合个体的体育活动,劳逸适度,生活规律,以提高呼吸道和机体非特异性免疫力。应注意急性上呼吸道感染患者的隔离,以防止交叉感染。

(刘美红)

第九章　慢性阻塞性肺疾病

临床案例

患者，男，56岁。咳嗽、咳痰23年，每于冬春季发作，持续时间3个月，近6年来活动后气促伴喘息。体格检查：双肺叩诊呈过清音，双肺呼吸音减弱，有散在干、湿性啰音，双下肺有细湿性啰音。肺功能检查示：第一秒用力呼气量/用力肺活量(FEV_1/FVC)为50%，第一秒用力呼气量占预计值百分比为68%。实验室检查：白细胞计数20×10^9/L，中性粒细胞0.8。

思考题：该患者最可能的诊断是什么？应如何治疗？

一、概述

慢性阻塞性肺疾病(COPD)是一类具有阻塞性通气功能障碍特征的肺部疾病，其气流受限不完全可逆，呈进行性发展。COPD是呼吸系统疾病中的常见病和多发病，患病率和病死率均高。因肺功能呈进行性减退，故常严重影响患者的劳动力和生活质量。

COPD是由慢性支气管炎和肺气肿导致的以气流受限为特征的一类疾病。慢性支气管炎是指气管、支气管黏膜及其周围组织的慢性、非特异性炎症。如患者每年咳嗽、咳痰达3个月以上，连续2年或更长，并可除外其他已知原因的慢性咳嗽、咳痰，可以诊断为慢性支气管炎。如每年发病持续不足3个月，而有明确的客观检查依据(如X线、肺功能等)也可诊断。肺气肿是指以终末细支气管远端(包括呼吸性细支气管、肺泡管、肺泡囊和肺泡)气腔出现异常持久性膨胀、扩大，伴有肺泡壁结构和细支气管壁的破坏而无明显肺纤维化为病理特征的一种疾病。当慢性支气管炎和(或)肺气肿患者肺功能检查出现气流受限并且不能完全可逆时，则诊断为COPD。如患者只有慢性支气管炎和(或)肺气肿，而无气流受限，则不能诊断为COPD，而视为COPD的高危期。

支气管哮喘也具有气流受限，但支气管哮喘是一种特殊的气道炎症性疾病，其气流受限具有可逆性，它不属于COPD。某些患者在患病过程中可能会出现慢性支气管炎合并支气管哮喘、支气管哮喘合并慢性支气管炎，或当哮喘与慢性支气管炎和肺气肿重叠存在时，表现为气流受限不完全可逆，亦可列为COPD。此外，一些已知病因或具有特征性病理表现的气流受限性疾病(如肺囊性纤维化、弥漫性泛细支气管炎及闭塞性细支气管炎等)均不属于COPD。

二、病因及发病机制

确切的病因不清楚，与下列导致慢性支气管炎的因素有关。

1. 吸烟　为重要的发病因素。吸烟可导致：① 支气管纤毛运动减退和巨噬细胞吞噬功能降低；② 支气管黏液腺肥大，杯状细胞增生，黏液分泌增多，使气道净化能力下降；③ 支气管黏膜充血、水肿，黏液积聚；④ 副交感神经功能亢进，引起支气管平滑肌收缩，导致呼吸道阻力增加，气流受限。此外，烟草、烟雾还可使氧自由基产生增多，诱导中性粒细胞释放蛋白酶，抑制抗蛋白酶系统，破坏肺弹力纤维，诱发肺气肿形成。

2. 空气污染　大气中混有的有害性职业性粉尘和化学物质（如二氧化硫、烟雾、工业废气等）浓度过大或接触时间过长，均可损伤气道黏膜，使纤毛清除功能下降，黏液分泌增加。

3. 感染　是 COPD 发生、发展的重要因素之一。病毒、细菌和支原体是本病急性发作的主要因素。病毒主要为流感病毒、鼻病毒、腺病毒和呼吸道合胞病毒等，细菌则以肺炎链球菌、流感嗜血杆菌及葡萄球菌为多见。

4. 蛋白酶-抗蛋白酶失衡　蛋白酶对肺组织有损伤、破坏作用，而抗蛋白酶对弹性蛋白酶等多种蛋白酶具有抑制功能。蛋白酶和抗蛋白酶维持平衡是保证肺组织正常结构免受破坏的主要因素。蛋白酶增多或抗蛋白酶不足均可导致肺组织结构破坏而产生肺气肿。

5. 其他　机体自主神经功能失调、内分泌功能减退、营养低下、维生素摄入不足、气温突变等都有可能促使 COPD 的发生、发展。

三、临床表现

1. 起病方式及病程　起病缓慢，反复发作，病程较长。

2. 症状　咳、痰、喘以及逐渐加重的呼吸困难。

（1）慢性支气管炎的表现　① 慢性咳嗽：随病程发展可终身不愈。常晨间咳嗽明显，夜间有阵咳或排痰。② 咳痰：一般为白色黏液或浆液性泡沫状痰，偶可带血丝，清晨排痰较多。急性发作期痰量增多，可有脓性痰。③ 喘息和胸闷：部分患者（特别是重度患者或急性加重时）出现喘息。

（2）肺气肿的表现　气短或呼吸困难，早期在劳动或运动时出现，逐渐加重，以致在日常活动甚至休息时也感到气短，是 COPD 的标志性症状。

（3）其他　晚期患者有体重下降、食欲减退等。

3. 体征　早期体征可无异常，随疾病进展出现以下体征。

（1）视诊　胸廓前后径增大，胸骨下角增宽（桶状胸），呼吸运动减弱。

（2）触诊　触觉语颤减弱或消失。

（3）叩诊　肺部过清音，心浊音界缩小或不易叩出，肺下界和肝浊音界下降。

（4）听诊　两肺呼吸音减弱，呼气延长，并发感染时肺部可有湿性啰音。

四、实验室和其他检查

（一）肺功能检查

肺功能检查是诊断 COPD 及评价其严重程度、疾病进展、预后和治疗反应等最重要的检查方法，是判断气流受限的主要客观指标。临床上对有引发 COPD 危险因素的患者，应强调早测定，长期动态观察，及时发现，及早诊断。

1. 第一秒用力呼气量占用力肺活量百分比(FEV_1/FVC) 是评价气流受限的一项敏感指标，当呼吸道阻力增加时，$FEV_1/FVC<60\%$。第一秒用力呼气量占预计值百分比($FEV_1\%$预计值)，是评估COPD严重程度的良好指标，其变异性小，易于操作。根据$FEV_1\%$预计值的下降程度，将阻塞性肺气肿分为Ⅰ级、Ⅱ级、Ⅲ级三级(表9-1)。

表9-1 阻塞性肺气肿的分级标准

分级	FEV_1 占预计值百分比(%)
Ⅰ级(轻度)	≥70
Ⅱ级(中度)	50～69
Ⅲ级(重度)	<50

吸入支气管舒张药后$FEV_1/FVC<70\%$及$FEV_1<80\%$预计值者，可确定为不能完全可逆的气流受限。

2. 肺总量(TLC)、功能残气量(FRC)和残气量(RV)增高，肺活量(VC)减低 表明肺过度充气，有参考价值。由于TLC增加不及RV增高程度大，故RV/TLC增高。

(二) 胸部X线检查

COPD早期胸部X线片可无变化，以后可出现肺纹理增粗、紊乱等非特异性改变，也可出现肺气肿改变(两肺野透亮度增加，肋间隙增宽，膈面低平，胸廓及膈肌运动减弱，心影狭长呈垂直位)。胸部X线片改变对COPD诊断特异性不高，主要作为确定肺部并发症及与其他肺疾病鉴别之用。

(三) 胸部CT检查

胸部CT检查不应作为COPD的常规检查。高分辨CT对有疑问病例的鉴别诊断有一定的意义。

(四) 血气分析

血气分析对确定发生低氧血症、高碳酸血症、酸碱平衡失调及判断呼吸衰竭的类型有重要价值。

五、诊断与严重程度分级

(一) 诊断依据

1. 病因 有长期吸烟等高危因素史。

2. 临床表现 慢性咳嗽、咳痰、喘息，出现并逐渐加重的呼吸困难。

3. 体征 主要是肺气肿体征，喘息型慢性支气管炎和COPD加重期在肺部有干、湿性啰音。

4. 肺功能检查 $RV/TLC>40\%$，$FEV_1/FVC<60\%$，$FEV_1\%$预计值下降。吸入支气管舒张药后$FEV_1/FVC<70\%$及$FEV_1<80\%$预计值可确定为不完全可逆性气流受限。

5. 少数患者　并无咳嗽、咳痰症状，仅在肺功能检查时 $FEV_1/FVC<70\%$，而 $FEV_1 \geqslant 80\%$ 预计值，在排除其他疾病后，亦可诊断为 COPD。

（二）临床分级

根据 FEV_1/FVC，$FEV_1\%$ 预计值和症状可对 COPD 的严重程度做出分级（表 9-2）。

表 9-2　COPD 的严重程度分级

分级	分级标准
0 级	有罹患 COPD 的危险因素，有慢性咳嗽、咳痰症状，肺功能在正常范围
Ⅰ级	$FEV_1/FVC<70\%$，$FEV_1 \geqslant 80\%$ 预计值，有或无慢性咳嗽、咳痰症状
Ⅱ级	$FEV_1/FVC<70\%$，$50\% \leqslant FEV_1<80\%$ 预计值，有或无慢性咳嗽、咳痰症状
Ⅲ级	$FEV_1/FVC<70\%$，$30\% \leqslant FEV_1<50\%$ 预计值，有或无慢性咳嗽、咳痰症状
Ⅳ级	$FEV_1/FVC<70\%$，$FEV_1<30\%$ 预计值或 $FEV_1<50\%$ 预计值，伴慢性呼吸衰竭或右心衰竭的临床征象

（三）病程分期

1. 急性加重期（COPD 急性加重）　指在疾病过程中，短期内咳嗽、咳痰、气短和（或）喘息加重，痰量增多，呈脓性或黏液脓性，可伴发热等症状。

2. 稳定期　指患者咳嗽、咳痰、气短等症状稳定或症状轻微。

六、鉴别诊断

1. 支气管哮喘　多在儿童或青少年突然起病，一般无慢性咳嗽、咳痰史，以发作性喘息为特征。发作时两肺布满哮鸣音，缓解后症状消失，常有过敏史或家族史。哮喘的气流受限多为可逆性，其支气管舒张试验阳性。

2. 肺结核　可有午后低热、乏力、盗汗等结核中毒症状，痰液检查可发现结核分枝杆菌，胸部 X 线检查可发现结核病灶。

3. 支气管肺癌　年龄在 40 岁以上，特别是有多年吸烟史，发生刺激性咳嗽，常有反复发生或持续的痰中带血，或者慢性咳嗽性质改变。胸部 X 线片显示块状阴影或结节状阴影或阻塞性肺炎的表现。经抗菌药物治疗，未能完全消散，应考虑支气管肺癌的可能。痰脱落细胞镜检及纤维支气管镜活检一般可确诊。

七、并发症

1. 慢性呼吸衰竭　常在 COPD 急性加重时发生，其症状明显加重，发生低氧血症和（或）高碳酸血症，可具有缺氧和（或）二氧化碳潴留的临床表现。

2. 自发性气胸　如有突然加重的呼吸困难，并伴有明显的胸痛、发绀，患侧肺部叩诊为鼓音，听诊呼吸音减弱或消失，应考虑并发自发性气胸，通过 X 线检查可以确诊。

3. 慢性肺源性心脏病　由于 COPD 病变引起肺血管床减少及缺氧致肺动脉痉挛、血管重塑，导致肺动脉高压、右心室肥厚扩大，最终发生右心功能不全。

八、治疗

（一）稳定期治疗

1. 原则　健康教育，合理使用支气管舒张药和止咳化痰药，坚持家庭氧疗。

2. 具体措施

（1）健康教育　教育和劝导患者戒烟，由职业或环境粉尘、刺激性气体所致者应脱离污染环境。

（2）支气管舒张药　短期按需应用以暂时缓解症状，长期规则应用以预防和减轻症状。① β_2受体激动药，如沙丁胺醇等；② 抗胆碱药，如异丙托溴铵等；③ 茶碱类，如氨茶碱等。

（3）祛痰药　对痰不易咳出者可应用，常用药物有氨溴索或羧甲司坦。

（4）长期家庭氧疗（LTOT）　对 COPD 慢性呼吸衰竭者可提高生活质量和生存率，对血流动力学、运动能力、肺生理和精神状态均会产生有益的影响。一般用鼻导管吸氧，氧流量为 1.0～2.0 L/min，每日吸氧时间＞15 h。

（二）加重期治疗

1. 原则　早期有效地控制感染，保证呼吸道通畅，合理给氧，密切观察病情变化，控制性地使用糖皮质激素。

2. 具体措施

（1）抗生素　当患者呼吸困难加重，咳嗽伴痰量增加、有脓性痰时，应根据患者所在地常见病原菌类型及药物敏感情况积极选用抗生素治疗。

（2）支气管舒张药　药物同稳定期。有严重喘息症状者可给予较大剂量雾化吸入治疗，如应用沙丁胺醇或异丙托溴铵，或沙丁胺醇加异丙托溴铵通过小型雾化吸入器给患者吸入，以缓解症状。

（3）控制性吸氧　发生低氧血症者可经鼻导管吸氧。一般吸入氧浓度为 28%～30%，应避免吸入氧浓度过高，引起二氧化碳潴留。

（4）糖皮质激素　对需住院治疗的急性加重期患者，可考虑口服泼尼松龙，也可静脉给予甲泼尼龙，连续 5～7 d。

如患者有呼吸衰竭、肺源性心脏病、心力衰竭，具体治疗方法可参阅本篇第十章和第四篇第二十五章的治疗内容。

九、预防

COPD 的预防主要是避免发病的高危因素及急性加重的诱发因素，增强机体免疫力，故预防的内容如下。

1. 积极劝导患者戒烟。

2. 控制职业和环境污染，减少有害气体或有害颗粒吸入。

3. 积极防治婴幼儿和儿童期的呼吸系统感染。

4. 对有慢性支气管炎且反复感染的患者，可注射流感疫苗、肺炎链球菌疫苗等。

5. 加强体育锻炼，增强体质，提高机体免疫力。

6. 对有 COPD 高危因素的人群，应定期进行肺功能监测，以尽可能早期发现 COPD 并及时给予干预。

（刘美红）

第十章　慢性肺源性心脏病及慢性呼吸衰竭

第一节　慢性肺源性心脏病

临床案例

患者，男，78岁。反复咳嗽、咳痰25年，近10年来出现活动后气促，1周来病情加重，咳脓痰。体格检查：脉搏140次/min，三尖瓣区可闻及收缩期吹风样杂音，双肺肺气肿体征，双肺有干、湿性啰音。肝于肋下4 cm触及，质软，有压痛，肝颈静脉回流征阳性，双下肢水肿。心电图：$R_{V_1}+S_{V_5}=1.3\ \mathrm{mV}$。胸部X线片示右下肺动脉干横径18 mm。

思考题：该患者最可能是何种疾病？请说出诊断依据。

一、概述

慢性肺源性心脏病（简称慢性肺心病）是由肺组织、肺血管或胸廓的慢性病变引起肺组织结构和（或）功能异常，导致肺血管阻力增高，肺动脉压力增高，使右心室扩张和（或）肥厚，伴或不伴右心功能衰竭的心脏病，并排除先天性心脏病和左心病变引起者。

慢性肺心病是我国呼吸系统的一种常见病，发病率北方高于南方，农村高于城市，高原山区高于平原，并随年龄增高而增加。吸烟者比不吸烟者患病率明显增高，男女无明显差异。冬春季节和气候骤变时，易出现急性发作。

二、病因

引起慢性肺心病的病因可归纳为以下几类。

1. 支气管、肺疾病　以COPD最为多见，占80%～90%，其次为支气管哮喘、支气管扩张、重症肺结核、肺间质纤维化等。

2. 胸部运动障碍性疾病　较少见，严重的脊柱侧凸、脊柱后凸、脊柱结核、类风湿关节炎、胸膜广泛粘连及胸部成形术后造成的严重胸廓或脊柱畸形，以及神经肌肉疾病（如脊髓灰质炎）均可致胸廓运动障碍，使肺受压，支气管扭曲或变形，反复感染，发展成慢性肺心病。

3. 肺血管疾病　很少见，慢性血栓栓塞性肺动脉高压、肺小动脉炎、累及肺动脉的过敏性肉芽肿病，以及原因不明的原发性肺动脉高压均可使肺动脉狭窄、阻塞，引起肺血管阻力增加、肺动脉高压和右心室负荷加重，发展成慢性肺心病。

三、发病机制

慢性肺心病发生的先决条件是肺动脉高压，其主要原因是肺血管阻力增加，其次是血容量增多及血液黏稠度增高。肺动脉高压的持续存在并逐渐加重，使右心室负荷增加，引起右心室肥厚、扩大而导致肺心病。

（一）肺动脉高压的形成

1. 肺血管阻力增加的功能性因素　缺氧、高碳酸血症和呼吸性酸中毒使血管收缩、痉挛，其中缺氧是肺动脉高压形成最重要的因素。现认为，体液因素在缺氧性肺血管收缩中占重要地位，缺氧时收缩血管的活性物质增多，使肺血管收缩，血管阻力增加。但缺氧性肺血管收缩并非完全取决于某种血管收缩物质的绝对量，而在很大程度上取决于局部收缩血管物质和扩张血管物质的比例，内皮源性舒张因子和内皮源性收缩因子的平衡失调在缺氧性肺血管收缩中也起一定的作用。缺氧可直接使肺血管平滑肌收缩。

高碳酸血症时，由于 H^+ 产生过多，使血管对缺氧引起收缩的敏感性增强，致肺动脉压增高。

2. 肺血管阻力增加的解剖学因素　解剖学因素系指肺血管解剖结构的变化，导致肺循环血流动力学障碍。其主要原因如下。

(1) 长期反复发作的 COPD 及支气管周围炎可累及邻近肺小动脉，引起血管炎，表现为管壁增厚、管腔狭窄或纤维化，甚至完全闭塞，使肺血管阻力增加，产生肺动脉高压。

(2) 随着肺气肿的加重，肺泡内压增高，压迫肺泡毛细血管，造成毛细血管管腔狭窄或闭塞。

(3) 肺泡壁破裂造成毛细血管网的毁损，肺泡毛细血管床减损超过 70% 时肺循环阻力增大。

(4) 肺血管重构。慢性缺氧使肺血管收缩，管壁张力增高可直接刺激管壁增生。缺氧可使无肌型微动脉的内皮细胞向平滑肌细胞转化，使动脉管腔狭窄。

此外，肺血管性疾病、肺间质疾病、神经肌肉疾病等皆可引起肺血管的病理改变，使血管腔狭窄、闭塞，肺血管阻力增加，发展成肺动脉高压。

在慢性肺心病肺血管阻力增加、肺动脉高压的原因中，功能性因素较解剖学因素更为重要。

3. 血容量增多和血液黏稠度增加　慢性缺氧引起继发性红细胞增多，血液黏稠度增加。缺氧除了可使醛固酮增加，使水、钠潴留外，还使肾小动脉收缩，肾血流减少也加重水、钠潴留，使血容量增多。血液黏稠度增加和血容量增多更使肺动脉压升高。

（二）心脏病变和心力衰竭

肺循环阻力增加时，右心发挥其代偿功能，以克服肺动脉压升高的阻力而发生右心室肥厚。肺动脉高压早期，右心室尚能代偿，舒张末压仍正常。随着病情的进展，肺动脉压持续升高，超过右心室的代偿能力，右心排血量下降，舒张末压增高，促使右心室扩大和右心室功能衰竭。

（三）其他重要器官的损害

缺氧和高碳酸血症除影响心脏外，尚导致其他重要器官（如脑、肝、肾、胃肠）及内分泌系统、血液系统等发生病理改变，引起多器官的功能损害。

四、临床表现

本病发展缓慢，临床上除原有肺、胸疾病的各种症状和体征外，主要是逐渐出现肺、心功能衰竭及其他器官损害的征象。

（一）肺、心功能代偿期（缓解期）

1. 症状　咳嗽、咳痰、气促，活动后可有心悸、呼吸困难、乏力和劳动耐力下降。急性感染可使上述症状加重。

2. 体征　可有不同程度的发绀和肺气肿体征。偶有干湿啰音，心音遥远，$P_2>A_2$，三尖瓣区可出现收缩期杂音，剑突下心脏搏动增强，提示有右心室肥厚。部分患者因肺气肿使胸膜腔内压升高，阻碍腔静脉回流，可有颈静脉充盈。

（二）肺、心功能失代偿期（加重期）

有的以呼吸衰竭为主，也有的以心力衰竭为主，或两者并存。

1. 呼吸衰竭　慢性肺心病多发生Ⅱ型呼吸衰竭。

2. 心力衰竭　以右心衰竭为主，表现为心悸、气促、上腹胀痛、恶心、呕吐等。患者发绀明显，颈静脉怒张，肝大伴压痛，肝颈静脉回流征阳性，下肢水肿，并可出现腹水。

五、实验室和其他检查

1. X线检查　除肺、胸基础疾病及急性肺部感染的特征外，尚可有肺动脉高压征，包括：右下肺动脉干扩张，其横径≥15 mm，横径与气管横径比值≥1.07；肺动脉段明显凸出或其高度≥3 mm；中央动脉扩张，外周血管纤细，形成“残根”征。心脏多呈垂直位，右心室扩大，心影也可向两侧扩大。

2. 心电图检查　主要表现有右心室肥大的改变及肺型P波。也可见右束支传导阻滞及低电压图形，可作为诊断慢性肺心病的参考条件。在V_1、V_2甚至V_3导联，可出现酷似陈旧性心肌梗死图形的QS波，应注意鉴别。

3. 超声心动图检查　通过测定右心室流出道内径（≥30 mm），右心室内径（≥20 mm），右心室前壁的厚度（≥5 mm），左、右心室内径比值（<2），右肺动脉内径（≥18 mm）或肺动脉干（≥20 mm）及右心房增大等指标，可诊断慢性肺心病。

4. 血气分析　慢性肺心病肺功能代偿期可出现低氧血症和（或）高碳酸血症，当动脉血氧分压（PaO_2）<60 mmHg和（或）动脉血二氧化碳分压（$PaCO_2$）>50 mmHg时，表示有呼吸衰竭。

六、诊断与鉴别诊断

根据慢性肺、胸疾病史和临床表现，结合X线、心电图及超声心动图等检查，具有肺动脉高压，右心室肥厚、增大或右心功能不全时，可做出诊断。

慢性肺心病需与冠状动脉粥样硬化性心脏病（即冠心病）、风湿性心瓣膜病、充血性心力衰竭和缩窄性心包炎等进行鉴别诊断。主要依据年龄、病史、临床特征及多项辅助检查与这些疾病相鉴别。但肺心病合并冠心病并非少见，应予注意。

七、治疗

（一）急性加重期

积极控制感染，纠正呼吸、心力衰竭。

1. 呼吸衰竭的治疗　重点是控制呼吸道感染，保持呼吸道通畅，纠正缺氧和二氧化碳潴留（详见本章“慢性呼吸衰竭”部分）。

2. 心力衰竭的治疗　一般在积极控制感染、改善呼吸功能后心力衰竭便能得到改善。但对治疗后无效的较重患者，可适当选用利尿药、正性肌力药或血管扩张药。

（1）利尿药　有减少血容量、减轻右心负荷、消除水肿的作用，但不能过快地利尿，以免引起血液浓缩而循环阻力增加、痰黏稠不易咳出及电解质紊乱。用利尿药时应适当补充钾、氯离子，并密切观察血气和电解质变化。原则上宜选用作用轻的利尿药，并采用小剂量、短疗程疗法。如氢氯噻嗪 25 mg，每日 1～3 次，一般不超过 4 d。重度而急需行利尿的患者可用呋塞米 20 mg，肌内注射或口服。

（2）正性肌力药　慢性肺心病患者由于慢性缺氧及感染，对洋地黄类药物的耐受性很低，疗效较差，且易发生心律失常。正性肌力药的剂量宜小，一般约为常规剂量的 1/2 或 2/3，同时选用作用快、排泄快的洋地黄类药物，如毒毛花苷 K 0.125～0.25 mg 或毛花苷丙 0.2～0.4 mg 加于 10％葡萄糖溶液内静脉缓慢推注。用药时应注意纠正缺氧，防治低钾血症，以免发生药物毒性反应。应用指征是：① 感染已被控制、呼吸功能已改善、利尿药不能得到良好的疗效而反复水肿的心力衰竭患者；② 以右心衰竭为主要表现而无明显感染的患者；③ 出现急性左心衰竭者。

（3）血管扩张药　可减轻心脏前、后负荷，降低心肌氧耗量，增加心肌收缩力，对部分顽固性心力衰竭有一定的效果。钙通道阻滞药、氧化亚氮（NO）、中药川芎嗪等有一定的降低肺动脉压的效果。

3. 控制心律失常　慢性肺心病经积极控制感染、纠正缺氧后，心律失常可自行消失。如果持续存在，可根据心律失常的类型选用药物（详见第四篇第二十六章“心律失常”部分）。

4. 其他　加强护理，严密监护，积极处理并发症。

（二）缓解期

原则上采用中西医结合的综合疗法，增强患者的免疫功能，去除诱发因素，减少或避免急性加重期的发生，使肺、心功能得到部分或全部恢复，如长期家庭氧疗、调整免疫功能等。

八、并发症

1. 肺性脑病　是指由于呼吸功能衰竭所致缺氧、二氧化碳潴留而引起精神障碍、神经系统症状的一种综合征，是慢性肺心病死亡的首要原因。

2. 酸碱平衡失调及电解质紊乱　慢性肺心病呼吸衰竭时出现缺氧和二氧化碳潴留，当机体发挥最大限度代偿能力仍不能保持体内平衡时，可发生不同类型的酸碱平衡失调及电解质紊乱，应进行监测，及时采取措施。

3. 心律失常　多表现为房性期前收缩及阵发性室上性心动过速，其中以房性心动过速最具特征性，也可有心房扑动及心房颤动。少数病例由于急性心肌缺氧，可出现心室颤动甚至心搏骤停。

4. 休克　慢性肺心病休克并不多见，一旦发生，预后不良。发生原因有严重感染、失血(多由消化道出血所致)以及严重心力衰竭或心律失常。

九、预防

慢性肺心病的预防主要是防治引起本病的支气管、肺和肺血管等疾病。

1. 积极采取各种措施(包括宣传、有效的戒烟药)，提倡戒烟。

2. 避免诱发因素，如呼吸道感染、各种过敏原、有害气体吸入、粉尘作业等，加强防护工作和个人卫生宣教。

3. 开展多种形式的群众性体育活动和宣教，提高人群的卫生知识，增强抗病能力。

第二节　慢性呼吸衰竭

一、概述

呼吸衰竭是指各种原因引起的肺通气和(或)换气功能严重障碍，以致在静息状态下也不能维持足够的气体交换，导致低氧血症伴(或不伴)高碳酸血症，进而引起一系列病理生理改变和相应临床表现的综合征。按照血气分析结果，可将呼吸衰竭分为Ⅰ型呼吸衰竭和Ⅱ型呼吸衰竭。Ⅰ型呼吸衰竭即缺氧性呼吸衰竭，血气分析特点是 $PaO_2 < 60$ mmHg、$PaCO_2$ 降低或正常。Ⅱ型呼吸衰竭即高碳酸血症性呼吸衰竭，血气分析特点是 $PaO_2 < 60$ mmHg，同时伴 $PaCO_2 > 50$ mmHg。

慢性呼吸衰竭是由慢性肺、胸疾病所致呼吸功能障碍逐渐加重而发生的呼吸衰竭，以Ⅱ型呼吸衰竭最为常见。

二、病因

慢性呼吸衰竭多由支气管-肺疾病引起，如COPD、严重肺结核、肺间质纤维化、肺尘埃沉着病等。胸廓和神经肌肉病变(如胸部手术、外伤、广泛胸膜增厚、胸廓畸形等)也可导致慢性呼吸衰竭。

三、发病机制

各种病因通过引起肺泡通气不足、弥散障碍、肺泡通气与血流灌注比值失调和肺内动-静脉解剖分流增加四个主要机制，使通气和(或)换气过程发生障碍，导致呼吸衰竭。临床上由单一机制引起的呼吸衰竭很少见，往往是多种机制并存或随着病情的发展先后发挥作用。

1. 肺通气不足　正常成人在静息状态下有效肺泡通气量达到 4 L/min 时才能维持正常的

肺泡氧分压(P_AO_2)和肺泡二氧化碳分压(P_ACO_2)。肺泡通气量减少会引起 P_AO_2 下降和P_ACO_2 上升,从而引起缺氧和 CO_2 潴留。

2. 通气与血流灌注比值失调　肺泡通气与周围毛细血管血流的比例必须协调,才能保证有效的气体交换。一般肺泡通气量为 4 L/min,心排血量为 5 L/min,其比值为 0.8。虽然由于重力影响等原因,健康人各肺区通气与血流灌注比值不尽一致,但总体而言大致保持这一比值。如肺泡通气在比率上小于血流量(<0.8),形成静脉样分流;如肺泡通气量在比率上大于血流量(>0.8),则导致生理无效腔增加。通气与血流灌注比值失调只产生缺氧,并无 CO_2 潴留。这是因为动静脉血氧分压差距大(59 mmHg),静脉样分流对混合后的 P_AO_2 影响十分显著。加上血红蛋白氧解离曲线呈 S 形,健全肺泡毛细血管血氧饱和度已处于平坦段,吸空气时肺泡氧分压虽有所增加,但血氧饱和度上升极少,健全的通气增强的肺泡不能代偿通气不足所致的摄氧不足,发生缺氧。而动静脉血 CO_2 分压差距甚小(6 mmHg),静脉样分流对混合后的 P_ACO_2 影响很小,而且 CO_2 解离曲线在生理范围内呈直线,有利于通气良好区对通气不足的代偿,故不至于出现 CO_2 潴留。

3. 肺动、静脉解剖分流增加　肺动脉内的静脉血未经氧合直接流入肺静脉而导致的 P_AO_2 降低是通气与血流灌注比值失调的特例。在这种情况下,提高吸氧浓度并不能提高分流静脉血的血氧分压。分流量越大,吸氧后提高动脉血氧分压的效果越差。若分流量超过 30%,吸氧并不能明显提高 P_AO_2。肺动、静脉解剖分流增加常见于肺动静脉瘘。

4. 弥散障碍　氧的弥散能力仅为 CO_2 的 1/20,故弥散障碍主要影响氧的交换,产生单纯缺氧。

5. 氧耗量增加　在生理学上,

$$P_AO_2 = P_IO_2 - \dot{V}O_2/\dot{V}_A \times K$$

式中:P_AO_2 = 肺泡氧分压;P_IO_2 = 吸入气氧分压;$\dot{V}O_2$ = 单位时间的氧耗量;$\dot{V}_A$ = 单位时间内肺泡通气量;K = 常数。

很显然,$\dot{V}O_2$ 增加将引起 P_AO_2 降低。发热、寒战、抽搐和呼吸困难增加 $\dot{V}O_2$,加重缺氧。

四、临床表现

除原发病的相应症状外,主要为缺氧和 CO_2 潴留所引起的多脏器功能紊乱。

1. 呼吸困难　为最早出现的症状,随病情发展而加重,可见辅助呼吸肌活动加强,表现在频率和节律方面的改变。

2. 发绀　是缺氧的典型表现,以口唇黏膜为著。当血中去氧血红蛋白>50 g/L 或当动脉血氧饱和度低于 85%时,即出现发绀。此外,还应注意,红细胞增多者发绀明显,贫血者则不明显或不出现。

3. 精神神经症状　早期有头痛、烦躁、注意力不集中、记忆力减退等,后期出现意识淡漠、谵妄、肌肉震颤和抽搐,最后陷入昏迷,可见眼底视神经盘水肿,有时可并发脑疝,出现瞳孔及眼球变化。

4. 循环系统症状　早期心动过速,血压升高,可有肺动脉高压体征。晚期周围循环衰竭,心率减慢,血压下降。

5. 消化道和泌尿系统症状　严重呼吸衰竭除对肝、肾功能影响外，还能引起胃肠道黏膜充血、水肿、糜烂、渗血。消化道出血在呼吸衰竭患者的发生率约为 20%，消化道溃疡(包括糜烂)可达 70%，但这些症状可随呼吸衰竭的缓解而消失。

五、诊断

1. 病史　有引起慢性呼吸衰竭的原发病，尤以 COPD 最为多见，且常合并肺心病。近期呼吸道感染是导致失代偿性慢性呼吸衰竭的最重要的直接诱因。

2. 临床特点　主要是呼吸困难、发绀、心律失常和意识障碍。

3. 动脉血气分析　单纯 PaO_2<60 mmHg(Ⅰ型)或 PaO_2<60 mmHg 伴 $PaCO_2$>50 mmHg（Ⅱ型)，是确立慢性呼吸衰竭及确定病情程度的最重要依据。

4. 肺性脑病诊断　呼吸衰竭伴神经精神症状和病理体征，能除外其他原因所引起者，可诊断肺性脑病，这是严重呼吸衰竭的表现。

六、治疗

治疗原则是通畅气道，增加通气量，纠正缺氧、酸碱平衡失调、电解质紊乱和去除诱因。

(一) 保持呼吸道通畅

在氧疗和改善通气之前，必须保持呼吸道通畅。常用的方法主要有：① 若患者昏迷，应使其处于仰卧位，头后仰，托起下颌并将口打开；② 清除气道内分泌物及异物；③ 若以上方法不能奏效，必要时应建立人工气道。人工气道的建立一般有三种方法，即简便人工气道、气管插管及气管切开。若患者有支气管痉挛，需积极使用支气管舒张药物，可选用 β_2 受体激动药、抗胆碱药、糖皮质激素或茶碱类药物等。

(二) 氧疗

鼻导管低流量持续吸氧，一般用 1～2 L/min 的流量。这是因为慢性呼吸衰竭患者呼吸中枢对 CO_2 的刺激不敏感，而低氧血症对外周化学感受器的刺激是兴奋呼吸中枢的主要因素，吸 O_2 浓度过高会减弱外周化学感受器兴奋呼吸中枢的作用，进一步降低肺泡通气量，加重 CO_2 潴留。

(三) 控制感染

呼吸衰竭常因感染而诱发或加重，同时呼吸衰竭削弱机体的防御功能，促进感染的发生和发展。因此，必须积极控制感染。

(四) 增加通气量，改善 CO_2 潴留

1. 呼吸兴奋药　需要时，慢性呼吸衰竭患者可服用呼吸兴奋药都可喜 50～100 mg，2 次/日。

2. 机械通气　当机体出现严重的通气和(或)换气功能障碍时，以人工辅助通气装置(呼吸机)来改善通气和(或)换气功能，即为机械通气。呼吸衰竭时应用机械通气能维持必要的肺泡通气量，降低 $PaCO_2$，改善肺的气体交换功能，使呼吸肌得以休息，有利于恢复呼吸肌的功能。

（五）纠正酸碱平衡失调和电解质紊乱

慢性呼吸衰竭常有 CO_2 潴留，导致呼吸性酸中毒。呼吸性酸中毒的发生多为慢性过程，机体常常以增加碱储备来代偿，以维持 pH 于相对正常水平。当以机械通气等方法较迅速地纠正呼吸性酸中毒时，原已增加的碱储备会使 pH 升高，造成对机体的严重危害，故在纠正呼吸性酸中毒的同时，应当注意同时纠正潜在的代谢性碱中毒，通常给予患者盐酸精氨酸并补充氯化钾。

（六）其他治疗

有脑水肿者可使用脱水药；有心力衰竭、肺水肿时宜小剂量、短期、间歇使用利尿药，也可给予小剂量快作用的洋地黄类药物；对躁动不安者慎用镇静药，必要时可用小剂量地西泮，或水合氯醛保留灌肠；并发消化道出血时，应积极采取止血措施，如静脉滴注西咪替丁等。

（刘美红）

第十一章 支气管哮喘

临床案例

患儿，男，10 岁。从 5 岁起经常在春暖花开的季节或受凉后出现呼吸困难、干咳，多次到医院就诊，给予“氨茶碱”等药物后可以缓解。一日前由于天气突变又感风寒，再次出现呼吸困难、胸闷，咳大量白色泡沫状痰，给予“氨茶碱”口服、打针(药名不详)治疗，未缓解急送入院。患儿为第 1 胎，足月顺产。从 1 岁断奶后体质就较差，经常感冒，易发喘息。接受过免疫接种，具体不详。祖父、叔父儿时有哮喘史，现仍健在。体格检查：体温 37.1℃，呼吸 34 次/min，脉搏 130 次/min，血压 100/82 mmHg，发育尚可，营养中等，精神弱，不能回答问题，端坐位。瞳孔等圆等大，对光反射存在。口唇发绀，扁桃体Ⅱ度肿大，充血，未见脓性分泌物。颈软，气管居中，甲状腺不肿大，颈静脉怒张，肝颈静脉回流征(一)。桶状胸，胸腹矛盾运动，双肺叩诊呈过清音，语颤减弱，双肺布满哮鸣音，呼气时间延长，未闻及水泡音。心浊音界不大，心率 130 次/min，律齐，未闻及杂音，脉搏在吸气时减弱减慢，呼气时增强增快。腹平软，肝、脾未触及。脊柱、四肢无畸形，未引出病理反射。实验室检查：白细胞计数 9.5×10^9/L，中性粒细胞 0.60，淋巴细胞 0.05，嗜酸粒细胞 0.35。血气分析：PaO_2 55 mmHg，$PaCO_2$ 50 mmHg。胸部 X 线片检查：两肺透亮度增加，呈过度充气状态。

思考题：1. 本病的诊断及诊断依据是什么？
2. 本病的治疗原则是什么？

一、概述

支气管哮喘(简称哮喘)是由多种细胞(嗜酸粒细胞、肥大细胞和 T 淋巴细胞等)参与的气道慢性炎症性疾病。这种炎症使易感者气道反应性增高，出现广泛的可逆性气流受限，表现为反复发作的喘息、呼吸困难、胸闷或咳嗽等症状，常在夜间和(或)清晨发作、加剧，多数患者可自行缓解或经治疗缓解。

二、病因及发病机制

(一) 病因

本病病因复杂。目前认为，哮喘是一种有明显家族聚集倾向的多基因遗传性疾病，受遗传和环境多种因素的影响。

1. 遗传因素　许多调查资料表明，哮喘患者亲属患病率高于群体患病率，并且亲缘关系越近，患病率越高；在一个家系中，患者数越多，其亲属患病率越高；患者病情越严重，其亲属患病率也越高。研究表明，IgE 高亲和性受体基因可能与患者的气道高反应性有关，而气道高反应性的遗传在哮喘遗传中起着重要的作用。

2. 激发因素　吸入物（如尘螨、花粉、动物毛屑等）、感染（如细菌、病毒等）、食物（如鱼、蛋类等）、气候改变、精神因素、运动等都可能是哮喘的激发因素。

（二）发病机制

哮喘的发病机制不完全清楚。变态反应、气道炎症、气道反应性增高及神经等因素及其相互作用被认为与哮喘的发病关系密切。

1. 免疫学机制　免疫系统在功能上分为体液（抗体）介导的和细胞介导的免疫，均参与哮喘的发病。有特异性体质的人接触抗原后产生特异性 IgE，并结合于肥大细胞和嗜碱粒细胞等表面的 IgE 受体。若变应原再次进入体内，可与结合在细胞表面的 IgE 交联，使该细胞合成并释放多种活性介质，导致平滑肌收缩和气道阻塞。

2. 气道炎症　气道慢性炎症是哮喘的本质，是气道可逆性阻塞和非特异性支气管高反应性的重要决定因素。哮喘的炎症反应是由多种炎症细胞、炎症介质和细胞因子参与的相互作用的结果，关系十分复杂。

3. 气道高反应性（AHR）　是指气道对正常不引起或仅引起轻度应答反应的刺激物出现过度的收缩反应，是哮喘的重要特征之一。气道炎症是导致气道高反应性最重要的机制之一，AHR 为哮喘患者的共同病理生理特征，而出现 AHR 者并非都是哮喘，如长期吸烟、COPD 等患者也可出现 AHR。

4. 神经因素　也被认为是哮喘发病的重要环节。支气管受复杂的自主神经支配。支气管哮喘与 β 受体功能低下和迷走神经张力亢进有关，并可能存在 α 肾上腺素能神经的反应性增加。非肾上腺素能非胆碱能（NANC）神经释放舒张支气管平滑肌的神经介质和收缩支气管平滑肌的介质平衡失调。

三、临床表现

1. 症状　哮喘的临床症状因发作的轻重和支气管狭窄的程度而异。典型的症状为发作性伴有哮鸣音的呼气性呼吸困难或发作性胸闷和咳嗽，严重者被迫采取坐位或呈端坐呼吸，干咳或咳大量白色泡沫状痰，甚至出现发绀等，有时咳嗽为唯一症状（咳嗽变异型哮喘）。哮喘症状可在数分钟内发作，一般可自行缓解或用支气管扩张药等治疗后缓解。某些患者在缓解数小时后可再次发作，甚至导致重度急性发作。

2. 体征　哮喘发作时胸部检查常呈过度充气状态，有广泛的哮鸣音，呼气相延长。但非常严重的哮喘发作，气道阻塞，呼吸无力，哮鸣音可不出现。哮鸣音也可因肺部其他病症引起。因而哮鸣不是哮喘气道阻塞轻重程度的可靠指标。出现呼吸频率和心率增快、奇脉、胸腹反常运动、发绀、意识障碍提示病情严重。非发作期体格检查可无异常。

四、实验室和其他检查

（一）胸部X线检查

发作时胸部X线检查显示两肺过度充气，即两肺透亮度增加，缓解期多无明显异常。

（二）肺功能检查

1. 通气功能检测　哮喘发作时呈阻塞性通气功能障碍，FEV_1、FEV_1/FVC 均减少。用力肺活量减少，残气量增加，功能残气量和肺总量增加，残气量占肺总量百分比增高，缓解期通气功能指标可逐渐恢复。

2. 支气管舒张试验（BDT）　用以测定气道气流受限的可逆性。常用吸入型的支气管舒张药有沙丁胺醇、特布他林等，如 FEV_1 较用药前增加 >15%，且其绝对值增加 >200 ml，可诊断为舒张试验阳性，阳性提示可逆性气道阻塞。

（三）动脉血气分析

严重哮喘发作可有低氧血症、$PaCO_2$ 降低、pH 增高，表现为呼吸性碱中毒。如重症哮喘病情进一步发展，气道阻塞严重，缺氧加重并出现 CO_2 潴留、$PaCO_2$ 上升，表现为呼吸性酸中毒。如缺氧明显，可合并代谢性酸中毒。

五、诊断

（一）诊断标准

1. 反复发作喘息、呼吸困难、胸闷或咳嗽，多与接触变应原、冷空气、物理或化学性刺激及运动等有关。

2. 发作时在双肺可闻及哮鸣音，呼气相延长。

3. 上述症状可经治疗缓解或自行缓解。

4. 除外其他疾病所引起的喘息、胸闷和咳嗽。

5. 症状不典型者（如无明显喘息或体征），支气管舒张试验阳性。

符合第1～4条或第4、第5条者，可诊断为哮喘。

（二）支气管哮喘的分期

支气管哮喘可分为急性发作期、慢性持续期和缓解期。

1. 急性发作期　是指气促、咳嗽、胸闷等症状突然发生或加剧，常有呼吸困难，应对病情做出正确评估，以便给予及时、有效的紧急治疗。

2. 慢性持续期　许多哮喘患者即使没有急性发作，但在相当长的时间内仍不同频度和（或）不同程度地出现症状（如喘息、咳嗽、胸闷等）。

3. 缓解期　是指经过治疗或未经治疗，症状、体征消失，肺功能恢复到急性发作前水平并维持4周以上。

六、鉴别诊断

1. 心源性哮喘　多有高血压、冠状动脉粥样硬化性心脏病、风湿性心脏病等病史和体征。阵发性咳嗽，常咳出粉红色泡沫状痰，两肺可闻及广泛的湿啰音和哮鸣音，左心界扩大，心率增快，心尖部可闻及奔马律。X线检查示心脏增大、肺淤血征。若一时难以鉴别，可雾化吸入 β_2 受体激动药。

2. 支气管肺癌　肺癌的呼吸困难及喘鸣症状进行性加重，常无诱因，咳嗽可有血痰，痰中可找到癌细胞。X线、CT、MRI检查或纤维支气管镜检查常可明确诊断。

七、并发症

发作时可并发气胸、纵隔气肿、肺不张，长期反复发作和感染可并发COPD、慢性肺心病。

八、治疗

目前尚无特效的治疗方法。治疗的目的为控制症状，防止病情恶化，尽可能保持肺功能正常，维持正常活动能力，避免治疗的不良反应，防止不可逆气道阻塞，以避免死亡。

（一）脱离变应原

部分患者能找到引起哮喘发作的变应原或其他非特异性刺激因素，应立即使患者脱离变应原，这是防治哮喘最有效的方法。

（二）药物治疗

1. 缓解哮喘发作　缓解哮喘发作药物的主要作用为舒张支气管，故也称支气管舒张药。

（1）β_2 受体激动药　如沙丁胺醇等。

（2）抗胆碱药　如异丙托溴铵等。

（3）茶碱类　如氨茶碱等。

2. 控制哮喘发作　此类药物主要治疗哮喘的气道炎症，也称抗炎药。

（1）糖皮质激素　如泼尼松等。

（2）白三烯调节药　如扎鲁司特等。

（3）过敏介质阻释剂　如色甘酸钠及尼多酸钠。

（4）其他药物。

（三）免疫疗法

1. 特异性免疫疗法（脱敏疗法）　采用特异性变应原做定期反复皮下注射，剂量由低至高，以产生免疫耐受性，使患者脱敏。

2. 非特异性免疫疗法　可采用基因工程制备的人重组抗IgE单克隆抗体治疗变应性哮喘。

（刘美红）

第十二章　小儿支气管肺炎

临床案例

患儿，男性，1岁。发热、咳嗽3日，伴气喘1日。体格检查：体温39℃，脉搏150次/min，呼吸58次/min，精神较差，面色苍白，口唇发绀，鼻翼扇动。咽充血，呼吸急促，两肺满布哮鸣音及密集的中、细湿啰音。心音低钝，心率150次/min，律齐，肝右肋下1 cm，无压痛。实验室检查：白细胞计数18×10^9/L。胸部X线片检查显示：双肺纹理增粗，有斑片状阴影。

思考题：1. 该患儿的诊断及其诊断依据是什么？
2. 请为患儿制订治疗方案。

一、概述

肺炎是由不同病原体或其他因素所引起的肺部炎症，以发热、咳嗽、气促、呼吸困难及肺部固定湿性啰音为共同表现。本病是婴幼儿的常见病，也是我国小儿死亡的第一位原因，是我国儿童保健重点防治的疾病之一。支气管肺炎是小儿时期最常见的肺炎，全年均可发病，以冬、春季及气温骤变时多见。本章重点讨论支气管肺炎。

二、病因、病理生理及发病机制

（一）病因

支气管肺炎的病原体主要是细菌和病毒。发达国家小儿肺炎的病原体以病毒为主，常见的有呼吸道合胞病毒、腺病毒等；发展中国家则以细菌为主，常见的有肺炎链球菌、流感嗜血杆菌。另外，肺炎支原体、金黄色葡萄球菌、大肠埃希菌及真菌均可引起。

（二）病理生理及发病机制

病原体常由呼吸道入侵，也可经血行入肺，引起肺组织充血、水肿、炎性浸润。炎症使支气管黏膜水肿，管腔狭窄，肺泡壁因充血、水肿而增厚，肺泡腔内充满炎性渗出物，导致通气与换气功能障碍。通气不足主要引起P_AO_2降低（低氧血症）及P_ACO_2增高（高碳酸血症）；换气障碍主要引起低氧血症，P_AO_2及血氧饱和度（S_AO_2）均降低，严重时出现发绀。为代偿缺氧，患儿呼吸与心率增快，以增加每分通气量；为增加呼吸深度，辅助呼吸肌亦参与活动，出现鼻翼扇动和“三凹征”。若重症既有缺氧(P_AO_2 降低)，又有 CO_2 排出受阻(P_ACO_2 增高)，则可出现呼吸衰竭。由于缺氧、CO_2 潴留和毒血症等，可导致机体代谢及器官功能障碍。

三、临床表现

1. 轻症　主要累及呼吸系统，大多起病较急。

(1) 症状　① 发热：热型不一，多为不规则发热，亦可为弛张热或稽留热。新生儿、重度营养不良患儿可不发热，甚至体温不升。② 咳嗽：较频，初为刺激性干咳，以后咳嗽有痰，新生儿、早产儿则表现为口吐白沫。③ 气促：常发生在发热、咳嗽之后，呼吸加快，轻者在咳嗽、哭闹后发生，重者可有鼻翼扇动、“三凹征”、唇周发绀。④ 神经系统：轻度缺氧表现为烦躁或嗜睡。⑤ 消化系统：常有腹胀、呕吐、腹泻、纳差。

(2) 体征　① 体温增高，往往达 39℃左右。② 呼吸加快，呼吸次数可达 40～80 次/min，并有鼻翼扇动、“三凹征”。③ 口周、鼻唇沟、指(趾)端发绀。④ 肺部体征：早期不明显或仅呼吸音粗糙，以后可闻及固定的中、细湿性啰音，以背部两肺下方及脊柱两旁较多，于深吸气末更明显。叩诊多正常，若病灶融合扩大，则出现相应的肺实变体征(语颤增强，叩诊呈浊音，听诊呼吸音减弱或出现支气管呼吸音)。

2. 重症

(1) 呼吸系统　症状加重，高热持续不退，有明显的中毒及缺氧症状。

(2) 循环系统　常见心肌炎和心力衰竭。

1) 心肌炎　面色苍白，心动过速，心音低钝，心律不齐。

2) 心力衰竭　① 心率突然加快，>180 次/min。② 呼吸突然加快，>60 次/min。③ 肝迅速增大。④ 突然极度烦躁不安，明显发绀，面色发灰或苍白，指(趾)甲微血管充盈时间延长。⑤ 心音低钝，奔马律，颈静脉怒张。⑥ 少尿或无尿，颜面、眼睑或下肢水肿。

(3) 神经系统　脑水肿时出现昏睡、昏迷、反复惊厥，前囟膨隆，可有脑膜刺激征，呼吸不规则，瞳孔对光反射迟钝或消失。

(4) 消化系统　可引起中毒性肠麻痹、肠鸣音消失，腹胀严重时迫使膈肌上升压迫肺，更加重呼吸困难。消化道出血时可呕吐咖啡渣样物，大便潜血阳性或排柏油样便。

3. 并发症　在肺炎治疗过程中，如出现中毒症状或呼吸困难突然加重，体温持续不退或退而复升，均应考虑有并发症的可能。

(1) 脓胸　常由葡萄球菌引起，病变常累及一侧胸膜，表现为高热不退，呼吸困难加重，患侧呼吸运动受限，语颤减弱，叩诊呈浊音，听诊呼吸音减弱或消失。若积液较多，纵隔、气管向健侧移位。

(2) 脓气胸　是因肺邻近胸膜腔的脓肿破裂与肺泡和小支气管相通，致使脓液及气体进入胸膜腔引起。临床上起病急，常突然出现呼吸困难伴胸痛、剧烈咳嗽、烦躁不安、面色青紫等，患侧肋间隙饱满，呼吸运动减弱，叩诊在积液上方呈鼓音，下方呈浊音，呼吸音明显减弱或消失。若有支气管胸膜瘘，裂口处形成活瓣，空气只进不出，胸腔内气体越积越多，可形成张力性脓气胸，严重影响呼吸与心功能，必须积极抢救。

(3) 肺大疱　多由金黄色葡萄球菌引起。由于细支气管管腔因炎性肿胀狭窄，渗出物黏稠，形成活瓣阻塞，空气能吸入而不易呼出，导致肺泡扩大、破裂而形成肺大疱。体积小者可无症状，体积大者可引起急性呼吸困难。

(4) 其他　可并发肺脓肿、化脓性心包炎、败血症等。

四、实验室和其他检查

1. 实验室检查　细菌感染时白细胞总数增多,病毒感染时则多正常或偏低。

2. X线检查　两肺中、下野有散在的大小不等的斑、片状阴影,当病灶融合扩大时,则可见大片状阴影。

3. 心电图检查　有心肌炎时显示ST段下移和T波低平、倒置。

4. 病原学检查　可明确病原体。

五、诊断

1. 症状　有发热、咳嗽、气促、呼吸困难。

2. 体征　肺部有固定的中、细湿性啰音。

3. 辅助检查

(1) X线检查　肺部有大小不等的散在的斑片状阴影。

(2) 病原学检查　明确病原体。

六、鉴别诊断

1. 急性支气管炎　以咳嗽为主,一般无发热或仅有低热,肺部呼吸音粗糙或有不固定的干、湿性啰音。婴幼儿全身症状重,因气管狭窄,易致呼吸困难,有时与肺炎不易区分,应按肺炎处理。

2. 肺结核　婴幼儿活动性肺结核的症状及X线影像改变与支气管肺炎有相似之处,但肺部啰音常不明显。应根据结核接触史、结核菌素试验、血清结核抗体检测和胸部X线片随访观察等加以鉴别。

3. 支气管异物　吸入异物可致支气管部分或完全阻塞而导致肺气肿或肺不张,易继发感染,引起肺部炎症。但根据异物吸入史,突然出现呛咳及胸部X线检查可予以鉴别,必要时可行纤维支气管镜检查。

七、治疗

原则上应采取综合措施,积极控制炎症,改善肺的通气功能,防治并发症。

(一) 一般治疗

1. 保持室内空气流通,室温维持在20℃左右,相对湿度以60%为宜。

2. 饮食应富含蛋白质、维生素、高热量,易消化,少量多餐。重症不能进食者,可给予静脉营养。

3. 保持呼吸道通畅,及时清除呼吸道分泌物,经常变换体位,以利痰液排出。

4. 不同病原体肺炎患儿宜分室居住,以免交叉感染。

（二）病原治疗

按不同病原体选择药物。原则是选用敏感抗生素，早期、足量、联合、足疗程用药，重症宜静脉给药。

1. 选用药物　我国卫生部对轻症肺炎推荐使用头孢氨苄（先锋霉素Ⅳ）。头孢菌素类药物抗菌谱广，抗菌活性强，特别是对产酶耐药菌感染的疗效好。从抗菌作用看，第一代头孢菌素对革兰阳性球菌作用较强；第二代比第一代抗菌谱广，包括革兰阳性和阴性菌；第三代有较强的抗革兰阴性杆菌的作用。

利巴韦林对呼吸道合胞病毒及腺病毒均有确切疗效，而且毒性小。雾化吸入为治疗呼吸道感染最有效的方法，也可肌内注射或静脉滴注，但应避免大剂量长期使用。

2. 用药时间　持续至体温正常后 5～7 d，临床症状基本消失后 3 d。支原体肺炎至少用药 2～3 周，以免复发。葡萄球菌肺炎比较顽固，易于复发及产生并发症，疗程宜长，一般用至体温正常后 2 周，总疗程 6 周。

（三）对症治疗

1. 保持呼吸道通畅　① 祛痰药：复方甘草合剂。② 雾化吸入：糜蛋白酶可裂解痰液中的黏蛋白。③ 支气管解痉药：对喘憋严重者可选用。④ 保证液体摄入量，有利于痰液排出。

2. 氧疗　凡具有低氧血症者，应立即给予氧气吸入。一般采取鼻前庭给氧，氧气应湿化，以免损伤气道纤毛上皮细胞和使痰液变黏稠。对缺氧严重者，应监测血气分析，以决定输氧的流量、浓度、方法和时间。

3. 退热　高热时可采取物理降温或用退热药。WHO 提出的小儿急性呼吸道感染防治规划推荐对乙酰氨基酚为首选药，幼儿一次最大剂量不超过 250 mg，＜2 个月的婴儿原则上不予解热药。

4. 止咳　可用小儿止咳糖浆、急支糖浆等药。

5. 平喘　对有哮喘的病儿，应适当应用支气管扩张药，如沙丁胺醇雾化吸入或口服。

6. 心力衰竭的治疗　除镇静、吸氧外，立即选用快速洋地黄制剂，静脉用药，必要时加用利尿药和血管扩张药。

7. 腹胀的治疗　伴低钾血症者应及时补钾。若为中毒性肠麻痹，应禁食，做胃肠减压，同时联用酚妥拉明及间羟胺。

（四）糖皮质激素的应用

1. 作用机制　糖皮质激素可减少炎性渗出物，解除支气管痉挛，改善血管通透性，降低颅内压，改善微循环。

2. 适应证　① 中毒症状明显。② 严重喘憋。③ 伴有脑水肿、中毒性脑病、感染性休克、呼吸衰竭等。④ 胸膜有渗出。

3. 常用药物　地塞米松。

（五）并发症的治疗

1. 对合并维生素D缺乏病、营养不良者，应给予相应治疗。

2. 对并发脓胸、脓气胸者，应及时抽脓、抽气。遇到下述情况时宜考虑胸腔闭式引流：① 年龄小，中毒症状重。② 脓液黏稠，经反复穿刺抽脓不畅者。③ 张力性气胸。肺大疱一般可随炎症的控制而消失。

八、预防

增强机体抵抗力是预防肺炎的关键。故应加强体格锻炼，提高机体耐寒能力，鼓励母乳喂养，提倡户外活动，积极防治维生素D缺乏病及营养不良，避免去人多、拥挤的公共场所。

（尹 红）

第十三章　肺炎链球菌性肺炎

临床案例

患者，男，39岁，工人。1日前淋雨后出现寒战，继而发热、头痛。在医务室肌内注射退热药（药名不详）后，体温稍有下降，但1小时后又发热，并伴有恶心。2小时前患者突然面色苍白，意识不清，四肢湿冷，出汗，倒在地上，故急送入院。既往身体健康，无特殊病史及嗜好。体格检查：体温38℃，脉搏118次/min，呼吸34次/min，血压84/50 mmHg。面色苍白，四肢冰冷，皮肤湿凉，意识不清，皮肤未见出血点。双侧瞳孔稍缩小，但等圆等大，对光反射存在，口唇轻度发绀。颈软，气管居中。右下胸呼吸运动减弱，语颤增强，叩诊呈浊音，呼吸音粗糙，未闻及湿性啰音。心浊音界不大，心率118次/min，律齐，心音低钝，无杂音。腹平软，肝、脾未触及，脊柱、神经系统未查。实验室检查：白细胞计数16×10^{9}/L，中性粒细胞0.88，淋巴细胞0.12，CO_2CP 18 mmol/L。胸部X线片检查：右下肺大片炎症浸润阴影。

思考题：1. 本病的诊断及诊断依据是什么？

2. 说出抢救原则。

一、概述

肺炎链球菌性肺炎是由肺炎链球菌（或称肺炎球菌）所引起的肺炎，约占社区获得性肺炎的50%，好发于壮年男性和冬春季节。常在机体抵抗力骤降时发病，典型表现为急骤起病，以高热、寒战、咳嗽、咳痰及胸痛为特征。胸部X线片显示肺段或肺叶急性炎性实变。近年来，因抗生素的广泛使用，致使本病起病方式、症状及X线改变均不典型，轻症和不典型者较多见。自抗生素临床应用以来，发病率和病死率已明显减少。

二、病因及发病机制

肺炎链球菌为革兰阳性球菌，多成对排列。该菌的荚膜多糖决定其致病力，无荚膜者通常不致病。荚膜多糖具有特异抗原性，并抑制中性粒细胞的吞噬功能。目前已有86型，成年人致病菌多为第1～9型和第12型，第3型毒力最强，儿童中则以第6、第14、第19及第23型为多。肺炎链球菌在干燥痰中能存活数月，但阳光直射1 h或加热至52℃ 10 min即可杀灭，对苯酚等消毒药也敏感。肺炎链球菌系上呼吸道定植菌，可以自20%～40%正常人鼻咽部分离出来，春季可高达40%～70%。当人体呼吸道防御功能降低时，细菌则可越过上呼吸道及支气管的黏液纤毛清除屏障进入肺泡，并在肺泡内繁殖，导致肺泡毛细血管充血、扩张，引起黏液性水肿及多形核白细胞和少量红细胞渗出。渗出液含细菌，经肺泡科恩(Cohn)孔向邻近肺组织蔓延而累及整个肺叶或肺段。病变发生始于外周，故叶间分界清晰，5%～10%波及胸膜，老年人及婴儿也可由支气管播散形成支气管肺炎。少数患者由于抵抗力低、细菌毒力强及治疗不及时，可发生菌血症，造成远处播散灶，如脑膜炎、关节炎、心肌炎、乳突炎等。肺炎链球菌不产生任何毒素，故不引起原发性组织坏死，不会形成空洞，炎症消散后肺组织多无受损，不留痕迹。仅个别患者因肺泡内纤维蛋白吸收不完全和纤维组织增生，可形成机化性肺炎，有时可形成炎性假瘤。

三、临床表现

(一) 症状

发病前常有明显诱因，如受凉、淋雨、疲劳、醉酒、病毒感染等，使机体抵抗力下降，病菌乘虚而入。其典型表现是起病急骤，突然出现咳嗽、寒战、高热、肌肉酸痛、呼吸困难、心悸等。开始咳出少量黏液性或带血丝痰，24～48 h后出现黏稠脓性铁锈色痰，与肺泡渗出和出血有关。若病变累及胸膜，可引起胸痛，随咳嗽、深呼吸而加重。少数病变累及膈胸膜，可引起下胸部和上腹部疼痛。病变范围广泛，可引起呼吸困难和发绀。严重感染或伴有菌血症、败血症者可有消化道症状及神经系统症状，如恶心、呕吐、腹胀、腹泻、黄疸、烦躁不安、谵妄、意识模糊甚至昏迷、休克等。

(二) 体征

患者呈急性病容，呼吸快速，且有辅助呼吸肌参与。皮肤灼热、干燥，口角及鼻周有单纯疱疹，病变广泛时可出现发绀。早期肺部体征可无明显异常。肺实变时叩诊呈浊音或实音，触觉语颤增强并可闻及病理性支气管呼吸音。消散期可闻及湿性啰音。心率增快时可有心律不齐。重症患者有肠胀气，上腹部压痛多与炎症累及膈胸膜有关。累及脑膜时有颈强直并出现病理反射。

本病自然病程为1～2周。发病5～10 d，体温可自行骤降或逐渐消退；使用有效的抗菌药后可使体温在1～3 d内恢复正常。患者的其他症状与体征亦随之逐渐消失。

四、并发症

肺炎链球菌性肺炎的并发症近年来已很少见。严重感染中毒症患者易发生感染性休克，称中毒型肺炎(或休克型肺炎)，尤其是老年人，表现为血压降低、四肢厥冷、多汗、发绀、心动过速、心律失常等，而高热、胸痛、咳嗽等症状并不突出。严重大面积肺炎还可能并发急性呼吸窘迫综合征(ARDS)，主要表现为呼吸窘迫和急性缺氧性呼吸衰竭。休克和ARDS的发生机制主要是致病菌毒力强或侵入菌量大，机体免疫功能低下，而产生严重的全身及肺部炎症反应所致。少数病例可并发渗出性胸膜炎，脓胸少见。也可合并中毒性心肌炎，出现心率增快、期前收缩、奔马律及心力衰竭。偶见脑膜炎和化脓性心包炎，均与菌血症有关。

五、实验室和其他检查

1. 血液检查　白细胞计数多显著增高，达(10～20)×10^9/L，中性粒细胞多在80%以上，并有核左移和细胞内中毒颗粒。年老体弱、酗酒、免疫功能低下者白细胞计数正常或偏低，但中性粒细胞的百分比仍高。

2. 痰液检查 痰涂片做革兰染色及荚膜染色镜检，如发现典型的革兰染色阳性、带荚膜的双球菌或链球菌，即可初步做出病原学诊断。痰培养 24～48 h，可以确定病原体。

3. X线检查 ① 早期：肺纹理增粗或受累的肺段、肺叶稍模糊。② 进展期：随着病情发展、肺泡内充满炎性渗出物，X线显示大片炎症浸润阴影或实变影，在实变阴影中可见支气管充气征，肋膈角可有少量胸腔积液。③ 消散期：X线显示炎性浸润逐渐吸收，可有片状区域吸收较快，呈现“假空洞”征，多数病例在起病 3～4 周才完全消散。老年患者病灶消散较慢，容易出现吸收不完全而成为机化性肺炎。

六、诊断

1. 发病前常有受凉等诱因，致使机体抵抗力骤减。
2. 突发寒战、高热等全身感染中毒症状。
3. 咳嗽、咳痰、呼吸困难和胸痛等呼吸系统症状。
4. 肺实变体征及湿性啰音。
5. 胸部X线呈典型的肺突变征象。
6. 白细胞和中性粒细胞明显增高。
7. 痰、中病原菌检测是确诊本病的主要依据。

七、鉴别诊断

1. 干酪样肺炎 多有全身中毒症状，如午后低热、盗汗、体重减轻等，胸部X线检查示大片浓密阴影，出现空洞，痰液检查可找到结核分枝杆菌。

2. 支气管肺癌 患者年龄较大，临床上以刺激性咳嗽为特征，多无急性感染中毒症状，呼吸困难及喘鸣症状进行性加重，咳嗽可有血痰。体格检查有局限性持续性哮鸣音和（或）肺门淋巴结肿大。胸部X线、CT、MRI、纤维支气管镜和痰脱落细胞检查可确诊。

八、治疗

（一）抗菌药物治疗

一旦诊断，治疗应尽早开始，应用敏感抗菌药物，而不必等待病原学的确立。对敏感菌株，目前青霉素G仍为首选药物，用药途径及剂量视病情轻重及有无并发症而定。对青霉素过敏、耐青霉素或多重耐药菌株感染者，可用喹诺酮类（如左氧氟沙星）、头孢噻肟或头孢曲松等药物，多重耐药菌株感染者可用万古霉素。抗菌药物标准疗程通常为 14 d，或在退热后 3 d 停药或由静脉用药改为口服，维持数日。

（二）支持疗法

患者应卧床休息，注意补充足够的蛋白质及维生素。密切监测病情变化，注意防治休克。剧烈胸痛者，可酌情用少量镇痛药（如可待因）；鼓励饮水，每日 1～2 L；有明显麻痹性肠梗阻或胃扩张者，应暂时禁食、禁饮和胃肠减压，直至肠蠕动恢复；烦躁不安、谵妄、失眠者酌用地西泮或水合氯醛，禁用抑制呼吸的镇静药。

(三) 休克型肺炎的治疗

1. 加强监护　严密监测生命体征(体温、呼吸、脉搏、血压)，记录液体出入量。注意尿量的变化，及时测定酸碱、电解质、肾功能、血气分析等指标，以判断病情和指导治疗。应注意保暖和高流量吸氧。

2. 补足血容量　一般应掌握先快后慢、先盐后糖、先晶体后胶体和见尿补钾的补液原则。为尽快补充血容量，也可先在1～2 h较快输入低分子右旋糖酐或羧乙基淀粉500 ml，尽快使血压回升。血容量补足的主要指标有：手足转温暖，收缩压(SBP)＞90 mmHg，脉压＞30 mmHg，脉率＜100次/min，尿量＞30 ml/h。有条件者应监测中心静脉压(正常8～12 cmH_2O)，若中心静脉压＜5 cmH_2O可放心补液，＞10 cmH_2O时补液应慎重。同时应根据尿量和化验结果补充电解质。

3. 纠正酸中毒　代谢性酸中毒既是休克的结果，也是休克不易纠正的重要原因，故应随时检测酸碱指标，酌情补充5%碳酸氢钠，保持酸碱平衡。

4. 应用血管活性药物和糖皮质激素　经扩充血容量、纠正酸中毒后，若末梢循环和尿量仍无明显改善，可能是由感染性休克引起小血管收缩、血液淤滞在周围血管所致，此时应用山莨菪碱、苄胺唑啉、异丙肾上腺素、多巴胺等血管扩张药常有疗效；如仍无改善且血压不上升，则应改用多巴胺加间羟胺持续静脉滴注。

病情严重或经上述处理休克仍无缓解者，应尽早加用糖皮质激素，有利于血压回升和改善全身感染中毒症状，但宜短期使用，一般连用3～5 d即可停用。

5. 加强抗感染治疗　青霉素应加大剂量或用头孢菌素，也可与环丙沙星或氧氟沙星联合应用。

6. 其他　休克可引起肾功能不全、ARDS等严重并发症，应注意预防，及时发现和治疗。

(四) 其他并发症的治疗

经抗菌药物治疗后，高热常在24 h内消退，或数日内逐渐下降。若体温降而复升或3 d后仍不降，应考虑：① 肺炎链球菌的肺外感染(如脓胸、心包炎等)。② 耐青霉素的肺炎链球菌感染。③ 混合细菌感染。④ 药物热或并有其他疾病(肺癌)等。10%～20%的肺炎链球菌性肺炎伴发胸腔积液，应酌情取胸液检查，以明确其性质。若治疗不当，约5%并发脓胸，应积极排脓引流。

九、预防

1. 预防上呼吸道感染可减少本病的发生。
2. 避免受凉、淋雨、过度劳累、醉酒等使机体抵抗力骤降的因素。
3. 积极治疗易发生本病的慢性病，如糖尿病、慢性心肺疾病和口咽部感染病灶。
4. 对易感人群可注射肺炎免疫疫苗。

(刘美红)

第十四章 百日咳

临床案例

患儿，男性，4岁。20日前出现发热、咳嗽、流泪、喷嚏，按“感冒”治疗，3日后热退，咳嗽加重。口服“枇杷止咳露”无效，近12日出现反复发作的阵发性、痉挛性咳嗽。用压舌板压舌检查时，患儿出现短促连续性咳嗽，伴鸡鸣样吼声，咳嗽时面红耳赤，弯腰捧腹，涕泪交流，舌伸齿外。体格检查见双眼睑水肿，肺部未发现异常。实验室检查：白细胞计数 32×10^9/L，淋巴细胞0.7。

思考题：该患儿患的是什么病？确诊还应该做哪些检查？怎样防治？

一、概述

1. 概念　百日咳是由百日咳杆菌引起的小儿急性呼吸道传染病，临床上以阵发性痉挛性咳嗽伴有间断性鸡鸣样吸气性吼声为特征。病程可长达3个月，故称为百日咳。

2. 流行病学　患者、带菌者和隐性感染者是传染源。传染期主要在发病的第1～3周，尤以发病第1周传染性最强。传播途径为飞沫传播。人群普遍易感，多见于学龄前儿童，尤以幼婴儿易感性最强，新生儿亦可发病，这是因为母体缺乏足够的保护性抗体传递给胎儿。病后难以获得终生免疫力，可以发生第二次感染。全年均可发病，以冬春季多见。

二、病因及发病机制

百日咳杆菌属于鲍特菌属，为革兰染色阴性的短小杆菌，有荚膜，无鞭毛及芽胞，需在含有新鲜血液的培养基中才能生长。本菌具有凝集原、丝状血凝素、内毒素和外毒素等抗原和物质。百日咳杆菌对外界环境抵抗力弱，对紫外线及一般消毒剂敏感，加热56℃、30 min或干燥数小时即可死亡。

百日咳杆菌侵入呼吸道后，首先黏附于呼吸道上皮细胞纤毛上，细菌在纤毛上繁殖并产生毒性物质，引起上皮细胞纤毛麻痹和细胞变性坏死及全身反应。外毒素在导致细胞病变中起重要作用。呼吸道上皮细胞纤毛麻痹和细胞的破坏，导致呼吸道炎症产生的黏稠分泌物排出障碍，潴留的分泌物不断刺激呼吸道神经末梢，通过咳嗽中枢引起剧烈连续、痉挛性咳嗽，直至分泌物排出为止。由于长期咳嗽刺激，使咳嗽中枢形成持续的兴奋灶，某些其他刺激（如进食、冷风、检查咽部、哭泣）亦可引起痉挛性咳嗽。

三、病理

病理改变主要在支气管和细支气管的黏膜，鼻咽部、喉和气管亦可有病变。黏膜上皮细胞基底部有中性粒细胞和单核细胞浸润，细胞坏死。支气管和肺泡周围间质炎性浸润。分泌物阻塞支气管时可引起肺不张或支气管扩张。并发脑病者，脑组织可见水肿、充血或弥散性出血点、神经细胞变性等。

四、临床表现

潜伏期 2～21 d，平均 7～10 d。典型临床过程可分为三期。

1. 前驱期（卡他期） 从发病至痉挛性咳嗽的出现为 7～10 日。表现为低热、咳嗽、喷嚏、流泪、乏力等感冒样症状。2～4 d 后热退，但咳嗽加重，尤以夜间为甚。此期传染性最强，治疗效果较好。

2. 痉咳期 主要表现为阵发性、痉挛性咳嗽，阵咳发作为连续 10～30 声短促咳嗽，接着一深长吸气，发出鸡鸣样吼声，紧接着又是一连串阵咳，吸气时发出吼声，如此反复，直至咳出大量黏稠痰或吐出胃内容物为止。痉咳时面红耳赤，涕泪交流，颈静脉怒张，口唇青紫，弯腰捧腹，舌伸齿外，表情痛苦。每日发作数次至数十次。多次发作后出现眼睑水肿、鼻出血、结膜出血、舌系带溃疡等。无并发症者肺部无阳性体征。痉咳可自发，亦可因情绪波动、进食、烟熏、受寒或检查咽部而诱发。此期 2～6 周或更长。

婴幼儿和新生儿百日咳特点：发作时常无痉咳和鸡鸣样吼声，表现为阵发性屏气、青紫、窒息、抽搐等。

3. 恢复期 阵咳逐渐减轻至咳嗽停止，此期为 2～3 周，有并发症者病程相应延长。

五、实验室检查

1. 血液检查 白细胞总数升高，痉咳期一般为$(20\sim40)\times10^9/L$，甚至更高。淋巴细胞达 60% 以上。

2. 血清学检查 用 ELISA 检测特异性 IgM，有早期诊断价值。

3. PCR 检查 对患者的鼻咽吸出物进行 PCR 检测，可做快速诊断。

4. 细菌培养 用鼻咽吸出物培养法、鼻咽拭子培养法或咳碟法。

六、并发症

1. 支气管肺炎 是百日咳最常见的并发症，为继发感染所致。

2. 肺不张 由于分泌物阻塞所致，诊断主要依靠 X 线检查。

3. 肺气肿及皮下气肿 肺泡内高压导致肺气肿。肺泡撕裂，气体通过气管前筋膜下至皮下，引起皮下气肿。

4. 百日咳脑病 为最严重的并发症，主要发生在痉咳期。

七、诊断与鉴别诊断

（一）诊断

1. 卡他期 有与百日咳患者的接触史或当地有百日咳流行，体温下降后咳嗽反而加重，且以夜间为甚，肺部无阳性体征，白细胞计数、淋巴细胞明显增高。

2. 痉咳期　阵发性痉挛性咳嗽伴鸡鸣样吼声。

确诊需要靠细菌学、血清学、分子生物学检查。

（二）鉴别诊断

1. 百日咳综合征　主要依靠病原体分离或血清学检查进行鉴别。

2. 肺门淋巴结核、胸腺肥大等　肿物压迫气管或支气管引起阵咳，鉴别依靠 X 线检查。

八、治疗

1. 一般治疗

(1) 按呼吸道传染病隔离，轻症患儿可在家隔离治疗，重症宜住院隔离治疗。

(2) 保持室内安静、空气新鲜，湿度、温度适宜。避免刺激、哭泣，以免诱发咳嗽。给予易消化、营养丰富的饮食。

2. 对症治疗

(1) 痉咳　痉咳剧烈者可用地西泮等镇静药，镇咳祛痰药。

(2) 窒息　及时做人工呼吸、吸痰、给氧。

3. 抗菌治疗　及早应用足量敏感的抗菌药物，可以阻断或减轻咳嗽。首选药为红霉素，亦可选用复方磺胺甲噁唑、阿奇霉素、罗红霉素。

4. 肾上腺皮质激素与高效价免疫球蛋白治疗　重症婴幼儿可应用泼尼松、高效价百日咳免疫球蛋白，以减少痉咳次数并缩短痉咳期。

九、预后与预防

（一）预后

1 岁以下，特别是 3 个月以下婴儿患百日咳的预后较差。并发百日咳脑病、支气管肺炎的预后较差。

（二）预防

1. 控制传染源　隔离患者至痉咳发生后 30 d 或发病后 40 d。接触者医学观察 21 d，观察期间可用红霉素或复方磺胺甲噁唑预防。

2. 切断传播途径　患者的痰、口鼻分泌物及其被污染的物品应随时消毒处理。

3. 保护易感人群　出生后 3 个月即可接种百白破混合疫苗，每月注射 1 次，共 3 次，1 年后加强注射 1 次。鉴于国产制剂接种后偶可发生休克和惊厥，因此出生时有外伤、过敏史及有精神神经疾病家族史和急性感染者均不宜做混合制剂注射。

（廖可育）

第十五章 麻疹

临床案例

患儿，女性，1岁。6日前出现发热、咳嗽、流涕、流泪、打喷嚏，2日前出现皮疹，咳嗽加剧，体温达40℃。既往身体健康，否认任何病史，未接种麻疹疫苗，当地有麻疹流行。体格检查：体温39.0℃，脉搏138次/min，呼吸41次/min，意识清楚。全身布满淡红色斑丘疹，压之褪色，疹间皮肤正常，皮疹头面部密集，躯干次之。口腔两侧颊黏膜可见Koplik斑，咽红，扁桃体Ⅰ°肿大，未见脓性分泌物。双肺呼吸音增粗。心率138次/min，心音强，律齐无杂音。

思考题：该患儿患的是什么病？还应该做哪些检查？

一、概述

1. 概念　麻疹是由麻疹病毒引起的急性呼吸道传染病，临床上以发热、眼结膜炎、上呼吸道炎、Koplik斑及全身斑丘疹为主要表现。

2. 流行病学

(1) 传染源　患者是唯一的传染源，出疹前后各5日均有传染性。传染期患者的眼、鼻、口、咽分泌物及血液、尿、痰都含有麻疹病毒。

(2) 传播途径　主要经飞沫传播，间接传播少见。

(3) 人群易感性　人群普遍易感。易感者接触麻疹患者后90%以上发病，病后可获得持久免疫力。

(4) 流行特征　四季均可发病，以冬春季多见。6个月至5岁小儿发病率最高。自普遍接种麻疹疫苗以来，发病年龄向后推移，青少年及成年人发病率相对上升。

二、病因及发病机制

麻疹病毒属副黏病毒科，直径100～200 nm。麻疹病毒主要蛋白质的抗原性稳定，仅一个血清型。麻疹病毒在外界生活力不强，耐寒，不耐热，对紫外线、一般消毒剂敏感，在流通空气中或阳光下30 min即失去活力。

麻疹病毒侵入呼吸道和眼结膜上皮细胞内复制繁殖，通过局部淋巴结组织进入血流形成第一次病毒血症，病毒被单核-巨噬细胞吞噬，在该处广泛繁殖再次侵入血流，造成第二次病毒血症，出现高热和出疹。病毒血症持续至出疹后第二天。现在认为，麻疹的发病机制是全身性迟发型超敏性细胞免疫反应，麻疹病毒侵入细胞直接引起细胞病变。

三、病理

麻疹的病理特征是当病毒侵袭任何组织时出现单核细胞浸润及形成多核巨细胞。多核巨细胞核内外均有病毒集落（嗜酸性包涵体）。皮疹是由真皮内血管内皮细胞肿胀、增生，单核细胞浸润并渗出所致。

四、临床表现

潜伏期约 10 d(6～21 d)，曾接受主动或被动免疫者可延长至 4 周。

1. 典型麻疹　病程可分为三期。

(1) 前驱期　3～4 d。主要表现为发热、上呼吸道炎、眼结膜炎、Koplik 斑。体温逐渐升高，小儿也可骤发高热伴惊厥。上呼吸道炎的表现为咳嗽、喷嚏、流涕、咽部充血，眼结膜炎的表现为眼睑水肿、眼结膜充血、畏光、流泪。病程第 2～3 日，90%以上患者出现 Koplik 斑，位于与第一磨牙相对应的双侧颊黏膜上，为直径 0.5～1.0 mm 大小白色小点，周围有红晕，一般在 2～3 d 内消失，具早期诊断价值。同时伴乏力、食欲减退，可有头痛、呕吐及腹泻。

(2) 出疹期　于发病 3～4 d 后开始出现皮疹。皮疹初见于耳后、发际，渐及额、面、颈、躯干及四肢，最后达手掌及足底，3～5 d 出齐。初为淡红色斑丘疹，直径 2～4 mm，压之退色，散在分布，以后皮疹逐渐增多，部分融合，呈暗红色，疹间皮肤正常。此期全身中毒症状及咳嗽加重，肺部可闻及湿性啰音。

(3) 恢复期　皮疹出齐后，体温于 12～24 h 内降至正常，全身症状明显减轻，皮疹按出疹先后顺序消退，遗留浅褐色色素斑，经 1～2 周消失，伴糠麸样脱屑。无并发症者病程 10～14 d。

2. 非典型麻疹　包括轻型麻疹、重型麻疹、异型麻疹等。

3. 实验室检查

(1) 血液检查　白细胞总数、中性粒细胞减低，淋巴细胞相对增高。

(2) 多核巨细胞检测　取初期患者的鼻咽分泌物、痰和尿沉渣检测。

(3) 病原学检测　取前驱期或出疹初期患者的眼、鼻咽分泌物，血和尿液接种于羊膜细胞或原代人胚肾，分离麻疹病毒。用间接免疫荧光法检测麻疹病毒抗原。采用核酸杂交法测定麻疹病毒 RNA。

(4) 血清抗体测定　取病程初期与恢复期血清，检测特异性 IgM 和 IgG 抗体。

五、并发症

1. 支气管肺炎　最常见，为麻疹患者的主要死因。麻疹病毒性肺炎多不严重，主要为继发性细菌性肺炎，常见病原体有金黄色葡萄球菌、肺炎链球菌及流感嗜血杆菌等。

2. 心肌炎　多见于婴幼儿患重型麻疹或并发肺炎及营养不良者。

3. 喉炎　小儿麻疹病程中可并发轻度喉炎，继发细菌感染者可发生严重的喉炎。

4. 脑炎　与麻疹病情轻重无关，发生率低。

5. 亚急性硬化性全脑炎　发生率为(1～4)/100万，是麻疹的远期并发症，多数患者于发病6～9 d后死亡。

六、诊断与鉴别诊断

(一) 诊断

1. 典型麻疹　易感者有麻疹患者接触史，急起发热、咳嗽、流涕、畏光、流泪、结膜充血，口腔黏膜检查到Koplik斑即可确诊。出现典型皮疹，疹退后色素沉着，糠麸样脱屑可确诊。

2. 非典型麻疹　对临床上难以诊断者，可借助病毒分离，测定病毒抗原、血清特异性抗体来确定。

(二) 鉴别诊断

1. 风疹　发热和呼吸道症状轻，无Koplik斑。发热1～2 d出疹，迅速遍布全身，1～2 d消退，无皮肤脱屑，无色素沉着。伴耳后、枕后、颈部淋巴结肿大。

2. 幼儿急疹　急起高热3～4 d，热退后出现淡红色稀疏斑丘疹，面部及四肢远端皮疹少见，1～2 d内皮疹消退，无色素沉着及皮肤脱屑。

3. 药物疹　近期有用药或药物接触史，皮疹呈多样性，有痒感，无Koplik斑及呼吸道症状，停药后皮疹逐渐消退。

七、治疗

治疗原则为加强护理、积极对症治疗和防治并发症。

1. 一般治疗　卧床休息，加强护理。保持空气流通、温暖、湿度适宜，保持眼、鼻、口腔清洁。鼓励多饮水，给予营养丰富易消化饮食。

2. 对症治疗　高热可用温水擦浴或小剂量退热药，忌用大剂量退热药和酒精擦浴、冷敷。

3. 并发症治疗

(1) 支气管肺炎　继发细菌感染者一般先用青霉素G治疗，以后根据药敏试验结果选用抗菌药物。高热、中毒症状严重者可短期用小剂量氢化可的松静脉滴注。

(2) 心肌炎　心力衰竭者及早静脉给予毛花苷丙或毒毛花苷K。病情严重者用氢化可的松或地塞米松以保护心肌。

(3) 喉炎　蒸汽吸入，止咳祛痰，选用有效抗菌药控制细菌感染。重症者可用肾上腺皮质激素以缓解喉水肿。喉梗阻者及早气管切开或气管插管。

八、预后与预防

1. 预后　单纯麻疹预后好，重型麻疹病死率较高。

2. 预防

(1) 管理传染源　对麻疹患者应早期诊断、早期隔离、早期治疗。患者应隔离至出疹后5 d，有并发症者隔离期应延长至10 d。流行期间，暂停接送集体托幼机构的儿童，并加强晨间检查。对接触麻疹的易感儿检疫3周。

（2）切断传播途径　流行期间易感儿避免到公共场所或探亲访友。无并发症者在家中隔离治疗。医护人员接触患者要穿脱隔离衣和洗手消毒。

（3）保护易感人群　① 主动免疫:接种麻疹减毒活疫苗是保护易感者的最好办法。② 被动免疫:年幼、体弱易感者接触麻疹患者后,可肌内注射人血丙种球蛋白。

（廖可育）

第十六章 肺 结 核

临床案例

患者，男，38 岁，农民。2 个月前于淋雨受凉后出现发热、咳嗽，即到卫生院看病，诊断为“感冒”。经治疗后，体温有所下降，转为低热，以午后明显，伴乏力，间歇性咳嗽，咳少量黄色黏痰，无痰中带血及咯血，无明显盗汗，食欲下降，大小便正常，体重减轻，在当地按“肺炎”治疗无明显好转，遂来就诊。既往有嗜烟史，余无特殊。体格检查：体温 38℃，脉搏 90 次/min，呼吸 23 次/min，血压 100/70 mmHg。发育正常，消瘦，意识清楚，皮肤、巩膜无黄染，浅表淋巴结不肿大，颈静脉不充盈。胸廓形态正常，呼吸运动自如，语颤正常，右侧锁骨下区叩诊略浊，咳嗽后可闻及湿性啰音，余肺无阳性体征。心脏正常。腹平软，无压痛，肝、脾未触及。下肢无水肿，神经系统正常。胸部 X 片：双肺纹理稍增粗，结构正常，左侧第 2 肋间可见一片状云雾阴影，密度不均，边缘模糊。痰涂片：未找到结核分枝杆菌。

思考题：1. 请给患者做出诊断，并说出诊断依据。

2. 本例患者的治疗原则有哪些？

一、概述

肺结核是由结核分枝杆菌引起的肺部慢性传染病，临床上常有低热、盗汗、咳嗽、咯血等症状。全球有 1/3 的人（约 20 亿）曾受到结核分枝杆菌感染。结核病的流行状况与经济水平相关，结核病的高流行与国民生产总值（GDP）的低水平相对应。全球 80%的结核病集中在印度、中国、俄罗斯、南非、秘鲁等 22 个国家。我国分别在 1979 年、1984～1985 年、1990 年和 2000 年进行了 4 次全国结核病流行病学抽样调查，当前的结核病疫情特点如下：高感染率，高患病率，高耐药率，高病死率，低递降率，中青年发病多，地区患病差异性大。

二、病因及发病机制

（一）病因

肺结核的病原体为结核分枝杆菌。结核分枝杆菌是分枝杆菌属中的重要病原菌，涂片染色具有抗酸性，也称抗酸杆菌。结核分枝杆菌为需氧菌，生长缓慢，适宜条件下需培养 3～4 周才能看到菌落生长。

结核分枝杆菌对干燥和化学消毒剂的抵抗力很强，在阴暗处可存活 6～8 个月。干燥痰液附着在飞扬的尘土上，能保持感染力 8～10 d。在液态环境中，加热至 60℃持续 5 min 或加热至 70℃持续 3 min 可杀死结核分枝杆菌，5%苯酚杀死痰中的结核分枝杆菌需要 24 h，70%乙醇一般在 2 min 内可杀死结核分枝杆菌，太阳光直射下痰中结核分枝杆菌经 2～7 h 可被杀死。

结核分枝杆菌包括人型、牛型、非洲型和鼠型四类。人肺结核的致病菌 90%以上为人型结核分枝杆菌，少数为牛型和非洲型。

（二）传染源和传染途径

肺结核主要通过呼吸道传染，其传染源是开放性肺结核患者，尤其是痰涂片阳性又未经治疗者。在患者说话、咳嗽、打喷嚏时喷射出来的带菌微滴直径仅 1～10 μm，其在空气中悬浮的时间较长，如健康人吸入即可引起肺部感染。

（三）免疫力与变态反应

1. 免疫力　人体对结核分枝杆菌的免疫力有先天性的非特异性免疫力及经接种卡介苗或感染结核分枝杆菌后所获得的后天性特异性免疫力。后天获得性免疫力强于先天自然存在的非特异性免疫力。

人体对结核分枝杆菌感染的免疫主要是细胞免疫。人体受结核分枝杆菌感染后，首先是巨噬细胞做出反应，肺泡中的巨噬细胞大量分泌白细胞介素 1、白细胞介素 6 以及肿瘤坏死因子 α 等细胞因子，使淋巴细胞和单核细胞聚集到结核分枝杆菌入侵部位，逐渐形成结核肉芽肿，限制结核分枝杆菌扩散并杀死结核分枝杆菌。T 淋巴细胞有识别特异性抗原的受体，$CD4^+$ T 细胞促进免疫反应，在淋巴因子作用下分化为第一类和第二类辅助性 T 细胞（Th1 和 Th2）。细胞免疫保护作用以 Th1 为主，Th1 促进巨噬细胞的功能和免疫保护力。Th2 促进体液免疫，对结核病的免疫保护作用不大，白细胞介素 12 可介导 Th1 的免疫作用，刺激 T 细胞分化为 Th1，增加干扰素的分泌，激活巨噬细胞抑制或杀死结核分枝杆菌的能力。

2. 变态反应　结核分枝杆菌侵入人体后 4～8 周，机体组织对结核分枝杆菌及其代谢产物所产生的敏感反应称为变态反应，属迟发型变态反应。机体在感染结核分枝杆菌后 4～8 周，如将一定量的结核菌素注射于已感染者的体内，则注射局部出现渗出性炎症和坏死，即结核菌素试验阳性。反之，从未受结核分枝杆菌感染或未经卡介苗接种者或细胞免疫功能低下者则呈阴性反应。

三、临床表现

肺结核的临床表现多种多样，主要取决于机体的免疫状态、病灶的性质与范围。大部分患者可无症状而在胸部 X 线检查时被发现。部分患者可因低热或长期咳嗽、咯血等症状而就诊时发现。

（一）症状

1. 呼吸系统症状

（1）咳嗽、咳痰　是肺结核最常见的症状。咳嗽轻微，干咳或咳少量黏液痰。有空洞形成时痰量增多，若合并细菌感染，则痰可呈脓性。若合并支气管结核，可表现为刺激性咳嗽。

(2) 咯血　1/3～1/2 的患者有咯血。咯血量多少不定，多数患者为少量咯血，少数为大咯血。

(3) 胸痛　结核累及胸膜时可出现胸痛，随呼吸运动和咳嗽加重。

(4) 呼吸困难　多见于干酪样肺炎和大量胸腔积液患者。

2. 全身症状　多为午后低热、倦怠乏力、盗汗、食欲减退和体重减轻等。育龄女性患者可以有月经不调。

(二) 体征

肺结核的体征取决于病变的性质、部位、范围和程度。病变范围较小或位于组织深部，可以没有任何体征。若病变范围大，则患侧呼吸运动减弱，叩诊呈浊音，听诊呼吸音降低或可闻及湿性啰音。肺部病变发生广泛纤维化或胸膜增厚时，则患侧胸廓下陷，肋间隙变窄，气管向患侧移位，叩诊呈浊音，对侧有代偿性肺气肿体征等。

四、实验室和其他检查

1. X 线检查　可发现无症状的肺结核患者，而且可明确病变的部位、范围、性质，有助于观察病情发展和判断疗效。X 线表现有云雾状边界模糊、密度较低的渗出性病变，结节状、斑片状、密度较高的增生性病变，虫蚀样空洞的干酪性病变以及可见环形透亮区的空洞性病变等。

2. 痰结核分枝杆菌检查　是确诊肺结核的可靠依据，也是制订化疗方案和考核疗效的主要依据。

(1) 痰涂片检查　是简单、快速、易行和可靠的方法，但欠敏感。

(2) 痰培养　阳性率高，不仅可以确诊，而且可以从菌落生长情况了解结核分枝杆菌的生活力，并可做药物敏感性试验。但培养一般需要 2～6 周。

3. 结核菌素试验　应用于检出结核分枝杆菌的感染。目前，WHO 和国际防痨和肺病联合会推荐使用的结核菌素为纯蛋白衍化物(PPD)，以便于国际间结核感染率的比较。

结核菌素试验：选择左侧前臂屈侧中上部 1/3 处，用 26 号 10 mm 长的一次性短斜面的针头和 1 ml 注射器皮内注射 PPD 0.1 ml(5U)，注射后应能产生凸起的皮丘，边界清楚，上面可见明显的小凹。试验后 48～72 h 观察局部反应。结果判断：硬结直径≤4 mm 为阴性，5～9 mm 为弱阳性，10～19 mm 为阳性，≥20 mm 或虽＜20 mm，但局部出现水疱和淋巴管炎为强阳性反应。我国城市成年人结核自然感染率在 70％以上，因此本试验在成年人中临床意义不大。年龄越小，自然感染率越低。所以，3 岁以下儿童呈阳性反应者，虽无明显症状，应视为活动性肺结核。结核菌素试验受多种因素影响，结核分枝杆菌感染后需 4～8 周才建立变态反应，在此之前，结核菌素试验可呈阴性；营养不良、HIV 感染、麻疹、水痘、癌症及严重的细菌感染(包括重症结核病)和卡介苗接种后者，结核菌素试验结果硬结直径多为 10 mm 以内。

4. 结核感染 T 细胞斑点检测　是利用结核特异性抗原，通过酶联免疫斑点技术检测受试者体内是否存在结核效应 T 淋巴细胞，从而判断受试者是否感染结核杆菌的新方法，较结核菌素试验具有更高的敏感性和特异性。

检测结果阳性提示患者体内存在结核杆菌特异的效应 T 细胞，患者存在结核感染。但是否为活动性结核，需结合临床症状及其他检测指标综合判断。

检测结果阴性提示患者体内不存在结核杆菌特异的效应 T 细胞，但如出现以下情况，阴性结果不能排除结核杆菌感染的可能。

（1）送检的是结核感染早期（细胞免疫发生前）收集的标本。

（2）少数免疫功能不全的患者，如 HIV 感染者、肿瘤患者等。

（3）实验操作不当引起的差异等。

五、临床类型

1. 原发型肺结核　含原发综合征及胸内淋巴结结核。多见于儿童，无症状或症状轻微，多有结核病家庭接触史，结核菌素试验多为强阳性。胸部 X 线片表现为哑铃状阴影，即原发病灶、引流淋巴管炎和肿大的肺门淋巴结，形成典型的原发综合征。原发病灶一般吸收较快，可不留任何痕迹。若 X 线胸片只有肺门淋巴结肿大，则诊断为胸内淋巴结结核。肺门淋巴结结核可呈团块状、边缘清晰和密度高的肿瘤型或边缘不清、伴有炎性浸润的炎症型。

2. 血行播散型肺结核　分为急性、亚急性及慢性。急性血行播散型（粟粒型）肺结核多见于婴幼儿和青少年，特别是营养不良、患传染病和长期应用免疫抑制剂导致抵抗力明显下降的小儿，多同时伴原发型肺结核。成人也可发生，为大量结核分枝杆菌侵入血液所致。起病急，有全身毒血症状，50%以上合并结核性脑膜炎。胸部 X 线片显示两肺上、中、下肺野呈大小、密度和分布三均匀的粟粒状结节阴影，结节直径 2 mm 左右。亚急性、慢性血行播散型肺结核起病隐匿，症状不明显，胸部 X 线片显示两肺上、中肺野大小不等、密度不同和分布不均的粟粒状或结节状阴影，新鲜渗出与陈旧硬结和钙化病灶共存。

3. 继发性肺结核　多发生在成年人，病程长，易反复。胸部 X 线片表现呈多态性，好发在上叶尖后段和下叶上段。痰结核分枝杆菌检查常为阳性。继发性肺结核含浸润型肺结核、纤维空洞型肺结核和干酪样肺炎等。

（1）浸润型肺结核　病变多发生在肺尖和锁骨下，胸部 X 线片表现为小片状或斑点状阴影，可融合和形成空洞。

（2）空洞型肺结核　空洞形态不一，多为由干酪样渗出病变溶解形成洞壁不明显的、多个空腔的虫蚀样空洞，伴有周围浸润病变的新鲜的薄壁空洞。空洞型肺结核多有支气管播散病变，临床症状明显，有发热、咳嗽、咳痰和咯血等，患者痰中经常排菌。

（3）结核球　多由干酪样病变吸收和周边纤维膜包裹或干酪空洞阻塞性愈合而形成。结核球内有钙化灶或液化坏死形成的空洞，同时 80%以上结核球有卫星灶。

（4）干酪样肺炎　多发生在免疫力和体质衰弱，又受到大量结核分枝杆菌感染的患者，或有淋巴结支气管瘘，淋巴结中的大量干酪样物质经支气管进入肺内而发生。大叶性干酪样肺炎 X 线呈大叶性密度均匀磨玻璃状阴影，可出现虫蚀样空洞。小叶性干酪样肺炎 X 线呈小叶斑片播散病灶，多发生在双肺中下部。

（5）纤维空洞型肺结核　由于病程长，反复进展恶化，肺组织破坏及功能受损严重，双侧或单侧出现纤维厚壁空洞和广泛的纤维组织增生，导致肺门向上牵拉，肺纹呈垂柳状阴影，患侧肺组织收缩，纵隔向患侧移位，常见胸膜粘连和代偿性肺气肿。

4. 结核性胸膜炎　结核分枝杆菌及其代谢产物进入胸膜腔而引起胸膜炎症，称为结核性胸膜炎,可分为干性胸膜炎和渗出性胸膜炎两种。

干性胸膜炎是早期表现,主要症状为胸痛、咳嗽,深呼吸时加剧。体格检查可在患侧前下胸部听到胸膜摩擦音。胸部 X 线检查可无变化,或仅在胸部 X 线透视时见患侧胸廓呼吸运动减弱。

如胸膜病变导致纤维蛋白、浆液渗出并积于胸膜腔,即为渗出性胸膜炎,临床表现为胸痛明显减轻或消失,可出现呼吸困难和发绀。体格检查:积液量少或位于叶间可无体征;大量胸腔积液时,视诊患侧呼吸运动减弱,肋间隙饱满,触诊语颤减弱,气管向健侧移位,叩诊呈实音,听诊呼吸音减弱或消失。胸部 X 线检查:当渗液量达 300 ml 以上时,可见肋膈角变钝;中等量积液在下胸部见外高内低上缘呈下凹的均匀致密阴影;大量积液时患侧全为致密阴影,纵隔移向健侧。

5. 其他肺外结核　按部位和脏器命名,如骨关节结核、肾结核、肠结核等。

六、诊断与鉴别诊断

凡因症状就诊者,结合接触史、既往史、临床表现、X 线检查、痰菌检查等不难确立诊断。

肺结核的临床表现多种多样,应与肺癌、肺炎、肺脓肿、支气管扩张等常见呼吸系统疾病鉴别。在鉴别诊断过程中,除详细询问病史,结合症状、体征和 X 线检查等方法外,实验室检查资料应特别注意。

七、并发症

常见的并发症有自发性气胸、肺气肿、肺心病等,多发生于纤维空洞型肺结核患者。

八、治疗

(一) 一般治疗

症状明显、痰结核分枝杆菌阳性者为活动性肺结核,需卧床休息,加强营养,病情好转可逐渐恢复体力活动。症状轻微、痰结核分枝杆菌阴性者不必卧床休息。

(二) 抗结核治疗

1. 原则　必须坚持早期、规律、全程、适量和联合治疗的原则。

(1) 早期　对所有检出和确诊患者均应立即给予抗结核治疗。

(2) 规律　严格遵照医嘱要求规律用药,不漏服,不停服,以避免耐药性的产生。

(3) 全程　保证完成规定的治疗期是提高治愈率和减少复发率的重要措施。

(4) 适量　严格按照适当的药物剂量用药。

(5) 联合　同时采用多种抗结核药物治疗。

2. 常用抗结核药物和化疗方案

(1) 异烟肼(INH,H)　对巨噬细胞内外的结核分枝杆菌均具有杀菌作用。大剂量应用可引起周围神经炎、肝损害等。

(2) 利福平(RFP,R)　对巨噬细胞内外的结核分枝杆菌均具有快速杀菌作用。用药后可出现血清转氨酶增高,尿、眼泪呈橘红色。

（3）吡嗪酰胺（PZA，Z） 杀灭巨噬细胞内酸性环境中的结核分枝杆菌。常见不良反应为高尿酸血症、肝损害、食欲缺乏、关节痛和恶心。

（4）乙胺丁醇（EMB，E） 为抑菌药，不良反应为视神经炎。

（5）链霉素（SM，S） 对巨噬细胞外碱性环境中的结核分枝杆菌均具有杀菌作用。不良反应主要为耳毒性、前庭功能损害和肾毒性等。

抗结核化疗方案很多，根据初治或复治、痰结核分枝杆菌阳性或阴性选择不同的化疗方案。如初治常用的化疗方案：① 强化期，异烟肼、利福平、吡嗪酰胺和乙胺丁醇，顿服，2 个月；② 巩固期，异烟肼、利福平，顿服，4 个月。简写为 2HRZE/4HR。

九、预防

卡介苗接种可使人体产生对结核分枝杆菌的获得性免疫力。接种对象为未受感染的人群，主要是新生儿、儿童和青少年。

（刘美红）

第十七章　肺　　癌

临床案例

患者，女，45岁，农民。右侧胸闷3个月，偶有咳嗽，伴少许稀薄痰，近觉胸闷加重，经胸部X线片、胸部CT检查以“右下肺癌”收入院。体格检查：安静面容，唇无发绀，双肺呼吸运动对称，双侧语颤正常，叩诊为清音，右下肺呼吸音稍粗。全胸正、侧位X线片：右肺下叶占位病变，考虑周围型肺癌。胸部CT：右下肺癌。入院后第4日在全身麻醉下行剖胸探查及右下肺叶切除术，术后病理诊断为右下肺叶细支气管肺泡腺癌。

思考题：1. 按癌细胞形态特征分型，肺癌有几种病理类型？各型有何临床特点？

2. 用于肺癌诊断的最好方法是什么？

3. 肺癌肺切除有哪几种手术方式？

一、概述

1. 概念　肺癌又称原发性支气管肺癌，是肺部最常见的恶性肿瘤。癌组织来源于支气管黏膜上皮或腺体，进展速度与其生物学特性有关。

2. 流行病学　近50年来，肺癌的发病率和病死率已占男性肿瘤的首位。2002年，北京地区肺癌的病死率已达54/10万人，上海近十年肺癌的发病率已增加6倍。

二、病因及发病机制

肺癌的病因较复杂。经多年研究，下列因素可能与肺癌相关：

1. 吸烟　纸烟的烟雾含有多种致癌物质，吸烟者肺癌的发病率较不吸烟者高10倍。吸烟者多患鳞癌，而被动吸烟者较多患腺癌。

2. 接触致癌物质　肺癌发病率城市高于农村(可能与环境污染、致癌物质含量较高有关)，工矿区高于居民区(可能与长期接触工业废气、放射性元素等物质有关)。

3. 肺部慢性炎症　患慢性支气管炎、肺间质纤维化的患者，其肺癌的发病率较正常人高。在20世纪90年代，约10%的肺癌患者有肺结核病史，为结核性瘢痕癌。

4. 癌基因的变异　近年来，在肺癌分子生物学方面的研究表明，与肺癌相关的基因多达20种，其中显性基因变异以*ras*、*myc*和c－*erb*B－2基因为主，尤以k－*ras*基因突变最为明显。

5. 遗传因素　有肺癌家族史者，其肺癌发病率是无家族史者的3.61倍，目前研究的重点为癌基因和抑癌基因。已经证明，在肺癌中几乎癌基因家族均有异常，包括引起突变的 *ras* 族、增强表达的 *myc* 族及抑癌基因 *p53* 的缺失或突变等。

6. 其他因素　包括社会心理因素、免疫状态、经济文化水平等。

三、病理

(一) 起源

肺癌 90%～95%来源于支气管黏膜上皮，大多数为单发，多中心原发灶少见，占 1.3%～12.5%。

鳞癌多来源于段和亚段支气管；腺癌来源于支气管腺体，多发生于肺的周围；小细胞肺癌来源于支气管黏膜上皮和黏膜腺内的 K 细胞或嗜银细胞。

(二) 分型

1. 按形态分型

(1) 管内型　肿瘤局限于支气管内。

(2) 管壁型　又分为：① 管壁浸润型；② 管内外混合型；③ 管壁外浸润型。

(3) 球型　直径>5 cm，可分为规则球型或不规则球型。

(4) 巨块型　直径>5 cm。

(5) 弥漫型　呈弥漫性生长或由多数散在分布的小结节组成。

2. 按部位分型

(1) 中心型　是指发生在主支气管、叶支气管或发源于段支气管且已侵犯叶支气管者。

(2) 周围型　是指发生在段和段以下支气管的肿瘤，以腺癌多见。

3. 按病理分型

(1) 鳞状细胞癌(鳞癌)　最为常见，且 50%以上为中心型，生长较慢，病程较长，先淋巴结转移，血行转移发生较晚。

(2) 腺癌　近年来腺癌发病率上升明显，已超越鳞癌成为最常见的肺癌，它多属周围型，以局部浸润和血行转移为主。对化学疗法较敏感，对放射疗法反应差，低分化腺癌预后最差。

(3) 小细胞未分化癌　多见于中青年病例，多发于大支气管，大多为中心型，生物特征为恶性程度高、生长快。较早出现血行和淋巴结转移，对化学药物与放射疗法较为敏感。极易因耐药复发，经综合治疗，近十年也有长期存活的病例。

(4) 大细胞未分化癌　男性多见，多发于肺门，呈巨块状，中央型多见，由大小不一的多边形细胞构成，呈实性巢状排列。以淋巴转移为主，其特征是较早侵犯周围脏器，对化学疗法、放射疗法欠敏感，预后较腺癌差。

(5) 混合型肺癌　近年来国内外均发现，在同一肿瘤标本有两种以上的肺癌细胞，以鳞癌和腺癌、肺泡细胞癌和小细胞肺癌混合型多见。

四、临床表现

1. 由原发肿瘤引起的症状

(1) 咳嗽:是最常见的早期症状。

(2) 咯血:肺癌组织血管比较丰富,容易引起痰中带血。

(3) 胸痛:肿瘤侵犯胸膜附近时,可产生胸部钝痛。

(4) 胸闷、气急。

2. 肺癌局部转移引起的症状

(1) 转移性胸痛。

(2) 吞咽困难,因肿瘤压迫或转移到食管所致。

(3) 声音嘶哑,肿瘤转移到纵隔淋巴结,压迫喉返神经所致,左侧多见。

(4) 上腔静脉综合征:肿瘤压迫上腔静脉使其回流受阻、压力升高,出现面部、颈部、胸部及上肢静脉怒张,皮下组织水肿等。

(5) 压迫或侵犯膈神经,引起同侧膈神经麻痹,表现为膈肌升高,运动消失,出现呼吸急促症状。

(6) 肺上沟癌:侵犯第1肋骨及脊椎,压迫臂丛可致同侧肩臂剧烈疼痛、感觉异常。压迫颈交感神经引起同侧瞳孔缩小、上睑下垂、眼球内陷、同侧面部无汗等表现。

3. 肺癌远处转移的症状

(1) 转移至脑、中枢神经系统时,出现相应的神经、精神症状。

(2) 转移至骨时,出现局部疼痛及压痛。

(3) 转移至肝时,可出现肝大、厌食、黄疸和腹腔积液。

4. 肺外表现　又称副癌综合征,占10%,是指由癌细胞分泌的特殊激素、抗原、酶、代谢产物等引起的一系列临床表现。常见以下三种:① 杵状指(趾)及肥大性肺性骨关节病:杵状指(趾)多见于鳞癌,肺癌切除后上述症状可减轻或消失。② 内分泌紊乱:表现为异位内分泌综合征,小细胞肺癌可引起库欣(Cushing)综合征,鳞癌可引起甲状旁腺激素分泌过多。③ 神经肌肉病变:小细胞肺癌多引起肌无力综合征。

五、实验室和其他检查

1. 癌脱落细胞学检查　是最简便、有效的诊断方法,并且可确定肺癌的细胞类型,阳性率可达70%～90%。阳性率取决于活检标本的质量和送检次数,一般以4～6次为宜。中心型肺癌痰的阳性率较周围型肺癌者为高。另外,也可检查痰液中 *ras* 和(或) *p53* 基因突变情况及微卫星改变等,此项检查有助于早期诊断。

2. 胸部X线检查　是诊断肺癌最重要的手段。中心型肺癌早期,癌肿局限于支气管黏膜上皮,X线检查无异常征象。肿瘤增大后部分阻塞支气管,排痰不畅,远端肺组织易发生感染,若完全阻塞支气管,可出现相应肺叶或同侧肺不张。周围型肺癌的X线表现为肺野周围可见孤立性圆形或椭圆形阴影,轮廓不规则。X线断层摄影可显示癌肿的位置、形态、结构,支气管阻塞程度及肺门、纵隔淋巴结情况。支气管造影可显示支气管腔边缘残缺或息肉样充盈缺损,管壁不规则狭窄或阻塞中断。

3. 电子计算机体层扫描(CT)　适用于疑难病例,其优点是能够分辨出普通X线检查不能显示的解剖结构,明确病变侵犯的范围及其与邻近组织器官的关系。另外,CT有较高的密度分辨率,对微小病变的内部结构要比常规胸部X线检查显示更加清楚,是早期发现早期肺癌的最有效手段。

4. 纤维支气管镜检查 对中心型肺癌诊断率较高，可指导手术分型。对临床怀疑肺癌病例应常规进行支气管镜检查，近年出现的自发荧光电子支气管镜技术可以提高对原发癌或隐性肺癌的诊断率，支气管内超声引导针吸活检术，也广泛用于肺癌的病理学检查和淋巴转移分期。

5. 经胸壁穿刺活检 适用于周围型直径>1 cm的肺部病灶、患者又不能耐受支气管镜检查或开胸活检的病例，其阳性率为80%，通常用于无手术指征的患者进行病理诊断。

6. 转移病灶活检 为选择化疗或放疗提供依据。

7. 纵隔镜检查 其阳性结果可使26%的肺癌病例避免不必要的开胸探查，是诊断纵隔淋巴结转移的检查标准。

8. 胸腔镜、开胸活检 周围型肺部病灶经各项检查均阴性而又不能排除肺癌诊断时，可采用电子胸腔镜技术，甚至开胸活检，这是一种可靠的有创诊断方法。

9. 放射性核素肺扫描 是一种灵敏度高、无创的肺癌早期诊断手段，近年结合CT可提高诊断的准确性。

10. 骨显像或发射型计算机体层摄影(ECT) 可在普通X线骨片呈阳性之前3个月发现骨转移灶。

11. 肿瘤标志物 对肿瘤的诊断、预后、疗效评价及癌前病变的早期发现有重要的参考价值。

12. 胸腔积液检查 抽取胸腔积液经离心处理后，取其沉淀做涂片检查，寻找癌细胞。

13. 磁共振成像(MRI)检查 不作为常规检查方法，对肺上沟瘤和对碘过敏不能行增强CT扫描的病例可行MRI检查。

六、肺癌的分期和TNM分类

肺癌的分期对临床治疗方案的选择具有重要的指导意义。WHO按照肿瘤(T)，淋巴结转移(N)和远处转移(M)情况将肺癌加以分期。2009年第7版肺癌国际分期中TNM定义、国际分期标准为各国所采用，该分期适用于非小细胞癌和小细胞癌。

七、诊断与鉴别诊断

(一) 诊断

肺癌早期诊断有重要意义。因此，应当广泛进行防癌的宣传教育，劝阻吸烟，建立和健全肺癌防治网。对40岁以上的人群应定期进行胸部X线普查。中年以上久咳不愈或出现血痰，应提高警惕，做周密的检查，如肺部X线检查发现肺部有肿块阴影，应首先考虑到肺癌的诊断，宜进行详细的进一步检查，不能轻易放弃肺癌的诊断或拖延时间。因此，如何提高诊断率是一个十分迫切的问题。只有病变得到早期诊断、早期治疗，方能获得较好的疗效。

(二) 鉴别诊断

1. 肺结核

(1) 肺结核球与周围型肺癌的鉴别 前者病程较长，X线显示病灶常位于上叶尖后段和下叶下段，呈球形阴影，密度不均匀，常见钙化点，肺内常另有散在性结核病灶。

(2) 粟粒型肺结核与弥漫型细支气管肺泡癌的鉴别　前者常见于青年,全身毒性症状明显,抗结核药治疗可改善症状,病灶逐渐吸收。

(3) 肺门淋巴结结核与中心型肺癌鉴别　前者有结核感染症状,很少咯血。

(4) 肺癌与肺结核合并存在　如中年以上肺结核患者病灶增多,出现并发症,抗结核治疗无效,应进一步做细胞学检查和支气管镜检查。

2. 肺部炎症

(1) 支气管肺炎　① 发病较急,感染症状比较明显。② X 线表现为边界模糊的片状或点状阴影,密度不均,不局限于一个肺段或肺叶。经抗菌药治疗后,症状迅速消失,肺部病变吸收快。

(2) 肺脓肿　在急性期有明显感染症状,痰量多,呈脓性;X 线表现为空洞,壁较厚,内壁光滑,常有液平面。

(3) 肺炎性假瘤　患者多有肺化脓性炎症病灶,肺内多为单发性病灶,病灶周边模糊,常伴有纤维条索状阴影。有些病灶经抗感染治疗能够吸收、缩小。纤维支气管镜检查,病灶有时仅能观察到炎症改变。

3. 肺部其他肿瘤

(1) 肺部良性肿瘤　如错构瘤、纤维瘤、软骨瘤等,有时需与周围型肺癌鉴别。一般良性肿瘤病程较长,生长缓慢,临床上大多没有症状。在 X 线上呈现接近圆形的块影,密度均匀,可以有钙化,轮廓整齐,多为分叶状。

(2) 支气管腺瘤　是一种低度恶性肿瘤,发病年龄较轻,女性多见。X 线片显示与肺癌相似,故易误诊为周围型肺癌。可采用支气管镜检查,若诊断仍不明确,应尽早行胸腔镜或剖胸探查术。

(3) 纵隔淋巴瘤　可与中心型肺癌混淆。纵隔淋巴瘤生长迅速,临床上常有发热和其他部位表浅淋巴结肿大,在 X 线片上表现为两侧气管旁和肺门淋巴结肿大。对放射治疗高度敏感,小剂量放射治疗后可见块影缩小。

八、治疗

肺癌的治疗方法有外科手术治疗、放射治疗、化学药物治疗、靶向治疗等。

(一) 外科手术治疗

1. 治疗原则　现代外科手术仍是争取及早择期手术。对中晚期肺癌病例,可先行化疗或放射治疗,使病灶缩小后再择期手术,或先行手术,再化疗或放射治疗。对部分伴有并发症的晚期患者,如身体情况允许,应争取择期手术,术后加化疗或放射治疗,其主要目的是为了减少并发症,提高晚期患者的生活质量。术后化疗和放疗可减少肿瘤局部复发,但不能延长术后生存期。

2. 手术方式　手术治疗首选解剖性肺叶切除和淋巴结清扫,其目的是彻底切除肺部原发性肿瘤和局部及纵隔淋巴结,争取尽量多保留健康的组织。根据病变的部位和大小决定肺切除术的范围,周围型肺癌一般采用肺叶切除术,中心型肺癌采用肺叶或同侧全肺切除术。如肺癌主要在一个肺内,同时还侵犯主支气管或中间支气管,可行袖式肺叶切除术,即在切除一叶肺和受累的一段支气管后,再行支气管吻合。这种手术既可达到根治目的,又可避免全肺切除，保留健康肺组织。手术方法可以采用常规的开胸术式，亦可采用电视胸腔镜技术。

3. 手术禁忌证

(1) 全身情况差，心、肺、肝、肾功能不全的患者。

(2) 远处转移(M_1)病例，如脑、骨、肝等转移。

(3) 严重侵犯周围组织、器官，估计切除困难者。

(4) 广泛肺门、纵隔淋巴结转移，无法清除者。

(二) 放射治疗

放射治疗是局部治疗肺癌病灶的一种手段。临床上使用的主要放射治疗设备有^{60}Co治疗机和加速器等。小细胞肺癌对放射敏感性较高，鳞癌次之，腺癌和细支气管肺泡癌最低。

(三) 化疗

化疗在整个肺癌的治疗中占有极重要的位置。对未分化癌的治疗较为敏感，鳞癌、腺癌亦有一定的疗效。常与手术、放射等综合治疗，以防止癌肿转移复发，提高治愈率。

1. 肺癌的化学治疗　分为新辅助化疗(术前化疗)、辅助化疗(术后化疗)和系统化疗。肺癌的标准化疗是下列药物之一与铂类药(顺铂或卡铂)的两药联合方案，包括长春瑞滨、紫杉醇、吉西他滨、多西他赛、培美曲赛、依托泊苷、拓扑替康等。应根据肺癌的类型和患者的全身情况合理选用药物，并根据单纯化疗还是辅助化疗选择给药方法，决定疗程的长短及哪几种药物联合应用。间歇给药可以提高化疗的疗效。同时要掌握药物的性能和剂量，并密切观察不良反应。

2. 选择性支气管动脉灌注术及栓塞术(支气管动脉介入术)　治疗肺癌及并发大咯血，取得了良好的疗效。

3. 肺癌合并胸腔积液的治疗　治疗原则是全身化疗与局部治疗同时进行。常用的局部方法是，胸膜固定，即通过注入化学药物引起胸膜快速广泛的炎症反应。胸膜纤维性变，继而胸膜腔闭塞，达到治疗目的。

(四) 生物学治疗

生物学治疗方法是在肿瘤免疫治疗基础上产生的，随着对肿瘤病因研究的深入，认识到肿瘤的发生、发展是由于宿主的免疫防御系统对肿瘤失去监视的结果。生物治疗的目的在于增强体液免疫及细胞免疫在抗肿瘤中的作用，生物治疗是一种很有前途的治疗方法，但目前仍处于临床实验阶段。现在最常用的是白细胞介素2、白细胞介素2/LAK细胞、干扰素、胸腺肽等。特异性免疫疗法常用的生物制品：LAK细胞、白细胞介素、肿瘤坏死因子。非特异性免疫疗法常用的生物制剂：卡介苗、短小棒状杆菌、转移因子、干扰素等。

(五) 中医药治疗

中医药治疗是我国治疗肿瘤的一项特色，药方众多，有一定的疗效，特别是对失去手术及放射治疗机会而对化疗疗效较差的肺癌患者或由于多方面原因而不能耐受化疗、放射治疗等患者。

中药可使多数人症状改善,甚至可以延长生存时间。术后康复运用中药治疗,对减少复发、防止癌细胞转移或者减轻化疗、放射治疗引起的不良反应等都有一定的好处。中医药治疗需要根据中医学理论进行辨证施治。

(六)靶向治疗

针对肿瘤特有的基因异常进行的治疗称为靶向治疗,它具有针对性强,对该肿瘤具有较好的疗效且不良反应轻。

九、预后及预防

1. 预后　不同病理类型的肺癌预后不同。其中,鳞癌预后较好,腺癌其次,小细胞癌较差。早期诊断、早期治疗可以改善肺癌的预后。

2. 预防　对高危人群进行肺癌定期普查,以便早期发现、早期诊断,同时应减少对含有致癌物质的粉尘的吸入并戒烟,以达到预防肺癌的目的。

(张绪鹏)

第十八章 艾 滋 病

临床案例

患者，男性，53岁。从4个月前起无明显诱因出现发热，体温波动于37.3～38.0℃。腹泻黄色稀便，每日3～5次。咳嗽，无咯血。体重逐渐下降。经抗感染、止咳等治疗，无明显好转。10年前曾到过国外。体格检查：体温37.4℃，脉搏88次/min，呼吸20次/min，血压132/86 mmHg。意识清楚，发育正常，营养欠佳，颈、腋下、腹股沟均可扪及1～3 cm淋巴结数个，无压痛，能移动。肺部检查未闻及啰音，心率88次/min，律齐，无杂音。肝脾未扪及，双下肢无水肿。实验室检查：CD4/CD8倒置，HIV抗体阳性。胸部X线片显示：右上肺肺结核。

思考题：该患者最可能的诊断是什么？为明确诊断，还应做哪些检查？

一、概述

1. 概念　艾滋病是获得性免疫缺陷综合征（AIDS）的简称，是由人免疫缺陷病毒（HIV）引起的难治性传染病。病毒主要侵犯和破坏辅助性T淋巴细胞（$CD4^+$ T淋巴细胞），导致人体免疫功能受损，最后发生各种严重的机会性感染和肿瘤。

2. 流行病学

（1）传染源　患者和无症状携带者是本病的传染源，特别是后者，其血液、精液、子宫和阴道分泌物、唾液、乳汁及眼泪均含有病毒。

（2）传播途径　① 性接触传播：是主要传播途径，包括同性和异性性接触传播。② 血液传播：药瘾者共用注射器，输注含HIV的血液、血制品。③ 母婴传播：通过胎盘传给胎儿，在产程中、产后通过血性分泌物及哺乳传给婴儿。④ 其他途径：可通过器官移植、人工授精、医护人员被污染的针头刺伤或破损皮肤接触含HIV的血液等标本受感染。

（3）人群易感性　人群普遍易感。男性同性恋者、静脉药瘾者、血友病和多次输血者为高危人群。

二、病因及发病机制

目前已知HIV有两型：HIV-1和HIV-2。两者均为单链RNA病毒，属于反转录病毒科慢病毒属。该病毒呈圆形或椭圆形，外层为类脂包膜，表面有锯齿样突起，内有圆柱状核心，由RNA反转录酶、DNA聚合酶和结构蛋白等组成。病毒包膜嵌有外膜蛋白（gp120）和透膜蛋白（gp41），起协助HIV进入宿主细胞的作用。核衣壳和核蛋白由P17、P24、P6和P7构成。HIV

分为 3 个亚型组 13 个亚型。56℃、30 min 能使 HIV 在体外对人的 T 淋巴细胞失去感染性，但不能完全灭活血清中的 HIV，100℃、20 min 可完全灭活 HIV，易被 0.2%次氯酸钠、0.1%含氯石灰、0.1%戊二醛、75%乙醇灭活，但对紫外线、γ 射线、0.1%甲醛不敏感。

HIV 通过各种途径进入人体后，首先附着于宿主细胞膜上，然后在 gp41 的协助下 HIV 的膜与 $CD4^+$ 细胞的细胞膜相融合，病毒核心蛋白及 RNA 进入细胞质。两条单正链 RNA 在反转录酶的作用下，反转录成两条负链 DNA，在细胞核内形成环状 DNA，然后以此为模板在 DNA 聚合酶的作用下复制 DNA。此 DNA 与病毒其他基因组通过转录和翻译形成新的病毒 RNA 和多种病毒蛋白，然后在细胞膜上装配成新病毒，再感染其他细胞。HIV 导致 $CD4^+$ T 淋巴细胞的溶解和破坏，使细胞免疫功能受损，发生各种严重的机会感染和肿瘤。HIV 还侵犯 B 淋巴细胞和单核-巨噬细胞，感染 HIV 的单核-巨噬细胞可携带病毒进入脑部，引起中枢神经系统感染。

三、病理

本病的病理变化在淋巴结和胸腺等免疫器官。淋巴结病变有反应性病变和肿瘤性病变，前者包括滤泡增殖性淋巴结肿等，后者为卡波西肉瘤和其他淋巴瘤。胸腺萎缩，呈退行性改变。中枢神经系统的病变包括神经胶质细胞灶性坏死、血管周围炎性浸润和脱髓鞘病变。

四、临床表现

潜伏期常为 15～60 d，最短 9 d，最长 10 年以上。一般认为 2～10 年可以发展为艾滋病。

（一）HIV 侵入人体后的分期

1. 急性期　见于原发性 HIV 感染后，少数患者出现发热、头痛、乏力、厌食、恶心、肌痛、关节痛和淋巴结肿大，持续 3～14 d 后自然消失。

2. 无症状期　急性感染期过后，进入无症状感染期，持续 2～10 年或更长，没有任何症状，但血清中能检出 HIV、HIV 包膜蛋白和核心蛋白的抗体。

3. 艾滋病期　为感染 HIV 后的最终阶段。患者 $CD4^+$ T 淋巴细胞计数明显下降，多<200/μl，HIV 血浆病毒载量明显升高。此期主要临床表现为 HIV 相关症状、各种机会性感染及肿瘤。

HIV 相关症状：主要表现为持续 1 个月以上的发热、盗汗、腹泻、体重减轻 10%以上，部分患者表现为神经精神症状，如记忆力减退、精神淡漠、性格改变、头痛、癫痫及痴呆等。另外，还可出现持续性全身淋巴结肿大，其特点为：① 除腹股沟以外有两个或两个以上部位的淋巴结肿大；② 淋巴结直径≥1 cm，无压痛，无粘连；③ 持续时间 3 个月以上。

（二）实验室检查

1. 一般检查　血液检查可见红细胞、血红蛋白、白细胞总数降低。尿常规常出现蛋白。

2. 免疫学检查　T 细胞绝对计数下降，$CD4^+$ T 淋巴细胞计数下降，CD4/CD8<1.0。

3. 血清学检查　酶联免疫吸附试验（ELISA）、免疫印迹法（WB）检测血清 HIV 抗体阳性，用 ELISA 检测 HIV 抗原呈阳性。

4. 病毒载量测定　是通过一种叫聚合酶链反应（PCR）的技术，来测定血液中 HIV RNA 的量。HIV 病毒载量与疾病进展速率和预后有强相关关系，它比 CD4+T 细胞计数更能有效地反映抗病毒治疗的效果，病毒载量测定广泛用于评估 HIV 感染的进程，确定抗病毒治疗的方案以及监测抗病毒治疗的效果。

五、诊断与鉴别诊断

（一）诊断

诊断应结合流行病学史、临床表现和实验室检查进行综合分析，慎重做出诊断。

1. 急性期　近期内有流行病学史和临床表现，结合实验室 HIV 抗体由阴性转为阳性即可诊断，或仅实验室检查 HIV 抗体由阴性转为阳性即可诊断。

2. 无症状期　有流行病学史，结合抗 HIV 阳性即可诊断，或仅实验室检查抗 HIV 阳性即可诊断。

3. 艾滋病期　有流行病学史、实验室检查 HIV 抗体阳性，加下述各项中的任何一项，即可诊断为艾滋病；或者 HIV 抗体阳性，而 $CD4^+$ T 淋巴细胞数 $<200/\mu l$，也可诊断为艾滋病。① 原因不明的持续不规则发热 38℃以上，时间 >1 个月。② 腹泻（每日大便次数多于 3 次）>1 个月。③ 6 个月之内体质量下降 10%以上。④ 反复发作的口腔念珠菌感染。⑤ 反复发作的单纯疱疹病毒感染或带状疱疹病毒感染。⑥ 肺孢子菌肺炎。⑦ 反复发生的细菌性肺炎。⑧ 活动性结核或非结核分枝杆菌病。⑨ 深部真菌感染。⑩ 中枢神经系统病变。⑪ 中青年人出现痴呆。⑫ 活动性巨细胞病毒感染。⑬ 弓形虫脑病。⑭ 青霉菌感染。⑮ 反复发生的败血症。⑯ 皮肤黏膜或内脏的卡波西肉瘤、淋巴瘤。

（二）鉴别诊断

1. 原发性 $CD4^+$ T 淋巴细胞减少症　$CD4^+$ T 淋巴细胞明显减少，严重机会性感染，但无 HIV 感染。

2. 继发性 $CD4^+$ T 淋巴细胞减少症　肿瘤和自身免疫性疾病，经化疗或免疫抑制治疗后，出现 $CD4^+$ T 淋巴细胞减少。实验室检查无 HIV 感染，详细询问病史有助于鉴别。

六、治疗

治疗原则为抗病毒治疗、预防和治疗机会性感染、调节机体免疫功能、支持疗法、心理关怀，以抗病毒治疗最为关键。

（一）抗病毒治疗

抗 HIV 药物分为以下四大类：

1. 核苷类反转录酶抑制药　药物选择性与 HIV 反转录酶结合，并插入正在延长的 DNA 链中，使 DNA 链中止，从而抑制病毒的复制和转录。药物包括齐多夫定、双脱氧胞苷、双脱氧肌苷、拉米夫定、司坦夫定等。

2. 非核苷类反转录酶抑制药　通过与酶活性点附近的 p66 疏水区结合而抑制反转录酶，从而抑制 HIV 复制。此类药物有奈非雷平、地拉夫定、依发韦仑。

3. 蛋白酶抑制药　通过阻断 HIV 复制和成熟过程中所必需的蛋白质合成，从而抑制病毒复制。药物有沙奎那韦、茚地那韦、奈非那韦、利托那韦。

4. 整合酶抑制剂　拉替卡韦。

目前主张高效抗反转录病毒治疗，即联合用药，常用三联或四联。三类药物的联合包括两种核苷类抑制药和一种非核苷类抑制药的联合、两种蛋白酶抑制药和一种核苷类抑制药的联合，以及两种核苷类抑制药和一种蛋白酶抑制药的联合等。联合用药治疗能延缓 AIDS 发病和延长患者的生命。

（二）治疗机会性感染及肿瘤

1. 卡氏肺孢子菌肺炎　首选复方磺胺甲噁唑治疗。
2. 卡波西肉瘤　用齐多夫定联合 α 干扰素治疗。化疗药可应用长春新碱、博来霉素等。
3. 弓形虫病　螺旋霉素与乙胺嘧啶联合或交替应用。
4. 鸟分枝杆菌感染　应用克拉霉素、阿奇霉素、乙胺丁醇等。
5. 巨细胞病毒感染　应用更昔洛韦或膦甲酸钠抑制巨细胞病毒。
6. 隐球菌脑膜炎　选用两性霉毒 B、氟康唑，注意降低颅内压。

（三）免疫治疗

基因重组白细胞介素 2 可提高患者的 $CD4^+$ T 淋巴细胞总数。

（四）支持疗法

给予高热量、高蛋白质食物，进食不足、吐泻严重者给予静脉补液，补充维生素，必要时输血。

（五）心理关怀

尊重患者人格，鼓励患者回归正常生活，提供诉说感受的机会。帮助患者建立自尊、自信和成就感，消除报复心理。可请心理医师对患者进行咨询。

七、预后与预防

（一）预后

AIDS 预后不良，平均存活期 12～18 个月。

（二）预防

1. 控制传染源　健全艾滋病的监测网络，及时发现 HIV 感染者及患者，并做好隔离、治疗工作。对患者的血、排泄物和分泌物应进行严格消毒。加强国境检疫。

2. 切断传播途径　广泛开展卫生宣传教育，取消娼妓，提倡使用避孕套，禁止性乱交，严禁毒品注射。做好献血员的管理，严格检查血液制品，推广一次性注射器的使用。医疗单位对患者使用过的物品或医疗器械应严格消毒。已感染 HIV 的育龄妇女应避免妊娠，对所生的婴儿采用人工喂养。

3. 保护易感人群　加强公用生活用品和公用医疗器械的消毒。加强 HIV 疫苗研制。

（廖可育）

复 习 题

单选题

1. 呼吸系统疾病最常见的症状是：
   A. 咳嗽　B. 咳痰　C. 呼吸困难　D. 咯血
2. 下列哪项检查可了解呼吸系统疾病对肺功能损害的性质及程度？
   A. 超声检查　B. 痰液检查　C. 呼吸功能测定　D. 血液检查
3. 急性上呼吸道感染最常见的病因是：
   A. 细菌感染　B. 病毒感染　C. 邻近器官的炎症　D. 受凉
4. 预防急性上呼吸道感染最好的方法是：
   A. 坚持锻炼，增强体质　B. 戒烟
   C. 避免受凉　D. 服用抗生素
5. 诊断 COPD 最有意义的肺功能检查结果是：
   A. 肺总量增加　B. 时间肺活量减低
   C. 残气量/肺总量增加　D. 最大通气量减少
6. 对年老体弱患者 COPD 加重期痰量多，下列处理哪项是不正确的？
   A. 控制感染　B. 氧疗　C. 解痉平喘　D. 镇咳
7. COPD 早期 X 线示：
   A. 肺纹理增粗、紊乱　B. 肺气肿改变　C. 无变化　D. 广泛纤维增生
8. 下列哪一项不是 COPD 的并发症？
   A. 肺结核　B. 慢性呼吸衰竭　C. 自发性气胸　D. 慢性肺源性心脏病
9. 关于慢性肺心病的发病，下列哪项正确？
   A. 80%～90%是由重症肺结核所致　B. 随着年龄增加发病率下降
   C. 病因中最少见的是支气管哮喘　D. 胸廓运动障碍性疾病在病因中较少见
10. 下列哪项是慢性肺心病肺动脉高压形成的机制？
    A. 缺氧、高碳酸血症使肺血管收缩、痉挛　B. 心肌缺氧，乳酸堆积
    C. 肺泡壁毛细血管床减少超过 20%　D. 体循环淤血
11. 男，60 岁，慢性肺心病患者。心力衰竭治疗中，下列哪项措施应慎重使用？
    A. 血管扩张药　B. 控制感染
    C. 强心利尿药　D. 支气管解痉药

12. 慢性肺心病患者，近来病情加重，咳吐脓痰，双下肢水肿，肺部有干、湿性啰音。实验室检查：白细胞计数 18×10^9/L，中性粒细胞 0.82。首要的处理措施是：

A. 强心利尿　B. 控制感染　C. 氧疗　D. 解痉祛痰

13. 慢性肺心病缓解期主要表现是：

A. 感染表现　B. COPD 表现　C. 心力衰竭表现　D. 呼吸衰竭表现

14. 慢性呼吸衰竭最多见的病因是：

A. 肺血管病变　B. COPD

C. 广泛胸膜增厚　D. 重症肺结核

15. 诊断呼吸衰竭，下列哪项指标最有意义？

A. 精神错乱，烦躁不安　B. 发绀，头痛

C. PaO_2 50 mmHg，$PaCO_2$ 70 mmHg　D. 瞳孔缩小，意识丧失

16. 保持呼吸道通畅最为简单实用的措施是：

A. 呼吸道湿化，环甲膜穿刺　B. 氨茶碱解痉平喘

C. 气管插管　D. 气管切开

17. 对慢性呼吸衰竭，失代偿性呼吸性酸中毒的处理原则，最重要的是：

A. 补充碳酸氢钠纠正酸中毒　B. 积极控制感染

C. 改善通气　D. 持续低流量吸氧

18. 呼吸衰竭临床最早出现的症状是：

A. 呼吸困难　B. 发绀　C. 智力障碍　D. 咳嗽

19. 男，14 岁，今日突发呼吸困难，发作前有鼻痒、喷嚏、流涕、干咳。体格检查：血压正常，端坐呼吸，额部出汗，双肺有哮鸣音，心率 110 次/min，律齐，无杂音。你认为下列哪种诊断正确？

A. 急性上呼吸道感染　B. 支气管哮喘

C. 病毒性心肌炎　D. 急性支气管炎

20. 支气管哮喘发作的诊断依据是：

A. X 线检查显示肺纹理增多，粗且乱　B. 双肺布满干、湿性啰音

C. 反复发作呼气性呼吸困难伴哮鸣音　D. 氨茶碱治疗有效

21. 判定支气管哮喘的治疗效果，最有意义的指标是：

A. 症状和体征　B. X 线检查显示肺野透亮度的变化

C. 血气分析结果　D. 肺活量测定

22. 支气管哮喘严重发作与急性左侧心力衰竭发作两者鉴别有困难时，可用下列哪种药物治疗：

A. 异丙肾上腺素　B. 地高辛　C. 氨茶碱　D. 吗啡

23. 肺炎链球菌肺炎患者咳铁锈色痰，主要见于哪一病理分期？

A. 充血期　B. 红色肝变期　C. 灰色肝变期　D. 消散期

24. 男，25 岁。于受凉后高热、寒战、咳嗽、咳痰 2 日，在医务室取药(药名不详)服后热稍退，仍咳嗽。体格检查：体温 38.5℃，右上肺语颤增强，呼吸音增粗，有湿性啰音。血液检查：白细胞计数 14×10^9/L，中性粒细胞 0.8，淋巴细胞 0.2。下列哪项诊断可能性最大？

A. 急性上呼吸道感染　B. 急性支气管炎

C. 右上肺肺炎　　D. 肺结核

25. 肺炎链球菌肺炎患者，在抗生素治疗下退热，后又再发热，白细胞增高，应考虑为：

A. 抗生素剂量不够　B. 细菌产生耐药性　C. 降温措施不恰当　D. 出现肺外感染

26. 普通型肺炎链球菌肺炎的治疗，最主要的措施是：

A. 卧床休息，补液　B. 给氧　C. 选用敏感抗生素　D. 祛痰止咳

27. 浸润型肺结核与慢性纤维空洞型肺结核分型的最主要鉴别依据是：

A. 结核中毒症状　B. 红细胞沉降率　C. X线检查　D. 痰菌检查

28. 诊断肺结核的可靠依据是：

A. 结核中毒症状　B. 红细胞沉降率增快

C. X线表现呈浸润性改变　D. 痰液检查找到结核杆菌

29. 抢救大咯血窒息时最关键的措施是：

A. 立即进行人工呼吸　B. 立即采取解除呼吸道梗阻的措施

C. 立即使用鼻导管给氧　D. 立即使用呼吸中枢兴奋药

30. 结核分枝杆菌最主要的传播途径是：

A. 呼吸道　B. 消化道　C. 皮肤　D. 泌尿道

31. 考核抗结核治疗疗效的主要指标是：

A. 临床症状减轻　B. 胸部X线检查显示病变吸收

C. 体温正常　D. 痰结核杆菌检查阴性

32. 大多发生于儿童的是：

A. 原发型肺结核　B. 血型播散型肺结核

C. 继发性肺结核　D. 结核性胸膜炎

（刘美红）

第四篇　循环系统疾病

第十九章 循环系统疾病导论

循环系统包括心脏、血管和调节血液循环的神经体液装置。其功能是为全身组织、器官运输血液，通过血液将氧、营养物质和激素等供给组织，并将组织代谢废物运走，以保证人体正常新陈代谢的进行。心肌细胞和血管内皮细胞能分泌心房钠尿肽和内皮素、内皮舒张因子等活性物质，说明循环系统还具有内分泌功能；心肌细胞所特有的受体和信号传导系统在调节心血管的功能方面有重要作用。循环系统疾病包括心脏病和血管病，合称心血管病，是危害人民健康和社会劳动力的重要疾病。

一、解剖及生理

（一）心脏

心脏是整个血液循环的发动机，其主要结构由以下几个部分构成：

1. 心腔　由四个心腔组成。两个薄壁、压力低的是心房，其功能主要是接受、储存和转运由体静脉和肺静脉回心的血液；两个厚壁和压力高的是心室，其功能是充分接受由心房来的血液后，立即由心肌收缩，将血液排入肺动脉和主动脉及其分支内，分别将血液输入肺（进行气体交换，即摄氧和排出二氧化碳）和各组织（以供其代谢需要）。

2. 心纤维体　也就是整个心脏的支架（将心房和心室肌以及各瓣膜组织牢固地连接在一起），包括结缔组织、腱索和瓣膜，其功能是控制血流的方向。

3. 心包和心内膜　前者包括脏层（紧贴心脏外壁）和壁层，两者之间有少许润滑液，以利心脏自由活动；后者紧贴心腔内壁，以利血液流动。

4. 传导系统　由特殊心肌构成，包括窦房结、结间束、房室连接区（包括房室结）、房室束及左右束支，其功能是发起和传导心脏冲动。

5. 心脏本身血供　由冠状动脉供应，有起源于主动脉根部的左、右两支，在心脏表面开始进行分支，经过毛细血管网，最后再汇集成静脉，经冠状窦入右心房。

（二）血管

血管分动脉、毛细血管和静脉三种。动脉又称“阻力血管”，主要输送血液。毛细血管主要是血液与组织液交换营养物质和代谢废物的场所，故又称“功能血管”。静脉主要是汇集由毛细血管来的血液，运回心脏，由于其容量大，故又称“容量血管”。

（三）调节血循环的神经体液装置

为适应经常改变着的外界环境和人体内部的需要，心血管功能受着各种神经体液因素的调节。如交感神经兴奋时，通过肾上腺素能受体，可使心跳加快加强，并使周围血管收缩（冠状动脉例外）。副交感神经兴奋时，通过乙酰胆碱能受体，可使心跳减慢，并使周围血管扩张（冠状动脉例外）。主动脉体和颈动脉窦的压力感受器通过反射可调节动脉压。在神经系统的影响下，应激反应可引起儿茶酚胺增加，从而引起相应的血流动力学的改变（如血管收缩及血压增高等）。

二、常见病因

1. 先天性心血管病（先心病） 为心脏大血管在胎儿期发育异常所致，病变可累及心脏各组织和大血管。

2. 后天性心血管病 为出生后心脏受到外来或机体内在因素作用而致的疾病，有以下几种类型：

（1）动脉粥样硬化 常累及主动脉、冠状动脉、脑动脉、肾动脉、周围动脉等。冠状动脉粥样硬化引起血供障碍时，称冠状动脉粥样硬化性心脏病（冠心病）或缺血性心脏病。

（2）风湿性心脏病（风心病） 急性期引起心内膜、心肌和心包炎症，称为风湿性心脏炎；慢性期主要形成瓣膜狭窄和（或）关闭不全，称为风湿性心瓣膜病。

（3）高血压 显著而持久的动脉血压增高可影响心脏，导致高血压性心脏病（高心病）。

（4）肺源性心脏病（肺心病） 为肺、肺血管或胸腔疾病引起肺循环阻力增高而导致的心脏病。

（5）感染性心脏病 为病毒、细菌、真菌、立克次体、寄生虫等感染侵犯心脏而导致的心脏病。

（6）内分泌病性心脏病 如甲状腺功能亢进性、甲状腺功能减退性心脏病等。

（7）血液性心脏病 如贫血性心脏病等。

（8）营养代谢性心脏病 如维生素 B_1 缺乏性心脏病等。

（9）心神经症 为自主神经功能失调引起的心血管功能紊乱。

（10）其他 如药物或化学制剂中毒、结缔组织疾病、神经肌肉疾病、放射线、高原环境或其他物理因素所引起的心脏病，心脏肿瘤和原因不明的心肌病等。此外，某些遗传性疾病除常伴有先天性心脏血管结构缺损外，也可在后天发生心血管病变，如马方（Marfan）综合征伴发主动脉夹层等。

三、临床表现

（一）症状

1. 呼吸困难 是左心功能不全的常见症状，由肺淤血引起，常因病情轻重程度而表现为劳力性呼吸困难、端坐呼吸、夜间阵发性呼吸困难、心源性哮喘、急性肺水肿等。

2. 胸痛　心绞痛患者常因体力活动、情绪激动或饭后引起发作性胸骨后疼痛，并可向左上肢或颈部等放射。心绞痛患者胸痛每次持续 1～5 min。心肌梗死是指在有或无诱因的情况下引起的持续约 30 min 到数小时的胸痛。其他引起胸痛的原因尚有急性心包炎、肺栓塞或心脏神经症等。

3. 心悸　是一种心跳不适的感觉，多由心律失常或高动力性循环引起，也可见于心脏神经症患者。

4. 咳嗽　左心功能不全引起肺淤血、肺水肿，或来自右心及体循环静脉的栓子引起肺栓塞时，均可引起咳嗽。

5. 咯血　常由二尖瓣狭窄或肺梗死引起，左至右分流的先天性心脏病亦可咯血。此外，老年人咯血要考虑主动脉动脉瘤穿破入气管的可能。

6. 头痛、头昏　各种心血管疾病使体循环血量减少时，大脑因供血不足而导致脑组织缺血缺氧而引起头痛、头昏。

7. 声音嘶哑　常由二尖瓣狭窄引起左心房明显扩大，压迫喉返神经所致。

8. 少尿　右心功能不全时，因肾淤血而导致肾小球滤过减少，发生少尿。

9. 上腹胀痛、恶心、呕吐　常由右心功能不全引起的胃肠道淤血所致。

10. 水肿　是右心功能不全的表现，并常在组织间隙积液增加 5～6 L 后才出现临床可见的水肿。其发生部位与体位有关，如早期水肿多见于下肢，并于白天活动后出现，休息一夜后消失，这显然与直立位增加下肢静脉压有关。

11. 眩晕、晕厥　是指暂时性脑缺血所引起的短暂性意识丧失。除脑血管病变外，各种心脏病引起的心搏骤停也是其原因之一，称为阿-斯(Adams-Stokes)综合征。

12. 发绀　是一种缺氧的表现。当心脏病患者因肺淤血换气不良或右向左的分流而引起毛细血管血中去氧血红蛋白含量增多至 50 g/L 时，皮肤黏膜呈青紫色，称中枢性发绀；亦可因周围血流缓慢(如寒冷、休克和右心功能不全等)，组织从血液摄取氧过多而引起周围性发绀。

(二) 体征

1. 皮肤黏膜　风湿热患者可见环形红斑、皮下结节，两颧呈紫红色有助于诊断二尖瓣狭窄和肺动脉高压，皮肤黏膜的淤点、奥斯勒(Osler)结节、詹韦(Janeway)点、脾大等有助于诊断感染性心内膜炎，发绀和杵状指(趾)有助于诊断右至左分流的先天性心脏病。

2. 心脏体征

(1) 望诊、触诊和叩诊　① 左心室扩大时，心浊音界向左下扩大，心尖搏动在容量负荷增加(如二尖瓣关闭不全)时多为弥散性的活跃搏动；在阻力负荷增加(如主动脉瓣狭窄)时，在心尖部可触到抬举性心尖搏动。右心室肥厚或扩大时，心浊音界向左而不向下扩大，在心前区可见弥散性搏动。心浊音界向两侧扩大而无心尖搏动时，则可能为心包积液。显著肺气肿时，心浊音界不易叩出。胸腔积液、积气或粘连可使心浊音界移位。② 触到心脏震颤常表示为器质性病变，如二尖瓣狭窄在二尖瓣区可触到舒张期震颤，主、肺动脉瓣狭窄可分别在主、肺动脉瓣区触到收缩期震颤，室间隔缺损可在胸骨左缘第 3、第 4 肋间触到收缩期震颤。③ 儿童发生心前区隆起，常提示右心肥大以及先天性心脏病的存在。

(2) 听诊

1) 心音强度　在二尖瓣狭窄、交感神经兴奋、甲状腺功能亢进和运动时第一心音(S_1)增强，而在心肌病变和二尖瓣关闭不全时第一心音减弱。第二心音(S_2)增强常见于肺动脉高压、高血压以及主动脉粥样硬化，而第二心音减弱则常见于主动脉瓣或肺动脉瓣狭窄或关闭不全。心包积液或肺气肿时，第一、第二心音均减弱。

2) 心音分裂　当右束支传导阻滞、房间隔缺损或肺动脉瓣狭窄时，出现第二心音分裂。左束支传导阻滞、严重主动脉瓣狭窄或心肌病变可出现呼气时的第二心音反常分裂。

3) 额外心音　为在 S_1、S_2 之外额外出现的病理性附加音，与心脏杂音不同。额外杂音多数为病理性，大部分出现在 S_2 之后，与原有的 S_1、S_2 一起构成三音律。当出现严重的心肌损害或心力衰竭时，S_1、S_2 和额外心音听诊似马奔跑的蹄声，故又称为舒张早期奔马律。

4) 心脏杂音对诊断有重要意义　舒张期杂音均提示有器质性心脏病，但发现收缩期杂音则不一定说明有心脏病，还必须根据其响度、性质、长短和传导区分为生理性或病理性杂音，如伴有震颤，则肯定为器质性。三级以上的收缩期杂音多为器质性，但必须注意胸壁厚薄和有无肺气肿等影响杂音响度的因素。此外，杂音在心功能不全或心率甚快时可暂时减弱甚至消失，使用强心药治疗或病情好转后则又出现或增强。杂音性质粗糙、占据收缩期长或传导范围广泛者多属病理性。听诊还可发现心律失常。发现心包摩擦音可确诊为急性心包炎。

3. 血管检查　检查颈部动脉和静脉的搏动以及颈静脉充盈情况，对发现心血管疾病可提供不少重要线索。

(1) 颈静脉充盈、肝颈静脉回流征阳性为右心功能不全、心包积液、缩窄性心包炎的典型体征，而颈静脉搏动可发生在完全性房室传导阻滞、干扰性房室分离或部分室性心动过速的患者。

(2) 颈动脉搏动增强、周围血管征阳性为主动脉瓣关闭不全、动脉导管未闭、动静脉瘘、贫血、甲状腺功能亢进和维生素 B_1 缺乏病等高心排血量综合征的患者。

(3) 其他部位的血管异常　降主动脉瘤可引起腹部搏动。脐周围(尤其是脐上部)听到血管杂音提示可能有大动脉炎或肾动脉狭窄，尤其是四肢脉搏强弱不等、血压显著不对称时，则更提示为大动脉炎或栓塞性脉管炎。奇脉表示有心包积液或缩窄性心包炎。下肢血压等于或低于上肢血压(正常下肢收缩压高于上肢收缩压 20 mmHg 左右)，则提示为主动脉缩窄或大动脉炎。主动脉瓣区或胸骨与锁骨交界处有搏动时，常提示有升主动脉或主动脉弓扩大的病变。如患者有胸痛，同时双侧颈动脉或上肢动脉搏动不对称，则提示为夹层动脉瘤。

四、实验室和其他检查

除一般血、尿常规检查外，其他实验室检查多按病情需要进行，如感染性心脏病时体液及血液的细菌培养以及病毒抗体等检查，风湿性心脏病时有关抗链球菌溶血素“O”、C 反应蛋白、黏蛋白、红细胞沉降率测定，急性心肌梗死时各种血清酶[乳酸脱氢酶(LDH)、肌酸磷酸激酶(CPK)等]和红细胞沉降率测定，动脉粥样硬化时血液各种脂质检查，心力衰竭时动脉血氧和二氧化碳含量或分压的测定、血 pH 和碱剩余测定以及血清钠、钾、氯、钙、镁等电解质测定，以协助诊断和指导治疗。

心血管病的传统器械检查包括动脉血压测定、静脉压测定、心脏 X 线透视和摄片、心电图检查等。随着科学技术的发展，新的检查方法不断推出，可分为侵入性和非侵入性两大类。

1. 侵入性检查　主要有心导管检查和选择性心血管造影(包括选择性冠状动脉造影)、临床心脏电生理检查、心内膜及心肌活组织检查以及新近发展的心脏和血管腔内超声显像、心血管内镜检查等。这些检查给患者带来一些创伤，但可得到比较直接的诊断资料，诊断价值较高。

2. 非侵入性检查　包括各种类型的心电图检查（如 24 h 动态心电图、心电图运动负荷试验等）、24 h 动态血压监测、超声心动图和超声多普勒血流图检查、电子计算机 X 线体层摄影（CT）、数字减影法心血管造影（DSA）、放射性核素心肌和血池显像、单光子发射体层显影（SPECT）以及磁共振成像（MRI）等。这些检查对患者无创伤性，故较易被接受，但得到的资料较间接。

五、诊断方法

诊断心血管疾病应根据病史、临床症状和体征、实验室检查以及器械检查等资料做出综合分析。心血管疾病的诊断必须阐明病因，指出病变部位和性质及其病理生理和功能的改变，是否有并发症等。其中病因诊断最为重要，因为只有知道病因，才能拟定防治方针，估计预后，协助确定病变部位和病理生理的诊断。

1. 病因诊断分类　常见病因有：① 先天性心血管病；② 感染性心血管病，如病毒、细菌感染等；③ 结缔组织病性心血管疾病，如风湿性心瓣膜病、系统性红斑狼疮及结节性多动脉炎等；④ 原发性高血压及继发性高血压，如肾炎及肾盂肾炎、肾上腺皮质瘤或功能亢进以及嗜铬细胞瘤等；⑤ 动脉粥样硬化，如冠状动脉粥样硬化性心脏病；⑥ 内分泌病性心血管病，如甲状腺功能亢进或减退等；⑦ 贫血性心脏病；⑧ 肺源性心脏病；⑨ 营养缺乏性心脏病，如维生素 B_1 缺乏病；⑩ 药物中毒性心脏病；⑪ 功能性心脏病，如心脏血管神经症；⑫ 其他。

2. 解剖部位诊断分类　① 心脏与大血管各种先天性畸形所在部位，如房间隔缺损、肺动脉瓣狭窄、动脉导管未闭、法洛四联症及主动脉瓣狭窄等；② 心内膜病变，如心内膜炎（急性或亚急性）及心瓣膜病（瓣膜狭窄或关闭不全）；③ 心包病变，如急性心包炎或慢性缩窄性心包炎等；④ 冠状动脉病变，如冠状动脉粥样硬化、栓塞及血栓形成等；⑤ 心肌病变，如心脏肥大、心肌炎、心肌病、心肌梗死及心肌硬化等；⑥ 心脏肿瘤；⑦ 血管病变，如动脉硬化、动脉炎、动脉瘤、动脉栓塞、静脉血栓形成或血栓性静脉炎等。

3. 病理生理诊断分类　① 心功能不全（急性或慢性）；② 周围循环功能不全（休克）；③ 冠状动脉功能不全（心绞痛）；④ 阿-斯综合征；⑤ 高动力性循环；⑥ 心律失常，如窦性心动过速、过缓或不齐、房室连接区性心律、期前收缩、阵发性心动过速（室上性或室性）、心房颤动或扑动、心室颤动、房室传导阻滞、预激综合征及室内传导阻滞等。

4. 心功能诊断分类　主要根据患者在不同程度活动情况下所产生的主观症状而定。心脏功能可分为四级。

Ⅰ级：患者患有心脏病，但一切劳动都不受限制（无症状），与正常人活动一样。

Ⅱ级（心力衰竭Ⅰ级）：做一般轻体力活动无困难，但较重的体力活动可引起心悸和气短等心功能不全症状。

Ⅲ级（心力衰竭Ⅱ级）：休息时无任何不适，但做一般轻活动时即有心悸和气短等心功能不全表现。

Ⅳ级（心力衰竭Ⅲ级）：即使在卧床休息时亦有心功能不全症状，如心悸、呼吸困难及不能平卧等。

为了全面了解心血管疾病，诊断必须包括：① 病因诊断（如风湿性心脏病）；② 病理解剖诊断（如二尖瓣狭窄）；③ 病理生理诊断（如心功能不全、心律失常）；④ 心功能诊断（如二级、三级等）；⑤ 并发症（如脑栓塞）。

六、防治原则

1. 预防　心血管疾病的预防主要在消除病因，使相关的心脏疾病减少甚至不再出现，如消除梅毒感染、治疗甲状腺疾病、有效地防治慢性支气管炎、及时地控制急性链球菌感染和积极治疗风湿热以及积极有效地控制高血压等。防治各种有关的危险因素（如高体重、高血压、高血脂、高年龄）可减少冠心病的发生。

2. 治疗　对心血管病的治疗，需要针对如下几方面：

（1）病因治疗　对病因已明确者积极治疗病因，可收到良好的效果，如感染性心内膜炎和心包炎时应用抗生素治疗，贫血性心脏病时纠正贫血，维生素 B_1 缺乏性心脏病时应用维生素 B_1 治疗等。但有些病种如风湿性心脏病、梅毒性心脏病已造成瓣膜损伤时，即使积极治疗病因也不能逆转其已形成的损害，但可以预防病变的进一步发展。近年用射频电能、冷冻或激光消融心脏异常传导径路或异位兴奋病灶的方法治疗异位快速性心律失常，也可起到消除病因的作用。

（2）解剖病变的治疗　对先天性心脏病、慢性心瓣膜病、冠状动脉粥样硬化、心肌梗死的心室壁瘤、心室间隔穿孔及乳头肌断裂等，可用介入或外科手术治疗，纠正其病理解剖改变，从而达到治愈和治疗疾病的目的。

（3）病理生理的治疗　对目前尚无法或难于根治的心血管疾病，临床治疗主要是积极、有效地纠正其（如休克、急性心力衰竭、严重心律失常等）病理生理变化，对逐渐发生且持续存在的高血压、慢性心力衰竭、慢性心房颤动患者则需长期治疗。治疗措施多采用药物，但多腔起搏、机械辅助循环、动力性心肌成形术则是治疗顽固性心力衰竭的可选择的措施；而人工心脏起搏、电复律以及近年采用的埋藏式自动复律除颤器（ICD）则是治疗心律失常的有效措施。

（4）康复治疗　根据患者的年龄、体力、心脏病变类型等情况，采用动静结合、身心结合的办法，在恢复期尽早进行适当的体力活动，改善心脏功能；并通过心理健康教育，解除患者的思想顾虑，促进患者的身心康复。对已恢复工作或学习的患者，需要注意劳逸结合和生活规律化，保护心脏功能。

（阳　晓）

第二十章　风湿热与风湿性心脏瓣膜病

临床案例

患者，男，18 岁，学生。4 年前每于劳累时出现心悸，气促，休息后可缓解。半年前常因体力劳动后症状加重，1 周前于受凉后出现发热、咽痛、咳嗽，咳黄色黏液痰，伴有心悸、气促，夜间不能平卧。体格检查：体温 39℃，脉搏 110 次/min，呼吸 32 次/min，血压 100/70 mmHg。半卧位，呼吸急促，意识清楚，面颊及口唇发绀。咽充血，两侧扁桃体Ⅱ度肿大、充血。无颈静脉怒张，肝颈静脉回流征阴性，气管居中，甲状腺不肿大。两肺呼吸运动对称，呼吸音粗，两肺未闻及干、湿性啰音。心尖搏动在左侧第 5 肋间锁骨中线外 1.5 cm，心率 110 次/min，律齐，胸骨左缘第 3、第 4 肋间可闻及舒张期叹气样杂音。肝脾未触及，双肾无叩击痛，双下肢无凹陷性水肿。实验室检查：白细胞计数 12×10^{9}/L，中性粒细胞 0.8。红细胞沉降率：40 mm/h。胸部 X 线透视显示：左心室明显向左下扩大，呈靴形心。心电图检查提示：左心室肥大，心肌缺血性改变。

思考题：1. 本病的诊断及诊断依据是什么？

2. 本病的治疗原则。

第一节　风　湿　热

一、概述

风湿热是一种常见的反复发作的全身性结缔组织的非化脓性炎症，主要侵犯心脏和关节，脑、皮肤、浆膜、血管等均可受累，但以心脏损害最为严重且多见。随着抗生素的广泛应用，近年来本病的发病率明显下降，且病情较轻。

二、病因、发病机制和病理

1. 病因和发病机制　尚未完全明确，目前大都认为风湿热的发病是由于链球菌感染引起的免疫反应。

2. 病理　风湿热基本的病理改变为风湿小体。病变的发展过程可分为三个阶段。第一阶段为渗出期：病变部位呈局灶性肿胀和纤维素样变性或坏死，并有非特异性的炎性细胞浸润和浆液渗出;第二阶段为增殖期,出现本病特征性的风湿性肉芽肿或称风湿小体;第三阶段为硬化期,纤维组织增生,瓣膜狭窄和(或)关闭不全。

三、临床表现

多数患者发病前1～3周有咽峡炎、扁桃体炎等感染史。急性风湿热的主要表现有心脏炎、多发性关节炎、多形性红斑、皮下小结、舞蹈病。小儿多累及心脏,年长儿多累及关节。

1. 一般表现　有发热、精神不振、乏力、多汗、面色苍白、贫血、食欲减退及腹痛。

2. 心脏炎　心肌、心内膜、心包膜均可受累。诊断心脏炎的主要标准为:① 新出现有意义的杂音,如心尖部全收缩期杂音或舒张中期杂音;② 心脏扩大;③ 充血性心力衰竭;④ 心包摩擦音或心包积液的体征。

3. 多发性关节炎　常为游走性,主要累及膝、踝、肩、肘、腕等大关节,局部出现红、肿、热、痛及功能障碍。急性期过后,功能完全恢复,不遗留畸形。

4. 环形红斑　是风湿热的特征性皮疹,多见于躯干及四肢屈侧,无痛痒,呈环形或半环形,边缘稍隆起,淡红色,环内肤色正常。

5. 皮下小结　常与心脏炎并存,为风湿活动的标志。皮下小结呈豌豆大小、坚硬、无触痛的圆形小结,与皮肤无粘连,可活动,常见于肘、腕、膝、踝等关节伸侧腱鞘附着处以及头皮和脊椎旁。小结可分批出现,1～2周后自行消退。

6. 舞蹈病　由于风湿病变累及锥体外系所致。早期表现为易冲动、喜怒无常,以后出现以四肢和面部为主的不自主、无目的的快速运动,如挤眉弄眼、伸舌耸肩、手足舞动甚至晃头、扭腰,兴奋或注意力集中时加剧,入睡后消失。受累肌肉明显无力,重者类似瘫痪。本病呈自限性,病程1～3个月。

四、实验室和其他检查

1. 血常规　轻度贫血,白细胞数升高,以中性粒细胞为主,并有核左移。

2. 红细胞沉降率　活动期增快,是风湿热活动的重要标志。

3. 咽拭子培养　作为前驱链球菌感染的证据。

4. 血清抗链球菌溶血素O(ASO)　抗体滴定度增高达500 U以上。在溶血性链球菌感染后2周左右,血清中出现ASO,以后逐渐升高,至4～6周达到高峰,8～10周逐渐恢复正常。风湿热患者75%～80%ASO阳性。

5. C反应蛋白(CRP)　无特异性,但其血清含量与病情轻重成正比。

6. 黏蛋白　大于40 mg/L时提示有风湿热活动。

五、诊断与鉴别诊断

1. 诊断　根据病史、临床表现及有关辅助检查综合分析,即可诊断为风湿热。确定风湿有无活动性也是诊断的一方面。提示风湿活动持续存在的依据:① 体温不正常,体重不增加,运动耐量不恢复;② 心律不正常,易有变化,脉搏过速;③ 红细胞沉降率快,C反应蛋白不转阴性,抗链球菌抗体滴度不下降或白细胞未恢复正常。

2. 鉴别诊断　发热者应与结核病或其他慢性感染性发热相鉴别。风湿性心脏炎还需与病毒性心肌炎鉴别。关节炎应与类风湿关节炎、系统性红斑狼疮、结核性风湿病、白血病、血友病关节腔出血、感染后关节炎和化脓性关节炎相鉴别。舞蹈病应与习惯性痉挛区别。

六、治疗

1. 一般治疗　卧床休息至少 2 周。有心脏炎表现者，宜绝对卧床休息至急性症状完全消失，红细胞沉降率接近正常时可逐渐起床活动。一般无明显心脏受累者，需 1 个月；心脏受累但无扩大者，需 2～3 个月；有心脏扩大或伴有心力衰竭者，需 6 个月才可逐渐恢复正常活动。饮食宜易消化，富含营养和维生素。心功能不全者，应适当限制盐和水的摄入。

2. 控制感染　急性期首选青霉素，每日 60 万～80 万 U，肌内注射 2 周以上。若对青霉素过敏，可选用红霉素。

3. 抗风湿治疗

（1）水杨酸类药　常用阿司匹林，当体温正常、关节症状消失、红细胞沉降率降至正常、C 反应蛋白转为阴性后减半量，总疗程一般为 6～12 周。适用于有关节炎或发热、轻度心脏炎患者。

（2）糖皮质激素　常用泼尼松，病情控制后减量并加用阿司匹林。适用于病情严重或心脏炎患者。

4. 心力衰竭的治疗　宜在应用大剂量糖皮质激素的同时给予吸氧、洋地黄类药、利尿药和低盐饮食，维持电解质平衡。

5. 舞蹈病的治疗　一般采用支持及对症治疗。近年报道氟哌啶醇 1 mg 加用同量苯海索，可较快地控制舞蹈动作，效果较好。

七、预防与预后

预防主要是注意防湿、防寒，加强锻炼，预防呼吸道感染；早期诊断和治疗链球菌感染；清除链球菌慢性感染灶，对慢性扁桃体炎、中耳炎等应在静止期手术；预防复发首选苄星青霉素。

预后因人而异，可于急性期内死亡，也可完全无症状。

第二节　风湿性心瓣膜病

风湿性心瓣膜病是急性风湿性心脏炎后遗留的慢性心瓣膜病。病变最常累及二尖瓣，其次为主动脉瓣。病变可累及一个瓣膜，也可累及多个瓣膜。病变性质可为单纯狭窄、单纯关闭不全或狭窄与关闭不全并存。目前，风湿性心瓣膜病仍是我国常见的心脏病之一。

一、二尖瓣狭窄

二尖瓣狭窄的最常见病因为风湿热。2/3 的患者为女性。单纯二尖瓣狭窄占风湿性心瓣膜病患者的 25%，合并二尖瓣关闭不全者占 40%。

（一）病理

病理变化先有瓣膜交界处和基底部炎症水肿和赘生物形成。由于纤维化和（或）钙质沉着，瓣叶广泛增厚、粘连，腱索融合、缩短，瓣叶僵硬，导致瓣口变形和狭窄，影响瓣膜开放，严重时可出现二尖瓣关闭不全。按病变程度可分为隔膜型和漏斗型。隔膜型瓣叶无病变或病变较轻，能自由活动。漏斗型瓣叶明显增厚、纤维化，腱索和乳头肌明显粘连、缩短，使整个瓣膜变硬呈漏斗状，活动明显受限，常伴二尖瓣关闭不全。

（二）病理生理

正常二尖瓣瓣口面积 4～6 cm^2。当瓣口面积减小至 1.5～2.0 cm^2 时为轻度狭窄，<1.5 cm^2 时为中度狭窄，<1.0 cm^2 时为重度狭窄。根据二尖瓣狭窄的程度及血流动力学改变，将二尖瓣狭窄的病理生理过程分为三个阶段：

1. 左心房代偿期　当瓣口面积减至<1.5～2.0 cm^2 时，舒张期血液由左心房流入左心室受限，左心房发生代偿性肥大和扩张，左心房压力增高，以保持正常的心排血量。此阶段左心房压虽有所增高，但心排血量能保证，临床上可不出现症状。

2. 左心房失代偿期　当瓣口面积减至<1.5 cm^2 时，左心房排血明显受阻，左房压明显升高，引起肺静脉压、肺毛细血管压和肺动脉压的升高。此阶段患者在休息状态下无明显症状，但在体力活动时出现呼吸困难、咳嗽、发绀等临床症状。

3. 右心受累期　长期肺动脉高压引起肺小动脉硬化，管腔狭窄，引起右心室肥厚和扩张，终致右心衰竭。

（三）临床表现

1. 症状　① 呼吸困难为最早期症状，由劳力性呼吸困难发展到日常活动出现呼吸困难甚至夜间阵发性呼吸困难、端坐呼吸。② 咳嗽，多在夜间睡眠或劳动后出现，无痰或泡沫痰，并发感染时咳黏液样痰或脓痰。③ 咯血，可痰中带血或血痰，出现肺梗死时咳胶冻状暗红色痰，急性肺水肿时咳粉红色泡沫痰。④ 其他，左心房扩大压迫左喉返神经可引起声音嘶哑，左心房扩大压迫食管可引起吞咽困难，右心衰竭时可出现食欲减退、腹胀、恶心等消化道淤血症状。

2. 体征　① 二尖瓣面容；② 心浊音界扩大呈梨形；③ 心尖部舒张期隆隆样杂音；④ 心尖部第一心音亢进；⑤ 二尖瓣开放拍击音；⑥ 肺动脉瓣区第二心音亢进及分裂、舒张期杂音；⑦ 颈静脉怒张、肝大、下肢水肿等右心衰竭的表现。

（四）辅助检查

1. X 线检查　左心房增大，后前位可见左心缘变直、右心缘双心房影，左前斜位可见左心房使左主支气管上抬，右前斜位可见增大的左心房压迫食管下段后移。

2. 心电图检查　轻度二尖瓣狭窄者心电图正常。重度二尖瓣狭窄可有“二尖瓣型 P 波”。QRS 波群示电轴右偏和右心室肥厚表现。

3. 超声心动图检查　M 型超声心动图显示二尖瓣前叶曲线双峰消失，呈“城垛样”改变，前、后叶同向运动；左心房、右心室扩大。二维超声心动图显示瓣叶增厚，回声增强，前、后叶开放受限，左心房、右心室扩大。

（五）诊断和鉴别诊断

1. 诊断　心尖部舒张期隆隆样杂音，左心房增大，可诊断二尖瓣狭窄，超声心动图检查可明确诊断。

2. 鉴别诊断　应注意与功能性二尖瓣狭窄、左心房黏液瘤、先天性二尖瓣狭窄鉴别。

（六）并发症

1. 心房颤动　10%的患者可发生心房颤动，为相对早期的并发症，可为患者就诊的首发病症，也可是首次呼吸困难发作的诱因和患者体力活动受限的开始。

2. 急性肺水肿　患者可突然出现重度呼吸困难、发绀、不能平卧、咳粉红色泡沫痰，双肺可闻及干、湿性啰音。需急救处理。

3. 体循环栓塞　常见栓塞为脑动脉栓塞、外周动脉和内脏动脉栓塞，也可表现为反复发作和多部位的多发性栓塞。

4. 右心衰竭　为晚期常见并发症，其发生可使左心衰竭所致的症状得以缓解。

5. 感染性心内膜炎　较少见。

6. 肺部感染　较常见。

（七）治疗

1. 内科治疗　主要在于预防感染，防治风湿热复发和并发症的发生。

2. 解除瓣膜狭窄　常用的方法有：① 经皮球囊二尖瓣成形术，适于单纯二尖瓣狭窄者；② 二尖瓣分离术，有闭式和直视式两种，直视式适用于瓣叶严重钙化、病变累及腱索和乳头肌、左心房内有血栓者，而闭式的适应证同经皮球囊二尖瓣分离术，现临床上已少用；③ 人工瓣膜置换术，适用于瓣膜严重钙化不宜作分离或合并二尖瓣关闭不全者。

二、二尖瓣关闭不全

（一）病理

风湿性炎症和纤维化使瓣叶变硬、增厚、缩短、变形，腱索和乳头肌纤维化、融合和缩短，二尖瓣在心室收缩时不能紧密闭合。

（二）病理生理

二尖瓣关闭不全时，收缩期左心室部分血液反流入左心房。左心房除接受肺静脉回流的血液外，还接受反流的血液，使左心房容量、压力增加，发生扩张、肥厚。由于血液反流，左心室排血量下降，易出现左心供血不足的表现。舒张期左心房流入左心室的血液较多，使左心室扩大、肥厚，以致左心衰竭。左心衰竭使左心室舒张末期压力、左心房压力、肺静脉压力升高，导致肺淤血和肺动脉高压，致右心衰竭，终致全心衰竭。

（三）临床表现

1. 症状　轻度二尖瓣关闭不全者可无明显症状或仅有轻度不适感，严重者可表现为疲乏无力，晚期可出现劳力性呼吸困难、端坐呼吸等。后期可出现全心衰竭的表现。

2. 体征　① 心尖搏动向左下移位；② 心尖搏动呈抬举样；③ 心浊音界向左下扩大；④ 心尖

区全收缩期吹风样杂音；⑤ 第一心音减弱；⑥ 肺动脉瓣区第二心音亢进、分裂。

（四）辅助检查

1. X 线检查　可出现左心房、左心室增大，肺动脉段突出的征象。

2. 心电图检查　可出现左心房增大、左心室肥厚和劳损的改变。

3. 超声心动图检查　M 型超声心动图检查可见左心房、左心室增大；二维超声心动图检查可见二尖瓣结构的形态特征；彩色多普勒检查可见瓣口左心房侧收缩期湍流。

（五）诊断与鉴别诊断

1. 诊断　主要依据风湿热病史、心尖区收缩期杂音、左心房及左心室增大、超声检查结果。

2. 鉴别诊断　主要与三尖瓣关闭不全、室间隔缺损、胸骨左缘收缩期喷射性杂音鉴别。

（六）治疗

无症状者只需预防风湿热、感染性心内膜炎，重者行人工瓣膜置换术。心力衰竭者应限制钠盐，合理选用血管紧张素转化酶抑制剂、利尿剂和洋地黄类药物。

三、主动脉瓣狭窄

（一）病理

风湿性主动脉瓣炎后，瓣叶粘连、融合、钙化，使瓣叶开放受限。

（二）病理生理

主动脉瓣狭窄时，收缩期左心室射血阻力增加，引起心排血量减少，同时左心室代偿性肥大，氧耗量增加，导致心、脑供血不足。

（三）临床表现

1. 症状　主要为呼吸困难、心绞痛、晕厥三联征。

2. 体征　心尖搏动向左下移位，呈抬举性；主动脉瓣区收缩期震颤；主动脉瓣区喷射性收缩期杂音，第二心音减弱；收缩压低，脉压小，脉搏细弱。

（四）辅助检查

1. X 线检查　左心室增大，可见升主动脉根部狭窄后扩张。在侧位透视下可见主动脉钙化。

2. 心电图检查　严重者可出现左心室肥厚伴 ST 段、T 波继发性改变及左心房增大。可有房室传导阻滞、室内传导阻滞等。

3. 超声心动图检查　M 型超声心动图可见左心室后壁和室间隔对称性肥厚，主动脉瓣变厚、开放受限，二维超声心动图上可见主动脉瓣收缩期呈向心性穹隆运动。

（五）诊断与鉴别诊断

根据典型的主动脉瓣狭窄的杂音，结合超声心动图可确诊。主要与肥厚性梗阻型心肌病、主动脉扩张、先天性主动脉瓣狭窄鉴别。

（六）治疗

1. 内科治疗　主要是对症治疗。避免过劳和剧烈运动，预防风湿热反复发作，预防感染性心内膜炎，定期随访，复查超声心动图。心绞痛者选用硝酸酯类药物。心力衰竭时可用洋地黄，慎用利尿剂，禁用小动脉血管扩张剂。有心律失常者选用抗心律失常药物。

2. 手术治疗　依据患者情况选用瓣膜分离术、经皮球囊主动脉瓣成形术、人工瓣膜置换术。

四、主动脉瓣关闭不全

（一）病理

病理变化主要是炎症和纤维化使瓣叶变硬、缩短、变形，导致瓣叶舒张期关闭异常。

（二）病理生理

主动脉瓣关闭不全时，舒张期左心室除接纳左心房的血外，同时还接纳主动脉反流的血，使左心室容量负荷增加，引起左心室代偿性扩大与肥厚，久之导致左心衰竭。由于主动脉血的反流，使舒张压降低；由于左心室收缩力增强、每搏量增加，收缩压升高，致脉压增大，出现周围血管征。反流量大时，还可引起冠状动脉供血不足。

（三）临床表现

1. 症状　轻者无症状，可出现心悸、心前区不适、头部强烈搏动感等。重者表现为心绞痛和左心衰竭。

2. 体征　心尖搏动向左下移位，呈抬举性；心浊音界向左下扩大；主动脉瓣第二听诊区舒张期杂音，主动脉瓣区第二心音减弱，少数可出现心尖区舒张期隆隆样杂音（Austin-Flint 杂音）。

周围血管征：包括点头征、水冲脉、股动脉枪击音、Duroziez 双重杂音、毛细血管搏动征等。

（四）辅助检查

1. X 线检查　左心室、左心房增大，升主动脉扩张。左心衰竭时有肺淤血征。

2. 心电图检查　可见左心室肥厚、劳损。

3. 超声心动图检查　M 型超声心动图显示舒张期二尖瓣前叶或室间隔纤细扑动，为主动脉瓣关闭不全的可靠诊断征象。二维超声心动图可显示瓣膜和主动脉根部的形态改变。

（五）诊断与鉴别诊断

1. 有典型主动脉瓣关闭不全的舒张期杂音伴周围血管征，可诊断为主动脉瓣关闭不全，超声心动图可明确诊断。

2. 主动脉瓣关闭不全主要与相对性主动脉瓣关闭不全、肺动脉瓣关闭不全鉴别。

（六）治疗

内科治疗主要为无症状时要预防感染性心内膜炎、风湿热和并发症的发生，积极的对症治疗。外科治疗主要为人工瓣膜置换术或主动脉瓣修复术。

五、多瓣膜病

风湿性心瓣膜病病变累及两个以上瓣膜，称多瓣膜病。常见的多瓣膜病有二尖瓣狭窄伴主动脉瓣关闭不全，二尖瓣狭窄伴主动脉瓣狭窄，主动脉瓣狭窄伴二尖瓣关闭不全，主动脉瓣关闭不全伴二尖瓣关闭不全，二尖瓣狭窄伴三尖瓣和（或）肺动脉瓣关闭不全。

（邵春芬）

第二十一章　原发性高血压

临床案例

患者，女，57岁。自5年前开始经常感觉头昏，记忆力减退，失眠，白天精神差，食欲欠佳，即到医院看病，当时医师测其血压为“160/102 mmHg”，诊断为“高血压”，患者曾断续服用一些降血压的药物（药名不详）。2 h前与儿子吵闹了几句后，心里很烦躁，不久就感觉全头剧烈疼痛、耳鸣、眩晕、黑矇，呕吐2次，呈喷射性，均为早餐进食的食物，未见血液，由家人急送入院。体格检查：体温37℃，呼吸31次/min，脉搏62次/min，血压202/126 mmHg。精神恍惚，急性病容，皮肤黏膜未见出血点、皮疹、黄染。瞳孔稍大，但双侧等大，对光反射稍减弱，颈软，甲状腺不肿大，气管居中。双肺无异常发现，心浊音界向左下扩大，心率62次/min，律齐，心尖部可闻及Ⅲ级收缩期吹风样杂音，传导不明显。腹平软，肝、脾未触及。四肢有轻度抽搐，病理反射未引出，无脑膜刺激征。实验室检查：白细胞计数 11×10^{9}/L，中性粒细胞0.75，淋巴细胞0.25，血红蛋白130 g/L。尿蛋白（+），透明管型10个/HP，大便（－）。

思考题：1. 本病的诊断及诊断依据是什么？

2. 抢救原则是什么？

一、概述

1. 概念　高血压是以体循环动脉压增高为主要表现的临床综合征，是最常见的心血管疾病。目前我国采用国际上统一的标准，即收缩压≥140 mmHg和（或）舒张压≥90 mmHg时，诊断为高血压。高血压分为原发性高血压和继发性高血压两大类，绝大多数高血压病因不明，称原发性高血压，又称高血压病。长期的高血压可引起脑、心、肾等重要器官的功能障碍，最终导致功能衰竭。

2. 流行病学　我国三次普查结果显示，高血压的患病率呈上升趋势，但与西方国家相比，我国患病率较低。流行病学调查还显示，我国高血压患病率城市高于农村，北方高于南方，西部地区高于东部地区，且随年龄而升高。

二、病因及发病机制

原发性高血压的病因未明，目前认为是在遗传的基础上由于多种后天环境因素作用使正常血压调节机制失代偿所致。

1. 遗传因素　本病家族聚集性发病现象较明显。研究结果倾向于多基因遗传病。

2. 血压调节失衡　血压的急性调节主要通过压力感受器及交感神经活动实现，慢性调节主要通过肾素-血管紧张素-醛固酮系统和肾对体液容量的调节实现。如调节失去平衡即导致高血压。

3. 精神、神经因素　长期精神紧张可使大脑皮质兴奋、抑制平衡失调，以致交感神经活动增加，儿茶酚胺类介质释放，使小动脉收缩，血管平滑肌增殖肥大，还可以使肾素释放增多，引起血压的升高。

4. 肾素-血管紧张素系统(RAS)　近年研究证实，血管壁可分泌肾素、血管紧张素，引起小动脉收缩，同时还刺激血管平滑肌细胞和心肌细胞增生，血管壁及心肌肥厚，这在高血压的发生和发展中起重要作用。

5. 血管内皮功能异常　血管内皮产生的血管舒张物质主要有一氧化氮、前列腺素，产生的血管收缩物质主要有血管收缩因子、内皮素。当血管舒张物质产生减少而血管收缩物质产生增多时，导致血压升高。

6. 胰岛素抵抗　据观察，多数高血压患者存在胰岛素抵抗。胰岛素抵抗在高血压发生中的意义还不太清楚，但高胰岛素血症可使交感神经活动增强，促使肾小管对钠的重吸收，胰岛素的生长因子作用可使血管中层平滑肌增生，管壁增厚。这些作用均可促进高血压的发生和发展。

7. 其他　高钠饮食、肥胖、吸烟、酗酒以及低钾、低钙、低镁饮食均与高血压的发生有关。

三、病理

早期并无明显的病理改变。高血压的持续及进展引起全身小动脉玻璃样变，中层平滑肌细胞增殖，管壁变厚，管腔狭窄。长期高血压导致心、脑、肾、眼底损伤，同时还促进动脉粥样硬化。

四、临床表现

(一) 一般表现

患者可无症状，仅在体检时发现血压高于正常。部分患者可有头痛、头晕、头胀、耳鸣、眼胀、健忘、烦闷、心悸、乏力。早期仅在精神紧张或劳累时血压升高，休息后可恢复正常。以后血压可逐渐升高，并导致心、脑、肾、视网膜的并发症。

(二) 并发症

1. 心　血压升高使左心室后负荷加重，可致心力衰竭；冠状动脉粥样硬化可致心绞痛和心肌梗死。

2. 脑　脑动脉粥样硬化可致腔隙性脑梗死、脑出血、脑血栓形成。

3. 肾　肾入球小动脉硬化，肾单位萎缩，致肾衰竭。

4. 眼底　视网膜动脉变细、狭窄，眼底出血或絮状渗出，视盘水肿。

(三) 临床类型

1. 恶性高血压　临床特点：① 发病急，多见于中、青年；② 血压显著升高，舒张压持续

≥130 mmHg；③ 头痛，视物模糊，眼底出血、渗出，视盘水肿；④ 可有持续蛋白尿、血尿、管型尿，可出现肾功能不全；⑤ 进展迅速，预后不佳。

2. 高血压危象 是指由于某种诱因过度刺激，血压在短期内明显升高，引起头痛、烦躁、面色苍白或潮红、视物模糊、心悸、多汗、恶心、呕吐等征象，需紧急处理。

3. 高血压脑病 血压升高超过脑血管自身调节能力时，引起急性脑血液循环障碍，造成脑水肿和颅内压增高，引起严重头痛、烦躁、恶心、呕吐，重者可有意识改变、意识模糊、抽搐、癫痫样发作甚至昏迷。

4. 老年人高血压 指 60 岁以上的人所患高血压。临床特点：① 多为单纯收缩期高血压；② 部分为收缩压及舒张压均升高；③ 并发症较为常见；④ 易造成血压波动和直立性低血压。

五、实验室和其他检查

1. 心电图检查 可见左心室肥大、劳损，可伴心律失常。

2. X 线检查 主动脉弓迂曲延长，左心室增大。可出现肺门充血，呈蝴蝶形模糊影。

3. 尿液检查 可见蛋白尿、红细胞和管型，比重降低，血尿素氮和肌酐增高。

4. 动态血压 应用自动控制技术定时测量血压，连续记录 24 h 或更长时间的血压。正常人 24 h 血压呈双峰-谷昼夜节律，即白昼活动时升高，6:00～10:00 时及 16:00～20:00 时各有一高峰，夜间休息时最低。轻、中度高血压患者仍有此昼夜节律，严重高血压及伴发靶器官损害的患者昼夜节律消失。动态血压监测可用于诊断白大衣性高血压、判断高血压的严重程度、指导治疗和评价降压药疗效。

5. 眼底检查 见眼底临床表现。

六、诊断与鉴别诊断

（一）诊断

非同日测血压 3 次，均达到或超过成人高血压标准，且排除继发性高血压者，可诊断为原发性高血压。

（二）鉴别诊断

1. 肾性高血压 肾实质性疾病，肾损害的表现可出现在血压升高之前，除肾损害表现外，其他靶器官(如脑、心及眼底)的损害无或较轻。肾动脉狭窄，高血压进展迅速或高血压突然加重，药物治疗无效，在上腹部或背部肋脊角处可闻及血管杂音。肾动脉造影可确诊。

2. 原发性醛固酮增多症 高血压伴低钾血症为本病最突出的特点。实验室检查可有低钾血症、尿醛固酮排泄增多，螺内酯试验阳性可帮助诊断。

3. 嗜铬细胞瘤 多为肾上腺髓质肿瘤，可持续或间断释放大量的儿茶酚胺而引起持续性或阵发性高血压，可伴头痛、面色苍白、出汗、心动过速等儿茶酚胺增高的表现，一般降压药无效。

此外，还需与皮质醇增多症、库欣综合征、颅内压增高、妊娠高血压综合征等鉴别。

七、治疗

本病治疗的目的是将血压降到正常或接近正常的水平，延缓、减轻和防止脑、心、肾、眼等靶器官损害，减少病残率和病死率。

（一）非药物治疗

1. 运动 根据年龄和体质，可选择散步、练太极拳、慢跑等。
2. 减轻体重 对控制高血压有一定收益，尚可改善胰岛素抵抗而有利于血压下降。
3. 合理膳食 限制钠盐摄入，少食脂肪，多食蔬菜、水果，限制饮酒等。

（二）药物治疗

无并发症的年轻患者或糖尿病及肾病患者，应使血压降至<130/80 mmHg；老年患者降至正常范围，即<140/90 mmHg。对于年轻高血压患者，可较迅速、较大幅度地降血压，而老年高血压患者则应较缓慢、温和地降血压。

临床常用降压药物为利尿剂、β受体阻断剂、钙通道阻滞剂、血管紧张素转化酶抑制剂、血管紧张素Ⅱ受体阻断剂。

1. 利尿剂 通过利钠使血容量减少，血压下降。常用药物有：① 噻嗪类，如氢氯噻嗪、氯噻酮或吲哒帕胺；② 保钾利尿剂，如氨苯蝶啶或螺内酯；③ 袢利尿药，如呋塞米。

2. β受体拮抗药 通过降低心排出量、抑制肾素释放及交感神经突触前膜阻滞，使神经递质释放减少而降血压。常用药物有普萘洛尔、美托洛尔、阿替洛尔等。

3. 血管紧张素转化酶抑制剂（ACEI） 通过抑制血管紧张素转化酶而使血管紧张素Ⅱ生成减少、抑制激肽酶使缓激肽降解减少而发挥降压作用，并可逆转左心室肥厚。常用药物有卡托普利、依那普利等。

4. 血管紧张素Ⅱ受体拮抗药（ARB） 通过阻断血管紧张素Ⅱ受体，阻断血管紧张素对血管收缩、水钠潴留及细胞增生的作用，从而降低血压。常用药物有氯沙坦、缬沙坦等。

5. 钙通道阻滞药（CCB） 通过阻滞钙离子L型通道，抑制血管平滑肌及心肌钙离子内流，从而使血管平滑肌松弛、心肌收缩力降低，降低血压。常用药物有维拉帕米、地尔硫䓬、硝苯地平等。

6. α受体拮抗药 通过阻断突触后受体，扩张血管，降低血压。常用药物是哌唑嗪。

7. 其他 直接血管扩张剂如肼屈嗪、米诺地尔；周围交感神经抑制剂如胍乙啶、利舍平；中枢交感神经抑制剂如可乐定、甲基多巴；中药复方制剂等。

（三）高血压急症的治疗

治疗原则：静脉给药，迅速降压，制止抽搐，控制性降压，密切观察病情变化。

1. 硝普钠 直接扩张动脉和静脉，使血压下降。开始10 μg/min静脉滴注，根据血压调整滴速，每隔5～10 min可增加5 μg/min。注意临用配制，避光静脉滴注。

2. 硝酸甘油 以扩张静脉为主，较大剂量时也可扩张动脉，使血压下降。开始5～10 μg/min静脉滴注，根据血压调整滴速，每隔5～10 min可增加5～10 μg/min至20～50 μg/min。

3. 镇静药　如地西泮或水合氯醛等。

八、预防

目前对原发性高血压主要是针对已明确的发病因素进行预防。主要有:① 保持愉悦心情、适量运动、减轻体重、低盐低脂饮食、戒烟限酒等;② 通过宣传,提高对高血压的认识水平,及时发现和治疗,提高高血压的知晓率、治疗率和控制率;③ 通过普查,对高血压人群进行长期监测和随访。

(邵春芬)

第二十二章 冠状动脉粥样硬化性心脏病

临床案例

患者，男，58岁，干部。自两年前开始，每于急走、登梯时出现胸骨后压榨感，休息数分钟后可以缓解。近1个月来疼痛发作较频，每日1～3次，每次1～2 min，含“硝酸甘油”后可以缓解。1 h前在骑车上班的途中再次出现胸骨后疼痛，疼痛较前剧烈，并向颈部、左臂内侧放射，伴冷汗，恶心，立即含服“硝酸甘油”2片，未能缓解，呕吐2次，为胃内容物。到医务室就诊，5 min内连续含服“硝酸甘油”2片，并肌内注射“阿托品”一针，疼痛仍未缓解，觉头昏、乏力、心悸、气促、大汗、四肢发冷，由车急送入院。既往身体健康，无心悸、气促、水肿病史，否认高血压、风湿性心脏病、糖尿病史，吸烟38年，20支/日，家庭成员中无类似病史。体格检查：体温37.6℃，脉搏118次/min，呼吸28次/min，血压90/60 mmHg。体形稍胖，急性痛苦面容，焦虑不安，意识清楚，口唇发绀，四肢湿冷。颈软，气管居中，甲状腺不大，未见颈静脉充盈及动脉搏动。胸廓稍呈桶状，双肺未闻及干、湿性啰音。心浊音界不大，心率118次/min，律齐，第一心音低钝，可闻及奔马律，未闻及杂音。腹平软，肝脾未触及。脊柱四肢神经系统未查。实验室检查：血红蛋白120 g/L，白细胞计数 11×10^9/L，中性粒细胞0.8，淋巴细胞0.2，谷草转氨酶(AST)40 U/L。

思考题： 1. 该患者最可能的诊断是什么？其依据有哪些？
2. 最有诊断价值的辅助检查是什么？
3. 简述抢救原则。

冠状动脉粥样硬化性心脏病是指冠状动脉粥样硬化，使管腔狭窄、阻塞致心肌缺血缺氧的心脏病。它与冠状动脉痉挛致心肌缺血缺氧的心脏病一起，统称为冠状动脉性心脏病，简称冠心病，亦称缺血性心脏病。

本病多发于40岁以上男性，以脑力劳动者为多。在我国，因冠心病死亡的人数占心脏病死亡数的10%～20%，其中以北京、天津最高，近年有增多的趋势。主要的危害因素有高脂血症、高血压、高龄、高血糖、肥胖。此外，还与饮食、遗传等因素有关。根据冠状动脉病变部位、范围以及血管阻塞程度和心肌供血不足发生发展的速度、范围和程度的不同，临床上将本病分为无症状性心肌缺血、心绞痛、心肌梗死、缺血性心肌病、猝死五种类型。本章重点讨论心绞痛和心肌梗死两种类型。

第一节 心 绞 痛

心绞痛是由于冠状动脉供血不足，心肌急性、暂时性缺血和缺氧所引起的临床综合征。本病多发于40岁以上，男性多于女性。临床特点为发作性胸骨后压榨样疼痛，劳动、情绪激动常常诱发，休息、含化硝酸甘油常能缓解。

一、病因及发病机制

1. 病因和诱因　心绞痛除冠状动脉粥样硬化外，患有主动脉瓣狭窄和（或）关闭不全、梅毒性主动脉炎、冠状动脉炎、冠状动脉先天性畸形、肥厚型心肌病等疾病时亦可发生。劳累、情绪激动、饱食、受寒、阴雨天气、急性循环衰竭等均可诱发其发作。

2. 发病机制　当冠状动脉供血不能满足心肌代谢的需要时，心肌发生急性、暂时性缺血和缺氧，引起心绞痛发生。正常情况下，冠状动脉循环的储备能力很强。在剧烈活动时，冠状动脉扩张，血流量可增加到休息时的6～7倍；缺氧时，冠状动脉扩张，血流量可增加到休息时的4～5倍。但冠状动脉粥样硬化致管腔狭窄或闭塞时，其顺应性降低，扩张性减小，血流量减少。心肌的血供减低到尚能应付心脏平时的需要，则休息时无症状。当心脏负荷突然增加（因劳累、情绪激动等）或冠状动脉发生痉挛（因吸烟、神经体液调节障碍等）或突然发生循环血量减少（因休克、心动过速等）时，造成冠状动脉血流量急剧减少而其侧支循环又未及时有效建立，心肌血供不足，从而引起心绞痛发作。心肌供血不足时，由于心肌缺氧，代谢产生过多的乳酸、丙酮酸、磷酸等酸性物质或类似激肽的多肽类物质，刺激心脏的传入交感神经末梢，经第1～5胸交感神经节及相应的脊髓段传至大脑，产生疼痛感觉。由于此种痛觉可反映在与交感神经进入水平相同脊髓段的脊神经所分布的皮肤区域，所以心绞痛发作时，疼痛出现在胸骨后，放射至左臂内侧、小指和环指、左肩等，而不是在心脏部位。

二、临床表现

1. 症状　典型的心绞痛具有以下特点：

(1) 部位　多出现在胸骨上段或中段之后，范围约手掌大小，边界欠清，可波及心前区或放射至左臂内侧、小指和环指、左肩等，亦可放射至颈、咽、下颌等处。

(2) 性质　常为压迫、发闷或紧缩感，但不是刺痛或锐痛。也可有窒息或濒死感。

(3) 持续时间　大多数历时3～5 min，一般不超过15 min。

(4) 诱因　情绪激动、劳累、负重行走、发怒、惊恐、吸烟、饱餐、寒冷、性交、心动过速等都可能成为诱发因素。

(5) 缓解因素　休息或舌下含化硝酸甘油后，多很快缓解或中止。

2. 体征　疼痛发作时可出现的体征有面色苍白、冷汗、焦虑、心率增快、血压升高、奔马律、第二心音逆分裂、心尖部一过性收缩期杂音、交替脉等。

三、辅助检查

1. 心电图检查　心绞痛发作时可出现暂时性、缺血性 ST 段水平型或下斜型下移 0.1 mV 以上,有时可见 T 波倒置或原来倒置的 T 波反而直立,发作缓解后恢复正常。变异型心绞痛者相关导联可见 ST 段抬高。根据需要也可再选用心电图负荷试验或动态心电图检查。

2. 放射性核素检查　用 ^{201}Tl(铊)心肌显像或兼做负荷试验,铊可随冠状动脉血流很快被正常心肌摄取。休息时铊显像所示灌注缺损主要见于心肌梗死后瘢痕部位;在冠状动脉供血不足区域的心肌,明显的灌注缺损仅见于运动后缺血区,含化硝酸甘油后复查则出现缺血区再灌注现象。根据情况需要还可选用双嘧达莫试验、腺苷或多巴酚丁胺负荷试验、放射性核素心腔造影。

3. 冠状动脉造影　是确诊冠心病常用而有重要价值的方法。一般认为,冠状动脉管腔直径减少 70%～75%以上对诊断心绞痛有重要意义。冠状动脉造影的主要指征是:① 心绞痛较重,为明确动脉病变情况以考虑介入性治疗或旁路移植手术;② 胸痛似心绞痛而不能确诊者。

四、诊断与鉴别诊断

1. 诊断　根据典型的发作特点、体征及含化硝酸甘油后缓解,结合已知的危险因素和发作时心电图改变,在排除其他原因所引起的心绞痛后,一般可以确立诊断。必要时可考虑心电图运动试验或动态心电图、放射性核素检查及冠状动脉造影。参照 WHO 的意见,将心绞痛分为以下几型:

(1) 劳累性心绞痛　特点是疼痛的发生是由体力活动、情绪激动等心肌氧需量增加的情况所诱发,休息或含化硝酸甘油后迅速缓解。劳累性心绞痛包括稳定型心绞痛和初发型心绞痛。

(2) 自发性心绞痛　特点是疼痛的发生与冠状动脉血流储备量减少有关,与心肌氧需量增加无明显关系,为心肌一过性缺血所致,疼痛较重,时限较长,含化硝酸甘油不易缓解。自发性心绞痛包括卧位型心绞痛、变异型心绞痛、急性冠状动脉功能不全及梗死后心绞痛。

(3) 混合性心绞痛　特点是心绞痛既可在心肌氧需量增加时发生,也可在氧需量无明显增加时发生,系冠状动脉狭窄使冠状动脉血流储备量减少,且储备量经常波动性地进一步减少所致。

2. 鉴别诊断　心绞痛应注意与急性心肌梗死、心脏神经症及引起心绞痛的严重的主动脉瓣狭窄或关闭不全、风湿性冠状动脉炎、梅毒性主动脉炎、肥厚型心肌病等鉴别。

五、治疗

治疗原则是改善冠状动脉的血液供给,减少心肌的氧耗量,同时治疗动脉粥样硬化。

1. 发作时的治疗　目的在于终止发作。主要措施包括:① 休息,吸氧,对焦虑、紧张、恐惧者应进行解释、安慰,可酌情应用镇静药。② 硝酸甘油 0.3～0.6 mg 舌下含化,或硝酸异山梨酯 5～10 mg 舌下含化。

2. 缓解期的治疗　应尽量避免各种诱因,安排适宜的运动锻炼,合理饮食,戒烟酒,注意劳逸结合,保持心情愉快。需单独、交替或联合应用作用持久的抗心绞痛药物。① 硝酸酯类药物,如硝酸异山梨酯;② β受体拮抗药,如普萘洛尔;③ 钙通道阻滞剂,如二氢吡啶类的硝苯地平;④ 冠状动脉扩张剂如双嘧达莫;⑤ 中医中药主要采用"活血理气"和"芳香温通"法;⑥ 低分子右旋糖酐改善微循环灌注;⑦ 施行主动脉-冠状动脉旁路移植术、经皮穿刺腔内冠状动脉成形术。

第二节 心肌梗死

心肌梗死是指在冠状动脉粥样硬化基础上,冠状动脉血流急剧减少或中断,使相应部位的心肌发生严重而持久的急性缺血,进一步发生损伤、坏死。临床上表现为持久的胸骨后剧烈疼痛、特征性心电图改变和血清心肌酶升高。

一、病因及发病机制

冠状动脉粥样硬化是心肌梗死的基本病因。当病变造成冠状动脉严重狭窄或闭塞而其侧支循环又未及时充分建立时,心肌的血供明显不足,在此基础上,一旦冠状动脉因某种或某些因素致血流进一步急剧减少甚至中断时,心肌将出现严重而持久的急性缺血,如持续时间达 1 h 以上而无缓解,则该部分心肌即可发生梗死。导致心肌梗死发作的主要因素有:

1. 冠状动脉管腔内血栓形成,粥样斑块破溃,斑块内或其下发生出血或血管持续痉挛。

2. 休克、脱水、出血、外科手术或严重心律失常致心排出量骤降,冠状动脉灌注量锐减。

3. 重体力活动、情绪过分激动或血压剧升,致左心室负荷明显加重,儿茶酚胺分泌增多,心肌需血、需氧量猛增,冠状动脉供血明显不足。

心肌梗死常在饱餐、晨 6:00~12:00 或用力大便时发生。心肌梗死后发生的严重心律失常、休克、心力衰竭等又可使冠状动脉灌注量减少,进一步加重心肌梗死。

二、病理

1. 冠状动脉弥漫性的粥样硬化　冠状动脉闭塞与相应部位心肌梗死的关系为:

(1) 左冠状动脉前降支闭塞,引起左心室前壁、心尖部、下侧壁、前间隔和二尖瓣前乳头肌梗死。

(2) 右冠状动脉闭塞,引起左心室膈面(右冠状动脉占优势时)、后间隔和右心室梗死,并可累及窦房结和房室结。

(3) 左冠状动脉旋支闭塞,引起左心室高侧壁、膈面(左冠状动脉占优势时)和左心房梗死,可能累及房室结。

(4) 左冠状动脉主干闭塞,引起左心室广泛梗死。

2. 心脏病变　冠状动脉闭塞后 20~30 min,缺血区域的心肌有少数开始坏死,1~2 h 之内缺血区域的大部分心肌呈凝固性坏死,心肌间质充血、水肿、炎性细胞浸润,继之坏死的心肌纤维溶解,随后形成肉芽组织。如波及心包则引起心包炎,波及心内膜则引起心室腔附壁血栓形成,坏死的室壁向外膨出可形成室壁瘤或心脏破裂。坏死组织 1~2 周开始吸收,逐渐纤维化,6~8 周形成瘢痕愈合,称为陈旧性心肌梗死。

三、临床表现

临床表现与心肌梗死的部位、范围、大小、并发症和侧支循环等情况密切相关。

1. 先兆症状　多数患者发病前数日出现乏力，胸部不适，活动时心悸、气急、烦躁、心绞痛等前驱表现；心绞痛发作的性质改变，与以往相比发作更频、更剧，持续时间更长，硝酸甘油疗效差；疼痛时伴恶心、呕吐、头昏、大汗、心悸，可伴血压明显波动，或伴严重心律失常或伴心功能不全，可有心电图 ST 段抬高或压低，T 波倒置或冠状 T 波。

2. 症状　疼痛最先出现，多在清晨，性质和部位与心绞痛相似，但程度更重，持续时间更长，休息或含化硝酸甘油均不能缓解。常伴烦躁不安、面色苍白、大汗、心动过速、恐惧或濒死感。此外，还可出现：① 发热，白细胞增高，红细胞沉降率增快等。② 恶心、呕吐，上腹胀气或胀痛等。③ 绝大多数患者并发有心律失常，室性期前收缩最多见，特别是当出现频发性(每分钟 5 次以上)、联律性或呈短阵室性心动过速、多源性或出现 RonT 现象时，应视为发生心室颤动的先兆。房室传导阻滞和束支传导阻滞亦较常见。④ 低血压和休克，收缩压＜80 mmHg 且伴组织器官血流灌注不足的表现，如面色苍白、皮肤湿冷、脉细速、大汗淋漓、尿少、意识障碍等。⑤ 心力衰竭，绝大多数为急性左心衰竭，可见于起病的最初几日或在疼痛、休克好转阶段出现，表现为呼吸困难、咳嗽、发绀等左心衰竭的症状，重者可出现肺水肿，更严重者继之出现颈静脉怒张、肝大、肝颈静脉回流征阳性、下肢水肿等右心衰竭的表现。

3. 体征　主要包括：① 心脏体征，主要有心率增快或减慢、心尖区第一心音减弱、心尖部出现粗糙的收缩期杂音或伴收缩中晚期喀喇音、奔马律、第二心音逆分裂、胸骨左缘第 3～4 肋间收缩期杂音伴震颤、心包摩擦音、各种心律失常。② 血压降低。③ 休克或心力衰竭的相关体征。

四、实验室和其他检查

1. 血液检查

(1) 血细胞　发病后 1～2 日可升高，常见核左移，嗜酸粒细胞减少或消失。

(2) 红细胞沉降率　起病后第 4～5 日红细胞沉降率增快，可持续 1～3 周。

(3) 血清心肌酶　① 肌酸激酶(CK)，发病后 6 h 开始升高，24 h 达高峰，3～4 日恢复正常。CK 有三种同工酶，CK－BB、CK－MM、CK－MB，其中 CK－MB 特异性较高。② 谷草转氨酶(AST)，发病后 6～12 h 开始升高，24～48 h 达高峰，3～6 日恢复正常。③ 乳酸脱氢酶(LDH)，发病后 8～12 h 开始升高，2～3 日达高峰，1～2 周恢复正常。④ 其他，可见血和尿肌红蛋白、肌钙蛋白增高。

2. 心电图检查

(1) 特征性改变　有 Q 波的急性心肌梗死患者心电图特征为：① 病理性 Q 波，在面向透壁心肌坏死区的导联上出现宽而深的 Q 波；② 损伤性 ST 段抬高，在面向坏死区周围心肌损伤区的导联，ST 段呈弓背向上型抬高；③ 缺血性 T 波，在面向坏死区周围的缺血区导联上出现 T 波倒置。

(2) 动态性改变　① 早期(超急性期)：梗死数分钟至数小时，出现缺血和损伤型变化，表现为巨大、高耸的不对称的 T 波，ST 段呈上斜型抬高，但不出现异常 Q 波；② 急性期：梗死后 6～12 h 开始出现急性期图形，表现为 ST 段呈弓背向上继续抬高，常可见到 ST 段与 T 波融合为一向上曲线，出现病理性 Q 波，T 波开始倒置；③ 亚急性期：梗死后数周至数月，抬高的 ST 段逐渐降至基线，坏死型 Q 波继续存在，倒置的 T 波逐渐变浅，直至恢复或恒定不变；④ 陈旧期：梗死数月至数年，心肌梗死后 3～6 个月，ST 段与 T 波不再变化，只存留坏死型 Q 波。

（3）心电图定位　① 前间壁梗死，V_1～V_3 导联出现梗死图形（图 22－1）；② 前侧壁梗死，V_4～V_6、Ⅰ、aVL 导联出现梗死图形；③ 前壁梗死，V_3～V_5 导联出现梗死图形（图 22－2）；④ 下壁梗死，Ⅱ、Ⅲ、aVF 导联出现梗死图形（图 22－2）；⑤ 后壁（正后壁）梗死，V_7～V_9 导联出现梗死图形；⑥ 高侧壁梗死，Ⅰ、aVL 导联出现梗死图形；⑦ 右心室梗死，V_3R～V_5R 导联出现梗死图形。

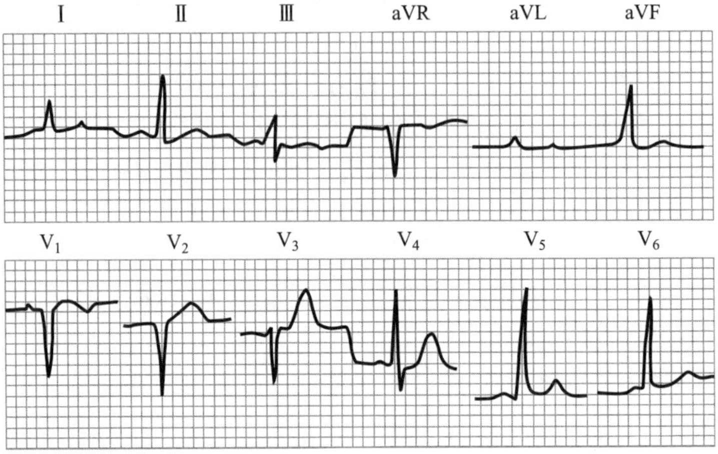

图 22－1　急性前间壁心肌梗死的心电图

3. 超声心动图　二维超声心动图检查有助于判断室壁形态和功能异常，帮助诊断乳头肌功能不全、室壁瘤等。

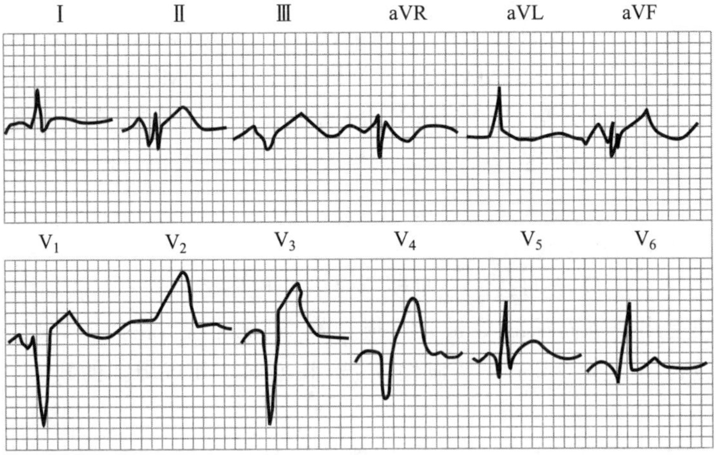

图 22－2　急性广泛前壁及下壁心肌梗死的心电图

五、并发症

1. 乳头肌功能失调或断裂　总发生率可高达50%。可造成二尖瓣脱垂及关闭不全，在心尖区出现收缩中晚期喀喇音和收缩期吹风样杂音。重者可发生左心衰竭、心源性休克、肺水肿，常于数日内死亡。

2. 心脏破裂　少见，绝大多数为心室游离壁破裂，造成心脏压塞而猝死。

3. 栓塞　常见于起病后1～2周，多由左心室附壁血栓脱落所致，常见脑、肾、脾、四肢等动脉栓塞；下肢静脉血栓脱落则产生肺动脉栓塞。

4. 其他　可有室壁瘤、梗死后综合征等。

六、诊断与鉴别诊断

1. 诊断　典型的临床表现、心电图的特征性改变、血清心肌酶的变化三项至少具备两项即可诊断。

2. 鉴别诊断　本病主要与心绞痛、急性肺动脉栓塞、急性主动脉夹层、急性心包炎、急性胸膜炎鉴别。

七、治疗

治疗原则：改善冠状动脉血液供给，减少心肌耗氧，保护心脏功能，挽救濒死的心肌，防止梗死面积扩大，缩小心肌缺血范围，及时发现、处理、防治严重心律失常、泵衰竭和各种并发症，防止猝死。

1. 监护和一般治疗　① 卧床休息，一般1周内应减少或避免探视，防止不良刺激，注意饮食、排便及翻身等；② 吸氧，间断或持续鼻导管或面罩吸氧，重者应加压给氧或气管插管；③ 监测，持续进行心电、血压、呼吸、血氧饱和度、体温等监测；④ 建立静脉通道，保持一条或多条良好的静脉给药通道。

2. 镇静止痛　焦虑、烦躁者可予艾司唑仑1 mg口服，一日3次；胸痛较轻者，可用可待因或罂粟碱0.03～0.06 g肌内注射或口服，可同时含化硝酸甘油；胸痛剧烈者可用吗啡5～10 mg或哌替啶50 mg肌内注射，可同时静脉滴注硝酸甘油。

3. 再灌注治疗　此法能显著降低病死率和改善患者预后。

（1）溶栓疗法　适应证：① 两个或两个以上相邻导联ST段抬高（胸导联≥0.2 mV，肢体导联≥0.1 mV）；② ST段抬高，年龄≤70岁者；③ ST段抬高，发病时间12～24 h。禁忌证：近期有活动性出血、脑卒中、出血倾向、严重高血压、严重肝肾功能障碍等。溶栓方法：① 尿激酶100万～150万U于30 min内静脉滴注；② 链激酶皮试阴性后150万U于60 min内静脉滴注完；③ 在90 min内静脉给予重组组织型纤维蛋白溶酶原激活剂（rt-PA）100 mg。

（2）经皮穿刺腔内冠状动脉成形术，再直接灌注心肌治疗。

4. 心律失常的治疗

（1）室性心律失常　首先给予利多卡因50～100 mg静脉注射，每5～10 min重复，继以100 mg加入5%葡萄糖溶液100 ml中静脉滴注。若发生心室颤动，应尽快采用非同步直流电除颤。

(2) 缓慢的心律失常　阿托品 0.5～1.0 mg 肌内注射或静脉注射。

(3) 二度Ⅰ型房室传导阻滞或三度房室传导阻滞伴有血流动力学障碍者　宜用人工心脏起搏器。

(4) 室上性快速型心律失常　常用洋地黄、维拉帕米，重者效果不佳可考虑直流电复律或心房起搏治疗。

5. 控制休克

(1) 补充血容量　用右旋糖酐或 5%～10%葡萄糖溶液静脉滴注，用量依中心静脉压和肺动脉楔压决定。

(2) 应用升压药　如果补足血容量后血压仍低，可用 5%葡萄糖溶液 100 ml 中加入多巴胺 10～30 mg、间羟胺 10～30 mg 或去甲肾上腺素 0.5～1.0 mg 静脉滴注。

(3) 应用血管扩张剂　如果经上述处理血压仍低，可用 5%葡萄糖溶液 100 ml 中加入硝普钠5～10 mg、硝酸甘油 1 mg 或酚妥拉明 10～20 mg 静脉滴注。

(4) 其他　注意纠正酸中毒，防治重要脏器功能受损。

6. 治疗心力衰竭　主要治疗左心衰竭。常用药物有吗啡、利尿剂、扩张血管剂、洋地黄类药等。

7. 其他治疗　可能有助于挽救濒死的心肌、防止梗死面积扩大、缩小缺血范围、加快愈合的作用。主要有：① 促进心肌代谢的药；② 极化液；③ 右旋糖酐 40 或羟乙基淀粉；④ β 受体阻断剂；⑤ 钙通道阻滞剂；⑥ 血管紧张素转化酶抑制剂；⑦ 肝素、华法林等抗凝。注意并发症和恢复期治疗。

八、预后

预后与梗死范围的大小、侧支循环的建立情况及治疗是否及时有关。过去病死率为 30%左右，采用监护治疗后降至 15%左右，采用溶栓疗法后又降至 8%左右。死亡多在第一周，尤其在数小时内，发生严重心律失常、休克或心力衰竭者病死率尤高。

九、预防

主要是预防动脉粥样硬化和冠心病。冠心病患者可长期小剂量口服阿司匹林。普及有关心肌梗死的知识，使患者和家属早意识到，从而避免延误就诊。

（邵春芬）

第二十三章　病毒性心肌炎

一、概述

1. 概念　病毒性心肌炎是指由病毒引起的心肌本身的炎性病变。现多认为，病因不明的心肌炎(即所谓特发性心肌炎)是由病毒感染所致。

2. 流行病学　近年来由于风湿热和白喉等所致的心肌炎逐渐减少，病毒性心肌炎的发生相对增多。

二、病因、发病机制及病理

1. 病因　能引起病毒性心肌炎的病毒以肠道病毒和呼吸道病毒为主。肠道病毒包括柯萨奇病毒(A组和B组)、埃可病毒和脊髓灰质炎病毒，呼吸道病毒以流感病毒(A型和B型)、腮腺炎病毒最多见，其他可引起心肌炎的病毒还有腺病毒、EB病毒、肝炎病毒、疱疹病毒、麻疹病毒等。

2. 发病机制　病毒作用于心肌的主要方式有：① 病毒直接侵犯心肌及心肌内小血管；② 免疫机制产生的心肌损伤。

3. 病理　组织学特征为心肌细胞溶解、间质水肿、炎性细胞浸润等。部分病例可同时侵犯心内膜或心包，心内膜心肌活检能直接提供心肌病变的证据。

三、临床表现

(一) 症状

1. 病前感染史　约50%患者发病前1～3周有上呼吸道感染或肠道感染史，常表现为“感冒”样症状或恶心、呕吐等消化道症状。

2. 心肌病变的症状　病情轻者无明显自觉症状，可有心悸、胸闷、胸痛、呼吸困难、水肿等症状，重者可出现阿-斯(Adams-Stokes)综合征。

(二) 体征

1. 心律失常　可出现各种心律失常。

2. 心力衰竭　可出现颈静脉怒张、肝大、下肢水肿和肺部湿性啰音等心力衰竭的体征。

3. 心源性休克　表现为血压下降、面色苍白等休克的体征。

4. 心脏增大　可出现左心室增大或右心室增大。

5. 心音改变　可以听到第三心音和杂音。

（三）实验室和其他检查

1. 血液检查　红细胞沉降率增快，白细胞计数升高，C反应蛋白增加，血清谷草转氨酶、乳酸脱氢酶、肌酸激酶增高。

2. 病毒学检查　血清病毒中和抗体、血凝抑制抗体、补体结合抗体滴度增高，外周血中可检出肠道病毒核酸，血清中特异性抗体 IgM≥1∶32 为阳性，心内膜、心肌、心包组织内可检出病毒、病毒抗原、病毒基因片段。

3. X线检查　病情轻者心影正常，病变广泛而严重者心影扩大。

4. 心电图检查　最常见的是：① ST段与T波改变；② R波降低；③ 病理性Q波；④ 各种心律失常。

5. 超声心动图检查　主要表现为：① 左心室壁弥漫性（或局限性）收缩幅度减低；② 左心室增大。

四、诊断与鉴别诊断

（一）诊断

1. 病史　发病前有肠道感染或上呼吸道感染史。

2. 临床表现　有心肌损害的症状和体征。

3. 血清心肌酶增高、心电图改变等。

4. 病毒学检查　呈阳性结果。

（二）鉴别诊断

1. 其他病因引起的心肌炎　发病前缺乏病毒感染的证据，有相应的原因或疾病可查。

2. β受体功能亢进症　本病心电图有ST段与T波改变可与病毒性心肌炎相混淆。β受体功能亢进症具有以下特点：① 多见于女性；② 患者主诉较多，但缺乏相应的阳性体征；③ 多有自主神经功能失调的表现，如心悸、头晕、失眠、健忘、记忆力减退等；④ 无器质性心脏病的证据；⑤ 普萘洛尔试验阳性。

五、治疗

病毒性心肌炎至今无特效治疗，一般都采用对症及支持疗法。

1. 一般治疗　卧床休息，补充营养。

2. 抗病毒治疗　在发病早期为阻断病毒复制可给予抗病毒治疗，可应用干扰素诱导剂或中药板蓝根、大青叶等。

3. 纠正心律失常　出现期前收缩或其他快速心律失常者，可应用抗心律失常药物；高度或完全性房室传导阻滞、反复发生阿-斯综合征者，可安装临时人工心脏起搏器。

4. 治疗心力衰竭　使用利尿剂、血管扩张剂、血管紧张素转化酶抑制剂等。

5. 糖皮质激素　目前认为感染早期不宜应用激素，但对于重症患者或出现房室传导阻滞、难治性心力衰竭或考虑有自身免疫存在时可慎用。激素可短期内足量应用，疗程不宜超过2周，可应用地塞米松或氢化可的松等。

6. 调节细胞免疫功能　可应用中药黄芪，也可用胸腺素、免疫核糖核酸、转移因子、干扰素等。

7. 改善心肌营养及代谢　目前常用的有泛癸利酮（辅酶 Q_{10}）、肌苷、三磷腺苷、辅酶A、环磷腺苷、1,6-二磷酸果糖等，也可应用极化液。

8. 抗自由基治疗　临床上常用的药物有维生素C、维生素E、泛癸利酮等。

六、预后

急性病毒性心肌炎患者，症状在数周内可消失，心电图恢复正常需要几个月。目前认为，3个月后少数未能完全恢复者即转为慢性病程。有心脏增大、心电图异常、心功能低下者，易发展为扩张型心肌病。死亡原因多为严重心律失常、心功能不全。

（邵春芬）

第二十四章　先天性心脏病

临床案例

患者，女，23岁。因胸闷、气促、腹胀、下肢及眼睑水肿4日入院。伴劳累后胸闷、心悸、心前区及剑突下疼痛，为阵发性压榨样疼痛，活动或进食后明显加重，晨起时双眼睑水肿较明显，午后渐消退，伴双下肢水肿，乏力，上腹胀，食欲欠佳。体格检查：慢性病面容，意识清楚，步入病房。口唇轻度发绀，颈静脉怒张，肝颈静脉回流征(+)。听诊双肺呼吸音粗糙，双下肺可闻及少许水泡音，视诊无明显心前区凸起，叩诊心浊音界向双侧扩大，心前区未触及震颤，心率104次/min，律齐，胸骨右缘第2肋间可闻及收缩期吹风样杂音，肺动脉瓣第二心音分裂。上腹部稍膨隆，有轻度压痛，肝下界在右锁骨中线肋缘下2.0 cm，质中，边缘光滑。全胸正侧位X线片提示：符合先天性心脏病，房间隔缺损可能性大。

思考题：1. 为了确诊，本患者还需做哪些检查？

2. 先天性心脏病的常见原因有哪些？

一、概述

1. 概念　先天性心脏病是由于心脏在胚胎时期发育发生障碍，导致心脏及其附属大血管出现解剖结构异常的一组畸形疾病。

2. 流行病学　据1991年Hoffman报道，先天性心脏病发病率为活产婴儿的4.1‰～10.2‰。1988年上海万余名出生儿调查，自出生后为期两年的全面随访，先天性心血管畸形发生率为6.7‰。各病种发病率依次为室间隔缺损、房间隔缺损、动脉导管未闭、法洛四联症。

二、病因及分类

（一）病因

近年普遍认为：胚胎发育至3～8周时，由于各种内在（如遗传）和外在（如环境）因素的影响，使心脏某一解剖部位出现发育停滞或异常，从而产生各种类型的心脏畸形。

1. 遗传缺陷　为在染色体异常、单基因突变等基础上，受到环境因素影响所致。多见于一家庭中数人同患先天性心脏病。

2. 环境的变化　胎儿发育环境的变化，特别是母亲妊娠3个月内病毒（如风疹病毒及柯萨奇病毒)感染、羊膜病变、近亲婚配、早期先兆流产、早产、酗酒、受放射线或细胞毒性药物的影响以及高原的缺氧环境都是与发病有关的因素。

(二) 分类

根据是否存在体循环和肺循环之间的分流,先天性心脏病分为三类:① 左向右分流型,在心房、心室或大动脉之间存在异常通道,无发绀,到晚期肺动脉压持续升高成为不可逆改变,血液右向左分流,患者出现发绀,咯血,如房间隔缺损等。② 右向左分流型(发绀型),由于解剖结构异常,大量右心系统静脉血进入左心系统,患者出现持续性发绀,如法洛四联症等。③ 无分流型(非发绀型)体循环和肺循环之间无分流,患者一般无发绀,如主动脉缩窄等。

三、常见先天性心脏病的临床表现、诊断、实验室及辅助检查和治疗

(一) 室间隔缺损

室间隔缺损(VSD)是先天性心脏病最为常见的类型,约占30%。

1. 常见类型　① 膜部缺损;② 漏斗部缺损;③ 肌部缺损。约50%室间隔缺损在3岁以前有可能完全或部分自然闭合,最多见于膜部缺损者。

2. 临床表现及诊断　室间隔小缺损一般无症状;缺损大时,婴儿期易反复上呼吸道感染,有劳累后心悸、气促,发育不良,出现肺动脉高压时,可见发绀和右心衰竭。

3. 诊断要点　① 胸骨左缘第2～4肋间可扪及收缩期震颤,并可听到Ⅲ～Ⅳ级粗糙的全收缩期杂音,肺动脉瓣区第二音增强或亢进。严重肺动脉高压时,左向右分流减少,杂音逐渐减弱或消失,但肺动脉瓣第二心音明显亢进。② X线显示肺野充血,主动脉弓缩小,双心室扩大,肺动脉圆锥隆出。③ 心电图显示正常或电轴左偏,甚至右偏。左心室高电压,左心室、右心室或双心室肥大。④ 超声心动图检查显示左心室容量负荷增加,可发现室间隔中断现象并可测及缺损大小,明确缺损部位。⑤ 心导管检查对诊断困难,合并畸形者可以明确诊断,对合并肺动脉高压者可测定肺动脉压力和阻力,判定手术指征。

(二) 房间隔缺损

房间隔缺损(AsD)是心房间隔先天性发育不全所致左、右心房间异常交通。

1. 可分为原发孔(第一孔)未闭型缺损和继发孔(第二孔)未闭型缺损　以后者居多。继发孔房间隔缺损位于冠状静脉窦后上方。最新分类,原发孔型被归于房室间隔缺损(心内膜型缺损)。

2. 依据解剖位置可分型　中央型(卵圆孔型)、上腔型(静脉窦型)、下腔型和混合型。

3. 临床症状　与缺损大小和分流量有关。继发孔缺损早期多无症状,出现肺动脉高压时或青年时期才开始出现劳累后气促、心悸。原发孔缺损可早期出现肺动脉高压和右侧心力衰竭。

4. 诊断要点　① 左前胸廓略膨隆,心尖搏动增强;② 胸骨左缘第2～3肋间可闻及Ⅱ～Ⅲ级收缩期吹风样杂音,肺动脉瓣区第二心音增强或亢进伴固定分裂,三尖瓣区可闻及Ⅱ～Ⅲ级收缩期杂音。

5. X线检查　肺充血,右心房、右心室增大,肺动脉圆锥突出,主动脉弓结缩小,呈典型的“梨形心”。

6. 心电图检查 电轴右偏，有不完全性或完全性右束支传导阻滞和右心室肥大。

7. 超声心动图检查 显示右心房、右心室增大以及心脏缺损部位和大小。

8. 心导管检查 对诊断困难者，合并畸形者可以明确诊断。对合并肺动脉高压者可测定肺动脉压和阻力，判定手术指征。

（三）动脉导管未闭

动脉导管未闭占总数的10%～15%。动脉导管是胎儿期降主动脉和肺动脉的正常通道，出生后逾期未能闭锁者即为动脉导管未闭。

1. 分型 动脉导管未闭一般分为三型：① 管型，最多见，占80%。② 漏斗型，主动脉端较粗、肺动脉端较细。③ 窗型，导管极短。

2. 临床表现和诊断 ① 患者自幼易反复上呼吸道感染，发育受影响。劳累后出现胸闷、气促、心悸，严重者出现心力衰竭。② 胸骨左缘第2～3肋间可听到响亮粗糙的连续性机器样杂音，收缩期增强，舒张期减弱，局部可扪及震颤。肺动脉瓣区第二心音增强或亢进，脉压增宽，有水冲脉及枪击音。肺动脉高压时，杂音会变为双期杂音，或仅有收缩期杂音，甚至杂音消失。

3. 心电图 正常或左心室肥大，肺动脉高压时则左、右心室肥大。

4. X线检查 心影增大，左心缘向左下延长，主动脉结突出，呈漏斗状，肺动脉圆锥平或隆出，肺血管影增粗。

5. 超声心动图 左心房和左心室内径增大，二维切面可显示动脉导管未闭，多普勒超声能发现异常血流信号。

6. 心导管检查 对诊断困难者，如心导管检查证实合并畸形可以明确诊断，对合并肺动脉高压者可测定肺动脉压和阻力，判定手术指征。

（四）法洛四联症

法洛四联症是指由于右心室漏斗部或圆锥发育不全所致的一种具有特征性肺动脉口狭窄和室间隔损的心脏畸形。

1. 主要包括四种解剖畸形 即肺动脉狭窄、室间隔缺损、主动脉骑跨和右心室肥大，占先天性心脏病的12%～14%。主要畸形是室间隔缺损及右心室流出道狭窄。狭窄多在漏斗部，可为单处狭窄也可能为多处狭窄。常见的合并畸形有房间隔缺损、右位主动脉弓、动脉导管未闭和左位上腔静脉。

2. 临床表现 ① 发育不良，口唇、眼结膜和指甲发绀，杵状指（趾），哭闹时加重，喜蹲踞，病情严重者可突发缺氧性昏厥和抽搐。② 胸骨左缘第2～4肋间可闻及Ⅱ～Ⅲ级收缩期喷射性杂音，肺动脉瓣区第二心音减弱或消失，严重肺动脉狭窄者杂音很轻或无杂音。③ 心电图示电轴右偏，右心室肥大。④ X线检查显示，心影正常或稍大，肺门血管影缩小，肺血管纹理纤细。肺动脉段凹陷，心尖圆钝，呈“靴形心”，升主动脉增宽。⑤ 超声心动图示右室流出道、肺动脉瓣或肺动脉主干狭窄，右心室增大，室壁增厚，室间隔连续性中断，升主动脉内径增宽，骑跨于室间隔上方。多普勒超声显示心室水平右向左分流的信号。⑥ 红细胞计数，红细胞、血细胞比容与血红蛋白增高，且与发绀成正比。⑦ 对诊断困难者，心导管检查发现合并畸形可以明确诊断，右心导管检查和心血管造影可确定右室流出道狭窄的程度。

3. 诊断 大多数临床常见的先天性心脏病，只要通过详细的病史询问、仔细熟练的体格检查并结合必要的辅助检查(如心电图、X 线检查等)，均可做出较为准确的初步诊断。其中杂音的听诊具有极重要的临床价值。为了进一步确诊，应再进行超声心动图、心导管检查、心血管造影、放射性核素心血管造影等检查，以了解畸形的病理解剖位置、性质、程度与确定有无手术指征等。为做好术前准备，诊断本病必须与后天性心脏病相鉴别。

4. 治疗

(1) 室间隔缺损 手术治疗在 2～5 岁。① 近年新开展的导管伞封堵法可治疗室间隔缺损，目前病例较少。② 在低温体外循环下进行室间隔缺损修补手术仍是其主要方法，可根据缺损大小、部位选择直接缝合或补片修补。

(2) 房间隔缺损 对中央型继发孔缺损可采用介入治疗，用导管伞封堵缺损，但只能为少数人选择，且适应证狭窄，费用较高。绝大多数仍是在体外循环直视下行房间隔缺损修补术。

(3) 动脉导管未闭 采用动脉导管栓塞法和近年开展的电视胸腔镜动脉导管结扎术，虽有切口微小的优点，但外科手术仍是主要方法。

(4) 法洛四联症 手术分为根治术和姑息术两类，应争取在学龄前做根治术。

5. 预后 ① 房间隔缺损，缺损小者预后良好；缺损大者早年可出现心力衰竭，有肺动脉高压者预后差。② 动脉导管未闭，分流量小者在婴儿期有自动关闭的可能，分流量大者易发生心力衰竭。③ 法洛四联症的手术死亡率已降低至 5%左右，左心室和肺动脉发育很差而病情又严重者预后不好。

(张绪鹏)

第二十五章 心力衰竭

临床案例

患者，女，24 岁，会计。3 年前每于劳累时出现心悸，气促，休息后可缓解。半年前于体力劳动后症状加重，且感右季肋部疼痛，下肢水肿，尿少，不能平卧，住某医院诊断为“风心病二尖瓣狭窄，心功能不全”，经用“地高辛”治疗，症状缓解，出院后每日口服“地高辛 0.25 mg”维持，3 个月前停药。1 周前因受凉出现发热、咽痛、咳嗽，咳黄色黏液痰，伴有心悸、气促，夜间不能平卧，3 日来上述现象加重，腹胀，少尿，下肢水肿。体格检查：体温 39℃，脉搏 110 次/min，呼吸 32 次/min，血压 100/60 mmHg。半卧位，呼吸急促，神清，面颊及口唇发绀。咽充血，两侧扁桃体Ⅱ度肿大、充血，颈静脉不怒张，肝颈静脉回流征阴性，气管居中，甲状腺不肿大。两肺呼吸运动对称，呼吸音粗糙，两肺底可闻及小水泡音。心尖搏动在左侧第 5 肋间锁骨中线外 0.5 cm，心律不齐，心率 116 次/min，心尖部可闻及舒张期隆隆样杂音，P_2 亢进。肝肋缘下 4 cm，质中等，双下肢凹陷性水肿。实验室检查：白细胞计数 12×10^9/L，中性粒细胞 0.8。红细胞沉降率 40 mm/h。胸部 X 线透视：心腰饱满，呈梨形，食管左心房段压迹明显。心电图：二尖瓣型 P 波，可见频发的室性期前收缩，心肌缺血性改变。

思考题：1. 本病的诊断是什么？

2. 处理原则是什么？

心力衰竭是各种心脏病导致心脏舒缩功能障碍引起静脉系统淤血、动脉系统缺血的一组临床综合征。由于心力衰竭时通常伴有肺循环和（或）体循环的被动性充血，故心力衰竭又称为充血性心力衰竭。要注意心力衰竭与心功能不全的区别，心力衰竭是指伴有临床症状的心功能不全，但有心功能不全不一定有心力衰竭。

心力衰竭按发病机制分为收缩性心力衰竭和舒张性心力衰竭。按发生过程可分为急性心力衰竭和慢性心力衰竭两种；按症状和体征可分为左心、右心或全心衰竭；按心排血量的绝对下降或相对下降，可分为低排血量型心力衰竭和高排血量型心力衰竭。

慢性心力衰竭是大多数心血管疾病的最终归宿，也是最主要的死亡原因。其发病率及病死率在国内尚无确切的统计数据。在我国，引起心力衰竭的基础疾病曾以心瓣膜病为主，但近年来有下降趋势，而高血压、冠心病呈上升趋势。

第一节 慢性心力衰竭

一、病因和诱因

1. 基本病因

(1) 原发性心肌损害 冠心病心肌缺血和(或)心肌梗死是引起心力衰竭最常见的原因。此外,病毒性心肌炎、扩张型心肌病也较为常见。糖尿病心肌病、严重的维生素 B_1 缺乏病、心肌淀粉样变性亦可引起心力衰竭。

(2) 心脏负荷过重 高血压、主动脉瓣狭窄可引起左心室压力负荷过重,肺动脉高压、肺动脉瓣狭窄、肺栓塞可引起右心室压力负荷过重。主动脉瓣关闭不全、二尖瓣关闭不全可引起左心室容量负荷过重,肺动脉瓣或三尖瓣关闭不全及房间隔缺损、室间隔缺损、动脉导管未闭可引起右心室容量负荷过重。持久的心脏负荷过重引起心脏的结构和功能发生改变,导致心力衰竭。

2. 诱因 常见的诱因如下:

(1) 感染 呼吸道感染是最常见、最重要的诱因。

(2) 心律失常 心房颤动是最重要的诱因,其他各种快速性心律失常、严重的缓慢性心律失常亦可诱发心力衰竭。

(3) 血容量增加 如摄入钠盐过多,静脉输血、输液速度过多、过快等。

(4) 过度劳累或情绪激动 如妊娠和分娩、暴怒等。

(5) 治疗不当 如不恰当停用利尿剂、洋地黄类药或降压药等。

(6) 其他 原有心脏病加重或并发其他疾病,如冠心病并发心肌梗死,风湿性心瓣膜病并发风湿活动,合并甲状腺功能亢进或贫血等。

二、病理生理

当各种心脏病变损及心脏舒缩功能时,机体可通过多种代偿机制使心功能在一定时间内维持在相对正常水平,此时心功能属于代偿期。随着病情的进展,代偿超过限度,出现心功能失代偿即出现心力衰竭。代偿机制主要有以下三个方面。

1. Frank-Starling 机制 通过增加心脏前负荷,使心室舒张末期容量增加,从而使心室肌纤维适当延长,从而提高心排血量。

2. 心肌肥厚 心肌肥厚使心肌收缩力增强,因此心排血量增加。

3. 神经-体液机制 由于心排血量降低,肾血流量随之减少,肾素-血管紧张素系统被激活。其有利的一面是心肌收缩力增强,周围血管收缩维持血压,调节血液的再分配,以保证心、脑等重要脏器的血液供应,对心力衰竭可起到代偿作用;同时促进醛固酮分泌,使水、钠潴留,增加总体液量及心脏前负荷,对心力衰竭也可起到代偿作用。代偿机制也有其负面的效应。各种不同机制相互作用可衍生出更多的反应,这些不利因素的长期作用对心力衰竭的发生、发展起着重要的作用。

4. 心肌损害和心室重构 原有的心脏病引起心室扩大和(或)肥厚,在此过程中发生心肌结构的变化(即心室重构),最后导致心室功能低下而发生心力衰竭。

5. 体液因子　包括去甲肾上腺素、血管紧张素Ⅱ、醛固酮、血管升压素、缓激肽、心房钠尿肽等。这些因子的长期、慢性激活促进心肌重构,加重心肌损伤和心功能恶化,因而在心力衰竭的发生和发展上也起着相当重要的作用。

三、临床表现

1. 左心衰竭　主要表现为肺淤血和心排血量降低。

(1) 症状　① 劳力性呼吸困难:是左心衰竭最早出现的症状,最初呼吸困难仅发生在重体力劳动时,休息后可缓解。随着病情的发展,休息时也可出现呼吸困难。② 端坐呼吸:当病情发展到一定程度,患者不能平卧,被迫采取端坐位方可使症状减轻,称为端坐呼吸。③ 夜间阵发性呼吸困难:患者入睡后突然因憋气而惊醒,被迫坐起,呼吸深快。重者,呼吸有哮鸣音,故又称为"心源性哮喘"。患者于端坐后可逐渐自行缓解。④ 急性肺水肿:是左心衰竭最严重的类型。⑤ 咳嗽、咳痰、咯血:咳嗽多在体力活动或夜间发生,痰常为浆液性,呈白色泡沫状,有时痰中带血,也可引起大咯血。⑥ 其他症状:患者常感心悸、乏力、疲倦、嗜睡,是由于心排血量降低导致器官、组织灌注不足和心脏代偿所致。

(2) 体征　① 心脏体征,除原有心脏病体征外,常有心率增快、心尖区舒张期奔马律和肺动脉瓣区第二心音亢进;② 肺部湿性啰音,是左心衰竭重要的体征之一。

2. 右心衰竭　以体静脉淤血的表现为主。

(1) 症状　① 胃肠道症状,如食欲减退、恶心、呕吐、腹胀等;② 上腹及右季肋部疼痛;③ 尿少,夜尿增多。

(2) 体征　① 颈静脉充盈、怒张,是右心衰竭最早出现的体征,肝颈静脉反流征阳性更具特征性;② 肝大,多发生于右心衰竭的早期或心力衰竭急性加重时;③ 水肿,首先出现于身体低垂部位;④ 心脏体征,除原有心脏病的体征外,三尖瓣听诊区可闻及收缩期吹风样杂音。

3. 全心衰竭　左心衰竭、右心衰竭的临床表现并存。由于右心排血量减少,可使左心衰竭的肺淤血临床表现减轻。

四、辅助检查

1. 超声心动图检查　是临床上最实用的方法,它可比 X 线检查更准确地提供心腔大小、心瓣膜结构和心脏功能情况。它可反映心脏的收缩功能,正常时射血分数(EF)>50%,左心衰竭时 EF<40%。它还可判断心脏舒张功能,正常时 E 峰与 A 峰的比值(E/A 值)不应小于 1.2,舒张功能异常时可表现为 E 峰下降、A 峰增高及 E/A 值降低。

2. 心电图检查　不仅可帮助寻找原发心脏病,而且通过 $Ptfv_1 \leqslant -0.03\ mV \cdot s$ 对左心衰竭的诊断有一定的帮助。

3. X 线检查　左心衰竭可有左心室增大和肺淤血,间质性肺水肿时肺野可见云雾状阴影,在肺外带可见水平线状影,称为 Kerley B 线。右心衰竭可见右心室增大。

4. 漂浮导管检查　对心力衰竭的患者可采用床边检查,将插管经静脉插至肺小动脉,测定各部位的压力及血液含氧量,计算心脏指数及肺动脉楔压,直接反映左心功能。

5. 放射性核素检查　放射性核素心血池显影不仅可以帮助判断心室腔大小,而且通过计算

EF 值及左心室最大充盈速率还可帮助了解心脏舒张功能。

五、诊断与鉴别诊断

1. 诊断 根据原有心脏病伴有肺淤血和(或)体静脉系统淤血的症状和体征,尤其是左心衰竭肺淤血引起的不同程度的呼吸困难,右心衰竭体静脉淤血引起的颈静脉怒张、肝大、水肿等表现,一般可以做出诊断。

2. 鉴别诊断 应注意与支气管哮喘、心包积液、缩窄性心包炎、肝硬化鉴别。

六、治疗

原则上采取综合治疗措施,包括病因治疗,调节心力衰竭的代偿机制,减少其负面效应。除缓解症状外,还应达到提高运动耐力、改善生活质量、防止心肌损害进一步加重、降低病死率的目的。

1. 对因治疗 去除和限制基本病因,消除诱因。

2. 减轻心脏负荷 主要有以下四项措施:

(1) 休息 控制体力活动,避免精神刺激,降低心脏的负荷,有利于心功能恢复,但应鼓励患者做动态运动。

(2) 控制钠盐摄入 低钠饮食有利于减轻水肿等症状,但应注意,在应用强效排钠利尿药的同时,过分限制钠盐摄入可引起低钠血症。

(3) 应用利尿剂 通过排钠排水缓解淤血和水肿症状。因其不能使心排血量增加,故应注意大量利尿引起的心排血量下降。常用制剂有强效利尿剂呋塞米、中效利尿剂氢氯噻嗪、保钾利尿剂螺内酯等,要注意联合应用。

(4) 应用血管扩张剂 血管扩张剂可降低心脏前、后负荷,减轻肺淤血,增加心排血量,改善临床症状,但长期治疗却增加病死率,目前仅用于急性心力衰竭或慢性心力衰竭急性加重时的短期治疗。常用药物有:① 扩张小静脉的硝酸甘油;② 扩张小动脉的哌唑嗪。

3. 增加心排血量 正性肌力药物可以增强心肌的收缩,提高心排血量。

(1) 洋地黄类药物 主要药理作用有增强心肌收缩力,抑制心脏传导,兴奋迷走神经。

1) 适应证 ① NYHA 心功能Ⅱ～Ⅳ级的收缩性心力衰竭,但不同病因所致的心力衰竭对洋地黄的治疗反应不尽相同;② 室上性快速心律失常,如室上性心动过速、心房扑动和心房颤动。

2) 禁忌证 ① 肥厚型心肌病;② 第二度或第三度房室传导阻滞而无永久性心脏起搏器保护者;③ 预激综合征伴心房颤动或心房扑动。

常用药为地高辛、毛花苷丙等。地高辛适用于中度心力衰竭的维持治疗,采用维持量法,每日一次 0.25 mg。毛花苷丙主要用于急性心力衰竭或慢性心力衰竭加重时,尤其心力衰竭伴心房颤动者,采用稀释后静脉注射,每次 0.2～0.4 mg,24 h 总量 0.8～1.2 mg。

3) 洋地黄中毒的表现 ① 心律失常,洋地黄中毒最重要的表现是心律失常,最常见者为室性期前收缩,多表现为二联律,快速性心律失常又伴有传导阻滞是洋地黄中毒的特征性表现;② 胃肠道症状,如厌食、恶心、呕吐等;③ 神经系统症状,如视物模糊、黄视、倦怠、定向障碍和意识错乱等。

4）洋地黄中毒的处理 ① 立即停用洋地黄类药物。单发性室性期前收缩、一度房室传导阻滞停药后常可自行消失；② 对快速性心律失常，如血钾低可予静脉补钾，如血钾不低可用利多卡因或苯妥英钠；③ 对缓慢性心律失常，可应用阿托品皮下或静脉注射。

（2）非洋地黄类药物 主要有儿茶酚胺类多巴酚丁胺和磷酸二酯酶抑制剂米力农。

4. 血管紧张素转化酶抑制剂 主要机制是：① 扩血管作用；② 抑制醛固酮；③ 抑制交感神经兴奋性；④ 改善心室及血管的重构。在已用利尿剂、洋地黄类药物疗效不满意时加用血管紧张素转化酶抑制剂症状可明显减轻。开始给予血管紧张素转化酶抑制剂的干预治疗是心力衰竭在治疗方面的重要进展。应用血管紧张素转化酶抑制剂可降低心力衰竭患者代偿性神经体液的不利影响，限制心肌及小血管的重构，以达到维护心肌的功能、推迟充血性心力衰竭的到来、降低远期病死率的目的。常用药物为卡托普利。

5. β受体阻断剂 β受体阻断剂通过对抗交感神经的兴奋性增强，可以降低致残率、住院率，提高患者的运动耐量。可选用美托洛尔、卡维地洛。一般从小剂量开始，逐渐增加剂量，适量维持。应用时应慎重。

七、预后

心力衰竭的预后与其病因、诱发因素是否得到及时控制，心力衰竭的程度，治疗是否及时、正确等有关。据我国 50 家医院住院病例调查，虽然心力衰竭住院率只占同期心血管病的 20%，但病死率却占 40%，提示预后严重。

第二节 急性心力衰竭

急性心力衰竭是指由于心脏急性病变在短时间内发生心肌收缩力明显减低，或心室负荷急剧加重，致使心排血量急剧降低而引起组织、器官灌注不足和急性淤血的综合征。临床上以急性左心衰竭较为常见，本节主要讨论急性左心衰竭。

一、病因与诱因

1. 常见病因 ① 引起急性心肌收缩力减退的急性广泛性心肌梗死、急性心肌炎等；② 引起心脏压力负荷过重的严重二尖瓣或主动脉瓣狭窄等；③ 引起容量负荷过重的心肌梗死所致乳头肌或腱索断裂等；④ 引起急性心室舒张受限的快速异位心律及急性大量心包渗液或积血等。

2. 常见诱因 有劳累、激动、感染、快速性心律失常等。

二、临床表现

突然出现严重呼吸困难、端坐呼吸、烦躁不安，伴有恐慌、窒息感，咳粉红色泡沫样血痰。呼吸频率可达 30～40 次/min，脉搏、心率增快，血压可一过性升高。听诊两肺布满湿性啰音和哮鸣音，心尖部可闻及奔马律。

三、诊断与鉴别诊断

根据典型症状和体征，结合引起急性左心衰竭的病因，诊断不难。应注意与心源性哮喘和非心源性肺水肿鉴别。

四、治疗

积极迅速抢救。具体措施如下：① 患者取坐位，两腿下垂；② 高流量（6～8 L/min）氧气吸入，可用 50%乙醇置于氧气的滤瓶内随氧气吸入。③ 吗啡 5～10 mg 静脉或皮下注射；④ 呋塞米 20～40 mg 稀释后静脉注射；⑤ 硝普钠 12.5～25 μg/min 静脉滴注；⑥ 毛花苷丙 0.4 mg，加入 25%葡萄糖溶液 20 ml 内缓慢静脉注射；⑦ 氨茶碱 0.25 g 加 25%葡萄糖溶液 40 ml 缓慢静脉注射。⑧ 轮流三肢结扎法。

（邵春芬）

第二十六章　心律失常

心脏冲动的起源、频率、节律、传导途径和速度异常时称心律失常。临床上，心律失常可按其发作时心率的快慢分为快速性心律失常和缓慢性心律失常两大类，此种分类方法较为简便、实用。快速性心律失常包括期前收缩、心动过速、扑动、颤动和引起快速性心律失常的预激综合征。缓慢性心律失常包括窦性缓慢性心律失常、房室交界性心律、心室自主心律和引起缓慢性心律失常的传导阻滞。本章重点介绍常见的几种心律失常。

一、窦性心律失常

正常窦性心律冲动起源于窦房结，成人频率为 60～100 次/min。正常窦性心律的心电图特征是：① P 波在Ⅰ、Ⅱ、aVF 导联直立，aVR 导联倒置；② PR 间期 0.12～0.20 s。

（一）窦性心动过速

1. 概念　成人窦性心律的频率高于 100 次/min 称为窦性心动过速。

2. 心电图检查　窦性心动过速的心电图特征（图 26-1）：① 符合窦性心律的特点；② PP 间期小于 0.6 s；③ 增快和减慢呈逐渐变化。

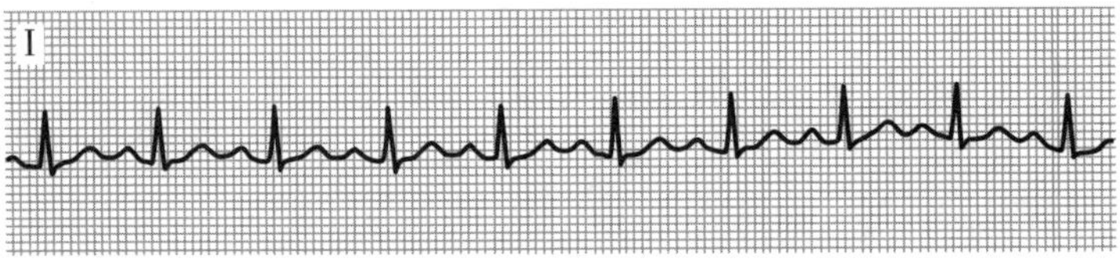

图 26-1　窦性心动过速

3. 临床意义　生理情况下窦性心动过速常见于健康人运动、情绪紧张、吸烟、饮酒以及喝咖啡、浓茶等。病理情况下主要见于发热、贫血、甲状腺功能亢进、心力衰竭等。某些药物（如肾上腺素、阿托品等）可引起窦性心动过速。

4. 治疗　一般不需治疗。若需要治疗，主要针对原发病及诱发因素治疗，必要时可应用 β 受体阻断剂，如普萘洛尔。

（二）窦性心动过缓

1. 概念　成人窦性心律的频率低于 60 次/min 时称为窦性心动过缓。

2. 心电图检查　窦性心动过缓的心电图特征：① 符合窦性心律的特点；② PP 间距大于 1.0 s。

3. 临床意义　窦性心动过缓在生理情况下可见于运动员、青年人、睡眠状态等，在病理情况下可见于颅内疾病、甲状腺功能减退、低温、严重缺氧、阻塞性黄疸等。

4. 治疗　通常不需要治疗。若由于心动过缓出现心排血量不足的表现，可用阿托品、麻黄碱、异丙肾上腺素等。

（三）窦性停搏

1. 概念　窦性停搏又称窦性静止，是指窦房结冲动暂停或中断，导致心房及心室电活动和机械活动暂停或中断的现象。

2. 心电图检查　窦性停搏的心电图特征：在比正常 PP 间期显著延长的间期内没有 P 波，长的 PP 间期与基本的窦性 PP 间期无倍数关系，其后可出现交界性逸搏、室性逸搏或逸搏心律。

3. 临床意义　窦性停搏可见于迷走神经张力增高、颈动脉窦过敏、急性心肌梗死、窦房结变性与纤维化、脑血管意外及应用洋地黄、奎尼丁、钾盐、乙酰胆碱等药物。

4. 治疗　参照窦性心动过缓。

（四）病态窦房结综合征

1. 概念　病态窦房结综合征是由于窦房结病变导致窦房结功能障碍，产生多种心律失常的综合表现。

2. 病因　病态窦房结综合征可见于淀粉样变性、甲状腺功能减退、纤维化与脂肪浸润、硬化与退行性变等病变过程，也可见于迷走神经张力过高及应用某些抗心律失常药物时。

3. 临床表现　由于心动过缓或心动过速，患者可出现发作性心悸、乏力、眩晕，甚至心绞痛发作等心、脑供血不足的表现。

4. 心电图检查　病态窦房结综合征的心电图（图 26－2）包括：① 窦性心动过缓；② 窦性停搏与窦房传导阻滞；③ 窦房传导阻滞与房室传导阻滞；④ 心动过缓-心动过速综合征。

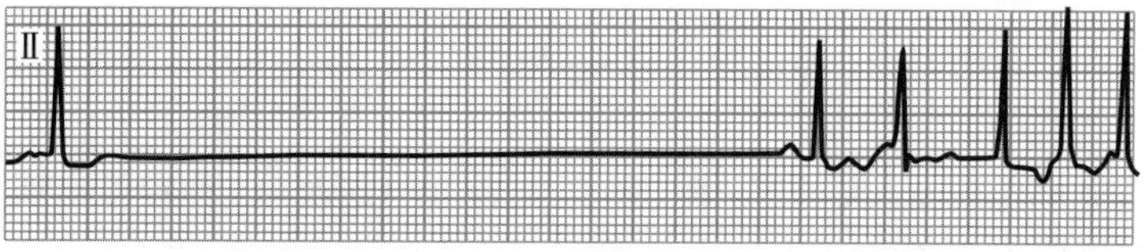

图 26－2　病态窦房结综合征

5. 治疗　对无心动过缓相应症状者，无需治疗，但应定期复诊。对有症状者，应安装起搏器。心动过缓-心动过速综合征患者如在应用起搏器治疗后仍有心动过速，应用抗心律失常药。

二、期前收缩

期前收缩又称过早搏动，是指异位起搏点在窦性搏动之前提早发出冲动，使心脏提前搏动。按起搏点部位不同分为房性期前收缩、房室交界区性期前收缩、室性期前收缩。其中以室性期前收缩最常见。

（一）房性期前收缩

1. 病因　正常人吸烟、饮酒、饮咖啡等均可引起房性期前收缩，发生率约在60%以上。各种器质性心脏病是引起房性期前收缩的另一常见原因。

2. 心电图检查　房性期前收缩的心电图特征：① 提前出现的房性 P′波，其形态与窦性 P 波不同。② P′R 间期不短于 0.12 s。③ P′波后的 QRS 波群有三种情况：一是 P′波未下传或波重叠于其前的 T 波上，其后无 QRS 波群；二是宽大畸形的 QRS 波群；三是 QRS 波群形态正常。④ 其后多有不完全性代偿间期。

3. 治疗　无症状的房性期前收缩一般不需治疗。由吸烟、饮酒、咖啡、浓茶等诱发的功能性房性期前收缩，去除诱因后可消失。对于发作频繁、症状明显或有器质性心脏病者，需选用抗心律失常药物治疗，可选用地西泮、普萘洛尔、地高辛、维拉帕米等。

（二）房室交界区性期前收缩

1. 病因　主要出现在器质性心脏病和洋地黄中毒者。

2. 心电图检查　房室交界区性期前收缩的心电图特征为：① 提前出现的 QRS 波群，其形态与窦性 QRS 波群相同。② 逆行性 P′波位于 QRS 波群之前，P′R 间期小于 0.12 s；逆行性 P′波位于 QRS 波群之后，R′P 间期小于 0.20 s，逆行性 P′波位于 QRS 波群之中。③ 其后多有完全性代偿间歇。

3. 治疗　房室交界区性期前收缩一般无需治疗。如症状明显，可酌用抗心律失常药物治疗（参见“房性期前收缩”）。

（三）室性期前收缩

1. 病因　正常人和心脏病患者均可发生室性期前收缩。正常人在情绪激动、疲劳、饮酒、吸烟等情况下可出现，患各种心脏病（如心肌炎、风湿性心瓣膜病、冠心病）时也可出现，药物毒性反应（如奎尼丁、洋地黄、三环类抗抑郁药等中毒）及电解质紊乱均可引起室性期前收缩。

2. 临床表现

（1）症状　患者可无症状，也可感到心悸，频发者可引起晕厥，重者可出现心绞痛、低血压。

（2）体征　听诊可发现期前收缩后有一较长的间歇，期前收缩之 S_1 增强，S_2 减弱或消失。此时脉搏减弱或消失。

3. 心电图检查　室性期前收缩的心电图特征（图 26－3）：① 提前出现宽大畸形的 QRS 波群，时限大于 0.12 s；② QRS 波群前无相关 P 波；③ ST 段、T 波方向与 QRS 波群主波方向相反；④ 完全性代偿间歇。

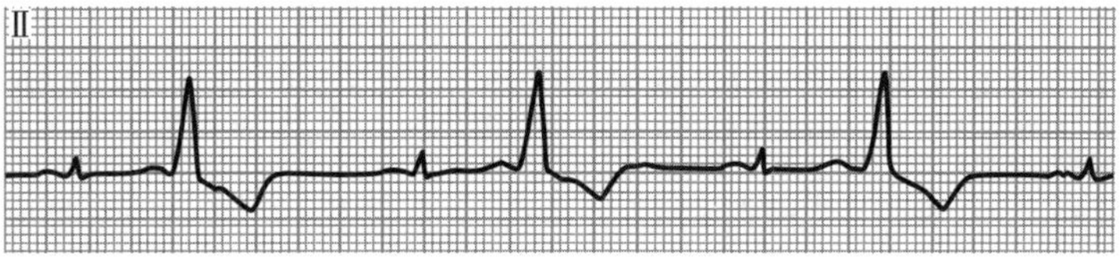

图 26－3　室性期前收缩

4. 治疗　应根据患者的实际情况选择针对性的治疗方法。无器质性心脏病，症状不明显者，不必使用药物治疗；如症状明显，以消除症状为目的。治疗上主要是去除诱因，选用 β 受体阻断剂。对于急性心肌缺血者，若出现频发性（每分钟超过 5 次）、多源性、多形性、成对或连续的、R-on-T（室性期前收缩落在前一次心搏的 T 波上）的室性期前收缩，首选利多卡因，利多卡因无效时可改用普鲁卡因胺。对于慢性心脏病（如心肌梗死后）患者并发的室性期前收缩，β 受体阻断剂虽然疗效不显著，但能降低心肌梗死后猝死的发生率。低剂量胺碘酮应用于心肌梗死后合并心力衰竭伴室性期前收缩者，能有效地降低病死率。

三、阵发性心动过速

阵发性心动过速是指连续出现 3 次或 3 次以上的期前收缩，特点是突然发作，突然中止，发作时心率频速。按起搏点的部位不同可分为房性阵发性心动过速、房室交界区性阵发性心动过速及室性阵发性心动过速三种。房性与房室交界区性阵发性心动过速有时在心电图上不易区别，故又统称为阵发性室上性心动过速。

（一）阵发性室上性心动过速

1. 病因　主要见于正常人情绪激动、劳累、烟酒过量等，也可发生于器质性心脏病及洋地黄中毒者。

2. 临床表现　心动过速发作突然开始与终止，持续时间长短不一。发作时间长、程度重者可出现心悸、眩晕、晕厥、心绞痛，甚至出现心力衰竭及休克。查体心尖区 S_1 强度恒定，心律规则。

3. 心电图检查　阵发性室上性心动过速的心电图特征（图 26－4）：① QRS 波群形态、时间正常。② 心室率在 160～240 次/min，节律规整。③ P′波常埋于 QRS 波群或 T 波中而无法辨其形态及方向。若 P′波与窦性 P 波形态不一致，与 QRS 波群有固定关系，P′R 间期大于 0.12 s，为房性阵发性心动过速；若逆行 P′波在 QRS 波群之前，P′R 间期小于 0.12 s，逆行 P′波在 QRS 波群之后，PR 间期小于 0.20 s，则为交界性阵发性心动过速。④ 起始突然，终止后有代偿间期。

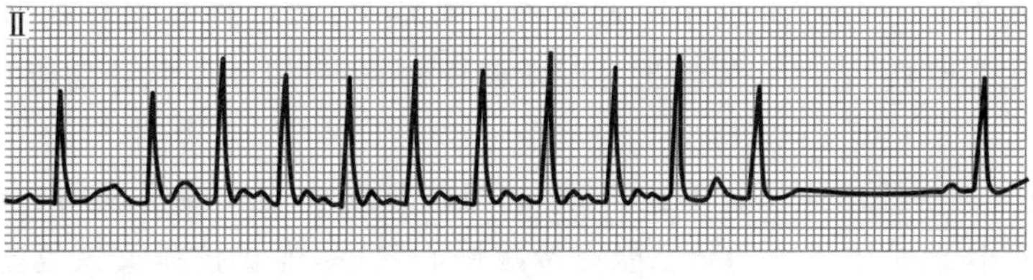

图 26－4　房性心动过速

4. 治疗　治疗原则是终止发作、预防复发和积极治疗病因。

（1）病因治疗　去除诱发因素，积极治疗引起室上性心动过速的各种心脏病，洋地黄中毒引起者停用洋地黄类药。

（2）发作时治疗　① 通过机械刺激迷走神经终止发作，包括：刺激咽部诱发恶心、呕吐；Valsalva 动作，即深吸气后屏气，再用力作呼气动作；颈动脉窦按摩。② 药物治疗，主要用药有腺苷、维拉帕米、毛花苷丙、普萘洛尔、普鲁卡因胺、普罗帕酮、胺碘酮等，可根据患者的具体情况选用。③ 直流电复律。

5. 预防　预防复发主要选用洋地黄、β 受体阻断剂、钙通道阻滞剂等。

（二）室性心动过速

1. 病因　室性心动过速主要见于器质性心脏病，如冠心病、心肌病、心瓣膜病、二尖瓣脱垂等，也见于药物中毒、QT 间期延长综合征、心肺手术等，偶见于无器质性心脏病患者。

2. 临床表现

（1）症状　室性心动过速发作时间短、频率慢、无器质性心脏病者，可无症状；发作时间长、频率快、有器质性心脏病者，可有心悸、乏力、眩晕、心绞痛，严重者可发生低血压、晕厥、休克、急性肺水肿。

（2）体征　心律轻度不规则，第一、第二心音分裂，收缩期血压可随心搏变化，第一心音强度经常变化。

3. 心电图检查　室性心动过速的心电图特征：① 3 个或 3 个以上的室性期前收缩连续出现；② QRS 波群宽大畸形，时限超过 0.12 s，T 波与 QRS 波群主波方向相反；③ 心室率通常为 100～250 次/min，心律规则或略不规则；④ 窦性 P 波与 QRS 波群无关，窦性 P 波频率较慢；⑤ 偶可出现心室夺获或室性融合波。

4. 治疗　无器质性心脏病者，若无症状及晕厥发作，无需治疗；有器质性心脏病者，应考虑治疗。终止室性心动过速发作常用的药物有利多卡因、普鲁卡因胺、索他洛尔、普罗帕酮、胺碘酮，还可选用直流电复律。

5. 预防　主要选用 β 受体阻断剂、胺碘酮等预防复发。

四、扑动与颤动

（一）心房扑动

1. 病因　阵发性心房扑动可见于无器质性心脏病者；持续性心房扑动多见于风湿性心脏病、冠心病、高血压心脏病、心肌病等严重心脏疾病患者，还可见于甲状腺功能亢进、酒精中毒、心包炎等。

2. 临床表现　心房扑动往往有不稳定倾向，可恢复窦性心律或进展为心房颤动，也可持续数月或数年。心房扑动时按压颈动脉窦能突然减慢心室率，停止按压又恢复至原先水平。心室率不快者无症状，心室率快者可诱发心绞痛、充血性心力衰竭。查体可听到第一心音强度变化及心房音。

3. 心电图检查　心房扑动的心电图特征(图 26－5):① P 波消失,代之以完全规则呈锯齿状的心房扑动波(F 波),扑动波之间的等电位线消失,在Ⅱ、Ⅲ、aVF 或 V_1 导联最为明显,其频率为 250～300 次/min;② 心室率规则或不规则,取决于房室传导比例是否恒定;③ QRS 波群形态多正常。

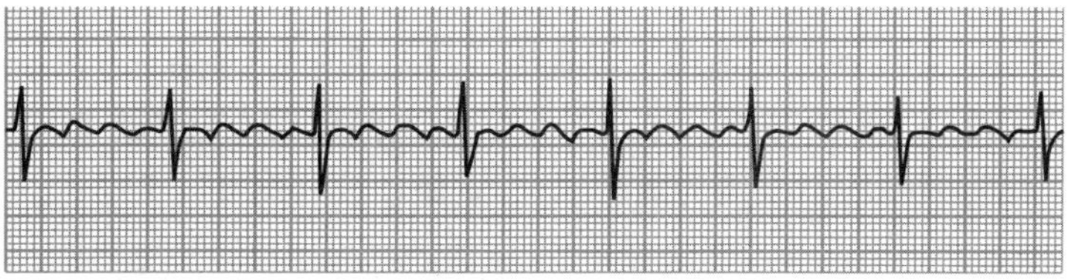

图 26－5　心房扑动

4. 治疗　应针对原发病治疗。最有效的终止方法是直流电复律。对电复律无效或已应用大量洋地黄不宜做电复律者,可行经食管超速起搏心房。还可根据患者情况选用维拉帕米、洋地黄类药、奎尼丁、普罗帕酮、胺碘酮等抗心律失常药。

(二) 心房颤动

1. 病因　阵发性心房颤动可见于正常人,在情绪激动、运动及酒精中毒时出现。部分由严重心肺疾病引起。持续性心房颤动多发生于原有心血管疾病者,以风湿性心脏病、冠心病、高血压心脏病、甲状腺功能亢进、肺心病为常见。

2. 临床表现

(1) 症状　心房颤动症状的轻重与心室率快慢有关。心室率慢者可无明显症状;心室率快者可有心悸、胸闷,甚至发生心绞痛、心力衰竭。

(2) 体征　第一心音强弱不等,心律绝对不齐,脉搏短绌。

3. 心电图检查　心电图特征(图 26－6):① P 波消失,代之以大小不等、形态不一、间距不均的心房颤动波(f 波),频率为 350～600 次/min;② RR 间期绝对不等;③ QRS 波群形态通常正常。

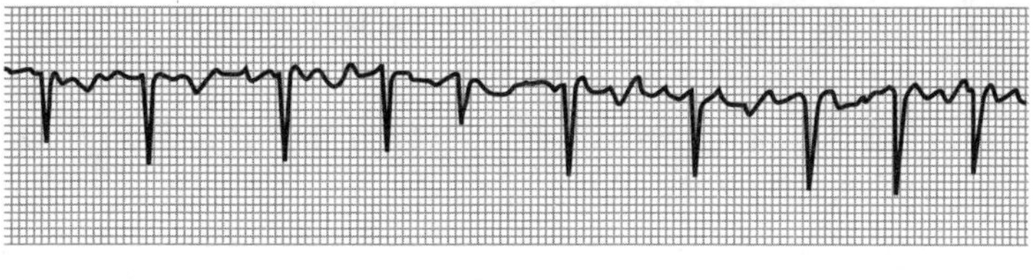

图 26－6　心房颤动

4. 治疗　针对原发病和诱发因素相应处理。① 控制心室率,一般可根据患者实际情况选用洋地黄类药物、β 受体拮抗药、钙通道阻滞药。② 恢复窦性心律,可选用胺碘酮,亦可选用电复律。

(三) 心室扑动和心室颤动

1. 病因 缺血性心脏病、抗心律失常药物以及严重缺氧、缺血等均可引起。

2. 临床表现 临床上可出现意识丧失、呼吸停止、心音消失、脉搏不能触及、血压测不到、抽搐。

3. 心电图检查 心室扑动在心电图上表现为波幅几乎相等(正弦波)图形(心室扑动波),相邻两波之间等电位线消失,频率 150～300 次/min。心室颤动在心电图上表现为 P、QRS、T 波消失,代之以波形、振幅与频率均不规则的颤动波(心室颤动波)(图 26-7)。

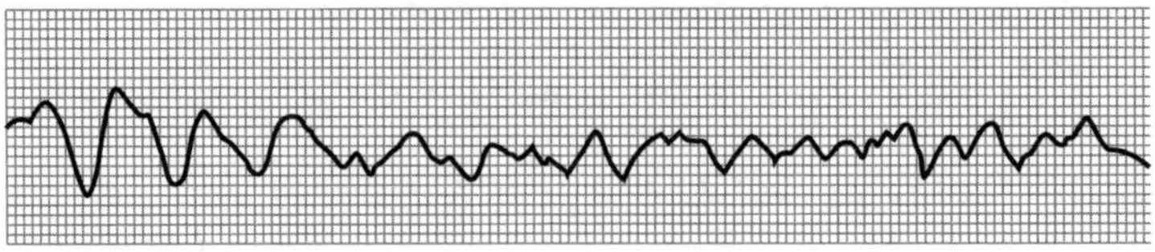

图 26-7 心室颤动

4. 治疗 按心肺复苏抢救。

五、房室传导阻滞

房室传导阻滞是指冲动从心房传到心室的过程中出现传导延迟或中断。按阻滞程度可分为第一、第二、第三度房室传导阻滞。

1. 病因 引起房室传导阻滞的原因包括心肌梗死、心肌炎、心肌病、高血压、先天性心脏病、心脏手术、电解质紊乱、药物中毒等。

2. 临床表现

(1) 第一度房室传导阻滞 本身无任何症状,听诊时第一心音可减弱。

(2) 第二度房室传导阻滞 患者有心室搏动脱漏、心悸感。在Ⅰ型患者听诊时可闻及第一心音逐渐减弱及心搏脱漏。在Ⅱ型患者听诊时第一心音恒定,但有心搏脱漏。

(3) 第三度房室传导阻滞 可有疲倦、乏力、眩晕、晕厥、心绞痛、心力衰竭等。听诊心率慢,节律规则,第一心音强弱不等,有时可听到响亮的第一心音增强(大炮音)。

3. 心电图检查

(1) 第一度房室传导阻滞 心电图特征(图 26-8)为每个 P 波后均有 QRS 波群,但 PR 间期在成人超过 0.20 s。

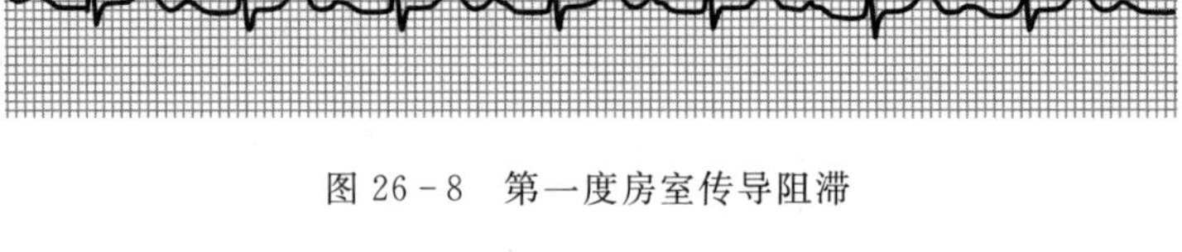

图 26-8 第一度房室传导阻滞

(2) 第二度房室传导阻滞

Ⅰ型（莫氏Ⅰ型，文氏型）的心电图特征（图 26－9）：① PR 间期逐渐延长，RR 间期逐渐缩短，直至 QRS 波群脱漏，如此周而复始；② 心室脱漏造成的长 RR 间期小于两个正常 PP 间期之和。

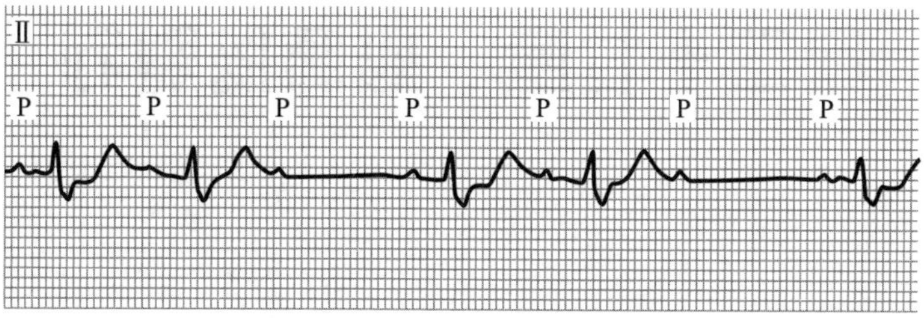

图 26－9　第二度Ⅰ型房室传导阻滞

Ⅱ型（莫氏Ⅱ型）的心电图特征（图 26－10）：① PR 间期固定不变（可正常或延长）；② P 波周期性地不能下传至心室，部分 P 波后无 QRS 波群；③ 房室传导比例多为 2∶1 或 3∶2 等。

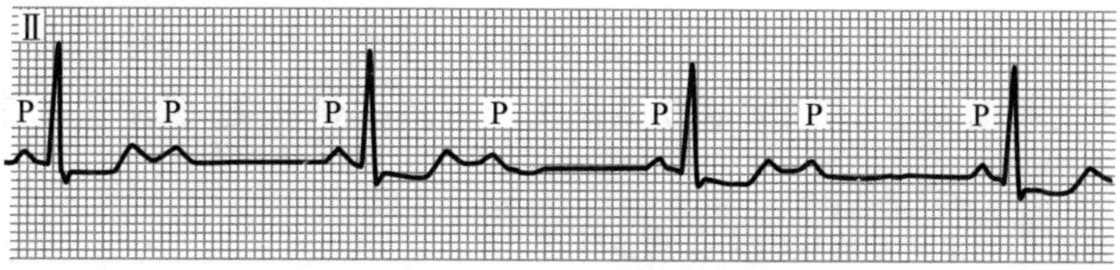

图 26－10　第二度Ⅱ型房室传导阻滞

（3）第三度房室传导阻滞　心电图特征（图 26－11）：① P 波与 QRS 波群无相关，心房率比心室率快。② QRS 波群的形态和时限取决于阻滞的部位。如果心室起搏点来自希氏束分叉以上，则 QRS 波群正常，频率 40～60 次/min；如心室起搏点来自心室内，则 QRS 波群宽大畸形，频率 20～40 次/min。

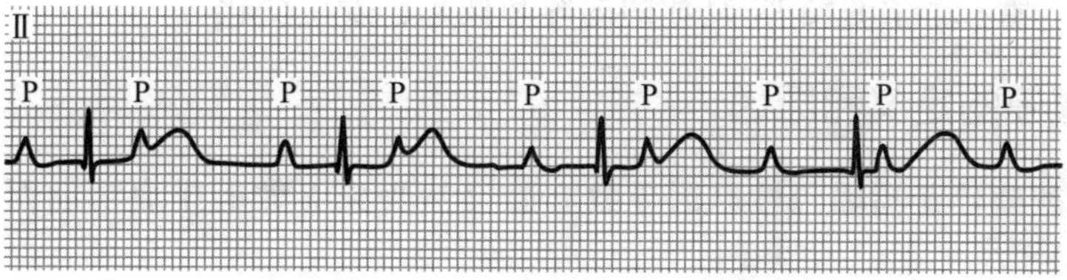

图 26－11　第三度房室传导阻滞

4. 治疗　第一度和第二度Ⅰ型房室传导阻滞如心室率不慢，仅需病因治疗。第二度Ⅱ型及第三度房室传导阻滞应积极治疗，可选用阿托品、异丙肾上腺素等，重者还可选心脏起搏治疗。

（邵春芬）

第二十七章　心肺脑复苏

临床案例

患者，男，70岁。因心悸、胸闷加重1个月余入院。5年前患急性广泛前壁心肌梗死，近1个月病情加重入院，心电图示"陈旧性广泛前壁心肌梗死，左前分支传导阻滞，QRS波低电压"。在住院期间患者突然意识丧失，呼之不应，眼球固定凝视，呼吸心搏停止，瞳孔散大。急行心肺脑复苏，6 min后心脏恢复搏动，1 h 16 min后呼吸恢复，6 h后意识恢复，拔除气管导管，尿量增加，病情得到了控制。

思考题： 1. 心搏骤停的定义及临床诊断标准是什么？

2. 心肺脑复苏分几个阶段和步骤？

3. 如何正确进行有效的胸外心脏按压和口对口、口对鼻人工呼吸？

一、概述

概念：心肺脑复苏（CPCR）是研究心搏呼吸骤停后由于缺血缺氧所造成组织细胞和器官衰竭的发病机制及阻断并逆转其发展过程的方法。心肺复苏（CPR）是决定预后的基础，脑复苏是决定预后的关键。随着医学的发展，复苏的内容和概念已发生变化。

二、心搏骤停的定义和原因

1. 定义　心搏骤停是指因急性原因导致心脏突然丧失有效的排血功能而致循环和呼吸停顿的病理生理状态。

2. 原因

（1）心脏性　如急性心肌梗死。

（2）非心脏性　如窒息、触电、溺水、药物过量和药物不良反应以及迷走神经反射。但无论是何种原因，均可直接或间接地引起冠状动脉灌注量减少、心律失常、心肌收缩力减弱或心排血量下降而致心搏骤停。

三、分型

根据心电图、肉眼观察或以手触摸，心脏停搏可表现为三种形式。

1. 心室颤动　心室呈不规则蠕动。

2. 心室停顿　或称心搏停止，心脏大多数处于舒张状态，心肌张力低，无任何动作，心电图呈一条直线。

3. 心电机械分离　心电图显示仍有宽而畸形、低幅的心室复合波，20～30 次/min，而心脏无有效的泵血功能，血压及心音均测不到。

四、诊断

应特别强调快和准，在短时间内凭以下征象明确诊断：

1. 原来清醒的患者意识突然丧失，呼之不应。
2. 大动脉（如颈总动脉或股动脉）搏动消失。
3. 自主呼吸停止或呈抽搐样呼吸。
4. 瞳孔散大并固定。
5. 心电图表现为心室颤动、心电机械分离或心室停搏。

以上标准以第 1 和第 2 条为最重要，凭此即可确诊心搏骤停的发生。一旦发生，应沉着处理，切忌慌乱及延误抢救时间。瞳孔散大虽是心搏骤停的重要指征，但发生滞后且易受药物等因素的影响，所以不应等待瞳孔发生变化时才确诊。

五、CPCR 的方法和步骤

1981 年，Safar 教授将 CPCR 分为 3 个治疗阶段和 9 个步骤。为便于记忆和临床普及，将步骤按其英文的首字母 A，B，C，D，E，F，G，H，I 顺序排列，2010 年 AHA 复苏指南将 A，B，C 改为 C，A，B。

（一）第一阶段

初期复苏或基础生命支持（BLS）是心脏骤停后进行心肺脑复苏的第一阶段，需争分夺秒。本阶段的目的是徒手或应用取之即得的设备，用简单易行的措施建立循环支持（C）、通畅气道（A）和呼吸支持（B）。其中 C、A、B 三个步骤，尤以胸外心脏按压和对口人工呼吸为第一手措施。

1. 心脏按压（C）　在心肺复苏全过程中，循环的恢复是前提，呼吸的恢复是必要条件，在此基础上才能有脑复苏的希望和可能。

心脏按压是指间接或直接按压心脏以形成暂时的人工循环的方法。心脏停搏有三种类型：① 心室停顿，心脏完全处于静止状态；② 心室颤动，心室呈不规则蠕动而无排血功能；③ 心电机械分离，心电图显示有心电活动（心室复合波），但无机械收缩和排血功能。如患者出现意识突然丧失，大动脉搏动消失（触诊颈总动脉或股动脉）及无自主呼吸，即可诊断为呼吸循环骤停。

（1）胸外心脏按压术（ECC）　20 世纪 70 年代末和 80 年代初研究发现，ECC 形成体循环和肺循环的动力来自胸腔内压均匀性间断升高，各心腔和血管普遍受压而使血压随之增高，与胸外动、静脉的压差增大，形成体循环收缩压和血流，同时肺内的血量被动地挤至左心，经主动脉补充到体循环中。胸骨受压停止，胸膜腔内压降低，受压缩小的心腔和血管重新充盈，肺血管床成为储血库，此即胸泵机制。施行胸外心脏按压时，患者必须平卧，背部垫一木板或平卧于地板上。术者立于或跪于患者一侧，沿季肋摸到剑突，选择剑突以上 4～5 cm 处，即胸骨上 2/3 与下 1/3 的交接处为按压点。术者一手掌根部置于按压点，另一手掌跟部覆于前者之上，手指向上方翘起，两臂伸直，凭自身重力通过双臂双手掌，垂直向胸骨加压，使胸骨下陷 5 cm，然后立即放松，形成人工循环。根据 2010 年 AHA 复苏指南，高质量的复苏措施包括：胸外按压频率至少 100 次/分，按压深度至少为胸前后径的 1/3 或至少 5 cm，大多数婴儿约为 4 cm，儿童约为 5 cm；每次按压后胸部充分回弹；维持胸外按压的连续性。尽量避免或减少因人工呼吸或电除颤而使心脏按压中断。在心脏按压过程中，容易发生疲劳而影响心脏按压的频率和深度。因此，如果有两人以上进行心脏按压时，建议每 2 min（或 5 个呼吸周期）就交换一次。交换时一人在患者旁边按压，另一人在对侧做替换准备，当对方手掌一离开胸壁，另一方立即取代进行心脏按压。心脏按压与人工呼吸比为 30∶2，直到人工呼吸建立。人工气道建立后可每 6～8 s 进行一次人工呼吸或 8～10 次/分，而不中断心脏按压。

心脏按压有效的标志：① 出现颈、股动脉搏动；② 发绀的皮肤转为红润；③ 测到血压；④ 散大的瞳孔开始缩小，甚至出现自主呼吸，表明大脑血流灌注已建立。

（2）开胸心脏按压术（OCC） 近年研究发现，OCC 可提供接近正常的心脑灌注压，故又重新受到重视。凡是心搏骤停时间较长或 ECC 效果不佳，估计存在胸内情况（如胸内出现胸部挤压伤、张力性气胸、心脏压塞和心脏外伤等）、胸廓或脊柱畸形，经多次胸外除颤无效者，均是 OCC 的适应证。开胸心脏按压一般在后期复苏进行，并应在无菌条件下操作，开胸的切口位于左侧第 4 肋间，起于距离胸骨左缘 2.0～2.5 cm，止于腋前线。开胸后，将手掌伸进胸腔并将心脏托于掌心，以除拇指以外的手指握住心脏对准大鱼际肌群部位进行按压，忌用指端着力，以免损伤心脏。指压频率以 60～80 次/min 为宜。

2. 畅通气道（A） 保持呼吸道通畅是施行人工呼吸首要条件。常用方法：

（1）仰头抬颏法 即抢救人员将手置于患者额部加压使头后仰，另一手抬举颈部或下颏，使口腔直轴与气道成一直线，解除舌后坠以利通气。

（2）清洁呼吸道 使用吸痰器予以吸除或体位引流。

3. 呼吸支持（B）

（1）口对口（鼻）人工呼吸 是徒手行人工呼吸最为简单有效的第一手急救措施，适用于医院前和医院中未做气管插管的患者。操作要领：① 将患者头部后仰，一手按住患者的前额，另一手托颈部或下颌使口轻度张开并保持呼吸道通畅。② 吸气后，以上唇包紧患者的口部（在儿童则将口鼻部包在内），将呼出气吹长，一般持续 2 s。在成人吹气时用力宜稍大，儿童宜轻吹。③ 为避免吹入的气体经鼻腔逸出，可用按前额的手指捏住患者的鼻孔或在吹气时用面颊紧贴患者的鼻孔。④ 口对口（鼻）吹气量在 6～7 ml/kg 即可，见到患者胸廓抬高说明吹气有效，即可停止吹气，放松口鼻，任胸廓自然回缩呼气。⑤ 待患者呼气毕，按上述要求重复前述步骤。吹气频率以14～16 次/min 为宜。⑥ 开始可连续吹入 3～4 次，然后以每 5 s 吹气一次的频率进行。⑦ 多年来人们创制了多种用具（如 S 形通气道，简易人工呼吸器，它们均可在现场应用。

（2）气管插管和机械通气 为了确保呼吸支持，应尽可能提前进行气管插管和机械通气，两者在心肺复苏中的价值不可替代，在后续复苏过程中应当继续使用。

（二）第二阶段 高级生命支持（ALS）

本阶段为后期复苏，即二级复苏或高级生命支持（ALS）。本阶段治疗的目的是在更有效的循环和呼吸支持的基础上，采用药物治疗(D)、心电图监测(E)、除颤(F)三个步骤，首先争取心脏复跳，使自主呼吸随之恢复，稳定循环和呼吸功能，为脑复苏提供良好的前提和基础。这一阶段的基本内容为：心室颤动的电复律和药物维持，心室停顿及心电机械分离的处理和建立有效呼吸。因此，承担后期复苏的单位必须具备复苏应用仪器设备和受过专门训练的专业人员，接诊时应首先检查患者的自主呼吸和循环是否已经恢复，应继续进行心肺复苏。

1. 呼吸道的管理　需行心肺复苏的患者中，约有 90%的患者呼吸道有不同程度的梗阻。口咽或鼻咽与气道相通，故口咽或鼻咽通气法对维持呼吸道通畅较为容易也较持久，适用于自主呼吸已恢复者。对自主呼吸没有恢复者，应尽早气管插管，对不宜行气管插管者，可施行气管切开术以保持呼吸道通畅。

2. 呼吸器的作用　利用呼吸器(如简易呼吸器或称便携式人工呼吸器)进行人工呼吸的效果较徒手人工呼吸更有效。呼吸囊-活瓣-面罩装置为最简单有效的人工呼吸器，已广泛应用于临床。多功能呼吸器是性能完善、结构精细的自动机械装置，这种能进行机械通气的装置，主要在重症监测治疗室或手术室使用。

3. 监测　应尽快做心电图检查。由于心脏停搏时的心律可能是心室停顿，也可能是心室颤动，临床表现相同，但治疗不相同，只有心电图(或开胸直视)才能对两者进行鉴别，故应使用心电监护仪，尤应重视呼吸、循环和肾功能的监测。应留置导尿管监测尿量，放置中心静脉导管监测中心静脉压(CVP)。

4. 建立静脉通道　最好建立两条以上的静脉通道，以利于各种抢救药物静脉输入和维持水、电解质及酸碱平衡。

5. 复苏药物的合理应用　复苏期间用药首选经静脉或肌内注射，其目的是为了激发心脏复跳并增强心肌收缩力，防治心律失常，调整急性酸碱失衡，补充体液和电解质。复苏时的治疗要迅速准确，首先静脉给药，如经中心静脉或肘静脉穿刺给药，建立骨内通路可用骨髓穿刺针在胫前、粗隆下 1～3 cm 处垂直刺入胫骨，注射器回吸可见骨髓即穿刺成功。经骨内给药可以输液，其效果与静脉给药相当。如果已经气管内插管而开放静脉有困难，应由气管给药。肾上腺素、利多卡因和阿托品都可经气管给药。一般先将以上药物的常规用量的 2～2.5 倍以生理盐水稀释到10 ml，经气管插管迅速注入。

(1) 肾上腺素　是心肺复苏的首先药物。成人首次剂量为 1 mg，主要作用于 α、β 受体，兴奋窦房结使心脏恢复跳动，兴奋心肌使细颤变为粗颤，更有利于电转复，并能升高动脉压，同时还可扩张冠状动脉，增加冠状动脉血流量。传统推荐剂量为每次 0.5～1.0 mg，若无效可每 3～5 min 重复给药。但大剂量肾上腺素并不增加心肺复苏的成功率，目前并不推荐使用。

(2) 利多卡因　是治疗室性心律失常的有效药物，尤其适用于治疗室性期前收缩或阵发性室性心动过速。对于除颤后又复发心室颤动而需反复除颤的患者，利多卡因可使心肌的激惹性降低，或可缓解心室颤动的复发。常用剂量为 1～1.5 mg/kg，缓慢静脉注射，必要时可重复应用，并可以 2～4 mg/min 的速度静脉滴注。

(3) 碳酸氢钠　在复苏期间不主张常规应用碳酸氢钠，对于原已存在严重的代谢性酸中毒，高钾血症、三环类或巴比妥药物过量，可考虑给予碳酸氢钠溶液。

(4) 阿托品　能降低心肌迷走神经的张力，提高窦房结的兴奋性，促进房室传导，对窦性心动过缓有较好的疗效，尤其适用于有严重窦性心动过缓合并低血压、低组织灌注或合并频发室性期前收缩者。2010 年 AHA 复苏指南不推荐在心脏静止和无脉性心电活动（PEA）中常规使用阿托品。

（5）氯化钙　钙可增强心肌收缩力和心室自律性，使心脏的收缩期延长。研究表明，心搏骤停不是应用钙的适应证。但在低钾血症、高镁血症时可用钙剂。一般用量为 10%氯化钙溶液 2.5～5 ml，或 2～4 mg/kg。

（6）加压素　为一种抗利尿激素，当超过正常用量时，可作用于血管平滑肌 V_1 受体，使外周阻力增加。其半衰期为 10～20 min，比肾上腺素长。鉴于血管加压素在复苏中的效果与肾上腺素未见明显区别，心搏骤停的急救中心可以将其代替肾上腺素，一次用量及重复用量为 40 U，经静脉或骨内注射。

（7）胺碘酮　具有钠、钾、钙离子通道阻断作用，并有 α 和 β 受体拮抗功能。对治疗房性和室性心律失常有效。在心肺复苏时，如果心室颤动或无脉室速对电除颤、心肺复苏或血管加压药无效，可考虑应用胺碘酮。成人初始用量为 300 mg（或 5 mg/kg）静脉注射，必要时可重复注射 150 mg，一日总量不超过 2 g。

6. 体液疗法　积极恢复有效循环血容量是复苏工作的一项基本的、十分重要的任务。一般来说，心脏停搏后的患者适当扩容才能保持循环功能的稳定。监测中心静脉压有一定的指导意义。应适当输入胶体，但一般不主张输血，除非肠道失血。实际上，适当的输液稀释可降低血液黏稠度，有利于改善组织灌流。

7. 心脏电除颤　是复苏成功最关键的措施。在心脏停搏的三类心电图变化中，心室颤动最为多见，故电击除颤应尽早实施。如果除颤不成功，应继续做胸外心脏按压和人工呼吸。若心室颤动为细颤，应立即静脉注射 0.1%肾上腺素 1～2 ml，使细颤变成粗颤，再电击才能奏效。在开胸手术或胸内心脏按压时，可做胸内直流电除颤，将电极板直接接触心脏前、后壁。首次电击除颤应尽可能采取小能量，以免损伤心肌。

8. 起搏　起搏器是以电刺激波激发心肌收缩的装置。起搏已成为治疗严重心动过缓、房室传导阻滞的重要手段。

（三）第三阶段

本阶段为复苏后治疗，即维持生命支持（PLS）。本阶段的判断（G）、恢复意识（H）、重症治疗（I）三个步骤是在心肺复苏成功的基础上，以脑复苏为中心，争取治疗脑和其他脏器缺血缺氧损害的措施。对于病情较轻，初期复苏及时（4 min 内）和非常有效者，其预后较好，无需特殊治疗，但必须加强监测，以防再发生呼吸、循环骤停。病情较重或初期复苏延迟者，其循环功能即使基本稳定，意识可能仍未恢复，呼吸功能可能存在不同程度的障碍，其中尤以脑的病变最为复杂，也最难处理。防治多器官衰竭和缺氧性脑损伤是复苏后治疗的重要内容。而在防治多器官衰竭时，首先应保持呼吸和循环功能的良好和稳定。

1. 维持良好的呼吸功能　心脏复跳后，自主呼吸未必立即恢复，即使恢复，其呼吸功能仍属不全，为充分供氧和减轻全身耗氧，便于呼吸的管理和调控酸碱平衡状态，仍宜保留气管插管和控制呼吸，直到患者初步清醒再逐步撤机。

2. 维持有效的循环　是复苏后治疗的关键。其措施是治疗心律失常的原因，合理选用抗心律失常药物或实施临床心脏起搏治疗。

3. 防治肾衰竭　呼吸、循环骤停可能损害肾功能，严重者可发生肾衰竭。复苏后肾衰竭常使整个复苏工作陷于徒劳，必须强调预防。最有效的预防方法是维持循环稳定，保证肾的灌注压，尽量避免应用使肾血管严重收缩及损害肾功能的药物。纠正酸中毒及使用肾血管扩张药物（如小剂量的多巴胺）等都是保护肾功能的措施。

4. 脑复苏　为了防治心脏停搏后缺氧性损伤所采取的措施称为脑复苏。其成败的关键在三个方面：① 尽量缩短脑循环停止的绝对时间；② 确定有效的措施，为脑复苏创造良好的生理环境；③ 在降低颅内压、改善脑代谢及脑循环的基础上，力争采取特异性的脑复苏措施，以阻止或打断病理生理进程，促进脑功能恢复。

（1）低温　这是综合治疗的重要组成部分。低温可使脑细胞的氧需量降低，从而维持脑氧供需平衡，起到脑保护作用。体温每降低 1℃可使代谢率下降 5%～6%。低温是一项复杂的技术，不宜认为凡是心脏停搏者都必须降温。心脏停搏未超过 3～4 min 或患者呈软瘫状态时，不是低温的适应证。2010 年 AHA 复苏指南推荐，对院外因心室颤动发生心搏骤停，经心肺复苏已恢复自主循环但仍处于昏迷的成年患者，应进行浅低温（34～32℃）治疗 12～24 h。降温宜早，心脏复跳测得血压后就应开始头部降温。降温过程力求平稳，应在 6 h 内达到预期水平，维持直肠温度 32℃左右，待保护性反射动作恢复才终止降温，使体温逐渐回升到 37℃。降温过程中应预防患者寒战，如发生寒战或抽搐，可交替使用镇静药和止痉药。

（2）脱水利尿　脑复苏时的脱水应以减少细胞内液和血管外液为主，而血管内液不仅不应减少和浓缩，还应保持正常或高于正常并适当稀释。应在血压恢复后尽早使用脱水利尿剂。

（3）糖皮质激素的作用　实验研究发现，糖皮质激素能缓解神经胶质细胞的水肿。糖皮质激素的应用宜尽早开始，心脏停搏即应使用。

（4）高压氧治疗　高压氧具有使清醒提前而后遗症减轻等特点，可作为选用的辅助措施。

（5）生长因子治疗　碱性成纤维生长因子、胰岛素样生长因子、脑源性神经营养因子和成骨蛋白Ⅰ等生长因子，在临床试验中显示了良好的治疗效果，目前正进行大规模的临床试验。

（6）脑复苏的结局　根据 Glasgow-Pittsburg 总体情况分级，可分为 5 个等级：① 1 级，脑及总体情况优良；② 2 级，轻度脑和总体残废；③ 3 级，中度脑和总体残废；④ 4 级，植物状态（或大脑死亡）；⑤ 5 级，脑死亡。

凡是有以下征象者可初步判定为脑死亡：① 自主呼吸迟迟不恢复；② 瞳孔持续散大；③ 在补足血容量及其他支持循环措施后，仍需升压药，甚至加量才能勉强维持血压；④ 肌肉软瘫无抽搐；⑤ 未经物理降温而体温自行下降至 35℃以下。以上情况出现 24～48 h 才能诊断。

（张绪鹏）

复习题

单选题

1. 女，32岁。有反复关节红肿病史，因活动后心悸、突发呼吸困难及咳粉红色泡沫状痰入院。体格检查：心尖区舒张期隆隆样杂音，双肺布满水泡音。心电图示心动过速，二尖瓣型P波。最可能的诊断是：

A. 风心病，二尖瓣狭窄，左心房代偿期　　B. 风心病，二尖瓣狭窄，左心房失代偿期

C. 风心病，二尖瓣狭窄，左心衰竭期　　D. 风心病，二尖瓣狭窄，右心衰竭期

2. 女，15岁，学生。体格检查发现心尖部舒张期隆隆样杂音伴开瓣音，心率72次/min，律齐。双肺呼吸音清，肝脾未触及，下肢不肿。超声心动图示二尖瓣瓣口面积1.6 cm^2，平时活动无受限，应做哪项处理：

A. 避免重体力活动，定期随诊　　B. 二尖瓣分离术

C. 洋地黄治疗　　D. 休息

3. 心尖区出现Austin-Flint杂音提示有：

A. 二尖瓣关闭不全　　B. 主动脉瓣关闭不全

C. 肺动脉瓣关闭不全　　D. 主动脉瓣狭窄

4. 心脏瓣膜病变最常受累的瓣膜是：

A. 二尖瓣　　B. 三尖瓣　　C. 主动脉瓣　　D. 肺动脉瓣

5. 风心病二尖瓣狭窄最早的症状是：

A. 劳力性气促伴咳嗽　　B. 痰中带血

C. 咯粉红色泡沫状痰　　D. 大咯血

6. 男性，50岁。近2个月来反复发作剧烈头痛、心悸，未予治疗。近来3次不同时间测血压分别为220/130 mmHg、180/120 mmHg和140/100 mmHg。对其诊断与处理最重要的考虑应为：

A. 继续在不同时间内测定血压，以确定是否为高血压

B. 暂不作处理，3个月后复查血压

C. 做头部CT、心脏超声与肾功能检查，以迅速确定靶器官的损害情况

D. 寻找血压升高的原因，以确定有无继发性高血压

7. 正常成人血压标准为：

A. 血压≤140/90 mmHg　　B. 血压<140/90 mmHg

C. 收缩压<140 mmHg　　D. 舒张压<90 mmHg

8. 下列继发性高血压，哪种临床上最常见？

A. 嗜铬细胞瘤　　B. 原发性醛固酮增多症

C. 肾血管性高血压　　D. 慢性肾病

9. 关于高血压的流行病学调查，以下哪项因素未确定与发病有关？

A. 年龄　　B. 体重　　C. 吸烟　　D. 饮酒

10. 心绞痛发作时，首选的药物为：

A. 硝酸甘油　　B. 硝苯地平　　C. 普萘洛尔　　D. 尼莫地平

11. 心绞痛发作的典型部位为：

A. 胸骨体下段　　B. 心前区

C. 心尖区　　D. 胸骨体中段或上段胸骨后

12. 某急性广泛心肌梗死患者，入院后 6 h，以下哪项治疗项目应作为首选？

A. 口服普萘洛尔　　B. 静脉注射毛花苷丙

C. 溶栓治疗　　D. 口服卡托普利

13. 冠状动脉哪一支最易发生闭塞导致心肌梗死？

A. 左冠状动脉旋支　　B. 右冠状动脉

C. 左冠状动脉主干　　D. 左冠状动脉前降支

14. 男，68 岁。胸痛持续 8 h，诊断为急性前间壁心肌梗死，病理性 Q 波等心电图特征性改变见于哪一组导联？

A. $V_{1\sim3}$　　B. $V_{3\sim5}$　　C. Ⅰ、aVL　　D. Ⅱ、Ⅲ、aVF

15. 造成急性心肌梗死患者 24 h 内死亡的主要原因为：

A. 心力衰竭　　B. 心源性休克　　C. 心律失常　　D. 心脏破裂

16. 女，20 岁。感冒后第 3 日出现心悸、气促，心率 120 次/min，心尖区第一心音减弱，有奔马律，心尖区有 2 级收缩期吹风样杂音。对确诊最有价值的检查是：

A. 心电图　　B. 血清抗“O”滴定度

C. 红细胞沉降率　　D. 血清病毒中和抗体

17. 引起心肌炎最常见的病毒是：

A. 流感病毒　　B. 疱疹病毒　　C. 柯萨奇病毒　　D. 埃可病毒

18. 病毒性心肌炎的临床表现是：

A. 寒战，高热，呼吸困难，偶见心律失常

B. 剧烈胸痛，发热，心电图出现 Q 波，ST 段弓背向上型抬高

C. 先有低热、倦怠，有与发热程度不平行的心动过速及各种心律失常

D. 症状、体征无典型表现，主要依据红细胞沉降率增快帮助诊断

19. 高血压患者出现以下哪项表现能最早提示心功能由代偿期进入失代偿阶段？

A. 心尖区第一心音降低　　B. 心尖区收缩期杂音

C. 劳力性呼吸困难　　D. 室性期前收缩

20. 风心病二尖瓣狭窄患者，随右心衰竭的加重，下列哪项临床表现将减轻？

A. 肝大压痛　　B. 心率增快　　C. 胃肠道反应　　D. 呼吸困难

21. 左心功能不全的患者,听诊以哪一项改变最有诊断意义?

A. 心尖区收缩期杂音　　B. 心尖区舒张期奔马律

C. 第一心音减弱　　D. 心率明显增快

22. 下列哪一项引起左心室后负荷增加?

A. 主动脉瓣关闭不全　　B. 肺动脉瓣狭窄

C. 主动脉瓣狭窄　　D. 动脉导管未闭

23. 男,50 岁。胸闷、无力、头昏 4 个月,活动中突发晕厥,5 min 后意识清醒,血压 90/60 mmHg,心率 40 次/min,心电图检查最可能是:

A. 窦性心动过缓　　B. 第一度房室传导阻滞

C. 第二度Ⅰ型房室传导阻滞　　D. 第三度房室传导阻滞

24. 采用刺激迷走神经的方法,可以纠正的心律失常是:

A. 心房扑动　　B. 心房颤动

C. 阵发性室上性心动过速　　D. 窦性心律不齐

25. 男,18 岁。无症状。体格检查:心浊音界正常,心率 80 次/min,期前收缩 1～3 次/min,心音正常,无杂音,心电图示室性期前收缩。处理措施是:

A. 美托洛尔　　B. 美西律　　C. 胺碘酮　　D. 不予药物治疗

26. 正常心脏传导系统哪一部分传导比较缓慢?

A. 结间束　　B. 房室结　　C. 希氏束　　D. 左右束支

27. 女,14 岁。突起心悸 1 h,过去有类似发作史,可自行终止。体格检查:甲状腺不大,心浊音界不大,心率 180 次/min,律齐,杂音听不清。为明确诊断应立即做:

A. 心电图检查　　B. 超声心动图检查　　C. 心脏 X 线检查　　D. T_3、T_4 检查

（刘美红）

第五篇　消化系统疾病

第二十八章　消化系统疾病导论

消化系统疾病是临床常见病，主要包括食管、胃、肠、肝、胆、胰以及腹膜、肠系膜、网膜等器官的器质性和功能性疾病。在我国，随着社会发展，疾病谱也在发生变化，酒精性肝炎和酒精性肝硬化日渐增多，恶性肿瘤的病死率中胃癌和肝癌分别排在第二和第三位，大肠癌、胰腺癌的患病率也在上升。而以往在我国并未引起重视的胃食管反流性疾病和功能性胃肠病，也引起了我国消化病学界的高度重视。普及和采用根除幽门螺杆菌的治疗方法使消化性溃疡的复发率明显降低。

一、解剖及生理

消化是人体的重要生理功能之一，通过消化功能，使人体摄入的食物(包括维生素类、金属盐类及一些微量元素)经过一系列复杂的同化过程被肠道吸收，变成体内物质，供全身组织利用，其余未被吸收和无营养价值的残渣构成粪便被排出体外。消化系统由消化管道、消化腺以及肝、胆、胰和神经血管组成。

1. 食管　食管壁仅由黏膜，黏膜下层与肌层组成，缺乏浆膜层，因此食管病变易扩散而延及纵隔。食管有三个狭窄部，是食管癌的好发部位。食管下端括约肌的功能失调是反流性食管炎和食管贲门失弛缓症的基础。食管下段的静脉血经胃左静脉回流至门静脉系统，在门静脉高压时，食管下段静脉最易充盈曲张。

2. 胃　可分为胃贲门、胃底、胃体、胃窦四部分。胃底和胃体黏膜主要含有：① 分泌盐酸和内因子的壁细胞；② 分泌胃蛋白酶原的主细胞；③ 分泌碱性黏液的黏液细胞。此外，胃窦腺还含有一种能分泌促胃液素的分泌细胞(G 细胞)。

3. 小肠　① 十二指肠为小肠首段，肠腔内有主胰管与胆总管会合的“共同管道”开口；十二指肠腺分泌碱性黏液和微弱的蛋白分解酶。② 小肠是消化吸收食物、水分、电解质、维生素和药物的主要场所。在生理情况下，小肠的分泌量少于吸收量，但在肠炎或霍乱时，小肠的分泌量可大量增加，引发腹泻和脱水。

4. 大肠　分为盲肠、阑尾、升结肠、横结肠、降结肠、乙状结肠和直肠数段。回盲瓣由黏膜皱襞形成，一方面使回肠中的食糜残渣间歇地进入结肠，另一方面阻止结肠内容物(包括细菌)反流入小肠。结肠袋有细小的收缩运动，促进水、盐、少量葡萄糖和气体的吸收，每日结肠有数次总蠕动，多在餐后发生，驱送粪便至结肠下段。当粪便进入直肠后，即引起排便反射。

5. 肝胆系统

（1）肝是由排列成索的肝细胞构成，肝的结构单元为肝小叶。肝是人体新陈代谢的主要场所，其主要生理功能有：① 制造胆汁，促进脂肪的消化与吸收，协助脂溶性维生素（维生素 A、维生素 D、维生素 E、维生素 K）的吸收；② 胆红素代谢；③ 糖代谢，肝能使葡萄糖、某些氨基酸、脂肪中的甘油等变成糖原而储存，当身体需用糖时即分解为葡萄糖；④ 蛋白质代谢，血浆中全部清蛋白、凝血酶原和其他凝血因子、纤维蛋白原和部分 α、β 球蛋白均由肝合成；⑤ 尿素的合成，肝能将氨转变为尿素而由肾排出；⑥ 脂肪代谢，肝参与脂肪的摄入、合成以及体内储存脂的动员和氧化等代谢作用；⑦ 解毒保护作用，肝通过氧化、还原、水解和结合等过程，解除有毒化合物的毒性；⑧ 调节水与激素的平衡，肝细胞通过分解糖皮质激素、雌激素、雄激素、醛固酮等来维持体内水分和激素的平衡。

（2）胆道系统先由肝细胞间的毛细胆管开始，毛细胆管集合成小叶间胆管，再汇成左、右两支肝管由肝门出肝，出肝后会合成肝总管。肝总管再与胆囊管会合成胆总管，开口于十二指肠降部。

（3）肝有双重血液供应。1/4 来自肝动脉，3/4 来自门静脉。门静脉血携带胃肠道消化吸收的物质和脾的红细胞代谢产物，肝动脉血主要供应氧气。门静脉与肝动脉经肝门进入肝脏，像树枝分叉样分布于腺泡内，肝小叶中央静脉通过肝静脉而流入下腔静脉。

6. 胰　胰是兼有内、外分泌的腺体。① 外分泌：胰腺泡和胰管上皮细胞主要分泌含有碳酸氢盐、胰蛋白酶、糜蛋白酶、淀粉酶、脂肪酶、弹力纤维酶、胰舒血管素等人体最重要的消化液——胰液。② 内分泌：胰岛 B（或 β）细胞分泌胰岛素，A（或 α_2）细胞分泌胰高血糖素，调节糖代谢。

二、常见病因

消化系统包括的器官最多。本系统疾病的病因也十分复杂，一般有感染、外伤、物理化学、大脑皮质功能失调、营养缺乏、代谢紊乱、肿瘤、自身免疫、变态反应、先天性畸形、遗传和医源性因素等。每一疾病可有一种或多种病因。

三、临床表现

（一）症状

1. 厌食（食欲缺乏）　多见于胃癌、慢性胃炎等消化系统疾病，也常见于全身性感染和其他系统疾病，如肺结核、尿毒症、垂体功能减退、维生素 B_1 缺乏症、精神神经障碍等。厌食与惧食必须分辨清楚。

2. 恶心与呕吐　两者可单独发生，也可先恶心后呕吐。胃部器质性病变（胃癌，胃炎，幽门痉挛、梗阻），肝、胆囊、胆管、胰、腹膜的急性炎症和炎症合并梗阻的管腔疾病（胆总管炎、肠梗阻）均可引起恶心与呕吐。脑瘤、迷路炎、尿毒症、糖尿病、酮症酸中毒、心力衰竭、早期妊娠、神经性呕吐等非消化系统疾病也易导致呕吐，故应仔细鉴别。

3. 嗳气与反酸　嗳气表示进入胃内的空气过多，通常是一种生理现象。频繁嗳气多因神经精神因素，饮食习惯不良（如进食、饮水过急）、吞咽动作过多（在口涎过多或过少时），消化道（特别是胃、十二指肠、胆管)疾病也可引起。反酸是由于贲门功能不全和胃的反蠕动致使酸性胃液反流到口腔的现象,也可因上述疾病引起。

4. 咽下困难　多见于咽部脓肿、反流性食管炎、食管癌、食管裂孔疝、纵隔肿瘤、主动脉瘤等,咽、食管或食管周围的器质性疾病和贲门失弛缓症等神经功能障碍性疾病引起。

5. 灼热感　是一种由于炎性或化学刺激物作用于食管黏膜而引起的位于胸骨或剑突后的烧灼感。灼热感常见于反流性食管炎、食管溃疡、幽门或十二指肠溃疡等胃食管反流性疾病。

6. 腹胀　在胃肠积气、积食或积粪以及腹水、气腹、腹内肿物、胃肠运动功能失调等情况下均可引起腹胀。

7. 腹痛　多由以下原因引起。① 消化器官的膨胀,肌肉痉挛,黏膜或腹膜刺激,血供失常;② 泌尿生殖器官的梗阻或炎症;③ 铅中毒、卟啉病等全身性疾病;④ 腹腔外器官疾病,如下叶肺炎。腹绞痛多由于空腔脏器病变所引起。对于腹痛的患者,要仔细询问其诱因,发作时间,是持续存在还是呈阵发性,疼痛的部位、性质和程度,是否放射至其他部位,有无伴随症状,以及加重和缓解因素等。

8. 腹部肿块　要了解患者感觉和发现腹块最早的日期,出现后的发展情况,是经常还是偶尔存在,出现、消失的时间和条件,有无其他伴随症状等。

9. 腹泻和里急后重　腹泻是由于肠蠕动加速、肠分泌增多和吸收障碍所致,多见于肠道疾病,亦可因精神神经因素和其他器官疾病所引起。水样或糊状粪便的腹泻常提示小肠病变。当结肠有炎症、溃疡或肿瘤时,粪便可含脓、血和黏液。里急后重是直肠炎症和癌症所引起的直肠激惹症。

10. 便秘　多数反映结肠平滑肌、腹肌、膈肌及肛提肌张力减低,肠梗阻和直肠反射减退或消失,也可由于结肠痉挛而缺乏驱动性蠕动而致。常见于全身性疾病,身体虚弱、不良排便习惯等一般原因以及结肠、直肠、肛门疾病。

11. 呕血、黑粪和便血　呕血、黑粪提示包括食管、胃、十二指肠和胆道系统的上消化道出血。每日出血量超过 60 ml 才会产生黑粪。上消化道出血量过大且胃肠排空加速时,也可排出鲜血。便血来源于包括小肠,结肠等下消化道的出血,往往呈暗红色,出血部位愈近肛门,便出血液愈新鲜。

12. 黄疸　肝炎、肝硬化、胆道阻塞主要表现为肝细胞性和梗阻性黄疸。溶血性黄疸多见于造血系统疾病。出现黄疸时,要了解黄疸出现的日期,黄疸是否逐渐加深或时浅时深,尿和粪便颜色有无变化,皮肤有无瘙痒等情况。

(二) 体征

1. 观察舌象　慢性萎缩性胃炎、肠吸收不良等症常伴有舌炎。

2. 检查皮肤　要注意有无黄疸、出血倾向以及蜘蛛痣、肝掌等。

3. 腹部检查　最重要。检查时应注意:① 腹部的轮廓(下陷、普遍胀大或局部隆起)、蠕动波及逆蠕动波、腹壁静脉曲张及其分布与血流方向;② 压痛点(固定压痛点更有意义)、反跳痛;③ 腹壁紧张度;④ 触及到腹部肿块时,更应了解其部位、深浅、大小、形状和表面情况以及质地、有无移动性、压痛和搏动等情况;⑤ 肝、脾、胆囊触诊;⑥ 移动性浊音的叩诊、⑦ 振水音、肠鸣音的听诊等。

4. 直肠指检　在有便秘、慢性腹泻、便血、下腹痛的病例是必要的常规检查，可及时诊断或排除直肠癌等重要病变。

四、实验室和其他检查

1. 化验检查

（1）血液常规检查　可反映有无脾功能亢进、恶性贫血等。

（2）粪便常规检查、隐血试验　对肠道感染、某些寄生虫病、消化道出血有确诊价值。

（3）红细胞沉降率　可作为炎症性肠病、肠或腹膜结核的活动性指标。

（4）血清酶学测定　可反映急、慢性肝损害的一部分情况。

（5）血、尿胆红素检查　可初步鉴别黄疸的性质和指明进一步检查的方向。

（6）血、尿淀粉酶测定　对急性胰腺炎诊断有重要价值。

（7）各型肝炎病毒标志物检测　可确定肝炎类型。

（8）甲胎蛋白　对于原发性肝癌有较特异的诊断价值，是原发性肝癌早期诊断和广泛普查的主要检查方法之一。

（9）癌胚抗原等肿瘤标志物　对结肠癌和胰腺癌具有辅助诊断和估计疗效的价值。

（10）某些血清自身抗体测定　对恶性贫血、原发性胆汁性肝硬化、自身免疫性肝炎等有重要的辅助诊断价值。

（11）促胃液素测定　对某些内分泌肿瘤引起的消化系疾病有诊断价值。

（12）腹水常规检查　可大致判断出腹水的性质是渗出性或漏出性，结合生化、细胞学及细菌培养对鉴别肝硬化合并原发性细菌性腹膜炎、结核性腹膜炎和腹腔恶性肿瘤很有价值。

（13）采用血清学、胃黏膜活检标本做尿素酶试验、组织学检查、培养、涂片革兰染色镜下观察，以及^{13}C或^{14}C-尿素呼气试验等检测幽门螺杆菌感染。

2. 内镜检查　可直接观察消化道腔内的各类病变，并可取活组织做病理学检查，还可将之摄影、录像留存备分析用。根据不同检查部位的需要分为胃镜、十二指肠镜、小肠镜、结肠镜、腹腔镜、胆管镜、胰管镜等。内镜检查已成为消化系疾病诊断的一项极为重要的检查手段。

3. 影像学检查

（1）B超检查　因其具有无创性且检查费用较低的特点，已成为首选的初筛检查方法。它可显示肝、脾、胆囊、胰等，从而发现这些脏器的肿瘤、囊肿、脓肿、结石等病变，并可了解有无腹水及腹水量，对腹腔内实质性肿块的定位、大小、性质等的判断也有一定的价值。此外，B超还能监视或引导各种经皮穿刺，进行诊断和治疗。彩色多普勒超声可观察肝静脉、门静脉、下腔静脉，有助于门静脉高压的诊断与鉴别诊断。

（2）X线检查　因技术方法的改进提高了微小病变的确诊率，目前X线检查依然是诊断胃肠道疾病的常用手段。近年来数字减影血管造影技术的应用提高了消化系疾病的诊断和介入治疗水平。

（3）电子计算机X线体层显像（CT）和磁共振显像（MRI）　CT对肝、胰等实质脏器的占位性病变及胆系的肿瘤、囊肿、脓肿、结石等有重要诊断价值，对脂肪肝、肝硬化等弥漫性病变以及胰腺炎等也有较高的诊断价值。对于空腔脏器的恶性肿瘤，CT能发现其壁内病变与腔外病变并明确有无转移病灶，对肿瘤分期也有一定的价值。MRI对占位性病变的定性诊断尤佳。螺旋

CT 图像后处理可获得类似内镜在管腔脏器观察到的三维和动态图像，称为仿真内镜。由于 CT 或 MRI 图像后处理技术为非创伤性检查，具有广阔的应用前景。

(4) 放射性核素检查 ^{99}Tc^{m}-PMT 肝肿瘤阳性显像可协助诊断原发性肝癌。静脉注射 ^{99}Tc^{m}标记红细胞对不明原因消化道出血诊断有特殊价值。

(5) 正电子发射体层显像(PET) 反映生理功能而非解剖结构，根据示踪剂的摄取水平能将生理过程形象化和数量化，近年用于消化系统肿瘤的诊断和鉴别诊断、分级均有重要价值，可与 CT 和 MRI 互补提高诊断的准确性。

4. 活组织检查和脱落细胞检查

(1) 活组织检查 取活组织做组织病理学检查具有确诊价值，对诊断有疑问者尤应尽可能做活组织检查。

(2) 脱落细胞检查 在内镜直视下进行冲洗或擦刷食管和胃的管腔黏膜，收集到的脱落细胞有利于发现癌瘤。

5. 脏器功能试验 胃液分泌功能、小肠吸收功能、胰外分泌功能、肝储备功能等检查，分别用于有关疾病的辅助诊断。

6. 胃肠动力学检查 包括食管、胃、胆管、直肠等处的压力测定以及食管 24 h pH 监测、胃排空时间及胃肠经过时间测定等，对胃肠道动力障碍性疾病的诊断有相当价值。

7. 剖腹探查 对疑有重症器质性疾病而各项检查又不能确定诊断者可考虑剖腹探查。

五、诊断方法

1. 病史采集 在消化系统疾病的诊断中占有相当重要的地位，许多消化系统疾病根据典型症状可做出初步的临床诊断。在病史采集的过程中要掌握消化系统疾病问诊的要领，务求细致，并针对主要症状，尽可能了解其原因、起病情况、发病经过(如是急性还是慢性，是间歇还是持续等)、治疗过程、用药的反应等。对腹痛患者要详细了解其疼痛部位、性质、程度、时间、加剧和缓解的规律以及所伴随的其他症状等。此外，患者的年龄、性别、籍贯、职业、经济状况、精神状态、饮食及生活习惯、烟酒嗜好、接触史以及家族史等对协助诊断亦有相当重要的意义。

2. 症状、体征 从常见症状中了解其主要的临床意义，除进行全身系统检查外，应重点检查口腔、腹部、皮肤黏膜、肛门直肠等部位。

3. 实验室和其他检查 对不同部位的不同疾病，可采取最能确诊疾病的实验室和辅助检查方法。如采用甲胎蛋白测定、肝 B 超检查、肝 CT 加减影血管造影技术和组织病理学检查以确诊原发性肝癌等疾病。

六、防治原则

(一) 一般治疗

1. 饮食营养 ① 饮食限制：应视疾病部位、性质及严重程度决定限制饮食甚至禁食。② 胃肠减压：有胃肠道梗阻时还要给予胃肠减压。③ 支持疗法：由疾病引起的食欲减退、呕吐、腹泻、消化吸收不良，再加上饮食限制，会导致营养障碍以及水、电解质紊乱及酸碱平衡失调，应注意给予高营养而且易消化吸收的食物，必要时静脉补液及补充营养物质，甚至全胃肠外营养或全胃肠内营养(要素饮食)。④ 禁烟、酒,禁食某些刺激性、过敏性食物,以免诱发或加重病情。

2. 生活安排与心理治疗 精神紧张或生活紊乱会诱发或加重器质性疾病。因此,应向患者耐心解释病情,教育患者注意劳逸结合,合理安排生活作息,消除紧张心理,必要时可适当使用镇静药等。

(二) 药物治疗

1. 针对病因或发病环节的治疗

(1) 有明确病因的感染性疾病,予以抗菌药物治疗多可彻底治愈。

(2) 对于病因未明的消化系统疾病,治疗上主要针对发病的不同环节,采用综合、合理、长期治疗的原则,以打断病情发展的恶性循环,促进病情缓解,改善症状,预防并发症的发生。

2. 对症治疗 为解除患者难以忍受的痛苦,维持机体的正常功能,防止病情的进一步加剧,在基础治疗尚未发挥作用时,要权衡利弊,酌情考虑予以对症治疗。镇痛药、止吐药、止泻药及抗胆碱能药物是常用的对症治疗药物。

(三) 手术治疗或介入治疗

1. 手术治疗 对经内科治疗无效、疗效不佳或出现严重并发症的消化系统疾病,手术治疗是重要手段之一。

2. 内镜治疗 可在内镜下进行以下治疗:① 食管狭窄扩张术;② 食管支架放置术;③ 消化道息肉切除术、早期胃癌和早期食管癌黏膜切除术;④ 止血治疗,如食管胃底静脉曲张皮圈套扎止血术、上消化道出血患者的局部药物喷洒、局部药物注射、微波、激光、热探头止血和血管夹钳夹等;⑤ 十二指肠乳头括约肌切开术;⑥ 胆管碎石和取石术;⑦ 胆管内、外引流术;⑧ 经皮内镜下胃造瘘术等。

3. 血管介入技术 如经颈静脉肝内门体静脉分流术(TIPS)治疗门静脉高压、狭窄血管支架置入术治疗巴德-吉亚利(Budd-Chiari)综合征、肝动脉栓塞化疗(TAE)治疗肝癌等。

4. B超引导下穿刺进行引流术或注射术 此术式治疗囊肿、脓肿及肿瘤亦得到广泛应用。以往需外科手术的许多消化系统疾病可用创伤较少的介入治疗替代,或介入治疗与外科手术互相配合,从而大大地开拓了消化系统疾病治疗的领域。

(阳 晓)

第二十九章 胃 炎

第一节 急性胃炎

一、概述

急性胃炎是指由多种病因引起的胃黏膜充血、水肿、出血、糜烂、浅表溃疡等一过性急性炎症性病变。急性胃炎在临床上分为单纯性胃炎、糜烂性胃炎、腐蚀性胃炎和化脓性胃炎。单纯性胃炎最常见，糜烂性胃炎因有上消化道出血而在临床上受到重视，后两种胃炎甚为特殊和少见。

二、病因、病理及发病机制

引起急性胃炎的病因有多种，主要有急性应激、药物、化学性损伤和急性细菌感染等。急性应激可由于严重创伤、大手术、大面积烧伤、脑血管意外和严重脏器功能衰竭、休克、败血症等引起，其所致急性胃炎的主要病损是胃黏膜糜烂和出血，属急性糜烂性胃炎。应激所致的胃黏膜缺血和胃腔中氢离子反弥散进入黏膜为主要发病因素。最常引起胃炎的药物是非甾体消炎药(NSAID)，其机制与抑制前列腺素产生有关。其他药物(如氯化钾、某些抗生素或抗肿瘤药等)也可刺激胃黏膜引起浅表损伤。高浓度乙醇可直接引起上皮细胞损伤和破坏，导致黏膜水肿、糜烂和出血。胆汁和胰液中的胆盐、溶血磷脂酰胆碱、磷脂酶A和其他胰酶可破坏胃黏膜屏障，在反流性胃炎的发病中起主要作用。幽门螺杆菌感染可引起急性胃炎，其致病机制将在慢性胃炎中讨论。

三、临床表现

1. 症状　急性起病者主要表现为上腹痛、饱胀不适、恶心、呕吐和食欲缺乏、消化不良等。急性应激或摄入NSAID所致的急性糜烂性胃炎可以突然呕血和(或)黑粪为首发症状。多数急性胃炎并无症状，有症状也缺乏特异性，且病程短暂，故临床上较难做出诊断。由沙门菌、嗜盐菌或葡萄球菌毒素污染食物引起者常伴有腹泻，此时称为急性胃肠炎。

2. 体征　上腹部压痛是常见体征，有时上腹胀气明显。

3. 实验室和辅助检查　内镜见黏膜红斑，有中性粒细胞浸润。

四、并发症

急性胃炎的并发症有胃溃疡、穿孔、癌变等。

五、诊断与鉴别诊断

1. 诊断 急性胃炎的诊断依靠病史、临床表现及必要时的内镜检查。急性糜烂性胃炎的确诊有赖于急诊内镜检查(在出血后 24～48 h 内进行),可见到以多发性糜烂、黏膜水肿和出血灶为特征的急性胃黏膜病损。一般急性应激所致的胃黏膜病损以胃体、胃底部为主,而 NSAID 或乙醇所致的损伤则以胃窦部为主。

2. 鉴别诊断 应注意与急性胆囊炎、急性胰腺炎和早期阑尾炎等疾病相鉴别。

六、治疗

针对原发疾病和病因采取防治措施。对有上述严重原发病而怀疑有急性胃黏膜病损可能者,可预防性地给予 H_2 受体拮抗药或质子泵抑制药。以恶心、呕吐或上腹痛为主要表现者可用甲氧氯普胺、东莨菪碱等药物进行对症处理。对有脱水者可补充水和电解质。对细菌感染引起者应选用抗生素治疗。对有胃黏膜糜烂、出血者,可用抑制胃酸分泌的 H_2 受体或质子泵抑制剂(PPI),或用具有胃黏膜保护作用的硫糖铝等。一旦发生大出血,则应采取综合措施进行抢救。

七、预后

本病病程较短,系自限性疾病,数日内可恢复,一般不需特殊检查,但对病情严重者(如合并脱水、酸中毒,休克及消化道出血者),必须积极处理。

第二节 慢性胃炎

一、概述

慢性胃炎主要是由幽门螺杆菌感染所引起的胃黏膜慢性炎症,由于无黏膜糜烂,故常称为慢性非糜烂性胃炎。多数患者无任何症状,诊断主要依靠内镜检查。

二、病因、病理及发病机制

1. 幽门螺杆菌感染 是慢性胃炎最主要的病因。

2. 自身免疫机制和遗传因素 A 型萎缩性胃炎多发生在自身免疫基础上,又称为自身免疫性胃炎,我国较少见。病变主要累及胃体和胃底。

3. 胆汁反流 由于幽门括约肌功能不全,胆汁、胰液和肠液大量反流入胃,削弱胃黏膜屏障功能,损害胃黏膜,产生炎症、糜烂、出血等。吸烟影响幽门括约肌功能,可引起反流。

4. 其他胃黏膜损伤因子 长期摄食粗糙或刺激性食物、酗酒、高盐饮食、服用 NSAID 等药物,可反复损伤胃黏膜,造成炎症持续不愈。慢性右心衰竭、肝硬化门静脉高压等可引起胃黏膜淤血缺氧。这些因素可各自或与幽门螺杆菌感染协同作用。

多数慢性胃炎是以胃窦为主的全胃炎，后期以胃黏膜固有腺体萎缩和肠腺化生为主。其病理特点以淋巴细胞和浆细胞的黏膜浸润为主。慢性胃炎可分为浅表性胃炎和萎缩性胃炎。后者可分为A、B两型。A型病变主要是胃体部黏膜弥漫萎缩，而胃窦部黏膜基本正常，常发展为恶性贫血；B型病变主要是胃窦黏膜萎缩，而胃体则无明显萎缩。

三、临床表现

1. 症状　70%～80%的患者可无症状。有症状者主要表现为非特异性消化不良，如上腹不适、饱胀、隐痛，这些症状一般无明显节律性，可在进食后加重；也可有食欲缺乏、嗳气、反酸、恶心等症状。这些症状的有无和严重程度与内镜所见和组织病理学分级无明显相关性。

2. 体征　胃黏膜有糜烂者可有上消化道出血，长期少量出血可引起缺铁性贫血。恶性贫血者常有疲乏、舌炎和轻微黄疸，一般消化道症状较少。体征多不明显，可有上腹轻压痛。

3. 实验室和其他检查

(1) 内镜检查　内镜下浅表性胃炎的诊断依据是胃黏膜红斑(点、片、条状)，黏膜粗糙不平，出血点(斑)；萎缩性胃炎的诊断依据是黏膜呈颗粒状，黏膜血管显露，色泽灰暗，皱襞细小。

(2) 组织学检查　主要分级指标有：① 炎症，指黏膜层有以淋巴细胞、浆细胞为主的慢性炎性细胞浸润；② 活动性，指出现中性粒细胞，存在于固有膜、小凹上皮和腺管上皮之间，可形成小凹脓肿；③ 萎缩，指胃固有腺体数量减少；④ 肠化生，指肠腺样腺体替代了胃固有腺体，可分成小肠型和大肠型或完成型和不完成型若干亚型。⑤ 异型增生，又称不典型增生，形态学上呈现细胞异型性和腺体结构紊乱，是胃癌癌前病变。

(3) 其他检查　① 幽门螺杆菌检测，有助于病因确定；② A型萎缩性胃炎相关检测，怀疑A型萎缩性胃炎时，可做胃液分析、血清促胃液素测定、壁细胞抗体(PCA)和内因子抗体(IFA)自身抗体检测以及血清维生素B_{12}吸收试验等检查。

四、并发症

慢性胃炎的并发症有胃溃疡、穿孔、癌变等。

五、诊断与鉴别诊断

1. 诊断　根据病史、症状，主要依靠内镜检查和胃黏膜活体组织学检查确诊。

2. 鉴别诊断　主要与阑尾炎、食管炎相鉴别。

六、治疗

1. 去除原因　① 根除幽门螺杆菌；② 抑酸或抗酸治疗；③ 针对胆汁反流、服用NSAID等做相应治疗和处理。

2. 增强胃黏膜防御　适用于有胃黏膜糜烂、出血或症状明显者。

3. 动力促进药　适用于以上腹饱胀、早饱等症状为主者。

4. 中药　辨证施治，可与西药联合应用。

5. 其他　① 抗抑郁药、镇静药，适用于睡眠差、有明显精神因素者；② 维生素B_{12}；③ 抗氧化剂：维生素C、维生素E。

七、预后

慢性浅表性胃炎预后良好，少数可演变为萎缩性胃炎。慢性萎缩性胃炎伴有重度肠腺增生和(或)不典型增生者有癌变可能，癌变率为5%。

（侯明亮）

第三十章　小儿腹泻

临床案例

患儿，1岁，女性。因呕吐、腹泻3日入院。3日前患儿曾饮用未经煮沸的豆浆一瓶，晚间开始腹泻，初为黄色稀便，继为蛋花汤样，量多，含少量黏液，腥臭，无脓血。大便前有哭闹。初大便每日5～6次，昨日下午起次数增达7～8次，粪汁减少。2日来饮食减少，饮水后呕吐少量胃内容物，有酸臭味。尿少，色黄。心情烦躁。有发热。体格检查：体温38.7℃，脉搏140次/min，呼吸46次/min，体重9 kg。前囟1.5 cm×1.5 cm，平，无秃发，两眼窝稍下陷，啼哭少泪，唇红、较干燥，舌苔白腻，舌面干燥。咽不红，颈软。胸腹无畸形，心、肺无异常，肝脾未触及。腱反射正常，凯尔尼格征、布鲁津斯基征阴性。实验室检查：血红蛋白125 g/L，红细胞计数5.0×10^{12}/L，白细胞计数7.0×10^{9}/L，中性粒细胞0.58，淋巴细胞0.42。大便水样，白细胞3～5/HP。

思考题：1. 请说出诊断及其诊断依据。

2. 写出治疗方案。

小儿腹泻或称腹泻病，是由多病原、多因素引起的以大便次数增多和大便性状改变为特点的儿科常见病。以6个月至2岁婴幼儿发病率高，夏秋季发病率最高，是造成小儿营养不良、生长发育障碍和死亡的主要原因之一，也是我国儿童保健重点防治的疾病之一。

一、病因

（一）易感因素

1. 消化系统特点　① 婴幼儿消化系统发育尚未成熟，各种消化酶及胃酸分泌少，活力低，不能适应食物质和量的较大变化。② 小儿生长发育快，所需营养物质相对较多，胃肠道负担重，容易发生消化功能紊乱。

2. 机体防御功能差　① 婴幼儿胃酸低，排空较快，对进入胃内的细菌杀灭能力较弱。② 婴幼儿血液中的免疫球蛋白（尤其是IgM、IgA）和胃肠道分泌型IgA（SIgA）均较低，免疫功能差。③ 正常肠道菌群对入侵的致病微生物有拮抗作用，新生儿生后尚未建立正常肠道菌群时，或由于使用抗生素等引起肠道菌群失调时，均易患肠道感染。

3. 人工喂养 母乳中含有大量的体液因子(如SIgA、乳铁蛋白)、巨噬细胞和粒细胞等，有很强的抗肠道感染作用。家畜乳中虽有上述成分，但在加热过程中被破坏，而且人工喂养的食物及食具极易污染，故人工喂养儿肠道感染的发生率明显高于母乳喂养儿。

(二) 感染因素

1. 肠道内感染 可由病毒、细菌、真菌和寄生虫引起。① 病毒：80%婴幼儿腹泻由病毒感染引起，轮状病毒是引起小儿秋季腹泻的最常见病原，其次有诺沃克病毒、腺病毒、埃可病毒、柯萨奇病毒、冠状病毒等。② 细菌(不包括法定传染病)：以大肠埃希菌为主，其次为空肠弯曲菌、耶尔森菌。③ 真菌：小儿以白假丝酵母菌多见，是因为大量长期滥用广谱抗生素引起肠道菌群失调或使用免疫抑制药(如肾上腺皮质激素等)诱发白假丝酵母菌、金黄色葡萄球菌等条件致病菌感染所致。④ 寄生虫：常见为蓝氏贾第鞭毛虫、阿米巴原虫和隐孢子虫等。

2. 肠道外感染 患中耳炎、上呼吸道感染、肺炎、肾盂肾炎、皮肤感染以及急性传染病时，可由于发热和病原体的毒素作用而并发腹泻。

(三) 非感染因素

1. 饮食因素 喂养不当是引起轻型腹泻的常见原因，多见于人工喂养儿，常因喂养不定时、量不当、突然改变食物品种、食物成分不适宜等引起，个别婴儿对牛乳或大豆(豆浆)过敏或不耐受而引起腹泻。

2. 气候因素 腹部受凉使肠蠕动增加，天气过热使消化酶分泌减少，而由于口渴吃乳又过多，增加消化道负担而致腹泻。

3. 其他因素 原发性或继发性双糖酶缺乏，活力降低(主要为乳糖酶)，肠道对糖的消化吸收不良，使乳糖积滞引起腹泻。

二、分类

1. 根据病因分类 ① 感染性腹泻：如病毒、细菌、真菌、寄生虫等感染。② 非感染性腹泻：包括食饵性、症状性、过敏性及其他因素引起的腹泻。

2. 根据发病机制分类 ① 分泌性腹泻；② 渗出性腹泻；③ 渗透性腹泻；④ 肠道功能异常性腹泻。

3. 根据病程分类 ① 急性腹泻：病程<2周；② 迁延性腹泻：病程2周至2个月；③ 慢性腹泻：病程>2个月。

4. 根据病情轻重分类 ① 轻型腹泻；② 重型腹泻。

三、发症机制

导致腹泻的机制有：① 肠腔内存在大量不能吸收的具有渗透活性的物质；② 肠腔内电解质分泌过多；③ 炎症所致的液体大量渗出；④ 肠道运动功能异常等。临床上腹泻常常是由多种机制共同作用发生的。

四、临床表现

（一）轻型腹泻

1. 病史　常由饮食因素或肠道外感染引起。

2. 症状　以胃肠道症状为主，食少，偶有溢乳或呕吐。大便次数增多，每日可达数次至10余次，每次大便量不多，稀薄，呈黄色或黄绿色，有时含少量黏液，并可见白色小块，亦可有泡沫。无脱水及全身中毒症状，多在数日内痊愈。

（二）重型腹泻

重型腹泻多由肠道内感染引起，常急性起病，也可由轻型腹泻转变而来。除有较重的胃肠道症状外，还有较明显的脱水、电解质紊乱和全身中毒症状。

1. 胃肠道症状　腹泻频繁，每日大便10余次至数十次，多为黄色水样或蛋花汤样，含有少量黏液，少数患儿也可有少量血便，肛门周围皮肤可发红或糜烂。食少，常伴呕吐，重者可吐出咖啡样液体。

2. 全身中毒症状　如发热、烦躁、精神萎靡、嗜睡甚至昏迷、惊厥、休克。

3. 水、电解质紊乱及酸碱平衡失调症状

（1）脱水　由于吐泻丢失体液和摄入不足，使体液总量（尤其是细胞外液量）减少，导致不同程度的脱水（表30－1）。由于腹泻时水和电解质丧失的比例不同，可造成等渗、低渗或高渗性脱水，其中以等渗性脱水最常见，其次为低渗性脱水，高渗性脱水少见（表30－2）。

（2）代谢性酸中毒　绝大多数患儿伴有不同程度的酸中毒，脱水越重，酸中毒越明显。

1）病因　① 腹泻丢失大量碱性物质；② 进食少和肠吸收不良，摄入热量不足，体内脂肪分解增加，产生大量酮体；③ 血容量减少，血液浓缩，血流缓慢，组织灌注不足和缺氧，乳酸堆积；④ 肾血流量不足，尿量减少，酸性产物潴留。

2）临床表现　根据血 HCO_3^- 值将代谢性酸中毒分为轻度、中度和重度（表30－3）。

表30－1　不同程度脱水的临床表现

临床表现	轻度脱水	中度脱水	重度脱水
精神状态	稍差	萎靡或烦躁不安	昏睡或昏迷
失水占体重百分比	<5%（50 ml/kg）	5%～10%（50～100 ml/kg）	>10%（100～120 ml/kg）
皮肤黏膜	稍干燥，弹性尚好	干燥，弹性差	极干燥，弹性很差
眼窝及前囟凹陷	稍凹陷	明显凹陷	极凹陷，闭目露睛
眼泪	有	少	无
尿量	略少	明显减少	极少甚至无尿
周围循环	无明显改变	四肢稍冷，脉搏增快	四肢冷，皮肤花纹，心率快，心音低钝，脉搏细弱甚至不能触到，血压下降
酸中毒	无	有	严重

表 30-2 不同性质脱水的临床表现

临床表现	低渗性脱水	等渗性脱水	高渗性脱水
病因	慢性腹泻，营养不良，摄入少或无电解质的液体，禁盐，过多利尿药的使用	腹泻，短期摄水不足	体液不足，高热，出汗及补充含钠液体
水和电解质丢失	水的丢失小于电解质	成比例	水的丢失大于电解质
血钠(mmol/L)	<130	130～150	>150
口渴	不明显	明显	极明显
皮肤弹性	极差	稍差	尚可
神经系统症状	嗜睡甚至昏迷(脑细胞水肿)	不明显	烦躁不安甚至惊厥(脑细胞皱缩)
循环衰竭	发生早而严重	严重者有	一般无，晚期可出现

表 30-3 代谢性酸中毒的临床表现

分度	$CO_2CP/(mmol \cdot L^{-1})$	呼吸	口唇颜色	意识改变
轻度	13～18	稍快	无改变	正常
中度	9～13	深快，可有烂苹果味	樱桃红	时烦躁，时萎靡
重度	<9	深快，有酮味	发绀	嗜睡，昏睡，昏迷

(3) 低钾血症　腹泻患儿均有不同程度的缺钾，血清钾低于 3.5 mmol/L 称为低钾血症。

1) 病因　① 吐泻可致大量失钾；② 进食少，钾的摄入量不足；③ 肾保钾功能差，缺钾时尿中仍有一定量的钾排出。

在脱水未纠正前，由于血液浓缩、酸中毒时钾由细胞内向细胞外转移及尿少而钾排出量减少等原因，钾总量虽减少，而血钾可正常。随着脱水、酸中毒的纠正，血钾稀释、输入的葡萄糖合成糖原需消耗钾(每合成 1 g 糖原需钾 0.36 mmol)、排尿增加使钾排出增加，及大便继续失钾等因素使血清钾迅速下降，而出现不同程度的缺钾症状。

2) 临床表现　① 神经肌肉兴奋性减低：精神萎靡，反应低下，躯干及四肢肌无力，腱反射减弱，腹胀，肠鸣音减弱，重者出现肠麻痹、呼吸肌麻痹；② 对心功能的影响：心率增快，心音低钝，心脏扩大，心律不齐，血压下降；③ 肾浓缩功能降低：尿量增多。

(4) 低钙和低镁血症　因腹泻进食少，吸收不良，从大便丢失钙、镁，可使体内钙、镁减少，维生素 D 缺乏病和营养不良患儿多见，脱水、酸中毒纠正后易出现低钙症状(手足搐搦、惊厥)。极少数久泻和营养不良患儿输液后出现震颤、抽搐，用钙剂治疗无效时应考虑有低镁血症的可能。

(三) 几种常见病原体所致腹泻的临床特点

几种常见病原体所致腹泻的临床特点见表 30-4。

表 30-4 几种常见病原体所致腹泻的临床特点

	病毒性肠炎		大肠埃希菌性肠炎		金黄色葡萄球菌性肠炎	空肠弯曲菌性肠炎
	轮状病毒性肠炎	诺沃克病毒性肠炎	致病性大肠埃希菌性肠炎	产毒性大肠埃希菌性肠炎		
发病季节	秋冬多见	全年均可，以秋冬季较多	夏季多见，北方以6～7月份最多，南方以5～6月最多	夏季	春夏季多见	季节不明显
发病年龄	6～24个月	1～10岁	<1岁半	<2岁	婴幼儿	6个月至2岁
临床特点	起病急，常有呼吸道感染症状，一般无明显中毒症状，大便次数增多，呈水样或蛋花汤样，重时可出现脱水症状	可有发热及呼吸道症状。出现轻重不等的腹泻、呕吐，伴腹痛。吐泻频繁者可出现发热、乏力、头痛、肌肉痛等	起病缓，大便次数增多，呈黄绿色蛋花样，有腥臭味和较多的黏液，常伴呕吐，但多无发热和全身症状，重者可出现水、电解质紊乱	起病较急，病情轻重不一，轻症大便次数稍增，重者频泻，呈蛋花汤样或水样，易发生水、电解质紊乱	多继发于口服大量广谱抗生素之后。很少原发，起病急，主要症状为腹泻，大便呈黄或暗绿色，水样，黏液多，可出现水、电解质紊乱和不同程度的中毒症状	临床症状与痢疾相似，起病急，大便次数每日多在10次以内，呈水样、黏冻样或脓血便
大便镜检	偶见少量白细胞	偶见少量白细胞	有少量白细胞	偶见白细胞	可见多量脓细胞和革兰阳性球菌	可见白细胞

五、实验室检查

1. 大便检查　轻型腹泻患儿大便镜检可见大量脂肪滴，重型腹泻患儿大便镜检可见少量白细胞。大便细菌培养可做病原学检查。

2. 血生化检查　血清钾、钙下降，二氧化碳结合力降低，血钠依脱水性质而异。

六、诊断

1. 病史和发病季节　见表 30-4。

2. 临床表现　腹泻、呕吐和水、电解质紊乱。

3. 实验室检查　大便检查、血生化检查。

七、鉴别诊断

1. 生理性腹泻　多见于6个月以内的婴儿，外观虚胖，常有湿疹，生后不久即出现腹泻，除大便次数增多外，无其他症状，食欲好，不影响生长发育。添加辅食后，大便即逐渐转为正常。

2. 细菌性痢疾　常有不洁饮食或菌痢患者接触史，排脓血便伴里急后重，大便镜检有较多脓细胞、红细胞和吞噬细胞，大便细菌培养可确诊。

3. 急性坏死性肠炎　中毒症状严重，有腹痛、腹胀、频繁呕吐、高热，渐出现典型的赤豆汤样血便，常伴休克，腹部立位、卧位X线摄片呈小肠局限性充气扩张，肠间隙增宽，肠壁积气等。

4. 导致小肠消化吸收功能障碍的各种疾病　如乳糖酶缺乏、葡萄糖-半乳糖吸收不良、失氯性腹泻、原发性胆酸吸收不良、过敏性腹泻等，可根据各病特点进行鉴别。

八、治疗

治疗原则：① 调整饮食；② 合理用药；③ 纠正水、电解质紊乱；④ 加强护理；⑤ 防治并发症。

（一）调整饮食

母乳喂养儿继续哺乳，暂停辅食；人工喂养儿可喂米汤或稀释的牛奶等，逐渐过渡到正常饮食。有严重呕吐者可暂时禁食4～6 h，但不禁水，待好转后继续喂奶。

（二）合理用药

1. 控制感染

（1）水样便患者　约占70%，多为病毒及非侵袭性细菌所致，一般不用抗生素，以调整饮食和支持疗法为主，可选用微生态制剂和黏膜保护剂。对伴有明显中毒症状不能用脱水解释者，尤其是对新生儿、幼婴、衰弱患儿（免疫功能低下）和重症患儿，可酌情选用抗生素治疗。

（2）黏液、脓血便患者　约占30%，多为侵袭性细菌感染，应根据临床特点，针对病原体的种类选用抗菌药物，再根据大便细菌培养和药敏试验结果进行调整。大肠埃希菌、空肠弯曲菌、耶尔森菌、鼠伤寒沙门菌所致感染常选用庆大霉素或卡那霉素口服，也可选用头孢菌素类、诺氟沙星、环丙沙星、呋喃唑酮、复方磺胺甲噁唑等。金黄色葡萄球菌肠炎、假膜性肠炎、真菌性肠炎应立即停止原来使用的抗生素，根据症状可选用新青霉素口服，也可选用甲硝唑或抗真菌药物治疗。

2. 微生态疗法　常用双歧杆菌、嗜酸乳杆菌和粪链球菌制剂，有助于恢复肠道正常菌群的生态平衡，抑制病原菌定植和侵袭，有利于控制腹泻。

3. 肠黏膜保护药　如蒙脱石粉，能吸附病原体和毒素，维持肠细胞的吸收和分泌功能；与肠道黏液糖蛋白相互作用可增强其屏障功能，阻止病原微生物的攻击。

4. 助消化药　可口服胃酶合剂，也可用多酶片、干酵母等。

（三）液体疗法

1. 口服补液

（1）适应证　轻、中度脱水而无呕吐者。

（2）方法　目前多用 WHO 推荐的口服补液盐（ORS）液，是通过葡萄糖在小肠内主动吸收的同时伴随着钠的吸收，水和氯也被动吸收，从而起到纠正脱水的作用。

2. 静脉补液

（1）适应证　中、重度脱水，吐、泻严重或口服补液失败者。

（2）补液原则　先快后慢，先浓后淡，有尿补钾，防惊补钙。

（3）补液方法

1）第一天补液　① 总量＝累积损失量＋继续损失量＋生理需要量。为便于临床应用，一般轻度脱水补液 90～120 ml/kg，中度脱水补液 120～150 ml/kg，重度脱水补液 150～180 ml/kg。② 溶液种类：据脱水性质而定，一般等渗性脱水用 1/2 张含钠液（如 2∶3∶1 液，即 2 份 0.9%氯化钠溶液，3 份 5%～10%葡萄糖溶液和 1 份碳酸氢钠溶液），低渗性脱水用 2/3 张含钠液（如 4∶3∶2 液，即 4 份 0.9%氯化钠溶液，3 份 5%～10%葡萄糖溶液和 2 份 1.4%碳酸氢钠溶液），高渗性脱水用 1/3 张含钠液（如 1∶2 液，即 1 份 0.9%氯化钠溶液和 2 份 5%～10%葡萄糖溶液）。待补足累积损失量后，剩余量可用 1/2 张含钠液补充。若吐泻缓解，脱水基本纠正，可酌情减少补液量或改为口服补液。③ 补钾：有尿后适量加 10%氯化钾，其浓度不可超过 0.2%～0.3%，剂量每日 200～300 mg/kg，速度不宜过快。④ 纠正酸中毒：轻度酸中毒无需另行纠正，对重度酸中毒一般按 5%碳酸氢钠 5 ml/kg 或 11.2%乳酸钠 3 ml/kg 可提高 CO_2CP 5 mmol/L 进行计算。⑤ 补钙：伴有维生素 D 缺乏病、营养不良者，为防止发生低钙性手足搐搦症，可用 10%葡萄糖酸钙 5～10 ml 加等量葡萄糖溶液稀释后静脉滴注。

2）第二日及以后的补液　主要补充生理需要量和继续损失量（丢多少补多少，用 1/3～1/2 张含钠液），一般采用口服补液，注意钾、钙、热量的补充。

（四）加强护理

仔细观察病情，注意并记录腹泻与呕吐的次数、量、性质及其他出入量，保持口腔及皮肤清洁，及时换尿布，每次排便后用温开水冲洗臀部，保证输液的量、组成和速度，对感染性腹泻要消毒隔离。

九、预防

1. 加强卫生宣教，宣传预防腹泻和家庭护理知识。

2. 合理喂养，提倡母乳喂养，避免夏季断乳。增加辅食采用逐渐过渡的方式。食欲缺乏和发热初期应减少乳或其他食品摄入量，以水代替，最好用补液盐配成饮料口服。

3. 培养良好的卫生习惯，注意乳品的保存和乳具、食具的定期消毒。

4. 注意气候变化的护理，避免过热或受凉。

5. 避免长期滥用广谱抗生素，以免肠道菌群失调。

6. 感染性腹泻易引起流行，应注意消毒隔离，防止交叉感染。

7. 接种疫苗。

（尹　红）

第三十一章　细菌性痢疾

临床案例

患者，男性，25 岁。昨日晚上起感畏寒、发热、全身不适，随后出现恶心，呕吐数次，吐物为胃内容物，伴腹痛、腹泻，排黄色水样便数次，量较多，便后腹痛稍缓解。今日腹痛加剧，以左下腹明显，排黏液脓血便，每次量不多，里急后重明显，每小时排便 1～2 次。既往身体健康。病前有不洁饮水史。体格检查：体温 39℃，脉搏 98 次/min，呼吸 20 次/min，血压 126/80 mmHg，急性热病容，神清合作。心肺未见异常，腹平软，左下腹压痛明显，无肌紧张及反跳痛，肝脾未扪及。实验室检查：白细胞计数 13.5×10^{9}/L，中性粒细胞 0.84，淋巴细胞 0.14，嗜碱粒细胞 0.02。粪便检查：黏液脓血便，脓细胞（＋＋＋＋），红细胞（＋＋＋），可见巨噬细胞。

思考题：你认为可以诊断为什么病？怎样治疗？

一、概述

（一）概念

细菌性痢疾简称菌痢，是由志贺菌属细菌（又称为痢疾杆菌）引起的肠道传染病。主要表现为发热、腹痛、腹泻、里急后重和黏液脓血便。

（二）流行病学

1. 传染源　患者和带菌者是传染源。

2. 传播途径　经粪—口途径传播。病菌随粪便排出体外，污染食物、水、生活用品或手经口感染。苍蝇是重要的传播媒介。经食物和水传播可引起流行。

3. 易感人群　人群普遍易感，病后免疫力短暂不稳定，不同群、型之间多无交叉免疫，故易重复感染。

二、病因及发病机制

志贺菌属细菌属革兰阴性杆菌，有菌毛，无鞭毛及荚膜，可在普通培养基生长，根据抗原结构和生化反应不同分为 4 群（A 群痢疾志贺菌，B 群福氏志贺菌，C 群鲍氏志贺菌，D 群宋内志贺菌）和 47 个血清型或亚型。国内流行菌目前以 B 群福氏志贺菌占首位，D 群宋内志贺菌次之，再次为C群鲍氏志贺菌，少数地区有A群痢疾志贺菌流行。各群、型志贺菌属细菌均可释放内毒素，A群痢疾志贺菌还可产生外毒素。志贺菌属细菌在蔬菜、瓜果及污染物上能生存1～3周，温度越低，生存时间越长。对理化因素的抵抗力较低，加热56℃ 10 min或煮沸2 min即被杀死，对化学消毒剂敏感。

志贺菌属细菌进入人体后是否引起发病，取决于细菌数量、致病力及人体的抵抗力。在人体抵抗力低下时，未被胃酸杀死的志贺菌侵入结肠上皮细胞，经基底膜而进入固有层，并在其中繁殖、释放毒素，引起肠黏膜的炎症反应和固有层小血管循环障碍，肠黏膜出现炎症、坏死及溃疡，而引起腹痛、腹泻及黏液脓血便。内毒素入血后引起全身毒血症状。

中毒性痢疾是内毒素刺激机体释放各种血管活性物质，引起急性微循环障碍，进而引起感染性休克、DIC及重要脏器功能衰竭。其发生可能与患者特异性体质有关。

三、病理

菌痢的病变主要在结肠，以乙状结肠、直肠最为显著。急性期的肠黏膜病变是弥漫性纤维蛋白渗出性炎症。慢性菌痢肠黏膜水肿和肠壁增厚，肠黏膜溃疡不断形成与修复，可导致息肉与瘢痕形成，少数患者可引起肠腔狭窄。中毒型菌痢肠道病变轻微，而以微血管痉挛、通透性增加，大脑及脑干水肿，神经细胞变性为主。

四、临床表现

潜伏期1～3日(数小时至7日)。

(一) 急性菌痢

1. 普通型　起病急，有畏寒、发热、乏力、腹痛、腹泻。大便初为稀便或水样便，以后转为黏液脓血便，每次量不多，每日排便10次以上，里急后重明显。体格检查多有左下腹压痛，肠鸣音亢进。病程1～2周，少数患者可转为慢性。

2. 轻型(非典型)　无明显发热，急性腹泻每日不超过10次，黏液稀便，无脓血，腹痛轻微，里急后重较轻或缺如。可自愈，亦可转为慢性。

3. 中毒型　多见于2～7岁体质好的儿童。起病急骤，突然高热，反复惊厥，嗜睡，昏迷，迅速发生循环、呼吸衰竭。病初腹痛、腹泻不明显，经肛拭子或灌肠粪检方可发现异常。根据临床表现可分为以下三型。

(1) 休克型(周围循环衰竭型)　以感染性休克为主要表现，出现精神萎靡、面色苍白、四肢厥冷、脉细速、皮肤花纹、血压下降、发绀，并可出现心、肾功能不全的表现。

(2) 脑型(呼吸衰竭型)　以中枢神经症状为主要表现。患者烦躁不安，嗜睡，昏迷，瞳孔大小不等，对光反射迟钝或消失。严重者出现呼吸衰竭。

(3) 混合型　具有以上两型的临床表现，最为凶险，病死率极高。

(二) 慢性菌痢

病程超过两个月，根据临床表现分为三型。

1. 慢性迁延型　急性菌痢迁延不愈，常有腹痛、腹泻、黏液便或脓血便，亦有腹泻与便秘交替出现。左下腹可有压痛,可扪及增粗的乙状结肠。长期腹泻可导致营养不良、贫血、乏力。

2. 慢性隐匿型　有急性菌痢史,较长期无症状,大便培养阳性,乙状结肠镜检查有异常发现。

3. 急性发作型　有慢性菌痢史,常有诱发原因,如进食生冷食物、受凉或劳累。有急性痢疾样症状,但发热等全身毒血症的症状不明显。

(三) 实验室检查

1. 血液检查　急性患者血白细胞总数和中性粒细胞增高,慢性期可有轻度贫血。

2. 粪便检查　黏液脓血便,镜检可见散在的红细胞、大量成堆的白细胞和脓细胞、少量巨噬细胞。

3. 细菌培养　大便培养检出志贺菌属细菌是确诊依据。

五、并发症

可并发志贺菌血行感染、溶血性尿毒症综合征、关节炎等。

六、诊断与鉴别诊断

(一) 诊断

1. 流行病学资料　包括当地流行情况、季节、不洁饮食史、与菌痢患者接触史。

2. 临床症状　急性菌痢急起发热,有腹痛、腹泻、黏液脓血便、里急后重症状。慢性菌痢病程超过 2 个月,有急性菌痢史。中毒型菌痢多见于儿童,有高热、惊厥、意识障碍以及呼吸、循环衰竭,可无腹痛、腹泻及脓血便,肛拭子或生理盐水灌肠粪检有助于诊断。

3. 粪便检查　黏液脓血便,镜检可见大量白细胞、脓细胞及散在红细胞、巨噬细胞。确诊有赖于培养检出志贺菌属细菌。

(二) 鉴别诊断

1. 急性菌痢需与下列疾病相鉴别

(1) 急性阿米巴痢疾　散在发病,起病慢,全身症状轻微,多不发热,腹痛轻,里急后重少见,右下腹部轻压痛。大便次数不多,量较多,为暗红色或果酱色大便,腥臭。粪便镜检红细胞多,少量白细胞,发现溶组织内阿米巴是确诊依据。

(2) 霍乱　起病急,不发热,先泻后吐,黄色水样便或米泔水样便,无恶心及里急后重。粪便培养有霍乱弧菌生长。

(3) 其他细菌性肠道感染　空肠弯曲菌、侵袭性大肠埃希菌、沙门菌等细菌引起的肠道感染也可出现痢疾样症状,粪便培养可资鉴别。

2. 慢性菌痢需与下列疾病相鉴别

(1) 结肠癌及直肠癌　因继发肠道感染而出现腹痛、腹泻及脓血便,抗菌治疗后可缓解,易被误诊为慢性菌痢,做肛门指诊、乙状结肠镜检及病理活检可助鉴别。

(2) 慢性血吸虫病　可出现腹泻及脓血便。有血吸虫疫水接触史,肝脾大,血嗜酸粒细胞增多,粪便内检出血吸虫虫卵和孵化出毛蚴、直肠黏膜活检查出虫卵可资鉴别。

(3) 慢性非特异性结肠炎　属自身免疫性疾病，病程长，有腹痛及黏液脓血便。但大便培养无致病菌生长，抗菌治疗无效。

3. 中毒型菌痢需与流行性乙型脑炎相鉴别　上述两病多发生于夏秋季，多见于儿童，均有高热、惊厥、昏迷。但乙型脑炎脑膜刺激征明显，循环衰竭少见，脑脊液白细胞、蛋白增高。

七、治疗

(一) 急性菌痢

1. 一般治疗　隔离患者至症状消失，连续两次大便培养阴性。毒血症症状明显者卧床休息。进食少渣、易消化流质或半流质饮食，忌油腻及刺激性食物，不能进食者可静脉补液，维持水、电解质及酸碱平衡。

2. 病原治疗

(1) 喹诺酮类　可作为首选药物，此类药有环丙沙星、左氧氟沙星、加替沙星、诺氟沙星等。因此类药物可以影响骨骺发育，妊娠、哺乳期妇女和儿童不宜应用。

(2) 其他　亦可选用复方磺胺甲噁唑、多西环素、庆大霉素、阿奇霉素、氨苄西林、头孢曲松等。

3. 对症治疗

(1) 腹痛明显　给予颠茄浸膏片或阿托品，禁食生冷食物。

(2) 高热　以物理降温为主，药物退热为辅。

4. 中药治疗　可用白头翁汤、葛根芩连汤、马齿苋煎服。

(二) 中毒型菌痢

1. 病原治疗　选用强有力的抗菌药物静脉滴注，如头孢曲松、头孢噻肟、环丙沙星、左氧氟沙星、加替沙星。

2. 对症治疗

(1) 高热惊厥　高热者应采取积极的物理降温措施，必要时药物降温。高热伴惊厥者，给予亚冬眠疗法，药物为氯丙嗪和异丙嗪肌内注射。如惊厥反复发作，静脉注射地西泮。

(2) 休克　① 补充血容量：扩容治疗是抗休克的基本手段，快速静脉滴注葡萄糖盐水、低分子右旋糖酐等液体，补液量视具体病情而定，休克好转后继续维持静脉输液；② 纠正酸中毒：静脉滴注 5%碳酸氢钠；③ 血管活性药物的应用：在充分扩容的基础上可给予血管活性药物，抗胆碱类药物首选山莨菪碱(654-2)静脉滴注，至面色红润、四肢转暖、血压回升、尿量增多后减量并逐渐延长给药时间，治疗无效者可改用酚妥拉明、多巴胺等；④ 短期应用肾上腺皮质激素；⑤ 保护重要器官功能：心功能不全者给予强心药。

(3) 呼吸衰竭　给氧，保持呼吸道通畅，给予呼吸兴奋药如洛贝林、二甲弗林，必要时应用人工呼吸机。对脑水肿所致呼吸衰竭，应及时脱水治疗，脱水药常用 20%甘露醇。

(三) 慢性菌痢

1. 一般治疗　注意生活规律，进食易消化、易吸收、富含营养的食物，忌食油腻、生冷及刺激性饮食。积极治疗并存的慢性胃肠道疾病或肠道寄生虫病。

2. 病原治疗 ① 依据药敏结果选用抗菌药物，两种不同类型抗菌药物联合应用，并延长疗程，必要时可多个疗程治疗。② 药物保留灌肠，可选用5%大蒜液、0.5%～1.0%庆大霉素液、0.3%小檗碱液、2%磺胺嘧啶银悬液等灌肠液中的一种保留灌肠。灌肠液中加入小剂量肾上腺皮质激素可提高疗效和减轻肠道过敏反应。

3. 菌群失调的治疗 长期反复应用抗菌药物后可导致菌群失调，由菌群失调导致的腹泻可用微生态制剂（如双歧杆菌、乳酸杆菌）治疗。

八、预后与预防

1. 预后 急性菌痢多在1～2周内痊愈，少数患者转为慢性或带菌者。中毒型菌痢预后不良，病情严重者如未得到有效、及时治疗，病死率较高。

2. 预防 本病的预防应采取以切断传播途径为主的综合性措施。

（1）管理传染源 隔离治疗患者，及时发现和治疗带菌者。慢性菌痢和带菌者不得从事饮食、保育、水源管理等行业的工作。

（2）切断传播途径 搞好饮食、饮水卫生，加强粪便管理，菌痢患者的粪便应随时消毒。搞好个人卫生和环境卫生，饭前便后要洗手。

（3）保护易感人群 口服菌痢减毒活菌苗，如“依链”株菌苗，保护率可达80%左右，免疫力可维持6～12个月，但不同菌型间无交叉免疫。

（廖可育）

第三十二章　急性阑尾炎

临床案例

患者，女，28岁，已婚。持续性腹痛伴呕吐10 h。10 h前无诱因感脐周痛，伴轻度恶心，呕吐一次，为胃内容物。2 h前感右下腹痛。既往身体健康，停经40日。体格检查：痛苦病容，腹部平坦，无肠型，右下腹有压痛及反跳痛，肠鸣音存在，稍弱。妇科检查：阴道无异常分泌物，穹隆无触痛。

思考题：1. 首先考虑的诊断是什么？需要与哪些疾病相鉴别？

2. 为进一步诊断需要做哪些检查？

3. 治疗原则是什么？

一、概述

阑尾位于右髂窝，呈蚓状，开口于回盲瓣内下方2.5 cm处的盲肠，附着于盲肠的后内侧壁。其体表投影约在脐与右髂前上棘连线中、外1/3交界处，称为麦克伯尼点（McBurney点）。此点是选择阑尾手术切口的标志。在内脏血管转位或肠旋转不良者，阑尾可随盲肠位置的变化而位于肝下、盆腔甚至越过腹中线，而且阑尾的解剖部位可位于以根部为中心的360°内的任何位置，这就决定了阑尾炎的临床症状和体征的多变性，容易造成误诊、误治。阑尾动脉系回结肠动脉分支，为终末动脉，当血运障碍时易造成阑尾坏死。其静脉回流入门静脉，在阑尾炎症时，细菌栓脱落可致门静脉炎和肝脓肿。阑尾系膜短于阑尾本身，使其呈蜷曲状，加上其黏膜及黏膜下层富含淋巴组织，炎症时淋巴组织增生，使阑尾腔更加狭窄，腔内容物排出不畅可致梗阻，易致阑尾坏死和穿孔。

二、病因、病理及发病机制

急性阑尾炎是外科常见病，在外科急腹症中占首位。阑尾腔的阻塞（由于淋巴滤泡增生、粪石及其他原因）和细菌入侵是最常见的原因。在急性阑尾炎的发病过程中，根据其病理变化，临床可分为四种类型，即急性单纯性阑尾炎、急性化脓性阑尾炎、坏疽及穿孔性阑尾炎和阑尾周围脓肿。

三、临床表现

（一）症状

转移性右下腹痛为典型的临床表现，始于中上腹部或脐周，一般经过6～8 h后转移并局限于右下腹部，70%～80%的患者具有此种典型的症状，但没有转移性右下腹痛绝不能排除阑尾炎的诊断。随着病理过程的进展，腹痛可以从轻微疼痛发展成持续性剧痛。当阑尾坏疽穿孔后，因腔内压力突然减低，腹痛可以暂时减轻，引起腹膜炎时，症状再次加重。异位阑尾炎时，腹痛可出现在不同部位。此外，恶心、呕吐、腹泻、腹胀等消化道反应以及乏力、发热等全身炎症表现也是常见的症状。在发生门静脉炎时出现寒战、高热、腹水甚至黄疸。

（二）体征

右下腹固定性压痛是最重要的体征。在早期腹痛尚未转移至右下腹时，右下腹即出现固定性压痛为其特征。随着炎症进展，压痛范围扩大，甚至波及全腹，出现明显的反跳痛、腹肌紧张、肠鸣音减弱或消失等腹膜刺激征。如右下腹扪及一具有压痛的包块，边界不清而固定，为阑尾周围脓肿。

（三）实验室和其他检查

1. 实验室检查　白细胞计数和中性粒细胞比例增高。白细胞计数多为$(10\sim20)\times10^9/L$，可发生核左移。单纯性或老年性阑尾炎可不升高。

2. 影像学检查

（1）腹部平片　可见盲肠扩张和液气平面。

（2）B超　可见肿大的阑尾或脓肿。

（3）CT扫描　有助于阑尾周围脓肿的诊断。

（4）腹腔镜　对阑尾炎有诊断价值，也可用于阑尾切除。

四、并发症

1. 腹腔脓肿　是阑尾炎未经及时治疗的结果，以阑尾周围脓肿最常见，主要表现为腹胀、压痛性包块和全身中毒症状。

2. 内外瘘形成　脓肿可向小肠或大肠内穿破，亦可向膀胱、阴道或腹壁穿破，形成各种内瘘或外瘘，脓液可经瘘管排出。

3. 门静脉炎　当炎症发生时，阑尾静脉中感染性血栓可沿肠系膜上静脉至门静脉，导致门静脉炎，主要表现为肝脾大、剑突下压痛、轻度黄疸、寒战、高热等。

五、诊断与鉴别诊断

1. 诊断　病史及体征是诊断急性阑尾炎的主要手段，尤其是转移性右下腹痛。右下腹部固定性压痛及发热、白细胞升高、核左移是确立急性阑尾炎诊断的主要根据。此外，可行下面四项检查协助诊断：① 结肠充气试验：平卧位，以右手压迫左下腹，左手上、下挤压近侧结肠，出现右下腹痛为阳性；② 腰大肌试验：阳性提示阑尾位置深，位于腰大肌前方；③ 闭孔内肌试验：阳性提示盆腔阑尾，靠近闭孔内肌；④ 肛门直肠指检：直肠右前方压痛。当形成阑尾周围脓肿时，可触及痛性包块。诊断不明确时可适当选用腹部X线、B超和CT检查以协助诊断。

2. 鉴别诊断　应与急性阑尾炎鉴别的疾病有胃及十二指肠溃疡穿孔、右侧输尿管结石、妇产科疾病（如异位妊娠、卵巢滤泡或黄体囊肿破裂、卵巢囊肿蒂扭转和急性盆腔炎）、急性肠系膜淋巴结炎和其他内科性疾病(如急性胃肠炎、胆道系统疾病、右下肺炎、胸膜炎、心绞痛、克罗恩病等)、回盲肠肿瘤、梅克尔憩室炎或穿孔、小儿肠套叠等。

六、治疗

一旦确诊,应尽早手术,行阑尾切除术。对急性单纯性阑尾炎可先非手术治疗;急性化脓性阑尾炎、坏疽及穿孔性阑尾炎应急症手术;对阑尾周围脓肿患者,如病情稳定,宜内科姑息治疗,使用大剂量抗生素,联合中药内服及外敷治疗,以促进脓肿消散。也可在B超引导下脓肿穿刺抽脓或置管引流。如脓肿扩大,无局限化趋势,应行脓肿切开引流术。

七、特殊类型阑尾炎

婴幼儿、老年人及妊娠妇女的急性阑尾炎诊断困难,病情变化大,而且进展快,有其特殊性。

新生儿急性阑尾炎少见,患儿又不能提供病史,早期症状无特殊性,发热及白细胞升高均少见,所以易致误诊,穿孔率可高达95%以上,病死率很高。小儿急性阑尾炎因大网膜发育不全,起不到包裹保护作用,加上获取病史困难,易误诊和延误治疗。须耐心地获得患儿信赖,仔细对比左、右下腹体征,观察患儿反应而做出判断。治疗原则是早期手术。

妊娠期阑尾炎较常见,因子宫上推盲肠、阑尾,腹壁抬高,使压痛部位上移,腹痛转移时间较晚。由于炎症阑尾刺激不到壁层腹膜,因而腹部压痛、肌紧张和反跳痛均不明显。大网膜难以下移包裹炎症阑尾,使妊娠阑尾炎难于早期诊断,并易向全腹扩散,易导致流产或早产。治疗以行阑尾切除术为主,尽量减少对子宫的刺激,术后尽量不安放腹腔引流管。

老年人对痛觉反应迟钝,抵抗力下降,症状和体征均不典型,形成临床表现轻而病理变化重的特点,体温和白细胞总数可以正常,容易造成诊治延误,而且阑尾动脉多有硬化,易致阑尾缺血坏死,穿孔发生早,加之老年人多合并心血管、肾、糖尿病等疾病,病情复杂,治疗棘手,病死率高。一旦确诊应及时手术,同时注意处理伴随的内科性疾病。

八、预后

急性阑尾炎诊断明确后,经积极有效的外科治疗多可治愈,但治疗不及时也可引起腹腔脓肿,门静脉炎及内、外瘘形成等并发症,穿孔可导致急性腹膜炎,危及患者的生命。

(侯明亮)

第三十三章　消化性溃疡

临床案例

患者，男，45岁，驾驶员。因反复上腹痛3年，加剧1 h入院。3年前因饮食无规律，出现阵发性上腹疼痛，多于饥饿后发作，进食后缓解，未引起重视，未服药及进一步检查。1 h前饮酒约150 ml后突然出现上腹绞痛，伴恶心，呕吐3次，为胃内容物，无血迹，在家未行处理，急诊入院。起病以来无发寒、发热，无心悸、气促。大小便正常。既往体健，否认"肝炎"、"结核"等病史，无外伤、手术及药物过敏史。吸烟，20支/日，偶尔饮酒。体格检查：体温37.8℃，脉搏90次/min，呼吸20次/min，血压110/75 mmHg，急性痛苦病容，全身皮肤及巩膜无黄染，浅表淋巴结不大。心肺无异常。腹平，板状腹，满腹压痛、反跳痛，肝脾触及不满意，移动性浊音阴性，肠鸣音减弱。实验室检查：白细胞计数15.8×10^9/L，中性粒细胞0.87，L 0.13。尿液一般检查(—)。血淀粉酶98 U/L。B超检查提示：肝、胆、脾、双肾均正常。

思考题：1. 最可能的诊断及诊断依据是什么？

2. 应与哪些疾病进行鉴别？为了明确诊断，需进行哪些辅助检查？

一、概述

1. 概念　消化性溃疡(PU)是指发生在胃和十二指肠的黏膜缺损超过黏膜肌层的慢性溃疡，即胃溃疡(GU)和十二指肠溃疡(DU)，因溃疡形成与胃酸/胃蛋白酶的消化作用有关而得名。

2. 流行病学　约10%的人在其一生中患过消化性溃疡。中年人发病率较高，男性多于女性。临床上十二指肠溃疡与胃溃疡的发生率之比约为3∶1，且十二指肠溃疡多见于青壮年，胃溃疡多见于中老年，胃溃疡发病高峰比前者约迟10年。秋冬和冬春之交是发作的高峰季节。

二、病因、病理及发病机制

1. 病因及发病机制　消化性溃疡存在多种病因，它们通过不同的发病机制加强对胃肠道黏膜的攻击因子，减弱胃肠道黏膜的防御因子。攻击因子的加强和防御因子的减弱往往同时不同程度地存在。正常胃肠道黏膜屏障的维护依赖于攻击因子与防御因子的相对平衡，当胃、十二指肠黏膜的攻击因子超过防御因子时，就会发生消化性溃疡。

(1) 攻击因子　包括:① 幽门螺杆菌感染,是引起消化性溃疡的重要病因;② 非甾体消炎药,对胃肠道黏膜有直接的毒性作用;③ 胃酸和胃蛋白酶,分泌过多形成对黏膜的自身消化;④ 促溃疡形成介质(如氧自由基等),可促溃疡发生。

(2) 防御因子　包括:① 胃黏膜表面上皮细胞紧密连接;② 黏液及碳酸氢盐,黏液覆盖于胃黏膜表面,阻碍 H^+ 的逆弥散;③ 胃表面上皮细胞再生;④ 胃黏膜血流。

2. 病理　十二指肠溃疡多发生在十二指肠球部,胃溃疡多在胃角和胃窦小弯。溃疡一般为单个,也可多个,呈圆形或椭圆形,十二指肠溃疡直径多小于 10 mm,胃溃疡直径稍大,但直径多小于 25 mm。溃疡边缘光整,底部洁净,上面覆盖有灰白色或灰黄色纤维渗出物。活动性溃疡周围黏膜常有炎症水肿。

三、临床表现

(一) 症状

1. 上腹痛　是溃疡病的主要症状,典型者有下列临床特点:① 慢性经过,病史可达数年至数十年。② 周期性发作,发作与缓解相互交替,常在秋冬或冬春之交,也可因精神情绪不良或过劳而诱发。③ 发作时,上腹呈节律性疼痛,十二指肠溃疡表现为饥饿痛(即疼痛→进食→缓解),胃溃疡表现为畏食(即进食→疼痛→缓解),但在出现并发症时节律性消失。

2. 疼痛者均可伴有反酸、嗳气、上腹胀等症状。

(二) 体征

溃疡活动时上腹部可有局限性轻压痛,缓解期无明显体征。

(三) 实验室和其他检查

1. 内镜检查及胃黏膜活组织检查　是确诊消化性溃疡首选的检查方法。

2. X 线钡餐检查　适用于对内镜检查有禁忌或不愿接受内镜检查者。龛影的出现对溃疡病的诊断有确诊价值。

3. 幽门螺杆菌检测　可通过内镜取胃黏膜活组织进行快速尿素酶试验、组织学检查和幽门螺杆菌培养。

4. 胃液分析和血清促胃液素测定　一般仅在疑有促胃液素瘤时做鉴别诊断之用。

四、并发症

1. 出血　是十二指肠溃疡最常见的并发症,也是上消化道大出血最常见的病因。

2. 穿孔　穿孔后引起急性弥漫性腹膜炎,是溃疡病最严重的并发症。

3. 幽门梗阻　主要是由十二指肠溃疡引起。可分为因炎症水肿和幽门部痉挛而引起的功能性梗阻和由于瘢痕收缩所引起的器质性慢性梗阻。

4. 癌变　少数胃溃疡可发生癌变,十二指肠溃疡则不会。

五、诊断与鉴别诊断

(一) 诊断

1. 病史、症状和体征 慢性病程、周期性发作和节律性上腹疼痛是诊断消化性溃疡的重要线索。

2. 辅助检查

(1) X 线钡餐检查 发现龛影亦有确诊价值。

(2) 内镜检查 可以确诊。

(二) 鉴别诊断

1. 胃癌 内镜或 X 线检查见到胃的溃疡,必须进行鉴别。恶性溃疡的内镜特点为:① 溃疡不规则,一般较大;② 底凹凸不平,苔污秽;③ 边缘呈结节状隆起;④ 周围皱襞中断;⑤ 胃壁僵硬,蠕动减弱。X 线钡餐检查亦可见上述相应的 X 线征。

2. 促胃液素瘤 是胰腺非 B 细胞瘤,可分泌大量的促胃液素而刺激壁细胞增生,分泌大量胃酸,导致胃、十二指肠球部发生多发性溃疡。

六、治疗

治疗原则为消除病因、缓解症状、促进愈合、预防复发和防治并发症。

1. 一般治疗

(1) 心理治疗 乐观的情绪、规律的生活、避免过度劳累和精神紧张在本病的发作期和缓解期均很重要。

(2) 饮食 避免辛辣、过咸食物及浓茶、咖啡,戒烟、酒。定时进食,少吃多餐。

(3) 镇静 对少数有焦虑、紧张、失眠等症状者,可短时间内服用地西泮等镇静药。

(4) 停用可诱发或加重溃疡或并发出血的药物。

2. 药物治疗

(1) 抗酸药 具有中和胃酸、增强胃黏膜屏障的作用,临床上多用铝镁合剂。

(2) 抑酸药 ① 促胃液素受体拮抗药如丙谷胺;② M_1 受体拮抗药,如盐酸哌仑西平;③ H_2 受体拮抗药,如西咪替丁等;④ 质子泵抑制药,如奥美拉唑。

(3) 胃黏膜保护药 如枸橼酸铋钾。

(4) 根除幽门螺杆菌的三联疗法 奥美拉唑或兰索拉唑或枸橼酸铋钾加克拉霉素再加阿莫西林或甲硝唑治疗。

3. 手术治疗

(1) 溃疡复发的预防 有效根除幽门螺杆菌及彻底停服 NSAID 是减少溃疡复发的主要措施。

(2) 外科手术指征 ① 大量出血经内科治疗无效;② 急性穿孔;③ 瘢痕性幽门梗阻;④ 胃溃疡疑有癌变;⑤ 正规内科治疗无效的顽固性溃疡。

4. 其他治疗 中药治疗,可用胃苏冲剂、健胃愈疡片、胃热清胶囊等。

七、术后并发症及防治

1. 预后　由于内科有效治疗的发展，预后远较过去为佳，已使消化性溃疡的病死率显著下降至1%以下。死亡主要见于高龄患者，死亡的主要原因是并发症，特别是大出血和急性穿孔。

2. 预防　① 饮食：发作期严格限制刺激性食物，属虚寒者不宜吃梨、柿等凉性水果，限制肉汤、鸡汤、鱼汤的摄入，宜食用清淡、易消化食物，少量多餐。② 生活：生活规律，劳逸结合。③ 精神：保持乐观的情绪，对少数焦虑、紧张、失眠的患者可给予一些安定药治疗。

（侯明亮）

第三十四章　病毒性肝炎

临床案例

患者，男性，27 岁。2 年前患“急性黄疸型肝炎”，在当地医院住院治疗，好转出院，出院后坚持正常工作，间断用药治疗。10 日前因劳累后出现乏力及右上腹不适。体格检查：体温 36.9℃，脉搏 73 次/min，呼吸 18 次/min，血压 114/70 mmHg。发育正常，营养中等，意识清晰。皮肤、巩膜无黄染，无蜘蛛痣。心肺检查无异常，腹平软，无压痛，肝脾未扪及，无移动性浊音，双下肢无水肿。谷丙转氨酶 96 U/L，血清总胆红素 8μmol/L，血清总蛋白 70 g/L，清蛋白 40 g/L，球蛋白 30 g/L，凝血酶原活动度 73%。B 超：肝实质光点粗，回声强。实验室检查：白细胞计数 6.2×10^9/L，中性粒细胞 0.66，淋巴细胞 0.32，单核细胞 0.02。乙肝病毒表面抗原(+)，乙肝病毒表面抗体(－)，乙肝病毒 e 抗原(+)，乙肝病毒 e 抗体(－)，乙肝病毒核心抗体(+)，乙肝病毒 DNA 阳性。

思考题：该病例有哪些特点？可以诊断为什么病？怎样防治？

一、概述

1. 概念　病毒性肝炎是由多种肝炎病毒引起的以肝损害为主的一组传染病，临床上主要表现为乏力、食欲减退、肝大及肝功能异常，部分患者出现黄疸。按病毒不同目前已确定的有甲型肝炎、乙型肝炎、丙型肝炎、丁型肝炎和戊型肝炎。甲型、戊型肝炎主要表现为急性肝炎。乙型、丙型、丁型肝炎多为慢性感染，少部分可发展为肝硬化或肝癌。

2. 流行病学

(1) 传染源　甲型、戊型肝炎的传染源是急性患者和隐性感染者。乙型、丙型、丁型肝炎的传染源是急、慢性患者和病毒携带者。

(2) 传播途径　甲型、戊型肝炎以粪—口途径传播为主。乙型、丙型、丁型肝炎经血液、体液、母婴传播。

(3) 易感人群　人类对各型肝炎病毒普遍易感，感染后多可产生一定程度的免疫力，甲型肝炎感染后可获持久免疫力，各型间无交叉免疫力。

二、病因及发病机制

1. 病因

(1) 甲型肝炎病毒(HAV)　为微小 RNA 病毒科中的嗜肝 RNA 病毒属，只有 1 个血清型和1个抗原抗体系统。IgM型抗体是近期感染的标志，IgG型抗体是过去感染或免疫接种后的标志。HAV在外界抵抗力较强，能耐受60℃ 30 min，100℃ 1 min才能完全灭活。耐酸碱，干粪中25℃能存活30天，在水中可存活数月，耐低温。对紫外线、甲醛敏感。

（2）乙型肝炎病毒（HBV） 为DNA病毒。HBV的抵抗力很强，能耐受紫外线、低温、干燥及一般浓度的消毒剂。煮沸10 min，65℃10 h或高压蒸汽消毒可以被灭活。对0.5%过氧乙酸、0.2%苯扎溴铵敏感。

HBV的抗原抗体系统：① 乙型肝炎表面抗原（HBsAg）与乙型肝炎表面抗体（抗HBs）：人体感染HBV后最早1～2周，最迟11～12周血中首先出现HBsAg。HBsAg只有抗原性，无传染性。急性自限性HBV感染时血中HBsAg持续时间大多为1～6周，最长可达20周，在慢性患者和无症状携带者中可持续存在多年。抗HBs在HBsAg转阴后一段时间开始出现，是一种保护性抗体，可保持多年。② 乙型肝炎核心抗原（HBcAg）和乙型肝炎核心抗体（抗HBc）：肝中的HBcAg主要存在于受感染的肝细胞核内，血液中的HBcAg主要存在于Dane颗粒的核心。HBcAg是HBV复制的标志。高滴度抗HBc IgM见于乙型肝炎急性期和慢性乙型肝炎急性发作期。抗HBc IgG出现较迟，可保持多年。③ 乙型肝炎e抗原（HBeAg）与乙型肝炎e抗体（抗HBe）：HBeAg一般仅见于HBsAg阳性血清，是HBV复制活跃和有较强的传染性的标志。长期抗HBe阳性并不代表病毒停止复制或无传染性。

HBV DNA是病毒复制和传染性的直接标志。HBV DNA聚合酶位于病毒核心部位，也是反映病毒复制和传染性的标志。

（3）丙型肝炎病毒（HCV） 为单股正链RNA病毒。HCV对外界有一定的抵抗力，但煮沸、紫外线、10%氯仿可使其灭活。丙型肝炎病毒抗体（抗HCV）不是保护性抗体，是HCV感染的标志。HCV RNA在感染HCV后第一周即可检出，是病毒感染和复制的直接标志。

（4）丁型肝炎病毒（HDV） 为单股环状闭合负链RNA病毒。HDV是一种缺陷病毒，需HBV等嗜肝病毒辅助才能自行复制。HDV只有一个血清型和一个抗原抗体系统。HDV RNA是诊断HDV感染的直接依据。

（5）戊型肝炎病毒（HEV） 为单股正链RNA病毒。抗HEV IgM是近期HEV感染的标志。抗HEV IgG在血清中持续存在的时间多在发病后1年以内。

近年来还发现了庚型肝炎病毒、输血传播病毒，但是否引起病毒性肝炎，尚无定论。

2. 发病机制 HAV侵入人体后，由肠道进入血流，引起短暂的病毒血症，然后进入肝细胞。HAV并不直接杀伤肝细胞，发病可能与细胞免疫、免疫复合物机制有关。

HBV引起的肝细胞病变主要由细胞免疫反应所致，肝外损害主要由免疫复合物引起。

丙型、丁型及戊型肝炎的发病机制尚待进一步研究。

三、病理

各型肝炎的肝基本病变为：弥漫性肝细胞变性、坏死，肝细胞再生，不同程度的炎症细胞浸润，间质增生。

四、临床表现

潜伏期：甲型肝炎5～45日，乙型肝炎28～180日，丙型肝炎15～180日，丁型肝炎3～12

周，戊型肝炎 10～75 日。

各型肝炎病毒均可引起急性肝炎、重型肝炎，慢性肝炎由乙型、丙型、丁型肝炎病毒引起。

（一）急性肝炎

1. 急性黄疸型肝炎

（1）黄疸前期　出现乏力、食欲减退、厌油、恶心、呕吐、上腹部不适、腹胀、肝区痛等症状，尿色逐渐加深。甲型、戊型肝炎起病较急，多数病例有发热。乙型肝炎可有皮疹、关节痛等血清病样表现。本期持续约 1 周。

（2）黄疸期　发热消退，自觉症状有所好转，但尿色加深，巩膜、皮肤出现黄染，黄疸于 1～3 周内达高峰。可有一过性粪色变浅、皮肤瘙痒、心率缓慢。肝大且有叩压痛，部分患者脾大，肝功能异常。本期持续 2～6 周。

（3）恢复期　黄疸逐渐消退，症状消失，肝脾回缩，肝功能逐渐恢复至正常。本期持续2～16周，平均 1 个月。

2. 急性无黄疸型肝炎　此型较黄疸型多见，起病较缓，症状较轻，无黄疸。病程 2～3 个月。

（二）慢性肝炎

1. 轻度　病情较轻，症状不明显，或虽有症状、体征，但肝功能指标仅 1 或 2 项轻度异常。

2. 中度　症状、体征、实验室检查居于轻度与重度之间。

3. 重度　有明显或持续的肝炎症状，可伴有肝病面容、肝掌、蜘蛛痣、脾大。谷丙转氨酶(ALT)反复和(或)谷草转氨酶(AST)反复持续升高，白蛋白(A)降低或白蛋白/球蛋白(A/G)比值异常，丙种球蛋白明显增高。

（三）重型肝炎

1. 急性重型肝炎　以急性黄疸型肝炎起病，2 周内出现极度乏力、严重的消化道症状，迅速出现Ⅱ度以上(按Ⅳ度划分)肝性脑病，凝血酶原活动度低于 40%，黄疸急剧加深，肝浊音界进行性缩小。即使黄疸很浅，甚至尚未出现黄疸，但有上述表现者均应考虑本病。

2. 亚急性重型肝炎　以急性黄疸型肝炎起病，15 日至 26 周出现极度乏力、明显消化道症状，黄疸迅速加深，血清总胆红素每日上升≥17.1μmol/L 或大于正常值 10 倍，凝血酶原活动度低于 40%，凝血酶原时间明显延长。首先出现Ⅱ度以上肝性脑病者称为脑病型，首先出现腹水者称为腹水型。

3. 慢加急性(亚急性)重型肝炎　是在慢性肝病基础上出现的急性或亚急性肝功能失代偿。

4. 慢性重型肝炎　在肝硬化基础上，肝功能进行性减退导致以腹水或门静脉高压、凝血功能障碍和肝性脑病等为主要表现的慢性肝功能失代偿。

（四）淤胆型肝炎

起病类似急性黄疸型肝炎，但自觉症状较轻，皮肤瘙痒，大便灰白，肝明显增大，血清胆红素明显升高，以直接胆红素为主。黄疸持续 3 周以上。

（五）肝炎肝硬化

肝炎肝硬化是慢性肝炎的发展结果。根据肝脏炎症的活动程度，分为活动性肝硬化、静止性肝硬化。根据临床表现及肝组织病理表现，分为代偿性肝硬化、失代偿性肝硬化。

五、实验室和辅助检查

（一）肝功能检查

1. 血清酶测定　① ALT：是反映肝细胞功能的最常用指标，急性期及活动期明显升高。重型肝炎 ALT 快速下降，胆红素不断升高，称为酶胆分离现象，提示肝细胞大量坏死。② AST：在肝病时 AST 升高，与肝病严重程度成正相关。

2. 血清清蛋白　重型肝炎、慢性肝炎中度以上、肝硬化时，清蛋白下降，A/G 比值下降或倒置。

3. 胆红素　肝损害程度与胆红素含量成正相关，重型肝炎常超过 171 μmol/L。

4. 凝血酶原活动度（PTA）　PTA 高低与肝损害程度成正比。

（二）其他生化指标检测

1. 血糖、血浆胆固醇　重型肝炎患者血糖、血浆胆固醇可以明显下降，梗阻性黄疸时胆固醇升高。

2. 甲胎蛋白（AFP）　肝炎活动和肝细胞修复时可有不同程度地升高；急性重型肝炎时升高，提示有肝细胞再生。

（三）病原学检查

1. 甲型肝炎　抗 HAV IgM 是早期诊断甲型肝炎最简便而可靠的血清学标志。抗 HAV IgG 属于保护性抗体，是具有免疫力的标志。

2. 乙型肝炎　① HBsAg 与抗 HBs：HBsAg 阳性表示 HBV 感染，HBsAg 阴性不能排除 HBV 感染。抗 HBs 阳性表示对 HBV 有免疫力。② HBeAg 与抗 HBe：HBeAg 阳性表示 HBV 复制活跃且传染性强。抗 HBe 阳性并不代表 HBV 停止复制或无传染性。③ HBcAg 与抗 HBc：HBcAg 阳性表示 HBV 处于复制状态，有传染性。抗 HBc IgM 阳性提示 HBV 现症感染。高滴度抗 HBc IgG 阳性表示现症感染，低滴度抗 HBc IgG 阳性提示既往感染。④ HBV DNA：是 HBV 复制和传染性的直接指标。

3. 丙型肝炎　抗 HCV 是病毒感染的标志。抗 HCV IgM 阳性表示现症感染，抗 HCV IgG 阳性表示现症感染或过去感染。HCV RNA 是病毒感染和复制的直接标志。

4. 丁型肝炎　抗 HDV IgM 阳性是 HDV 现症感染的标志。高滴度抗 HDV IgG 表示 HDV 感染持续存在，低滴度抗 HDV IgG 提示 HDV 感染静止或终止。

5. 戊型肝炎　抗 HEV IgM、抗 HEV IgG 均可作为近期感染的标志。

六、并发症

1. 上消化道出血　上消化道出血可诱发肝性脑病、感染、腹水、肝肾综合征。

2. 肝肾综合征　是严重肝病的终末期表现。

3. 感染　多发生于重型肝炎，以革兰阴性杆菌为主，感染部位以胆管、腹膜、肺较多见。深部真菌感染的治疗较为困难。

七、诊断与鉴别诊断

（一）诊断

1. 流行病学资料　有助于诊断。甲型、戊型肝炎：病前流行区生活史，与患者的生活接触史。乙型肝炎：与 HBV 感染者的接触史，输血史，不洁注射史，婴儿的母亲为 HBsAg 阳性。丙型肝炎：是否为静脉药瘾者，是否有多个性伴侣，有无输血及血制品、血液透析，母亲是否为 HCV 感染者。

2. 各临床类型的临床表现　是临床分型诊断的依据。

3. 病原学或血清学特异方法的检测　是病原学诊断的确诊依据。

（二）鉴别诊断

1. 药物性肝损害　有应用肝损害的药物史，肝炎病毒标志物阴性，停药后肝功能可逐渐恢复。

2. 感染中毒性肝炎　某些病毒、细菌、原虫、蠕虫感染可引起肝炎，主要根据原发病的临床特点、病原学、血清学和影像学检查进行鉴别。

3. 酒精性肝炎　肝炎病毒标志物阴性，有长期较大量饮酒史或酗酒史。

4. 脂肪肝　依据血清三酰甘油、胆固醇增高，B 超检查进行鉴别。

5. 肝外梗阻性黄疸　常由胆石症、胆管癌、胰头癌、肝癌、壶腹周围癌等引起，原发病临床表现、影像学检查有助于鉴别。

八、治疗

治疗原则：以合理休息、营养为主，辅以适当药物，避免过度劳累、饮酒和损害肝脏药物。

（一）急性肝炎

早期卧床休息，恢复期逐渐增加活动量，应避免过劳，症状消失、肝功能正常后仍应休息 1～3 个月。

饮食应清淡易消化，热量足够。适当补充维生素，必要时静脉补充葡萄糖。对症治疗及恢复肝功能的药物不宜太多，以免加重肝的负担。

急性丙型肝炎应早期抗病毒治疗，药物可选用干扰素或长效干扰素。

(二) 慢性肝炎

1. 一般治疗　症状明显时以静养为主，病情较重者应卧床休息，病情好转后应注意动静结合，不宜过度劳累。合理饮食，不必过分强调高营养。

2. 药物治疗

(1) 非特异性护肝药物治疗　可用维生素(维生素 B 族、维生素 C、维生素 E 等)、葡醛内酯、肌苷、辅酶 A、三磷腺苷、还原型谷胱甘肽、氨基酸、泛癸利酮等。ALT 升高者可选用甘草提取物、垂盆草、五味子类、齐墩果酸、苦参碱。黄疸患者可选用茵栀黄注射液、门冬氨酸钾镁、丹参等。

(2) 抗病毒治疗　① 干扰素(INF):用于慢性乙型肝炎和丙型肝炎，应注意掌握治疗指征、剂量及疗程。注意观察干扰素的不良反应，并做出相应处理。② 核苷类抗病毒药:有抑制 HBV 复制的作用，可选用拉米夫定、阿德福韦酯、恩替卡韦和替比夫定等。

(3) 免疫调节　可选用胸腺素、特异性免疫核糖核酸、转移因子。

(三) 重型肝炎

采用综合性治疗措施。绝对卧床休息，加强监护，严密观察病情变化，防止医院内感染。控制蛋白质的摄入量，加强支持治疗，维持水、电解质及酸碱平衡。应用肝细胞生长因子促进肝细胞再生。积极防治肝性脑病、上消化道出血、继发感染及肝肾综合征。通过保守治疗难以恢复的患者，可以采用人工肝支持系统。

九、预后与预防

1. 预后　急性肝炎多数在 3 个月内康复，急性乙型、丙型肝炎可转为慢性肝炎或病毒携带者。部分慢性肝炎可发展为肝硬化或转为肝癌。重型肝炎预后不良，病死率达 50%。活动性肝硬化预后不良。

2. 预防

(1) 控制传染源　隔离急性患者至病毒消失。病毒携带者及肝炎患者不能从事入口食品和托幼工作，不得献血。

(2) 切断传播途径　甲型、戊型肝炎采取切断粪—口途径传播的措施。乙型、丙型、丁型肝炎采取防止血液、体液传播的措施。

(3) 保护易感人群　① 甲型肝炎:对易感者接种甲型肝炎减毒活疫苗，易感接触者注射人丙种球蛋白。② 乙型肝炎:乙型肝炎疫苗接种是预防乙型肝炎的最关键措施，接种对象为易感者、新生儿。乙型肝炎免疫球蛋白主要用于阻断母婴传播及暴露于 HBV 的易感者。③ 戊型肝炎:对易感者接种重组戊型肝炎疫苗。

(廖可育)

第三十五章 肝 硬 化

临床案例

患者，男性，67 岁，教师。以呕血、便血 5 日为主诉入院。5 日前无明显诱因出现呕血一次，量约 500 ml，鲜红色，含血块。共便血 7 次，每次量为 150～500 g，呈暗红色血便，稀糊状，伴头晕、乏力，无发热、腹痛、黄染、意识障碍、腹胀等。在当地经止血、补液、输血等治疗后，效果欠佳，遂来我院。既往有“乙肝”史 15 年余，肝硬化并上消化道出血史 6 年余，一直口服“护肝药”。无“伤寒”、“结核”病史，无外伤史，无外地常居史，无烟酒嗜好。体格检查：体温 36.3℃，脉搏 60 次/min，呼吸 15 次/min，血压 120/60 mmHg，面色晦暗，意识清楚，精神差，全身皮肤黏膜无黄染，有蜘蛛痣，皮下可见出血点，浅表淋巴结不大。心肺听诊正常。腹平软，肝脾未触及，全腹无压痛，移动性浊音(±)，肠鸣音活跃，双下肢水肿。实验室检查：白细胞计数 2.8×10^{9}/L，红细胞计数 2.69×10^{12}/L，中性粒细胞 0.83，红细胞平均体积(MCV) 103 fl，血红蛋白 80 g/L，血小板计数 77×10^{9}/L。HBsAg(－)，抗 HBs(－)，HBeAg(－)，抗 HBe(－)，抗 HBc(－)，ALT 21 U/L，AST 30 U/L，总蛋白(TP) 38.6 g/L，尿素氮(BUN) 11.03 mmol/L，肌酐(Cr) 82.9 mmol/L，碱性磷酸酶(ALP) 40 U/L，γ-谷氨酰基转移酶(GGT) 54 U/L，直接胆红素(DB) 19.4 μmol/L，总胆红素(TB) 31.3 μmol/L。B 超检查提示：肝被膜欠光滑，肝内血管纹理欠清晰，肝内光点粗，分布散，回声增强，右肝体积偏小，脾厚 46 mm，肋下 16 mm，肝、肾隐窝见液性暗区，最大面积24 mm×61 mm。

思考题：1. 请予以诊断，并列出诊断依据。

2. 应与哪些疾病相鉴别？

一、概述

肝硬化是一种以肝组织弥漫性纤维化、假小叶和再生结节形成为病理特征，以肝功能损害和门静脉高压两大临床症状群为主要表现的慢性肝病。肝硬化患者可伴有消化道出血、肝性脑病、继发感染等严重并发症。肝性脑病是肝硬化患者死亡的主要原因。本病可见于任何年龄组，但以中青年较多，男性发病率高于女性。

二、病因、病理及发病机制

引起肝硬化的病因很多，在我国以病毒性肝炎所致的肝硬化为主。① 病毒性肝炎：主要为乙型、丙型和丁型肝炎病毒重叠感染，甲型和戊型病毒性肝炎不发展为肝硬化；② 酒精中毒：长期大量饮酒（每日摄入乙醇 80 g 达 10 年以上）时，引起酒精性肝炎，继而发展为肝硬化；③ 胆汁淤积：长期肝内淤胆或肝外胆管阻塞时，可引起原发性或继发性胆汁性肝硬化；④ 循环障碍：慢性充血性心力衰竭、肝静脉和下腔静脉阻塞，可致肝细胞长期淤血缺氧、坏死和结缔组织增生，形成淤血性（心源性）肝硬化；⑤ 工业毒物或药物：长期接触四氯化碳、磷、砷等或服用双醋酚汀、甲基多巴、四环素等，可引起中毒性肝炎，最终演变为肝硬化；⑥ 代谢障碍：由于遗传或先天性酶缺陷，使某些代谢产物沉积于肝，引起肝细胞坏死和结缔组织增生，逐步形成肝硬化；⑦ 营养障碍：慢性炎症性肠病可引起吸收不良和营养失调、肝细胞脂肪变性和坏死，并可降低肝对其他致病因素的抵抗力；⑧ 免疫紊乱；⑨ 长期或反复感染血吸虫病，虫卵及其毒性产物可引起大量结缔组织增生，但再生结节不明显，故称门脉性肝硬化；⑩ 原因不明：发病原因一时难以肯定，称为隐源性肝硬化。

肝硬化的演变过程包括：① 广泛肝细胞变性、坏死，肝小叶纤维支架塌陷。② 再生的肝细胞不沿原支架排列再生，形成不规则结节状肝细胞团（再生结节）。③ 自门管区和肝被膜有大量纤维结缔组织增生，形成纤维束，包绕再生结节或将残留肝小叶重新分割，改建成为假小叶，这就是肝硬化已经形成的典型形态改变。上述病理变化造成肝内血循环的紊乱，表现为血管床缩小、闭塞或扭曲，血管受到再生结节挤压；肝内门静脉、肝静脉和肝动脉小支三者之间失去正常关系，并相互出现交通吻合支等，是形成门静脉高压的病理基础，且促进肝硬化病变的进一步发展。

在大体形态上，肝变形，早期增大，晚期明显缩小，质地变硬，重量减轻，外观呈棕黄色或灰褐色，表面有弥漫性大小不等的结节和塌陷区，边缘较薄而硬，肝被膜增厚。在组织学上，正常肝小叶结构消失或破坏，全被假小叶所取代。门管区因结缔组织增生而显著增宽，其中可见程度不等的炎性细胞浸润，并有小胆管样结构（假胆管）。

根据结节形态，肝硬化可分为四型。① 小结节性肝硬化：最为常见。结节大小相仿，一般直径在 3～5 mm，最大不超过 1 cm，纤维间隔较细，假小叶大小亦一致。② 大结节性肝硬化。③ 大小结节混合性肝硬化：为上述两型的混合型，此型肝硬化亦很常见。④ 不完全分隔型肝硬化：又称再生结节不明显性肝硬化。此型主要由血吸虫病所致。

肝硬化时其他器官亦出现相应的病理改变。门静脉压力增高至一定程度，门体侧支循环开放，以食管、胃底静脉曲张和腹壁静脉曲张最为重要。脾因长期充血而肿大。胃黏膜可见淤血、水肿和糜烂。睾丸或卵巢、甲状腺、肾上腺皮质等常有萎缩和退行性变。

三、临床表现

肝硬化大多起病隐匿，进展缓慢，病情亦较轻微，可潜伏数年或数十年。少数因大片肝坏死，短期内便发展成肝硬化。临床上将肝硬化分为肝功能代偿期和失代偿期，但两期界限常不清楚。

（一）代偿期

症状较轻，缺乏特异性。可有乏力、食欲缺乏，有腹胀、恶心、上腹不适或隐痛、腹泻等。上述症状多呈间歇性，因劳累或伴发病而出现，经休息或治疗后可缓解。肝轻度增大，质地结实或偏硬，无或有轻度压痛，脾轻度或中度增大。肝功能多正常或轻度异常。

(二) 失代偿期

症状明显，主要为肝功能减退和门静脉高压，同时可有全身多系统症状。

1. 肝功能减退的临床表现

(1) 全身症状　一般情况与营养状况较差，消瘦，乏力，精神不振，面色晦暗无光泽(肝病面容)，可有不规则低热、水肿等。

(2) 消化道症状　食欲缺乏甚至厌食，进食后常感上腹饱胀不适、恶心或呕吐，进油腻肉食易引起腹泻、腹胀。50%以上患者有轻度黄疸，少数有中、重度黄疸。

(3) 出血倾向　常有牙龈出血、鼻出血、皮肤紫癜和胃肠出血，女性有月经过多倾向。

(4) 贫血　患者常有不同程度的贫血。

(5) 内分泌紊乱　肝功能减退时，常有激素平衡失调。主要有雌激素增多，雄激素减少，有时糖皮质激素亦减少。男性患者常表现为性欲减退、睾丸萎缩、毛发脱落及乳房发育等；女性患者有月经失调、闭经、不孕等。患者面部、上胸、肩背和上肢等上腔静脉引流区域出现蜘蛛痣和(或)毛细血管扩张；在手掌大鱼际、小鱼际和指端腹侧部位有红斑，称为肝掌。在肝功能减退时，肝对醛固酮和抗利尿激素灭能作用减弱，致继发性醛固酮增多和抗利尿激素增多，对腹水的形成和加重亦起重要的促进作用。由于肾上腺皮质功能减损，患者面部(尤其眼眶周围)和其他暴露部位可见皮肤色素沉着。

2. 门静脉高压　门静脉系统阻力增加和门静脉血流量增多是形成门静脉高压的主要原因。脾大、侧支循环的建立和开放、腹水是门静脉高压的三大临床表现。

(1) 脾大　脾因长期淤血而大，多为轻、中度大，部分可达脐下。上消化道大出血时，脾可暂时缩小，甚至不能触及。晚期脾大常伴有白细胞、血小板和红细胞计数减少，称为脾功能亢进。

(2) 侧支循环的建立和开放　门静脉压力增高，来自消化器官和脾的回心血液流经肝受阻，导致门-体侧支循环的建立与开放。

(3) 腹水　是肝硬化最突出的临床表现，失代偿期患者75%以上有腹水。

3. 肝　肝大小与肝内脂肪浸润、再生结节和纤维化的程度有关。早期肝大，表面尚平滑，晚期缩小，可触及结节或颗粒状，通常无压痛，但在肝细胞进行性坏死或炎症时则可有轻压痛。

四、实验室和其他检查

1. 血常规　代偿期多正常，失代偿期有轻重不等的贫血。脾功能亢进时白细胞和血小板计数减少。

2. 尿常规　代偿期一般无变化，有黄疸时可出现尿胆红素，尿胆原定性阳性。有时可见到蛋白、管型和血尿。

3. 肝功能试验　代偿期肝硬化的肝功能试验大多正常或有轻度异常。失代偿期时多种肝功能异常，血清胆红素有不同程度地增高。转氨酶常有轻、中度增高，一般以ALT增高较显著，肝细胞严重坏死时则AST活力升高更明显。清蛋白降低，球蛋白增高，在血清蛋白电泳中，清蛋白减少，γ-球蛋白增高。

4. 免疫功能检查　肝硬化时免疫功能的改变有：① 可发现50%以上的患者T淋巴细胞数

低于正常；② 体液免疫检查，免疫球蛋白 IgG、IgA 均可增高，一般以 IgG 增高最为显著，与 γ-球蛋白的升高相当；③ 部分患者还可出现非特异性自身抗体；④ 病因为病毒性肝炎者，病毒标志物呈阳性反应。

5. 腹水检查　一般为漏出液。如并发自发性腹膜炎，则腹水透明度降低，相对密度介于漏出液和渗出液之间，白细胞数增多，常在 500×10^6/L 以上，其中多形核白细胞（PMN）计数大于 250×10^6/L。并发结核性腹膜炎时，腹水中白细胞则以淋巴细胞为主。腹水呈血性应高度怀疑癌变，宜做细胞学检查。

6. 影像学检查　食管静脉曲张时行食管吞钡 X 线检查显示充盈缺损，胃底静脉曲张时可见菊花样充盈缺损。CT 和 MRI 检查可显示早期肝大，晚期肝右叶萎缩，左叶增大，肝表面不规则，脾大，腹水。B 超显像亦可显示肝大小、外形改变和脾大。门静脉高压者门静脉主干内径＞13 mm，脾静脉内径＞8 mm。

7. 内镜检查　可直接看见静脉曲张及其部位和程度，阳性率较 X 线检查为高。并发上消化道出血时，急诊内镜检查可判明出血部位和病因，并可进行止血治疗。

8. 肝穿刺活组织检查　若见有假小叶形成，可确诊为肝硬化。

9. 腹腔镜检查　可直接观察肝外形、表面、色泽以及脾的改变。直视下对病变明显处做穿刺活组织检查，对鉴别肝硬化、慢性肝炎和原发性肝癌以及明确肝硬化的病因很有帮助。

五、并发症

1. 上消化道出血　为最常见的并发症，多突然发生大量呕血或黑粪，常引起失血性休克或诱发肝性脑病，病死率很高。

2. 肝性脑病　是本病最严重的并发症，亦是最常见的死亡原因。

3. 感染　肝硬化患者抵抗力低下，常并发细菌感染，如肺炎、胆管感染、大肠埃希菌败血症和自发性腹膜炎等。

4. 肝肾综合征　失代偿期肝硬化出现大量腹水时，可发生肝肾综合征。其特征为自发性少尿或无尿、氮质血症、稀释性低钠血症，但肾却无重要病理改变。

5. 原发性肝癌　肝硬化患者短期内出现肝迅速增大、持续性肝区疼痛，肝表面发现肿块或腹水呈血性等，应怀疑并发原发性肝癌，需做进一步检查。

6. 电解质和酸碱平衡紊乱　肝硬化患者常见的电解质紊乱有：① 低钠血症；② 低钾低氯血症与代谢性碱中毒，低钾低氯血症可导致代谢性碱中毒，并诱发肝性脑病。

六、诊断与鉴别诊断

1. 诊断　主要根据为：① 有病毒性肝炎、长期饮酒等有关病史；② 有肝功能减退和门静脉高压的临床表现；③ 肝质地坚硬，有结节感；④ 肝功能试验常有阳性发现；⑤ 肝活组织检查见假小叶形成。

2. 鉴别诊断

（1）与肝大的疾病鉴别　主要有慢性肝炎、原发性肝癌、肝棘球蚴病，某些累及肝的代谢疾病和血液病等。

（2）与引起腹水和腹部胀大的疾病鉴别　如结核性腹膜炎、缩窄性心包炎、慢性肾小球肾炎、腹腔内肿瘤等。

(3) 肝硬化并发症的鉴别 ① 上消化道出血:应与消化性溃疡、糜烂出血性胃炎、胃癌等鉴别;② 肝性脑病:应与低血糖、尿毒症、糖尿病酮症酸中毒等鉴别;③ 肝肾综合征:应与慢性肾小球肾炎、急性肾小管坏死等鉴别。

七、治疗

关键在于早期诊断,无特效治疗方法。应针对病因加强治疗,使病情缓解并延长其代偿期;对失代偿期患者主要是对症治疗,改善肝功能和抢救并发症。

(一) 一般治疗

1. 休息 代偿期患者宜适当减少活动,避免劳累,失代偿期患者以卧床休息为主。

2. 饮食 以高热量、高蛋白质和维生素丰富而易消化的食物为宜。肝功能严重损害或有肝性脑病先兆时应限制或禁食蛋白质,有腹水时应严格控制盐的摄入。禁酒及避免进食粗糙、坚硬食物,禁用损害肝的药物。

3. 支持疗法 对进食量少且有恶心、呕吐者,宜静脉输入高渗葡萄糖液以补充热量,输液中可加入维生素 C、胰岛素、氯化钾等;应特别注意维持水、电解质和酸碱平衡,病情较重者应用复方氨基酸、人血白蛋白或鲜血。

(二) 药物治疗

目前尚无特效药,平日可用维生素和消化酶。

中医药治疗确能改善症状和肝功能,一般常以活血化瘀药为主。

(三) 腹水的治疗

1. 限制钠、水的摄入 腹水患者必须限钠,每日摄入钠盐 500～800 mg(氯化钠 1.2～2.0 g);进水量限制在每日 1 000 ml,如有显著低钠血症,则应限制在 500 ml 以内。通过钠、水摄入的限制,约有 15%患者可产生自发性利尿,使腹水减退。腹水减退后,仍需限制钠的摄入,以防止腹水再次出现。

2. 利尿药 目前主张螺内酯和呋塞米联合应用,以减少电解质紊乱。利尿治疗以每日减轻体重不超过 0.5 kg 为宜,以免诱发肝性脑病、肝肾综合征等。

3. 放腹水加输注人血白蛋白 单纯放腹水后,2～3 日内腹水迅速复原;如放腹水加输注人血白蛋白治疗难治性腹水,每周 3 次,每次放腹水 4000～6000 ml,同时静脉输注人血白蛋白 40 g,治疗效果好,住院时间短,且并发症少。

4. 提高血浆胶体渗透压 少量、多次静脉输注鲜血或人血白蛋白,对改善机体一般情况、恢复肝功能、提高血浆渗透压、促进腹水的消退等甚有帮助。

5. 腹水浓缩回输 是治疗难治性腹水的较好办法。

6. 腹腔-颈静脉引流 又称 Le Veen 引流法,是利用腹-胸腔压力差,将腹水引向上腔静脉。腹水感染或疑为癌性腹水者,不能采用本法。

(四) 门静脉高压的手术治疗

手术治疗的目的主要是降低门静脉系压力和消除脾功能亢进,有各种分流、断流术和脾切除术等。

(五) 并发症的治疗

1. 上消化道出血　急救措施包括:禁食、静卧、加强监护、迅速补充有效血容量(静脉输液、鲜血)以纠正失血性休克,采取有效止血措施以及预防肝性脑病等。

2. 自发性腹膜炎　并发自发性腹膜炎时,应加强支持治疗和抗菌药物的应用。强调早期、足量和联合应用抗菌药物。选用主要针对革兰阴性杆菌并兼顾革兰阳性球菌的抗菌药物,开始数日剂量宜大,病情稳定后减量,不得少于 2 周。

3. 肝性脑病　给予高热量、高维生素,严格控制蛋白摄入。有效地排出肠道内氨,纠正水、电解质紊乱及酸碱平衡失调。保持呼吸道通畅,防止脑水肿。

4. 肝肾综合征　目前尚无有效治疗。应积极改善肝功能,有效地防治并发症,应用血管活性药物以改善微循环,控制感染,禁用损伤肝肾功能的药物。

(六) 肝移植手术

肝移植是近代对晚期肝硬化的治疗新进展,可提高患者的存活率。

八、预后

肝硬化的预后与病因、病变类型、肝功能代偿程度及有无并发症有关。对于酒精性肝硬化、淤血性肝硬化、胆汁性肝硬化等,在代偿期,消除病因及积极处理原发疾病后,病变可趋静止,相对而言比肝炎后肝硬化预后要好。由于失代偿期肝硬化合并有并发症,因此预后差。死亡原因常为肝性脑病、上消化道出血、继发感染和肝肾综合征等。

(侯明亮)

第三十六章　急性上消化道出血

临床案例

患者，男，48 岁。突发上消化道出血约 2000 ml。1 h 前于剧烈咳嗽后突然发生呕血，无食物，色稍暗红，无腹痛，有肝炎病史 10 余年。体格检查：意识蒙眬，皮肤巩膜黄染，腹胀，全腹浊音，无压痛及反跳痛，血压 66/45 mmHg，脉搏 130 次/min。

思考题：1. 此患者诊断为何病？需做哪些检查？

2. 首选的治疗方案是什么？

3. 与其他常见的上消化道出血怎样鉴别？

一、概述

急性上消化道出血是指十二指肠悬韧带（Treitz 韧带）以上消化道（包括食管、胃、十二指肠以及胰、胆道等）病变引起的急性出血。

二、病因、病理及发病机制

上消化道出血病因甚多，最常见的病因依次为消化性溃疡、急性胃黏膜病变、食管与胃底静脉曲张和胃癌。

1. 食管疾病　如食管炎、反流性食管炎、食管憩室炎、食管癌、食管贲门黏膜撕裂等。

2. 胃肠疾病　如消化性溃疡、急性胃黏膜病变、慢性胃炎、残胃炎、十二指肠炎、急性胃扩张、胃癌、胃动脉硬化、平滑肌瘤、胃淋巴瘤、胃黏膜脱垂、膈裂孔疝、胃扭转、植物性结石（如柿胃石、黑枣胃石）、胃血吸虫病等。

3. 肝疾病　如肝硬化导致食管与胃底静脉曲张、门静脉炎、门静脉血栓形成、腹腔肿瘤压迫门静脉、肝静脉阻塞综合征等。

4. 胆道疾病　如胆囊及胆管的结石、壶腹周围癌、肿瘤及胆道蛔虫症等。

5. 胰疾病　如急性坏死性胰腺炎、胰腺癌等。

6. 血液疾病　如白血病、再生障碍性贫血、血小板减少性紫癜、血友病、过敏性紫癜。

7. 其他　如遗传性毛细血管扩张、腹主动脉瘤、尿毒症、服用药物（如抗癌药物、糖皮质激素、利舍平）、应激性溃疡等。

三、临床表现

(一) 症状

1. 呕血和黑便　上消化道出血后均有黑便出现,但不一定有呕血。一般情况下,幽门以上的出血,胃内储血量 250～300 ml 时可引起呕血,但如出血量大、速度快,幽门以下的出血也可造成呕血。当患者休克、反应低下时,即使出血量较大,也可暂时不出现呕血。如出血量大、速度快,在胃内停留的时间短,呕出的血液呈赤豆色或咖啡色。上消化道出血后大便色黑而亮,呈柏油样。

2. 失血性休克　一般认为,成人出血量在 500 ml 以下者可无贫血或血容量减少的表现。如出血量在 800～1000 ml,主要表现为皮肤、甲床、结膜苍白以及疲乏无力、头晕、心悸、口干、突然站立时眼前发黑、稍活动即呼吸急促等由于贫血而引起的症状。当出血量超过 1000～1500 ml且失血速度快时,即可引起失血性休克等一系列急性周围循环衰竭的临床表现,出现皮肤苍白、四肢发冷、脉搏细快、口渴、黑矇、表情淡漠等,继而代偿衰竭,血压明显下降,四肢厥冷甚至昏迷,同时出现少尿、无尿及微循环障碍,导致急性肾衰竭。

3. 发热　急性上消化道出血后,部分患者往往于 12～24 h 内出现低热,一般不超过 38℃,发热可持续 3～5 日。发热原因可能与大量血液分解产物的吸收和基础代谢率升高等因素有关。如发热超过 39℃,临床上应考虑并发感染的发生。

4. 氮质血症　急性上消化道出血后,因血红蛋白分解产物在肠道被吸收,以及大出血时肾血流量及肾小球滤过率下降,导致血尿素氮升高(一般在出血数小时内即可升高,1～2 日达到高峰),出血停止、肠内积血排空后 1～2 日即可恢复正常。若临床上无明显脱水和肾功能不全,血尿素氮持续升高超过 3～4 日,则提示上消化道持续出血或再出血。

5. 血象变化　在急性出血早期,由于血管和脾代偿性收缩,红细胞计数、血红蛋白和血细胞比容均可正常。急性上消化道出血后 3～4 h,红细胞计数、血红蛋白及血细胞比容开始减少,白细胞常升高,周围血液中可见晚幼和中幼粒细胞,血小板亦可升高。但在门静脉高压脾功能亢进者,出血后贫血加重,白细胞和血小板进一步减少。以上血象变化一般在出血后 10 日内逐渐恢复正常,骨髓造血加速,血中网织红细胞计数可短暂升高。如网织红细胞计数持续升高,则常提示有继续出血的可能。

(二) 体征

无明显腹部体征。

四、实验室和其他检查

1. 血液检查　急性出血后血白细胞计数常增高。如增高不明显,甚至白细胞与血小板计数偏低,可见于肝硬化。如出血后短期内发现血清胆红素增高,应考虑胆道出血、肝硬化等诊断。

2. 消化液检查　经口插管逐段低压吸取消化液,观察有无血迹,以确定出血部位。

3. 内镜检查　一般主张在出血后 24～48 h 内进行。对食管、胃、十二指肠等病变的性质和出血情况有诊断价值。

4. X线检查 X线钡餐检查最好在出血停止和病情基本稳定数日后进行。

5. 选择性动脉造影 在内镜检查不能确诊时，多可明确诊断。

五、并发症

急性上消化道出血的并发症有失血性休克、氮质血症、急性肾衰竭等。

六、诊断与鉴别诊断

（一）诊断

部分急性上消化道出血患者早期并无呕血或黑便，仅表现为疲乏、苍白、心悸、出冷汗、血压下降、晕厥等休克或休克前期症状，需经相当时间才排出暗红色或黑便，此时诊断较为困难。如能及时进行直肠指检，发现存在尚未排出的血便及插胃管抽吸内容物，则有助于早期诊断。

1. 出血的病因和部位 首先，应明确上消化道出血是消化道本身的病变还是其他器官疾病引起的继发性改变。其次，应根据出血时伴随的其他临床表现判断出血的病因。如出血后腹痛减轻，有利于溃疡病的诊断；而恶心、腹胀明显，呕吐大量鲜红色血，体格检查发现有慢性肝病面容、肝掌、蜘蛛痣、腹壁静脉曲张、腹水、脾大，应考虑肝硬化的诊断。年龄在40岁以上、消瘦的患者出现上消化道出血应考虑肿瘤出血的可能。当前，弄清上消化道出血病因和部位的检查方法很多，急诊内镜检查为首选方法，可在出血后24～48 h内进行，少数内镜检查不能确诊的出血患者，则可选择放射性核素显像、动脉造影，甚至进行剖腹探查等来明确出血部位和病因。

2. 出血量的估计 大便潜血试验阳性，提示每日出血量在5 ml以上。出现黑便时，一般每日出血量在60 ml以上。呕血者提示胃内储血量达250 ml以上。如出血不超过400 ml，一般不引起全身症状。当出血量达500～800 ml时，患者可有循环血量减少的表现。当成人出血量达1000～1500 ml时，临床上出现失血性休克的改变，特别是脉搏、血压的动态变化对判断出血量意义较大，可结合红细胞计数、血红蛋白、血细胞比容和中心静脉压测定等综合考虑，全面评估。

3. 判断是否继续出血 临床上如发现以下情况，应认为有继续出血：① 反复呕血；② 胃管抽吸液持续为血性；③ 黑便持续存在或次数增多，质稀薄伴肠鸣音活跃；④ 外周循环衰竭的表现，经补足血容量后脉搏、血压仍不稳定，中心静脉压仍有波动或稍稳定后又有下降；⑤ 红细胞计数、血红蛋白与血细胞比容测定继续下降，网织红细胞计数持续增高；⑥ 在补液量和排尿量正常的情况下，尿素氮持续不降或再升高；⑦ 内镜下见病灶部位或边缘有新鲜出血或渗血；⑧ 选择性动脉造影阳性。

如患者自觉症状好转，能安静入睡，脉搏、血压平稳或正常，大便次数减少，黑便量少，则可认为出血已停止。

（二）鉴别诊断

应认真排除其他各种病因所致的休克，如中毒性休克、过敏性休克、心源性休克等。亦应与其他导致失血性休克的内出血（如异位妊娠破裂、脾破裂、动脉瘤破裂）相鉴别。

七、治疗

（一）一般措施

出血期间应平卧位，卧床休息，并将下肢垫高，保持呼吸道通畅，严重出血时吸氧。观察并记录病情变化，如体温、脉搏、呼吸、血压、呕血和便血情况、皮肤黏膜的色泽、周围静脉特别是颈静脉充盈情况、每小时尿量。定期复查红细胞计数、血红蛋白、血细胞比容、网织红细胞、血尿素氮。必要时进行中心静脉压测定，老年患者常需心电监护。

（二）迅速补充血容量，纠正休克

急性上消化道大出血患者，无论采取什么方法治疗，首先都应立即验血型和配血，同时尽快进行静脉输液。可先输血浆或血浆增量剂（如右旋糖酐、林格液）等，尽快补充血容量，开始输液速度要快。右旋糖酐在 24 h 以内不宜超过 1000 ml，肝硬化、食管胃底静脉曲张破裂出血者不宜应用右旋糖酐。补充血容量的最好办法为输血，这是治疗失血性休克的关键。

（三）止血药

1. H_2 受体阻断药　常用西咪替丁 200～400 mg 加入 10% 葡萄糖溶液 20～40 ml 静脉注射。出血停止后改为口服，每次饭前 200 mg，每日 3 次，睡前再服 400 mg。

2. 质子泵抑制药　奥美拉唑首次 80 mg 静脉注射，而后每 12 h 给 40 mg 静脉注射，1 日后以每日 40 mg 静脉滴注，疗程一般 5 日。

3. 凝血酶　用量最小每次 500 U，最大量每次 10 000 U，每 4～6 h 服一次，最短 2 h，最长 12 h。其用量可视出血量和频次而定。一般认为内镜下直接喷洒较口服效果更好。

4. 巴曲酶　一般可经内镜对出血灶喷洒 1～2 U，亦可在 24 h 内静脉注射或肌内注射 1～2 U。

5. 垂体后叶素　5% 葡萄糖溶液 500 ml 中加入垂体后叶素 50～150 U，滴速为 0.1～0.3 U/min，12～24 h 后减半量再静脉滴注 8～12 h，或 5% 葡萄糖溶液 500 ml 中加入垂体后叶素 100 U，0.4 U/min 用 24 h。再出血时，再加至出血前剂量静脉滴注。患者用药时可有不同程度的面色苍白、出汗、心悸、胸闷、腹痛、便意及过敏反应等不良反应。禁忌证为高血压、冠心病、妊娠、肺心病和心力衰竭等。剂量大时可同时使用血管扩张药，如硝苯地平、硝酸甘油等。

6. 其他止血药物　如生长抑素及其衍生物、普萘洛尔、去甲肾上腺素或云南白药等。

（四）内镜下止血

在出血 24 h 内进行内镜检查称为急诊内镜，不仅可发现出血部位，提高诊断率，而且可在直视下直接止血。常用方法有激光止血、电凝止血、热探子止血、微波止血、注射硬化剂、喷洒止血药。

（五）其他止血方法

其他止血方法有胃内降温或冰水洗胃法，目前认为此方法可引起胃功能紊乱等症，已被淘汰。此外，尚有动脉灌注止血、动脉栓塞止血等方法，适用于不能耐受手术的患者或老年体弱者。

（六）外科手术疗法

由于急诊手术并发症和病死率比择期手术高，因此应严格掌握外科手术的适应证。一般有下列情况时应考虑手术：

1. 出血后迅速出现休克或反复呕血，在 6～8 h 内输血 800～1000 ml 以上，但血压、脉率仍不稳定或止血后再次复发者。

2. 多次大出血，近期反复出血，内镜诊断为幽门溃疡久治不愈者。

3. 慢性十二指肠球部后壁溃疡或胃小弯溃疡出血可能来自较大动脉不易止血者。

4. 内镜下提示巨大溃疡有恶变可能者。

5. 年龄在 50 岁以上，伴动脉硬化及心肾疾病，经治疗 24 h 后出血仍不止者。

6. 大量出血并发穿孔、幽门梗阻，或疑有癌变，或有梗阻、穿孔病史者。

7. 胆道出血，尤以结石、脓肿所致者。

8. 食管裂孔疝所引起的大出血者。

9. 门静脉高压反复大量出血或持续出血不止，经保守治疗无效者。

八、预防

应积极治疗原发性疾病，注意防寒保暖，按时就餐，食物以易消化、含丰富营养、少渣为宜，多吃含维生素丰富的水果、蔬菜。戒烟、酒，禁食辛辣及刺激性食物，保持心情愉快，原有症状加重时及时就医。

（侯明亮）

第三十七章 消化系统肿瘤

临床案例

患者，男，42岁。以“间断性腹痛2个月，发现腹部包块20日”为主诉入院，伴有腹泻3～4次/日，无脓血。2个月前发现右上腹阵发性疼痛，伴有肠型，在当地医院按“胆囊炎”、“肠炎”治疗，有好转。20日前，发现右上腹有一包块。有“阑尾炎”手术史。体格检查：体温36.8℃，脉搏70次/min，血压120/70 mmHg，贫血貌。心肺听诊无异常。腹部平软，右上腹触及一包块，约5 cm×4 cm×3 cm大小，质硬，活动度尚可，无压痛，墨菲征阴性，移动性浊音阴性。实验室检查：白细胞计数9.1×10^{9}/L，红细胞计数4.85×10^{12}/L，白红蛋白123 g/L，中性粒细胞0.66。HBsAg(＋)，肝功能正常。结肠镜：进镜70 cm入升结肠，可见黏膜增厚，结节不平而僵硬，表面糜烂，有溃疡形成，触之多出血，无弹性，浸润肠管全周，肠腔重度狭窄，镜头无法通过，其以下横结肠、降结肠、乙状结肠未见异常。B超检查提示：肝无异常。胸部X线透视检查肺部无异常。

思考题：最可能的诊断及依据是什么？

第一节 食 管 癌

一、概述

食管癌是较常见的一种恶性肿瘤，在消化道肿瘤中仅次于胃癌。发病年龄多在40岁以上，男性多于女性。我国是世界上食管癌高发地区之一，其中河南林县是著名的高发区。

二、病因及发病机制

食管癌确切的病因和发病机制尚不明确，可能与下列因素有关。

1. 微量元素缺乏　饮食饮水中缺乏钼、铁、锰、碘、硒、锌和维生素等。

2. 亚硝胺摄入过多　摄入亚硝胺过量与人体消化道肿瘤、胃癌、食道癌、肝癌、肠癌、泌尿系统癌症等严重疾病有关。

3. 慢性刺激　如慢性食管炎、吸烟、酗酒、口腔不洁以及饮食过热、过快、过硬等。

4. 遗传倾向　食管癌有高发家族史，但不遗传。

三、病理

1. 食管癌的好发部位　以食管中段多见，下段次之，上段最少。

2. 食管癌的细胞类型　大多数为鳞癌，腺癌仅占1%～2%。

3. 食管癌的大体分型　中晚期食管癌分四型：① 髓质型，管壁明显增厚并向腔外扩展；② 缩窄型，又称硬化型，较早出现梗阻症状；③ 蕈伞型，又称肿块型，向腔内生长；④ 溃疡型，癌肿向基层侵蚀，形成溃疡。

4. 扩散及转移　最主要的转移途径是淋巴转移。上段食管癌可转移至锁骨上窝及颈部淋巴结；中、下段转移至胸或腹腔淋巴结；癌可向食管周围及上、下扩散并可穿透肌层侵入邻近组织；血行转移发生较晚，常转移至肝、肺和骨骼。

四、临床表现

（一）症状

1. 早期症状　① 吞咽食物时有轻度哽噎感，可间断出现，易被忽视；② 进食时胸骨后或剑突下有刺痛、灼痛或摩擦样痛，进食后消失；③ 咽部有干燥、紧缩感；④ 食管内有异物感。这些早期症状可时隐时现。

2. 进展期症状　典型症状为进行性吞咽困难，开始吞咽固体食物困难，逐渐发展成半流质和流质食物吞咽困难。下咽困难的程度与食管癌的病理类型有关，吞咽困难可时轻时重。

3. 晚期症状　有明显的全身症状，如消瘦、贫血等。可侵犯邻近组织，引起声音嘶哑、呛咳、背痛、呕血等。另外，可有淋巴结肿大和血行转移的症状。

（二）体征

早、中期食管癌体征很少，体检时应特别注意有无锁骨上淋巴结，肝有无包块，有无胸腔积液、腹腔积液及声带麻痹等。

五、实验室和其他检查

1. 细胞学检查　我国创用的带网气囊脱落细胞检查的早期病例阳性率可达90%，对早期患者或普查是一种简便易行的方法。

2. X线钡餐检查　早期食管癌的X线表现有局限性黏膜皱襞增粗和断裂、局限性管壁僵硬、小的充盈缺损、龛影；中晚期食管癌的X线表现一般为狭窄、充盈缺损和梗阻，有时可伴有软组织块影。

3. 食管镜检查　对早期病例可直接观察食管黏膜改变并可获得组织学证据。

4. 其他　CT、MRI可以了解肿瘤的形态、部位和转移情况。

六、并发症

1. 呼吸道感染　由于癌肿侵入气管，可形成食管气管瘘，吞咽食物时出现剧烈咳嗽。

2. 腹水、黄疸　说明已有肝转移。

3. 昏迷　脑内已有转移。

七、诊断和鉴别诊断

1. 诊断　对有早期症状者且40岁以上或来自高发区患者要严加注意，必要时做X线钡餐检查，食管镜检查可帮助确诊。

2. 鉴别诊断　食管癌需与下列疾病相鉴别：食管炎、贲门失弛缓症、食管良性肿瘤、食管良性狭窄和食管憩室等。

八、治疗

本病应强调高危人群普查、早期诊断及早期治疗。

主要治疗方法有手术治疗、放射治疗、化学治疗、免疫及中医中药治疗。两种或两种以上的治疗方法同时或先后应用称为综合治疗。争取最佳疗效的治疗原则是以手术为中心的综合治疗。

手术适应证为全身情况及主要器官功能可以耐受麻醉与手术，估计肿瘤有可能切除，以及无肿瘤明显外侵和转移的征象。

九、预后与预防

1. 预后　食管癌患者预后较差，5年生存率在10%～20%(早期无转移者可达60%)，术后复发和(或)转移是影响患者长期生存的主要原因。

2. 预防　改变不良生活习惯；改良水质，减少亚硝酸盐的摄入量；积极治疗相关疾病(如食管炎、食管白斑、憩室)；监测易感人群。

(侯明亮)

第二节　胃　癌

一、概述

胃癌是发生于胃黏膜上皮的恶性肿瘤。我国是世界上胃癌高发地区之一，占我国消化道恶性肿瘤的首位。

二、病因及发病机制

病因尚未明确，目前认为与多种因素有关，其中以生活环境、饮食习惯和遗传因素为最重要。另外，有较多机会发生胃癌的胃良性疾病称胃部癌前病变。目前公认的胃部癌前病变有慢性萎缩性胃炎、胃息肉、慢性胃溃疡、胃手术后残胃及肥厚性胃炎等。近年来发现，胃幽门螺杆菌是胃癌发生的重要因素之一。

三、病理

1. 好发部位　胃癌可发生在胃的任何部位，最多见于胃窦，其次为胃小弯，再次为贲门部。

2. 分型　根据胃癌的大体形态，分为早期胃癌和进展期胃癌。

(1) 早期胃癌　指病变仅侵及黏膜或黏膜下层的胃癌，不论其是否有淋巴结转移。目前通用的分类法源自日本胃肠道内镜学会，分为三型：① Ⅰ型(隆起型)，癌块突出约 5 mm 以上；② Ⅱ型(浅表型)，癌块平坦，或微隆与低凹在 5 mm 以内；③ Ⅲ型(凹陷型)，深度超过 5 mm。此外，还有上述类型的混合型。

(2) 进展期胃癌　又称中、晚期胃癌，病变深度已侵及黏膜下层。国际上通用 Borrmann 分型：① Ⅰ型(结节型)，为突入胃腔的菜花状肿块，边界清楚；② Ⅱ型(溃疡局限型)，为边界清楚并略隆起的溃疡，向周围浸润不明显，本型占 30%～40%；③ Ⅲ型(溃疡浸润型)，肿瘤有较大溃疡形成，向周围浸润较明显，为最多见的一种类型，占 50%左右；④ Ⅳ型(弥漫浸润型)，呈弥漫浸润生长，边界难以确认，累及全胃时，整个胃僵硬而呈皮革样，本型恶性程度高，淋巴转移早。

在组织学上，胃癌绝大多数为腺癌。世界卫生组织将胃癌分类为：① 腺癌，包括乳头状、管状、黏液和低分化癌；② 特殊性癌，包括腺鳞癌、鳞状细胞癌、未分化癌；③ 印戒细胞癌等。

3. 转移途径

(1) 直接蔓延　癌细胞侵入黏膜下层后，可经黏膜下淋巴网扩散，向上蔓延至食管下段，向下侵及十二指肠。癌肿穿透浆膜层，可直接侵及胰、肝、横结肠系膜和壁腹膜等邻近脏器。

(2) 淋巴转移　是胃癌转移的主要方式，癌细胞随淋巴液转移至局部淋巴结。根据癌肿部位，经淋巴液向紧贴胃壁的局部第 1 站淋巴结转移；进一步伴随支配胃的血管，沿血管周围淋巴结向心性转移至第 2 站淋巴结；而后可转移至更远的第 3 站淋巴结。目前将有关淋巴结分成 16 组。恶性程度高的癌肿可直接侵及远处淋巴结，最常见一处为通过左淋巴导管转移至左锁骨上淋巴结，另一处是通过肝圆韧带淋巴管转移至脐周围。

(3) 血行转移　多发生在晚期，癌细胞通过血行可转移到肝、肺、骨、脑等处。

(4) 腹腔种植转移　癌肿浸润至浆膜外，癌细胞脱落而种植于腹膜、大网膜或其他脏器的表面。胃癌种植转移于卵巢称克鲁肯贝格(Krukenberg)瘤。

4. 病理分期　是选择胃癌合理治疗方案的基础。现通用的是 1987 年由国际抗癌联盟(IUCC)公布的新 PTNM 分期，P 表示术后病理组织学证实，T 指癌肿本身浸润深度，N 指淋巴结转移，M 指远处转移。根据癌肿浸润深度，将 T 分为：T_1，浸润至黏膜或黏膜下层；T_2，浸润至肌层或浆膜下；T_3，穿透浆膜层；T_4，侵及邻近结构和器官。根据淋巴结转移至原发癌边缘的距离，将 N 分为：N_0，无淋巴结转移；N_1，指距原发灶边缘＜3 cm 的淋巴结转移；N_2，指距原发灶边缘＞3 cm 的淋巴结转移，包括胃左动脉、肝总动脉、脾动脉和腹腔动脉周围的淋巴结。M 则分为：M_0，无远处转移；M_1，有远处转移，包括远处淋巴结转移。根据上述各项，将胃癌分为Ⅰ～Ⅳ期。

四、临床表现

1. 症状　胃癌在早期一般无明显症状。随着癌肿的发展，影响了胃的功能，可有上腹部不适、隐痛、嗳气、食欲减退等类似胃、十二指肠溃疡或慢性胃炎的症状。随病情进展，胃部症状日渐加重，表现为无节律性且不易缓解的上腹部疼痛、饱胀、食欲缺乏甚至厌食(尤其是肉类食物)。

若癌肿溃烂出血，可表现有呕血或黑便，也可能并发急性穿孔。胃窦癌增长至一定的程度可造成幽门梗阻，出现呕吐，呕吐物为宿夜食物或咖啡色胃液。贲门癌和高位胃小弯癌可有进食梗阻感。全身表现有体重减轻、贫血、消瘦等。

2. 体征　胃癌早期无明显体征，可有腹上部深压痛。晚期，局部可触及固定性肿块，有腹水，锁骨上可触及质硬的肿大淋巴结。直肠指检摸到直肠膀胱陷凹或直肠子宫陷凹肿块提示已有盆腔转移。

五、辅助检查

1. X线钡餐检查　可以观察胃的形态和黏膜的变化以及胃的蠕动和排空情况。肿块型胃癌主要表现为突向胃腔的不规则充盈缺损和龛影。

2. 内镜检查　通过内镜对病变进行活组织检查，是确诊癌肿组织学类型的重要手段。

3. B超检查　胃外肿块可在表面见到增厚的胃壁，黏膜下肿块则在其表面见到胃壁结构。

六、并发症

1. 穿孔　肿瘤浸润穿透胃壁时引起。

2. 梗阻　癌肿向腔内突出造成幽门梗阻。

七、诊断与鉴别诊断

1. 诊断　胃癌的早期诊断是提高疗效的关键，但早期胃癌缺乏明显的症状，给早期诊断造成了困难。为了早期发现胃癌，必须注意对有以下情况者进行详细的检查：① 年龄在40岁以上，以往无胃病史而出现上述早期消化道症状者；② 原有长期溃疡病史而近来症状加剧，规律改变者；③ 有原因不明的黑便、呕血或吐咖啡样物者。对有胃癌前期疾病，如胃溃疡、胃息肉及萎缩性胃炎等患者，在积极治疗的同时，应定期系统随诊检查。X线钡餐检查和内镜检查仍是胃癌诊断的最可靠手段。

2. 鉴别诊断　应与胃、十二指肠溃疡和慢性胃炎相鉴别。

八、治疗

基本原则：胃癌根治性切除术是目前唯一有可能将胃癌治愈的治疗方法，因此诊断一旦确定，如患者条件许可，应力争早日行根治性切除。如因局部或全身原因不能行根治性切除，也应根据患者具体情况，争取做原发病灶的姑息性切除，以利开展综合治疗。进展期胃癌即便施行根治性切除，仍有较高的肿瘤复发及转移率。因此，必须积极地辅以放射、免疫及化学治疗等综合治疗，以提高疗效。

九、预后及预防

1. 预后　随着研究的深入、早期胃癌诊断率的提高，早期胃癌5年生存率已达到95%以上，但进展期胃癌预后较差。

2. 预防　积极治疗癌前病变，多吃新鲜水果、蔬菜，服用维生素C，以减少胃内亚硝胺形成。

（侯明亮）

第三节 原发性肝癌

一、概述

原发性肝癌是我国常见的恶性肿瘤之一。据1995年我国卫生部统计资料，在我国肝癌的年病死率约为20.40/10万，仅次于胃癌，居第二位。它可以发生在任何年龄，以40～60岁最多见，男性发病多于女性。

二、病因及发病机制

原发性肝癌的病因迄今尚不清楚，根据临床观察和实验研究，认为可能与肝硬化、病毒性肝炎有关。另外，黄曲霉素、亚硝胺等化学致癌物质以及包括微量元素缺乏在内的其他水土因素等与肝癌的关系也很密切。

三、病理

1. 形态分型　原发性肝癌的病理形态可分为三型，即结节型、巨块型和弥漫型。结节型较多见，可为单个或多个大小不等的结节散在肝内，此型多伴有肝硬化，恶性程度高。巨块型肝癌呈单发的大块状，也可由多个结节汇集而成，直径一般在10 cm以上，有假包膜形成，此型一般较少伴有肝硬化或肝硬化程度较轻，手术切除率较高。弥漫型少见，结节一般都很小，呈灰白色，分布于全肝，有时与肝硬化结节很难区别，病情发展快，预后极差。

2. 组织学分类　原发性肝癌组织学分为三型，即肝细胞癌、胆管细胞癌和两者同时出现的混合型。据统计，在我国原发性肝癌中，肝细胞癌占91.5%。

3. 转移途径　原发性肝癌主要是肝内转移，癌栓极易侵犯门静脉分支形成肝内播散，部分还可侵入胆管，造成胆道梗阻。也可以通过血液和淋巴途径向肝外转移到肺、骨、肾、脑以及肝门、腹膜后、主动脉旁和锁骨上淋巴结。还可以直接侵犯膈肌及腹腔，腹腔种植性转移也常见。

四、临床表现

1. 症状　早期症状不明显，当典型症状和体征出现后，往往已属于晚期。原发性肝癌常见的症状有：

(1) 肝区疼痛　为最常见而又是主要的症状，疼痛系因癌肿迅速生长，肝被膜张力增加引起，呈持续性钝痛、胀痛或刺痛。若肿瘤位于肝右叶顶部，累及横膈，疼痛可放射至右肩部。肝癌破裂，腹腔内出血，表现为突发右上腹剧痛及腹膜刺激征。

(2) 消化道症状　多伴有食欲减退、腹胀、消瘦、乏力。

(3) 部分患者有腹泻、发热，体温多在37.5～38℃。患者出现黄疸。如合并肝硬化，门静脉高压，患者可有脾大、腹壁静脉扩张和腹水，血性腹水提示癌肿侵犯腹膜或腹腔种植转移。少数病例还可有低血糖症、红细胞增多症、高钙血症和高胆固醇血症等特殊表现，称肝癌旁综合征。

2. 体征　肝大为中晚期肝癌的常见体征。肝大呈进行性，触之质地坚硬，边缘不规则，表面结节状或呈巨块，有压痛。肝右叶顶部的癌肿可使膈肌抬高。

五、实验室和辅助检查

1. 甲胎蛋白(AFP)测定　对诊断肝细胞癌有相对专一性，如 AFP 对流免疫电泳法持续阳性或放射免疫测定血清 AFP≥400 μg/L，并能排除妊娠、活动性肝病、生殖腺胚胎性肿瘤等，应考虑为肝细胞癌。但尚有 10%～20%的肝癌患者 AFP 为阴性，需辅以血清酶学或其他方法才能提高诊断率。

2. 血清酶学检查　肝癌患者血清中 γ-谷氨酰转肽酶、碱性磷酸酶和乳酸脱氢酶同工酶等可高于正常。但各种血清酶对原发性肝癌的诊断都缺乏专一性或特异性，无早期诊断价值，只能作为辅助方法。

3. B 超检查　B 超显像仪可显示肿瘤大小、形态、所在肝的部位以及肝静脉或门静脉有无癌栓等，其诊断符合率可达 84%，能发现直径 2 cm 或更小的病变。由于其无创性和操作简便，是目前肝癌定位诊断中最受欢迎的方法。

4. CT 检查　具有较高的分辨率，诊断符合率可达 90%以上，可检出 1.0 cm 左右的早期肝癌，应用增强扫描可提高分辨率，能清晰显示肿瘤的范围、大小、部位及与周围脏器和大血管的关系，对判断能否手术切除很有价值。

5. 选择性腹腔动脉或肝动脉造影检查　对血管丰富的癌肿，其分辨率低限约为 1.0 cm。对直径<2.0 cm 的小肝癌，其阳性符合率可达 90%以上。

6. 磁共振成像(MRI)　诊断价值与 CT 相仿，但可获得横断面、冠状面和矢状面图像，特别是在与血管瘤的鉴别方面优于 CT。

7. 其他　放射性核素断层扫描(ECT)也有较高的定位诊断符合率。B 超引导下细针经皮肝穿刺行细胞学检查可在诊断有疑问时选用。

六、并发症

原发性肝癌的并发症主要有肝性脑病、食管静脉曲张破裂出血及继发性感染。

七、诊断与鉴别诊断

1. 诊断　关键是早期诊断。凡中年以上，特别是有肝病史者，如有原因不明的肝区疼痛、消瘦、低热及食欲减退，应考虑原发性肝癌的可能。甲胎蛋白测定和 CT 等检查可帮助确诊。

2. 鉴别诊断　原发性肝癌在诊断过程中主要需与继发性肝癌、肝硬化、肝良性肿瘤、肝脓肿、肝棘球蚴病等做鉴别。结合病史、AFP 测定及 B 超、CT 等辅助检查，一般不难鉴别。

八、治疗

原发性肝癌的治疗应本着早期、综合、积极三个主要原则。一般对早期患者以手术治疗为主，辅以其他方法。对不能手术切除的中晚期患者，则采用化学治疗、放射治疗、免疫治疗等综合疗法。

1. 手术切除　适应证：主要适用于患者全身情况良好，无心、肺、肾功能严重损害，肝功能代偿良好，癌肿局限于一叶或半肝以内而无肝硬化以及第1、第2肝门及下腔静脉未受侵犯的病例。如开腹后发现肝癌不宜切除，可根据具体情况采用肝动脉结扎或栓塞、肝动脉灌注化学治疗、液氮冷冻、激光气化、瘤体内注射无水乙醇等方法单独或联合应用，都有一定的疗效。部分患者经肝动脉结扎或栓塞后，瘤体缩小，可获二期手术的机会。

2. 化学药物治疗　经静脉全身化学治疗，常用药物有氟尿嘧啶、甲氨蝶呤、多柔比星、噻替哌、丝裂霉素及口服替加氟等，但疗效较差。肝动脉插管化学治疗使肝局部有较高药物浓度，疗效优于全身化疗。目前多采用放射介入治疗，注入化疗药或栓塞剂，每1～3个月重复1次。对不能手术或术后复发者，有一定的疗效。

3. 放射治疗　对一般情况较好，尚无远处转移，而又不适于手术切除者，可采用以放射为主的综合治疗。常用^{60}Co、深部X线或其他高能射线外照射。

4. 免疫治疗　肝癌的免疫治疗除卡介苗可能有一定的作用外，其他免疫增强药或生物效应调节药疗效尚欠肯定。

5. 中医中药　迄今尚未发现有肯定疗效的抗肝癌中药。目前一般以辨证论治为主，与其他疗法配合应用，以提高机体的抗病能力，减轻不良反应。

九、预后及预防

1. 预后　肝癌是各种肿瘤中预后最差的肿瘤之一，但随着诊断和治疗方法的进步，早期肝癌术后5年生存率明显提高，达60%～70%，但肿瘤直径大于2 cm的肝癌预后仍差，5年生存率仅为20%左右。

2. 预防　禁食霉变食物，不吃或少吃含亚硝胺的食物(如酸菜、咸菜等)，防止饮用被污染的水源，戒烟、酒，积极防治肝炎，定期检查。

第四节　结　肠　癌

一、概述

结肠癌是消化道常见的恶性肿瘤。近年来，结肠癌的发病率有所上升，多见于41～51岁年龄组。

二、病因

病因尚未完全清楚，但长期过多脂肪和动物蛋白饮食、较少摄入纤维素及蔬菜、家族性肠息肉病、结肠腺瘤和溃疡性结肠炎等与结肠癌的发生关系密切。

三、病理

1. 分型　根据肿瘤大体形态可分为：① 肿块型，肿瘤向肠腔内生长，好发于右半结肠(尤其是盲肠)，因易溃烂和出血，患者多有贫血、乏力及腹部肿块等症状；② 浸润型，肿瘤沿肠壁生长，易致肠腔狭窄和肠梗阻，多见于左半结肠，常见便秘、腹泻、便血等症状；③ 溃疡型，为最常见类型。

2. 分类　常见病理类型为腺癌、黏液癌和未分化癌，未分化癌预后最差。

3. 分期　根据 Dukes 法，结肠癌分为四期：① A 期，为癌仅限于肠壁内者，包括三个亚期，A_1 期为癌局限于黏膜下层以内者，A_2 期累及肠壁浅肌层，A_3 期累及深肌层；② B 期，为癌穿透肠壁但无淋巴结转移；③ C 期，为有淋巴结转移者；④ D 期，为已有远处转移或腹腔转移，或侵及邻近脏器无法切除者。

4. 转移　结肠癌主要经淋巴转移，也可血行转移至肝、肺、骨等，尚可直接侵犯邻近组织，脱落癌细胞也可在腹腔内种植转移。

四、临床表现

1. 症状　早期无特殊症状，患者可出现排便习惯与大便性状的改变，表现为大便次数增加，近期便秘与腹泻交替出现，大便中含脓、血或黏液。可有腹部隐痛，有肠梗阻时可出现阵发性绞痛，少数病例以肠梗阻作为首发症状。

2. 体征　体检时可扪及腹部包块。因肿瘤糜烂、慢性失血、感染和毒素吸收，患者可出现贫血、消瘦、乏力和低热。晚期患者出现腹水、肝大、锁骨上淋巴结肿大、恶病质等。

五、辅助检查

1. X 线钡剂灌肠或气钡双重对比造影以及纤维结肠镜检查多可明确诊断。

2. B 超或 CT 检查对发现有无肝及腹腔内淋巴结转移有帮助。

3. 血清癌胚抗原(CEA)约 60％结肠癌患者高于正常，对判断预后和有无癌复发有帮助。

六、并发症

1. 肠梗阻　有梗阻的症状，X 线检查可发现液平面及气胀肠袢。

2. 肠出血或穿孔　可有便血及腹膜炎的表现。

3. 其他　可并发化脓性腹膜炎、结肠周围脓肿等。

七、诊断与鉴别诊断

1. 诊断　凡年龄 40 岁以上，有近期大便性状和排便习惯改变或顽固性贫血者，都应考虑有结肠癌的可能，应行相应的检查。

2. 鉴别诊断

(1) 右侧结肠癌应与肠阿米巴病、结肠结核、血吸虫病、阑尾病变等鉴别。

(2) 左侧结肠癌应与慢性细菌性痢疾、血吸虫病、溃疡性结肠炎、憩室炎等鉴别。

八、治疗

治疗原则是以根治性切除手术为主的综合治疗。

1. 一般治疗　包括补充营养和镇静等。

2. 手术治疗　手术切除范围包括癌肿所在肠袢及其系膜和区域淋巴结。对于结肠癌并发急性肠梗阻病例，在经过适当准备(如胃肠减压，纠正水、电解质紊乱和酸碱平衡失调等)后手术。如患者病情重，不允许做大型手术，可先行盲肠造瘘以解除梗阻，再行二期手术切除。如癌肿已无法切除，可行末段回肠-横结肠吻合术。

3. 化学疗法 以氟尿嘧啶为首选，一般静脉注射。其次可用丝裂霉素、多柔比星等。

4. 放射治疗 疗效不佳。

九、预后

结肠癌预后较好，转移较迟。术后 Dukes A 期患者 5 年存活率达 80%，Dukes B 期、C 期患者 5 年存活率亦可分别达 65%和 30%。

（侯明亮）

第五节 直 肠 癌

一、概述

直肠癌是指从乙状结肠、直肠交界处至齿状线之间的癌，在大肠癌中最常见（占 60%），也是消化系统常见的恶性肿瘤，占第二位。在我国以低位直肠癌多见（75%），可通过直肠指检而触及。

二、病因

直肠癌发病原因尚不清楚，可能与高脂肪及高蛋白而少纤维素饮食、长期便秘、溃疡性结肠炎、血吸虫病以及某些遗传因素有关。

三、病理

病理组织学以腺癌最多，占 80%左右，黏液腺癌占 10%～20%。此外，尚有未分化癌，少见鳞状细胞癌及恶性黑色素瘤等，其临床分期为 Dukes 分期，同结肠癌。

直肠癌主要经淋巴途径转移，上段直肠癌可沿直肠上动脉、肠系膜下动脉及腹主动脉向周围淋巴结转移。下段直肠癌以向上方和侧方转移为主。直肠癌也可直接向周围组织及向肠壁深层浸润，一般浸润肠壁一周约 2 年时间。另外，经血行和腹膜播散种植转移也是重要的转移途径。

四、临床表现

1. 症状 早期无明显症状，癌肿破溃形成溃疡或感染时才出现症状。

（1）直肠刺激症状 早期患者有排便习惯改变、大便次数增多、肛门坠胀、排便不尽感及大便潜血阳性等。

（2）肠腔狭窄症状 癌肿侵犯造成肠腔狭窄，可致大便变形、变细。发生肠梗阻可出现相应症状。

（3）其他症状 大便性状发生改变，表现为黏液血便甚至脓血便。晚期可发生肛门、骶尾区持续性痛。如癌肿侵犯前列腺、膀胱，可出现尿频、尿急、尿痛和血尿。晚期出现恶病质。

2. 体征　早期无明显体征，晚期可出现消瘦、肝大、贫血、腹水、黄疸等。

五、辅助检查

1. 大便潜血检查　多用于普查、筛选。

2. 直肠指检　可了解癌肿的部位、大小、范围等，是直肠癌检查的重要方法。

3. 内镜检查　操作简便，不仅可在直视下肉眼做出诊断，还可取活检。

4. B超检查　可明确癌肿浸润肠壁深度及邻近脏器受侵情况。

5. CT及MRI检查　可作为选择项目，可了解有无盆腔内及肝转移，以及周围组织有无受浸润。

六、并发症

主要并发症有肠梗阻、直肠膀胱瘘等。

七、诊断与鉴别诊断

1. 诊断　根据病史、体格检查、影像学和内镜检查，一般不难做出诊断。

2. 鉴别诊断　应与直肠癌相鉴别的疾病有痔、细菌性痢疾、溃疡性结肠炎、肠结核、结肠肿瘤与息肉等。

八、治疗

根治性切除术是最好的治疗方法。根据肿瘤所在部位、大小、活动度等，选择不同的手术方式。如全身情况差不能耐受手术，可行经腹直肠癌切除、近端腹壁造口、远端封闭手术。在施行直肠癌根治术时，要充分考虑患者的生活质量，在能达到根治前提下尽量保留肛门排便功能、排尿功能及性功能。

除手术外，术前、术后放射治疗及术后辅助性化学治疗对提高患者术后5年生存率有帮助。

九、预后及预防

1. 预后　根治性切除术后预后较好。青年人直肠癌预后差于老年患者，其预后与是否行根治切除术、有无淋巴结转移及病理组织学类型等有关。

2. 预防

(1) 少食高脂肪、高蛋白食物，多食含纤维素丰富的食物。

(2) 根治便秘。

(3) 积极治疗结肠、直肠慢性炎症、肠息肉等。

(4) 定期检查，早期诊断，早期治疗。

（侯明亮）

第三十八章 蛔 虫 病

临床案例

患者，女，28 岁。5 h 前无明显诱因出现右上腹疼痛，较剧，并向右肩部放射，伴恶心、呕吐，无发热。在当地医院给予止痛、抗感染治疗未见好转，来我院。既往无右上腹疼痛病史，无外地长期生活史。体格检查：体温 37.3℃，呼吸 20 次/min，脉搏 90 次/min，血压 130/90 mmHg，急性痛苦病容，蜷曲位，皮肤巩膜无黄染，浅表淋巴结不肿大。心肺听诊正常。腹部平软，肝脾不大，右上腹有轻度压痛，肠鸣音正常。实验室检查：白细胞计数 10.0×10^{9}/L，红细胞计数 5.3×10^{12}/L。B 超检查提示：胆管内有一条索样强光带，无回声。

思考题：1. 应考虑什么疾病？其诊断依据是什么？

2. 写出治疗原则。

一、概述

胆道蛔虫病是指蛔虫钻入胆道后引起一系列临床症状的常见外科急腹症，好发于儿童和青少年，农村发病率高。近年随着卫生条件的改善，本病发病率已明显降低。

二、病因、病理及发病机制

蛔虫喜碱厌酸，寄生于小肠中下段。当寄生环境发生改变时，如驱虫不当、肠道功能紊乱、饥饿等，若 Oddi 括约肌功能失调，蛔虫通过十二指肠钻入胆道。蛔虫的机械性刺激可引起 Oddi 括约肌痉挛诱发胆绞痛，并可诱发急性胰腺炎；蛔虫带入细菌可引起胆道感染，严重者可引起急性重症型胆管炎。死亡后的蛔虫残骸及虫卵在胆管内沉积，形成结石的核。如进入胆囊引起胆囊蛔虫症，可诱发胆囊穿孔。

三、临床表现

1. 症状

（1）疼痛　为突发性剑突下阵发性钻顶样剧痛，向右肩背部放射。发作时患者辗转不安，呻吟不止，大汗淋漓。发作间歇期如常人。可反复发作，持续时间不一。

（2）胃肠道症状　伴有恶心、呕吐，部分患者有吐虫史。

（3）感染　合并感染时，出现胆管炎症状。

(4) 梗阻　多为不完全性梗阻。

(5) 黄疸　一般少见或有轻度黄疸。

2. 体征　单纯性胆道蛔虫,仅有剑突下轻度深压痛。若并发其他疾病,则出现相应体征。

四、辅助检查

1. B超检查　为首选,有确诊价值,显示为胆管内有平行强光带。

2. 内镜逆行胰胆管造影(ERCP)　可见胆总管开口处蛔虫,亦可用于临床治疗。

五、并发症

常见的并发症有胆道感染、胰腺炎、肝脓肿等。

六、诊断与鉴别诊断

剧烈的腹部绞痛与极不相称的腹部体征是本病的特点和诊断要点。结合B超和ERCP检查可明确诊断。

七、治疗

治疗原则:缓解症状,去除病因,防治并发症。

1. 非手术治疗　为主要治疗方法。

(1) 一般治疗　消除患者的恐慌心理和紧张情绪。

(2) 解痉镇痛　疼痛发作时可注射阿托品、维生素K,必要时可加注哌替啶。

(3) 利胆驱蛔　驱虫多在缓解期进行,可选噻嘧啶或左旋咪唑。疼痛发作时可服用食醋、30%硫酸镁,经胃管注入氧气也有驱虫镇痛作用。若发现胆管内有虫体残骸,应继续用消炎利胆药14日予以排除。

(4) 抗感染　可选氨基糖苷类抗生素、甲硝唑等预防感染。

(5) 经内镜逆行性胰胆管造影术(ERCP)取虫　发现蛔虫部分留在胆道内时,可用取石钳取虫。

2. 手术治疗　仅在非手术治疗无效或者有严重并发症时才考虑。

(1) 手术指征　① 经治疗数日,症状加重者;② 进入蛔虫较多或合并结石者;③ 胆囊蛔虫;④ 合并严重并发症者。

(2) 手术方式　胆总管探查取虫及T管引流术。同时配合驱虫治疗。

八、预后及预防

预后一般较好,可无复发。应加强卫生知识宣传。

(侯明亮)

第三十九章　肠　梗　阻

一、概述

肠内容物因各种原因不能正常通过肠道，称为肠梗阻，是外科常见急腹症。因为肠管局部解剖和功能上的改变，可导致全身性病理生理变化，并出现复杂的临床症状。

二、病因

1. 机械性肠梗阻　最常见，因肠腔内堵塞（如寄生虫、粪块等）、肠腔外病变压迫（如粘连带压迫、嵌顿性疝等）或肠壁病变（如肿瘤、炎症等）引起肠腔变狭窄，从而使肠内容物通过发生障碍。

2. 动力性肠梗阻　是指由于神经反射或毒素刺激致肠壁肌肉功能紊乱（肠蠕动丧失或肠管痉挛），使肠内容物不能正常运行，肠腔并无器质性狭窄，如弥漫性腹膜炎、腹膜后血肿或腹膜后间隙感染致麻痹性肠梗阻和慢性铅中毒致肠痉挛。

3. 血运性肠梗阻　是指由于肠系膜血管栓塞或血栓形成，肠管失去血供而致肠麻痹。

根据肠壁有无血运障碍分为单纯性（无血运障碍）和绞窄性（有肠壁血运障碍）肠梗阻；按梗阻部位分为高位和低位肠梗阻；根据梗阻程度分为完全性和不完全性肠梗阻；按发生快慢分为急性和慢性肠梗阻。

三、病理及病理生理

1. 病理　机械性肠梗阻发生后，肠管的局部变化首先是梗阻以上肠管加强蠕动，肠腔内液体（胃肠道分泌液）和气体（咽下的空气、由血液弥散至肠腔内的气体和肠内细菌产生的气体）积存而使肠腔扩张。梗阻部位越低，时间越长，肠腔扩张越明显。由于肠腔压力不断升高，肠壁变薄，可致肠壁静脉回流障碍。此时组织缺氧，毛细血管通透性增加及毛细血管压力增高，使血浆渗入肠腔增加，压力更加升高，形成恶性循环，终致肠壁动脉血运受阻，肠壁失去活力，毒素及细菌向腹腔内渗透增加，并可发生肠壁坏疽和穿孔。

2. 病理生理　主要有体液丧失及酸碱平衡失调、感染中毒、休克和呼吸循环功能障碍。急性肠梗阻患者不能进食，频繁呕吐，大量胃肠液丢失，使水、电解质紊乱酸碱平衡失调。因梗阻肠腔内细菌大量繁殖和毒素生成，加上肠壁通透性增加，细菌及毒素进入腹腔，引起腹膜炎和中毒症状。腹胀使膈肌抬高，影响肺交换功能，致呼吸和循环功能障碍，最终可致多器官衰竭而死亡。

四、临床表现

1. 症状　四大临床症状包括：① 阵发性腹痛；② 呕吐；③ 腹胀；④ 肛门停止排气排便。腹痛可伴肠鸣音亢进（早期）或消失（晚期）。呕吐出现愈早、愈频繁，提示梗阻部位愈高。低位肠梗阻呕吐物呈粪样。呕吐物呈棕褐色或血性是绞窄性肠梗阻的表现。低位肠梗阻及麻痹性肠梗阻时腹胀遍及全腹，排便排气基本消失。

2. 体征

（1）机械性肠梗阻　有肠型和蠕动波，腹局部胀满，提示有闭袢性肠梗阻的可能。听诊为活跃高亢的肠鸣音，呈气过水声或金属样肠鸣音。

（2）单纯性肠梗阻　局部腹部无压痛，无反跳痛和肌紧张。

（3）绞窄性肠梗阻　出现固定性压痛和腹膜刺激征。

（4）麻痹性肠梗阻　肠鸣音减弱或消失。

五、实验室和其他检查

1. 化验检查　单纯性肠梗阻的早期，化验指标无明显变化。随着病情进一步发展，血红蛋白及血细胞比容升高，尿相对密度增高。白细胞计数和中性粒细胞明显增加。当出现酸碱平衡失调、电解质紊乱和肾功能障碍时，可进行血气分析和血清 Na^+、K^-、Cl^-、尿素氮、肌酐的测定。呕吐物和粪便检查，如发现大量红细胞或潜血阳性，应考虑肠管有血运障碍。

2. X 线检查　梗阻发生 4～6 h 后可见肠腔内气体；立位或侧位透视或拍片，可见多个液平面及气胀肠袢。

六、并发症

主要并发症有肠管坏死、腹膜炎、全身感染、电解质紊乱、低蛋白血症等。

七、诊断与鉴别诊断

1. 诊断　对于肠梗阻的诊断，应首先明确以下问题：是否有肠梗阻？是机械性还是动力性肠梗阻？是单纯性还是绞窄性肠梗阻？是高位还是低位梗阻？是完全性还是不完全性梗阻？最后尽量明确原因。一般根据四大症状、体征与 X 线检查能明确机械性肠梗阻的诊断。

2. 鉴别诊断　早期肠梗阻需与泌尿道结石、卵巢囊肿蒂扭转、重症胰腺炎、急性胃肠炎等相鉴别。尚应检查腹股沟区，以排除嵌顿性疝的可能。

3. 除诊断是否有肠梗阻外，还需明确下列问题：

（1）动力性肠梗阻无阵发性绞痛，肠鸣音减弱或消失，腹胀明显而均匀，多继发于腹腔内严重感染、腹膜后血肿或腹部大手术后等，X 线检查示大、小肠全部扩张；而机械性肠梗阻即使已到绞窄和麻痹阶段，结肠也不会胀气。

（2）临床上对绞窄性肠梗阻的判断非常重要。对出现下列表现者，应考虑绞窄的可能：① 腹痛发作急，呈持续性痛或伴阵发性加重，肠鸣音可不亢进，可出现腰背痛，呕吐早而频；② 病情进展快，早期出现休克；③ 有明显腹膜刺激征及炎症表现；④ 不对称性腹胀；⑤ 呕吐物、胃肠减压抽出液、肛门排出物为血性，腹腔穿刺抽出血性液体；⑥ 经积极非手术治疗（包括胃肠减压等),症状无改善;⑦ X线检查见孤立、突出、胀大的肠袢,不因时间和体位改变位置。

(3) 高位小肠梗阻腹胀轻,呕吐早而频繁;低位肠梗阻腹胀重,呕吐晚而少,含粪样物。完全性肠梗阻呕吐频繁,如低位完全性肠梗阻腹胀明显,肛门完全停止排气排便,X线腹部检查见梗阻以上肠袢明显充气,而梗阻以下结肠内无气体;不完全性肠梗阻呕吐与腹胀轻,X线检查见肠袢胀气扩张不明显,结肠内仍有气体存在。嵌顿性腹外疝也是肠梗阻原因之一。老年人结肠梗阻常预示肿瘤或乙状结肠扭转。2岁以内小儿以肠套叠最为常见。

八、治疗

肠梗阻的治疗分为基础治疗和解除梗阻治疗两部分。

1. 基础治疗　① 持续性胃肠减压;② 纠正水、电解质紊乱及酸碱平衡失调;③ 防治感染和中毒;④ 解痉治疗;⑤ 严密观察病情变化。

2. 解除梗阻的治疗　可分为手术治疗和非手术治疗。

(1) 手术治疗的原则和目的　在最短的时间内,以最简单的方法解除梗阻和恢复肠腔通畅。根据梗阻的病因、性质、部位及全身情况行不同手术治疗。如小肠已发生坏死,应切除坏死肠段,行肠吻合术;如病情危重,不能耐受复杂手术,可行肠造口或肠外置术,待以后二期手术彻底解决病变。如为肠粘连,应行松解术。肠套叠或肠扭转应行复位术。

(2) 非手术治疗　主要适用于单纯性、粘连性、麻痹性、痉挛性或蛔虫阻塞性、肠结核等引起的不完全性肠梗阻。在治疗期间,必须严密观察患者的症状、体征变化,做好手术准备。

九、预后

肠梗阻的预后取决于梗阻的原因和类型,并与诊断、治疗的早晚有密切关系。一般单纯性肠梗阻无合并全身严重中毒症状者预后较好,如已有肠坏死,预后则取决于坏死肠管的长短范围。如能及时抢救预后良好;若坏死肠管过多,难以维持肠道正常功能,则预后较差。

(侯明亮)

第四十章　胆石症与急性胆囊炎

临床案例

患者，女，65岁，农民。2日前无明显诱因出现上腹痛，呈阵发性加重，疼痛剧烈时伴有恶心，疼痛时间不定，无发热、腹泻、黄疸。发病后曾在当地诊所治疗，具体用药不详，症状无好转。近半日疼痛加重，不能忍受，伴呕吐，呕吐物为胃内容物。既往右上腹间断疼痛2年，无外伤史，无"肝炎"病史。无外地生活史，无烟酒嗜好。体格检查：体温37.2℃，脉搏84次/min，呼吸20次/min，血压110/60 mmHg，营养中等，神志清楚，精神欠佳，慢性病容，皮肤巩膜无黄染，浅表淋巴结无肿大。心肺听诊无异常。腹平软，右上腹有压痛，右上腹局部触诊有抵抗，肝、脾未触及，肠鸣音正常。实验室检查：白细胞计数 12.7×10^9/L，中性粒细胞0.81。ALT 12 U/L，AST 21 U/L，总蛋白58.9 g/L，A/G比值1.44。总胆红素14.8μmol/L，直接胆红素6.9μmol/L，碱性磷酸酶85 U/L。B超检查提示：胆总管内径6 mm，胆囊壁厚5 mm，胆囊内及胆囊颈部可见数个强回声光团，最大直径19 mm，后方伴声影，可随体位改变，胆囊内充满弥漫性低回声光点。

思考题：1. 最可能的诊断及诊断依据是什么？

2. 请制订治疗方案。

第一节　胆　石　症

胆石症包括胆囊和胆管结石，是临床上的常见病、多发病。有资料表明，随着人民生活水平的提高，我国胆囊结石发病率已高于胆管结石。

一、胆囊结石

（一）概述

胆囊结石是指以含胆固醇性结石或者以胆固醇为主的混合性结石。胆囊结石多见于成年女性，随着年龄增长，其性别差异比例逐渐缩小。

（二）病因、病理及发病机制

胆囊结石多由综合因素所致，目前公认的最基本因素是胆汁成分的理化性质发生改变，导致胆汁中的胆固醇呈过饱和状态，容易沉淀析出并结晶而成结石。另外，胆汁中可能存在一种促成核因子，可使胆囊分泌大量的黏液糖蛋白，促使成核和结石形成。由于胆囊收缩功能降低，导致胆囊内胆汁淤滞而有利于结石形成。

（三）临床表现

症状出现与否与结石的大小、部位以及感染、梗阻和胆囊功能有关。静止性胆囊结石约占50%，无临床症状，而在其他检查、手术、尸检时偶然发现。症状型胆囊结石的主要表现为：

1. 症状

（1）胃肠道症状　进油腻食物后出现上腹部或右上腹部隐痛、呃逆、饱胀等。

（2）胆绞痛　疼痛位于上腹部或右上腹，呈阵发性，可向肩胛部和背部放射，多伴恶心、呕吐。常因饱餐、进油腻食物后胆囊收缩或睡眠时体位突然改变而诱发。

（3）Mirizzi 综合征　是指由于结石嵌顿压迫胆囊壶腹部和颈部引起的肝总管狭窄或胆囊胆管瘘以及反复发作的胆囊炎、胆管炎及梗阻性黄疸。解剖学变异（特别是胆囊管与肝总管平行）是发病的重要条件。

（4）胆囊积液　由胆囊黏膜吸收胆汁中的胆色素，并分泌黏液性物质积聚于胆囊腔内而致。

2. 体征　无绞痛发作时腹软，伴有感染时右上腹可有压痛。

（四）辅助检查

1. B 超检查　发现胆囊结石即可确诊。

2. 胆囊造影　示胆囊内充填缺损。

3. CT、MRI 检查　均可显示胆囊内结石。

（五）并发症

1. 胆源性胰腺炎　多因结石通过 Oddi 括约肌引起损伤或嵌顿于壶腹部引起。

2. 胆囊癌变　由结石及炎症的反复刺激引起。

3. 胆道感染　由细菌进入导致。

4. 其他　如阻塞性黄疸、化脓性胆管炎等。

（六）诊断与鉴别诊断

1. 诊断

（1）病史和体格检查可为诊断提供线索。

（2）B 超检查可确诊。

2. 鉴别诊断

（1）胃炎　常有慢性病史，内镜可见充血、红肿。

（2）冠心病　常有诱因，疼痛常为压榨性，有发闷、紧缩感。心电图显示 ST 段压低、T 波倒置。

（七）治疗

1. 非手术治疗

(1) 一般治疗　适用于无症状的胆囊结石。

(2) 心理治疗　避免过度劳累和精神紧张,注意休息,消除恐慌心理。

(3) 饮食　少食油腻食物,戒酒。

(4) 溶石疗法　鹅去氧胆酸和熊去氧胆酸对胆固醇结石有一定的疗效。一般用量:成人每日 10～15 mg/kg,连用 6～12 个月。但此药有肝毒性,服药时间长,停药后结石易复发。

(5) 体外震波碎石　临床上由于效果差,并发症多,现已基本不用。

2. 手术治疗

首选治疗方案是切除有结石的胆囊,并处理胆囊结石外的并发症。

(1) 适应证　① 有症状的胆囊结石;② 无症状但有下列情况的胆囊结石:造影胆囊不显影,直径大于 2～3 cm 的结石,合并糖尿病病情已基本被控制,心肺功能不全及年老体弱患者。

(2) 手术方式　① 胆囊切除术;② 腹腔镜胆囊切除术,优点有创伤小、痛苦轻、对机体干扰少、恢复快等。

(3) 禁忌证　包括疑有癌变者、合并妊娠者、腹腔内感染者、心肺功能不全者、合并胆管结石且腹腔广泛粘连者以及有出血倾向者。

(4) 并发症及防治

1) 出血　原因是手术中血管结扎不牢,可根据情况用药物止血,无效时开腹止血。

2) 腹胀　多由渗出引起,可放置烟卷引流。

二、肝外胆管结石

(一) 概述

肝外胆管结石多位于胆总管下端,好发于我国西南、南方、长江流域,特别常见于农村。结石的成分以胆色素结石为主,胆固醇的含量较低。

(二) 病因、病理及发病机制

肝外胆管结石的形成与慢性炎症、细菌感染、胆汁淤滞、营养等因素有关。致病因素有复发性化脓性胆管炎、胆道阻塞、胆道寄生虫。感染是导致结石形成的主要原因,胆汁淤滞是结石形成的必要条件,胆道寄生虫能促使结石形成。一般情况下,梗阻近侧有不同程度的扩张和管壁增厚,胆汁流动缓慢,因而有可能引起胆汁淤滞,易感染。感染导致组织充血、水肿,又加重肠梗阻的程度。脓性胆汁经毛细胆管反流入血,可引发脓毒血症。如致胆管溃破形成瘘,将导致胆道大出血。梗阻和感染并存可引起肝细胞损害,形成胆源性肝脓肿或胆汁性肝硬化。胆总管壶腹受阻可引起胆源性胰腺炎。

(三) 临床表现

1. 症状　取决于有无梗阻及感染。一般可无症状。当结石阻塞胆管合并感染时,其典型的症状为查科(Charcot)三联征,即腹痛、寒战、高热和黄疸。

(1) 腹痛　位于剑突下及右上腹部,多为绞痛,呈阵发性或持续性疼痛伴阵发性加剧,可向右肩及背部放射,常伴恶心、呕吐。

(2) 寒战、高热　多数患者在病程中出现寒战、高热，体温可达 39～40℃，多为弛张热，系全身性感染所致。

(3) 黄疸　胆管梗阻后可出现黄疸，多呈间歇性和波动性。黄疸出现时一般尿色变深，粪色变浅，皮肤可出现瘙痒。一般情况下部分梗阻黄疸轻，完全梗阻黄疸重，胆囊切除黄疸出现早，胆囊功能良好黄疸出现晚。

2. 体征　剑突下和右上腹部可有深压痛，触及肿大胆囊时有触痛。肝区出现叩击痛。伴有感染可出现腹膜刺激征。

(四) 实验室和其他检查

1. 实验室检查　白细胞计数及中性粒细胞升高；血清直接胆红素与总胆红素比值升高，血清转氨酶和碱性磷酸酶升高；尿胆红素升高，尿胆原降低或消失，粪中尿胆原减少。

2. 影像学检查

(1) B 超检查　可见胆管扩张和胆管内结石。

(2) 经皮经肝胆管造影(PTC)及 ERCP　可发现结石部位、大小、数量、梗阻部位和程度。

(3) CT 检查　可更清晰、准确地发现结石。

(五) 并发症

常见的并发症有低血压、败血症、严重肝功能损害、营养不良、低蛋白血症、休克等。

(六) 诊断与鉴别诊断

1. 诊断　有典型 Charcot 三联征者一般不难诊断，如症状不明显，则应借助实验室和影像学检查以明确诊断。

2. 鉴别诊断

(1) 肾绞痛　疼痛位于腹部，可向股内侧或外阴部放射，肾区叩击痛明显，伴血尿，无发热。

(2) 壶腹癌和胰头癌　起病缓慢，仅有上腹部不适，黄疸呈进行性加重，无寒战、高热，晚期出现腹水及恶病质。CT 可明确诊断。

(3) 肠绞痛　多因梗阻引起，疼痛部位在脐周，可伴腹胀，无排便、排气，肠鸣音亢进。X 线检查可见液平面。

(七) 治疗

1. 一般治疗

(1) 心理治疗　消除患者的恐慌心理。

(2) 伴有感染者　应用抗生素要考虑对厌氧菌有效，但不能依赖抗生素。

(3) 适量补液　致力于对患者全身支持治疗。

2. 中西医结合治疗　有一定的疗效。

3. 手术治疗及术后处理

(1) 原则　取尽结石，解除梗阻，去除感染，充分引流，严防复发。

(2) 常用手术方法　① 胆总管切开取石加 T 管引流术，适用于单纯胆管结石；② 胆肠吻合术，适用于泥沙样结石，胆总管扩张者；③ 内镜下括约肌切开取石术，适用于胆囊已切除的患者。

(3) 术后应注意水、电解质和酸碱平衡，对引流者应防止低镁血症，保证 T 管通畅引流，合理使用抗生素，维持心、肺等重要器官功能，防止各种并发症。

三、肝内胆管结石

(一) 概述

肝内胆管结石是原发性胆管结石的一部分，由于分布在肝内胆管系统，所以在临床上有其特殊性。结石可分布在肝内胆管的任何一个分支，临床上以左侧多见。发病率在不同地区差别较大，约占全部胆结石症的 16%。肝内胆管结石分布有三种类型，即弥漫型、散在型、区域型。

(二) 病因、病理及发病机制

病因复杂，但多与肝内感染、胆汁淤滞、胆道蛔虫等有关。肝内胆管结石常合并肝外胆管结石，除肝外胆管结石的病理改变外，主要有：① 胆管炎，由于慢性增生，易并发急性感染而发生急性化脓性胆管炎；② 肝胆管癌，多由长期受结石、炎症、胆汁致癌物质的刺激引起；③ 肝内胆管狭窄，多见于肝总管上段。

(三) 临床表现

1. 症状

(1) 可多年无症状或仅有肝区和胸背部胀痛不适。

(2) 合并肝外胆管结石时，临床表现与肝外胆管结石相似。

(3) 继发感染时，出现急性化脓性胆管炎表现。

(4) 一般不会有黄疸。

2. 体征　主要表现为肝呈不对称性肿大，肝区有压痛及叩击痛。合并感染和并发症时出现相应体征。

(四) 辅助检查

1. B 超检查　可显示肝内胆管结石的分布以及肝胆管狭窄和扩张情况。

2. PTC 的 X 线特征　① 肝总管或肝左、右管处有环形狭窄，可见结石阴影；② 肝左、右管或肝内某部分肝管不显影；③ 左、右叶肝内胆管呈不对称性、局限性、哑铃状扩张。

3. CT 检查　特别是对肝硬化和癌变者更有诊断价值。

(五) 并发症

1. 胆汁性肝硬化　可引起门静脉高压。

2. 急性梗阻性化脓性胆管炎　是急性胆管完全梗阻和化脓性感染所致，它是胆道感染疾病中的严重类型。

3. 肝胆管型肝癌　多在 50 岁以上，胆管炎频繁发作，伴有进行性黄疸、腹痛及难以控制的发热、消瘦等。

(六) 诊断及鉴别诊断

1. 诊断　根据病史,结合症状,借助影像学手段,多可明确诊断。

2. 鉴别诊断　应注意与肝炎、胃病等相鉴别。

(七) 治疗

原则:消除结石,解除狭窄,去除感染,通畅引流,预防复发。

1. 一般治疗　加强对疾病知识的宣传,使患者对疾病有所了解。

2. 中西医结合治疗　针灸和服用消炎利胆类中药,对控制炎症、排出结石有一定的作用。

3. 药物　主要是抗生素的应用。

4. 手术治疗　常用的方法是:① 高位胆管切开及取石;② 胆肠内引流;③ 肝叶部分切除术。

5. 术后处理　手术后并发症和病死率高,其原因常与术前急性发作出现并发症有关。因此,应尽早处理,以降低病死率。

(侯明亮)

第二节　急性胆囊炎

一、概述

急性胆囊炎是胆囊发生的急性化学性和(或)细菌性炎症。约 95%的患者合并有胆囊结石,5%的患者未合并胆囊结石。女性多于男性。

二、病因、病理及发病机制

1. 病因

(1) 胆囊管梗阻　多由结石引起。当胆囊管发生梗阻时,胆汁浓缩,高浓度的胆盐损伤胆囊黏膜,导致急性炎症改变。细菌感染的存在可加快胆囊的病理改变。

(2) 细菌入侵　细菌可通过血液或胆道进入胆囊,血行感染引起的急性胆囊炎较少见。胆汁中可培养出伤寒沙门菌。通过胆道是细菌感染的主要途径,胆囊结石患者的胆汁和淋巴结等可培养出细菌,以大肠埃希菌为多见,其次是链球菌、梭状芽孢杆菌、产气杆菌、肺炎链球菌、葡萄球菌等。

(3) 化学刺激　胆汁滞留导致胆盐浓度升高,去结合化的胆汁酸盐刺激胆囊壁,导致胆囊黏膜损伤,胆道痉挛,使胰液、胃液反流至胆道内,形成胆囊积水,容易引起细菌感染。

2. 病理及发病机制　胆囊在解剖上是一个盲袋,有细长而弯曲的胆囊管与胆管相通,因而容易发生梗阻,导致胆汁淤滞,细菌繁殖,引起急性胆囊炎。急性胆囊炎由于黏膜充血、水肿,加重胆囊管梗阻,胆囊内的压力逐渐升高,促使胆囊壁发生血液循环障碍,导致胆囊壁坏疽及穿孔。

三、临床表现

1. 症状

(1) 疼痛　突发的右上腹阵发性绞痛,常在饱餐、进油腻食物后或者夜间发作,疼痛向右肩部、肩胛部和背部放射。

(2) 消化道症状　如恶心、呕吐、厌食等。

(3) 合并穿孔、急性胆管炎或病情加重,可出现明显的寒战、高热。

(4) 黄疸　约25%的患者有轻度黄疸,可能是胆色素通过受损的胆囊黏膜入血,或炎症引起Oddi括约肌痉挛所致。

2. 体征　右上腹有不同程度的压痛、反跳痛及肌紧张,Murphy征阳性,有的患者可扪及肿大而有触痛的胆囊。肿大的胆囊被大网膜包裹时,可触到边界不清、固定的压痛性包块。穿孔时可出现弥漫性腹膜炎的体征。

四、实验室和其他检查

1. 实验室检查　85%的患者血象检查有白细胞计数及中性粒细胞增高,约10%的患者可出现黄疸,黄疸一般为轻、中度。血清淀粉酶升高。较多的患者表现有AST和ALT升高,特别是当有胆管阻塞及胆道感染时,则ALT升高更为明显,提示有肝实质的损害。血清碱性磷酸酶升高。

2. X线检查　少数患者胆囊区显示结石阴影。若有胆囊十二指肠瘘,可发现胆囊积气。胆囊管梗阻时,行静脉胆道造影或经胆道排泄的放射性核素$^{99}Tc^{m}$-EHIDA(二乙基乙酰苯胺亚氨二醋酸)肝胆区扫描,胆总管可显影,胆囊不显影,其敏感度几乎为100%。反之,若胆囊显影,95%的患者可排除胆囊炎。

3. B超检查　可发现胆囊肿大、壁厚,甚至有"双边"征,也可发现胆囊内结石光团及胆汁内沉积物,胆囊收缩不良。

五、并发症

1. 胆囊穿孔　多位于胆囊底部,当胆囊管梗阻或因急性炎症使胆囊内压力升高,引起胆囊壁的血循环障碍时,胆囊坏疽,并发穿孔。

2. 胆囊内瘘　主要是胆囊十二指肠瘘,其次是横结肠、胃、小肠、胆总管、肝管与胆囊形成瘘。

3. 急性气肿性胆囊炎　其特点是在胆囊管梗阻和急性胆囊炎的基础上,胆囊壁出现血循环障碍,组织的氧分压降低,给厌氧性细菌(如梭状芽孢杆菌)的生长创造了条件,厌氧菌在胆囊内滋生并产生气体,气体首先在胆囊壁内,然后沿组织的分隔向胆管周围扩张。其他一些细菌(如大肠埃希菌、某些链球菌等)感染时,亦可以产气并引发组织气肿。多见于老年的糖尿病患者。临床表现似重症急性胆囊炎,病死率较高。治疗上应选用对厌氧菌感染有效的抗生素。

六、诊断与鉴别诊断

1. 诊断　根据典型表现结合辅助检查，一般不难诊断。

2. 鉴别诊断

（1）胃、十二指肠溃疡穿孔　有溃疡病史，突发的剧烈腹痛，腹膜炎出现早。

（2）急性胰腺炎　腹痛剧烈，有发热，血清淀粉酶升高。

（3）高位阑尾炎　有转移性右下腹痛，胃肠道症状出现早，可伴轻度发热。

（4）其他　还应与肝脓肿、结肠右曲癌、右侧肺炎、胸膜炎等相鉴别。

七、治疗

急性胆囊炎的治疗分为手术治疗和非手术治疗。

1. 非手术治疗　主要包括禁食、解痉镇痛、静脉输液、补充足够的营养、维持水电解质平衡以及抗生素的联合应用，这是目前主要的治疗手段及术前准备。非手术治疗期间，应密切观察患者全身及局部改变，需要时可择期手术。

2. 手术治疗

（1）手术治疗的指征　① 寒战、发热，出现严重的并发症者，如穿孔、腹膜炎等；② 发病在48～72 h内者；③ 经非手术治疗无效，病情恶化者。

（2）手术方法　包括胆囊切除术和胆囊造口术。

八、预后

胆囊切除的患者病死率一般在1%左右，很大程度上取决于外科医师所掌握的手术时机和手术方法。对高危患者，手术方法应力求简单有效，如在局部麻醉下施行胆囊造口术，以达到减压和引流的目的。如果勉强施行较复杂的胆囊切除术，反而会出现并发症，增加手术的病死率。

（侯明亮）

复 习 题

单选题

1. 男，60岁，持续性便血3个月，体重未发现异常。为明确病因，常规首选的检查方法是：
   A. 粪便检查　B. 大便培养　C. 直肠指检　D. 内镜检查
2. 胃主细胞分泌：
   A. 黏液　B. 盐酸　C. 内因子　D. 胃蛋白酶原
3. 下列哪种疾病胃酸减低最明显？
   A. 慢性萎缩性胃窦胃炎　B. 慢性萎缩性胃体胃炎
   C. 慢性浅表性胃炎　D. 胃溃疡
4. 浅表性胃炎内镜改变正确的是：
   A. 皱襞平坦　B. 皱襞变细
   C. 黏膜苍白　D. 黏膜红白相间，散在糜烂、渗出
5. 急性糜烂性胃炎的主要临床症状是：
   A. 呕血、黑便　B. 恶心、呕吐　C. 腹胀、腹泻　D. 腹痛不适
6. 胃溃疡的好发部位是：
   A. 胃窦部大弯侧　B. 胃体部小弯侧
   C. 多位于与泌酸区毗邻的胃窦小弯　D. 胃底部大弯侧
7. 消化性溃疡主要的临床症状是：
   A. 缓脉、多汗　B. 恶心、呕吐　C. 嗳气、反酸　D. 节律性上腹部疼痛
8. 下列哪项表现对幽门梗阻的诊断最重要？
   A. 胃蠕动波　B. 呕吐物中有隔餐或隔日食物
   C. 呕吐后腹胀可减轻　D. 振水音
9. 十二指肠溃疡的治疗，最佳措施是：
   A. 少食多餐　B. 保护黏膜
   C. 制止胃酸＋清除幽门螺杆菌　D. 早期手术
10. 下列哪项最能提示胃溃疡恶变？
    A. 胃小弯慢性溃疡　B. 胃多发性溃疡
    C. 复合性溃疡　D. 溃疡位于胃腔轮廓之内，边缘不规则
11. 胃部癌前病变主要是指：

A. 肠上皮化生 B. 假幽门腺化生
C. 胃黏膜不典型增生 D. 胃腺体增生

12. 早期胃癌的定义为：
A. 癌肿<1 cm，无淋巴结转移
B. 癌肿<2 cm，无淋巴结转移
C. 癌浸润不超过黏膜下层，不论有无局部淋巴结转移
D. 癌浸润黏膜层、黏膜下层及肌层

13. 诊断胃癌最可靠的手段是：
A. 胃液分析 B. 粪便潜血试验 C. 癌胚抗原测定 D. 内镜＋活组织检查

14. 胃癌血行扩散最常见的部位是：
A. 肝 B. 肺 C. 卵巢 D. 皮肤

15. 肝硬化患者全血细胞减少最主要的原因是：
A. 营养吸收障碍 B. 脾功能亢进
C. 骨髓造血功能低下 D. 上消化道出血

16. 肝硬化代偿期可出现：
A. 出血倾向和贫血 B. 腹水 C. 脾大 D. 食管静脉曲张

17. 肝硬化腹水形成的基本原理是：
A. 门静脉压力增高 B. 钠水过量潴留 C. 低蛋白血症 D. 有效血容量不足

18. 肝硬化腹水的基本治疗措施应着重的方面是：
A. 改善肝功能 B. 利尿 C. 放腹水 D. 补充人血白蛋白

19. 上消化道出血最常见的病因是：
A. 肝硬化食管静脉曲张破裂 B. 消化性溃疡
C. 胆道疾病 D. 急性糜烂性胃炎

20. 上消化道出血病因确诊率最高的方法是：
A. 病史、症状和体征 B. X线钡餐检查 C. 内镜检查 D. 选择性动脉造影

（刘美红）

第六篇　泌尿、生殖系统疾病

第四十一章 泌尿生殖系统疾病导论

泌尿系统由肾、输尿管、膀胱、尿道及有关的血管、神经组成，是人体的主要排泄器官。体内的代谢产物、剩余的水和电解质以及某些有害物质大部分由肾排出。同时肾也是一个重要的内分泌器官，对维持人体内环境的稳定起着相当重要的作用。

生殖系统包括内、外生殖器官及其相关组织与邻近器官。骨盆为生殖器官的所在，与自然分娩有密切关系。

一、解剖及生理

肾是生成尿液的器官，肾盏、肾盂以下部分主要为排尿的通路。肾的生理功能主要是：① 清除体内代谢产物及某些废物、毒物；② 调节人体水、电解质平衡；③ 调节人体酸碱平衡；④ 生成肾素、血管紧张素、前列腺素族、激肽类、1 α-羟化酶和红细胞生成素等。

女性内生殖器官由阴道、子宫、输卵管及卵巢组成，是人类繁衍后代的主要器官，它们所分泌的激素与其他相关激素一起维持着女性的第二性征和正常的妊娠与分娩。

二、常见病因

（一）泌尿系统

1. 泌尿系统的原发疾病　① 泌尿系感染性疾病；② 与免疫反应有关的肾小球肾炎、肾小球肾病；③ 肾血管疾病；④ 泌尿系结石；⑤ 肿瘤；⑥ 其他，如遗传性肾炎、先天性肾小管疾病及泌尿系先天性畸形等；⑦ 急、慢性肾功能不全是各种肾疾病的危重临床综合征。

2. 继发于全身疾病的肾损害　① 循环系统疾病，如高血压、动脉硬化、心力衰竭、缩窄性心包炎、亚急性细菌性心内膜炎、休克等；② 免疫性疾病，如系统性红斑狼疮、过敏性紫癜、结节性多动脉炎，硬皮病等；③ 内分泌、代谢疾病，如糖尿病、高尿酸血症（包括痛风）、淀粉样变性，低钾血症（原发性醛固酮增多症）、高钙血症（原发性甲状旁腺功能亢进症）；④ 肝疾病，如急、慢性肝炎，肝硬化（肝肾综合征）；⑤ 恶性肿瘤，如多发性骨髓瘤、淋巴瘤等。

3. 药物、毒物及物理因素对肾的损害　① 急性肾小管坏死；② 药物过敏引起的轻重不等急性间质性肾炎；③ 镇痛药引起的慢性间质性肾炎；④ 由重金属类（如汞、铋、金等）、青霉胺及生物毒（花粉、蜂毒，蛇毒）所引起的肾病综合征；⑤ 肾区在短期内接受大剂量放射线照射可引起放射性肾病。

(二) 生殖系统

1. 神经精神因素　可导致月经失调、闭经、痛经、经前期紧张综合征等。

2. 卵巢内分泌功能失调　可导致月经失调、阴道不规则流血等。

3. 生殖器肿瘤　又称妇科肿瘤。外阴恶性肿瘤多为原发性,占妇科恶性肿瘤的 4%。外阴肉瘤少见。阴道恶性肿瘤常为继发性。阴道鳞状细胞癌常继发于宫颈癌。还有妊娠性滋养细胞肿瘤及很少见的子宫肉瘤等。卵巢良、恶性肿瘤等。

4. 生殖器炎症　如外阴感染、生殖器溃疡、阴道炎、宫颈炎、盆腔炎等。

三、临床表现

1. 水肿　是肾疾病的常见表现,其发生原因随病情不同而异。水肿常先出现于眼睑、头皮、阴部等组织疏松处,严重时波及全身。

2. 高血压　是由于肾缺血时肾小球旁细胞分泌肾素过多,激活血管紧张素而引起血压升高,或由于钠、水在体内潴留,致血容量增多而引起血压升高。

3. 尿路刺激征　当膀胱受到炎症或其他理化因素(如结石、肿瘤)的刺激时,可出现尿频、尿急、尿痛、下腹坠痛、尿不尽等症状。

4. 肾病综合征　具有大量蛋白尿、严重水肿、脂血症、血清蛋白降低等特点。

5. 肾绞痛与肾区慢性钝痛　肾绞痛主要是发生在泌尿系结石梗阻时的一种发作性剧烈腰痛,沿侧腹向下腹部、大腿内侧、外阴部放射。剧痛时可伴有呕吐及休克,伴有脊肋角叩击痛。

6. 阴道流血　可表现为:① 月经量多(>80 ml)或经期延长;② 周期不规则的阴道流血;③ 无任何周期可辨的长期持续阴道流血;④ 停经后阴道流血;⑤ 阴道流血伴白带增多;⑥ 性交后出血;⑦ 经间期出血;⑧ 经前或经后点滴出血;⑨ 绝经多年后阴道流血;⑩ 间歇性阴道排出血水。

7. 异常白带　当生殖道出现炎症或发生癌变时,白带量显著增多且性状亦有改变。

8. 下腹痛　是妇产科疾病的常见症状,应根据下腹痛的部位、性质、时间、放射部位及伴随症,考虑各种不同的妇科情况。

9. 外阴瘙痒　多位于阴蒂、小阴唇、大阴唇、会阴等处,多为阵发性,也可为持续性,一般夜间加剧,可由滴虫阴道炎、外阴鳞状上皮增生、糖尿病等疾病引起。

10. 下腹部肿块　可来自肠道、泌尿道、腹壁、腹腔、生殖道等,但以源于生殖道的为主,如妊娠子宫、子宫肌瘤、子宫腺肌病、子宫畸形、子宫阴道积血积脓、子宫恶性肿瘤及子宫附件肿块等。

四、实验室及其他检查

1. 尿液检查

(1) 尿量异常　尿量一般与液体入量及失水量(如出汗、粪便、呕吐等)有关。正常人尿量波动范围较大(平均 24 h 约 1500 ml),每昼夜尿量超过 2500 ml 称多尿,少于 400 ml(或每小时少于 15～20 ml)为少尿,24 h 尿量少于 100 ml 者称无尿。

(2) 蛋白尿　正常人每日由尿中排出的蛋白质一般不超过 40～100 mg,用常规尿蛋白定性检查法不能检出。如尿蛋白量持续超过 150 mg/24 h,即为蛋白尿。常规定性测定:尿蛋白(+)

相当于尿含有蛋白 30 mg/100 ml，尿蛋白(＋＋)、(＋＋＋)分别相当于尿含有蛋白 100 mg/100 ml、300 mg/100 ml，而尿蛋白(＋＋＋＋)则相当于 1000 mg/100 ml 以上。检查尿蛋白时应注意与由于混入脓液、血液或阴道分泌物，以及尿中磷酸盐、碳酸盐类，或尿液留置后细菌繁殖使尿液混浊引起的“假性蛋白尿”等鉴别。

(3) 血尿　做尿离心沉渣镜检，若每个高倍视野的红细胞数超过 3 个，称为“镜下血尿”。肉眼血尿呈洗肉水样、血样或有凝血块。常见的原因有：① 泌尿系统炎症、结石、肿瘤、外伤、先天性畸形等；② 各种血液病；③ 心血管疾病；④ 盆腔炎症、结肠炎及阑尾炎等泌尿系统邻近器官感染；⑤ 原因未明的血尿；⑥ 功能性血尿，见于健康人，于重体力活动或剧烈运动后暂时出现少量红细胞尿。

(4) 管型尿　管型是由蛋白质、细胞或细胞碎片在肾小管内凝聚而成。因此，管型尿表明病变在肾小球或肾小管内。管型尿在尿量少、蛋白浓度高、细胞多、尿呈酸性等条件下出现率高。由于正常尿中也有微量蛋白，故显微镜下可偶见透明管型。大量透明管型可见于所有肾疾病兼有蛋白尿的患者。颗粒管型表示肾小球和肾小管有炎症或变性。短而宽均质性的蜡样管型常见于慢性尿毒症。粗大的上皮细胞管型多见于急性肾衰竭。红细胞管型提示肾小球肾炎。白细胞管型是诊断活动性肾盂肾炎的有力证据。

(5) 尿中白细胞增多(脓尿)及细菌尿　正常人尿离心沉渣中，白细胞数一般不超过 3～5 个/高倍视野。尿沉渣中白细胞超过 5 个/高倍视野时称白细胞增多，有大量变性白细胞时称为脓尿。尿白细胞增多主要见于泌尿系感染、泌尿系结核以及急性肾小球肾炎等。

2. 肾功能检查

(1) 肾小球滤过功能测定　① 内生肌酐清除率；② 菊糖清除率；③ 血浆肌酐及尿素氮的测定。

(2) 肾小管功能测定　① 浓缩-稀释功能；② 酚红排泄率测定；③ 尿相对密度测定。

3. 影像学检查　超声检查(如 B 超、彩色多普勒、三维超声等)用于胎儿发育判断、有无畸形、胎盘定位及成熟度、羊水量测定、母体及胎儿血流、胎儿心脏。X 线检查用于诊断先天性子宫畸形、骨盆测量。CT 检查主要适用于卵巢肿瘤的鉴别诊断。磁共振成像检查对浸润性宫颈癌的分期精确率可达 95%。

4. 肾活检　为了明确诊断、指导治疗或判断预后，在无肾穿刺禁忌证时可行肾穿刺活检，这对明确各类原发性肾小球病的组织形态学诊断很有帮助；对一些继发性肾小球病(包括系统性红斑狼疮)判断有无肾损害、分型及指导治疗，对遗传性肾疾病、急性肾衰竭和移植肾排斥的鉴别诊断也很有帮助。

5. 生殖道细胞学检查　包括阴道涂片、宫颈刮片、宫颈管涂片、宫腔吸片等。

6. 输卵管通畅检查　包括输卵管通液术、子宫输卵管造影术、妇科内镜输卵管通畅检查等。

7. 妇产科常用穿刺检查　适用于协助诊断腹腔积液的性质、缓解症状、腹腔内给药治疗等。

8. 羊水检查　适用于胎儿成熟度的检查、细胞遗传学及先天性代谢异常的检查、羊水上清液的生化检查、胎儿血型预测、检测宫内感染、协助诊断胎膜早破等。

9. 妇产科内镜检查　包括羊膜镜(用来判断胎儿安危)、胎儿镜(观察胎儿、抽取脐血、取胎儿组织活检、对胎儿进行宫腔内治疗)、阴道镜(用于阴道良、恶性疾病的鉴别诊断)、宫腔镜(用于异常子宫出血、不孕症的诊断和鉴别诊断及治疗)及腹腔镜(是确诊子宫内膜异位症及不育、不孕症的主要方法，还取代了许多经典的剖宫妇科手术)。

五、诊断方法

(一) 诊断中的注意事项

1. 具有前述泌尿系统的症状与体征者，即提示可能有本系统的疾病。但上述所有临床表现并不一定同时出现，故凡有上述个别症状、体征以及原因不明的贫血、发热、倦怠、食欲减退者，均应疑有本系统疾病，并进行尿液一般检查及其他相应的检查。

2. 已怀疑有肾疾病时，应做尿、血液检查及肾功能检查。

3. 其他检查　① 疑有泌尿系感染时，应做尿细菌学检查；② 疑有泌尿道肿瘤时，需做尿肿瘤细胞学检查；③ 腹部平片可发现泌尿系 X 线不透过性(阳性)结石；④ 静脉肾盂造影能了解肾和肾盂及输尿管等的形态改变、结石、畸形等；⑤ 肾断层造影对发现肾占位性病变有帮助；⑥ 放射性核素肾图可以了解两侧肾血流量、排泌功能及肾内尿流有无梗阻；⑦ 放射性核素肾扫描(包括断层扫描、立体扫描)有助于判断肾的形态、位置，并可同时显示肾内肿物、梗死等无功能区域；⑧ 尿道镜、膀胱镜检查用于了解尿道、膀胱病变和双侧输尿管排尿情况，通过输尿管插管可了解双侧输尿管是否通畅，分别收集来自左、右肾的尿液可帮助确定病变是单侧性或双侧性，并可测定分侧肾功能；⑨ 肾区超声检查能粗略地了解肾的位置、大小以及有元囊肿、肾盂积水等；⑩ 肾血管造影术可显示肾血管图像，用于诊查肾血管疾病(如畸形、狭窄、血管栓塞等)；⑪ 经皮肾穿刺活体组织标本检查推进了肾疾病的病因、发病原理和病理形态研究的发展。肾穿刺活体组织检查是一种创伤性检查方法，同时取材有一定的局限性，因此不宜作为肾疾病的常规检查手段。

4. 要排除继发于全身性疾病的肾损害。因此，在做出诊断之前，必须除外这些疾病的可能性。

(二) 诊断要求

在确定为泌尿系统疾病之后，应进一步判明以下各点：

1. 定位诊断

(1) 肾小球损害　尿蛋白量较多，呈“肾小球性蛋白尿”，常伴有高血压及水肿。肾小球功能受损比肾小管功能受损先出现而且较严重。

(2) 肾小管损害　主要表现为尿浓缩功能减退、酸碱平衡及水盐代谢紊乱，尿蛋白量较少(每日在 1 g 左右)，呈“肾小管性蛋白尿”。

(3) 肾以下的泌尿系统疾病　常有尿路刺激征或有不同程度的尿路梗阻所引起的排尿异常。尿内虽有少量蛋白，但无管型。除严重双侧尿路梗阻者外，无肾功能损害。

2. 病因诊断　泌尿系统内科疾病常见的病因有感染、免疫反应性疾病、血管病变。此外，尚有代谢紊乱引起的疾病以及肿瘤、先天性和遗传性疾病等。

3. 功能诊断　凡有肾实质疾病的患者，均应判定其肾功能状态，以便对疾病的严重程度及预后做出估计。

六、防治原则

治疗原则包括去除诱因、一般治疗、抑制免疫及炎症反应、防治并发症、中西医结合治疗、延缓肾疾病进展和肾替代治疗。

1. 肾小球病理及免疫发病机制的研究和对慢性肾衰竭发病机制及有关病理生理研究，为制订合适的治疗方案创造条件，促进糖皮质激素、细胞毒药物和亲免素调节药等的合理应用。

新型的细胞免疫抑制药，如亲免素调节药[包括环孢素、他克莫司和西罗莫司(雷帕霉素)和霉酚酸酯(麦考酚吗乙酯)]等被应用于临床，由于其通过影响细胞内信号转导旁路等途径选择性抑制 T 辅助细胞及 T 细胞毒效应细胞，除用于肾移植预防排斥治疗外，也被用于难治性肾小球疾病的治疗。但其长期疗效、有效剂量及不良反应等还有待于进一步确定。

2. 降压治疗　慢性肾衰竭患者 90%出现高血压。持续存在的高血压是加速肾功能恶化的重要原因之一，积极控制高血压是肾疾病各阶段治疗中十分重要的环节。在降压的同时，应注意选择能延缓肾功能恶化、具有肾保护作用的药，如血管紧张素转化酶抑制药(ACEI)及血管紧张素Ⅱ受体拮抗药(ARB)类降血压药物。

3. 对症治疗　由于蛋白尿本身对肾有毒害作用，故不仅要重视病因治疗，减少尿蛋白，同时也要重视对症治疗，直接减少尿蛋白排泄。

4. 红细胞生成素、活性维生素 D_3 等的广泛应用已使慢性肾衰竭患者的症状及生活质量得到改善。

5. 肾衰竭的肾功能替代治疗　肾功能替代治疗是终末期肾衰竭患者唯一的有效治疗方法。近期提出的适时开始透析和一体化治疗的新概念，可以使终末期肾衰竭患者的存活率和生活质量得以提高。肾功能替代治疗包括：

(1) 腹膜透析　包括连续性和间歇性腹膜透析两种。自动腹膜透析机的临床应用使与腹膜透析有关的感染并发症得以减少。其操作简便，安全有效。

(2) 血液透析　通过扩散、对流及吸附清除体内积聚的毒性代谢产物，清除体内潴留的水分，纠正酸中毒，以达到治疗目的。随着透析设备更趋先进，治疗效果更好、更安全。

(3) 肾移植　成功的肾移植可以使患者恢复正常的肾功能(包括内分泌和代谢功能)。肾移植后随着新型免疫抑制药的应用，肾移植的存活率明显提高。

(阳　晓)

第四十二章　盆　腔　炎

第一节　概　　述

盆腔炎是指女性上生殖道及其周围组织、盆腔腹膜发生的炎症，主要包括子宫内膜炎、输卵管炎、输卵管卵巢炎、输卵管卵巢脓肿、盆腔结缔组织炎和盆腔腹膜炎。炎症可局限于一个部位，也可同时累及几个部位，最常见的是输卵管炎、输卵管卵巢炎。多发生在性活跃期、有月经的妇女。盆腔炎有急性和慢性两类。急性盆腔炎发展可引起弥漫性腹膜炎、败血症、感染性休克，严重者可危及生命。若在急性期未能得到彻底治愈，则转为慢性盆腔炎，往往经久不愈，并可反复发作，导致不孕、输卵管妊娠、慢性盆腔痛，严重影响妇女身心健康，且增加家庭与社会经济负担。

一、女性生殖道的自然防御功能

女性生殖道的解剖、生理、生化及免疫学特点具有比较完善的自然防御功能，虽然阴道内有某些病原体存在，但并不引起炎症。

1. 两侧大阴唇自然合拢，遮掩阴道口、尿道口。

2. 由于盆底肌的作用，阴道口闭合，阴道前后壁紧贴，可防止外界污染。阴道正常菌群（尤其是乳杆菌）可抑制其他细菌生长。此外，阴道分泌物可维持巨噬细胞的活性，防止细菌侵入阴道黏膜。

3. 宫颈内口紧闭，宫颈管黏膜为分泌黏液的高柱状上皮所覆盖，黏膜形成皱褶、嵴突或陷窝，从而增加黏膜表面积；宫颈管分泌大量黏液形成胶冻状黏液栓，为上生殖道感染的机械屏障；黏液栓内含乳铁蛋白、溶菌酶，可抑制细菌侵入子宫内膜。

4. 育龄妇女子宫内膜周期性剥脱，也是消除宫腔感染的有利条件。此外，子宫内膜分泌液也含有乳铁蛋白、溶菌酶，可清除少量进入宫腔的病原体。

5. 输卵管黏膜上皮细胞的纤毛向宫腔方向摆动以及输卵管的蠕动，均有利于阻止病原体的侵入。输卵管液与子宫内膜分泌液一样，含有乳铁蛋白、溶菌酶，清除偶然进入上生殖道的病原体。

6. 生殖道的免疫系统　生殖道黏膜（如宫颈黏膜和子宫内膜）聚集有不同数量的淋巴组织及散在的淋巴细胞，包括 T 细胞、B 细胞。此外，中性粒细胞、巨噬细胞、补体以及一些细胞因子均在局部有重要的免疫功能，发挥抗感染作用。

当自然防御功能遭到破坏或机体免疫功能下降、内分泌发生变化或外源性致病菌侵入时，均可导致炎症发生。所以，预防生殖道炎症发生的关键在于保持其生殖道自然防御功能的完整性。

二、病原体

1. 内源性病原体　来自原寄居于阴道内的菌群，包括需氧菌及厌氧菌，以混合感染多见。主要的需氧菌及兼性厌氧菌有金黄色葡萄球菌、溶血性链球菌、大肠埃希菌，厌氧菌有脆弱类杆菌、消化球菌、消化链球菌。

2. 外源性病原体　主要为性传播疾病的病原体，如衣原体、支原体、淋病奈瑟菌，其他有铜绿假单胞菌、结核分枝杆菌等。

三、感染途径

1. 上行蔓延　侵入外阴、阴道的病原体(或阴道内的菌群)沿宫颈黏膜、子宫内膜、输卵管黏膜蔓延至卵巢及腹腔，是非妊娠期、非产褥期盆腔炎的主要感染途径。淋病奈瑟菌、衣原体及葡萄球菌等常沿此途径扩散。

2. 淋巴蔓延　病原体经外阴、阴道、宫颈及宫体创伤处的淋巴管侵入盆腔结缔组织及内生殖器其他部分，是产褥感染、流产后感染及放置宫内节育器后感染的主要感染途径。链球菌、大肠埃希菌、厌氧菌多沿此途径蔓延。

3. 经血循环传播　病原体先侵入人体的其他系统，再经血循环感染生殖器，为结核分枝杆菌感染的主要途径。

4. 直接蔓延　腹腔其他脏器感染后，直接蔓延到内生殖器，如阑尾炎可引起右侧附件炎。

四、炎症的发展和转归

1. 痊愈　当机体防御功能占优势或得到有效治疗时，炎症反应轻微、局限，并可迅速好转或痊愈。

2. 扩散　当机体防御功能降低或遭受破坏，病原体毒力强或突然大量入侵，且未得到及时有效治疗时，炎症反应严重，并可迅速向周围或全身扩散，甚至危及生命。

3. 慢性　急性炎症未得到彻底治疗时，可转为慢性。

第二节　急性盆腔炎

临床案例

患者，女，26 岁，孕 1 产 1。于 3 日前在乡村医院自然分娩一男活婴，重 3200 g，总产程26 h，产时消毒不严，产后出血约 500 ml，注射缩宫素后流血停止，接生员说检查胎盘“完整”。不久即感下腹阵发性胀痛，伴阴道流血增多，接生员按摩子宫而止血。产后一直感觉下腹胀痛，于入院前晚腹痛加剧，呈持续性疼痛，伴恶心，呕吐7～8次，为胃内容物。随之出现寒战、高热、口渴，测体温39.5℃，即抬送入院。体格检查：体温39.5℃，脉搏102次/min，呼吸24次/min，血压100/70mmHg，急性重病容，神清合作，表情痛苦，皮肤黏膜苍白，无出血点。心肺正常。全腹压痛、反跳痛，轻度肌紧张，移动性浊音(—)，肠鸣音减退，肾区无叩击痛。宫底平脐，较硬，轻度压痛。恶露不多，色红，不臭，阴道、宫颈无裂伤，宫颈口松弛。实验室检查：血红蛋白90 g/L，白细胞计数 $30.4\times10^{9}/L$，中性粒细胞0.95，淋巴细胞0.05。

思考题：1. 请提出该患者最可能的诊断。

2. 提出处理原则及措施。

3. 本病发病的原因是什么？

一、病因

1. 产后感染　是急性盆腔炎最常见的诱因。分娩带来的过度疲劳、失血和产道损伤等使机体抵抗力减低，在处理分娩过程中无菌观念不强、消毒不严密或产后不注意卫生等给病原体的入侵提供了条件。

2. 宫腔内手术操作后感染　如刮宫术、输卵管通液术、放置宫内节育器、人工流产、宫腔镜检查等，由于手术消毒不严格或术前适应证选择不当，导致下生殖道内源性菌群的病原体上行感染。生殖器原有慢性炎症经手术干扰也可引起急性发作并扩散。

3. 下生殖道感染　主要是下生殖道的性传播疾病，如淋病奈瑟菌性宫颈炎、衣原体性宫颈炎以及细菌性阴道病均与PID密切相关。

4. 性活动　盆腔炎多发生在性活跃期妇女，尤其是早年性交、有多个性伴侣、性交过频、性伴侣有性传播疾病者。

5. 经期卫生不良　使用不洁的月经垫、经期性交等，均可使病原体侵入而引起炎症。

6. 邻近器官炎症直接蔓延　如阑尾炎、盆腔肿瘤坏死感染、腹膜炎等均可蔓延至盆腔。

7. 慢性盆腔炎急性发作　详见第四十二章第二节。

二、病理

1. 急性子宫内膜炎及急性子宫肌炎　多见于产后或流产后，表现为子宫内膜充血、水肿、白细胞浸润、炎性渗出及组织坏死。

2. 急性输卵管炎、输卵管积脓、输卵管卵巢炎、输卵管卵巢脓肿。

(1) 急性输卵管炎主要由化脓菌引起，轻者输卵管仅有轻度充血、肿胀，略增粗，重者输卵管明显增粗、弯曲，纤维素性脓性渗出物增多，与周围组织粘连。

(2) 输卵管黏膜粘连可导致输卵管管腔及伞端闭锁，若有脓液积聚于管腔内则形成输卵管积脓。

(3) 卵巢常与发炎的输卵管伞端粘连而发生卵巢周围炎，称输卵管卵巢炎，习称附件炎。

(4) 炎症可通过卵巢排卵的破孔侵入卵巢实质形成卵巢脓肿，脓肿壁与输卵管积脓粘连并穿通，形成输卵管卵巢脓肿。

3. 急性盆腔结缔组织炎　病原体经淋巴管进入盆腔结缔组织而引起结缔组织充血、水肿及中性粒细胞浸润。以宫旁结缔组织炎最常见，开始局部增厚，质地较软，边界不清，以后向两侧盆壁呈扇形浸润。

4. 血栓性静脉炎　因盆腔结缔组织内有丰富的静脉丛，且血流缓慢，可引起血栓性静脉炎。

5. 急性盆腔腹膜炎　感染蔓延到盆腔腹膜，使腹膜充血、水肿，并有少量含纤维素的渗出液，形成盆腔脏器粘连，甚至形成盆腔脓肿，脓肿破入腹腔可引起弥漫性腹膜炎。

6. 败血症及脓毒血症　当病原体毒力强、数量多，患者抵抗力降低时，常发生败血症，若不及时控制，往往很快引起感染性休克甚至死亡。若身体其他部位发现多处炎症病灶或脓肿，应考虑有脓毒血症存在，但需经血培养证实。

三、临床表现

急性盆腔炎的临床表现因炎症轻重、范围大小和部位不同而异。

1. 症状

(1) 常见症状　包括下腹痛、发热、阴道分泌物增多。轻者无症状或症状轻微，重者可有寒战、高热、头痛、食欲不振。

(2) 伴发症状　① 若有腹膜炎，则出现消化系统症状，如恶心、呕吐、腹胀、腹泻等。② 月经期发病可出现经量增多、经期延长。③ 若有脓肿形成，可有下腹包块及局部压迫刺激症状。包块位于子宫前方可出现膀胱刺激症状，包块位于子宫后方可有直肠刺激症状，包块若在腹膜外可致腹泻、里急后重感和排便困难。④ 若有输卵管炎的表现并伴有右上腹疼痛，应怀疑有肝周围炎。

2. 体征

(1) 全身及腹部检查　典型体征呈急性病容，体温升高，心率加快，下腹部有压痛、反跳痛及肌紧张。轻者无明显异常发现，重者可出现腹胀、肠鸣音减弱或消失。

(2) 盆腔检查　阴道充血，并有大量脓性臭味分泌物，阴道穹隆饱满，触痛明显；宫颈充血、水肿，有举痛；宫体稍大，有压痛，活动受限；子宫两侧压痛明显。① 单纯输卵管炎：输卵管增粗，压痛明显。② 输卵管积脓或输卵管卵巢脓肿：包块压痛明显、不活动。③ 宫旁结缔组织炎：宫旁一侧或两侧呈片状增厚，或两侧子宫骶韧带高度水肿、增粗，压痛明显。④ 低位盆腔脓肿：阴道后穹隆或侧穹隆有肿块且有波动感。

四、诊断及鉴别诊断

1. 诊断　根据临床表现可作出初步诊断。但由于急性盆腔炎的临床表现变异较大，临床诊断准确性不高，需作必要的辅助检查，如血常规、尿常规、宫颈管分泌物及后穹隆穿刺物检查等。还应根据病原体的检查和临床特点初步判断病原体。

急性盆腔炎的诊断标准(表 42-1)：基本标准为诊断所必需，附加标准可增加诊断的特异性，特异标准基本可诊断急性盆腔炎。

急性盆腔炎的腹腔镜诊断标准：① 输卵管表面明显充血；② 输卵管壁水肿；③ 输卵管伞端或浆膜面有脓性渗出物。

表 42-1 急性盆腔炎的诊断标准(2002 年美国疾病控制中心诊断标准)

基本标准
宫体压痛、附件区压痛
宫颈触痛
附加标准
体温超过 38.3℃(口表)
宫颈或阴道异常黏液脓性分泌物
阴道分泌物生理盐水涂片见到白细胞
实验室证实的宫颈淋病奈瑟菌或衣原体阳性
红细胞沉降率升高
C 反应蛋白升高
特异标准
子宫内膜活检证实子宫内膜炎
阴道超声或磁共振成像检查显示充满液体的增粗输卵管,伴或不伴有盆腔积液、输卵管卵巢肿块
腹腔镜检查发现输卵管炎

2. 鉴别诊断 急性盆腔炎应与急性阑尾炎、输卵管妊娠流产或破裂、卵巢囊肿蒂扭转或破裂等急腹症相鉴别。

五、治疗

(一) 治疗原则

主要为抗感染治疗。选用敏感抗生素,联合用药,足量足时。

(二) 治疗方法

1. 门诊治疗

(1) 适应证 患者一般状况好,症状轻,能耐受口服抗生素,有随访条件。

(2) 常用药物 包括氧氟沙星、左氧氟沙星、甲硝唑、头孢西丁等。

2. 住院治疗

(1) 适应证 ① 患者一般情况差,病情严重,伴有发热、恶心、呕吐;② 盆腔腹膜炎;③ 输卵管卵巢脓肿;④ 门诊治疗无效;⑤ 不能耐受口服抗生素;⑥ 诊断不清。

(2) 方法

1) 支持疗法 ① 卧床休息,取半卧位有利于脓液积聚于直肠子宫陷凹而使炎症局限;② 给予高热量、高蛋白、高维生素流食或半流食,补充液体;③ 注意纠正电解质紊乱及酸碱失衡,必要时少量输血;④ 高热时采用物理降温;⑤ 尽量避免不必要的妇科检查,以免引起炎症扩散。

2) 抗感染治疗 给药途径以静脉滴注收效快,常用的配伍方案为:① 青霉素或红霉素与氨基糖苷类药物及甲硝唑联合方案,适用于内源性细菌感染,且平素很少应用抗生素者。② 克林霉素与氨基糖苷类药物联合方案,适用于以厌氧菌为主的感染,常用于治疗输卵管卵巢脓肿。

③ 第二代头孢菌素或相当于第二代头孢菌素的药物及第三代头孢菌素或相当于第三代头孢菌素的药物，如头孢西丁、头孢替坦、头孢呋辛、头孢唑肟、头孢曲松、头孢噻肟，多用于革兰阴性杆菌及淋病奈瑟菌感染的治疗。若考虑有衣原体或支原体感染，应加服多西环素。对不能耐受多西环素者，可用阿奇霉素替代。④ 喹诺酮类药物与甲硝唑联合方案。⑤ 青霉素类与四环素类药物联合方案。

3）手术治疗　手术指征包括：① 药物治疗无效，输卵管卵巢脓肿或盆腔脓肿经药物治疗48～72 h，体温持续不降，患者中毒症状加重或包块增大者。② 脓肿持续存在，经药物治疗病情有好转，继续抗感染治疗数日（2～3 周），包块仍未消失但已局限化，应手术切除，以免日后再次急性发作，或形成慢性盆腔炎。③ 脓肿破裂，一旦怀疑脓肿破裂，需立即在抗生素治疗的同时行剖腹探查。手术酌情选经腹或腹腔镜手术，原则上以切除病灶为主。

4）中药治疗　治疗原则为活血化瘀、清热解毒。可选用银翘解毒汤、安宫牛黄丸或紫血丹等。

六、预防

1. 做好经期、孕期及产褥期的卫生宣传。
2. 严格术前准备，术时注意无菌操作，术后做好护理。
3. 注意性生活卫生，减少性传播疾病，经期禁止性交。

第三节　慢性盆腔炎

临床案例

患者，女，40 岁，已婚，孕 2 产 1。近 3 年来常感下腹及腰骶部疼痛，呈坠痛感，间歇性发作，于劳累、性交后及月经前后加剧。近 1 年来发现右下腹部有一包块，有轻压痛，曾服用中药治疗，效果不明显。患者耐力较差，易感疲倦，经常失眠，精神不振，食欲欠佳，大小便尚可。既往身体健康，月经无明显异常，10 年前顺产一胎，无产后大出血及感染史，产后 1 年上环避孕，4 年前因带器受孕于妊娠 2 个月行人工流产后，未再采取避孕措施，亦未再孕。丈夫身体健康，家族史无特殊。妇科检查：外阴、阴道无异常；宫颈光滑、肥大、稍硬；宫体后位，大小正常，质中，活动欠佳，无压痛；左侧附件增厚、压痛，右侧附件区可扪及一 5 cm×6 cm×4 cm 大小的囊性包块，有轻压痛，不活动。实验室检查：血红蛋白 100 g/L，白细胞计数 8.6×10^9/L，中性粒细胞 0.70，淋巴细胞 0.30。

思考题：1. 请提出该患者最可能的诊断。需要做哪些辅助检查？
2. 应如何治疗？
3. 本病的预防措施有哪些？

一、病因

慢性盆腔炎多为急性盆腔炎未彻底治愈或患者体质较差而病程迁延所致，但亦可无急性盆腔炎病史，如沙眼衣原体感染所致输卵管炎。慢性盆腔炎病情较顽固，当机体抵抗力较差时，可有急性发作。部分慢性盆腔炎为急性盆腔炎遗留的病理改变，并无病原体。

二、病理

1. 慢性子宫内膜炎　子宫内膜充血、水肿，间质大量浆细胞或淋巴细胞浸润。子宫内膜周期性剥脱和宫腔良好的引流条件容易将感染清除，故单纯的慢性子宫内膜炎少见。

2. 慢性输卵管炎、输卵管积水、输卵管卵巢炎及输卵管卵巢囊肿

(1) 慢性输卵管炎双侧居多，输卵管呈轻度或中度肿大，伞端可部分或完全闭锁，并与周围组织粘连。

(2) 若输卵管伞端及峡部因炎症粘连闭锁，浆液性渗出物积聚形成输卵管积水；亦可由于输卵管积脓中的脓液渐被吸收，浆液性液体继续自管壁渗出充满管腔，形成输卵管积水。

(3) 输卵管炎波及卵巢，形成输卵管卵巢炎。

(4) 输卵管与卵巢相互粘连形成炎性肿块，或输卵管伞端与卵巢粘连并贯通，液体渗出形成输卵管卵巢囊肿，也可由输卵管卵巢脓肿的脓液被吸收后由渗出物替代而形成(图 42-1)。

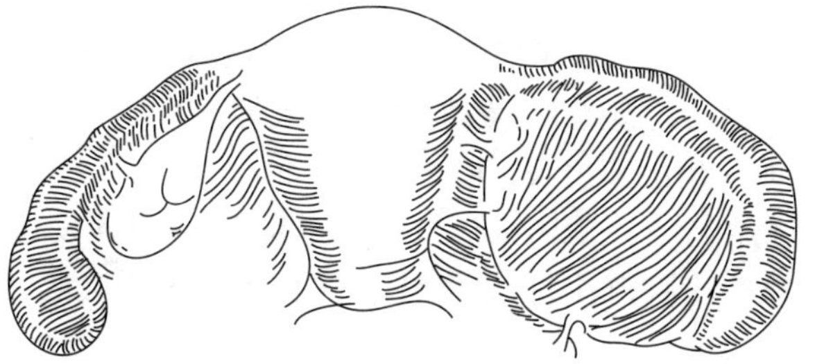

图 42-1　输卵管积水(左)和输卵管卵巢囊肿(右)

3. 慢性盆腔结缔组织炎　以宫旁结缔组织炎最多见。由于宫颈的淋巴管与宫旁结缔组织相通，宫颈炎症可蔓延至子宫骶韧带处，使纤维组织增生、变硬。若蔓延范围广泛，可使子宫固定，宫旁组织增厚。

三、临床表现

1. 症状

(1) 慢性盆腔痛　慢性炎症形成的瘢痕粘连以及盆腔充血，常引起下腹部坠胀、疼痛及腰骶部酸痛，常在劳累、性交后及月经前后加剧。

(2) 不孕及异位妊娠　输卵管粘连阻塞可致不孕或异位妊娠。

(3) 月经异常　盆腔淤血可致经量增多；卵巢功能损害时可致月经失调；子宫内膜炎常有月经不规则，老年性子宫内膜炎可有脓血性分泌物。

(4) 全身症状　多不明显，有时仅有低热，易感疲倦。因病程时间较长，部分患者可出现神经衰弱症状，如精神不振、失眠、周身不适等。

2. 体征　与病理类型有关。

(1) 子宫内膜炎　子宫增大、压痛。

(2) 输卵管炎　子宫一侧或两侧触及呈条索状增粗的输卵管,并有轻度压痛。

(3) 输卵管积水或输卵管卵巢囊肿　盆腔一侧或两侧触及囊性肿物,活动受限。

(4) 盆腔结缔组织炎　子宫后倾后屈,活动受限或粘连固定,子宫一侧或两侧有片状增厚、压痛,子宫骶韧带常增粗、变硬,有触痛。

四、诊断与鉴别诊断

1. 诊断　有急性盆腔炎史以及症状和体征明显者,诊断多无困难。但为了避免患者的思想负担,不要根据片面的症状或体征轻易下慢性盆腔炎的诊断。诊断困难时,可行B超、腹腔镜或剖腹探查。

2. 鉴别诊断　应与子宫内膜异位症、卵巢肿瘤、盆腔淤血综合征、盆腔结核、陈旧性宫外孕等鉴别。

五、治疗

1. 一般治疗　解除思想顾虑,增强治疗信心,增加营养,锻炼身体,注意劳逸结合,提高机体抵抗力。

2. 物理疗法　可促进盆腔局部血液循环,改善组织营养状态,提高新陈代谢,以利于炎症吸收和消退。常用的有激光、短波、超短波、微波、离子透入等。

3. 中药治疗　可同时应用中药内服、外敷、灌肠。

4. 抗生素与其他药物治疗　一般不采用抗生素全身用药,急性发作时应用抗生素。必要时可配合用糜蛋白酶或玻璃酸酶肌内注射,以利于粘连松解和炎症吸收,也可与糖皮质激素同时应用。

5. 手术治疗

(1) 原则　彻底治愈。

(2) 指征　输卵管积水、输卵管卵巢囊肿及反复发作的感染灶,经综合治疗无效可手术治疗。

(3) 手术范围　根据患者年龄、病变轻重及有无生育要求决定手术范围,行单侧附件切除术或全子宫切除术加双侧附件切除术。对年轻妇女应尽量保留卵巢功能。

六、预防

1. 及时彻底治疗急性盆腔炎。

2. 注意个人卫生,锻炼身体,增强体质。

（尹　红）

第四十三章 尿 石 症

临床案例

患者，男，35岁。于2001年5月10日早晨突然出现右腰部疼痛，呈刀割样，放射至右中腹，伴呕吐胃内容物、尿频、尿急、血尿。B超检查：双肾多发性结石并右肾积液。给予中西医结合治疗，4年来患者经常用该方法，共计排出大小结石15粒。B超复查：双肾多发性小结石，未见积液。

思考题：1. 尿石症的形成因素是什么？
2. 哪些尿路结石可用非手术方法治疗？
3. 诊断尿石症有哪些检查方法？
4. 治疗尿石症的微创手术方法有几种？

第一节 概 述

一、概念

尿石症又称尿路结石，可分为上尿路结石和下尿路结石，前者是肾结石、输尿管结石，后者是膀胱结石和尿道结石。

二、流行病学

据统计，尿石症的人群发病率为1%～5%，在南方地区高达到5%～10%，新发病率为(150～200)/10万人。男女比例为3∶1，下尿路结石男性明显多于女性。好发年龄在25～40岁。其中肾结石在5年内约有1/3的患者会复发。① 部位的变化：近百年来的调查表明，早年在贫困地区小儿膀胱结石有明显的高发区。在大城市及经济发达地区，肾结石发病率明显增高，这与进食高热量、高蛋白、高糖、高钙和低纤维等饮食有关。② 与饮食的关系：有研究显示，上尿路结石与高动物蛋白和多食用乳制品有关。饮水少，尿量减少，促使尿液中形成钙结石成分的浓度增加，促进尿路结石的形成。③ 与地理因素的关系：炎热气候会影响尿路结石的发病率。④ 与职业的关系：办公室工作的久坐职业人群易患尿路结石。

三、病因

1. 尿路结石形成的基本条件　尿中含有形成结石的晶体(如磷酸盐、草酸盐、尿酸盐等)和晶体聚合抑制物质(如焦磷酸盐、蛋白多糖、多肽、枸橼酸、镁等),后者使尿液呈过饱和状态,阻止尿液中的结晶形成。同时,尿路结石的形成受许多因素(如环境、全身和局部因素)的影响,尿液晶体物质与晶体聚合抑制物质的平衡受到破坏,晶体析出沉积,形成结石。

2. 尿路结石形成的原因

(1) 尿路感染　感染的细菌、脓块、坏死的组织都可构成结石的核心。

(2) 尿路梗阻　先天性肾盂输尿管连接部狭窄、双输尿管畸形、包茎、尿道狭窄、前列腺增生等均可引起尿流不畅,尿液淤积易致晶体沉淀,形成结石。

(3) 尿路异物　尿路内存留的异物可成为结石的核心。

(4) 代谢紊乱　① 甲状旁腺功能亢进;② 痛风;③ 特发性高尿钙症。

(5) 营养状况　儿童营养缺乏时,形成膀胱内的尿酸结石。营养过剩的成人,食物中含维生素 D 过多,亦易诱发肾结石。

(6) 制动综合征　骨折和截瘫患者均易形成膀胱结石。

(7) 生活环境　尿石症在某些地区多,可能与气候、生活环境等因素有关。

四、形成机制

正常情况下,尿液中这些盐的成分并不形成尿路结石,这是由于尿中还存在析出的抑制物质,如焦磷酸盐、蛋白多糖、多肽、枸橼酸、镁等。当尿中形成结石的物质增加、尿 pH 变化等因素存在时,破坏了尿中盐类化学的稳定性,致盐类析出沉积,形成结晶,异质成核。一旦结石的核心形成,尿中盐类成分附着于结晶的表面,最终形成尿路结石。

五、病理生理

尿路结石所致的病理生理改变与结石的部位、大小、数目、继发感染和梗阻程度等有关。

第二节　上尿路结石

一、概念

上尿路结石包括肾和输尿管结石,主要表现是疼痛和血尿,其程度与结石部位、大小、活动及损伤、感染、梗阻有关。

二、临床表现

1. 症状

(1) 疼痛　肾结石引起的疼痛分为钝痛和绞痛。较大的结石,劳动以后出现隐痛和钝痛。较小的结石由于嵌顿在输尿管,可引起肾绞痛,表现为突然发生的如刀割样剧烈疼痛,呈阵发性,发作时面色苍白，全身出冷汗，伴有恶心、呕吐，疼痛难忍，呻吟不止，辗转不安。

（2）血尿　通常患者都有肉眼或镜下血尿，后者更为常见。有时活动后镜下血尿是上尿路结石的唯一表现。血尿的多少与结石对尿路黏膜的损伤程度有关。

（3）恶心、呕吐　输尿管结石不完全梗阻时，输尿管腔内压力增高，管壁局部扩张、痉挛和缺血，使神经受到刺激而导致恶心、呕吐。

（4）膀胱刺激征　结石伴感染或输尿管膀胱壁段结石时，可有尿频、尿急、尿痛。

（5）感染症状　结石伴急性肾盂肾炎或肾积脓时，可有发热、畏寒、寒战等全身症状。

（6）其他　梗阻严重则导致肾积水，肾功能受损，可扪及增大的肾。双侧输尿管结石或孤立肾输尿管结石完全梗阻时，可导致无尿。

2. 体征　在发作时，肾输尿管投影部位有较明显压痛，有时可触及肾肿块。

三、实验室和其他检查

1. 实验室检查

（1）尿液一般检查　可见镜下血尿、晶体尿，合并感染时有大量红细胞或脓细胞。

（2）血生化检验　血钙、血磷、尿酸、肌酐、尿素氮等。

2. 影像学检查

（1）B超检查　结石显示为特殊的声影，亦能评价肾积水引起的肾包块或肾实质萎缩。此外，还可用于引导经皮介入肾造口术治疗或引导经皮内镜诊断。

（2）X线检查　目的是确定结石的存在、特点及解剖形态，确定是否需要治疗，确定首选的治疗方法。可采取：① 平片，可以发现95%以上的结石；② 排泄性尿路造影可显示肾盂、肾盏的结构和结石部位；③ 逆行输尿管肾盂造影。

（3）放射性核素肾显像　评价治疗前受损的肾功能和治疗后肾功能恢复状况，确定双侧尿路梗阻患者肾功能较好的一侧。

（4）内镜检查　包括肾镜、输尿管镜和膀胱镜检查。通常在泌尿系平片未显示结石、排泄性尿路造影无充盈缺损而不能确诊时，借助于内镜可以明确诊断，进行治疗。

（5）平扫CT能发现X线不能显示的较小的输尿管下段结石，增强CT能够显示肾脏积水的程度和肾实质的厚度，从而反映肾功能的改变情况。

（6）磁共振水成像（MRU）　可了解结石梗阻后肾输尿管积水的情况，而且不需要造影剂即可获得与静脉尿路造影相似的影像，不受肾功能的影响。

四、诊断与鉴别诊断

1. 诊断

（1）与活动有关的疼痛和血尿有助于此病诊断的确立，尤其是典型的肾绞痛。

（2）体格检查主要是排除其他可引起腹部疼痛的疾病，如急性阑尾炎、异位妊娠、卵巢囊肿蒂扭转、急性胆囊炎、胆石症、肾盂肾炎等。疼痛发作时可有肾区叩击痛。

（3）实验室检查　可见到肉眼或镜下血尿。

（4）B超检查　能显示结石的高回声影及其后方的声影，亦能显示结石梗阻引起的肾积水即肾实质萎缩等，可发现尿路平片不能显示的小结石和X线透光性结石。超声检查属无创检查，应作为首选影像检查。

(5) X 线检查　腹部平片、排泄性尿路造影、逆行肾盂造影可确定结石的存在特点、是否需要治疗，以确定治疗的方法。

(6) 平扫 CT　能发现以上检查不能显示的或较小的输尿管中、下段结石，有助于鉴别结石、肿瘤、血凝块等，以及判断有无肾畸形。

(7) 内镜检查　包括肾镜、输尿管镜和膀胱镜。在以上检查不能确诊时，借助于内镜可以明确诊断，进行治疗。

2. 鉴别诊断

(1) 肾结石应与胆囊炎、胆石症、胃和十二指肠溃疡相鉴别　一般根据病史、疼痛的性质和部位、尿中有无红细胞以及 B 超和 X 线检查方法不难鉴别。右肾结石在 X 线平片上的阴影应与胆囊结石相鉴别。加拍侧位腹平片，结石阴影位于椎骨前缘之后为肾结石。此外，肾结石还需与肾结核钙化灶、腹腔淋巴结钙化相鉴别。

(2) 右输尿管中、下段结石应与阑尾炎相鉴别　一般通过询问疼痛的性质和部位、尿中有无红细胞以及 X 线检查等不难鉴别。输尿管结石需与膀胱淋巴结钙化、盆腔静脉石及肠内容物相鉴别。可插入输尿管导管并拍正、侧位片，以确定阴影是否位于输尿管内。

五、治疗

治疗原则为解除梗阻、病因，保护肾功能，防止复发。一般如结石直径<0.6 cm，光滑，无尿路梗阻，无感染，纯尿酸结石及胱氨酸结石可只应用保守疗法。直径<0.4 cm、光滑的结石，90%能自行排出。体外冲击波治疗(ESWL)适用于直径≤2 cm 的肾结石即输尿管上段结石，输尿管中下段结石 ESWL 治疗的成功率比输尿管镜取石低。

1. 一般非手术治疗

(1) 肾绞痛的治疗　以解痉镇痛为主，可应用阿托品、哌替啶、吲哚美辛、黄体酮、钙通道阻滞药或针刺肾俞、膀胱俞、三阴交等穴位，均能缓解肾绞痛。

(2) 大量饮水　保持每日尿量 2500 ml 以上。

(3) 控制感染　根据药敏试验选择抗生素。

(4) 饮食调节　少食含钠及草酸成分较高的食物，增加含纤维丰富的食物。

(5) 调节尿液 pH　口服氯化铵使尿液酸化，有利于防止感染性结石的生长。

(6) 中西医结合治疗　西药可用解痉镇痛药、利尿药，针刺、跳跃活动均能促进结石排出。中药可用于体外冲击波碎石后的排石治疗。

2. 体外冲击波碎石(ESWL)　通过 X 线或 B 超对结石进行定位，利用高能冲击波聚集后作用于结石，使结石裂解、粉碎后随尿排出。

3. 手术治疗　目的是取净结石。目前腹腔镜输尿管取石及体外冲击波碎石的发展快速，多数上尿路结石不再行开放手术。少数仍需开放手术，同时纠正原发因素。

(1) 非开放手术治疗　① 经皮肾镜取石或碎石术：适用于直径>2.5 cm 的肾盂结石及肾下盏结石。对结石远端尿路梗阻、质硬的结石、残留结石，有活跃性代谢疾病及需要手术者尤为适宜。② 输尿管镜取石或碎石术：适用于中、下段输尿管结石，泌尿系平片不显影的结石。③ 腹腔镜输尿管取石：适用于输尿管结石>2 cm，原来考虑开放手术，或经 EWSL、输尿管镜手术治疗失败者。

(2) 开放手术治疗 仍有部分患者需要。主要术式有以下几种:① 肾盂切开取石术,适用于直径>1 cm 或合并梗阻、感染的结石。② 肾实质切开取石术,适用于肾盏结石,尤其是肾盂切开不易取出或多发性肾盏结石。③ 肾切除术,因结石导致肾结构严重破坏,功能丧失,或合并肾积脓,而对侧肾功能良好,可将患肾切除。④ 肾部分切除术,适用于结石在肾的一极或结石所在肾盏有明显扩张,实质有明显复发因素者。⑤ 输尿管切开取石术,适用于嵌顿较久或其他方法治疗无效的结石。

(3) 双侧上尿路结石手术的原则 ① 双侧输尿管结石,先处理梗阻严重的一侧,如条件许可,同时取出双侧结石。② 一侧输尿管结石、对侧肾结石,先处理输尿管结石,后处理肾结石。③ 双侧肾结石,根据结石情况及肾功能决定。先处理易取出及较安全的一侧结石,待功能恢复后再处理对侧肾结石。若肾功能极差,先行经皮肾造瘘引流,全身及肾功能改善后分别处理双侧结石。④ 孤立肾的上尿路结石或双上尿路结石引起的急性梗阻时,一旦诊断明确,只要患者全身情况许可,应及时施行手术。

第三节 下尿路结石

一、膀胱结石

膀胱结石多在膀胱内形成,只有少数来自肾,女性少见。发病年龄多见于患前列腺增生症的老年人;5 岁以下的儿童患膀胱结石与营养不良有关,目前也是罕见病例。

1. 病因

(1) 儿童营养不良 尿液呈强酸性,尿酸盐沉淀形成膀胱内的尿酸结石。

(2) 下尿路梗阻 膀胱内尿液排出不完全,使尿液中的盐成分结晶析出,沉淀积聚而形成结石。

(3) 膀胱异物 尿盐以膀胱异物为核心沉淀形成结石。

(4) 感染 细菌分解尿中的尿素,可使尿 pH 升高,促使磷酸钙、磷酸镁沉淀形成结石。

(5) 代谢性疾病 易使某种结石成分过多地经尿排出,形成相应的结石。

(6) 寄生虫 血吸虫侵及膀胱,以虫卵为核心形成结石。

2. 临床表现 主要症状为尿频、尿急、尿痛、排尿障碍。排尿过程中尿流突然中断,改变体位可继续排尿,疼痛放射到阴茎头和会阴部,伴有排尿终末痛和终末血尿。小儿常用手牵拉搓揉阴茎或手抓会阴部。

3. 诊断 根据典型症状可做出初步诊断,但需注意引起结石的病因。常用的辅助诊断方法为:① B超检查,能发现强光团及声影,还可以发现膀胱憩室、男性前列腺增生等;② X 线检查,膀胱区平片能显示绝大多数结石,怀疑有上尿路结石可能时,还需做泌尿系平片及排泄性尿路造影;③ 膀胱镜检查,能直接见到膀胱结石,并可发现膀胱病变;④ 直肠指检,较大的结石常可经直肠腹壁双合诊触到。

4. 治疗

(1) 直径<1 cm 的结石,可经尿道插入碎石钳行碎石术,并将钳碎之结石经膀胱灌洗冲出。

(2) 膀胱结石直径>1 cm 者,可通过膀胱镜用弹道超声和液化冲击波碎石方法粉碎结石,并将碎石取出。

(3) 如膀胱结石过硬，可行耻骨上膀胱切开取石术。

(4) 对膀胱结石的病因应积极治疗，以防止结石的复发。

(5) 小儿及膀胱感染严重者，应做耻骨上膀胱造瘘，以加强尿液引流。

二、尿道结石

1. 病因　多来自肾和膀胱结石，经尿道排出中嵌于尿道所致。

2. 临床表现　典型症状为排尿困难，点滴状排尿，伴尿痛，重者可发生急性尿潴留及会阴部剧痛。

3. 诊断　如尿道结石在前尿道，在尿道外可扪及，后尿道结石可经直肠指检触到。用金属尿道探条检查时有摩擦音或撞击感，必要时可拍 X 线平片。

4. 治疗　如结石位于尿道舟状窝，可向尿道内注入无菌液状石蜡，轻轻地推挤，或用小钳子取出。前尿道结石可在阴茎根阻滞麻醉下，压迫结石近端尿道，阻止结石后退，注入无菌液状石蜡，再轻轻地向尿道远端推挤，钩取或钳出。后尿道结石可用尿道探条将结石轻轻地推入膀胱，再按膀胱结石处理。

5. 预防　尿路结石形成的影响因素很多，结石的复发率高，采取预防措施具有重要意义。

(1) 大量饮水　以增加尿量，稀释尿中形成结石物质的浓度，减少晶体沉积，也有利于结石的排出。

(2) 调节饮食　根据结石成分代谢状态来调节食物构成。

(3) 特殊性预防　在进行了完整的代谢状态检查后，可采用以下预防方法：① 草酸盐结石：口服维生素 B_6，以减少草酸盐排出；② 尿酸结石患者可口服别嘌醇和碳酸氢钠，以控制结石形成；③ 伴甲状旁腺功能亢进者，必须摘除腺瘤或增生组织；④ 伴尿路梗阻、尿路异物、尿路感染或长期卧床，应及时治疗，以避免结石发生。

（张绪鹏）

第四十四章　泌尿系统感染

临床案例

患者，女，28岁，已婚。突发尿频、尿急、尿痛，伴阵发性剧烈腰痛，并放射到腹部，尿涂片染色发现革兰阴性杆菌。尿中脓细胞(+)/高倍视野，中段尿培养结果为大肠埃希菌，计数<1万/ml。入院经检查，明确了诊断，正规治疗后痊愈。

思考题：1. 本病例应诊断什么病？

2. 何为尿路感染？依据解剖学可以分几类？

3. 诊断尿路感染的标准是什么？

4. 尿路感染的治疗方法有哪些？

第一节　概　　述

一、概念

致病微生物侵入泌尿系统而引起尿路上皮的炎症称为尿路感染，也称泌尿系感染。致病微生物绝大多数来源于正常存在于肠道的革兰阴性杆菌，可以看作一种内源性感染。

二、流行病学

尿路感染在感染性疾病中的发病率仅次于呼吸道感染，其影响不仅限于泌尿外科，而且涉及内科、妇产科等多个科室的临床工作。尿路感染的发病随年龄增高而增加，尤其是女性在进入婚育年龄后有明显上升。尿路感染患者中有很大一部分属于医源性感染，由留置导尿管、经尿道或经内镜操作及手术引起。据统计，尿路感染在医院内感染中占35%～50%。

三、病因及发病机制

1. 诱发感染的因素　由于泌尿系统在解剖、生理方面的特点，使致病菌在正常情况下不易停留、繁殖，故不易引起感染。但是，一旦泌尿系统发生病理改变，感染的防御功能被破坏，致病菌乘虚而入，从而诱发感染。诱发感染的因素主要有四方面。

(1) 梗阻因素　如先天性泌尿系统异常、结石、肿瘤、狭窄、前列腺增生或神经源性膀胱，引起尿液滞留，降低尿路上皮防御细菌的能力。

(2) 机体抗病能力减弱　如糖尿病、妊娠、贫血、慢性肝病、营养不良、肿瘤及先天性免疫缺陷或长期使用免疫抑制药治疗等。

(3) 医源性因素　如留置导尿管、造瘘管、尿道扩张、前列腺穿刺活检、膀胱镜检查等操作，由于黏膜擦伤或忽视无菌观念，易引入致病菌而诱发感染或使感染扩散。

(4) 女性尿道较短，容易发生上行感染，经期、更年期、性交时更易发生。妊娠时由于内分泌与机械性原因使输尿管口松弛扩张，尿液排出滞缓，容易发生上行感染。尿道口畸形或尿道附近有感染病灶(如尿道旁腺炎、阴道炎)亦为诱发因素。

2. 发病机制　尿路感染的主要途径为上行感染。肠道细菌先在会阴部定居繁殖，然后污染尿道外口，经尿道进入膀胱。女性尿道短而直，并且靠近阴道和直肠，容易受到污染，性交时也容易将细菌带入尿道。因此，女性尿路感染远多于男性。血行感染在尿路感染的发生中较少，可继发于皮肤、口腔、鼻咽部感染及细菌性心内膜炎等，多发生在肾实质部位，以金黄色葡萄球菌感染为主。当机体免疫功能低下时，血行感染的机会增加。少数情况下，周围器官的感染直接蔓延，也可造成尿路感染。经淋巴途径感染在临床上较难得到证实。

四、诊断方法

泌尿系统感染一般都有比较典型的临床表现，尤其是在急性期，诊断并不困难。但是，诊断中必须注意寻找病灶及其病理基础，对病原和病变程度要有精确的估计，做到定位诊断。了解有无导致尿路感染的易感因素存在，这样才能对治疗提供最大的帮助。

1. 尿沉渣检查　发现脓尿(即尿液中白细胞≥5个/高倍视野)是诊断尿路感染的一个重要指标。

2. 尿涂片染色　对未离心的新鲜尿进行革兰染色涂片，如每高倍视野可见一个细菌，表明有尿路感染，可以对治疗提供很大的帮助。

3. 尿培养和菌落计数　菌落计数是诊断尿路感染的关键性指标，菌落计数大于 10^5/ml 称为有意义菌尿。

4. 尿液标本的留取　原则上应留取中段尿进行检查，必要时需分段留尿分别进行检查。在留取涂片和培养尿液标本时，原则上应该首先清洁消毒尿道外口及男性龟头或女性外阴。女性可通过导尿留标本，以减少被污染的可能。最严格的留取尿液标本的方法为耻骨上膀胱穿刺。留取的尿液标本放置时间不应过长，宜在 1 h 内处理。

5. 定位检查　尿路感染有上、下尿路感染之分，上尿路感染以肾盂肾炎为代表，下尿路感染以膀胱炎为主，两者的治疗与预防均不同，临床上必须加以区别，其区别的方法包括症状的鉴别、尿镜检、尿培养、尿荧光免疫反应、尿酶测定以及膀胱镜检查等。如果在尿标本中发现白细胞管型，则是上尿路感染的有力证据。

6. 影像学检查　包括尿路平片、排泄性尿路造影、膀胱或尿道造影、B超、CT、放射性核素、磁共振成像等。这些检查的临床意义有：① 明确有无泌尿系畸形；② 有无梗阻性病变；③ 是否合并结石、肿瘤、良性前列腺增生；④ 尿流动力学功能有无减退；⑤ 双肾功能有无损害并做左、右比较；⑥ 有无膀胱、输尿管反流存在；⑦ 监测残余尿和肾盂、膀胱的排空时间。以上检查在慢性尿路感染和久治不愈患者中有重要意义。

五、治疗原则

1. 明确感染的性质　在临床上出现尿路感染的症状时，必须明确其性质和致病菌，依据尿细菌培养和药物敏感性试验结果，有针对性用药，这是治疗的关键。在尚无尿细菌培养结果时，可先根据尿沉渣涂片革兰染色来初步估计致病菌，选择恰当的药物。

2. 鉴别上尿路感染还是下尿路感染　在治疗上两者有所不同，前者症状重，预后差，易复发；后者症状轻，预后佳，复发少。

3. 明确血行感染还是上行感染　血行感染发病急剧，有寒战、高热等全身症状，应使用血浓度高的抗菌药物，常静脉给药；而上行感染以膀胱刺激症状为主，应使用尿液浓度高的抗菌药物和解痉药物。

4. 查明泌尿系有无梗阻因素　泌尿系梗阻常为尿路感染的直接诱因，同时，感染后若有梗阻存在，则不易治愈，易产生耐药性菌株，亦易复发。

5. 检查有无尿路感染的诱发因素，加以纠正。

6. 测定尿液 pH　治疗前应测定尿液 pH。若为酸性，宜用碱性药物，如碳酸氢钠等，使尿液碱性化以抑制致病菌生长，并用适合于碱性环境的抗菌药物。反之，如尿液为碱性则宜用酸性药物，如维生素 C、氯化铵加乌洛托品，用适应于酸性环境的抗菌药物。

7. 抗菌药物的正确使用　合理、有针对性地用药是治疗的关键。在获得尿培养和抗菌药物敏感性试验结果之前，应选用对革兰阴性杆菌有效的药物。3 日后症状无改善，则应根据药物敏感性试验结果更换抗菌药物，针对不同部位和类型的尿路感染给予不同的治疗。近来对仅以膀胱刺激症状为表现的下尿路感染患者的研究表明，采用单剂或 3 日的短程抗菌药物疗法同样有效，对少数未能治愈者，再给予更积极的治疗。对于复杂、合并器质性病变、妊娠、免疫力低下的下尿路感染以及男性下尿路感染患者，仍应与上尿路感染一样，给予充分的长达 14 日的治疗。对临床症状严重的患者，还应选择静脉给药，需联合使用两种或两种以上的抗菌药物。治疗结束时临床症状消失，尿细菌学检查阴性，并在停药后第 2 周、第 6 周复查时仍为阴性，方可视为治愈，否则应继续治疗。

第二节　急性肾盂肾炎

一、概述

1. 概念　急性肾盂肾炎是肾盂和肾实质的急性细菌性炎症，致病菌主要为大肠埃希菌和其他肠杆菌及革兰阳性细菌。

2. 流行病学　女性多见，大部分为上行性感染，即肾盂黏膜被感染后波及肾实质。约 30% 为血行感染，肾实质先被感染后再影响到肾盂。

二、病理

肾肿大及水肿，质地较软，表面散在大小不等的脓肿，呈黄色或黄白色，周围有紫红色充血带环绕。切面观,大小不等的小脓灶不规则分布在肾组织各部分。肾盂黏膜充血、水肿,散在小出血点。显微镜下可见多量中性粒细胞浸润,伴出血。严重时可见肾小管、肾小球受到破坏。

三、临床表现

1. 发热　发病急,出现39℃以上的高热,伴寒战、头痛以及恶心、呕吐,热型类似脓毒血症,持续1周左右。

2. 腰痛　单侧或双侧腰痛,有明显的肾区压痛和肋脊角叩痛。

3. 膀胱刺激症状　由上行感染所致,在起病时出现尿频、尿急、尿痛、血尿,以后出现全身症状。血行感染者常由高热开始,而膀胱刺激症状随后出现,有时不明显。

四、实验室和其他检查

1. 实验室检查　血白细胞计数升高,尿内有较多脓细胞,有时能见到白细胞管型,尿涂片显微镜检查可找到细菌,尿培养阳性。

2. 影像学检查　75%的患者尿路造影检查正常,少数可有肾影增大。肾盂、肾盏显影不良或延迟。

五、诊断

有典型的临床表现,尿液检查有白细胞、红细胞、蛋白、管型和细菌,尿细菌培养菌落计数≥10^5/ml,血白细胞计数升高,中性粒细胞增多明显,可确定诊断。

六、治疗

1. 一般治疗　卧床休息,静脉输液,多饮水,维持每日尿量达1500 ml以上,有利于炎性产物排出。注意饮食易消化,富含热量和维生素。

2. 抗菌药物治疗

(1) 对于轻、中度感染者,可口服有效抗菌药物2周,如复方磺胺甲噁唑、喹诺酮类、阿莫西林等,2～3日后即可显效。

(2) 症状严重者,应肌内注射或静脉给予抗菌药物,如氨苄西林、头孢菌素类、氨基糖苷类抗菌药物,必要时联合两种以上药物。体温正常、症状缓解后继续应用3日,然后改用口服抗菌药物。

对于治疗效果不明显者,可根据细菌培养结果改换抗菌药物,同时做影像学检查排除易感因素。如果没有尿路梗阻、反流、糖尿病等易发因素,在合理的治疗前提下,急性肾盂肾炎很少发展成慢性肾盂肾炎,预后良好。

第三节　急性细菌性膀胱炎

一、流行病学

急性细菌性膀胱炎以女性多见,且25%～30%患者的发病年龄在20～40岁。

二、病因及发病机制

1. 女性　尿道短而直，尿道外口畸形常见，如处女膜闭锁、尿道口处女膜融合，会阴部常有大量细菌存在，当性交、导尿、个人卫生不洁或个体对细菌抵抗力降低时，都可导致上行感染。

2. 男性　膀胱炎可继发于包皮炎、尿道炎、前列腺炎等，但更多见于膀胱结石、尿道狭窄、前列腺增生、膀胱憩室、留置导尿管等。

3. 致病菌　最常见的是大肠埃希菌，其次为葡萄球菌。

三、病理

浅表膀胱炎多见，以尿道口及膀胱三角最明显。病变仅累及黏膜、黏膜下层，可见黏膜充血、水肿、片状出血改变以及浅表溃疡或脓苔覆盖。显微镜下见多数白细胞浸润。炎症有自愈倾向，愈合后不遗留痕迹。

四、临床表现

1. 症状

(1) 局部症状　发病突然，有明显的尿急、尿频、尿痛和尿不尽感，排尿时尿道有烧灼感，严重时可有急迫性尿失禁，伴终末血尿或全程血尿。

(2) 全身症状　不明显，体温正常或仅有低热，当并发急性肾盂肾炎或前列腺炎、附睾炎时才有高热。在女性常与经期、性交有关；男性如有慢性前列腺炎，可在性交或饮酒后诱发膀胱炎。

2. 体征　耻骨上膀胱区可有压痛，但无腰部叩痛。

五、实验室及其他检查

1. 实验室检查　尿液中白细胞增多，除尿细菌培养外，还应做菌落计数和药物敏感性试验，典型病例常获得阳性结果。尿道有分泌物应做涂片细菌学检查。

2. 特殊检查　在急性感染期禁忌做膀胱镜检查及尿道扩张。

六、诊断与鉴别诊断

1. 诊断　根据病史、临床表现、化验检查及其他相关检查，对有诱发原因、有明显膀胱刺激症状、耻骨上膀胱区有压痛、腰部无叩痛、并发泌尿生殖系相关炎性疼痛、尿常规检查白细胞增多的患者，可以明确诊断。

2. 鉴别诊断

(1) 阴道炎　有排尿刺激症状伴阴道刺激症状，常有阴道分泌物排出且恶臭。

(2) 尿道炎　有尿频、尿急，但不如膀胱炎明显，有尿痛，无畏寒、发热，有尿道脓性分泌物。

七、治疗

1. 一般治疗　患者应多饮水、休息，避免辛辣刺激的饮食。口服碳酸氢钠碱化尿液，减少对尿路的刺激。可服用颠茄、阿托品、地西泮，也可采用膀胱热敷、热水坐浴等，以解除膀胱痉挛。

2. 抗菌药物治疗　选用复方磺胺甲噁唑、头孢菌素类、喹诺酮类等药物。对于没有并发症的单纯性膀胱炎，可选用敏感的抗菌药物，采用单次剂量或三日短疗程治疗，病情一般可迅速好转。如果症状不消失，脓尿继续存在，则需根据尿细菌培养的结果调整，选择更合适的抗菌药物，病情一般可迅速好转。

（张绪鹏）

第四十五章　肾小球肾炎

第一节　概　　述

肾小球疾病是病因、发病机制、临床表现、病理改变、病程和预后不尽相同的主要累及双肾肾小球的一组疾病。根据其病因可分为原发性、继发性及遗传性。原发性肾小球疾病占肾小球疾病的大多数，其病因多不清楚，是目前我国引起慢性肾衰竭的最主要原因。

一、临床分型

1. 急性肾小球肾炎。
2. 急进性肾小球肾炎。
3. 慢性肾小球肾炎。
4. 无症状血尿和(或)蛋白尿。
5. 肾病综合征。

二、病理分型

1. 轻微肾小球病变。
2. 局限性、节段性肾小球病变。
3. 弥漫性肾小球病变　① 膜性肾小球病变。② 增生性肾小球病变。③ 硬化性肾小球肾炎。
4. 未分类肾小球肾炎。

第二节　急性肾小球肾炎

临床案例

患者，男，9 岁。因水肿、血尿 10 日，进行性少尿 8 日入院。伴双眼睑水肿，尿色发红。体格检查：体温 36.5℃，呼吸 20 次/min，脉搏 96 次/min，血压 160/94 mmHg。重病容，精神差，眼睑水肿，咽稍充血，扁桃体Ⅰ°～Ⅱ°。腹稍膨隆，肝肋下 2 cm。双下肢可凹性水肿。尿液检查：尿蛋白(＋＋)，红细胞 10～12 个/高倍视野，白细胞 1～4 个/高倍视野，相对密度 1.010。24 小时尿蛋白定量：2.2 g。血生化：尿素氮 36.7 mmol/L，肌酐 546.60 μmol/L。

思考题：1. 本例的诊断及诊断依据是什么？

2. 治疗原则是什么？

一、概述

1. 概念　广义上讲，急性肾小球肾炎(急性肾炎)是指由多种病因引起，急性起病，以血尿、蛋白尿、高血压、水肿及氮质血症为主要表现的肾小球疾病，也称为急性肾炎综合征。链球菌感染后急性肾炎为本节介绍的重点。

2. 流行病学　以 5～14 岁的少年儿童多见，20 岁以下者占 93.7%，男女比例约为 2∶1，冬春季发病多见，多为散发，偶有小规模流行，多数可获得临床痊愈。

二、病因及发病机制

病因以 β-溶血性链球菌“致肾炎菌株”—A 组 12 型和 49 型感染最为常见，也可见于其他细菌(如肺炎链球菌等)、病毒或立克次体、螺旋体、支原体感染。常见于上呼吸道感染(多为扁桃腺炎)、猩红热、皮肤感染(多为脓疱疮)等链球菌感染后。本病主要是由感染所诱发的免疫反应引起，目前认为链球菌的致病抗原系细胞质成分或分泌蛋白。链球菌的致病抗原成分颗粒曾被认为是菌体细胞壁上的 M 蛋白，现认为是细菌菌体内的一种水溶性蛋白质，仅于链球菌菌体完整性遭到破坏过盛时，才形成大小适度的可溶性免疫复合物(内含 IgG、C3、备解素等)，沉积于肾小球而致病。

三、病理

肉眼可见肾体积略增大，表面光滑。光镜下可见肾小球呈现内皮细胞和系膜细胞弥漫性增殖，少数以渗出病变为主。急性期可伴有中性粒细胞和单核细胞浸润。

四、临床表现

常见于儿童，男性多于女性，本病大多数预后良好，常见在数月内临床自愈，部分转为慢性肾脏疾病。

1. 前驱症状　发病前 1～3 周多有链球菌引起的上呼吸道或皮肤感染史，如急性咽炎、腭扁桃体炎、牙龈脓肿、猩红热及皮肤脓疱疹等，但肾炎的严重程度并不取决于前驱感染的程度。少部分患者可无前驱症状。

2. 全身症状　主要有头痛、乏力、视力障碍，腰酸痛等。

3. 血尿　常为病初首发症状之一，约 30%的病例有肉眼血尿，尿呈洗肉水样或棕褐色酱油样(尿呈酸性时)，但无血凝块。肉眼血尿可持续数日至 2 周，或转为镜下血尿，多在 6 个月内消失，少数 1～3 年才完全消失。

4. 水肿与少尿　70%～90%的患者发生水肿，轻者为颜面及眼睑水肿，面色苍白，呈“肾炎面容”，严重时有胸腔积液、腹水及心包积液。水肿常伴少尿（每日<500 ml），甚至导致氮质血症。一般在1～2周随消肿尿量增加，肾功能可迅速恢复，少数人可转为无尿，表明肾实质损害严重。

5. 高血压　发生率约为80%。血压可轻度至中度升高，随着尿量增多，血压逐渐趋于正常，不伴有高血压眼底改变。极少数患者可因血压急剧升高（>200/130 mmHg）导致高血压脑病或左心衰竭。

五、并发症

1. 心力衰竭　以左心衰竭为主，儿童及老年患者发生率高。

2. 高血压脑病　儿童患者多见。

3. 急性肾衰竭　多数患者出现轻、中度氮质血症，尿量增多后肾功能逐渐恢复，少数可发展成急性肾衰竭。

六、实验室检查

1. 尿液检查　大多数患者有肉眼或镜下血尿，尿蛋白多为（+）～（+++）。少数尿蛋白微量或大量（3.5 g/d），尿沉渣镜检有较多红细胞，可有红细胞管型及颗粒管型，尿相对密度正常或升高。

2. 血液检查　血红蛋白可有轻度下降，与血液稀释有关。在无感染灶存在的情况下，白细胞计数与分类正常。

3. 血清补体　80%～95%患者在起病后2周内血清补体活性（CH_{50}）、C3及备解素降低，4周后复升，6～8周恢复到正常水平。

4. 病灶细菌培养及血清学检查　做病灶（咽部或皮肤）细菌培养，有25%的病例可获得阳性结果。70%～90%患者血清抗链球菌溶血素“O”（ASO）滴度升高，提示患者近期确有链球菌感染。

七、诊断及鉴别诊断

1. 诊断　根据在链球菌感染后1～3周发生血尿、蛋白尿、水肿及高血压，或兼有一过性氮质血症，诊断多无困难，伴有血C3下降并在1～2个月内病情全面好转者可确诊。临床表现不典型者需多次查尿。感染病灶渗出物链球菌培养阳性，有ASO升高、CIC阳性及补体降低等，诊断亦可成立。少数患者需做肾活检方能确诊。

2. 鉴别诊断　① 热性蛋白尿：没有潜伏期，无水肿及高血压，随着发热消退，尿常规迅速恢复正常。② 慢性肾小球肾炎急性加重：有肾病史，年龄在30～40岁，男性，多在感染、劳累2～3 d后病情加重，可有轻度贫血，血压增高不易降至正常，必要时可做肾活检。③ 急进性肾炎：早期出现贫血，呈进行性少尿（或无尿）及肾功能减退，如无有效治疗，半年内可发展为尿毒症。④ 系统性疾病：过敏性紫癜肾炎或系统性红斑狼疮肾炎可在某一阶段出现急性肾炎综合征，有其他系统受累的表现。

八、治疗

本病治疗以休息和对症治疗为主。急性肾衰竭患者可给予透析治疗，待其自然恢复。本病为自限性疾病，不宜使用糖皮质激素和细胞毒药物治疗。

1. 治疗原则　清除链球菌感染，防治水钠潴留引起的水肿、高血压和心力衰竭，少数并发急性肾衰竭，可用透析疗法协助康复。

2. 一般治疗　急性期2～4周应卧床休息，待肉眼血尿消失、水肿消退、血压恢复正常后即可逐渐下床活动。在急性期限制水入量，有明显水肿和高血压时应限盐（<3 g/d），肾功能正常者蛋白摄入量为1 g/(kg·d)，氮质血症时限制蛋白摄入[0.5 g/(kg·d)]。

3. 治疗感染灶　在有感染灶的情况下应给予足够量抗菌药治疗，无感染灶时一般不用，使用抗菌药物来预防本病的再发往往无效。青霉素80万U肌内注射，一日2次。

4. 对症治疗

(1) 水肿的治疗　可给予氢氯噻嗪25～50 mg或环戊甲噻嗪0.25～0.5 mg口服，一日2～3次。间断应用比持续应用效果好。

(2) 高血压的治疗　经利尿后血压仍高，可用β受体阻断药阿替洛尔12.5～25 mg口服，一日2～3次，可配合钙通道阻滞药，如硝苯地平5～10 mg口服，一日1次。无少尿和血钾不高者，可使用血管紧张素转化酶抑制药，如卡托普利12.5～25 mg口服，一日2～3次，或依那普利5～10 mg口服，一日1次。

(3) 心力衰竭的治疗　利尿消肿后通常可缓解，可用降低心负荷的药物，如硝普钠或酚妥拉明。

(4) 急性肾衰竭的治疗　应及早行透析疗法，出现高钾血症应及早处理（含透析疗法）。

(5) 中医治疗　根据辨证施治原则分别予以处理。

九、预后及预防

1. 预后　多数预后良好，可完全治愈。总的来说，儿童90%可治愈，多数成年患者预后好，恢复稍慢，部分老年患者可能预后较差。

2. 预防

(1) 增强机体防御能力，预防链球菌感染，保持皮肤清洁，预防化脓性皮肤病，预防呼吸道感染和猩红热等，反复发作的咽炎、扁桃体炎要积极治疗。

(2) 及时给予有效抗菌药治疗，并注意监测尿常规变化。

第三节　慢性肾小球肾炎

临床案例

患者，女，33岁。3年前自觉疲乏无力，腰酸痛，尿频，夜尿次数多达七八次。医院尿常规检查：体温37.2℃，呼吸20次/min，脉搏91次/分，血压168/102 mmHg。蛋白(++++)，潜血(+++)，诊断为慢性肾小球肾炎。体质明显下降，疲乏无力加重，频繁患上呼吸道感染，头晕，头痛，睡眠差，坚持治疗8个月，多次经医院，尿液检查结果均正常。再次复查尿液，结果正常。

思考题：1. 慢性肾小球肾炎的定义是什么？
2. 简述本病的起病特点、临床表现、肾功能、尿液的变化。
3. 本病的诊断、鉴别诊断、治疗的要点是什么？

一、概述

1. 概念　慢性肾小球肾炎(慢胜肾炎)是一组由多种病因引起的原发于肾小球的免疫性疾病，多发生于中青年，病程常超过 3 个月或长达 10 年以上，一般有水肿、蛋白尿、血尿和管型尿，后期有贫血、高血压和肾衰竭，终致尿毒症，多数预后较差。

2. 流行病学　15%～20%的患者有急性肾炎史，以中青年男性多见。

二、病因及发病机制

病因多不明，其发病机制与急性肾炎相似，是一种免疫反应过程。仅少数由急性发展所致，慢性肾炎的病因、发病机制和病理类型不尽相同，起病始因多为免疫介导炎症。导致病程慢性化的机制中非免疫非炎症因素占有重要作用。

三、病理

慢性肾小球肾炎可见于多种肾脏病理类型，主要为系膜增生性肾小球肾炎(包括 IgA 和非 IgA系膜增生性肾小球肾炎)，系膜毛细血管性肾小球肾炎、膜性肾病及局灶节段性肾小球硬化等，病变进展至后期，所有上述不同类型病理变化均进展为不同程度的肾小球硬化。晚期，可出现硬化性肾小球肾炎。

四、临床表现

(一) 病史

1. 急性肾炎迁延不愈，病程超过 3 个月以上，排除继发性肾小球肾炎和遗传性肾小球肾炎后，可视为慢性病史。

2. 有急性肾炎病史，临床症状已缓解 1～2 年或更长时间，若干年后又表现为慢性。

3. 无急性肾炎病史，一开始就表现为慢性肾炎，占本病的大多数。

(二) 症状、体征

1. 水肿　主要是由低蛋白血症、球管平衡失调所致，晚期肾小球滤过率下降为主要原因。

2. 高血压　发生率为 61%，多以持续中等度以上难于缓解的高血压为主要表现。可有眼底出血、渗出，甚至视盘水肿。

3. 肾功能不全　表现为肾小球滤过率下降，血肌酐与尿素氮在正常范围或仅轻度升高，稍后即有肾小管功能不全的表现，如夜尿多，尿相对密度、尿渗透压降低及酚红排泄率下降等。遇应激状态时，可使处于代偿阶段的肾功能急骤变化，发展成为尿毒症。

4. 急性发作　本病有急性发作倾向，即蛋白尿、血尿、水肿加重，血压急剧升高，肾功能进一步恶化，给予适当处理病情可缓解，又恢复到原来的水平。也可因反复发作使病情恶化，进入尿毒症期。

5. 全身症状　表现为头昏、乏力、食欲缺乏、精神差及失眠、健忘等，与高血压、贫血及某些代谢紊乱有关。

五、并发症

1. 感染　因免疫力下降，易合并呼吸系和泌尿系感染。

2. 心力衰竭和心律失常　常因高血压、贫血、水钠潴留导致心脏扩大。

六、诊断和鉴别诊断

1. 诊断　根据临床表现、尿检查异常，以及不同程度水肿、高血压及肾功能异常 3 个月以上，除外继发性肾炎和遗传性肾炎，临床上诊断慢性肾炎多无困难。若要确定病理类型，需做肾穿刺活组织检查。

2. 鉴别诊断

(1) 慢性肾盂肾炎　多见于中年以上女性，有反复尿路感染史，尿中白细胞、红细胞、蛋白数量波动较大，易急性发作，且以白细胞尿为主，尿蛋白又以肾小管性蛋白(小分子量蛋白)为主。静脉肾盂造影、核素肾图及肾扫描可见两侧呈不对称性改变。

(2) 原发性高血压肾损害(良性肾动脉硬化症)　多发生在 40 岁以上，无肾炎病史，先有数年高血压之后出现少量蛋白尿，肾小管功能减退出现较早且突出，肾损害和心、脑病变一致。

(3) 急性肾炎　多于链球菌感染后 1～3 周发病，多无贫血、低蛋白血症和持续性肾功能不全。

(4) 继发于全身疾病的肾损害　均为系统性疾病，都有各自的临床特征。必要时做肾穿刺活组织检查可鉴别。

七、治疗

治疗原则：重点在于改善临床症状，延缓肾功能进行性恶化，尽量减少蛋白尿和血尿。本病治疗应以防止或延缓肾功能进行性恶化、改善或缓解临床症状及防治心脑血管并发症为主要目的，而不以消除尿红细胞或轻度尿蛋白为目标。

1. 饮食

(1) 一般主张限制蛋白质摄入量，在有氮质血症时限制蛋白质摄入量在每日 0.6～0.8 g/kg，并给予优质蛋白，少吃豆类食品，适当辅以必需氨基酸或 α-酮酸。如有大量蛋白尿，处在代偿期时，蛋白质摄入量可放宽至每日 1.0 g/kg，低蛋白饮食可改善肾功能。

(2) 磷的摄入量控制在每日 10 mg/kg 左右。

(3) 补充维生素，血压较高及水肿者应限盐限水。

2. 降压利尿　因受损的肾单位处于代偿性高灌注、高滤过状态，高血压加剧这一状态，使肾功能损害加重，因此需要有效地控制高血压。降血压宜缓慢，忌骤停，以使血压保持在(120～130)/(70～80) mmHg 为宜。血管紧张素转化酶抑制药(ACEI)及血管紧张素Ⅱ受体拮抗药(ARB)为最常用的口服降血压药。ACEI 常选用依那普利 5～10 mg，一日 1～2 次；贝那普利 5～20 mg，雷米普利 2.5～5 mg，一日 1 次。ARB 选用氯沙坦 50～100 mg，一日 1 次；β 受体或 α

受体拮抗药和钙通道阻滞药(CCB)也常用来配伍降压。

3. 抗凝血药和抗血小板聚集药　如肝素 0.5～1.0 mg/kg,每日 1 次,静脉滴注或皮下注射,双嘧达莫(潘生丁)75～100 mg,每日 3 次口服,4 周为 1 个疗程,间隔 7～10 d 可重复使用,共用 3 个疗程。抗凝血药和抗血小板聚集药可能有助于减轻肾的病理损害。脂血症者应用降脂药。

4. 其他　避免应用对肾有损害药物或其他加重因素。

5. 中药治疗　选用具有清热解毒、利尿消肿的药物和抗血小板聚集药或促纤溶药物。

八、预后

慢性肾炎可因医疗监护不当或反复急性发作,经 2～3 年而进入肾衰竭期。有些患者病情比较稳定,历经 20～30 年后才发展成肾衰竭。

（张绪鹏）

第四十六章　慢性肾衰竭

临床案例

患者，女，48岁。因食欲缺乏4年，胸闷、气短、尿少1个月入院。患者入院前在外院诊断为慢性肾功能不全尿毒症期，行血液透析治疗。入院后经全面检查，并进行血型、HLA配型，在硬膜外麻醉下行同种异体肾移植术，手术顺利。术后给予免疫抑制药等治疗，恢复顺利。术后10日血肌酐降到正常水平，随访3年余，目前患者可正常生活，肝肾功能正常。

思考题：1. 引起慢性肾衰竭的病因有哪些？

2. 本病应做哪些检查？

3. 本病的主要治疗措施有哪些？

一、概述

1. 概念　慢性肾衰竭(CRF)是慢性肾功能不全的严重阶段，又称慢性尿毒症，是发生在各种慢性肾实质疾病后期的一种以肾功能持久性减退，代谢产物潴留，水、电解质紊乱及酸碱平衡失调并产生各系统症状为主要表现的进行性不可逆的综合征。

2. 流行病学　发病率每百万人口约为100人，男性∶女性＝3∶2，高发年龄为40～50岁，在西方国家的高发年龄为60～70岁。

3. 分期　根据肾功能损害的程度分为四期：

(1) 肾功能不全代偿期　又称肾储备功能减退期，肾单位减少25%～50%，内生肌酐清除率(Ccr)70～50 ml/min，肾小球滤过率(GFR)50～80 ml/min，血清肌酐(Scr)133～177 μmol/L，血尿素氮(BUN)正常，肾排泄和调节功能尚好，体内代谢平衡，常无明显症状。

(2) 肾功能不全失代偿期　又称为氮质血症期，肾单位减少50%～70%，Ccr 50～25 ml/min，GFR 20～50 ml/min，Scr 186～442 μmol/L，BUN＞7.1 mmol/L。肾功能不足以维持内环境稳定，患者有夜尿多、乏力、食欲减退、体重下降和轻到中度贫血表现。

(3) 肾衰竭期　又称为尿毒症期，肾单位减少70%～90%，Ccr 25～10 ml/min，GFR 10～20 ml/min，Scr 451～707 μmol/L，BUN 17.9～28.6 mmol/L。肾功能不全期的症状进一步加重，并有少尿、等渗尿、血磷升高，血钙、血钠、血钾可降低，常有代谢性酸中毒，但无并发症。

(4) 尿毒症晚期　又称尿毒症终末期，残存肾单位＜10%，Ccr＜10 ml/min，GFR＜10 ml/min，Scr＞707 μmol/L，BUN＞28.6 mmol/L。患者常有严重的代谢性酸中毒和水、电解

质紊乱，尿毒症症状显著，包括恶心、呕吐、重度贫血、心包炎等全身各系统受累表现，其中神经、精神症状尤为突出，可出现烦躁不安、谵妄、抽搐、嗜睡、昏迷等。

二、病因及发病机制

1. 病因　多种原发或继发的肾疾病晚期均可导致慢性肾衰竭，以原发性肾疾病为多见。

(1) 原发性肾疾病　其中慢性肾小球肾炎占慢性肾衰竭的50%～60%，慢性间质性肾炎、慢性肾盂肾炎占15%～20%。

(2) 继发于全身病变的肾疾病和肾中毒　有高血压肾小动脉硬化（高血压肾病）、糖尿病肾病、风湿性疾病（系统性红斑狼疮、结节性多动脉炎）、过敏性紫癜、痛风、多发性骨髓瘤及镇痛药物和重金属（铅、镉、锂）中毒等。

(3) 尿路梗阻性肾疾病　如尿路结石、前列腺增生、尿道狭窄及神经源性膀胱等所致肾疾病。

2. 发病机制　尚未完全阐明，目前认为进展的机制可能与以下因素有关。

(1) 肾单位高滤过　持续性肾实质损害造成肾衰竭时，相当数量的肾单位被破坏，其“健存”的肾单位代偿性增加工作量，以维持机体的正常需要。肾单位微穿刺研究发现，健存肾单位的入球小动脉阻力下降，而出球小动脉阻力增加，导致肾小球内高压力、高灌注和高滤过。健存肾单位进一步减少，肾功能逐渐减退，便出现肾衰竭的临床表现，发展成尿毒症。

(2) 肾单位高代谢　慢性肾衰竭时残余肾单位高代谢状况，是肾小管萎缩、间质纤维化和肾单位进行性损害的重要原因之一。

(3) 肾小管间质损害　现已明确，慢性肾衰竭和小管间质损害的严重程度密切相关。残余肾单位的近端肾小管代谢亢进，使细胞内钙流量增加、氧自由基产生增多，导致肾小管损害、小管间质炎、纤维化和肾单位功能丧失。

(4) 脂质代谢紊乱　多数慢性肾衰竭患者早期即存在脂质代谢异常。脂血症可升高血黏滞度和血压，促进血栓形成和炎症反应。低密度脂蛋白和氧化的低密度脂蛋白能直接损伤系膜细胞，参与肾功能进行性恶化。

(5) 多肽生长因子和细胞因子的作用　系膜细胞、单核巨噬细胞、血小板和内皮细胞等产生的多种多肽生长因子和细胞因子等是重要的中介，可促进细胞增殖、基质增加，诱导产生过多的氧自由基和炎症介质，并促进肾小球内凝血，参与肾功能损害。

(6) 肾小球高压和代偿性肥大学说　肾小球高灌注、高压力和高滤过是导致肾小球硬化、肾单位进行性毁损的重要原因。

(7) 蛋白尿　具有肾毒性，持续大量蛋白尿（>3.5 g/24 h）可介导系膜损伤而致肾小球硬化，还可介导肾小管损害、间质纤维化，致使肾功能进行性恶化。

三、临床表现

（一）尿毒症毒素引起的各系统的症状

1. 胃肠道症状　此为患者最早出现和最突出的症状。主要原因为肾衰竭时，大量代谢产物不能通过肾排泄，而在胃肠道内被细菌分解为氨和碳酸铵，刺激胃黏膜而引起，并随着肾衰竭进展而加剧。患者可表现为畏食、腹胀，还可有恶心、呕吐、呃逆。唇舌溃烂，口中可有尿臭味，严重者可导致上消化道大出血。

2. 血液系统症状　可有贫血以及血小板、淋巴细胞功能障碍和凝血机制异常等多种表现，其中以贫血和出血最为常见。出血表现为鼻出血、牙龈出血、皮肤淤斑和消化道出血等。

3. 心血管系统症状　包括高血压、心力衰竭、心包炎和心肌病等多种疾病，约50%患者死于本系统并发症。长期高血压、容量负荷过重、贫血及透析用动静脉瘘等最终可致心力衰竭。临床表现为胸闷、气急、心悸、不能平卧，两侧肺部啰音，心率快，双下肢水肿。心包炎多表现为心前区剧痛、心包摩擦音，重者因心包积液发生心脏压塞而危及生命。

4. 肾性骨病　是尿毒症时骨骼改变的总称，与钙磷代谢异常、继发性甲状旁腺功能亢进、1,25-二羟胆钙化醇[$1,25(OH)_2D_3$]缺乏有关。骨组织学改变出现最早，其次为X线改变和生化检查异常，而临床症状出现较晚。可有关节周围炎和关节炎、骨痛、骨折、肌无力、原发性肌腱断裂、骨骼变形、生长迟缓、骨质疏松、转移性钙化等表现。

5. 精神神经系统症状　与中分子毒素物质潴留，水、电解质代谢紊乱及酸碱平衡失调，营养代谢失衡，内分泌失调，高血压脑病等有关。主要分为尿毒症脑病及周围神经病变两类。表现为入睡困难、头昏乏力、注意力难集中、记忆力减退。若病情进一步发展，渐出现情绪及性格的改变，如表情淡漠无欲、沉默寡言、精神紧张。晚期出现嗜睡、精神错乱、谵妄直至昏迷。自主神经症状常有直立性低血压、汗腺分泌减少、性功能障碍等。尿素性脑病常见于老年患者，最初症状有表情淡漠、疲乏、意识昏乱、注意力下降、记忆力减退、昼夜节律改变等。GFR<10 ml/min 时可出现判断力丧失、易激惹、行为改变、昏睡、昏迷。

6. 呼吸系统症状　因机体免疫力低下，易合并肺部感染，间质性肺炎较为常见。尿毒症肺是一种独特形式的肺部充血、水肿，X线特征性表现是肺门中心性肺水肿或肺间质纤维化，周围肺区正常，呈蝴蝶翼状分布。也可出现胸膜炎、胸腔积液，肺部感染发生率高，结核发生率增加，症状不典型。由于钙磷乘积升高，可发生肺内转移性钙化。

7. 皮肤症状　患者面色萎黄，色素沉着，皮肤干燥、脱屑、无光泽、弹性差，尿素随汗液排出沉积于皮肤，瘙痒常见，与尿毒症中分子物质潴留等因素有关。

（二）水、电解质代谢紊乱和酸碱平衡失调

1. 水平衡失调　慢性肾衰竭肾维持水平衡的能力减退，可出现：① 脱水，由于肾浓缩稀释功能受损，尿液接近等渗，导致夜尿、多尿；② 水潴留，由于肾滤过功能降低，若水摄入过多又会导致水潴留，出现高血压和心力衰竭、肺水肿、脑水肿等严重后果。

2. 钠平衡失调

（1）失钠，多见于肾小管间质疾病、镇痛药肾病和多囊肾等导致的慢性肾衰竭，主要表现为头晕、乏力、表情淡漠，重者血压降低，甚至休克、昏迷。

（2）钠潴留，当钠摄入量过多时，肾小管不能相应减少钠的重吸收，肾滤过多余钠的能力下降，导致血容量过高，引起高血压、水肿、心力衰竭。

3. 钾平衡失调

（1）高钾血症，当GFR<5 ml/min 或输库存血、服含钾药物或血管紧张素转化酶抑制药、外

伤与感染时，血钾升高，表现为嗜睡、心动过缓，当血钾>6.5 mmol/L 时，可发生心律失常或心搏骤停。

(2) 低钾血症 主要发生在多尿脱水时，临床表现为乏力、腹胀、腱反射减弱，严重者可发生肢体瘫痪和呼吸肌麻痹。

4. 钙磷平衡失调 为本病最常见的电解质紊乱。肾组织生成 $1,25(OH)_2D_3$ 功能受损，肠道吸收钙减少，导致低钙血症。当 GFR<20 ml/min 时，肾排磷的调节机制受损，出现高磷血症。

5. 代谢性酸中毒 是常见的死因之一。原因有：① 酸性代谢产物；② 肾小管泌氢功能受损；③ 肾小管产氨能力下降，尿液酸化功能受损。二氧化碳结合力(CO_2CP)<13.5 mmol/L 时，可出现呼吸深长、食欲缺乏、恶心、呕吐、头痛、烦躁、昏迷、血压下降，甚至死亡。

(三) 内分泌及代谢紊乱

内分泌紊乱的表现有空腹血胰岛素等升高，甲状腺、性腺功能降低，生长发育障碍。代谢紊乱可表现为体温不升，葡萄糖耐量试验降低，血三酰甘油升高，必需氨基酸缺乏，呈负氮平衡状态。

(四) 免疫功能失调

患者处于获得性免疫功能缺陷，易并发感染，为主要死因之一。常见肺部及尿路感染。另外，体内单核巨噬细胞持续激活，可产生多种炎症介质，导致机体处于慢性炎症状态。

四、实验室及其他检查

1. 血液一般检查 血红蛋白<80 g/L(重者<40 g/L)，血小板偏低，感染时白细胞可升高。

2. 尿液检查 尿蛋白(+)～(++)，尿沉渣镜检有血尿、管型尿，发现蜡样管型对本病的诊断有帮助。

3. 肾功能检查 参见“慢性肾衰竭分期”的相应内容。

4. 血生化检查 血浆蛋白<60 g/L，清蛋白<30 g/L，血钙<2 mmol/L，血磷>1.7 mmol/L。

5. 其他检查 腹部 X 线平片，观察肾大小及有无尿路结石；B 超或 CT 检查，可确定肾的位置、形态、大小及观察肾内部结构；放射性核素显像肾图检查，可测定肾和分肾的功能，显示肾的大小、位置以及尿路通畅情况。上述检查肾体积缩小(固缩肾)对诊断有重要意义。

五、诊断与鉴别诊断

(一) 诊断

1. 确定诊断 主要依据实验室检查，如存在血尿、血肌酐升高、GFR 下降，伴贫血、钙磷代谢失调和水、电解质紊乱及酸碱平衡失调。B 超检查显示双肾萎缩，再结合患者病史和临床表现可确诊。

2. 病因诊断 首先排除继发性肾疾病的可能，宜详细询问病史，仔细做体格检查，并进行有关实验室检查。如确定为原发病，需做好鉴别诊断。

3. 慢性肾衰竭的程度　依据病史、症状和体征，参照分期标准，做出诊断。

4. 促使慢性肾衰竭加重的诱因　① 急性应激状态，如严重感染、手术与创伤；② 肾毒性药物的应用；③ 尿路梗阻；④ 心力衰竭；⑤ 脱水；⑥ 肾血管栓塞。

5. 肾功能诊断　根据肾小球滤过率、血清尿素氮和肌酐水平分期。

(二) 鉴别诊断

1. 急性肾衰竭

(1) 急性肾衰竭的病因有肾缺血、肾中毒两类。

(2) 临床表现呈急性经过，典型表现为无尿或少尿，多尿期后可痊愈。

(3) 影像学检查肾体积正常或增大。

(4) 指甲肌酐含量检测可反映患者 3 个月前的血肌酐水平。

2. 原发于各系统疾病的症状　如慢性肾损害病史不清，且以某一系统症状表现突出，易局限于某一系统疾病的诊断，如上消化道出血等。

3. 尿毒症性昏迷的鉴别　要与急性脑血管病、急性中毒、肝性脑病及糖尿病引起的酮症酸中毒、高渗性昏迷或低血糖等鉴别。

六、治疗

1. 治疗原则　肾功能代偿期应积极治疗原发病，防止肾功能恶化；失代偿期除治疗原发病外，应防止或去除加重肾衰竭的诱因，保护残存的肾功能；肾衰竭期应限制蛋白质摄入，纠正水电解质、酸碱平衡失调及对症处理；尿毒症为肾衰竭终末期，必须透析或肾移植治疗。

2. 营养治疗　为治疗慢性肾衰竭的重要措施。

(1) 优质低蛋白饮食和必需氨基酸疗法　可降低血糖、尿素氮水平，减轻尿毒症的症状。低蛋白饮食有助于降血磷，减轻酸中毒。所谓"低蛋白"是指能满足人体基本生理需要，又不致发生营养不良的蛋白质摄入量。优质蛋白 0.6 g/kg，如鸡蛋、牛奶、瘦肉和鱼等含必需氨基酸高的食物，用麦类淀粉、蔬菜(如白菜、甘薯、南瓜)等充饥，植物油、糖及水果一般不严格限制。每日补充必需氨基酸混合液，同时供给足够热量，也可口服 α-酮酸制剂(如肾灵)以代替必需氨基酸注射(可达到同样的疗效)。

(2) 高热量饮食　必须摄入足量糖类和脂肪(以提供足够的热量)，以减少蛋白质为提供热量而被分解，保证蛋白质的合理利用。

3. 心血管并发症的治疗

(1) 脂血症　治疗原则同其他脂血症，包括：① 低脂饮食；② 适当运动；③ 药物治疗：辛伐他汀 25 mg 口服，每日 1 次，或普伐他汀 10 mg 口服，每日 1 次，或吉非贝齐每日 600 mg。

(2) 高血压　控制血压可以延缓肾功能恶化，明显减少心力衰竭、脑血管的并发症。务使血压控制在 130/80 mmHg 以下；对合并糖尿病者，血压应控制在 125/75 mmHg，血压不宜骤然降低，具体用药见原发性高血压的治疗。

(3) 尿毒症性心包炎　经积极透析，心包炎可以改善；心脏压塞时应急行心包穿刺或切开引流。

(4) 心力衰竭　对难以控制的心力衰竭主张行透析超滤，腹膜透析对肾衰竭合并心力衰竭者疗效较好。

4. 肾性贫血的治疗 促红细胞生成素是治疗的重要方法,但要注意适应证和不良反应。少量多次输血亦可治疗肾性贫血。

5. 肾性骨病 早期减少体内磷潴留,采取降磷补钙及纠正酸中毒措施,可防止多数患者发生继发性甲状旁腺功能亢进症和肾性骨病。如上述治疗无效,可超声介入或行甲状旁腺切除术。

6. 神经、精神和肌病症状 经充分透析或肾移植成功后,尿毒症神经、精神症状可迅速好转。

7. 肺部症状 充分透析,纠正营养不良、贫血、心力衰竭。

8. 血液净化疗法 即用人工方法代替肾排泄功能,使血液得到净化,以帮助可逆性尿毒症度过危险期,维持终末期尿毒症患者的生命,或为肾移植做准备。

(1) 适应证 凡属终末期尿毒症及难以纠正的高血容量、水肿、心力衰竭或高钾血症和严重代谢性酸中毒等,均为本疗法的适应证。

(2) 开始透析时间 通常当血尿素氮>28.6 mmol/L、血肌酐>707 μmol/L、肌酐清除率<30 ml/min 时,即可开始透析治疗。

(3) 血液透析 患者血中尿素、尿酸、肌酸、胍类、中分子物质等尿毒症毒素及多余的水和电解质弥散、渗透到透析液中排出,而大分子物质(如蛋白质、血细胞、细菌等)则不能透过半透膜,患者所需的物质(如碳酸氢根、乳酸根等)弥散到血液中得到补充,从而达到“人工肾”的目的。血液透析适用于合并腹部疝或腹膜、肠道疾病,或先前腹膜透析失败的患者。一般每周血液透析 3 次,每次 4~6 h。

(4) 腹膜透析 持续性不卧床腹膜透析设备简单,操作容易,安全有效,便于在家庭中进行。腹膜透析清除中分子物质的效果优于血液透析。心功能不稳定、糖尿病、老年人、建立通道困难及有出血倾向患者宜腹膜透析。该方法的主要并发症是腹腔感染。

(5) 胃肠透析 通过口服或结肠灌药等方法,在胃肠内发挥吸附或排泄作用,以清除代谢产物或水分。此种方法既是药物治疗方法,也属透析治疗范围。对无需血液透析或腹膜透析的患者,这种方法是较好的选择。口服药物有尿毒清、肾衰灵,灌肠可用中药煎剂、甘露醇。

9. 肾移植 将健康人肾移植给尿毒症患者,是本病最理想的治疗方法。任何原因导致的终末期肾衰竭,均可接受肾移植。通常移植肾来自尸体供肾或由亲属(父母或兄弟姐妹)活体供肾。现在 1 年移植肾存活率大幅上升至 80%,5 年移植肾存活率为 70%;肾移植患者 1 年存活率为 95%,5 年存活率为 80%。

10. 一体化治疗 近来有学者提出终末期肾疾病的一体化治疗,即患者肌酐清除率接近 10 ml/min 时先行腹膜透析,此时透析效果良好。当残余肾功能进一步丧失,腹膜透析清除小分子溶质不充分时,可转换成血液透析。经一段时间血液透析后可接受肾移植。如肾移植不成功,又可转成血液透析或腹膜透析。这种相互转换过程就称为终末期肾疾病的一体化治疗。

(张绪鹏)

第四十七章　功能失调性子宫出血

临床案例

患者,女,17岁,未婚,学生。因月经过多,经期持续20余日入院。患者月经14 $\frac{4\sim7}{30\sim60}$ 日,量中等,色鲜红,无血块及痛经。一年前于停经3个多月后,较大量阴道流血35天,服中药而愈。以后月经3个多月一次,5~7日干净。此次20多日前开始来月经,经量多,有血块,色鲜红,每天换卫生巾2~3包(10片/包),伴头昏、腰酸、恶心、口苦,曾于本院门诊治疗无效而收入院。起病后食欲欠佳,大小便正常。既往无出血病史,家庭有孪生妹,患有类似病症,于本院治愈。体格检查:体温36℃,脉搏86次/min,呼吸20次/min,血压110/60 mmHg,发育正常,营养良好,皮肤、黏膜苍白,心肺正常。妇科检查(肛诊):外阴发育正常,阴道口有持续性鲜血流出,量中等,宫体后位、偏左,正常大小,无压痛,活动好。双侧穹隆空虚。实验室检查:血红蛋白50 g/L,红细胞计数 2.5×10^{12}/L,白细胞计数 9.2×10^{9}/L,中性粒细胞0.65、淋巴细胞0.31,单核细胞0.04、出血时间(BT)1.5秒,凝血时间(CT)0.5秒。肝功能正常。

思考题:1. 请提出该患者的诊断。

2. 需要和哪些疾病进行鉴别?

3. 请拟出诊疗计划。

功能失调性子宫出血(DUB)简称功血,是指由调节生殖的神经内分泌机制失常引起的异常子宫出血,可分为无排卵性和排卵性两类。其中无排卵性功血约占85%,多见于青春期及绝经过渡期妇女;排卵性功血多见于育龄期妇女。

第一节　无排卵性功血

一、病因及发病机制

1. 机体内外的因素可通过大脑皮质和中枢神经系统影响下丘脑-垂体-卵巢轴的调节功能,营养不良、贫血及代谢紊乱可影响激素的合成、转运和对靶器官的效应。上述因素使促性腺激素或卵巢激素在释放或平衡方面发生暂时性变化，导致子宫内膜的周期性变化发生异常，而出现子宫异常出血。

2. 青春期由于下丘脑-垂体的调节功能未成熟，与卵巢间尚未建立稳定的周期性调节和正负反馈联系，促卵泡激素(FSH)呈持续低水平，黄体生成素(LH)无高峰形成，卵巢不能排卵而致月经紊乱；绝经过渡期由于卵巢功能衰退，卵泡接近耗竭，使雌激素分泌锐减，剩余卵泡对促性腺激素不敏感，对垂体负反馈减弱，促性腺激素虽增高，但不能形成LH峰，致使卵巢不排卵而致月经紊乱。

3. 由于卵泡的发育与退化无周期性规律，雌激素水平呈无规律波动，子宫内膜受单一雌激素刺激且无孕酮对抗而发生雌激素突破性或撤退性出血。雌激素突破性出血有两种类型：① 低水平雌激素维持在阈值水平，可发生间断性少量出血，内膜修复慢，出血时间延长。② 高水平雌激素且维持在有效浓度，引起长时间闭经，因无孕激素参与，内膜增厚但不牢固，易发生急性突破性出血，血量汹涌。

4. 异常子宫出血与子宫内膜出血自限机制缺陷有关。主要表现：① 组织脆性增加。因子宫内膜受单一雌激素刺激腺体持续增生，而间质因缺乏孕激素作用反应不足，导致子宫内膜组织脆弱，易自发破溃出血。② 子宫内膜脱落不完全致修复困难。无排卵性功血由于雌激素的波动，子宫内膜脱落不规则和不完整，使之缺乏足够的组织丢失量而难以刺激内膜的再生和修复。③ 血管结构功能异常。不规则的组织破损和多处血管断裂，加上小动脉缺乏螺旋化，收缩不力，造成流血时间延长、流血量增多。④ 凝血与纤溶异常。多次组织的破损活化了纤溶酶，引起更多的纤维蛋白裂解，子宫内膜纤溶亢进，凝血功能缺陷。⑤ 血管舒张因子异常，增生期子宫内膜含血管舒张因子前列腺素 E_2(PGE_2)，在无排卵性功血中，PGE_2 含量更高，使血管扩张，出血增加。

二、病理

1. 子宫内膜增生过长　据国际妇科病理协会(ISGP)分类(1998年)如下。

(1) 简单型增生过长　外观如瑞士干酪，故又称瑞士干酪样增生。镜下特点是腺体数量增加，腺腔囊性扩大，大小不一。腺上皮一般为单层或假复层，细胞呈高柱状，但无异型性。间质也有增生，将腺体分开。

(2) 复杂型增生过长　腺体增生明显，间质减少，腺体与腺体呈背靠背现象。由于腺上皮增生，可向腺腔内呈乳头状或向间质出芽样生长。腺上皮细胞呈柱状，可见复层排列，但无细胞异型性。约3%可发展为子宫内膜腺癌。

(3) 不典型增生过长　腺体增生并具有细胞不典型增生。约1/3可发展为子宫内膜腺癌，不典型增生不属于功血范畴。

2. 增生期子宫内膜　与正常月经周期中的增生期内膜无区别，只是在月经周期后半期甚至月经期，仍表现为增生期形态。

3. 萎缩型子宫内膜　子宫内膜萎缩菲薄，腺体少而小。

三、临床表现

1. 症状　最常见的症状是子宫不规则出血，特点是月经周期紊乱，经期长短不一，出血量多少不定。根据出血的特点,可将异常子宫出血分为四类(表 47 - 1)。

表 47 - 1 异常子宫出血的分类

分类	表现		
	周期	经期	经量
月经过多	规则	延长(>7 d)	过多(>80 ml)
经量过多	规则	正常	过多
子宫不规则过多出血	不规则	延长	过多
子宫不规则出血	不规则	可延长	不太多

2. 体征

(1) 出血多或时间长者常伴贫血,可出现贫血征象。

(2) 妇科检查或全身检查无器质性病变。

四、诊断与鉴别诊断

(一) 诊断

1. 病史

(1) 多发生于青春期、绝经过渡期。

(2) 主要症状为不规则子宫出血。

2. 体格检查　妇科检查或全身检查无明显器质性病变。

3. 辅助检查

(1) 诊断性刮宫　既可止血,又可明确子宫内膜病理诊断。年龄≥35 岁、药物治疗无效或存在子宫内膜癌高危因素的异常子宫出血患者,应通过诊断性刮宫排除子宫内膜病变。

(2) 宫腔镜检查　选择病变区进行活组织检查可诊断宫腔病变。

(3) 超声检查　经阴道 B 超检查可了解子宫大小、形状,宫腔内有无赘生物,子宫内膜厚度等。

(4) 基础体温测定　基础体温呈单相型,提示无排卵(图 47 - 1)。

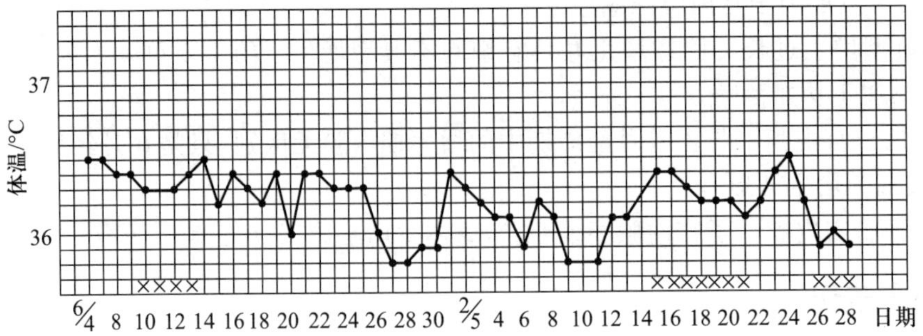

图 47 - 1 单相型基础体温

(5) 宫颈黏液结晶检查　经前或经期出现羊齿状结晶提示无排卵。

(6) 阴道脱落细胞检查　中、高度雌激素影响。

(7) 激素测定　经前测定血孕酮值，若为增生期水平提示无排卵。

(二) 鉴别诊断

在诊断功血前，必须排除生殖器官病变或全身性疾病所导致的生殖器出血。

1. 与妊娠有关的疾病　流产、异位妊娠、葡萄胎、胎盘残留等。

2. 生殖器肿瘤　子宫内膜癌、宫颈癌、子宫肌瘤等。

3. 生殖器感染　子宫内膜炎、子宫肌炎等。

4. 全身性疾病　血液病、肝病、甲状腺功能亢进等。

5. 其他　性激素类药物使用不当及宫内节育器或异物引起的子宫不规则出血。

五、治疗

(一) 治疗原则

1. 青春期及生育期　止血，调整周期，促排卵，改善全身情况。

2. 绝经过渡期　止血后调整周期，减少经量，防止子宫内膜病变。

(二) 治疗方法

1. 一般治疗　贫血者应补充铁剂、维生素C和蛋白质，严重贫血需输血。流血时间长者给予抗生素预防感染。出血期间应加强营养，避免过度劳累，保证充分休息。

2. 药物治疗

(1) 止血　对大量出血患者，要求在性激素治疗6 h内见效，24～48 h内出血基本停止。若96 h以上仍不止血，应考虑有器质性病变存在。

1) 孕激素：使增生期的子宫内膜转化为分泌期，停药后子宫内膜脱落较完全，从而达到止血的目的，相当于药物性刮宫。适用于体内有一定雌激素水平的患者。可用黄体酮肌内注射或炔诺酮口服。

2) 雌激素：大剂量雌激素可迅速促使子宫内膜生长，短期内修复创面而止血。适用于青春期功血。可用妊马雌酮口服，出血停止后2周加用甲羟孕酮。

3) 雄激素：有拮抗雌激素、增强子宫平滑肌及子宫血管张力的作用，减轻盆腔充血而减少出血量。适用于绝经过渡期功血。常用丙酸睾酮肌内注射或甲睾酮口服，用药时应控制每月总量不超过300 mg，以免引起男性化。

4) 联合用药：联合用药的止血效果优于单一药物。对于出血量不太多、仅轻度贫血的青春期功血患者，可口服低剂量复方避孕药；绝经过渡期可三种激素合用，以达到加速止血的目的。

5) 抗前列腺素药物：如氟芬那酸。

6) 其他止血药：卡巴克络、酚磺乙胺等可减少出血量。

(2) 调整月经周期　使用性激素止血后必须调整月经周期。

1）雌、孕激素序贯疗法：即人工周期。通过模拟自然月经周期中卵巢的内分泌变化，将雌、孕激素序贯应用，使子宫内膜发生相应变化，引起周期性脱落。适用于青春期功血或生育期功血内源性雌激素水平较低者。用法：从撤药性月经第 5 日起用妊马雌酮，用药的最后 5 日加用黄体酮或最后 10 日加用甲羟孕酮（图 47－2），连用 3 个周期为 1 个疗程。若正常月经周期仍未建立，应重复上述序贯疗法。

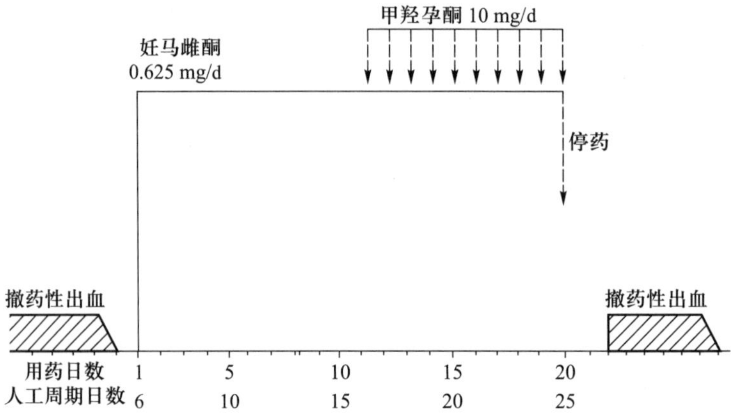

图 47－2　人工周期疗法

2）雌、孕激素合并疗法：用孕激素以限制雌激素的促内膜生长作用，使撤药性出血逐步减少，雌激素可预防治疗过程中孕激素的突破性出血。适用于生育期功血内源性雌激素水平较高者或绝经过渡期功血。可口服避孕药，连续 3 个周期为 1 个疗程。

3）后半周期疗法：适用于青春期或绝经过渡期功血。于月经周期后半期或撤药性出血的第 16～25 日服用甲羟孕酮，10 d 为 1 个周期，共 3 个周期为 1 个疗程。

（3）促排卵　适用于青春期和生育期功血，尤其是不孕患者。可用于促排卵的药物有氯米芬（CC）、人绒毛膜促性腺激素（HCG）、尿促性腺激素（HMG）、促性腺激素释放激素激动剂（GnRHa）。

3. 手术治疗

（1）刮宫术　适用于急性大出血或存在子宫内膜癌高危因素的功血患者。

（2）子宫内膜切除术　适用于经量多的绝经过渡期功血和经激素治疗无效且无生育要求的生育期功血。

（3）子宫切除术　患者经药物治疗效果不佳，并了解了所有治疗功血的可行方法后，可由患者和家属知情选择接受子宫切除。

有关功血的诊断和治疗步骤见图 47－3。

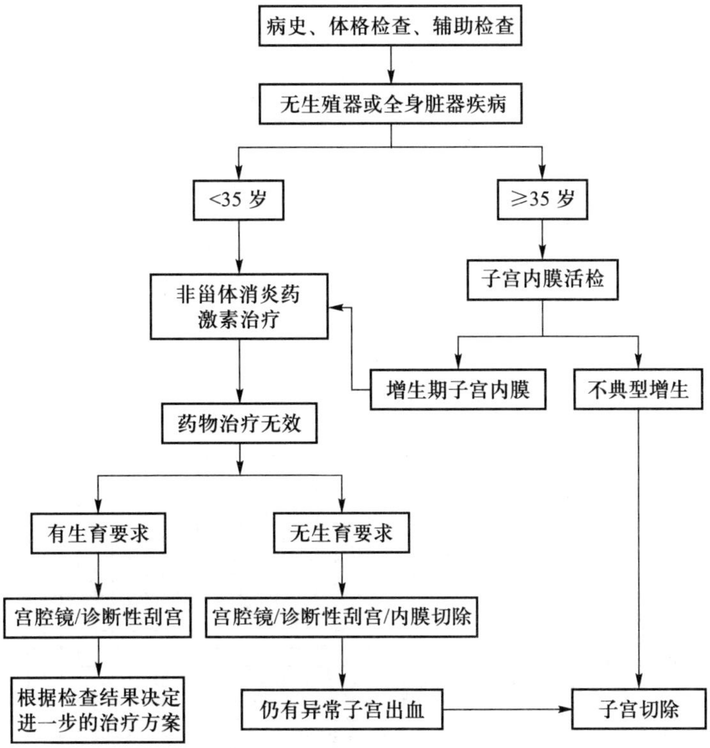

图 47-3　功血的诊断和治疗步骤

第二节　排卵性月经失调

排卵性月经失调患者有排卵，但黄体功能异常。

一、黄体功能不足

月经周期中有卵泡发育及排卵，但黄体期孕激素分泌不足或黄体过早衰退，导致子宫内膜分泌反应不良。

（一）发病机制

神经内分泌调节功能紊乱可导致卵泡期 FSH 缺乏，使卵泡发育缓慢，雌激素分泌减少，从而对垂体及下丘脑正反馈不足；LH 脉冲峰值不高及排卵峰后 LH 低脉冲缺陷使排卵后黄体发育不全，孕激素分泌减少；卵巢本身发育不良，卵泡期颗粒细胞 LH 受体缺陷，也可使排卵后颗粒细胞黄素化不良，孕激素分泌减少，从而使子宫内膜分泌反应不足。有时黄体分泌功能正常，但维持时间短。部分黄体功能不足的患者可合并高催乳素血症。

（二）病理

分泌期内膜腺体呈分泌不良，间质水肿不明显或腺体与间质发育不同步。

（三）临床表现及诊断

1. 不孕或孕早期流产史。
2. 月经周期缩短，月经频发，经期、经量正常。
3. 妇科检查无生殖器官器质性病变。
4. 辅助检查
(1) 基础体温　双相型，但体温上升慢，幅度低，持续时间短（图 47－4）。
(2) 诊断性刮宫　经前子宫内膜分泌反应不良。

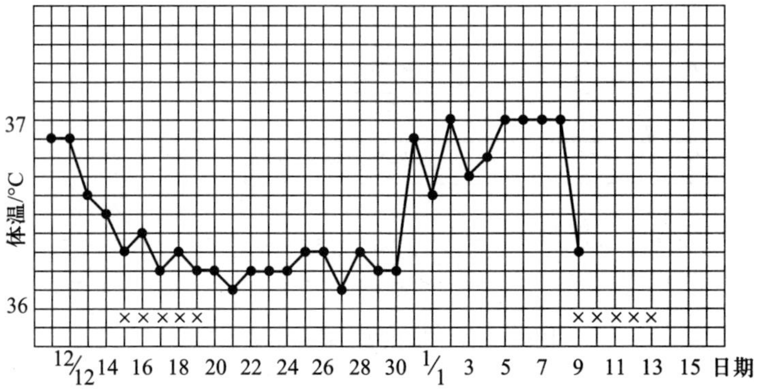

图 47－4　黄体功能不足

（四）治疗

1. 促进卵泡发育　首选氯米芬。

2. 促进月经中期 LH 峰形成　卵泡成熟时用 HCG 肌内注射，以加强月经中期 LH 排卵峰，使黄体不至于过早衰退并提高其分泌孕酮的功能。

3. 黄体功能刺激疗法　于基础体温上升后开始，隔日肌内注射 HCG，可使血浆孕酮明显上升，延长黄体期。

4. 黄体功能替代疗法　一般选用天然黄体酮制剂，自排卵后开始每日肌内注射黄体酮，以补充黄体分泌孕酮的不足。

5. 合并高催乳素血症的治疗　使用溴隐亭可使催乳素水平下降，并促进垂体分泌促性腺激素，增加卵巢分泌雌、孕激素，从而改善黄体功能。

二、子宫内膜不规则脱落

月经周期中有排卵，黄体发育良好，但萎缩过程延长，导致子宫内膜不规则脱落。

(一) 发病机制

由于下丘脑-垂体-卵巢轴调节功能紊乱或溶黄体机制异常引起黄体萎缩不全,子宫内膜持续受孕激素影响,以致不能如期完整脱落。

(二) 病理

月经周期第 5～6 日子宫内膜为混合型,即残留的分泌期内膜与出血坏死组织及新增生的内膜混合共存。

(三) 临床表现及诊断

1. 月经周期　月经周期正常,经期延长,出血量多。
2. 妇科检查　无生殖器官器质性病变。
3. 辅助检查
(1) 基础体温　双相型,体温下降慢(图 47－5)。

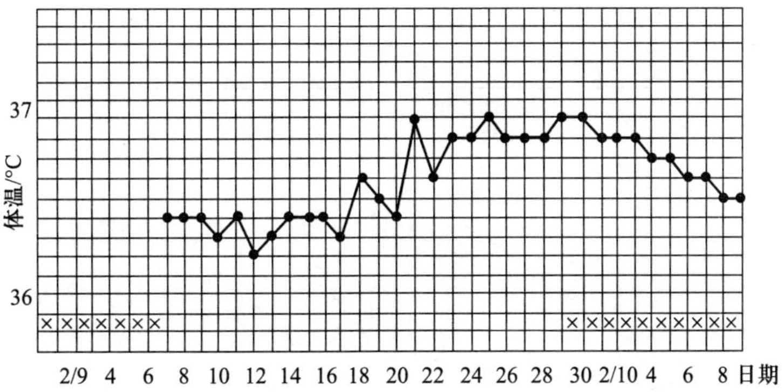

图 47－5　子宫内膜不规则脱落

(2) 诊断性刮宫　月经周期第 5～6 日子宫内膜为混合型。

(四) 治疗

1. 孕激素　可通过调节下丘脑-垂体-卵巢轴的反馈功能,使黄体及时萎缩,内膜按时完整脱落。可自排卵后第 1～2 日或下次月经前 10～14 日开始,每日口服甲羟孕酮,连服 10 d。有生育要求者可肌内注射黄体酮注射液。无生育要求者也可用单相口服避孕药。

2. 绒促性素　用法同黄体功能不足,HCG 有促进黄体功能的作用。

附　功能性子宫出血的鉴别诊断

功能性子宫出血的鉴别诊断如表 47－2。

表 47-2 功能性子宫出血的鉴别诊断

鉴别点	无排卵性功血	排卵性月经失调	
		黄体功能不足	子宫内膜不规则脱落
发病年龄	青春期、绝经过渡期	育龄期	育龄期
孕育史	不孕	不孕或易流产	发生在产后或流产后
卵巢的变化	无排卵，卵巢内有发育不同时期的卵泡	排卵正常，但黄体持续时间短，功能不足或过早萎缩	排卵正常，黄体萎缩期延长
基础体温	单相型	双相型，体温上升慢，幅度低，9～10 d 即下降	双相型，体温下降缓慢
阴道细胞涂片	无周期性变化	有周期性变化	有周期性变化
宫颈黏液结晶	持续羊齿状结晶	有周期性变化	有周期性变化
诊断性刮宫			
时间	经前或来潮 6 h 内	经前或来潮 6 h 内	月经周期第 5～6 d
病理检查	不同程度增生期，无分泌期改变	分泌反应不良	混合型子宫内膜

（尹　红）

第四十八章　围绝经期综合征

一、概述

绝经是妇女生命进程中必然发生的生理过程，绝经提示卵巢功能衰退，生殖能力终止。卵巢功能衰退是渐进性的，以往一直用“更年期”来形容这一渐进的变更时期。由于更年期定义含糊，1994 年 WHO 人类生殖特别规划委员会提出废除“更年期”，推荐采用“围绝经期”。

（一）概念

1. 绝经　妇女一生中的最后一次月经。
2. 绝经前期　卵巢有活动的时期，包括自青春期发育至绝经，即绝经前的整个生育期。
3. 绝经过渡期　绝经前的一段时期，即卵巢功能开始衰退到最后一次月经。
4. 围绝经期　绝经过渡期至绝经后 1 年。
5. 绝经后期　最后一次月经到生命终止的时期。
6. 围绝经期综合征　围绝经期妇女出现一系列性激素减少所致的躯体和精神心理的症状。

（二）绝经分类

1. 自然绝经
(1) 卵巢内卵泡生理性耗竭所致的绝经。
(2) 卵巢功能衰退开始于 39～51 岁(平均 46 岁)。
(3) 绝经过渡期经历 2～8 年(平均 5 年)。
(4) 我国妇女绝经年龄为 44～54 岁，平均为 49.5 岁(城市)或 47.5 岁(农村)。
2. 人工绝经
(1) 由手术切除双侧卵巢或放射疗法使卵巢功能永久性丧失所致的绝经。
(2) 各种因素引起的卵巢功能的急性丧失。

二、围绝经期的内分泌变化

首先是卵巢功能衰退，其次出现下丘脑和垂体功能退化。
1. 卵巢的变化　体积缩小，不排卵。
2. 性激素　雌激素分泌减少；绝经过渡期孕酮分泌减少，绝经后无孕酮分泌。
3. 促性腺激素　FSH、LH 升高，绝经后 2～3 年达最高水平，持续 10 年，至老年期下降。

4. 催乳素　绝经过渡期催乳素升高，绝经后催乳素降低。

5. 促性腺激素释放激素　绝经后 GnRH 的分泌增加，与 LH 相平衡。

6. 抑制素　较雌二醇下降早且明显，可能成为反映卵巢功能衰退敏感的指标。

三、临床表现

1. 月经紊乱　表现为月经周期不规则、持续时间长及月经量增加。

2. 雌激素下降相关症状

(1) 全身症状

1)潮热：最常见，是雌激素下降的特征性症状。其特点是反复出现短暂的面部和颈部皮肤发红，伴有潮热，继之出汗。持续时间一般不超过 1～3 min，症状轻者每日发作数次，重者十余次或更多，夜间或应激状态易促发。

2)精神、神经症状：主要包括情绪、记忆及认知功能症状。① 情绪症状：如激动易怒、焦虑不安或情绪低落、抑郁寡欢、不能自我控制等。② 记忆症状：如记忆力减退及注意力不集中。③ 认知功能症状：如老年痴呆，失语失认，定向、计算、判断障碍。

(2) 泌尿、生殖道症状　膀胱黏膜变薄，易发生排尿困难、尿急及反复发生的尿路感染。尿道缩短，黏膜变薄，括约肌松弛，常有张力性尿失禁。阴道干燥，性交困难，易反复发生阴道炎，盆底松弛，易出现子宫脱垂和阴道壁膨出。

(3) 心血管疾病　雌激素对女性心血管系统有保护作用。绝经后妇女因雌激素水平下降易发生动脉粥样硬化、心肌缺血、心肌梗死、高血压和脑出血。

(4) 骨质疏松　易致骨折。

(5) 乳房的变化　萎缩，下垂。

(6) 皮肤和毛发的变化　皮肤胶原纤维丧失，皱纹增多，色素沉着，出现斑点。

四、诊断

根据病史及临床表现不难诊断，实验室检查有助于诊断。

1. FSH 测定　血 FSH>10 U/L 提示卵巢储备功能下降，FSH>40 U/L 提示卵巢功能衰竭。

2. 氯米芬兴奋试验　自月经周期第 5 日起服用氯米芬，每日 50 mg，连服 5 d，停药第 1 日测定血 FSH，若 FSH>12 U/L，提示卵巢储备功能下降。

五、治疗

1. 一般治疗

(1) 心理治疗　介绍绝经发生的原因及绝经前后身体将发生的变化，消除绝经变化给患者带来的恐惧心理；介绍绝经前后减轻症状的方法及预防绝经后疾病的措施。

(2) 锻炼身体及饮食　坚持体格锻炼，增加日晒时间，摄入足量蛋白质及含钙丰富的食物。

(3) 药物治疗　必要时可选用适量的镇静药以助睡眠，口服谷维素调节自主神经功能。

2. 绝经过渡期的治疗　重点是预防和排除子宫内膜恶性病变，治疗月经紊乱症状。

3. 绝经及绝经后期的治疗　主要是激素替代治疗，以雌激素补充治疗最关键。雌激素受体分布于全身各重要器官，应用雌激素可控制和预防围绝经期各种症状及相关疾病。

(1) 适应证　① 有因雌激素缺乏所致的各种症状。② 有骨质疏松或骨质疏松的高危因素。③ 有心血管疾病或其高危因素。

(2) 禁忌证　① 绝对禁忌证有妊娠、不明原因子宫出血、肿瘤(如乳腺癌、子宫内膜癌等)、血栓性静脉炎、胆囊疾病及严重的肝肾功能障碍等。② 相对禁忌证有肿瘤病史、子宫内膜异位症、复发性血栓性静脉炎病史或血栓形成、血管栓塞性疾病等。

(3) 药物及剂量的选择　主要药物为雌激素,常同时使用孕激素。对有子宫者,标准的激素替代治疗应同时使用雌激素及孕激素,单纯雌激素治疗仅适用于子宫已切除者。原则上应选择天然制剂,剂量应个体化,以最小有效量为佳。

(4) 用药途径及方案

1)口服:主要优点是血药浓度稳定,可改善血脂。但对肝有一定的损害,还可刺激产生肾素底物及凝血因子。其方案有:① 雌激素+周期性孕激素。② 雌激素+连续性孕激素,适用于绝经多年的妇女。③ 无对抗单一雌激素治疗,适用于子宫已切除的妇女。

2)胃肠道外途径:可经阴道给药、经皮肤给药和皮下埋植药物。能解除潮热,防止骨质疏松,但尚未证明能否降低心血管疾病的发生率。

(5) 用药时间

1) 短期用药:用药目的主要是为了解除围绝经期症状,待症状消失后即可停药。

2) 长期用药:用于防治骨质疏松,有人主张持续用药 5 年以上。

(6) 不良反应及危险性

1) 子宫出血:激素补充治疗时的异常出血多由突破性出血所致,但必须高度重视,查明原因,必要时做诊断性刮宫以排除子宫内膜病变。

2) 性激素的不良反应:① 雌激素,剂量过大时可引起乳房胀、白带多、头痛、水肿、色素沉着等,应酌情减量或改用雌三醇。② 孕激素,可引起抑郁、易怒、乳房痛和水肿,患者常不易耐受。③ 雄激素,有发生脂血症、动脉粥样硬化、血栓栓塞性疾病的危险,大剂量应用可出现体重增加、多毛及痤疮,口服时影响肝功能。

3) 子宫内膜癌:单一雌激素的长期应用可使子宫内膜异常增生和子宫内膜癌的危险性增加,此种危险性依赖于用药持续时间长短及用药剂量的大小。目前对有子宫者强调雌、孕激素联合使用,可降低风险。

4) 乳腺癌:据流行病学研究,雌激素替代治疗短于 5 年者并不增加乳腺癌的危险性。

(7) 随访　应定期评价症状改善情况,监测阴道出血、乳腺、胆囊、凝血功能及新发疾病,每半年至 1 年行乳腺、盆腔 B 超检查,必要时行肝肾功能、血脂、血糖及骨密度检查。根据随访结果,调整治疗方案和剂量或停药。

4. 其他药物治疗

(1) 预防骨质疏松　钙剂可减缓骨质丢失,与维生素 D 合用有利于钙的吸收。

(2) 治疗骨质疏松症　可用降钙素和双膦酸盐类。

(尹　红)

复 习 题

单选题

1. 肾单位的组成是：
   A. 肾小球、集合管　　B. 肾小体、肾小管
   C. 肾小球、肾小管、集合管　　D. 肾小球、肾小管
2. 正常人 24 h 尿量应是：
   A. 400～500 ml　B. 500～1000 ml　C. 1000～2000 ml　D. 2000～3000 ml
3. 少尿的定义是 24 h 尿量：
   A. ＜100 ml　B. ＜400 ml　C. ＜1000 ml　D. ＜1500 ml
4. 能在正常人尿中大量发现的是：
   A. 尿素　B. 免疫球蛋白　C. 透明管型　D. 红细胞
5. 变形(或异形)红细胞尿一般提示：
   A. 膀胱出血　B. 尿道出血　C. 肾小球性血尿　D. 非肾小球性血尿
6. 下列哪项能反映肾功能损害的程度？
   A. 大量蛋白尿　　B. 大量红细胞尿
   C. 大量管型尿　　D. 尿相对密度低且固定于 1.010
7. 引起肾盂肾炎最多见的致病菌是：
   A. 大肠埃希菌　B. 变形杆菌　C. 葡萄球菌　D. 粪链球菌
8. 肾盂肾炎最常见的感染途径是：
   A. 血行感染　B. 淋巴道感染　C. 直接感染　D. 上行感染
9. 急性肾盂肾炎典型的临床症状为：
   A. 尿频、尿急、尿痛、高热、腰痛　　B. 畏寒、发热、乏力、纳差
   C. 尿频、尿急、尿痛伴低热　　D. 尿频、尿急、尿痛伴腰痛
10. 有助于鉴别肾盂肾炎与膀胱炎的是：
    A. 尿中菌落的多少　　B. 尿内白细胞的多少
    C. 尿中有无白细胞管型　　D. 尿中有无红细胞
11. 下列哪项不属于尿路感染范畴？
    A. 肾盂肾炎　B. 膀胱炎　C. 尿道炎　D. 前列腺炎
12. 尿中出现红细胞管型主要见于：

A. 肾结核　B. 肾结石　C. 急性肾炎　D. 慢性肾炎

13. 关于急性肾炎的临床表现，下列哪项最常见和必不可少？

A. 肉眼血尿　B. 水肿　C. 镜下血尿　D. 高血压

14. 关于急性肾炎，下列哪项是错误的？

A. 最常见的原因为链球菌感染后　B. 血液循环中免疫复合物增加

C. 血清补体降低　D. 尿沉渣中有白细胞管型

15. 为减轻肾小球的高灌注、高压力、高滤过状态，其饮食疗法应选择：

A. 普通蛋白饮食　B. 低蛋白、低磷、低钠饮食

C. 高蛋白饮食　D. 高蛋白、低磷饮食

16. 慢性肾炎临床四种亚型，下列哪项错误？

A. 普通型　B. 急进型　C. 肾病型　D. 高血压型

17. 慢性肾衰竭的分期为：

A. 肾功能不全早期，尿毒症期　B. 尿毒症前期，尿毒症后期

C. 肾功能不全代偿期，尿毒症期　D. 肾功能不全代偿期，氮质血症期，尿毒症期

18. 引起慢性肾衰竭的病因最常见的是：

A. 慢性肾盂肾炎　B. 慢性肾炎　C. 肾结石　D. 肾结核

19. 尿毒症最常见的诱因为：

A. 感染　B. 高蛋白饮食　C. 心力衰竭　D. 失水

20. 尿毒症时，少见的电解质异常是：

A. 血钾升高　B. 血钙升高　C. 血镁升高　D. 血磷升高

21. 治疗尿毒症患者的尿路感染时，不宜用下列哪种抗菌药？

A. 青霉素　B. 红霉素　C. 氯霉素　D. 呋喃妥因

22. 最常见的盆腔炎症是：

A. 子宫内膜炎　B. 子宫肌炎

C. 输卵管炎及输卵管卵巢炎　D. 盆腔结缔组织炎

23. 急性腹膜炎应采取的体位是：

A. 平卧位　B. 半卧位　C. 侧卧位　D. 膝胸卧位

24. 与慢性盆腔炎不符的是：

A. 子宫多偏向健侧　B. 白带增多

C. 继发不孕　D. 下腹部坠胀不适经期加重

25. 关于慢性盆腔炎，下列说明哪项错误？

A. 常为急性期未彻底治疗，病程迁延所致　B. 输卵管积水外形似腊肠

C. 输卵管卵巢囊肿为良性上皮性肿瘤　D. 慢性盆腔炎可急性发作

26. 功血是指：

A. 调节生殖的神经内分泌机制失常引起的异常子宫出血

B. 子宫内膜炎引起的子宫出血

C. 子宫腺肌病引起的子宫出血

D. 子宫肌瘤引起的子宫出血

27. 功血依据下列哪项标准分类？
A. 有无下丘脑-垂体-卵巢轴器质性病变　B. 有无子宫内膜增生过长
C. 有无下丘脑和垂体的功能失调　D. 有无排卵

28. 无排卵性功血主要发生在：
A. 妊娠期与哺乳期　B. 围绝经期
C. 绝经后期　D. 青春期与绝经过渡期

29. 关于排卵性月经失调，下述哪项是错误的？
A. 基础体温双相型　B. 基础体温不典型双相
C. 基础体温单相型　D. 基础体温高温相缩短

30. 青春期功血的治疗原则是：
A. 调整周期，减少月经量　B. 减少月经量
C. 调整垂体及性腺功能　D. 止血、调整周期、促排卵

31. 围绝经期的最早变化是：
A. 卵巢功能衰退　B. 下丘脑功能减退
C. 垂体功能退化　D. 子宫萎缩

32. 围绝经期综合征的防治，下列原则哪项不正确？
A. 雌激素治疗应注意必须有实际需要和指征
B. 做好宣传，提高妇女对围绝经期变化的认识水平，轻症不必服药
C. 雌激素治疗必须以解除症状的最小剂量为宜
D. 雌激素治疗同时用孕激素毫无意义

（刘美红）

第七篇　血液及造血系统疾病

第四十九章　血液及造血系统疾病导论

血液系统由血液和造血器官组成。血液由血浆及悬浮在其中的血细胞(红细胞、白细胞及血小板)组成。出生后，主要造血器官是骨髓、胸腺、脾和淋巴结。血液系统疾病是指原发(如白血病)或主要累及(如缺铁性贫血)血液和造血器官的疾病。

一、解剖及生理

在正常情况下，幼儿时期所有的骨骼内都是活泼造血的红骨髓。到 20 岁左右，红骨髓仅限于颅骨、躯干的骨骼及股骨、肱骨的近骺端。但在异常情况要求造血增加时，红骨髓可再扩展，已无造血功能的黄骨髓部位可再恢复造血活动。在某些特殊的疾病(如骨髓纤维化)，出生后造血功能已经静止的肝、脾、淋巴结及其他组织可再恢复造血活动，称为髓外造血。正常情况下，仅在红骨髓中生成红细胞、粒细胞、单核细胞及血小板。血细胞来源于骨髓的造血干细胞，经过原始、幼稚各个阶段，发育、增殖、分化成熟为红细胞、粒细胞、单核细胞及血小板。红细胞进入循环血后的寿命为 100～120 d。成熟粒细胞在循环血中的半寿期为 6～7 h，以后大部分移入肺及其他组织。单核细胞进入循环血中 1 天多以后，即移入组织而成为游走巨噬细胞，寿命可达数月之久。B 淋巴细胞的寿命仅有数天至数周，而 T 淋巴细胞的寿命则可达数月、数年甚至更长时间。血小板进入循环血中的寿命为 8～11 d，衰老的血小板也被单核巨噬细胞系统所清除、破坏。在正常情况下，依靠人体内部复杂的神经体液机制来调节血细胞的生成和破坏，使其保持着平衡。

二、常见疾病及分类

1. 红细胞疾病　如各类贫血和红细胞增多症等。

2. 粒细胞疾病　如粒细胞缺乏症、中性粒细胞分叶功能不全、惰性白细胞综合征及类白血病反应等。

3. 单核细胞和巨噬细胞疾病　如炎症性组织细胞增多症、恶性组织细胞病等。

4. 淋巴细胞和浆细胞疾病　如各类淋巴瘤、急慢性淋巴细胞白血病、多发性骨髓瘤等。

5. 造血干细胞疾病　如再生障碍性贫血、阵发性睡眠性血红蛋白尿、骨髓增生异常综合征、急性非淋巴细胞白血病及骨髓增殖性疾病等。

6. 出血性及血栓性疾病　如血管性紫癜、血小板减少性紫癜、凝血障碍性疾病、弥散性血管内凝血及血栓性疾病等。

三、临床表现

1. 贫血　可有皮肤黏膜苍白、心悸、气促、倦怠、乏力、头晕、耳鸣、记忆力减退、注意力不集中，严重者可出现低热和踝部水肿。

2. 出血　如口腔、牙龈、鼻腔等黏膜及皮肤出血，女性月经过多，严重者可致颅内出血。

3. 感染　由于粒细胞减少、白血病，导致细菌易于侵入而引起感染。

4. 黄疸　由于红细胞形态和酶等异常及化学、物理和机械因素的作用，导致溶血而出现黄疸。

5. 肝大、脾大、淋巴结肿大　由于白血病细胞的浸润而导致肝大、脾大、淋巴结肿大。

四、实验室和其他检查

1. 血常规　正确的血细胞计数、血红蛋白测定及血涂片血细胞形态学的详细观察仍然是最基本的诊断方法。

2. 骨髓穿刺液涂片　是血液病诊断中必不可少的步骤，用以了解造血细胞生成的质和量的变化。对于急性白血病、巨幼细胞贫血和粒细胞缺乏症等，骨髓细胞形态学结论常可起决定作用。

3. 淋巴结和肿块的穿刺涂片、印片及切片的病理学检查　是淋巴瘤等的确诊依据。

4. 免疫组化检查　单克隆抗体检测细胞表型及染色体分带检查、聚合酶链反应(PCR)检测BER－ABL等融合基因，可确定某些类型的白血病及淋巴瘤。

5. 其他实验室检查

(1) 各种凝血试验　以测定血浆凝血因子、纤溶及抗凝系统活力。

(2) 溶血试验及血红蛋白电泳　可以诊断各种溶血性贫血。

(3) 各种红细胞酶(如葡糖-6-磷酸脱氢酶)测定　可诊断红细胞酶缺陷情况。

(4) 血清铁蛋白及血清铁测定　可了解体内储铁和铁代谢情况。

(5) 血液免疫学检查　如抗人球蛋白试验、红细胞血型、免疫蛋白电泳检查和酶标法测定各种细胞因子等。

6. 影像学诊断　如超声显像、电子计算机体层显像(CT)、磁共振成像(MRI)及正电子发射计算机体层显像(PET)等，对血液病的诊断也有很大帮助。

7. 放射性核素检查　应用放射性核素测定红细胞寿命，进行脾、淋巴系统及骨显像扫描等，对不同的血液病都有其相应的重要诊断意义。

五、诊断方法

虽然血液病的最后明确诊断不少有赖于实验室检查，但详细的病史询问和体格检查仍然是血液病诊断的重要线索，不容忽视。

1. 病史采集　除询问主要症状的特征、出现时间、伴随症状外，要特别注意询问以往的疾病史(尤其是胃肠道疾病、寄生虫病、各部位出血史等)、职业史(有无化学品或放射线接触史等)和家族史(家族成员有无贫血、黄疸、出血史等)。

2. 症状、体征　要特别注意有无贫血、黄疸、皮肤和(或)黏膜出血，肝大、脾大、淋巴结肿大，骨骼压痛，注意舌、牙龈、咽部、毛发及指甲的状态。

3. 实验室和其他检查　血细胞计数、分类、形态观察及骨髓象检查，必要时再进行有关的特殊检查。

(1) 溶血的检查　如红细胞渗透脆性、抗人球蛋白，酸化血清溶血试验等。

(2) 白血病细胞的组织化学检查　如过氧化酶、糖原、脂酶染色等。

(3) 凝血象的检查　如出血时间、凝血时间、凝血酶原时间的测定，凝血活酶生成试验等。

(4) 某些特殊的生物化学检查　如血清铁、溶菌酶等。

(5) 放射性核素检查　如红细胞寿命测定、脾功能检查、脾的扫描等。

(6) 病理学检查　骨髓、淋巴结、脾的活组织检查等。

六、防治原则

1. 去除病因　使患者脱离致病因素的作用。

2. 保持正常血液成分及其功能

(1) 补充造血所需各种营养物质　采取需什么补什么的原则，如：营养性巨幼细胞贫血时补充叶酸或维生素 B_{12}；缺铁性贫血时补充铁剂；维生素 K 缺乏时补充维生素 K，促使肝合成凝血因子Ⅱ、Ⅶ、Ⅸ、Ⅹ等。

(2) 刺激造血　用雄激素刺激造血治疗慢性再生障碍性贫血。

(3) 细胞因子　用红细胞生成素(EPO)治疗肾性贫血。

(4) 切脾　可减少血细胞在体内最大的单核吞噬细胞系统内的破坏与阻留，从而延长血细胞的寿命。对遗传性球形红细胞增多症所致的溶血性贫血有确切疗效。

(5) 过继免疫　如给予干扰素或在异基因造血干细胞移植后给予供者的淋巴细胞，通过过继免疫，使患者的免疫功能有所增强。

(6) 成分输血及抗生素的使用　严重贫血或失血时应输注红细胞，血小板减少有出血危险时应补充血小板，血友病 A 有活动性出血时应补充因子Ⅷ。白细胞减少有感染可能时应予以有效的抗感染药物治疗，并同时使用细胞因子促使其恢复。

3. 去除异常血液成分和抑制异常功能

(1) 化疗　使用各种化学合成药杀灭白血病或淋巴瘤细胞。

(2) 放疗　利用γ线、X 线等电离辐射杀灭局部各种实体瘤、白血病及淋巴瘤细胞(仅在造血干细胞支持或移植的情况下，才用于白血病及播散性淋巴瘤的治疗)。

(3) 诱导分化　全反式维 A 酸、三氧化二砷对急性早幼粒细胞白血病有肯定疗效。诱导早幼粒细胞凋亡或将其诱导分化成正常成熟的粒细胞，是特异性去除白血病细胞的新途径。

(4) 治疗性血液成分单采　通过专用设备，选择性地去除血液中某一成分，如用细胞去除术治疗骨髓增殖性疾病、白血病，用血浆置换术治疗巨球蛋白血症、某些自身免疫病、同种免疫性疾病及血栓性血小板减少性紫癜等。

(5) 免疫抑制　使用糖皮质激素、环孢素及抗淋巴细胞球蛋白等，可减少具有异常免疫功能的淋巴细胞数量，抑制其异常功能以治疗自身免疫性溶血性贫血、再生障碍性贫血等。

(6) 抗凝血及溶栓治疗　如用肝素治疗弥散性血管内凝血(DIC)，用双嘧达莫防治血小板异常聚集，用尿激酶、组织型纤维蛋白溶解酶原激活剂（t-PA）溶解已形成的血栓，以恢复血流通畅。

4. 造血干细胞移植（HSCT） 去除异常的骨髓造血组织，然后植入健康的造血干细胞，使之重建造血与免疫系统。这是一种可能根治血液系统恶性肿瘤等疾病的综合性治疗方法。

（阳 晓）

第五十章　缺铁性贫血

临床案例

患者，女，38岁，已婚，孕1产1。因月经量增多5年，头昏、乏力，活动后心悸、气促半年入院。患者近5年来月经量增多，有血块，每次用卫生巾2包(10片/包)以上，9～10 d干净。近半年来头昏、耳鸣、乏力，步行稍快或登楼时心悸、气促。2个月前在厂医务室查血红蛋白58 g/L，服硫酸亚铁片"2片"，3次/d，3日后因恶心、胃内不适而自行停药，改服中药煎剂治疗1个月，疗效不显著。平时喜素食，无呕吐、黑便、便血史，未安置宫内节育环。体格检查：贫血貌，头发干枯、无光泽，皮肤、睑结膜、口唇、软腭均较苍白，未见淤点。浅表淋巴结不大，巩膜无黄染，胸骨无压痛。两肺呼吸音清晰。心尖区闻及Ⅱ级收缩期柔和吹风样杂音。肝、脾未扪及，两下肢无凹陷性水肿。双手指甲扁平，呈浅勺状。神经系统检查无异常。实验室检查：血红蛋白60 g/L，白细胞计数5.7×10^9/L，杆状核0.03，分叶核0.63，嗜酸粒细胞0.02，淋巴细胞0.30，单核细胞0.02，血小板计数120×10^9/L，网织红细胞计数(Ret)1.0%。

思考题：1. 该患者的诊断及其诊断依据是什么？
2. 为患者制订治疗方案。
3. 说出预防措施。

缺铁性贫血(IDA)是指由于体内储存铁消耗殆尽，不能满足正常红细胞生成的需要时发生的贫血。当机体对铁的需求与供给失衡时，可导致体内储存铁耗尽(ID)，继之红细胞内铁缺乏(IDE)，最终引起缺铁性贫血。铁缺乏症包括ID、IDE和IDA，IDA是铁缺乏症的最终阶段，表现为缺铁引起的小细胞低色素性贫血及其他异常。IDA是世界上最常见的贫血，在发展中国家和经济不发达地区、婴幼儿、育龄妇女发病率明显增高。

一、分类

根据病因分类：① 铁摄入不足(食物缺铁)；② 铁供不应求(孕妇)；③ 铁吸收不良(胃肠道疾病)；④ 铁转运障碍(无转铁蛋白血症、肝病、慢性炎症)；⑤ 铁丢失过多(各种失血)；⑥ 铁利用障碍(铁粒幼细胞性贫血、铅中毒、慢性病性贫血)。

二、病因和发病机制

(一) 病因

1. 铁摄入不足　多见于婴幼儿、青少年、妊娠和哺乳期妇女。婴幼儿需铁量较大，青少年偏食，女性月经过多，妊娠或哺乳期妇女需铁量增加，若不及时补充高铁食物易造成缺铁。

2. 铁吸收障碍　常见于胃大部切除术后，胃酸分泌不足且食物快速进入空肠，绕过铁的主要吸收部位（十二指肠），使铁吸收减少。此外，多种原因造成的胃肠道功能紊乱，如长期不明原因腹泻、慢性肠炎、克罗恩病等均可影响铁的吸收而发生 IDA。

3. 铁丢失过多　长期慢性铁丢失而得不到纠正则造成 IDA。

(1) 慢性胃肠道失血　见于胃十二指肠溃疡、肿瘤、痔、食管裂孔疝、消化道息肉、钩虫感染、溃疡性结肠炎、局限性回肠炎、食管或胃底静脉曲张破裂等。

(2) 月经过多　见于宫内放置节育器、子宫肌瘤、功血等。

(3) 咯血和肺泡出血　见于肺含铁血黄素沉着症、肺出血-肾炎综合征、肺结核、支气管扩张、肺癌等。

(4) 血红蛋白尿　见于阵发性睡眠性血红蛋白尿、冷抗体型自身免疫性溶血、人工心脏瓣膜、行军性血红蛋白尿等。

(5) 其他　如多次献血、多次妊娠、遗传性出血性毛细血管扩张症、慢性肾衰竭行血液透析、止血凝血障碍性疾病或服用抗凝血药等。

(二) 发病机制

1. 缺铁对铁代谢的影响　当体内储存铁减少到不足以补偿功能状态的铁时，铁代谢指标发生异常：铁蛋白、含铁血黄素降低，血清铁和转铁蛋白饱和度降低，总铁结合力和未结合铁的转铁蛋白升高，组织缺铁，红细胞内缺铁。

2. 缺铁对造血系统的影响　红细胞内缺铁，血红素合成障碍，大量原卟啉不能与铁结合成为血红素，以游离原卟啉（FEP）的形式积累在红细胞内或与锌原子结合成为锌原卟啉（ZPP），使血红蛋白生成减少，红细胞胞质少、体积小，发生小细胞低色素性贫血；缺铁时血小板的黏附功能降低，抗凝血酶Ⅲ和纤维蛋白裂解物增加，可使出血症状加重。

3. 缺铁对组织细胞代谢的影响　组织缺铁，细胞中含铁酶和铁依赖酶的活性降低，进而影响患者的精神、行为、体力、免疫功能及患儿的生长发育和智力；缺铁尚可引起黏膜组织病变和外胚叶组织营养障碍。

三、临床表现

1. 原发病表现　消化性溃疡、肿瘤或痔可致黑便、血便或腹部不适，肠道寄生虫感染可致腹痛或大便性状改变，妇女月经过多、肿瘤性疾病可致消瘦等。

2. 贫血表现　常见症状有乏力、易倦、头晕、头痛、目眩、耳鸣、心悸、气短、食欲缺乏，体征有皮肤黏膜苍白，心率增快。

3. 组织缺铁表现

（1）缺铁的特殊表现　包括：① 口角炎、舌乳头萎缩、舌炎、吞咽困难。② 毛发干枯、脱落。③ 皮肤干燥、皱缩。④ 指（趾）甲缺乏光泽、脆薄易裂，重者可有匙状甲。⑤ 食欲减退、恶心及便秘。⑥ 体力、耐力下降。⑦ 易感染。

（2）缺铁的非贫血症状　包括：① 精神行为异常，如烦躁、易怒、注意力不集中、异食癖。② 儿童生长发育迟缓、智力低下。

四、诊断

仔细询问、分析病史及体格检查可以得到诊断 IDA 的线索，确定诊断还需有实验室证实。诊断标准如下。

1. ID　① 血清铁蛋白＜12 μg/L。② 骨髓铁染色显示骨髓小粒可染铁消失，铁粒幼细胞＜15％。③ 血红蛋白及血清铁等指标尚正常。

2. IDE　① ID 的① ＋② 。② 转铁蛋白饱和度＜15％。③ FEP/Hb＞4.5 μg/gHb。④ 血红蛋白尚正常。

3. IDA　① IDE 的① ＋② ＋③ 。② 小细胞低色素性贫血：男性 Hb＜120 g/L，女性 Hb＜110 g/L，妊娠妇女 Hb＜100 g/L；红细胞平均体积（MCV）＜80 fl，红细胞平均血红蛋白（MCH）＜27 pg，红细胞平均血红蛋白浓度（MCHC）＜32％。

4. 病因诊断　只有明确病因，IDA 才可能根治；有时缺铁的病因比贫血本身更为严重。

五、鉴别诊断

1. 铁粒幼细胞性贫血　为遗传或不明原因导致的红细胞铁利用障碍性贫血，好发于老年人，表现为小细胞正色素性贫血。血清铁蛋白增高，骨髓小粒含铁血黄素颗粒增多，铁粒幼细胞增多，并出现环形铁粒幼细胞。血清铁和铁饱和度增高，总铁结合力正常。

2. 海洋性贫血　有家族史，有溶血表现。血片中可见多量靶形红细胞，并有珠蛋白肽链合成数量异常的证据，如胎儿血红蛋白或血红蛋白 A_2 增高、出现血红蛋白 H 包涵体等。血清铁蛋白、骨髓可染铁、血清铁和铁饱和度不低且常增高。

3. 慢性病性贫血　是指由慢性炎症、感染或肿瘤等引起的铁代谢异常性贫血。贫血为小细胞性，血清铁蛋白和骨髓小粒含铁血黄素增多，血清铁、血清铁饱和度、总铁结合力降低。

4. 转铁蛋白缺乏症　由常染色体隐性遗传所致（先天性）或严重肝病、肿瘤继发（获得性），表现为小细胞低色素性贫血。血清铁、总铁结合力、血清铁蛋白及骨髓含铁血黄素均明显降低。先天性者幼儿时发病，伴发育不良和多脏器功能受累。获得性者有原发病的表现。

六、治疗

治疗原则是根除病因，补足储铁。

1. 病因治疗　尽可能去除导致缺铁的病因。例如，婴幼儿、青少年和妊娠妇女由于营养不足引起的 IDA 应改善饮食，月经过多引起的 IDA 应调理月经，寄生虫感染者应驱虫治疗，恶性肿瘤者应手术或放疗、化疗，消化性溃疡引起者应抑酸治疗等。

2. 补铁治疗　首选口服铁剂，如硫酸亚铁或右旋糖酐铁，餐后服用胃肠道反应小且易耐受；进食谷类、乳类、茶和药物中的钙盐及镁盐等可抑制铁剂的吸收，应避免同时服用；鱼、肉类、维生素 C 可加强铁剂的吸收，可同时服用。

服用铁剂后，自觉症状可以很快地恢复。外周血网织红细胞于服后 3～4 d 上升，高峰在 7 d 左右；2 周后血红蛋白浓度上升，一般 2 个月左右恢复正常。血红蛋白恢复正常后，铁剂治疗仍需持续 3～6 个月，以补充体内应有的储存铁量，待铁蛋白正常后停药。

对于口服铁剂不能耐受、胃肠道正常解剖部位发生改变而影响铁的吸收或失血速度快需及时补充者，可用铁剂肌内注射。右旋糖酐铁是最常用的注射铁剂，首次给药需用 0.5 ml 作为试验剂量，如 1 h 后无过敏反应可给足量治疗。所需补充铁的计算：

$$补铁量(mg)=[150-患者\ Hb(g/L)]\times 体重(kg)\times 0.33$$

七、预防

缺铁性贫血大多是可以预防的，主要是重视营养知识教育及妇幼保健工作。

1. 婴幼儿应提倡母乳喂养，及时添加富含铁的食品，如蛋类、肝等。
2. 青少年应纠正偏食，定期查、治寄生虫感染。
3. 妊娠、哺乳期妇女可补充铁剂。
4. 月经期妇女应防治月经过多。
5. 及时根治各种慢性消化道出血的疾病。

（尹　红）

第五十一章　急性白血病

第一节　概　　述

一、概念

白血病是累及造血干细胞的造血系统恶性肿瘤，其病理特点是骨髓及其他造血组织中有白血病细胞的增殖，并浸润全身各组织和器官，外周血液出现白细胞量和质的异常。临床特点为贫血、感染、出血，以及肝、脾、淋巴结、骨骼和中枢神经系统等被浸润时出现的相应病变，受累的脏器还可出现功能失调。

二、白血病分类

1. 根据白血病细胞的分化成熟程度和自然病程分类　白血病可分为急性和慢性两大类。急性白血病的细胞分化停滞在较早阶段，多为原始细胞及早期幼稚细胞，病情发展迅速，自然病程仅数月。慢性白血病的细胞分化停滞在较晚阶段，多为较成熟幼稚细胞和成熟细胞，病情发展慢，自然病程为数年。

2. 根据主要受累的细胞系列分类　急性白血病分为急性淋巴细胞白血病（ALL）和急性非淋巴细胞白血病（ANLL）；慢性白血病分为慢性粒细胞白血病（CML）、慢性淋巴细胞白血病（CLL），以及少见的多毛细胞白血病（HCL）、幼淋巴细胞白血病（PLL）等。

3. 根据外周血白细胞的多少分类　白血病可分为白细胞增多性和白细胞不增多性白血病两大类。前者外周血白细胞明显增多，并有大量的原始和幼稚细胞。后者白细胞不增多或低于正常，血涂片中没有或很难找到原始和幼稚细胞。

三、流行病学

我国白血病发病率为2.76/10万。在恶性肿瘤死亡率中，白血病居第6位（男性）和第8位（女性），在儿童及35岁以下成人中则居第1位。我国急性白血病比慢性白血病多见（约5.5∶1），其中急性非淋巴细胞白血病最多（1.62/10万），其次为急性淋巴细胞白血病（0.69/10万）、慢性粒细胞白血病（0.36/10万），慢性淋巴细胞白血病少见（0.05/10万）。男性发病率略高于女性（1.81∶1）。成年人急性白血病中以急性粒细胞白血病最多见。儿童中以急性淋巴细胞白血病较多见。慢性粒细胞白血病随年龄增长发病率逐渐升高。慢性淋巴细胞白血病发病在50岁以后才明显增多。

四、病因和发病机制

目前,白血病的发病机制尚不完全清楚。

1. 环境因素

(1) 电离辐射　日本广岛及长崎受原子弹袭击后,幸存者中白血病发病率比未受照射的人群高,多为急性淋巴细胞白血病、急性粒细胞白血病或慢性粒细胞白血病。照射剂量(100～900 rad,1 Gy=100 rad)与白血病发病率密切相关,距爆炸中心 1 km 内者白血病发病率为正常人群的 100 倍,在2 km处则为 2.6 倍。电磁场的致白血病作用近年也有报告,研究表明全身或大面积照射可引起骨髓抑制和机体免疫力缺陷,使染色体发生断裂和重组,染色体双链 DNA 有可逆性断裂。

(2) 化学因素　苯的致白血病作用已经肯定,如早年接触含苯胶水的制鞋工人白血病发病率高于正常人群的 3～20 倍。抗癌药中的烷化剂可引起继发性白血病,氯霉素、保泰松亦可能有致白血病作用。化学物质所致的白血病多为急性非淋巴细胞白血病。在出现白血病之前,往往先有一个白血病前期阶段,常表现为全血细胞减少。

(3) 病毒　已从成年 T 细胞白血病(ATL)患者的恶性 T 细胞中分离出了 HTLV-Ⅰ病毒(一种 C 型反转录 RNA 病毒)。ATL 患者的血清均可检出 HTLV-Ⅰ抗体。在 ATL 高发区内 40 岁以上健康人群中,HTLV-Ⅰ抗体阳性率达 6%～37%,而非流行区人群中抗体阳性率仅 0～0.015%。HTLV-Ⅰ可以通过哺乳、性生活及输血而传播,代代相传。

2. 遗传因素　家族性白血病约占白血病的 7%。在单卵孪生子中,如果一个人发生白血病,另一人的发病率高达 1/5。双卵孪生子的发病率为 1/800。染色体断裂和易位可使原癌基因的位置发生移动和被激活,最明显的例子是慢性粒细胞白血病。此外,癌基因的点突变、活化和抑癌基因失活、丢失也是重要的发病机制。

3. 其他血液病　某些血液病(如慢性粒细胞白血病、真性红细胞增多症、原发性血小板增多症、骨髓纤维化、骨髓增生异常综合征、阵发性睡眠性血红蛋白尿、淋巴瘤,多发性骨髓瘤等)的部分患者最终可能发展为急性白血病。急性白血病在这些疾病中发生率比较低,化疗和放疗可加速向急性白血病转化。

第二节　急性白血病的诊断与治疗

一、临床表现

起病急缓不一。儿童和青年起病多急骤,有高热、进行性贫血和严重的出血倾向。部分成年人和老年人可缓慢起病,常因低热、乏力、面色苍白、活动后气急、牙龈肿胀、皮肤紫癜和月经过多而就医。主要表现如下。

1. 正常血细胞减少症群　指因白血病细胞增生,抑制了正常的白细胞、血小板和红细胞生长所引起的贫血、感染和出血等症状。

(1) 贫血　在疾病早期，几乎所有的患者都出现贫血，为正色素正细胞性贫血。贫血往往呈进行性发展。50%患者就诊时已有重度贫血。

(2) 感染　50%的患者以发热为早期表现。可低热，亦可高达39℃以上，热型不定。较少畏寒，但出汗较多。感染最易发生在呼吸道和皮肤、黏膜交界处，以扁桃体炎、牙龈炎、咽峡炎最常见，肛周炎、肛周脓肿亦不少见，严重时可导致败血症。最常见的致病菌为革兰阴性杆菌，长期应用抗生素者可出现真菌感染。因伴免疫功能缺陷，可有病毒感染，如带状疱疹、巨细胞病毒感染等；偶见肺孢子菌引起的间质性肺炎。

(3) 出血　急性白血病因血小板减少，以出血为早期表现者近40%。出血可发生在全身各部，以皮肤淤点、淤斑及鼻出血、牙龈出血、月经过多为多见。急性早幼粒细胞白血病易并发弥散性血管内凝血(DIC)而出现全身广泛性出血。眼底出血可致视力障碍，往往是颅内出血的前兆。颅内出血可出现头痛、呕吐、瞳孔不对称，甚至昏迷而死亡。

2. 白血病细胞增多症群　为异常增生的白血病细胞对器官和组织浸润所致的各种临床表现。

(1) 淋巴结和肝脾大　是最常见的体征，增大程度不一，以急性淋巴细胞白血病较多见。淋巴结肿大一般无触痛和粘连，中等硬度，轻到中度肿大，局限于颈、腋下和腹股沟等处。纵隔淋巴结肿大常见于急性T淋巴细胞白血病。白血病患者可有轻至中度肝脾大，除非慢性粒细胞白血病急性变，巨脾很罕见。

(2) 骨骼和关节　患者常有胸骨下端局部压痛，提示骨髓腔内白血病细胞过度增生。患者可出现关节、骨骼疼痛，尤以儿童多见。发生骨髓坏死时，可以引起骨骼剧痛。

(3) 眼部　粒细胞白血病形成的粒细胞肉瘤(或称绿色瘤)常累及骨膜，以眼眶部位最常见，可引起眼球突出、复视或失明。

(4) 口腔和皮肤　患有急性单核细胞白血病和急性粒细胞-单核细胞白血病时，白血病细胞浸润可使牙龈增生、肿胀，可出现蓝灰色斑丘疹或皮肤粒细胞肉瘤，局部皮肤隆起、变硬，呈紫蓝色皮肤结节。

(5) 中枢神经系统白血病(CNSL)　是最常见的髓外白血病，由于化疗药物难以通过血-脑脊液屏障，隐藏在中枢神经系统的白血病细胞不能有效被杀灭，因而引起CNSL。CNSL可发生在疾病的各个时期，但常发生在缓解期，以急性淋巴细胞白血病最常见，儿童患者尤甚。临床上表现为头痛、恶心、呕吐、颈项强直，甚至抽搐、昏迷。脊髓浸润可引起截瘫，神经根浸润可产生各种麻痹症状。诊断条件除有中枢神经系统症状和体征外，还有脑脊液压力增高($>200\ mmH_2O$)、白细胞$>0.01\times10^9/L$、涂片见到白血病细胞、蛋白质$>450\ mg/L$。脑脊液的β_2-微球蛋白增加，尤以脑脊液和血清中β_2-微球蛋白比值的增加更有早期诊断的意义。

(6) 睾丸　睾丸受浸润时出现无痛性肿大，多为一侧性，另一侧虽不肿大，但活检时往往也有白血病细胞浸润。睾丸白血病多见于急性淋巴细胞白血病化疗缓解后的男性幼儿或青年，是仅次于CNSL的白血病髓外复发的根源。

二、实验室和特殊检查

1. 血液检查　大多数患者白细胞数增多，疾病晚期增多更显著，最高者可超过$100\times10^9/L$，称为高白细胞性白血病。有不少患者的白细胞计数在正常水平或减少，低者可低于 1.0×10^9/L，称为白细胞不增多性白血病。血片分类计数原始和(或)幼稚细胞一般占 30%～90%，甚至高达 95%以上，但白细胞不增多性病例血片上很难找到原始细胞。白血病患者有不同程度的正色素正细胞性贫血，网织红细胞计数减少。少数患者血片上红细胞大小不等，可找到幼红细胞。约 50%的患者血小板低于 60×10^9/L，晚期血小板往往极度减少。

2. 骨髓检查　多数病例骨髓象有核细胞显著增多，主要是白血病性的原幼细胞。因较成熟中间阶段细胞缺如，并残留少量成熟粒细胞，形成所谓“裂孔”现象。正常的幼红细胞和巨核细胞减少。约有 10%急性非淋巴细胞白血病骨髓增生低下，称为低增生性急性白血病。白血病性原始细胞形态常有异常改变，如细胞体较大、核质比例增加、核的形态异常（如切迹、凹陷、分叶等）、染色质粗糙、排列紊乱、核仁明显、分裂象易见等。Auer 小体较常见于急性粒细胞白血病细胞质中，Auer 小体有助于鉴别急性淋巴细胞白血病和急性非淋巴细胞白血病。

3. 细胞化学　主要用于鉴别各类白血病细胞，如急性淋巴细胞白血病、急性粒细胞白血病、急性单核细胞白血病细胞。高碘酸-希夫反应（PAS）进行糖原染色除可用于鉴别上述三种细胞外，尚可用于鉴别红白血病（M_6 型）与巨幼细胞贫血，前者往往呈强阳性反应，后者反应不明显。

4. 免疫学检查　根据白血病细胞免疫学标志，不仅可将急性淋巴细胞白血病与急性非淋巴细胞白血病区别，而且可将各亚型的白血病细胞加以区别。

5. 染色体和基因改变　白血病常伴有特异的染色体和基因改变。

6. 粒细胞-单核细胞系祖细胞半固体培养　急性非淋巴细胞白血病骨髓粒细胞-单核细胞集落生成单位（CFU－GM）集落不生成或生成很少，而集簇数目增多；缓解时集落恢复生长，复发前集落又减少。

7. 血液生化改变　特别是在化疗期间，血清尿酸浓度增高，甚至尿中出现尿酸结晶。患者发生 DIC 时可出现凝血机制障碍。急性单核细胞白血病血清和尿溶菌酶活性增高，急性粒细胞白血病不增高，而急性淋巴细胞白血病常降低。

三、诊断

根据临床症状、体征、实验室和特殊检查结果，原始细胞占骨髓非红系细胞的 30%以上，急性白血病诊断一般不难。急性白血病可分为急性淋巴细胞白血病及急性非淋巴细胞白血病两型。由于白血病亚型不同，诊断标准也有不同，治疗方案及预后亦不尽相同。因此，应根据白血病细胞的形态学、免疫学和细胞遗传学特点进一步做出分型诊断和亚型诊断。

（一）FAB 分类

我国 1986 年修订的分型标准如下

1. 急性非淋巴细胞白血病　共分七型。

(1) M_1（急性粒细胞白血病未分化型）　未分化原粒细胞占骨髓非红系细胞的 90%以上，至少 3%的细胞为过氧化物酶染色(+)。

(2) M_2（急性粒细胞白血病部分分化型）　原粒细胞占骨髓非红系细胞的 30%～89%，单核细胞＜20%，其他粒细胞＞10%。

(3) M_3（急性早幼粒细胞白血病）　骨髓中以多颗粒的早幼粒细胞为主，此类细胞在非红系细胞中≥30%。

(4) M_4(急性粒细胞-单核细胞白血病) 骨髓中原始细胞占非红系细胞的30%以上,各阶段粒细胞占30%~80%,各阶段单核细胞>20%。M_4E0:除M_4型各特点外,嗜酸粒细胞在非红系细胞中≥5%。

(5) M_5(急性单核细胞白血病) 骨髓非红系细胞中原单核细胞、幼单核细胞≥30%。如果原单核细胞≥80%为M_{5a},<80%为M_{5b}。

(6) M_6(急性红白血病) 骨髓中幼红细胞≥50%,非红系细胞中原始细胞≥30%。

(7) M_7(急性巨核细胞白血病) 骨髓中原始巨核细胞≥30%。

2. 急性淋巴细胞白血病 共分三型。

(1) L_1 原始和幼淋巴细胞以小细胞为主。儿童多见,预后较好。

(2) L_2 原始和幼淋巴细胞以大细胞为主,大小不等。成年人多见,预后较差。

(3) L_3 原始和幼淋巴细胞以大细胞为主,大小较一致。临床少见,预后差。

(二) 免疫分型

根据免疫学特点,急性白血病可分为T细胞型和非T细胞型两大类,又进一步分为多种亚型。免疫学分型和形态学分型无相关性,在实际应用中价值较大,有助于临床正确分型、指导治疗和判断预后。

目前白血病分类主要是以形态学为基础。国内外已提出了形态学(M)、免疫学(I)和细胞遗传学(C)的MIC分类法,将使一些亚型的诊断更为准确。

四、鉴别诊断

1. 骨髓增生异常综合征 该疾病的难治性贫血伴原始细胞增多(RAEB)及难治性贫血伴原始细胞增多转变(RAEB-t)型除病态造血外,外周血中有原始和幼稚细胞,全血细胞减少和染色体异常,易与白血病相混淆。但骨髓中原始细胞不到30%。

2. 类白血病反应 严重的感染可出现类白血病反应,白细胞明显增多,但可找到感染病灶,抗感染治疗有效。一般无贫血和血小板减少,骨髓检查无异常增多的原始细胞,碱性磷酸酶活力显著增高。

3. 再生障碍性贫血及特发性血小板减少性紫癜 血象与白细胞不增多性白血病易混淆,但肝、脾、淋巴结不大,骨髓象无异常增多的白血病细胞。

五、治疗

(一) 化学治疗

1. 化学治疗的策略 急性白血病未治疗时体内白血病细胞的数量相当大,估计为$1\times10^{10}\sim1\times10^{12}$。治疗过程需要经诱导缓解、巩固缓解和维持缓解三个阶段,目的是达到完全缓解(CR)并延长生存期。所谓完全缓解,是指:① 白血病的症状和体征消失。② 血象:血红蛋白≥100 g/L(男)或90 g/L(女性及儿童),中性粒细胞绝对值≥1.5×10^9/L,血小板计数≥100×10^9/L,外周血白细胞分类中无白血病细胞。③ 骨髓象:原粒细胞+早幼粒细胞(原单核细胞+幼单核细胞或原淋巴细胞+幼淋巴细胞)≤5%,红细胞及巨核细胞系列正常。化学治疗可使成人急性非淋巴细胞白血病和急性淋巴细胞白血病完全缓解率分别达到60%~85%和72%~77%;使5年无病生存率分别达到30%~40%和50%。目前主要采用联合化疗治疗白血病。化疗实施的原则为早治、联合、充分、间歇、分阶段。

2. 急性淋巴细胞白血病化疗　急性淋巴细胞白血病患者的诱导缓解治疗经典方案是VP方案,即长春新碱(V)静脉注射、泼尼松(P)口服,直到缓解为止。患儿完全缓解率高达80%~90%,成年患者的完全缓解率仅50%。该方案复发率比较高,需在VP方案上加门冬酰胺酶(VLP方案)或柔红霉素(VDP方案)或四种药物同时应用(VLDP方案)。VDLP方案降低了复发率,并且使成年患者完全缓解率提高到72%~77.8%。

完全缓解后巩固强化6个疗程:第1、第4疗程用原诱导方案;第2、第5疗程用依托泊苷(VP-16)及阿糖胞苷(Ara-C),第3、第6疗程用大剂量甲氨蝶呤(MTX),以四氢叶酸钙解救。由于大剂量MTX可以通过血-脑脊液屏障,故可以替代鞘内注射。维持治疗阶段可选用上述方案,逐步延长间歇期,治疗3~5年。

3. 急性非淋巴细胞白血病化疗　目前常用标准的诱导缓解方案是DA方案,缓解率可达85%。国内常用的另一种方案是HOAP,即三尖杉碱(H),长春新碱(O、V),阿糖胞苷(A),泼尼松(P)。一个疗程5~7 d,间歇1~2周后重复治疗。平均缓解率约为60%。

缓解后的巩固治疗方法:① 原诱导方法巩固4~6个疗程。② 以中剂量阿糖胞苷为主的强化治疗,阿糖胞苷可单用,也可加其他药物(如柔红霉素、安吖啶、米托蒽醌等)。③ 用与原诱导治疗方案无交叉耐药的新的方案(如VP-16+米托蒽醌等)。每1~2个月化疗1次,共计1~2年。以后停用化疗,密切随访,如有复发再行治疗。

4. 中枢神经系统白血病的治疗　通常在急性淋巴细胞白血病缓解后开始预防性鞘内注射甲氨蝶呤,每次10 mg,每周2次,共3周。如临床出现颅内压增高、脑膜刺激征或脑神经受损的表现,脑脊液压力升高并找到白血病细胞,中枢神经系统白血病诊断即可肯定,则用甲氨蝶呤每次10~15 mg缓慢鞘内注射,每周2次,直到脑脊液细胞数及生化检查恢复正常,然后改用每次5~10 mg鞘内注射,每6~8周1次,随全身化疗结束而停用。注射时宜加地塞米松5~10 mg,可减轻不良反应。若甲氨蝶呤疗效欠佳,可改用阿糖胞苷30~50 mg/m^2鞘内注射,每周2次。同时可考虑头颅部放射线照射和脊髓照射,但对骨髓抑制较严重。

5. 睾丸白血病治疗　药物对睾丸白血病疗效不佳,必须放射治疗,即使一侧睾丸肿大,也须采用两侧放射。

6. 骨髓移植　可使患者获得完全缓解。先用全身照射和强烈化疗杀灭患者体内白血病细胞,然后进行骨髓移植。植入的造血干细胞生长发育后,骨髓正常造血功能可重新建立。骨髓移植的髓源:① 同基因骨髓移植,骨髓来自同卵双胞,机会较少。② 异基因骨髓移植,骨髓来自人类白细胞抗原(HLA)相合的亲兄弟姐妹,于第一次治疗完全缓解后进行。③ 自体骨髓移植,在患者化疗取得完全缓解持续半年左右,采集自身骨髓保存,然后再输回患者自己体内,无需供髓者,简便易行。尽管骨髓移植有较好的疗效,但由于费用高,风险大,HLA相同的供体不足,在我国推广使用尚有困难。

（二）支持疗法

1. 预防感染　白血病患者正常粒细胞减少，在化疗、放疗后正常的粒细胞恢复较慢，易发生各种感染。使用基因重组的集落刺激因子可以促使粒细胞恢复，如发生感染，应及时使用抗生素治疗。必要时可以使用静脉注射用免疫球蛋白以增加患者的抵抗力。

2. 纠正贫血　严重的贫血可输浓集红细胞，然而积极争取白血病缓解是纠正贫血最有效的办法。

3. 控制出血　如果因血小板计数过低而引起出血，输注浓集血小板悬液是控制出血比较有效的措施。对弥散性血管内凝血引起的出血（如 M_3），应立即给予肝素等治疗。鼻出血及牙龈出血可用填塞或吸收性明胶海绵局部止血。

4. 尿酸性肾病的防治　鼓励患者多饮水并碱化尿液。高白细胞性白血病宜先行白细胞单采，然后化疗。可给予别嘌醇 100 mg，每日 3 次，以阻断次黄嘌呤和黄嘌呤代谢，从而抑制尿酸合成。对少尿和无尿患者，应按急性肾衰竭处理。

5. 维持营养　白血病系严重消耗性疾病，化疗、放疗后患者常有消化道功能紊乱，可发生较严重的营养不良。应注意补充营养，维持水、电解质代谢平衡，给患者高蛋白质、高热量、易消化食物，必要时予以静脉高营养以保证足够的支持。

六、预后

未经治疗的急性白血病患者平均生存期仅 3 个月左右。经过现代治疗方法，已有不少患者取得疾病缓解以至长期存活。急性淋巴细胞白血病 1～9 岁患者预后较好，部分患者可以治愈。1 岁以下及 9 岁以上儿童、中青年和成年预后较差，60 岁以上更差。急性非淋巴细胞白血病患者亦然，随年龄增长而预后差，治疗前外周血白细胞计数 $>50\times10^9/L$ 和（或）血小板计数 $<30\times10^9/L$ 者预后较差。

（孟宪国）

复 习 题

单选题

1. 慢性贫血患者，查血红蛋白 50 g/L，但自觉症状轻，其原因是：
   A. 慢性贫血，机体适应性强　　B. 血流加速，呼吸加快致耐受性增强
   C. 血红蛋白携氧能力代偿性增强　　D. 红细胞内 2,3 -二磷酸甘油酸增加
2. 贫血的诊断步骤不包括：
   A. 了解贫血程度　B. 判断贫血类型　C. 先用铁剂治疗　D. 了解贫血原因
3. 周围循环血中，红细胞的寿命是：
   A. 120 日　B. 数日至数年　C. 9～12 日　D. 8～24 小时
4. 成年男性最常见的贫血原因是：
   A. 饮食摄入不足　B. 吸收不良　C. 偏食　D. 慢性失血
5. 下列哪项检查不符合缺铁性贫血的改变？
   A. 早期为正细胞正色素性贫血
   B. 红细胞计数减少的程度超过血红蛋白降低的程度
   C. 可出现全血细胞减少
   D. 网织红细胞计数大多正常
6. 女性贫血患者，血红蛋白 80 g/L，网织红细胞 0.015，其余血象正常。经铁剂治疗 5 日，网织红细胞达 0.06。最可能的诊断是：
   A. 缺铁性贫血　B. 溶血性贫血　C. 再生障碍性贫血　D. 感染性贫血
7. 确诊急性粒细胞白血病的主要依据是：
   A. 全血细胞减少　　B. 白细胞计数异常增多
   C. 骨髓涂片原始粒细胞＞30％　　D. 周围血片可见幼稚细胞
8. 某男，40 岁，牙龈出血、发热半个月。化验：血红蛋白 50 g/L，白细胞计数 12×10^9/L，原始粒细胞 0.30，血小板计数 7×10^9/L。患者贫血的主要原因是：
   A. 出血　　B. 幼稚红细胞代谢受到异常增生细胞的干扰
   C. 红细胞寿命缩短　　D. 造血原料缺乏
9. 白血病患者，10 岁，近日左眼眶出现 2 cm×2 cm 大小无痛性肿块，最可能是下列哪型白血病：
   A. 慢性粒细胞白血病　　B. 慢性淋巴细胞白血病

C. 急性粒细胞白血病　　D. 急性淋巴细胞白血病

10. 中枢神经系统白血病多见于：

A. 急性粒细胞白血病　　B. 急性淋巴细胞白血病

C. 急性单核细胞白血病　　D. 慢性粒细胞白血病

11. 急粒白血病诱导治疗，哪种药物最不常选用？

A. 阿糖胞苷　B. 三尖杉碱　C. 柔红霉素　D. 门冬酰胺酶

（刘美红）

第八篇
内分泌及营养代谢性疾病

第五十二章　内分泌及营养代谢性疾病导论

内分泌系统是由人体内分泌腺及某些脏器中内分泌组织所形成的一个体液调节系统。其主要功能系在神经支配和物质代谢反馈调节基础上释放激素，从而调节人体的代谢过程、脏器功能以及生长、发育、生殖、运动、衰老等许多生理活动，维持人体内环境的相对稳定，以适应复杂多变的体内、外变化。当人体内分泌腺及其组织发生病变时，可使分泌的激素增多或减少，引起内分泌系统功能紊乱而导致内分泌疾病。许多疾病也可使神经体液代谢紊乱，影响内分泌系统的功能，引起内分泌系统功能紊乱。

营养和代谢与人体的生命活动密切相关。外来的营养物质经消化吸收后，为人体所利用，其代谢最终产物则排出体外。这个过程的任何环节失常，都可能引起疾病。由于营养物质摄取不足、过多或比例失调所致的疾病称为营养病。营养物质在体内代谢过程中的某一环节失常所致的疾病称为代谢病。营养病及代谢病与内分泌系统的功能障碍有密切的关系，如由于胰岛素分泌不足所致的以糖代谢障碍为主要表现的糖尿病等。

一、常见激素的生理功能

1. 下丘脑神经激素　除视上核及室旁核分泌抗利尿激素（又称血管升压素）及催产素而储藏于神经垂体外，由下丘脑等分泌释放及抑制激素，经垂体门脉系统进入腺垂体，通过各种促激素调节各有关靶腺。

2. 垂体激素　① 腺垂体分泌促甲状腺激素（TSH）、促肾上腺皮质激素（ACTH）、黄体生成素（LH）、促卵泡激素（FSH）、生长激素（GH）、催乳素（PRL）、促黑素细胞激素（MSH）。此七种腺垂体激素中，TSH、ACTH 及 LH 与 FSH 对其周围相应靶腺起刺激合成及释放激素等调节作用，GH 及 MSH 虽无靶腺，但 GH 直接作用于皮肤、肌肉、脂肪、骨及内脏等多种组织，起促进蛋白质合成、脂肪分解、骨骼生长等作用，MSH 则直接作用于皮肤内黑色素细胞，促进黑色素沉着，PRL 直接作用于乳腺，起刺激泌乳作用，并有维持黄体分泌的作用。② 神经垂体中储藏着的抗利尿激素（ADH），分泌后主要作用于肾远曲小管及集合管，使水分重吸收增加，尿浓缩为高渗液，从而调节体内水总量、有效血容量、渗透压及血压等。催产素的作用主要为刺激分娩时子宫收缩，促进分娩后泌乳，但也有轻度抗利尿作用。

3. 甲状腺激素　甲状腺腺泡细胞分泌甲状腺素（T_4）及三碘甲腺原氨酸（T_3），主要对热能代谢起调节作用，但对糖、蛋白质及脂肪、水盐代谢均有促进作用，对多种脏器的功能也有影响，特别是对脑的生长发育和心脏功能等影响更大。

4. 甲状旁腺激素（PTH） 由含颗粒的甲状旁腺主细胞分泌，其主要作用是：促进破骨细胞活动，增加骨钙的重吸收；作用于肾小管，促进钙的重吸收，减少钙的排出，并通过肾促进25-(OH)D_3转化为1,25-$(OH)_2D_3$；加强肠内钙吸收，使血钙升高；抑制肾小管对磷的重吸收，使尿磷排出增多，血磷下降。

5. 肾上腺激素

（1）皮质激素

1）糖皮质激素 主要生理作用有：① 抑制糖的利用，促进蛋白质及脂肪分解，加强肝糖异生，使进肝糖原增多，肝糖输出增多而血糖增高；② 促进脂肪重新分布；③ 促进胃酸分泌及胃蛋白酶的分泌。此外，糖皮质激素还具有抗过敏、抗炎、抗细菌毒素反应等非特异性药理作用。

2）盐皮质激素 主要生理作用为调节水盐代谢。

3）氮皮质激素 为肾上腺所分泌的小量雄性激素及微量雌性激素，有促进蛋白质合成等作用。

（2）髓质激素

1）肾上腺素 ① 作用于α、β受体，具有兴奋心肌，加强心肌收缩力，加速传导，加快心率，使心脏搏出量增加、收缩压升高的作用。② 使皮肤、黏膜、肾血管收缩，骨骼肌血管和冠状动脉扩张（改善心肌血供）。③ 作用于支气管平滑肌，抗痉挛而使其扩张。④ 对代谢的影响，有促进糖原分解（使血糖升高）、促进脂肪分解（使游离脂肪酸增高）、使糖和脂肪的氧化代谢加速，机体耗氧量增加等作用。

2）去甲肾上腺素 主要由交感神经末梢释放，由肾上腺髓质分泌入血循环者仅占小部分。去甲肾上腺素主要作用于α受体，能强烈收缩皮肤、黏膜、肾的血管而使血压升高，但对冠状动脉有微弱的舒张作用。对心脏β受体也有兴奋作用，但较肾上腺素为弱。

6. 卵巢激素

（1）雌激素 在黄体生成素（LH）的刺激下，由卵巢成熟卵泡所分泌，有促进女性性器官发育并维持第二性征的作用，在月经周期中有促使子宫内膜增生的作用。

（2）孕激素 由黄体分泌，主要作用于子宫内膜，使之在增生的基础上进入分泌期，准备受精卵着床及正常妊娠的进行，并促进乳腺发育、生长，准备产后分泌乳汁。如未受孕，则准备月经周期的来临，并与雌激素协同作用抑制下丘脑分泌GnRH，从而抑制腺垂体LH的刺激排卵作用。

7. 睾丸激素 由睾丸间质细胞分泌的睾酮能刺激男性性器官生长发育并维持其成熟状态，刺激并维持第二性征，促进蛋白质合成，促进氮、钾、磷等储存于体内并使之呈正平衡，还能促进生精小管上皮生成精子。

8. 胰岛激素 由胰岛中B细胞分泌，能促进糖原、脂肪、蛋白质等的合成，促进葡萄糖进入脂肪、肌细胞而被利用，抑制糖异生而使血糖下降，抑制脂肪分解而生成非酯化脂肪酸及酮体，抑制糖原及蛋白质分解。

9. 肾激素 有肾素、激肽释放酶，促红细胞生成素、前列腺素E_1和1,25-$(OH)_2D_3$等。肾素-血管紧张素-醛固酮系统有调节血压、血容量及钠钾等血浓度的作用。激肽释放酶对血管紧张素有拮抗作用。促红细胞生成素有刺激红细胞生成作用。前列腺素E_1有扩张动脉而降血压的作用。1,25-$(OH)_2D_3$系25-(OH)D_3经肾进一步羟化转化而来的维生素D活性物质，有调节钙磷代谢作用。

二、病因及病理分类

1. 常见病因　包括先天性腺体生长发育异常、酶系异常、自身免疫以及各种炎症、肿瘤、坏死、血供不足、手术切除、放射损伤、创伤等。

2. 原发于内分泌腺或组织的疾病，如垂体性侏儒症。

3. 继发于许多非内分泌病的内分泌功能失常，如血吸虫病性侏儒症，继发于慢性肾衰竭的甲状旁腺功能亢进，继发于肝硬化、肾病综合征及慢性心力衰竭等所致的醛固酮增多症等。

4. 非内分泌性肿瘤分泌异位激素或类激素而影响内分泌腺功能或引起的临床征症，称为肿瘤引起的异位内分泌病或综合征。

5. 各种激素受体不敏感而引起的疾病，如肾性尿崩症、假性甲状旁腺功能减退症等。

6. 长期大量激素治疗使相应的下丘脑-垂体-靶腺轴的反馈受抑制而引起的功能减退，甚至有关靶腺萎缩。

三、临床表现

1. 内分泌功能亢进

(1) 甲状腺功能亢进(甲亢)　① 神经兴奋性增高、易激动、心悸；② 怕热、多汗、皮肤潮红；③ 多食、腹泻、体重减轻、乏力；④ 骨痛；⑤ 甲状腺对称性、弥漫性肿大；⑥ 突眼。

(2) 库欣综合征(皮质醇增多症)　① 满月脸、躯干肥胖；② 皮肤紫纹、痤疮、皮肤色素加深；③ 高血压、高血糖、低钾血症；④ 红细胞及血红蛋白升高、多血质外貌；⑤ 性功能障碍；⑥ 骨质疏松；⑦ 易患真菌、细菌感染。

(3) 原发性醛固酮增多症　① 高血压；② 低钾血症、肌无力或周期性瘫痪；③ 肢端麻木、手足搐搦；④ 口渴、多饮、夜尿多；⑤ 儿童生长发育障碍。

2. 内分泌功能减退

(1) 糖尿病　① 多饮；② 多食；③ 多尿；④ 体重减轻；⑤ 软弱、乏力、皮肤瘙痒；⑥ 酮症酸中毒、皮肤化脓性感染、血管病变、神经病变等。

(2) 艾迪生病(原发性肾上腺皮质功能减退)　① 倦怠乏力；② 皮肤色素沉着；③ 食欲缺乏、消化不良；④ 血压下降、低血糖、头昏、直立性昏厥；⑤ 抑郁、淡漠、失眠、精神失常；⑥ 性功能减退。

(3) 甲状腺功能减退(甲减)　① 畏寒、少汗、表情呆滞、反应迟钝、记忆力下降；② 面色苍白、水肿、头发干稀；③ 眩晕、耳鸣、听力减退；④ 心脏增大、心率减慢、血压偏低；⑤ 厌食、便秘、腹胀；⑥ 肌肉疼痛、肌张力降低；⑦ 性功能减退；⑧ 黏液性水肿、昏迷。

(4) 腺垂体功能减退　① 产后无乳；② 性腺萎缩和性功能减退；③ 甲状腺功能减退；④ 肾上腺皮质功能减退。

四、实验室和其他检查

1. 代谢紊乱的证据　① 尿及血糖、钠、钾、钙、磷等电解质异常，血脂类浓度等异常。② 各种物质代谢平衡试验(如水、钠、钾、钙、氮等平衡试验)异常。③ 糖耐量试验、钙负荷试验等异常。④ 气体代谢试验(如基础代谢率测定及血气分析等)异常。

2. 分泌激素异常的证据　① 激素血浓度(如 T_4、T_3、GH、胰岛素浓度等)异常;② 激素代谢产物尿中排出量[如 24 h 尿中 17 -羟皮质类固醇、17 -酮类固醇、17 -生酮类固醇、醛固酮、雌二醇,香草扁桃酸(VMA)等]异常;③ 日夜周期性血浓度改变。

3. 内分泌腺功能试验　① 兴奋试验,如 ACTH、TSH、LRH、TRH 兴奋试验等;② 抑制试验,如地塞米松抑制试验、T_3 抑制试验;③ 激发试验,如组胺激发试验、D_{860} 试验、亮氨酸试验及胰高血糖素试验等;④ 负荷试验,如水负荷试验,钠、钾负荷试验等;⑤ 拮抗试验,如抗醛固酮(螺内酯)试验、苄胺唑啉试验;⑥ 其他试验,如禁水试验、饥饿试验等。

4. 放射性核素试验　① 许多血中激素的微量测定目前都采用放射性核素放射免疫测定法,包括 T_4、T_3、TSH、LH、胰岛素、GH、PTH 等;② 甲状腺摄 ^{131}I 率试验;③ 内分泌腺扫描,包括甲状腺、肾上腺扫描。

5. 细胞学检查　① 阴道涂片检查;② 精液检查。

6. 病理及病因的诊断方法　① X 线检查;② 免疫学鉴定;③ 组织病理鉴定;④ 细胞染色体鉴定。

五、诊断方法

1. 诊断依据　包括病史和症状、体征,X 线检查,腺体分泌功能检查,病理检查以及其他检查。在临床实践中,首先应注意是否有内分泌功能紊乱,如肥胖、消瘦、阳痿、性功能低下、闭经不育、某些侏儒、高血压、多尿等未必由内分泌病引起,应注意鉴别。其次应注意鉴别是否为内分泌本身的疾病,抑或其他疾病影响到内分泌系统的功能。在完成临床诊断过程中,往往首先易于确定功能状态,其次为病理,至于病因诊断则需视病因是否明确而定。在诊断方法上,如临床表现非常典型,则根据症状、体征即可确立诊断,如肢端肥大症、皮质醇增多症、突眼性甲状腺功能亢进等。但早期轻症、症状不明显者,则应详查后方可鉴别,且必须非常审慎地分析判断。

2. 完整的内分泌病诊断应包括:

(1) 功能诊断　① 典型的临床表现,如多饮、多尿、乏力、消瘦、肥胖、皮肤紫纹、皮肤色素沉着、骨痛、眼球突出、泌乳、多毛、身材矮小、高血压等;② 代谢紊乱的证据,如尿液检查、血脂、血糖、电解质测定;③ 激素分泌异常的证据;④ 动态功能试验,如兴奋试验、抑制试验、激发试验、拮抗试验、负荷试验等。

(2) 病理诊断(包括定位及定性)　① 影像学检查;② 放射性核素检查;③ 超声检查;④ 细胞学检查;⑤ 静脉导管检查;⑥ 骨密度测量。

(3) 病因诊断　① 免疫学检查;② 组织细胞学鉴定;③ 遗传学检查。

六、防治原则

(一) 预防

1. 合理分配、控制饮食;加强运动,匀速减轻体重。

2. 合理用药,掌握药物的适应证及禁忌证,防止用药过程中的不良反应。

3. 避免过度劳累、创伤、各种应激、感染,防止病因和诱因的出现,预防重症并发症的发生。

(二) 治疗

1. 腺体功能亢进的治疗

(1) 手术治疗　由肿瘤或增生组织引起者,应手术切除,以达到治愈的目的。

(2) 放射治疗　可以抑制腺体的功能,达到控制激素水平、缓解病症的目的。

(3) 药物治疗　能抑制激素的合成和释放。

(4) 以靶腺激素抑制促激素的合成和分泌。

(5) 采用某些激素调节或纠正代谢异常。

2. 腺体功能减退的治疗

(1) 病因治疗、对症治疗、支持疗法等。

(2) 补充替代疗法　补充生理需要的激素,采取需什么补什么、长期维持的原则。

(3) 内分泌腺组织移植　如胰岛细胞或胰腺移植、甲状旁腺组织移植等。

(阳　晓)

第五十三章　维生素 D 缺乏病

临床案例

患儿，男，9 个月。因咳嗽 6 日，加重伴发热、气急 3 日入院。病初为阵发性干咳，2 日后咳嗽加剧，有痰，第 4 日发热伴轻度气促和鼻翼扇动，经口服红霉素和对症治疗无效，改用青霉素治疗一天，因症状加重住院。病后无声嘶、气喘，也无盗汗、咯血等症状。体格检查：T 39℃，P 140 次/min，R 38 次/min，精神差，轻度方颅，前囟 2.0 cm×2.0 cm，平，枕部环形脱发，轻度鼻翼扇动，口周哭闹时发绀，咽部充血，有三凹征，郝氏沟和肋缘轻度外翻，呼吸稍快，语颤略显增强，两肺中下部可闻及中等量中细湿性啰音，以右肺为著。心率 140 次/min，节律齐，肝下缘在右锁骨中线肋缘下 2.5 cm，脾下缘在左锁骨中线肋缘下 0.5 cm，质软。实验室检查：白细胞计数 12.0 $\times 10^9$/L，中性粒细胞 0.70，淋巴细胞 0.30。胸部 X 线片示两肺中下部小斑片状模糊阴影。

思考题：1. 患儿最可能的诊断是什么？请说出诊断依据。

2. 应如何治疗？

3. 简述发病可能的原因和预防措施。

维生素 D 缺乏病又称维生素 D 缺乏性佝偻病，是由于缺乏维生素 D 而使体内钙、磷代谢失常的一种慢性营养缺乏性疾病，以正在生长的骨骺端软骨板不能正常钙化造成骨骼病变为其特征。此病婴幼儿较常见，是我国儿童保健重点防治的疾病之一。近年来，随着我国卫生保健水平的提高，维生素 D 缺乏病的发病率逐年降低，且多数患儿属轻症。

一、病因

1. 日光照射不足　日光中的紫外线照射皮肤后，可使皮肤中的 7－脱氢胆固醇转变成维生素 D_3。日光中的紫外线常被烟雾、尘埃、衣服、玻璃所遮挡或吸收，使内源性维生素 D 生成减少。居住在寒冷地区、大气污染、有高大建筑物遮挡而又缺少户外活动的婴幼儿，因紫外线量明显不足，容易造成维生素 D 缺乏。

2. 摄入不足　人乳和牛乳及羊乳含维生素 D 均不多，如婴儿不晒太阳，又不及时补充含维生素 D 的食物，就易患维生素 D 缺乏病。

3. 生长速度过快　婴幼儿由于生长发育过快，维生素 D 及钙需要量大，早产儿及多胎儿更是如此，且体内钙、磷及维生素 D 储存不足，需要量更大，若维生素 D 供应不足，极易发生维生素 D 缺乏病。

4. 疾病影响　慢性胃肠道疾病及肝胆系统疾病影响维生素 D 的吸收和利用，肝、肾疾病可影响维生素 D 的羟化，都与本病的发生有密切的关系。

5. 药物影响　长期服用抗惊厥药物可使体内维生素 D 不足，如苯妥英钠、苯巴比妥等可提高肝细胞微粒体氧化酶系统的活性，使维生素 D 和 25-(OH)D_3 分解失去活性；糖皮质激素有对抗维生素 D 转运钙的作用。

二、发病机制

维生素 D 缺乏病可以看成是机体为维持血钙水平而对骨骼造成的损害。1,25-$(OH)_2D_3$ 与甲状旁腺激素(PTH)和降钙素(CT)共同维持人体的钙磷平衡。维生素 D 缺乏时，肠内钙、磷吸收减少，以致血钙、血磷降低。血钙下降引起甲状旁腺功能继发性亢进，加速骨质脱钙以维持血钙水平。甲状旁腺激素分泌增加又使肾排磷增加，排钙减少，结果使血钙维持正常或接近正常，而血磷下降，钙磷乘积降低，使骨样组织钙化过程发生障碍，造成骨细胞增生，在局部造成骨样组织堆积，碱性磷酸酶的分泌增多，临床上即出现一系列维生素 D 缺乏病的症状和血生化改变(图 53-1)。

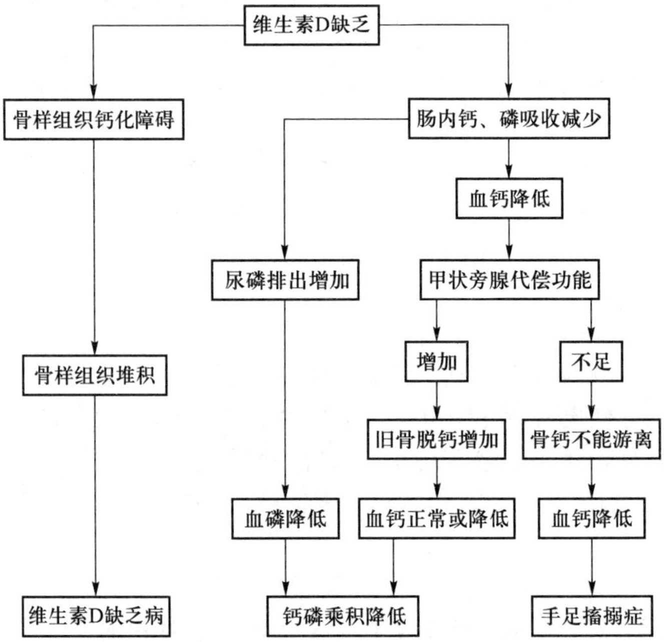

图 53-1　维生素 D 缺乏病的发病机制

三、临床表现

维生素 D 缺乏病好发于 3 个月至 2 岁的婴幼儿，以神经精神症状出现最早，继而出现生长中的骨骼改变及肌肉松弛，重症维生素 D 缺乏病患儿还可有消化和心肺功能障碍，并可影响智能发育和免疫功能。临床上将维生素 D 缺乏病分为四期，初期和极期统称为活动期。症状主要发生在初期，体征主要见于极期、恢复期和后遗症期。

（一）初期

大多从3个月左右开始发病。主要表现为神经兴奋性增高，如易激惹、烦闹、夜间啼哭、睡眠不安、多汗等，其中以多汗最突出，与室温、季节无关。由于多汗可引起局部刺激，小儿经常摇头，使枕部受摩擦而致秃发，称枕秃。

（二）极期

1. 头部

（1）颅骨软化　多见于3～6个月的婴儿。颅骨薄，前囟边缘较软，检查者用指尖轻轻压迫枕骨或顶骨的后部，可有压乒乓球样的感觉，又称“乒乓头”。

（2）方颅　多见于8～9个月以上的患儿。因两侧额骨和顶骨骨膜下骨样组织增生呈对称性隆起，变成“方盒样”头形，即方头，严重时呈鞍状或十字状头形，头围也较正常增大。

（3）前囟闭合延迟　可迟至2～3岁，或前囟过大。

（4）出牙延迟　可迟至1岁出牙，牙釉质发育不良，易患龋齿。

2. 胸部

（1）串珠肋　多见于1岁左右患儿。肋骨骨骺端因骨样组织堆积向四面膨出，在肋骨与肋软骨交界处可摸到明显的半球状隆起，以第7～10肋骨最明显。膨大的串珠肋向胸腔内侧隆起压迫肺组织，故易患肺炎。

（2）哈里森沟　又名肋膈沟。由于骨质变软，吸气时膈肌附着处的肋骨被膈肌牵拉而内陷，形成一道横沟，称为哈里森沟。

（3）鸡胸或漏斗胸　肋骨骺部内陷，胸骨向前突出，形成鸡胸。若胸骨剑突部向内凹陷，可形成漏斗胸。两者均影响呼吸功能。

3. 四肢

（1）腕踝畸形　多见于6个月以上小儿，手腕、足踝部可摸到或看到肥厚的骨骼，形成钝圆形环状隆起，称佝偻病手镯、足镯。

（2）下肢畸形　由于骨质软化及肌肉关节松弛，小儿双下肢在开始站立与行走后因负重可出现股骨、胫骨、腓骨弯曲，形成严重膝内翻（O形腿）或膝外翻（X形腿）畸形。检查时患儿取立位，如为膝内翻，凡两足踝靠拢时两膝关节距离在3 cm以下者为轻度，3 cm以上者为重度；如为膝外翻，凡两膝靠拢时两踝关节距离在3 cm以下者为轻度，3 cm以上者为重度。

（3）脊柱与骨盆　小儿学坐后可致脊柱后凸或侧弯。重症者骨盆前后径变短，形成扁平骨盆。

4. 肌肉松弛　维生素D缺乏病血磷降低导致肌肉糖代谢障碍，使全身肌肉松弛、乏力，肌张力降低，可见颈软无力，坐、立、行等运动功能发育落后，腹肌张力低下致腹部膨隆如蛙腹，并易引起脐疝。

重症患儿脑发育亦受累，表现为表情淡漠、语言发育迟缓、条件反射形成缓慢。免疫力低下，容易感染，贫血常见。

（三）恢复期

经治疗后临床症状减轻或接近消失，精神活泼，肌张力恢复。

(四) 后遗症期

多见于3岁以后小儿，临床症状消失，仅留有不同程度的骨骼畸形。

四、实验室和其他检查

(一) 实验室检查

1. 初期 血清25-(OH)D_3下降，PTH升高，血钙、血磷正常或降低，碱性磷酸酶正常或稍高。

2. 极期 血钙正常或稍低，血磷明显降低，钙磷乘积下降，碱性磷酸酶明显增高。

3. 恢复期 血钙、磷浓度及钙磷乘积逐渐恢复正常，碱性磷酸酶需1～2个月降至正常水平。

4. 后遗症期 血钙、磷以及碱性磷酸酶均恢复正常。

(二) X线检查

1. 初期 常无骨骼病变，X线骨片可正常或钙化带稍模糊。

2. 极期 X线长骨片显示骨骺端钙化带消失，呈杯口状、毛刷样改变，骨骺软骨带明显增宽，骨质疏松，甚至骨折。

3. 恢复期 临时钙化带重新出现，骨质密度逐渐恢复正常。

4. 后遗症期 仅留临时钙化带增厚，但骨干弯曲可永久存在。

五、诊断

1. 病史 日光照射不足、维生素D缺乏。

2. 临床症状和体征 多汗、夜惊、好哭等精神神经症状，颅骨软化，头颅、胸部、四肢、脊柱等畸形等症状与体征。

3. 实验室和其他检查

(1) 血生化检查 血清25-(OH)D_3在早期即明显降低，是可靠的诊断标准。

(2) X线检查 骨骼改变。

六、鉴别诊断

1. 先天性甲状腺功能低下 出生3个月后呈现生长发育迟缓、体格明显矮小、出牙迟、前囟大而闭合晚以及神情呆滞、腹胀及食欲缺乏等。患儿智能低下，有特殊面容。血清TSH、T_4测定可资鉴别。

2. 软骨营养不良 本病出生时即可见四肢粗短、头大、前额突出、腰椎前凸、臀部后凸。根据特殊的体态(短肢型矮小)和骨骼X线检查可做出诊断。

3. 其他病因所致的佝偻病 包括家族性低磷血症、远端肾小管酸中毒、维生素D依赖性佝偻病、肾性佝偻病、肝性佝偻病。

七、治疗

治疗的目的在于控制病情活动，防止骨骼畸形和复发。

1. 维生素D疗法

(1) 轻症　口服维生素D制剂。

(2) 重症或腹泻不能口服者　注射维生素D制剂。

治疗1个月后应复查效果，如临床表现、血生化检测和骨骼X线改变无恢复征象，应与维生素D依赖性佝偻病鉴别。

2. 钙剂　可用乳酸钙或葡萄糖酸钙口服。钙剂不宜与乳类同服，以免结成凝块，影响吸收。

3. 整形治疗　婴儿期维生素D缺乏病骨骼畸形多数在治疗过程中自行矫正，畸形严重者到4岁后可考虑矫形手术。

八、预防

1. 胎儿期　孕妇应多晒太阳，多吃含维生素D丰富的食物，必要时可服维生素D和适量钙剂。

2. 婴儿期　多晒太阳，出生后2个月即可抱到户外晒太阳。出生2周后应每日给予维生素D生理量(10～20μg)。早产儿及双胎儿在最初3个月内剂量加倍。

3. 幼儿期　1岁后可夏秋晒太阳，冬春服维生素D和钙剂并及时添加辅食。2岁以后，生长速度减慢，户外活动增多，一般情况下不需口服维生素D来预防。

（尹　红）

第五十四章　甲状腺功能亢进症

临床案例

患者，女，40 岁。乏力、怕热、易激动、失眠 2 年，呕吐、腹泻 1 日，昏迷 1 h 急诊入院。患者自 2 年前开始出现易激动，经常为一些小事与家人或同事吵闹，特别怕热，食量增大，大约每餐半斤饭，经常失眠，注意力不集中。曾到卫生院就诊，诊断“神经衰弱”，服药(药名不详)效果不佳，未再就医。1 日前外出劳动淋雨后，出现寒战、发热，呕吐 5 次，均为胃内食物，腹泻 6 次，呈糊状，伴大汗淋漓，1 小时前，出现大吵大闹，随后呼之不应，被急送入院。既往无肝炎、结核病史。月经史 $16\frac{2\sim3\text{日}}{24\sim28\text{日}}$2003 年 4 月 2 日，孕 1 产 1，现采用宫内节育器避孕，爱人及女儿健康。体格检查：体温 39.6℃，呼吸 32 次/min，脉搏 162 次/min，皮肤湿冷，呈昏迷状，瞳孔稍缩小，但双侧对称，对光反射稍迟钝，颈软，气管居中，甲状腺Ⅱ°肿大，对称，有血管杂音，双肺呼吸音粗糙，未闻及干、湿性啰音。心浊音界不大，心率 162 次/min，律齐，未闻及杂音。腹平软，肝在右锁骨中线肋缘下 3 cm，质中等，表面光滑，边缘钝，脾未触及，脊柱、四肢无畸形，未引出病理反射。

思考题：1. 本病最有可能的诊断是什么？依据是什么？
2. 为进一步确诊需进行哪些辅助检查？
3. 抢救原则是什么？

第一节　概　　述

一、概念

甲状腺功能亢进症简称甲亢，系指由多种病因导致体内甲状腺激素(TH)分泌过多，引起以神经、循环、消化等系统兴奋性增高和代谢亢进为主要表现的一种临床综合征。

二、根据病因分类

1. 甲状腺性甲亢　如弥漫性毒性甲状腺肿(Graves 病)、结节性甲状腺肿伴甲亢、自主性高功能甲状腺结节、滤泡性甲状腺癌、新生儿甲亢、碘甲亢。

2. 垂体性甲亢　由垂体肿瘤分泌促甲状腺激素(TSH)过多所致。

3. 异源性 TSH 综合征　见于绒毛膜上皮癌、肺癌、消化道肿瘤和卵巢甲状腺肿等。

4. 其他　药物性甲亢、甲状腺炎伴甲亢。

临床上以 Graves 病最常见,约占 85%,本章做重点介绍。

第二节　弥漫性毒性甲状腺肿

一、概述

弥漫性毒性甲状腺肿又称 Graves 病(GD),多见于成年女性,男女之比约 1∶8。典型病例除了有甲状腺肿大和高代谢症群外,尚有突眼。

二、病因及发病机制

本病为器官特异性自身免疫性甲状腺病的一种,是以遗传易感为背景,在感染、精神创伤等因素作用下,诱发体内的免疫系统功能紊乱,产生异质性自身抗体——TSH 受体(TSHR)抗体(TRAb),其对应的抗原为 TSH 受体或其他甲状腺抗原物质,自身抗体激活 TSH 受体,引起甲亢和甲状腺肿,其作用与 TSH 相似。TSH 受体是甲状腺中重要的自身抗原之一,甲状腺和眼球后组织存在共同抗原,产生的交叉免疫反应可导致 GD 的甲状腺外组织病变。

三、病理

甲状腺对称性、弥漫性增大,甲状腺内血管增生,血液供应丰富,使甲状腺外观为红色。滤泡细胞增生肥大,细胞呈高柱状,滤泡细胞由于过度增生而形成乳头状折叠凸入滤泡腔内,滤泡腔内胶质减少甚或消失。甲状腺内有淋巴细胞浸润或形成淋巴滤泡,或出现淋巴组织生发中心。良性眼病时常无异常病理改变。在浸润性突眼患者,球后组织中常有脂肪浸润、脂肪组织及纤维组织增多、黏多糖沉积、透明质酸增多以及淋巴组织及浆细胞浸润;眼肌纤维增粗,纹理模糊,肌纤维透明变性、断裂及破坏,并可伴结膜周围淋巴细胞浸润和水肿。在胫前黏液性水肿患者,病变皮肤可见黏蛋白样透明质酸沉积,伴多数带有颗粒的肥大细胞、吞噬细胞和内质网增大的成纤维细胞浸润。骨骼肌、心肌可出现上述眼肌的类似改变,但较轻。

四、临床表现

GD 起病一般较缓慢,多在起病后 6 个月至 1 年内就诊,也有起病后数年才就诊者。少数可在精神创伤和感染等应激后急性起病,或因妊娠而诱发本病。

(一) 甲状腺激素分泌过多症群

1. 高代谢症群　包括:① 由于 TH 分泌过多和交感神经兴奋性增高,促进物质代谢;② 加速氧化,使产热、散热明显增多,患者常有疲乏无力、不耐热、多汗、皮肤温暖潮湿、体重锐减、低热(危象时可有高热)等;③ TH 促进肠道糖吸收,加速糖的氧化利用和肝糖原分解,可致糖耐量减退或使糖尿病加重；④ 蛋白质代谢加速致负氮平衡、体重下降、尿肌酸排出增多；⑤ 骨骼代谢和骨胶原更新加速，尿钙、磷、羟脯氨酸等排出增多。

2. 精神神经系统　患者易激动，精神过敏，伸舌或双手平举向前伸出时有细震颤，善言多动，失眠紧张，有注意力不集中、焦虑烦躁、多猜疑等，有时出现幻觉，甚至有躁狂症，但也有寡言、抑郁者，以老年人多见。腱反射活跃，反射恢复时间缩短。

3. 心血管系统　绝大多数为窦性心动过速，心率多在90～120次/min。睡眠和休息时仍高于正常。常伴房性期前收缩、阵发性或持续性心房颤动，也可见室性或交界性期前收缩，偶见房室传导阻滞，有些老年患者可仅表现为原因不明的阵发性或持续性心房颤动。由于心肌收缩力加强，使心搏增强，心尖部第一心音亢进，常有收缩期杂音。心脏扩大多见于久病及老年患者，当心脏负荷加重、合并感染或应用β受体阻断剂时，可诱发心力衰竭。收缩压升高、舒张压下降和脉压增大为甲亢的特征性表现之一，有时可出现毛细血管搏动征、水冲脉等周围血管征。甲亢伴明显心律失常、心脏扩大和心力衰竭时称为甲亢性心脏病。

4. 消化系统　食欲亢进，多食，消瘦。老年患者可出现厌食甚至恶病质。少数患者有顽固性恶心、呕吐，体重在短期内迅速下降。肠蠕动增加，大便溏稀，次数增加，甚至呈顽固性腹泻。少数可出现肝功能异常，转氨酶升高甚或黄疸。

5. 血液和造血系统　白细胞总数偏低，淋巴细胞及单核细胞相对增多，血小板寿命缩短，有时可出现皮肤紫癜。由于营养不良和铁剂利用障碍，偶可引起贫血。

6. 生殖系统　女性患者常有月经稀少甚至闭经，但大部分患者仍能妊娠、生育。男性多阳痿，偶见乳腺发育。

（二）甲状腺肿

不少患者以甲状腺肿大为主诉，甲状腺呈弥漫性对称性肿大，质软，吞咽时上下移动，少数患者的甲状腺肿大不对称或肿大不明显。由于甲状腺的血流量增多，故在上、下叶外侧可听到血管杂音（为连续性或以收缩期为主的吹风样杂音），可触及震颤（以腺体上部较明显）。血管杂音和震颤为本病的典型而较特异的体征。

（三）眼部表现

甲亢时引起的眼部改变大致分两类：一类是非浸润型突眼，又称为良性突眼，系由于交感神经兴奋眼外肌群和上睑肌所致，治疗后常自行恢复，预后良好；另一类是浸润型突眼，又称为恶性突眼，突眼程度与甲亢无明显关系，由眶内和球后组织增生、淋巴细胞浸润和水肿所导致。患者有明显的自觉症状，常有畏光、流泪、复视、视力减退以及眼部肿痛、刺痛、异物感等。检查可发现视野缩小、斜视，眼球活动减弱甚至固定。眼球明显突出，突眼度一般在18 mm以上（正常不超过16 mm），两侧多不对称。由于眼球明显突出，眼睛不能闭合，角膜外露而引起充血、水肿及角膜溃疡等，重者可出现全眼球炎甚至失明。

眼部改变主要有：① 上眼睑挛缩；② 眼裂增宽（Dalrymple征）；③ 上眼睑活动滞缓（von-Graefe征）：眼睛向下看时，上眼睑不能及时随眼球向下移动，可在角膜上缘看到白色巩膜；④ 瞬目减少和凝视（StellWag征）；⑤ 惊恐眼神；⑥ 向上看时前额皮肤不能皱起（Joffroy征）；⑦ 两眼内聚减退或不能（Möbius征）。眼部的体征还有很多，可根据需要尽量做多项试验，一些试验阴性时，另一些试验可为阳性。

（四）特殊临床表现

1. 甲亢危象　系本病的严重表现，可危及生命。主要诱因为精神刺激、感染、甲状腺手术前准备不充分等。早期表现为原有的症状加剧，伴中等发热、体重锐减、恶心、呕吐，以后发热达40℃或更高，心率常在160次/min以上，伴大汗、腹痛、腹泻甚至谵妄、昏迷。死亡原因多为高热虚脱、心力衰竭、肺水肿或严重水、电解质代谢紊乱等。

2. 淡漠型甲亢　其特点为：① 发病较隐匿。② 临床表现以某一系统的表现为突出（主要是心血管和胃肠道症状）。不少患者合并有心绞痛，有的甚至发生心肌梗死，心律失常和心力衰竭发生率可达50%以上；老年甲亢患者以食欲减退、腹泻、消瘦较多。③ 眼病和高代谢症群少见，甲状腺常不肿大。④ 血清总T_4（TT_4）可正常，但^{131}I摄取率增高，不能被T_3抑制。TSH下降或测不出。⑤ 全身症状较重，有消瘦、衰竭，抑郁淡漠常很明显，有时发生意识模糊甚至昏迷。

3. 妊娠期甲亢　主要有两种情况。① 妊娠合并甲亢。如患者体重不随妊娠月份而相应增加，或四肢近端肌肉消瘦，或休息时心率在100次/min以上，应疑及甲亢。如血游离T_3（FT_3）、游离T_4（FT_4）升高，TSH<0.5 mU/L，可诊断为甲亢。如同时伴有眼征、弥漫性甲状腺肿、甲状腺区震颤或血管杂音，血兴奋性TSH受体抗体阳性，在排除其他原因所致甲亢后，可确诊为GD。本病和妊娠可相互影响，甲亢可引起早产、流产、妊娠高血压综合征或胎死宫内，而妊娠可加重甲亢患者的心肺负担。② 人绒毛膜促性腺激素（HCG）相关性甲亢：往往随血HCG的变化而消长，属一过性，中止妊娠或分娩后消失。

4. T_3型甲亢　可见于弥漫性、结节性或混合性甲状腺肿患者的早期、治疗中或治疗后复发期。血总T_3（TT_3）与FT_3增高，而总T_4（TT_4）、FT_4正常甚而偏低。甲状腺摄^{131}I率正常或偏高，外源性T_3不能抑制增高的^{131}I摄取率。

5. 胫前黏液性水肿　约5%患者有典型的对称性黏液性皮肤损害，多见于小腿胫前下1/3部位，是本病的特异性表现之一。黏液性水肿性皮肤损害也可见于足背和膝部、面部、上肢甚至头部。初起时呈暗紫红色皮损和皮肤粗厚，以后呈片状或结节状叠起，最后呈树皮状，可伴继发感染和色素沉着。少数患者可有指端软组织肿胀，呈杵状，伴掌指骨骨膜下新骨形成（肥皂泡样）及指（趾）甲边缘部分和甲床分离，称为Graves肢端病。

五、实验室和其他检查

（一）血清TH测定

1. 血清游离甲状腺素（FT_4）与游离三碘甲腺原氨酸（FT_3）　FT_3、FT_4不受血中甲状腺素球蛋白（TBG）变化的影响，直接反映甲状腺功能状态。其敏感度和特异度均明显高于TT_3和TT_4。

2. 血清总三碘甲腺原氨酸（TT_3）　血清中T_3与蛋白结合率达99.5%以上，故TT_3受TBG影响。TT_3浓度的变化常与TT_4的改变平行，但在甲亢初期与复发早期，TT_3上升往往很快（约4倍于正常水平），TT_4上升较缓（仅为正常的2.5倍）。故TT_3为早期GD、治疗中疗效观察及停药后复发的敏感指标，亦是诊断T_3型甲亢的特异指标。但应注意老年淡漠型甲亢或久病者TT_3可能正常。

3. 血清总甲状腺素(TT_4) 是判定甲状腺功能最基本的筛选指标。血清中99.95%以上的T_4与蛋白结合，其中80%～90%与TBG结合。TT_4受TBG等结合蛋白量和结合力变化的影响，而TBG又受妊娠、雌激素、病毒性肝炎等因素影响而升高，受雄激素、低蛋白血症(严重的肝病、肾病综合征)、泼尼松等影响而下降。

4. 血清反T_3(rT_3) rT_3无生物活性，是T_4在外周组织的降解产物，其血浓度变化与T_3、T_4维持一定比例，尤其与T_4变化一致，可作为了解甲状腺功能的指标之一。GD初期或复发早期可仅有rT_3升高。在重症营养不良或某些全身性疾病时rT_3明显升高，而TT_3明显降低(低T_3综合征)。

(二) TSH测定

甲状腺功能改变时，TSH的波动较T_3、T_4更迅速而显著，故血中TSH是反映下丘脑-垂体甲状腺轴功能的敏感指标，尤其对亚临床型甲亢和亚临床型甲减的诊断有重要意义。

(三) TSH受体抗体

未经治疗的GD患者，血TRAb阳性检出率可达80%～100%。兴奋性TSH受体抗体有早期诊断意义，对判断病情活动、是否复发亦有价值，还可作为治疗后停药的指标之一。TSH受体的抑制性抗体(如TBII)可预测是否发生甲减。

(四) 促甲状腺激素释放激素(TRH)兴奋试验

甲亢时血T_3、T_4增高，反馈抑制TSH，故TSH不受TRH兴奋。如TRH兴奋试验正常，可排除GD；如TSH不增高(无反应)则支持GD的诊断。应注意TSH无反应还可见于垂体疾病伴TSH分泌不足等情况。本试验不良反应少，对冠心病或甲亢性心脏病患者较T_3抑制试验更为安全。

(五) 甲状腺摄^{131}I率

甲状腺摄^{131}I率诊断甲亢的符合率达90%，缺碘性甲状腺肿也可升高，但一般无高峰前移。必要时，可做T_3抑制试验鉴别。

(六) 三碘甲腺原氨酸抑制试验(T_3抑制试验)

主要用于鉴别甲状腺肿伴摄^{131}I率增高系由甲亢抑或单纯性甲状腺肿所致，亦可用于长期抗甲状腺药物治疗后，预测停药后复发可能性的参考。

(七) 基础代谢率(BMR)

正常范围：-10%～+15%。甲亢患者一般高于正常。也可用公式估计，方法是禁食12 h，睡眠8 h后清晨、空腹、静卧，测脉率和血压。BMR的试算公式为：

$$\text{BMR}=\text{脉率}+\text{脉压}-111$$

或

$$\text{BMR}=0.75\times(\text{脉率}+0.74\times\text{脉压})-72$$

(八) 病理检查

如 GD 与慢性淋巴细胞性甲状腺炎或甲状腺癌伴甲亢鉴别有困难，可考虑用细针穿刺活检鉴别。

六、诊断与鉴别诊断

根据本病的临床症状、体征和实验室检查，诊断一般不难。在确诊甲亢的基础上，先排除其他原因所致的甲亢，再结合患者有眼征、弥漫性甲状腺肿、血 TRAb 等，可诊断为 GD。有结节者需与自主性高功能甲状腺结节、多结节性甲状腺肿伴甲亢、毒性腺瘤、甲状腺癌等相鉴别。与非甲亢疾病的鉴别：① 单纯性甲状腺肿：甲状腺肿大，无甲亢症状与体征；甲状腺摄 ^{131}I 率可增高，但高峰不前移，T_3 抑制试验正常。T_4 正常或偏低，T_3 正常或偏高，TSH 正常或偏高。TRH 兴奋试验反应正常。② 还应与神经症、围绝经期综合征鉴别。③ 单侧突眼需注意与眶内肿瘤、炎性假瘤等鉴别，眼球后超声检查或 CT 可明确诊断。④ 老年甲亢者应与抑郁症鉴别。

七、治疗

(一) 一般治疗

适当休息，注意补充足够热量和营养，包括糖、蛋白质和 B 族维生素等。对精神紧张、失眠较重者，可给予镇静药。

(二) 甲亢的治疗

甲亢的治疗包括药物治疗、放射性碘治疗及手术治疗。药物疗法应用最广，但仅能获得 40%～60%的治愈率；余两者均为创伤性措施，治愈率较高，但缺点较多。

1. 抗甲状腺药物治疗

(1) 其优点是：① 疗效较肯定；② 不引致永久性甲减；③ 方便、经济、使用较安全。其缺点是：① 疗程长，一般需 1～2 年，有时长达数年；② 停药后复发率较高，并存在原发性或继发性失败的可能；③ 可伴发肝损害或粒细胞减少症等。常用的抗甲状腺药物分为硫脲类和咪唑类两类。硫脲类有甲硫氧嘧啶(MTU)及丙硫氧嘧啶(PTU)，咪唑类有甲巯咪唑(MMI，他巴唑)和卡比马唑(CMZ，甲亢平)。其作用机制基本相同，都可抑制 TH 合成，如抑制甲状腺过氧化物酶活性，抑制碘化物形成活性碘，影响酪氨酸残基碘化，抑制单碘酪氨酸碘化为双碘酪氨酸及碘化酪氨酸偶联形成各种碘甲状腺原氨酸。近年来发现，此组药物可轻度抑制免疫球蛋白生成，使甲状腺中淋巴细胞减少，血 TRAb 下降。由于该类药物只能抑制甲状腺激素合成，不能阻止其原先已合成的甲状腺激素的释放，故往往要在服药 2 周后临床症状才改善。

(2) 剂量和疗程　治疗过程分初治期、减量期及维持期，应按病情轻重决定剂量。① 初治期：MTU 或 PTU 每日 300～450 mg，或者 MMI 或 CMZ 每日 30～40 mg，分 2～3 次口服，至症状缓解或血 TH 恢复正常时即可减量。② 减量期：每 2～4 周减量一次，MTU 或 PTU 每次减 50～100 mg，MMI 或 CMZ 每次减 5～10 mg，待症状完全消除、体征明显好转后再减至最小维持量。③ 维持期：MTU 或 PTU 每日 50～100 mg，MMI 或 CMZ 每日 5～10 mg，如此维持 1.5～2 年。

(3) 不良反应　主要有中性粒细胞减少(MTU 多见,MMI 次之,PTU 最少),严重时可导致粒细胞缺乏症。前者多发生在用药后 2～3 个月内,也可见于任何时期。如外周血白细胞低于 3×10^9/L 或中性粒细胞低于 1.5×10^9/L,应考虑停药,并应严密观察。可试用升白细胞药物,如维生素 B_4、鲨肝醇、利血生、脱氧核糖核酸、碳酸锂等,必要时给予泼尼松每日 30 mg 口服,或用粒细胞-巨噬细胞集落刺激因子(GM-CSF)治疗。伴发热、咽痛、皮疹等疑为中性粒细胞缺乏症时,需停药抢救。此外,药疹较常见,可用抗组胺药控制,不必停药,但应严密观察,如皮疹加重,应立即停药,以免引起剥脱性皮炎。如发生中毒性肝炎,应立即停药抢救。

(4) 停药与复发　复发系指甲亢完全缓解,停药半年后又有反复者,主要发生于停药后的 1 年,3 年后则明显减少。为减少复发,符合下列条件者可考虑停药:① 临床症状消失;② 血 T_3、T_4、TSH 恢复正常;③ 甲状腺摄 ^{131}I 率正常;④ T_3 抑制试验被抑制;⑤ TRH 兴奋试验恢复;⑥ 必要时还可在停药前将维持量减半。疗程中除非有较严重反应,一般不宜中断,切忌过早停药,以免复发,并应定期随访疗效。血 TRAb 浓度明显下降或阴转提示复发的可能性较小。治疗中如症状缓解而甲状腺肿或突眼反而恶化,抗甲状腺药物可酌情减量,并可加用甲状腺片每日 20～40 mg。长程(>1 年半)治疗对轻、中度患者的治愈率约为 60%,短程治疗(<6 个月)的治愈率约为 40%,其余在停药后 3 个月至 1 年内复发。对药物有严重过敏反应或出现严重的其他不良反应,或经长期药物治疗仍疗效不佳者,应考虑改用其他方法治疗。

2. 碘剂　复方碘液仅用于术前准备和甲亢危象的抢救。其作用为减少甲状腺充血,阻抑 TH 释放,也抑制 TH 合成和外周 T_4 向 T_3 转化,但属暂时性,于给药后 2～3 周内症状逐渐减轻,继而又可使甲亢症状加重,并延长抗甲状腺药物控制甲亢症状所需的时间。

3. β 受体阻断剂　有多种药物可供选择。除阻断 β 受体外,还可抑制 T_4 转化为 T_3,用于改善甲亢初治期的症状(可用普萘洛尔 10～30 mg,每日 3～4 次),近期疗效显著。此药可与碘剂合用于手术前准备,也可用于 ^{131}I 治疗前后及甲亢危象时。支气管哮喘或喘息型支气管炎禁用,此时可用选择性 β 受体阻断剂,如阿替洛尔、美托洛尔等。

4. 放射性 ^{131}I 治疗　利用甲状腺高度摄取和浓集碘的能力及 ^{131}I 释放 β 射线对甲状腺的生物效应(β 射线在组织内的射程约 2 mm,电离辐射仅限于甲状腺局部而不累及毗邻组织),破坏滤泡上皮而减少 TH 分泌。另外,也抑制甲状腺内淋巴细胞的抗体生成,可加强其治疗效果。此法可用于不宜药物或手术治疗的中年以上患者。禁忌证:① 妊娠、哺乳期妇女;② 年龄在 25 岁以下;③ 有严重心、肝、肾衰竭或活动性肺结核。并发症为:① 甲状腺功能减退(甲减);② 放射性甲状腺炎;③ 可能导致突眼恶化,主要见于吸烟者。

5. 手术治疗　甲状腺次全切除术的治愈率可达 70% 以上,但可引起多种并发症,有的病例于术后多年仍可复发或并发甲减。适应证:① 中、重度甲亢,长期服药无效,停药后复发,或不愿长期服药者;② 甲状腺巨大,有压迫症状者;③ 胸骨后甲状腺肿伴甲亢者;④ 结节性甲状腺肿伴甲亢者。但是较重或发展较快的浸润性突眼者和合并较重心、肝、肾、肺疾病,全身状况差不能耐受手术者禁用。

(三) 甲亢危象的抢救

去除诱因,防治基础疾病是预防危象发生的关键,尤其要注意积极防治感染和做好充分的术前准备。一旦发生甲亢危象则需积极抢救。抢救方法:① 抑制 TH 合成,首选 PTU,用药量为常规控制量的2倍。② 抑制TH释放，用复方碘溶液或用碘化钠。③ 抑制组织T_4转化为T_3和(或)抑制T_3与细胞受体结合，可用PTU、碘剂、β受体阻断剂和糖皮质激素。④ 降低周围组织对TH的反应，如无哮喘和心功能不全，可加用普萘洛尔；氢化可的松除抑制T_4转化为T_3、阻止TH释放、降低周围组织对TH的反应外，还可增强机体的应激能力。⑤ 降低血TH浓度，可选用血液透析、腹膜透析或血浆置换等措施以迅速降低血TH浓度。⑥ 支持治疗。⑦ 对症治疗，积极治疗各种并发症。⑧ 待危象控制后，应根据病情选择适当的甲亢治疗方案，并防止危象再次发生。

(四) 浸润性突眼的防治

1. 局部治疗与眼睛护理　戴有色眼镜以防止强光及灰尘刺激，睡眠时用抗生素眼膏、纱布或眼罩，以防治结膜炎和角膜炎，复视者可戴单侧眼罩。

2. 早期选用免疫抑制剂及非特异性抗炎药物　选用泼尼松，严重病例用甲泼尼龙。对糖皮质激素不敏感或不能用糖皮质激素治疗的GD患者，可试用奥曲肽，对改善球后软组织浸润有一定的效果。

3. 眶部放疗　一般剂量为20 Gy，分10次在2周内完成；或30 Gy，分15次进行。眶部放疗一般无明显不良反应。

4. 眼眶减压治疗　一旦视神经受累，应推荐眼眶减压术。

八、预后

少数GD患者的病情可自行缓解，有时可逐渐发展为甲减。伴有心血管并发症和浸润性突眼者的预后较差。抗甲状腺药物、^{131}I和手术治疗后，多数可治愈或明显缓解，但亦常并发甲减。

（孟宪国）

第五十五章 糖 尿 病

临床案例

患者，女，21岁，农民，未婚。多饮、多尿、多食1年，畏寒、发热3日，头痛、厌食、呕吐1日急诊入院。患者1年前开始觉口渴，每日饮水量由1 000 ml增加到4 000 ml，伴有尿多，每昼夜约10～20次，尿量与饮水量基本相等。食欲逐渐增加，一日进食5～6餐，每餐进食量从70 g增至150 g，但仍无饱腹感。3日前因洗澡时受凉，突起寒战、发热、咽喉疼痛，到乡卫生院就诊，诊断为“化脓性扁桃体炎”，给予“青霉素、退热药（药名不详）”治疗，体温降至正常。今天早晨起床后感头痛、极度口渴、厌食、恶心，呕吐4次，均为胃内容物。起病以来常感乏力、体力下降，体重逐渐减轻。5年前患过肺结核，无烟酒嗜好，其母有“高血压心脏病”病史。体格检查：体温37.3℃，脉搏98次/min，呼吸30次/min，血压90/60 mmHg，身高159 cm，体重41.2 kg，发育正常，营养差，精神萎靡，呈现嗜睡状态，皮肤干燥，弹性差，眼球下陷，巩膜无黄染，呼出气有酮味。咽部充血，扁桃体Ⅲ度肿大，无脓性分泌物。颈软，甲状腺不肿大，未见颈动脉搏动及颈静脉怒张，气管居中。胸廓对称，双肺呼吸音稍粗糙，无干湿性啰音，未闻及胸膜摩擦音。心浊音界不大、心率98次/分，律齐，无杂音。腹平软，肝脾未触及。脊柱、四肢无畸形，膝反射迟钝。实验室检查：白细胞计数12×10^9/L，中性粒细胞0.78，淋巴细胞0.22。血糖25 mmol/L，尿糖（++++），尿酮体（+），血酮体4.8 mmol/L。尿素氮6 mmol/L，血K^+ 5 mmol/L，CO_2CP 13 mmol/L。

思考题：1. 本病的诊断及诊断依据是什么？

2. 制订一个诊疗计划。

3. 患者出院时给予怎样的健康教育及指导？

一、概述

糖尿病是由遗传和环境因素相互作用而引起的以慢性（长期）高血糖为主要共同特征的代谢异常综合征，因胰岛素分泌相对或绝对不足、靶组织对胰岛素敏感性降低或两者同时存在缺陷，引起糖、蛋白质、脂肪、水和电解质等的代谢紊乱，临床表现为“三多一少”（多尿、多饮、多食和体重减轻），易并发感染。最严重的急性并发症是糖尿病酮症酸中毒或糖尿病性非酮症性高渗性昏迷（NHDC）。长期糖尿病可引起心、脑血管以及肾、视网膜和神经系统等一系列慢性并发症，导致功能障碍和衰竭，成为致残、病死的主要原因。

二、分型

1. 1型糖尿病　是指由于胰岛B细胞破坏或功能缺失导致胰岛素绝对缺乏所引起的糖尿病，不包括已阐明特殊病因致B细胞破坏所致的糖尿病。1型糖尿病分为两个亚型：① 自身免疫性，指存在自身免疫机制参与发病，按起病急缓分为急发型和缓发型；② 特发性，指无自身免疫机制参与的证据，各种胰岛B细胞自身抗体始终为阴性。

2. 2型糖尿病　是指由以胰岛素抵抗为主伴胰岛素分泌不足，或者以胰岛素分泌不足为主伴或不伴胰岛素抵抗所致的糖尿病，提示2型糖尿病的异质性。

3. 特异型糖尿病

(1) 胰岛B细胞功能基因异常　① 青年发病的成年型糖尿病(MODY)：现已鉴定出MODY的五种亚型，还有若干MODY家系的遗传病因尚未阐明。② 线粒体母系遗传糖尿病。

(2) 胰岛素作用基因异常　包括：① A型胰岛素抵抗；② 矮妖精貌综合征；③ Rabson-Men-denhall综合征；④ 脂肪萎缩性糖尿病。

(3) 其他特异型糖尿病　如胰腺外分泌疾病、内分泌疾病和药物或化学制剂所引起的糖尿病，属继发性糖尿病。

4. 妊娠糖尿病(GDM)　是指妊娠期间发现的糖尿病或糖耐量减退，已知有糖尿病又合并妊娠者不包括在内。

三、病因及发病机制

糖尿病的病因和发病机制较为复杂，至今尚未完全明了。

(一) 1型糖尿病的病因和发病机制

1. 遗传因素　遗传对1型糖尿病的发病有一定的作用。对1型糖尿病单卵双生长期跟踪，发生糖尿病的双生一致率可达50%。然而，从父母到子女的垂直传递率却很低，如双亲中一人患1型糖尿病，其子女患病的风险率仅为2%～5%。1型糖尿病是多基因、多因素共同作用的结果。

2. 环境因素　与1型糖尿病发病有关的环境因素主要有病毒感染、化学物质及饮食因素等，以病毒感染最重要。已发现，腮腺炎病毒、柯萨奇B4病毒、风疹病毒、巨细胞病毒、心肌炎病毒及肝炎病毒等与1型糖尿病发病有关。有报道，以牛乳喂养的婴儿，以后发生1型糖尿病的风险性高。

3. 自身免疫　约90%新发病的患者循环血中有多种胰岛细胞自身抗体，包括抗胰岛细胞胞质抗体(ICCA)、抗胰岛B细胞表面抗体(ICSA)、抗胰岛素自身抗体(IAA)等。

(二) 2型糖尿病的病因和发病机制

1. 遗传因素　遗传因素在2型糖尿病的病因中较1型糖尿病更为重要。单卵双生患2型糖尿病的一致率为90%，双亲中一人患2型糖尿病，其子女患病的风险率为5%～10%，父母皆患糖尿病者的子女中有5%可患糖尿病，12%有糖耐量减退。大多数2型糖尿病为多个基因及环境因素共同参与的多基因、多环境因素复合病。2型糖尿病的基本特征是胰岛B细胞功能缺陷和胰岛素抵抗。

2. 环境因素 流行病学研究表明，肥胖(尤其是中心性肥胖)、高热量饮食及体力活动减少是2型糖尿病患病最主要的环境因素。

四、病理

1型糖尿病胰岛病理改变特征为胰岛B细胞数量显著减少及胰岛炎，病程短于1年死亡病例的B细胞数量仅为正常的10%左右，50%～70%病例有胰岛炎，表现为胰岛周围淋巴细胞和单核细胞浸润。其他改变有胰岛萎缩和胰岛B细胞空泡变性。2型糖尿病胰岛病理改变特征为淀粉样变性，90%患者的胰岛在光镜下见淀粉样物质沉积于毛细血管和内分泌细胞间，其程度与代谢紊乱程度相关；胰岛可有不同程度纤维化，胰岛B细胞中度或无减少；胰高血糖素分泌细胞增加，其他胰岛内分泌细胞数量无明显改变。

糖尿病大血管病变的病理改变为动脉粥样硬化，与非糖尿病者基本相同。糖尿病微血管病变常见于视网膜、肾、肌肉、神经、皮肤等组织，特征性病变是PAS染色阳性物质沉积于内皮下，引起毛细血管基膜增厚。糖尿病肾病呈弥漫性或结节性肾小球硬化，结节性病变具有特异性，于肾小球系膜区可见大小不等的嗜酸性结节，是诊断糖尿病肾病的可靠指标，但与蛋白尿和肾功能减退之间的相关性较差；糖尿病视网膜病的血管病变主要为玻璃样变性小动脉硬化；糖尿病神经病变以外周神经和自主神经轴突变性为基本病变，伴节段性或弥漫性脱髓鞘；糖尿病血糖控制不良时可引起肝脂肪沉积和变性(脂肪肝)。

五、临床表现

1型糖尿病多在30岁以前的青少年期起病，起病较急，症状明显，有酮症倾向，以至出现糖尿病酮症酸中毒。2型糖尿病多发生在40岁以上成年人和老年人，起病较缓慢，病情较轻，不少患者可长期无代谢紊乱症状，体检或出现并发症时才被诊断为糖尿病。

(一) 代谢紊乱症群

血糖升高的渗透性利尿作用引起多尿，体内水分丢失，患者口渴思饮，饮水量明显增加以补充体液。由于胰岛素不足，肝糖原和肌糖原储存减少，细胞摄取和利用葡萄糖不足，大部分葡萄糖随尿排出，体内缺乏能源，患者常感饥饿并多食，以补偿丢失的糖分。由于葡萄糖不能被利用，蛋白质和脂肪消耗增多，引起乏力和体重减轻，遂形成典型的“三多一少”(多尿、多饮、多食和消瘦)症群。

(二) 糖尿病并发症

1. 急性并发症

(1) 糖尿病酮症酸中毒(DKA) 是指由于胰岛素不足及升糖激素不适当升高，引起糖、脂肪和蛋白质代谢紊乱，以至水、电解质紊乱和酸碱平衡失调，以高血糖、高血酮和代谢性酸中毒为主要表现的临床综合征，也是内科常见急症之一。多数患者有多尿、烦渴、多饮和乏力等症状加重或首次出现。如未及时治疗，病情继续恶化，于2～4日发展至失代偿阶段，出现食欲减退、恶心、呕吐，常伴头痛、烦躁、嗜睡等症状，呼吸深快，呼气中有烂苹果味(丙酮气味)。病情进一步发展，出现严重失水、尿量减少、皮肤黏膜干燥、眼球下陷、脉快而弱、血压下降、四肢厥冷。到晚期，各种反射迟钝甚至消失，终致昏迷。少数病例表现有明显腹痛，酷似急腹症，易误诊，应予注意。患者还有感染等诱因引起的临床表现，但常被 DKA 的表现掩盖。实验室检查为尿糖、尿酮阳性或强阳性，血糖升高，一般在 16.7～33.3 mmol/L，超过 33.3 mmol/L 时多伴有高渗状态或有肾功能障碍。血酮体增高，多在 4.8 mmol/L 以上。血二氧化碳结合力和 pH 降低，血钠、氯常低，也可正常或升高。血钾在治疗前高低不定，治疗后可出现低钾血症，可持续 1～2 周。血尿素氮和肌酐可轻、中度升高，一般为肾前性。

(2) 高渗性非酮症糖尿病昏迷(NHDC) 简称高渗性昏迷，多见于老年人，表现为严重脱水、嗜睡、烦躁或癫痫样抽搐等。实验室检查：血糖明显增高，多为 33.3～66.6 mmol/L。血钠多升高，可达 155 mmol/L 或更高。血浆渗透压显著增高，是 NHDC 的重要特征和诊断依据，可高达 330～460 mmol/L，一般在 350 mmol/L 以上。尿糖强阳性，尿酮体阴性或弱阳性。本病病情危重，病死率高，故强调早期诊断和治疗。

2. 慢性并发症 包括大血管并发症(如冠心病、脑血管疾病和周围血管疾病等)及微血管并发症(如肾病、神经病变和视网膜病等)。

(1) 大血管并发症 大、中动脉粥样硬化主要侵犯主动脉、冠状动脉、大脑动脉、肾动脉和肢体处周动脉等，临床上引起冠心病、缺血性或出血性脑血管病、高血压。肢体外周动脉粥样硬化常以下肢动脉病变为主，表现为下肢疼痛、感觉异常和间歇性跛行，严重者可致肢体坏疽。与非糖尿病患者相比，糖尿病患者中动脉粥样硬化性疾病的患病率高，发病年龄较轻，病情进展较快，多脏器同时受累较多。糖尿病患者心、脑血管病患病率为非糖尿病患者的 2～4 倍，糖尿病性足坏疽为非糖尿病患者 15 倍，心肌梗死的患病率非糖尿病患者高 10 倍。

(2) 微血管并发症 微循环障碍、微血管瘤形成和微血管基膜增厚是糖尿病微血管病变的特征性改变。

1) 糖尿病视网膜病 是最常见的微血管并发症，其发病率随年龄和糖尿病病程增长而增加。糖尿病病史超过 10 年者，50%以上有视网膜病变，是成年人失明的重要原因。

2) 糖尿病肾病 又称肾小球硬化症。病程 10 年以上的 1 型糖尿病患者有 30%～40%发生肾病，且是首位死亡原因；约 20%的 2 型糖尿病患者会发生肾病，在死因中列在心、脑血管动脉粥样硬化疾病之后。

3) 糖尿病神经病变 细胞内山梨醇和果糖浓度增高及肌醇浓度降低是糖尿病神经病变发生的主要因素，以多发性周围神经病变最常见，通常为对称性，下肢较上肢严重，病情进展缓慢。常见症状为肢端感觉异常(如麻木、针刺感、灼热及感觉迟钝等)，呈手套或短袜状分布，有时痛觉过敏，随后出现肢痛，呈隐痛、刺痛或烧灼样痛，夜间及寒冷季节加重。后期运动神经可受累，出现肌张力减弱、肌力降低以至肌肉萎缩和瘫痪，多累及手、足小肌肉，常出现垂足。自主神经病变较常见且出现较早，表现有：① 瞳孔缩小且不规则，对光反射消失，调节反射存在；② 排汗异常(无汗、少汗、多汗等)；③ 胃排空延迟、腹泻、便秘等胃肠功能失调；④ 持续性心动过速和直立性低血压(立、卧位收缩压相差超过 30 mmHg 可诊断)等心血管自主神经功能紊乱表现；⑤ 尿无力致膀胱残余尿量增加，后期膀胱瘫痪，出现尿失禁和尿潴留，易合并尿路感染；⑥ 阳痿等。

4) 糖尿病皮肤病变 糖尿病时皮肤改变多种多样，如糖尿病性水疱病、糖尿病性皮肤病、糖尿病脂性渐进性坏死等。

(3) 感染　糖尿病患者常发生疖、痈等皮肤化脓性感染，易反复发生，有时可引起脓毒血症。化脓性汗腺炎、皮肤真菌感染(足癣、甲癣、体癣)、真菌性阴道炎和巴氏腺炎是糖尿病女患者常见的并发症，多为白假丝酵母菌感染，血糖控制不佳时易反复发生。膀胱炎和肾盂肾炎常见于女性患者，尤其是并发自主神经病变者，常反复急性发作。糖尿病合并肺结核的发病率高于非糖尿病患者，病变多呈渗出干酪性，易形成空洞，扩展播散较快，下叶病灶也较多。

六、实验室检查

1. 尿糖测定　尿糖阳性是诊断糖尿病的重要线索，但不能作为诊断依据，尿糖阴性也不能排除糖尿病的可能。在多数情况下，24 h 尿糖总量与糖代谢紊乱程度相一致，可作为判定血糖控制情况的一项参考指标。

2. 尿酮体测定　尿酮体阳性，对新发病者提示为 1 型糖尿病，对 2 型糖尿病或正在治疗中的患者提示疗效不满意或出现重要的并发症。

3. 血浆葡萄糖(血糖)测定　血糖升高是诊断糖尿病的主要依据，也是评价疗效的主要指标，多用葡糖氧化酶法测定。静脉全血、血浆或血清葡萄糖测定在医院进行，毛细血管血葡萄糖测定可用小型血糖仪由患者自测。一次血糖测定(空腹血糖、餐后 2 h 血糖或随机血糖等)仅代表瞬间血糖水平，称点值血糖；一日内多次血糖测定(三餐前、后及睡前，每周 2 日，如疑有夜间低血糖，加测 3Am 血糖)可更准确地反映血糖控制情况。静脉血浆或血清血糖比静脉全血血糖约高 1.1 mmol/L，毛细血管全血血糖在空腹时与静脉全血血糖相同，餐后与静脉血浆或血清血糖相同。

4. 糖化血红蛋白 A_{1c}($GHbA_{1c}$)和糖化血浆蛋白测定　其量与血糖浓度呈正相关，其中以 $GHbA_{1c}$ 为主。$GHbA_{1c}$ 在总血红蛋白中所占的比例能反映取血前 8～12 周的平均血糖水平，与点值血糖相互补充，作为糖尿病血糖控制的监测指标。正常值为 4%～6%。

5. 葡萄糖耐量试验

(1) 口服葡萄糖耐量试验(OGTT)　在血糖高于正常范围但又未达到糖尿病诊断标准时，需进行 OGTT。OGTT 应在不限制饮食和正常体力活动 2～3 日后的清晨(上午)进行，应避免用影响糖代谢的酒精和药物，试验前禁食至少 10 h，其间可以饮水。取空腹血标本后，受试者饮用含有 75 g 葡萄糖粉(或 82.5 g 单糖)的水溶液 250～300 ml，在 5 min 内饮完，儿童按每千克体重 1.75 g 葡萄糖服用，总量不超过 75 g。在服糖后 1 h 和 2 h 采取血标本。

(2) 静脉注射葡萄糖耐量试验　只适用于胃切除术后、胃空肠吻合术后吸收不良综合征者。

6. OGTT-胰岛素及 C 肽释放试验　葡萄糖是最强的胰岛素分泌刺激物。在 OGTT 同时测定血浆胰岛素及 C 肽以了解胰岛 B 细胞的功能，可协助糖尿病分型、判断病情严重程度及指导治疗，也用于研究。

7. 其他　糖尿病时常伴脂质代谢紊乱，血浆总胆固醇、低密度脂蛋白胆固醇、高密度脂蛋白胆固醇和三酰甘油应列为常规检测项目，并定期复查。

七、诊断和鉴别诊断

首先应确定是否患糖尿病，然后对已明确的糖尿病诊断者在排除继发性等特异型糖尿病后做出 1 型或 2 型糖尿病的分型，并对有无并发症及伴发疾病做出判定。正确、完整的诊断有助于有效的防治。

根据美国糖尿病协会(ADA)的建议(1997 年),空腹血糖≥7.0 mmol/L 或随机血糖≥11.1 mmol/L可诊断糖尿病;空腹血糖<6.1 mmol/L 为正常;空腹血糖≥6.1 mmol/L 但<7.0 mmol/L可诊断空腹血糖升高,需进行 OGTT;OGTT 2 h 血糖≥11.1 mmol/L 可诊断为糖尿病,≥7.8 mmol 但<11.1 mmol/L 为糖耐量减低(也称糖耐量异常),<7.8 mmol/L 为正常。以上均系静脉血浆葡萄糖值,空腹的定义为在采取血标本前至少 8 h 未进食。如受检者无多尿、烦渴、多饮等糖代谢紊乱症状,血糖测定值仅略高于上述诊断标准,应再查一次血糖(空腹、随机或 OGTT),如血糖值仍为临界水平,暂不诊断糖尿病,一段时间后复查,以明确诊断。

确定糖尿病诊断后,应排除继发性等特异型糖尿病,包括:① 弥漫性胰腺病变导致 B 细胞广泛破坏引起的胰源性糖尿病;② 肝疾病所致的肝源性糖尿病;③ 内分泌疾病,因拮抗胰岛素外周作用(如肢端肥大症、库欣综合征、胰升糖素瘤、嗜铬细胞瘤、生长抑素瘤、甲亢)或抑制胰岛素分泌(如生长抑素瘤、醛固酮瘤)而导致的糖尿病;④ 药物对糖代谢的影响,其中以长期应用超生理量糖皮质激素为多见;⑤ 各种应激和急性疾病时伴有的高血糖症等。详细询问病史,全面细致体格检查,配合必要的实验室检查,一般不难鉴别。

八、治疗

(一) 治疗目标

由于糖尿病的病因和发病机制尚未完全明了,目前还缺乏有效的治疗方法。治疗的目标是:① 纠正代谢紊乱;② 防止糖尿病急性代谢紊乱发生;③ 预防和延缓慢性并发症的发生和发展。为达上述目标,强调早期治疗、长期治疗、综合治疗、措施个体化的基本治疗原则。“理想控制”为空腹血糖<6.0 mmol/L,餐后 2 h 血糖<8.0 mmol/L,糖化血红蛋白<6%。“较好控制”为空腹血糖<7.8 mmol/L,餐后 2 h 血糖<10.0 mmol/L,糖化血红蛋白<7%~8%。达不到以上标准为“控制差”。

(二) 糖尿病教育

糖尿病的治疗为终生性的,其治疗效果在很大程度上取决于患者的主动配合。糖尿病教育包括对医疗保健人员和对患者及其家属进行的宣传教育,应将科学的糖尿病知识、自我保健技能深入浅出地教会患者。通过医患长期密切合作,糖尿病患者的生活质量完全可以达到正常。

(三) 饮食治疗

饮食治疗是糖尿病治疗的基础,应严格和长期执行。1 型糖尿病患者在合适的总热量、食物成分以及规律的餐次等要求的基础上,配合胰岛素治疗,有利于控制高血糖,防止低血糖的发生。2 型糖尿病患者,尤其是超重或肥胖者,饮食治疗有利于减轻体重,改善高血糖、脂代谢紊乱和高血压,减少降糖药物的应用剂量。

1. 制定每日总热量　首先按患者性别、年龄和身高计算出理想体重,理想体重(kg)=身高(cm)-105,然后根据理想体重和工作性质,参考原来的生活习惯等因素,计算每日所需量。成人卧床休息状态下每日每千克理想体重给予热量 105~126 kJ,轻体力劳动 126~146 kJ,中度体力劳动 146~167 kJ,重体力劳动 167 kJ 以上。青少年、妊娠或哺乳期妇女、营养不良和消瘦以及伴有消耗性疾病者应酌情增加，肥胖者酌情减少，使患者体重逐渐达到理想体重的±5%。

2. 营养素的热量分配　糖类摄入量通常应占总热量的50%～60%，提倡食用粗制米、面和一定量的杂粮，忌食蔗糖、葡萄糖、蜜糖及其制品（如各种糖果、甜糕点、冰淇淋及含糖软饮料等）。脂肪的摄入量要严格限制在总热量的20%～25%。一般糖尿病患者（无肾病及特殊需要者）每日蛋白质摄入量占总热量的15%～20%（每日每千克理想体重0.8～1.2 g），其中动物蛋白占1/3，以保证必需氨基酸的供给。

3. 制定食谱　每日总热量及营养素组成确定后，根据各种食物的产热量确定食谱。每克糖类和蛋白质分别产热16.8 kJ，每克脂肪产热37.8 kJ。根据生活习惯、病情和配合药物治疗的需要，可按每日三餐分配为1/5、2/5、2/5或1/3、1/3、1/3，也可按每日四餐分配为1/7、2/7、2/7、2/7。

（四）体育锻炼

体育锻炼能改善血糖控制，提高胰岛素敏感性。应进行有规律的运动，每日30～60 min，每日1次或每周4～5次。运动前应仔细检查有无糖尿病并发症，在医师指导下制订运动方案。

（五）口服降糖药治疗

1. 磺脲类　作用机制主要是刺激胰岛B细胞分泌胰岛素，增加靶细胞胰岛素受体数目，并增加其对胰岛素的敏感性。主要适应证是饮食治疗和体育锻炼不能使血糖获良好控制的2型糖尿病，应在餐前30 min服用。常用的第一代磺脲类药有甲苯磺丁脲（D860）、氯磺丙脲，第二代磺脲类药有格列本脲（优降糖）、格列吡嗪（美吡达）、格列齐特（达美康）、格列喹酮（糖肾平）。应从小剂量开始，根据血糖必要时每周增加剂量一次，直到取得良好的控制效果。磺脲类药的主要不良反应为低血糖反应。

2. 双胍类　降血糖机制主要是促进外周组织对糖的利用，抑制糖原异生，增加靶细胞胰岛素受体的亲和力。主要适应证是超重或肥胖的2型糖尿病、磺脲类治疗效果不佳者（可加用双胍类）以及1型糖尿病（加用双胍类有助于稳定血糖，减少胰岛素用量）。代表药物有二甲双胍和苯乙双胍（降糖灵）。由于苯乙双胍的不良反应大，现已少用，有些国家已禁止使用。双胍类药常见的不良反应为胃肠道反应，表现为口干苦、金属味、厌食、恶心、呕吐、腹泻等，进餐中服药及小剂量开始可使不良反应减轻。

3. 葡糖苷酶抑制药　在小肠黏膜刷状缘竞争性抑制葡糖淀粉酶、蔗糖酶、麦芽糖酶和异麦芽糖酶，延缓葡萄糖和果糖等的吸收，可降低餐后血糖。对乳糖无抑制作用，不影响乳糖的消化吸收。本类药物可用于2型糖尿病治疗，对于1型糖尿病或胰岛素治疗的2型糖尿病患者，加用本药可改善血糖控制，减少胰岛素用量。代表药物有阿卡波糖、伏格列波糖。葡糖苷酶抑制药主要不良反应有腹胀、排气增多，不必停药，可自行消失。

（六）胰岛素治疗

1. 适应证　① 1型糖尿病和妊娠糖尿病；② NHDC、乳酸性酸中毒、糖尿病酮症酸中毒或反复出现酮症；③ 血糖控制不良的增殖型视网膜病患者、重症糖尿病肾病、神经病变导致严重腹泻、吸收不良综合征；④ 合并严重感染、创伤、手术、急性心肌梗死及脑卒中等应激状态；⑤ 妊娠期及哺乳期；⑥ 磺脲类药物原发性和继发性失效；⑦ 显著消瘦；⑧ 同时患有需用糖皮质激素治疗的疾病，如系统性红斑狼疮。

2. 胰岛素制剂　按作用快慢和持续时间，可将胰岛素制剂分为短（速）效、中效和长（慢）效。短（速）效胰岛素有普通胰岛素（猪）、单峰中性胰岛素（猪）、诺和灵 R（人）和优泌林 R（人）。中效胰岛素有中性鱼精蛋白锌胰岛素（猪或牛）、单峰低精蛋白胰岛素（猪）、诺和灵 N（人）和优泌林 N（人）。长（慢）效胰岛素有鱼精蛋白锌胰岛素（猪）、单峰鱼精蛋白锌胰岛素（猪）、诺和灵 UL（人）及优泌林 UL（人）。

3. 使用原则和剂量调节　应在一般治疗和饮食治疗的基础上使用胰岛素。

（1）联合疗法　在原来足量口服降糖药的基础上，加睡前注射一次中效胰岛素，所用胰岛素剂量因人而异。如联合治疗不能满意控制餐后血糖，应改为常规胰岛素治疗。

（2）常规胰岛素治疗　中效或长效胰岛素于早餐或晚餐前皮下一次注射，多数患者餐后血糖难以得到满意控制。早、晚餐前各注射一次混合胰岛素，部分患者能达到严格控制全日血糖的目标，多用中效与短效混合，两者比例、每日总剂量因人而异，早餐前用量占一日总量的 2/3，或早、晚的剂量大致相等。

（3）胰岛素强化治疗　三餐前短效加睡前中效胰岛素注射或早、午餐前短效和晚餐前短效加长效胰岛素注射。短效胰岛素用量早餐前最多，晚餐前次之，午餐前最少；短效与长效胰岛素混合比例为(2～4)∶1。1 型糖尿病患者须终身胰岛素强化治疗。

胰岛素治疗应由小剂量开始，根据血糖测定结果，每隔 2～3 日调整剂量一次，直到取得血糖的良好控制。

4. 抗药性和不良反应　胰岛素抗药性是指在无酮症酸中毒及拮抗胰岛素因素存在的情况下，每日胰岛素需要量超过 100 U 或 200 U。胰岛素的主要不良反应为低血糖反应，注意识别低血糖后高血糖（Somogyi 现象），以避免发生胰岛素剂量调节上的失误。胰岛素治疗初期可因钠潴留而发生水肿，可自行缓解而无需特殊处理。部分患者出现视物模糊，为晶状体屈光改变所致，多于数周内自然恢复。也可以出现过敏反应。

（七）胰腺和胰岛细胞移植

胰腺（节段或全胰腺）移植后若获成功，可使糖尿病得到“根治”，合并肾功能不全者是进行胰肾联合移植的适应证。

（八）慢性并发症的治疗

糖尿病的各种慢性并发症重在预防，强调早期诊断和治疗，严格控制血糖是防治的基础。

（九）糖尿病酮症酸中毒的治疗

1. 胰岛素治疗　DKA 发病的主要因素是胰岛素缺乏，最常采用小剂量胰岛素持续静脉滴注。开始时，成人 4～6 U/h（一般不超过 10 U/h）加入生理盐水中持续静脉滴注，每 2 h 测定血糖，当血糖下降至 14.0 mmol/L 时，将原输液生理盐水改为 5%葡萄糖或糖盐水，按葡萄糖与胰岛素之比例为(2～4)∶1 加入胰岛素，至尿酮稳定转阴后，可过渡到平时的治疗。在停止静脉滴注胰岛素前 1 h，皮下注射短效胰岛素一次（一般剂量 8 U），以预防血糖回升；如 DKA 的诱因未去除，皮下注射胰岛素治疗应持续相应时间，以避免 DKA 反复。

2. 补液　对重度 DKA 患者十分重要，不仅能纠正失水，还有助于血糖下降和酮体的清除。通常首先补给生理盐水，第二阶段补 5%葡萄糖液或糖盐水。补液总量可按原体重的 10%估计，补液速度应先快后慢。如无心力衰竭，在开始 2 h 内输入 1000～2000 ml，以便能较快补充血容量，改善周围循环和肾功能；以后根据血压、心率、每小时尿量、周围循环状况决定输液量和速度，在第 3～6 h 输入 1000～2000 ml，第 1 个 24 h 输液总量一般为 4000～5000 ml，严重失水者可达 6000～8000 ml。如治疗前已有低血压和休克，快速补液不能有效升高血压，应输入胶体溶液，并采取其他抗休克措施。对老年或伴心脏病、心力衰竭的患者，应在中心静脉压监护下调节输液速度及输液量。如患者清醒，可鼓励饮水。

3. 纠正电解质紊乱　通过输注生理盐水，低钠、低氯血症一般可获纠正。在开始胰岛素及补液治疗后，只要患者有尿即可静脉补钾，在心电与血钾测定监护下，每小时补充氯化钾 1.0～1.5 g(13～20 mmol/L)，DKA 纠正后，仍需口服钾盐一周左右。若治疗前已有严重低钾血症，可在胰岛素及补液治疗的同时即开始补钾。

4. 纠正酸中毒　轻、中度 DKA 患者经上述治疗后，酸中毒随代谢紊乱的纠正而恢复，不必补碱；当血 pH 低为 7.0～7.1 时，可抑制呼吸中枢和中枢神经功能，诱发心律失常，应予以治疗。当血 pH 降至 7.1 或二氧化碳结合力降至 4.5～6.7 mmol/L(相当于碳酸氢根 5 mmol/L)时，给予碳酸氢钠 50 mmol(约为 5%碳酸氢钠 84 ml)，用注射用水稀释成 1.25%的等渗溶液，静脉滴注。当血 pH 升至 7.2 或二氧化碳结合力升至 11.2～13.5 mmol/L 或碳酸氢根＞10 mmol/L 时，应停止补碱。

5. 其他治疗　如脑水肿是 DKA 最严重的并发症，病死率甚高，可能与脑缺氧，补碱过早、过多、过快，血糖下降过快，补液过多等因素有关。DKA 经治疗后，高血糖已下降，酸中毒改善，但昏迷反而加重，应警惕脑水肿的可能。可用脱水药、呋塞米和地塞米松等积极治疗。

九、预后

糖尿病的预后取决于治疗的效果，早期治疗和长期的良好血糖、血压和血脂控制可明显降低致残率，延缓慢性并发症的发生。早期和积极的抢救可使 DKA 的病死率降至 5%以下，但老年人和已有严重慢性并发症者的病死率仍很高。致死的主要原因为心肌梗死、肠坏死、休克和心、肾衰竭等。

（孟宪国）

复 习 题

单选题

1. 甲状腺功能亢进症患者，既往有哮喘病史，下列何种药物不宜使用？
   A. 丙硫氧嘧啶　　B. 甲硫氧嘧啶
   C. 普萘洛尔　　D. 甲巯咪唑
2. 下列哪项临床表现为 Graves 病所特有？
   A. 怕热、多汗、消瘦　　B. 阳痿、月经量少或闭经
   C. 突眼、胫前黏液性水肿　　D. 脉压增大、期前收缩
3. 女，30 岁，患甲亢 3 个月，无突眼，甲状腺轻度肿大，基础代谢率 20%，首选的治疗是：
   A. 抗甲状腺药物长程治疗　　B. 抗甲状腺药物控制症状后手术治疗
   C. 手术　　D. 放疗
4. 下列哪项不是甲亢患者的症状？
   A. 月经增多　　B. 阳痿　　C. 易激动　　D. 大便次数增多
5. 鉴别垂体性甲亢与 Graves 病，首选下列哪项检查？
   A. TRH 兴奋试验　　B. TSH 测定
   C. T_3 抑制试验　　D. 甲状腺摄 ^{131}I 率
6. 下列哪项符合 2 型糖尿病的临床特点？
   A. 胰岛素分泌绝对不足　　B. 易出现酮症酸中毒
   C. “三多一少”症状典型　　D. 一般不需胰岛素治疗
7. 男，40 岁，有糖尿病家族史，空腹血糖 7.2 mmol/L。为确诊是否有糖尿病，下列哪项检查最有意义？
   A. 反复测定空腹血糖　　B. 测餐后 2 h 血糖
   C. 葡萄糖耐量试验　　D. 胰岛素释放试验
8. 妊娠 3 个月，有糖尿病家族史，多次空腹血糖检查为 5.6 mmol/L，尿糖(＋)，尿蛋白(＋＋)，OGTT 正常。该患者治疗宜：
   A. 不需降糖治疗　　B. 饮食治疗
   C. 苯乙双胍　　D. 胰岛素
9. 1 型和 2 型糖尿病的主要区别是：
   A. 年龄　　B. 肥胖　　C. 典型症状　　D. 胰岛素释放图像

10. 下列有关饮食治疗的说明，哪项错误？
   A. 是糖尿病最基本的治疗方法　　B. 其目的是使患者体重达理想体重±10%
   C. 妊娠糖尿病饮食以体重不增加为宜　D. 饮食疗法随病情而调整

（刘美红）

第九篇 神经系统疾病

第五十六章　神经系统疾病导论

神经系统疾病是指脑、脊髓和周围神经由于感染、血管病变、外伤、肿瘤、中毒、变态反应、变性、遗传、代谢障碍和先天性异常等原因所引起的疾病。由于骨骼肌的功能为神经所直接支配，某些肌肉疾病也归属于神经系统疾病的范畴。

一、解剖及生理

1. 周围神经　是指位于脊髓和脑干的软膜外的所有神经结构，即从脊髓腹侧和背侧发出的脊神经根组成的脊神经以及从脑干腹外侧发出的脑神经，但不包括嗅神经和视神经，它们是中枢神经系统的特殊延伸。周围神经包括：① 感觉传入神经根，由脊神经后根、后根神经节和脑神经的神经节构成，其中枢支达到脊髓和脑干时在脊髓后角和后索、三叉神经脊束及脑干的其他传导束中走行一段后才与第二级神经元换元；后根神经节的周围支以游离末梢或有结缔组织包绕的神经末梢终止在皮肤、关节、肌腱或内脏结构。② 运动传出神经根，由脊髓前角和侧角发出的脊神经前根及脑干运动核团发出的脑神经构成，终止在肌纤维或交感和副交感神经节。周围神经有神经束膜和神经外膜的良好保护，在神经全长中，神经束膜和神经外膜均有滋养动脉分支发出丰富的交通支，在神经内膜中成为毛细血管丛供给营养，但内皮的紧密连接使血管中的大分子不能渗出毛细血管，构成血神经屏障。此屏障在神经根和神经节处并不存在，这可能是某些免疫性或中毒性疾病易于侵犯这些部位的原因。

2. 脊髓

(1) 外部形状　脊髓位于椎管内，脊髓外形呈微扁圆柱体，成人脊髓全长 42～45 cm，相当于椎管全长的 2/3。脊髓共发出 31 对脊神经，自上而下为颈段 8 对，胸段 12 对，腰段 5 对，骶段 5 对，尾神经 1 对，但其表现并无节段界线。脊髓上端在枕骨大孔水平处与延髓相连，下端在相当于第 1 腰椎下缘水平处形成圆锥，圆锥由第 3～5 骶髓和尾髓组成，圆锥末端伸出终线，终止于第 1 尾椎的骨膜。脊髓各节段的位置比相应的脊椎为高，其关系为：颈髓节段较颈椎高 1 节椎骨，上、中胸髓节段较相应胸椎高 2 节椎骨，下胸髓较相应的胸椎高 3 节椎骨，而腰髓相当于胸椎$_{10\sim12}$水平，骶髓相当于第 12 胸椎和腰椎。脊髓有两个膨大，上部的称为颈膨大，由颈$_5$ 至胸$_2$ 的脊髓组成，发出神经支配双上肢；下部的称为腰膨大，由腰$_1$ 至骶$_2$ 的脊髓组成，发出神经支配双下肢。脊髓由三层结缔组织被膜所包围，称为脊膜，由外向内为硬脊膜、蛛网膜、软脊膜。硬脊膜外面与脊柱的骨膜之间的间隙称硬膜外腔，其中有静脉丛和脂肪组织；硬脊膜与蛛网膜之间为硬膜下腔，中间无特殊结构；蛛网膜和软脊膜之间称蛛网膜下腔，腔内充满脑脊液。

(2) 内部结构　在横切面上，脊髓由灰质和白质组成。灰质周围是脊髓白质，由上、下行的传导束构成，主要有皮质脊髓束(锥体束)、脊髓丘脑束(传导躯体的痛、温度觉和轻触觉)，薄束、楔束(传导同侧躯体的深感觉和识别性触觉)等。

3. 脑　可分为端脑、间脑、小脑和脑干。

(1) 端脑　由两个半球组成，每个半球分额叶、顶叶、颞叶、枕叶和岛叶五个脑叶。表面为灰质，由神经细胞构成，其下为白质，由神经纤维构成。基底核位于脑底白质深部。内囊是丘脑、豆状核和尾状核之间的白质纤维，分为前肢、膝部和后肢，感觉与运动的重要神经传导束在此通过。前肢有额桥束，膝部有皮质核束，后肢由前向后有皮质脊髓束、丘脑-皮质感觉传导通路、听辐射和视辐射等通过(图 56-1)。因此，当一侧内囊发生病变时，即出现对侧偏瘫、偏身感觉障碍和对侧同向偏盲，称为三偏综合征。两半球的功能不完全对称，左半球与语言、逻辑思维、分析和计算能力方面关系密切，而右半球主要感知非语言信息、音乐、美术、图形、时间和空间概念。在完成大脑高级精神活动中两半球互相协调配合，在整体功能的基础上，各具独特的生理功能：① 运动中枢在额叶中央前回和中央旁小叶前部，支配对侧肢体的随意运动；② 感觉中枢在顶叶中央后回和中央旁小叶后部，司管对侧躯体的深浅感觉；③ 言语中枢在右手操作为主者(右利者)，居左侧半球，在左利者也居左侧半球，只有一部分人在右侧半球，故通常称为左半球为言语的优势半球；④ 听觉中枢在两侧颞横回，由于一侧耳的听觉刺激是传至两侧听觉中枢，故一侧中枢受损不会出现听觉丧失。⑤ 视觉中枢在枕叶距状沟两侧，损害时产生视幻觉和对侧的同向偏盲或象限盲。⑥ 内脏功能与岛叶和边缘叶有密切关系。

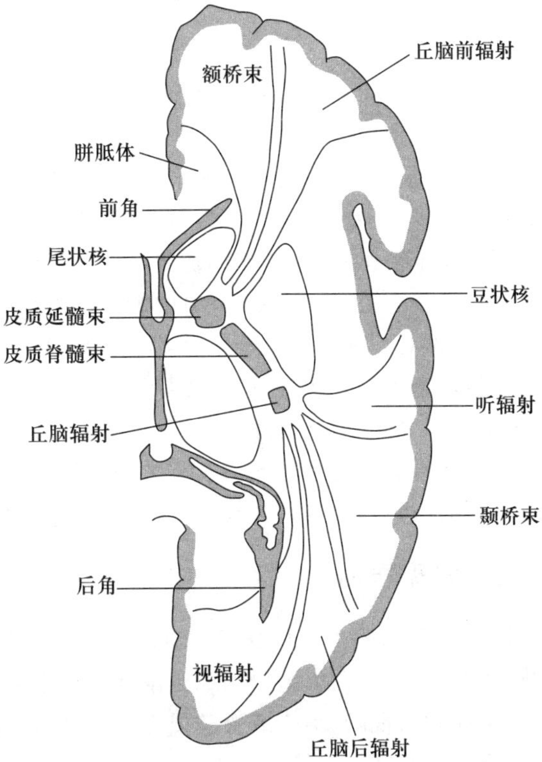

图 56-1　内囊结构与传导纤维示意图

(2) 间脑　位于中脑和端脑半球之间，除其下部外，被两侧端脑半球所掩盖。丘脑下沟将间脑分为丘脑和下丘脑。

1) 丘脑　是间脑的最大灰质团块，长约 4 cm，宽 1.5 cm，呈卵圆形。内部灰质团块多达 30 余个，有些功能尚不清楚。丘脑为各种感觉(嗅觉除外)神经进入大脑皮质之前的最后一个换元站，它对上行网状系统、边缘系统、运动系统以及大脑皮质的活动都有重要的影响。

2) 下丘脑　位于丘脑下沟的下方，体积很小，重量仅 4 g 左右。下丘脑有许多核团，是一个非常重要的神经结构，也是一个具有决定意义的内分泌腺体。它调节体温、体重、代谢、内分泌、饮食、生殖、睡眠—觉醒等重要生理功能及生命活动，在维持机体内环境稳定和决定情绪、行为反应等方面都起着重要的作用。

(3) 基底核　是位于两大脑半球深部的灰质块，由尾状核、壳和苍白球所组成。它与端脑皮质和小脑协同调节随意运动、肌张力和姿势反射，还参与复杂行为的调节。

(4) 内囊　外侧为豆状核，后内侧为丘脑，前内侧为尾状核，由纵向的纤维所组成。在水平切面上呈尖端向内的钝角形，分为前肢、膝部和后肢。内囊内聚集了大量的上、下行传导束。内囊是脑出血与梗死的好发部位。当一侧损害时，产生对侧偏瘫、偏身感觉障碍和偏盲，即“三偏”综合征。

(5) 小脑　位于颅后窝内，在天幕之下，脑桥和延髓背侧。它由中间狭长的蚓部和两侧较大的小脑半球所构成。它通过三对小脑脚与脑干相连，从而与脊髓、前庭、大脑等有密切联系，对保持身体平衡、控制姿势和步态、调节肌张力和协调动作的准确执行具有重要的作用。小脑半球损害时主要表现为同侧肢体共济失调、肌张力减低、动作性震颤及言语音调、音节的障碍。蚓部病变表现为脑干平衡障碍、步态蹒跚等。

(6) 脑干　位于颅后窝内，由中脑、脑桥和延髓组成，中脑上连于间脑，延髓下端与脊髓相接。第Ⅲ、Ⅳ对脑神经核位于中脑，第Ⅴ、Ⅵ、Ⅶ、Ⅷ对脑神经核位于脑桥，第Ⅸ、Ⅹ、部分Ⅺ、Ⅻ对脑神经核位于延髓。此外，尚有传导深感觉的中继核(薄束核、楔束核)以及与锥体外系有关的核(红核、黑质)等。感觉、运动的上、下传导束皆通过此处。脑干的网状结构分布在脑干中轴，其间有许多散在或成团的神经元。它与大脑皮质、丘脑、下丘脑、边缘系统、小脑、脑干神经核和脊髓等有密切的联系，几乎参与神经系统所有的重要功能。

二、常见病因

1. 感染性疾病　多由病毒、细菌、寄生虫和螺旋体等感染引起，呈急性或亚急性起病，常有发热、畏寒、外周血白细胞增加或红细胞沉降率增快等全身感染的症状和体征。神经系统症状较弥散，可同时出现脑、脑膜或脊髓损害。通过对血液和脑脊液检查，可找到病原学证据，如病毒、细菌、寄生虫和螺旋体等。

2. 外伤　多有外伤史，神经系统症状和体征的出现与外伤有密切关系，X 线、CT、MRI 检查可发现颅骨骨折、脊柱损伤或内脏损伤的证据。部分病例(特别是老年人和酗酒者)可无明确的外伤史或外伤轻微(如外伤性癫痫、慢性硬膜下血肿等)，较长时间才出现神经症状，在这种情况下很容易误诊。

3. 血管性疾病　脑和脊髓血管性疾病起病急剧，发病后数分钟至数日内神经缺损症状达到高峰。常有头痛、呕吐、意识障碍、肢体瘫痪和失语等症状和体征，多有高血压、糖尿病、心脏病、动脉炎、脂血症和吸烟等卒中危险因素。但颅内动脉瘤和动-静脉畸形患者，未破裂前可无任何神经系统症状和体征，CT、MRI 或数字减影血管造影(DSA)有助于确定诊断。

4. 肿瘤　大多起病缓慢，病情逐渐加重，常有头痛、呕吐、视盘水肿等颅内压增高症状，还可引起局灶性定位的症状和体征，如癫痫发作、肢体麻木和瘫痪(单瘫、偏瘫或截瘫)。脑脊液检查可有蛋白含量增加，脑脊液细胞学检查可发现肿瘤细胞。值得注意的是，以瘤卒中起病者临床上易误诊为脑卒中。部分颅内转移癌可呈弥漫性分布，早期除颅内压增高症状外，可无局灶性神经缺失症状，及时进行颅脑 CT 及 MRI 检查很有必要。

5. 遗传性疾病　多在儿童和青春期起病，部分病例可在成年期起病，常呈缓慢进行性发展。可有家族遗传史，常染色体显性遗传病较易诊断，隐性遗传病或散发病例不易诊断，未发病的携带者或症状轻微者不易发现，基因分析有助于诊断。

6. 营养和代谢障碍　患者常有引起营养及代谢障碍的原因，如胃肠切除术后、长期经静脉补充营养、饥饿、偏食、呕吐、腹泻和酗酒等，或者患有糖、脂肪、蛋白质、氨基酸和重金属代谢障碍性疾病。通常发病缓慢，病程较长，除神经系统损害外，常有其他脏器（如肝、脾、视网膜、血液和皮肤等）受损的证据。

7. 中毒及与环境有关的疾病　患者常有药物滥用或长期大量服用苯妥英钠、减肥药物史，有杀虫药、灭鼠药、重金属（砷、铅、汞、铊等）长期密切接触史，以及癌症放疗和（或）化疗、一氧化碳中毒、毒虫叮咬、甲醇摄入、进食蕈类和海产品（如贝类、毒鱼）史等。神经症状可表现为急性或慢性脑病、周围神经病、帕金森综合征、共济失调或维生素 B_{12} 缺乏性脊髓病等。除急性中毒外，起病均较缓慢、隐匿，神经系统功能缺失症状及病理改变均与药物的不良反应或毒物的毒性作用符合，多有其他脏器受损的证据。环境和体内的毒物或药物分析有助于诊断。

8. 脱髓鞘性疾病　常呈急性或亚急性起病，病灶分布较弥散，病程中多表现有缓解与复发的倾向，部分病例起病缓慢，呈进行性加重（如脊髓型多发性硬化）。

9. 神经变性病　也是神经系统的常见疾病，起病及进展缓慢，常主要侵犯某一系统，如肌萎缩侧索硬化主要累及上、下运动神经元等。

10. 产伤与发育异常　围生期损伤临床上常见颅内出血、缺血及缺氧性脑病等。轻症病例可无任何症状，中、重度病例常于出生后即表现出嗜睡、激惹、呼吸困难、心律失常、抽搐、姿势异常、角弓反张、瞳孔固定和无反应状态等。如果缺血、缺氧性损害发生于出生前数周或数月，出生时或出生后不久即出现慢性脑病的表现。许多发育异常或先天性神经疾病是引起脑瘫、智力发育迟滞的重要原因，先天性神经肌肉疾病（如婴儿型脊肌萎缩症、先天性强直性肌营养不良症、先天性或代谢性肌病和脑病、脊髓损伤或畸形）可出现松软婴儿综合征。

11. 系统性疾病伴发的神经损害　许多内分泌疾病（如甲状腺功能亢进或减退、甲状旁腺功能低下和糖尿病等）、血液系统疾病、心血管系统疾病、肝和肾疾病、结缔组织疾病、呼吸系统疾病和恶性肿瘤等以及某些疾病的外科治疗（如心、肺外科，脏器移植外科等）都可并发神经系统损害。

三、临床表现

1. 意识障碍　了解意识障碍的程度可以通过定向力、感知力、注意力、记忆力、思维、情感、行为等检查而获得。

2. 失语症、失用症、失认症。

(1) 失语症　是指与语言功能有关的脑组织的病变，如脑卒中，脑外伤、脑肿瘤、脑部炎症等，造成患者对人类进行交际符号系统的理解和表达能力的损害，尤其是语音、词汇、语法等成分、语言结构和语言的内容与意义的理解和表达障碍，以及作为语言基础的语言认知过程的减退和功能的损害。

(2) 失用症　是指脑损伤后大脑高级部位功能失调，表现为不存在瘫痪和深感觉障碍的情况下肢体的运用障碍，是后天习得的、随意的、有目的性的、熟练能力的运用行为障碍。

(3) 失认症　是感觉到的物象与以往记忆的材料失去联络而变得不认识，即认识不能。它是由于大脑局部损害所致的一种后天性认知障碍。

3. 视觉障碍　可表现为视力障碍（如视力减退或失明，视物不清，是否有视野缺损、复视或眼球震颤。对有复视者应询问复视出现的方向、实像与虚像的位置关系和距离）和视野缺损。

4. 眼球运动障碍　可表现为眼肌麻痹、瞳孔调节障碍。

5. 眩晕　是一种自身或外界物体的运动性幻觉，是对自身平衡觉和空间位置觉的自我体会错误，分为中枢性眩晕、周围性眩晕。

6. 听觉障碍　可表现为耳聋、耳鸣、听觉过敏。

7. 晕厥　是指因全脑血流量突然减少而致短暂发作性意识丧失，并因姿势性张力丧失而倒地，但可很快恢复。

8. 痫性发作　是由于大脑神经元过度异常放电引起的短暂发作性神经功能异常。可表现为意识障碍、运动性发作、感觉异常发作以及情绪、内脏及行为改变。

9. 感觉障碍　可分为：① 感觉过敏；② 感觉过度；③ 感觉倒错；④ 感觉异常；⑤ 疼痛；⑥ 感觉减退或缺失。在检查中应注意其性质（如痛觉、温度觉、触觉和深感觉缺失，完全性或分离性感觉缺失，感觉过敏，感觉过度等）、范围（如末梢性、后根性、脊髓横贯性、脊髓半离断性）及发作过程。感觉异常可为麻木、痒感、冷或热感、沉重感、针刺感、蚁走感、肿胀感、电击感和束带感等，其范围具有定位价值。

10. 瘫痪　可分为：① 弛缓性瘫痪；② 痉挛性瘫痪。在检查中应注意其发生的急缓、瘫痪部位（如单瘫、偏瘫、截瘫、四肢瘫或某些肌群瘫痪）、性质（痉挛性或弛缓性）、进展情况（是否进展、速度及过程）以及伴发症状（如发热、疼痛、感觉障碍、肌萎缩、失语、抽搐或不自主运动）等。

11. 不自主运动　可表现为：① 静止性震颤；② 舞蹈症；③ 手足徐动症；④ 偏身投掷运动；⑤ 肌张力障碍；⑥ 抽动秽语综合征。

12. 共济失调

(1) 小脑性共济失调　表现为站立不稳，步态蹒跚，两足远离叉开，左右摇晃不定，并举起上肢以维持平衡，协调运动、言语、眼运动障碍。

(2) 大脑性共济失调　大脑性共济失调有别于小脑性共济失调，大脑额、颞、枕叶与小脑半球之间有额桥束和颞枕桥束相联系，故当大脑损害时也可出现共济失调，但大脑性共济失调通常不如小脑性共济失调症状明显，较少伴发眼球震颤。

(3) 感觉性共济失调　睁眼时共济失调症状不明显，闭目时共济失调症状明显，闭目难立征阳性。

(4) 前庭性共济失调　眩晕，呕吐，眼球震颤明显。

四、诊断方法与诊断原则

(一) 诊断方法

1. 病史采集

(1) 在现病史的调查中对疼痛、抽搐、瘫痪、感觉障碍、视力障碍、发音障碍、嗜睡、入睡困难、早醒、睡眠不实、梦游、耳鸣、耳聋、眩晕、眼震、饮水呛咳、构音障碍、抑郁、焦虑、紧张、惊恐等症状以及言语表达能力、听理解能力、阅读能力、书写能力等，要善于明智地进行追问，分析患者、亲属或目睹者叙述症状的真正含义，对起病情况、首发症状、病程经过和目前患者的临床状况等信息，要尽量全面、完整地收集。

(2) 询问患者既往的健康状况，有无头部或脊柱外伤、手术史，有无骨折、昏迷、抽搐或瘫痪等，有无后遗症状，是否患过脑炎、脑膜炎、脑脓肿、寄生虫病等传染病或地方病，有无高血压、心脏病、心肌梗死、心律不齐、动脉硬化、糖尿病、血液病、痛风、大动脉炎和周围血管栓塞等病史，有无食物及药物过敏及中毒史，有无金属、化学毒物(如汞、锰、砷、苯、有机磷等)接触和中毒史，有无放射性物质、工业粉尘接触和中毒史。

(3) 询问患者的生长发育情况、出生情况及其母亲妊娠时的健康状况，询问患者的社会经历、职业及工作性质、生活习惯与嗜好(如烟酒嗜好及用量，毒麻药的滥用情况等)、婚姻史及冶游史，询问饮食、睡眠的规律和质量，是否为右利、左利或双利手等。对妇女需询问月经史和生育史。

(4) 询问患者家族成员中有无患同样疾病的患者及家族遗传分布情况，以了解有无神经系统遗传性疾病，如进行性肌营养不良症、遗传性共济失调症、橄榄脑桥小脑萎缩等。还应注意家族中有无与患者的疾病有关的癫痫、肿瘤、周期性瘫痪、偏头痛等病史。

2. 症状、体征　神经系统不同部位、不同病因的损害在临床上会产生相应的症状、体征(如前述)，准确识别这些症状和体征有助于定位诊断和定性诊断。

3. 实验室及其他检查

(1) 脑脊液检查　生化、细胞学、IgG 指数和寡克隆带等仍然是神经系统疾病的常规检查，对许多神经疾病的诊断具有不可替代的，有时甚至是决定性的意义。

(2) 影像学检查　例如：① 头部和脊柱平片；② 脊髓和脊髓血管造影；③ 数字减影血管造影；④ CT 扫描；⑤ CT 血管造影；⑥ 磁共振成像。

(3) 神经电生理检查　例如：① 脑电图；② 脑诱发电位；③ 肌电图；④ 神经传导速度和重复神经电刺激。

(4) 经颅超声血流图检查　是利用人类颅骨自然薄弱的部位作为检测声窗(如颞骨嶙部、枕骨大孔、眼眶)，采用低频率(1.6～2.0MHz)的脉冲波探头对颅内动脉病变所产生的颅底动脉血流动力学变化提供客观的评价信息。

(5) 放射性核素检查　是利用放射性核素及其标记化合物对疾病进行诊断和研究的方法。它已广泛地应用于各种肿瘤和转移灶的探测和性质鉴别。

(6) 脑、神经、肌肉活组织检查　活组织病理检查技术可以从病理形态学方面协助临床对神经肌肉疾病做出诊断和鉴别。

(7) 基因诊断　又称 DNA 诊断或分子诊断，它通过分子生物学和分子遗传学技术，直接检测出分子结构水平和表达水平是否异常，从而对疾病做出判断。

(二) 诊断原则

1. 定位诊断　主要是依据神经解剖学知识以及生理学和病理学知识，对疾病损害的部位做出诊断。

(1) 明确神经系统病损的水平。

(2) 明确病变的空间分布为局灶性、多灶性、播散性还是系统性。

(3) 定位诊断时通常要遵循一元论的原则,尽量用一个局限性的病灶来解释患者的全部临床表现。

(4) 患者的首发症状常常具有定位价值,常可提示病变的主要部位,有时也可指示病变的性质。

2. 定性诊断　确定疾病的病因。例如:① 感染性疾病;② 外伤;③ 血管性疾病;④ 肿瘤;⑤ 遗传性疾病;⑥ 营养代谢障碍;⑦ 中毒及与环境有关的疾病;⑧ 脱髓鞘性疾病及神经变性病;⑨ 产伤与发育异常;⑩ 系统性疾病伴发的神经损害等。

(阳　晓)

第五十七章　急性炎症性脱髓鞘性神经病

临床案例

患者，男，24岁。10日前受凉后发热，自服感冒药后症状缓解。5日来两下肢乏力明显并逐渐加重，伴麻木和酸痛，近3日两下肢完全瘫痪，两上肢也不能抬举。大小便正常。体格检查：两下肢肌肉松弛，仅两踝和足趾稍有活动，两上肢能屈肘和轻握拳。两上肢腱反射减弱，两下肢腱反射消失。

思考题：你认为可能是什么病？为明确诊断还应做何检查？

一、概念

（一）概念

急性炎症性脱髓鞘性多发性神经病又称吉兰-巴雷综合征（Guillain - Barré syndrome，GBS），是以周围神经和神经根的脱髓鞘及小血管周围淋巴细胞和巨噬细胞等炎症反应为病理特点的自身免疫性疾病，以四肢远端对称性瘫痪伴感觉障碍及脑脊液蛋白-细胞分离为其典型临床表现。

（二）流行病学

GBS的年发病率为0.6～1.9/10万，男性略高于女性，各年龄段均可发病。我国尚无系统的流行病学资料，发病年龄以儿童和青年多见，四季均有，但夏秋季多见。

二、病因与发病机制

病因迄今尚不清楚，患者病前多有上呼吸道或肠道非特异性感染或疫苗接种史，最常见的病原体为空肠弯曲菌（约占30%）。此外，还有巨细胞病毒、EB病毒、肺炎支原体、乙肝病毒和人类免疫缺陷病毒等。目前多认为GBS是一种自身免疫病，即病原体感染后促发的机体免疫调节功能失调，由体液和细胞免疫介导的一种抗原抗体迟发型过敏反应。

三、病理

病变部位主要位于脊神经根、脊神经和脑神经。组织学可见神经、血管有免疫复合物沉积，淋巴细胞、单核巨噬细胞浸润，导致神经脱髓鞘损伤，通常无轴索变性。脊膜、脊髓和脑也有炎症反应，前角细胞和神经运动核可有退行性变。肌肉呈神经过敏性萎缩。

四、临床表现

多为急性或亚急性发病，多见于儿童和青壮年，四季皆有，但较集中于夏秋季节发病。神经系统症状起病1周左右达高峰，主要表现如下：

1. 多数患者病前1～4周有胃肠道或呼吸道感染史，或有疫苗接种史。

2. 感觉障碍　主要为对称性肢体远端感觉异常，有麻木感、蚁走感、针刺感或灼热感等，甚至出现剧痛，疼痛常见于腓肠肌，继而出现不同程度的手套、袜套样分布的感觉障碍，但无感觉缺失，少数可始终无感觉异常。

3. 运动障碍　主要为肢体对称性下运动神经元性瘫痪，以下肢无力开始，也可从上肢开始或四肢同时出现，多于数日至2周达高峰，呈弛缓性瘫痪，下肢重于上肢，腱反射减弱或消失。瘫痪可迅速扩展到躯干，若呼吸肌受累麻痹，可引起呼吸困难。

4. 脑神经损害　较为常见，有的甚至为首发症状，最常见者为双侧面神经麻痹，其次是延髓麻痹，舌咽神经和迷走神经受损时出现吞咽困难和发音障碍，咽反射消失。

5. 自主神经功能障碍　常见面部潮红、出汗增多、手足肿胀和营养障碍，严重者可有窦性心动过速、血压升高和一过性排尿困难。

病情一般在发病2～3周稳定，1～2个月逐渐恢复。恢复过程中可有短暂波动，但无复发-缓解反复出现者，少数患者有肢体肌肉萎缩或偏瘫等后遗症。个别患者死于严重的呼吸肌麻痹。

五、并发症

1. 呼吸衰竭　由呼吸肌麻痹所致，是本病死亡的主要原因。

2. 肺部感染　咳嗽反射和清除呼吸道分泌物功能减弱，易引起细菌感染。

3. 心律失常　多由机械通气或代谢紊乱引起。

六、实验室和其他检查

1. 脑脊液检查　多在发病后2～3周出现蛋白-细胞分离现象，即蛋白增高而细胞数正常或轻度升高，这是本病的特点之一。蛋白含量一般为0.05～0.2 g/L，少数患者脑脊液可正常。

2. 心电图检查　可有窦性心动过速、T波改变（如T波低平）、QRS电压增高、心肌损害等或其他心律失常。

3. 神经电生理检查　对本病的诊断及确定原发性脱髓鞘很重要，应早期做多根神经检查。

七、诊断与鉴别诊断

（一）诊断

1. 病前感染史，急性或亚急性起病。

2. 四肢远端对称性感觉障碍，弛缓性瘫痪。

3. 常合并脑神经损害。

4. 脑脊液蛋白-细胞分离现象。

5. 周围神经电生理改变。

（二）鉴别诊断

1. 其他类型的多发性神经炎　① 有不同的病因，如糖尿病、尿毒症、中毒、感染等。② 起病缓慢，多感觉、运动同时受累或以感觉障碍为主。③ 多不累及脑神经。④ 脑脊液正常。

2. 脊髓灰质炎　多见于儿童，肌肉瘫痪常为节段性，不对称，无感觉障碍，肌萎缩明显，脑脊液中蛋白及细胞都增高。

3. 周期性瘫痪　有反复发作史，起病急，恢复也快，血钾降低，有低钾的心电图改变，无感觉障碍，脑脊液正常，补钾有效。

八、治疗

（一）急性期治疗

1. 辅助呼吸　呼吸肌麻痹是本病最大的危险，抢救呼吸肌麻痹是治疗重症 GBS 的关键。应密切观察患者呼吸困难的程度，如有发绀、烦躁、痰液阻塞、动脉血氧分压低于70 mmHg等缺氧表现，应及早使用人工呼吸机，一般可先行气管内插管，若 24 h 无好转则行气管切开术。呼吸机管理非常重要，应根据临床情况调节通气量和压力，呼吸机的湿化及吸痰通常是保证辅助呼吸成功的关键。

2. 病因治疗　目的是抑制免疫反应，消除致病因子对神经的损害，并促进神经再生。① 血浆交换和脑脊液置换疗法：可去除血浆和脑脊液中的致病因子。② 静脉注射人免疫球蛋白（IVIG）：实践证明有效，应在呼吸肌麻痹出现前尽早应用。用法（成人）：IVIG 每日 0.4 g/kg，连用 5 日。但免疫球蛋白过敏或先天生 IgA 缺乏者禁用。③ 糖皮质激素：是目前治疗本病有效的药物，可抑制免疫反应。常用氢化可的松或地塞米松，一般应用 1 个月。激素治疗无效可试用免疫抑制药硫唑嘌呤等。

3. 治疗和预防并发症　① 重症患者入院后即行心电持续监护，以便及时发现并处理心血管问题。② 坠积性肺炎和脓毒血症可用广谱抗生素。③ 保持床单平整和勤翻身以预防压疮。④ 可穿弹力长袜以预防深静脉血栓形成及并发肺栓塞。⑤ 早期进行肢体被动活动以防止挛缩。⑥ 不能吞咽者应尽早鼻饲。⑦ 尿潴留可行下腹部加压按摩，必要时留置导尿管。⑧ 疼痛很常见，可用卡马西平和阿米替林等非阿片类镇痛药，对焦虑和抑郁应及早识别并处理。

4. 营养支持治疗　应用神经营养药物，如补充维生素 B_1、维生素 B_{12}、维生素 C 以及辅酶 A 和三磷腺苷等。维持水、电解质平衡，重症患者可少量输新鲜血或血浆。加强护理，以帮助度过危险期。

（二）恢复期治疗

主要是加强肢体功能锻炼，给予针灸、按摩、理疗并辅以药物治疗，应及早进行。

九、预防及预后

1. 预防　本病无特异预防方法，主要是针对病因预防，如加强体质锻炼，及时控制感染，尤其是呼吸道、消化道感染。有易患因素者应注意休息，加强营养，适当补充钾盐，同时戒烟、不酗酒，以预防本病发生。

2. 预后　本病的预后取决于年龄、病前感染史以及治疗时机、方法等自然因素，大部分患者可完全恢复或遗留轻微的下肢无力，约10%患者可出现严重后遗症，多发生在病情重、进展快的患者。条件完备的医院本病的病死率已降至3%～5%。

（彭建湘）

第五十八章　病毒性脑膜炎

一、概述

病毒性脑膜炎是一组由各种病毒感染引起的软脑膜(软膜和蛛网膜)弥漫性炎症的临床综合征。临床主要表现为发热、头痛和脑膜刺激征。病毒性脑膜炎是临床上最常见的无菌性脑膜炎(是因为患者有典型的脑膜刺激征而脑脊液检查采用涂片或培养方法找不到细菌和真菌),也称浆液性脑膜炎。我国尚缺乏有关流行病学资料,国内外均有夏秋季节小范围流行的报道。美国每年病毒性脑膜炎的发病人数超过了其他病原体导致的脑膜炎人数的总和。

二、病因及发病机制

(一) 病因

在疑为病毒性脑膜炎患者 2/3 的病例可确定致病病毒,85%～95%由肠道病毒引起,包括脊髓灰质炎病毒、柯萨奇病毒 A 和 B、埃可病毒等,虫媒病毒也较常见。由于脊髓灰质炎病毒在婴幼儿时期即加以预防控制,故以柯萨奇病毒和埃可病毒最常见,其次是腮腺炎病毒等。

(二) 发病机制

由于肠道病毒是本病的主要病原体,故病毒性脑膜炎的流行病学和临床表现反映了肠道病毒的特点。肠道病毒主要是经粪-口传播,少数经呼吸道分泌物传播。肠道病毒进入人体后,大部分病毒在下消化道引起最初感染(肠道细胞上有与病毒结合的特殊受体),先在局部淋巴结内复制,继而血行播散产生毒血症,后期进入中枢神经系统,再经脉络丛进入脑脊液,引起脑膜炎或脑炎。该病毒在人体还可导致心肌炎等。

三、病理

本病病理学资料很少。脑部大体观察一般无特殊异常,病变主要在软脑膜。蛛网膜可见单核细胞浸润,脉络丛有炎症细胞浸润,伴室管膜内层局灶性破坏的血管纤维化以及纤维化的基底软脑膜炎、室管膜下的星形细胞增多和增大。

四、临床表现

1. 本病不管由何种病毒引起,表现基本相似,以夏秋季节多发,在热带和亚热带地区终年可发。本病以儿童多见，成人也可罹患。

2. 起病呈急性或亚急性，主要表现为病毒感染的全身症状，如发热、头痛、畏光、肌痛、恶心、呕吐、食欲减退、腹泻等，较快出现颈强直或典型脑膜刺激征，如凯尔尼格(Kernig)征阳性。重者可出现昏睡等神经系统损害的症状。本病病程在儿童常超过 1 周，成人可持续 2 周或更长时间。

3. 除神经系统症状外，其他临床表现随患者的年龄、免疫状态和病毒种类及亚型不同而异。幼儿可出现发热、呕吐、皮疹等，而颈强直和前囟隆起等征轻微或缺如。疱疹病毒感染者可出现唇周疱疹，腮腺炎病毒感染者可出现腮腺肿大。

五、实验室和其他检查

1. 脑脊液检查　外观无色透明，压力正常或轻微增高，蛋白轻度增高，白细胞计数轻度升高，8～48 h 后淋巴细胞增多，可达(100～1000)$\times10^6$/L。

2. 病毒分离和组织培养　是诊断本病唯一可靠方法，但因技术上的限制和耗时过长，临床上难以广泛使用。

3. 血液检查　周围血白细胞计数正常或轻度升高，也可降低。

六、诊断与鉴别诊断

(一) 诊断要点

1. 病史　急性或亚急性发病，儿童或中青年多见。
2. 有类似上呼吸道感染的全身中毒症状。
3. 有头痛、呕吐及以脑膜刺激征为主的颅内压增高的临床表现。
4. 脑脊液检查有淋巴细胞轻、中度增高。
5. 排除其他疾病。

(二) 鉴别诊断

1. 轻型流行性乙型脑炎　有明显流行病学史和季节性，有高热与脑损害症状，昏迷明显，血清学检查有助于诊断。

2. 结核性脑膜炎　有结核病史和结核中毒症状，根据脑脊液特点及结核菌素试验可资鉴别。

七、治疗

本病是一种可恢复的自限性疾病，主要为对症和支持治疗，抗病毒可明显缓解症状并可缩短病程。

(一) 抗病毒治疗

1. 目前针对肠道病毒感染临床上使用或试验性使用的药物只有免疫血清球蛋白(ISG，人血丙种球蛋白)和普来可那立(pleconaril，一种抗微小核糖核酸病毒药物)。静脉注射 ISG 后，体内病毒数量减少，抗体滴度增高。普来可那立能抑制病毒复制。

2. 其他　如阿昔洛韦 10 mg/kg，每 8 h 一次，用药 2～3 周。丙氧鸟苷每日 5～6 mg/kg，加入生理盐水静脉滴注。

(二) 对症治疗

发热、头痛可用解热止痛药，脑水肿适当用甘露醇脱水。

(三) 激素治疗

有主张使用地塞米松静脉滴注以控制炎症反应，成人剂量每日 15 mg，用药不宜过长(不超过 1 周)，症状改善后改为口服。

(四) 支持疗法

卧床休息，给予富含各种维生素的饮食，纠正水、电解质紊乱等。

八、预后

本病为自限性疾病，预后一般均较好。

(彭建湘)

第五十九章　急性化脓性脑膜炎

临床案例

患者，男，20 岁。高热伴头痛、呕吐 2 日，意识模糊 1 日。体格检查：昏睡，颈强直明显，双侧凯尔尼格征和巴宾斯基征阳性。脑脊液压力增高，外观混浊，白细胞计数 3.4×10^{6}，中性粒细胞 0.90，蛋白 1.6 g/L，糖 0.24 mmol/L，氯化物 106 mmol/L。

思考题：你认为是何病？依据是什么？应与哪些疾病鉴别？

一、概述

急性化脓性脑膜炎又称软脑膜炎，是化脓性细菌所致的软脑膜、蛛网膜、脑脊液及脑室的急性化脓性炎症，以发热、头痛、呕吐、脑膜刺激征为主要表现。化脓性脑膜炎是一种严重的颅内感染，为临床上常见的急症之一，常与化脓性脑炎或脑脓肿同时存在，病死率和病残率至今仍非常高。

二、病因与发病机制

（一）病因

致病菌种类很多，最常见的有脑膜奈瑟菌、肺炎链球菌和流感嗜血杆菌（B 型），这三种菌引起的脑膜炎占化脓性脑膜炎的 85%以上。其次是金黄色葡萄球菌、链球菌、大肠埃希菌、厌氧杆菌、沙门菌、铜绿假单胞菌等。新生儿以大肠埃希菌、B 组链球菌最常见，婴幼儿以肺炎链球菌及流感嗜血杆菌最常见。儿童、青少年以脑膜炎奈瑟菌多见，成人也可发病。老年人也以肺炎链球菌多见。铜绿假单胞菌、金黄色葡萄球菌脑膜炎多继发于腰椎穿刺、鞘内注射及脑脊液体外引流术等。

（二）发病机制

最常见的三种脑膜炎致病菌来源于鼻咽喉部，常见的传播途径是血行播散；手术引流、颅脑外伤或腰椎穿刺可直接污染。内耳及鼻旁窦化脓性炎症可直接侵入。细菌进入蛛网膜下腔后，经某些炎症介导物质刺激触发炎症过程，产生大量脓性渗出物充满蛛网膜下腔、脑脚间池和视交叉池等。脑室内渗出物可使中脑水管、第四脑室外侧孔堵塞或蛛网膜出现炎症粘连，影响脑脊液循环吸收而导致脑积水、颅内压增高。大量炎性细胞释放出毒性物质可引起脑细胞毒性水肿。脑水肿和脓性渗出物使皮质静脉及某些脑膜动脉损害，导致皮质出血性梗死并可继发脑脓肿，严重时形成脑疝危及生命。

三、病理

各种致病菌引起的化脓性脑膜炎病理变化基本相同。初期主要是软脑膜及大脑浅表血管充血、扩张，不同程度的水肿，炎症沿蛛网膜下腔蔓延，有以中性粒细胞、淋巴细胞、浆细胞为主的炎性浸润，大量脓性渗出物覆盖于脑表面并沉积于脑沟、脑裂、脑池等处。后期渗出物粘连及脑膜增厚压迫脑神经引起脑脊液吸收循环障碍，少数脑实质发生脑脓肿。恢复期渗出物逐渐完全吸收，部分可因机化而引起交通性或梗阻性脑积水等。

四、临床表现

1. 大多数呈急性起病，出现高热（体温可达 38～40℃）、畏寒、上呼吸道感染症状及全身不适。

2. 颅内压增高表现 如头痛、呕吐，80%的患者脑膜刺激征明显，婴幼儿可不明显。

3. 部分患者可出现精神错乱、谵妄，逐渐意识模糊、昏睡，少数患者甚至昏迷。

4. 癫痫发作 25%～30%的患者出现局灶性或全身性癫痫发作。

5. 局灶性神经症状 如眼球运动障碍、眼睑下垂、眼外肌麻痹、斜视、面神经麻痹等脑神经麻痹症状，耳聋亦较常见。少数可出现一侧肢体瘫痪或失语等。

6. 皮疹 多见于脑膜炎奈瑟菌、金黄色葡萄球菌和肺炎链球菌感染，70%的脑膜炎奈瑟球菌脑膜炎患者出现皮肤黏膜淤点或淤斑。

五、实验室和其他检查

1. 血液检查 急性期白细胞明显增高，以中性粒细胞为主，占 80%～90%。

2. 脑脊液检查 ① 常规生化检查，外观混浊或呈脓性，压力增高，白细胞计数在500×10^6/L以上，以中性粒细胞为主，占 90%以上，有时脓细胞集聚，呈块状物。蛋白增高可达 1 g/L 以上，糖含量降低（<0.5 mmol/L），氯化物降低。② 脑脊液乳酸脱氢酶（LDH）活性及其同工酶（LDH_4、LDH_5）升高。③ 病原学检查，直接涂片革兰染色可发现致病菌，流感嗜血杆菌（B）、脑膜炎奈瑟菌、肺炎链球菌阳性率达 63%～88%，细菌培养阳性率更高。

3. 影像学检查 胸部 X 线片可能发现肺炎或脓肿，颅脑和鼻窦平片可发现颅骨骨髓炎、鼻窦炎、乳突炎等。CT 检查更为清楚。后期 CT 或 MRI 检查还可见脑水肿、脑室扩大、脑沟增宽、硬脑膜下积液或积脓及脑脓肿等影像学改变。

六、并发症

1. 硬脑膜下积液 多见于 2 岁以下儿童，表现为头围增大和难治性癫痫。

2. 硬脑膜下脓肿 多见于青年或成年人，通常有鼻窦炎或耳源性感染，常有发热、癫痫发作和局灶性神经体征。

3. 少见的有脑脓肿、脑梗死和脑积水。

4. 全身性并发症有细菌性心内膜炎、弥散性血管内凝血(DIC)、肺炎、肾炎等。

七、诊断与鉴别诊断

(一) 诊断要点

1. 病史　全面病史询问,详细了解以下情况:① 耳鼻咽喉感染或手术史;② 流脑接触史;③ 头颅外伤史;④ 肺部感染史;⑤ 皮肤化脓性感染史;⑥ 腰穿或麻醉史等。

2. 感染症状和脑膜刺激征　有发热、头痛、呕吐等症状,布鲁津斯基征、凯尔尼格征阳性。

3. 神经局灶症状　早期出现神经局灶症状并伴有局限性或全身性抽搐及意识障碍。

4. 辅助检查　脑脊液与影像学检查。

(二) 鉴别诊断

1. 病毒性脑膜炎　脑脊液有显著区别,病毒性脑膜炎外观清晰,糖及氯化物定量正常。

2. 结核性脑膜炎　呈急性或慢性发病,有结核病史,中度发热,脑脊液外观呈毛玻璃状,白细胞总数中度增多,氯化物显著减少等。

八、治疗

急性化脓性脑膜炎是内科急症,一经确定即应及时给予相应治疗。治疗及时与否和预后密切相关。

1. 控制感染　对病原菌未明确者选用广谱抗生素,可依据患者年龄、病史等规律选用抗生素。氨苄西林可作为首选,成人每日 6～12 g(分 4～6 次静脉滴注),儿童每日 100～200 mg/kg(分 4～6 次肌内注射或静脉滴注),疗程不少于 2 周。氯霉素有效,但应注意骨髓抑制的不良反应,剂量 30～50 mg/kg,分次静脉滴注。过去几十年青霉素对常见的三种化脓性脑膜炎致病菌普遍具有活性,但近年来这些细菌对青霉素的敏感性降低,特别是流感嗜血杆菌,能产生对青霉素和氨苄西林耐药的β-内酰胺酶。据报道,肺炎链球菌和脑膜炎奈瑟菌对青霉素也存在相对或高度耐药,而第三代头孢菌素类对这些致病菌所致的化脓性脑膜炎均有明显效果,故认为在儿童、成人,第三代头孢菌素类是治疗三种常见化脓性脑膜炎的首选药物,其中头孢曲松、头孢噻肟和头孢呋辛酯效果较好。然而对某些高度耐药菌第三代头孢菌素类亦无效,需应用万古霉素。上述抗生素一般都采用静脉给药途径,以期有较高的血药浓度和脑脊液浓度。使用抗生素时间一般为10～14 日,有并发症者应延长。磺胺嘧啶(SD)是国内传统的首选药,也有人认为仍可作首选药物,应注意首次剂量要大,并应同服等剂量碳酸氢钠和补充足量水分。

2. 糖皮质激素　目的在于抗休克、抗脑水肿、抗粘连、抗蛛网膜下腔炎症反应、减少并发症和后遗症,尤其是颅内压增高和严重的菌血症及肾上腺皮质功能不全时。可使用地塞米松每日 10～20 mg,儿童 0.2～0.3 mg/kg,静脉滴注,一般可用 4～7 日,病情好转后可渐减量直至停药。

3. 对症治疗　化脓性脑膜炎是内科急症,如血压下降,首先应维持血压,补充血容量以升压,在纠正休克的基础上用抗生素。另外,颅内压增高时可用 20%甘露醇和呋塞米静脉注射快速脱水,高热可给予物理降温或退热药,应保持呼吸道通畅、水电解质平衡,并给予预防感染等对症治疗。

4. 康复治疗　如伴瘫痪、失语等脑损害应早期康复治疗，并可根据情况选用都可喜，胞蛋白水解物（脑活素）、吡拉西坦等药物。

九、预后

未经治疗的化脓性脑膜炎通常是致命的，早期使用高效广谱抗生素可使其预后大为改观。目前，新生儿病死率已从20世纪70年代的50%降至10%以下，但重症患者或延误治疗仍有较高的病死率和致残率。

（彭建湘）

第六十章　急性脑血管疾病

第一节　概　　述

一、脑的血液供应

脑的动脉系统包括颈内动脉系统和椎-基底动脉系统，是脑的重要供血动脉（图 60－1）。左、右颈内动脉起自颈总动脉，沿咽侧壁上升到颅底，入颅后分出大脑前动脉和大脑中动脉，供应眼部和大脑半球前 3/5 部分（额叶、顶叶、颞叶和基底核）的血液（又称前循环）。左、右椎动脉均由锁骨下动脉的根部上后方发出，经第 1 至第 6 颈椎的横突入颅后，上升至脑桥下缘合成基底动脉（椎-基底动脉），基底动脉在脑桥上缘又分成左、右大脑后动脉，供应大脑半球后2/5部分（枕叶、颞叶一部分、丘脑等）的血液（又称后循环）。椎-基底动脉在颅内还分出许多小动脉分支供应小脑和脑干血液。两侧大脑前动脉由前交通动脉连接，两侧颈内动脉和大脑后动脉之间由后交通动脉连接，形成脑底动脉环（Willis 环），此环对调节、平衡两大血液供应系统之间以及两大脑半球之间血液供应都极为重要。在脑底三对主要动脉和动脉环上还发出许多细小动脉供应深部的脑实质，其中最为重要的是豆纹动脉，供应基底核和内囊血液，而豆纹动脉容易破裂出血压迫内囊而引起三偏征。脑重 1300～1500 g，是体重的 2.5%～3%，正常状态下流经脑组织的血液为 750～1000 ml/min，占心排血量的 15%～20%。脑是代谢极为旺盛的器官，其代谢几乎完全依赖于脑血液供应中的葡萄糖和氧，脑组织氧耗量占全身氧耗量的 20%～

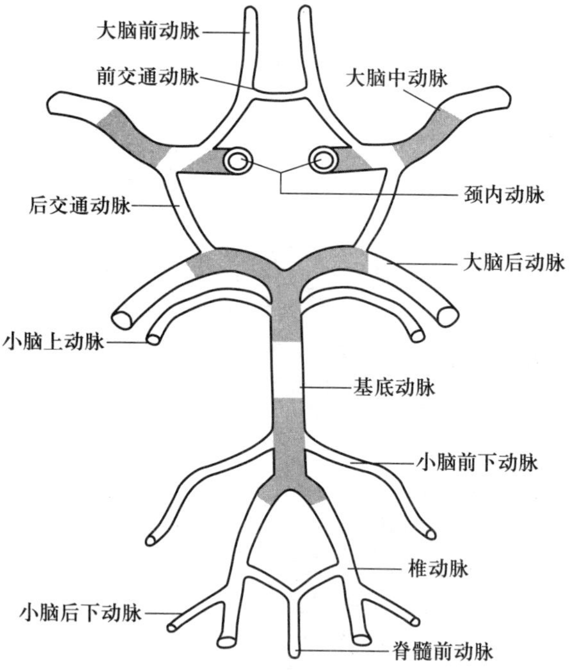

图 60－1　脑底动脉分支结构图

30%，能量来源主要靠糖的有氧代谢，几乎无能量储备。因此，脑组织对缺血、缺氧性损害十分敏感，无论是氧分压明显下降或血流量明显减少都会引起脑功能的严重损害。

二、脑血管疾病的病因及分类

急性脑血管疾病（ACVD）是指由于脑部或颈部血管病变引起的脑局灶性血液循环障碍，且出现相应功能损害的症状和体征的一组疾病，又称脑血管意外或脑卒中。急性脑血管疾病是神经系统的常见病及多发病，是目前人类疾病的三大死亡原因之一，存活者中 50%～70%的患者遗留瘫痪、失语等严重残疾，给社会和家庭带来沉重的负担。

（一）病因

急性脑血管疾病常见的病因主要有：

1. 颅脑血管病变 ① 动脉粥样硬化；② 各种动脉炎（风湿、结核、钩端螺旋体）；③ 血管先天异常（动脉瘤、血管畸形）；④ 外伤；⑤ 中毒、肿瘤等。

2. 颅外血液循环障碍 ① 血压过高或过低；② 各种心脏病，心功能不全；③ 颈部大血管病变或附近病变（如颈椎病、肿瘤压迫等）；④ 血液成分改变及血液流变学异常，如血液黏度增高、凝血机制异常等。

3. 其他 比较少见的颅外形成的各种栓子（脂肪或空气栓子）。

4. 诱因 精神紧张、情绪激动、用力排便、过度疲劳、气候变化等均为常见诱发因素。

（二）分类

分类方法有不同，主要依据病理变化分为缺血性和出血性两大类。

1. 缺血性 如短暂性脑缺血发作和脑梗死（脑血栓形成、脑栓塞、腔隙性梗死）。

2. 出血性 如脑出血、蛛网膜下腔出血。

第二节 短暂性脑缺血发作

一、概述

短暂性脑缺血发作（TIA）又称小卒中，是指颈动脉或椎-基底动脉系统一过性供血不足而致的历时短暂并经常反复发作的脑局部供血障碍，导致供血区局限性神经功能缺失症状。每次发作持续数分钟至 1 h，不超过 24 h 即完全恢复，但有反复发作。有人将 TIA 形象地比喻为“大脑间歇性跛行”，不留神经功能缺损，但现代神经心理学研究发现，可遗留语言记忆和视空间能力减退等大脑高级神经功能障碍。TIA 被公认为脑缺血性卒中最重要的危险因素，近期频繁发作的 TIA 是脑梗死的特级警报。

二、病因和发病机制

TIA 的病因尚不完全清楚，目前有多种学说，多数认为动脉粥样硬化是主要病因，发病是微血栓所致。其发病与多种病因及多种途径有关。

1. 微血栓　微栓子主要来源于颈内动脉系统，在动脉粥样硬化斑块表面常有血小板、纤维蛋白原等形成松脆的血栓，在血流冲击下脱落而阻塞远端血管出现缺血症状，当栓子破碎或溶解移向远端时，血流恢复，症状消失。

2. 脑血管痉挛　脑动脉硬化后的狭窄可形成涡流，刺激血管壁发生血管痉挛。

3. 其他　血液成分、血流动力学改变等亦可引起 TIA。

三、临床表现

本病多发于 50～70 岁中老年人，男性多于女性，常有高血压、糖尿病、心脏病和脂血症病史。主要特点是：突然发作，持续时间短暂(数分钟至数小时)，多于 5 min 内达高峰，通常少于 2 min，恢复快，最长不超过 24 h，恢复后不留神经功能性缺损，但可出现语言、记忆力等的减退。常反复发作，一日数次或数月、数年 1 次。发作时的症状和体征决定于所累及的动脉系统。

1. 颈内动脉系统 TIA　主要表现为对侧单肢无力或不全性偏瘫、对侧感觉障碍、失语、病变侧一过性单眼视蒙或失明(眼动脉交叉瘫)等。

2. 椎-基底动脉系统 TIA　以眩晕症状最为常见，也可同时出现复视，共济失调、平衡障碍、吞咽困难、交叉性瘫痪是脑干受损的特征性表现。少数患者出现跌倒发作，即突然双下肢无力跌倒于地，无意识丧失，可自行站起。往往在转头或仰头时发生，系下部脑干网状结构缺血所致。

四、实验室和其他检查

1. 血脂、血糖、血液流变学测定以及心电图检查等有助于病因的发现。

2. CT 或 MRI 检查大多正常，部分可见脑内有小的梗死灶或缺血灶，弥散加权 MRI 可见片状缺血区。

3. 经颅多普勒(TCD)检查可见血管狭窄、动脉粥样硬化斑块。

五、诊断与鉴别诊断

(一) 诊断要点

1. 50 岁以上突然发病，持续时间短暂，可反复发作。

2. 发作性颈内动脉系统或椎-基底动脉系统局灶症状和特征(大多数患者就诊时症状已消失，故主要靠病史。)

3. 症状、体征在 24 h 内完全恢复，间歇期正常。

(二) 鉴别诊断

1. 部分性癫痫　特别是单纯部分性发作，以抽搐为其主要表现，持续数秒至数分钟，常从躯体某一处开始向周围扩展，多有脑电图异常。多为继发性，CT 或 MRI 检查可发现颅内局灶性病变。

2. 梅尼埃病　一般发病年龄较轻，发作时间多超过 24 h，无神经体征，主要表现为发作性眩晕、恶心、呕吐，伴有耳鸣和耳阻塞感。

3. 昏厥 特点为短暂性发作，多有意识障碍，短时间内多自行苏醒，发作时血压偏低，无神经体征。

六、治疗

（一）病因治疗

对有明确病因者应尽可能针对病因治疗，如控制血压，治疗糖尿病、脂血症、心脏病和血液系统疾病等。

（二）预防性药物治疗

1. 抗血小板聚集药 可减少微栓子形成，减少 TIA 复发。可选用阿司匹林，可与噻氯匹定合用，也可与双嘧达莫合用。这些药物宜长期服用，治疗期间应监测临床疗效与不良反应。

2. 抗凝血药 对于频发的 TIA，特别是颈内动脉系统的 TIA，可用肝素 100 mg 加入 5%葡萄糖溶液或生理盐水 500 ml 内缓慢静脉滴注。抗凝血治疗的确切疗效还有待进一步评估。

3. 其他 包括中医中药（如丹参、川芎、红花、水蛭等单方或复方制剂）以及血管扩张药（如尼可占替诺或烟酸、罂粟碱）、血容量扩充药（如低分子右旋糖酐）。

（三）脑保护治疗

对频繁发作的 TIA，可给予钙拮抗剂（如尼莫地平、氟桂利嗪）等脑保护治疗。

七、预后

未经治疗或治疗无效的病例，约 1/3 发展为脑梗死，1/3 继续发作，1/3 可自行缓解。

第三节 脑 梗 死

临床案例

患者，男，72 岁。1 日前晨起突然觉头痛、头晕，伴恶心、呕吐、步态不稳。体格检查：血压 142/86 mmHg，意识清楚，说话口齿不太清，右侧上、下肢肌力稍下降，右侧巴宾斯基征弱阳性。

思考题：据此判断什么病可能性大？为明确诊断应进一步做何检查？

脑梗死又称缺血性脑卒中，是指由于脑部血液供应障碍，缺血、缺氧引起的局限性脑组织的缺血性坏死或脑软化，在脑血管疾病中最常见，占 75%～80%。脑梗死临床上分为脑血栓形成、腔隙性梗死和脑栓塞等。

一、脑血栓形成

脑血栓形成是指供应脑的动脉因动脉粥样硬化及各种动脉炎等血管病变，导致血管腔狭窄或闭塞，或在狭窄的基础上发生血栓形成，造成脑局部供血中断，导致脑组织缺血、缺氧、软化坏死，出现相应的神经系统症状和特征，是脑梗死中最常见的类型。

（一）病因与发病机制

1. 最常见的原因是脑动脉粥样硬化，常伴有高血压。少见的病因有各种动脉炎、先天性动脉狭窄、真性红细胞增多症、血小板增多症等，少数病因不明。

2. 脑动脉壁病变是脑血栓形成的基础，动脉粥样硬化斑块溃疡，造成血管壁粗糙，管腔狭窄。在血液黏度增高、血流缓慢、血压下降和心功能不全时，促使血小板、纤维蛋白等血中有形成分黏附、沉积形成血栓，阻塞血管，致相应部位缺血、缺氧而发病。但临床症状的出现与否与血管病变的部位、程度以及血栓形成的速度和侧支循环情况有关。如形成过程缓慢，管腔狭窄未达到80%或有侧支循环建立，可不出现症状。脑血栓形成多发生在颈内动脉系统，动脉粥样硬化性血栓好发于动脉分叉部和（或）弯曲部，如颈内动脉起始处、虹吸部及大脑中动脉、前动脉和后动脉起始处。血栓形成后受累区脑组织超早期（6 h内）常无明显改变；进入坏死期后（24～48 h）脑组织肿胀变软，病灶周围水肿，严重者可形成脑疝；7～14 日脑组织坏死、液化，最后小病灶遗留胶质瘢痕，大病灶形成囊腔。少数因血管坏死、破裂出血形成红色梗死，又称出血性梗死。

（二）临床表现与类型

1. 临床表现　本病多见于50岁以上的动脉粥样硬化患者，常伴有高血压、糖尿病等，由动脉炎所致者以中青年多见。一般特点有：

（1）部分患者可有TIA史，或头昏、头痛、眩晕、肢体麻木等前驱症状。

（2）常在安静或休息状态下发病，逐渐达高峰（1～3日内），病情多不再进展。

（3）一般无意识障碍，生命体征稳定。脑干梗死或大面积梗死时可有意识障碍。

（4）有相应脑动脉供血区脑功能缺失症状和体征。例如：累及颈内动脉系统者出现典型“三偏征”，左半球损害常伴失语，重者可有意识障碍；累及椎-基底动脉系统者常出现交叉瘫或交叉性感觉障碍以及眼外肌麻痹、眩晕、眼球震颤、共济失调、构音不良、吞咽困难及意识障碍等症状。

2. 类型

（1）完全性卒中　起病后6 h内症状达高峰，神经功能缺失症状较重较完全。

（2）进展性卒中　指发病后神经功能缺失症状在48 h内逐渐进展或呈阶梯式加重。

（3）可逆性缺血性神经功能缺失　指发病后神经缺失症状较轻，持续24 h以上，但可于3周内恢复。

（三）实验室和其他检查

1. 检查　血糖、血脂，做心电图检查，必要时做血液流变学检查及螺旋体凝集溶价试验有助于病因诊断。

2. 脑脊液检查　大多正常，出血性梗死者可有少量红细胞，大面积梗死时压力可增高。

3. CT或MRI检查　在发病后24 h内做CT检查不显示密度变化，24～48 h后逐渐显示与闭塞血管供血区一致的低密度梗死区。脑梗死数小时内病灶区有MR信号改变。

4. 脑血管造影　可明确闭塞血管部位及侧支循环情况，可显示动脉炎、动脉瘤和血管畸形等。

5. 经颅多普勒　可发现颈内动脉狭窄、动脉粥样硬化斑块或血栓形成。

(四) 并发症

可并发肺部感染、压疮及营养障碍等。

(五) 诊断与鉴别诊断

1. 诊断要点

(1) 年龄在 50 岁以上,有动脉硬化或高血压病史及曾有 TIA 史。

(2) 安静状态下发病,有相应脑动脉供血区的脑功能缺失体征,而无明显头痛、呕吐及意识障碍。

(3) 症状持续 24 h 以上,经 1～3 日逐渐达高峰。

(4) 脑脊液多正常,经 CT 和(或)MRI 检查发现梗死灶或排除脑出血等,诊断即可确定。

2. 鉴别诊断

(1) 与其他脑血管疾病的鉴别见脑出血部分。

(2) 颅内占位性病变　① 占位性病变病程长,呈进行性颅内压增高。② 有局灶性神经体征。③ 脑血管造影和 CT 检查可资鉴别。

(六) 治疗

1. 急性期治疗

(1) 一般处理　此为不可忽视的基础治疗,包括:① 卧床休息,维持生命功能,防治感染及其他并发症,维持水、电解质平衡和保证营养。② 调整血压,一般不宜降压,以免减少脑血灌注量而加重梗死。血压低者应查明原因,适当补液或升压(可用多巴胺、间羟胺等)。③ 防治脑水肿,常用 20%甘露醇溶液 125～250 ml 静脉滴注,2～4 次/日,连用 7～10 日,心、肾功能不良者慎用,或 10%甘油 250～500 ml 静脉滴注,1～2 次/日,也可用呋塞米,一般用 3～5 日。④ 其他对症处理。

(2) 超早期溶栓治疗　溶解血栓,迅速恢复脑血灌流以减轻神经元损伤,适用于超早期及进展型脑梗死。溶栓应在起病 6 h 内进行(进展型 12 h 内),越早溶栓效果越好。应用此类药物应在 CT 证实无出血灶,患者无出血体质,并在监测出、凝血时间和凝血酶原时间条件下进行。常用溶栓药物有尿激酶(UK)、链激酶(SK)、重组的组织型纤溶酶原激活剂(rt-PA)。尿激酶应用最早最多,常用 25 万～100 万 U,加入 5%葡萄糖溶液或生理盐水中静脉滴注,30 min 至 2 h 滴完,每日 1 次,连续 5～10 日。rt-PA 每次量为 0.9 mg/kg,总量小于 90 mg,有较高的安全性和有效性,宜在发病后 3 h 内进行。

(3) 抗凝血治疗　目的在于防止血栓扩展和新血栓形成,常用药物有肝素及华法林等,适用于进展性脑梗死。治疗期间应监测凝血时间和凝血酶原时间,还必须备有维生素 K 和鱼精蛋白等拮抗药。

(4) 脑保护治疗　包括清除自由基、抑制脑水肿和改善脑细胞代谢。可采用钙通道阻滞药,如尼莫地平、氟桂利嗪以及维生素 E、巴比妥酸盐等。脑细胞代谢活化药有盐酸吡硫醇(脑复新)、脑活素、胞磷胆碱等促进脑功能恢复。中药可用红花、丹参、川芎等单方或复方制剂以活血化瘀，通经活络。

(5) 抗血小板聚集治疗　发病后 48 h 内对无选择的急性脑梗死患者给予阿司匹林每日 100～300 mg，可降低病死率和复发率。勿在溶栓和抗凝同时进行，以免增加出血的风险。

(6) 血管扩张药　是否应用意见有分歧。用药原则为症状轻微者或发病 3 周以后血管调节恢复正常时使用，颅内压增高或低血压者禁用。药物有烟酸、盐酸罂粟碱、低分子右旋糖酐等。

(7) 外科治疗　如颈动脉内膜切除术、颅内外动脉吻合术、开颅减压术等，对急性脑梗死患者有一定的疗效。

2. 康复治疗　病情稳定即应进行康复治疗，其原则是在一般和特殊疗法基础上，对患者进行体能和技能训练，以降低致残率，增进神经功能恢复，提高生活质量。可针对不同情况采用按摩、针灸、理疗等方法，配合用吡拉西坦、辅酶 A 等促进神经代谢的药物均有一定的疗效。

(七) 预防及预后

对已确定的脑卒中危险因素，应尽早给予干预治疗，如抗血小板聚集治疗 TIA 在临床上广泛应用，积极治疗高血压、糖尿病、脂血症等。

在预后方面，急性期病死率为 5%～15%，轻者预后较好。并有严重肺部感染或脑干损害者预后较差，存活者中大多有不同程度的后遗症。

二、脑栓塞

脑栓塞是指各种栓子随血流进入颅内动脉系统，使血管腔急性闭塞而引起相应供血区脑组织缺血、坏死和脑功能障碍，约占脑梗死中的 20%。

(一) 病因和发病机制

1. 心源性　由于心内栓子脱落所致，最常见，占脑栓塞的 60%～75%。以风湿性心脏瓣膜病和慢性心房颤动多见，心内膜炎赘生物及附壁血栓脱落是栓子的主要来源。其他可引起脑栓塞的疾病有心肌梗死、心房黏液瘤、心脏手术、二尖瓣脱垂和钙化以及先天性心脏病等。

2. 非心源性　多由于动脉粥样硬化斑块脱落所致，也可由肺静脉血栓形成、骨折或手术时脂肪栓和空气栓、寄生虫及虫卵等引起。

3. 来源不明　约 30%的脑栓塞不能确定原因。

脑栓塞发生后，相应脑组织缺血而发生坏死。若栓子较大，可反射性引起广泛的脑血管痉挛，故缺血和梗死范围较动脉粥样硬化性脑栓塞大，相应症状、体征更明显。脑栓塞最常见于颈内动脉系统，特别是大脑中动脉。脑栓塞的病理改变与脑血栓形成基本相同，但栓子具有移动性或可能带有细菌，可伴发脑炎、脑脓肿、局灶性动脉炎和细菌性动脉瘤等。另外，合并出血者脑梗死发病率更高，约 30%以上，这是因为栓塞时血管壁破坏，当血流恢复时易产生渗出性出血所致。

成人脑血流量约占心排血量的 20%，而脑栓塞发病率可占全身动脉栓塞的 50%，故脑栓塞常常是全身动脉栓塞性疾病的最初表现，栓子来源不消除，脑栓塞就可能反复发生。约 2/3 脑栓塞在首次栓塞后的 1 年内复发。

（二）临床表现

任何年龄均可发病，以青壮年多见。脑栓塞有栓塞和原发病两方面表现：

1. 脑栓塞症状和体征

（1）常无前驱症状，多在活动中突然发病，是脑卒中里发病最急的。局限性神经缺失症状多在数秒至数分钟内发展到高峰，且多表现为完全性卒中，个别病例因栓塞反复发生或继发性出血，于发病后数日内呈进行性加重。

（2）大多意识清楚或有轻微意识模糊，大面积栓塞严重者，发生脑水肿，可引起颅内压增高、昏迷及抽搐，椎-基底动脉系统栓塞也可发生昏迷。

（3）局限性神经缺失症状与体征　多为大脑中动脉主干及其分支栓塞，出现失语、偏瘫或单瘫、偏身感觉障碍和局限性癫痫发作，通常以左半球损害为主。椎-基底动脉系统栓塞者表现为眩晕、复视、共济失调、交叉瘫或四肢瘫、发音及构音困难等。

2. 原发病表现　多种多样，如风湿性心脏病史及相应的症状和体征，冠心病和严重的心律失常等，部分病例有心脏手术史、长骨骨折史等。

（三）实验室和其他检查

1. 头颅 CT 或 MRI 检查　可显示缺血坏死或出血性梗死的改变，有出血性改变更支持脑栓塞的诊断。

2. 脑脊液检查　压力多正常或增高，出血性者可呈血性或红细胞增多。亚急性细菌性心内膜炎等感染时，脑脊液白细胞增高。脂肪栓者脑脊液可见脂肪球。

3. 其他　血液、尿液检查以及心电图、X 线、心脏超声等有助于明确心脏病等病因检查。

（四）并发症

脑栓塞的主要并发症有压疮、肺部感染、心力衰竭等。

（五）诊断与鉴别诊断

1. 诊断要点

（1）急骤发病，迅速出现颈内动脉或椎-基底动脉系统的局限性神经功能缺失体征。

（2）无意识障碍或轻微意识模糊，或伴抽搐发作。

（3）原发病相应症状和体征。

（4）CT 或 MRI 检查可明确栓塞部位、范围、数目及是否伴出血。脑脊液检查有一定协助诊断的意义。

2. 鉴别诊断　抽搐应与癫痫鉴别，应注意与脑血栓形成、脑出血等鉴别（参见脑出血部分）。

（六）治疗

本病的治疗包括两方面，一是脑栓塞的治疗，二是原发病的治疗（病因治疗）。脑栓塞急性期和恢复期的治疗基本同脑血栓形成，以下几点值得强调：

1. 脑栓塞复发率很高，故有效预防很重要。心房颤动患者采用抗心律失常药物或电复律以及预防性抗凝治疗可预防新的血栓形成。

2. 部分心源性脑栓塞发病后 2～3 h 内用较强的血管扩张药（如罂粟碱静脉滴注、亚硝酸异戊酯吸入等）可收到意想不到的效果。

3. 对于气栓，应采取头低位、左侧卧位。

（七）预后

急性期病死率为 5%～15%，多死于严重脑水肿、脑疝、肺部感染和心力衰竭。存活的患者多有较重的后遗症，复发者病死率更高。

第四节 脑 出 血

临床案例

患者，男，62 岁。患高血压十多年，1 日前劳动时突然发生左侧头痛，继之呕吐，意识不清。体格检查：血压 220/130 mmHg，深昏迷，两眼向左注视，右上、下肢肌力低，无主动运动，轻度脑膜刺激征，右侧肢体腱反射略亢进，右侧巴宾斯基征阳性。

思考题：请考虑何病可能性大？病变部位在哪里？应进一步做什么检查以明确病情？

一、概述

脑出血是指原发性非外伤性脑实质内出血，占全部脑卒中的 20%～30%，是病死率最高的疾病之一。

二、病因及发病机制

（一）病因

脑出血最常见的病因是高血压合并小动脉硬化，其他少见原因包括脑动脉硬化、血液病（白血病、再生障碍性贫血等）、脑动脉瘤、脑动脉炎、脑肿瘤、动静脉畸形、夹层动脉瘤、抗凝血或溶血栓治疗等。

（二）发病机制

高血压性脑出血的发病机制不十分清楚，目前多认为长期高血压可导致脑内小动脉壁纤维素样坏死或脂质透明变性，小动脉瘤或夹层动脉瘤形成，加之脑血管自身在解剖上的薄弱特点，在兴奋、激动、用力等诱因下造成血压波动升高，致血管破裂出血或血液渗出。血液进入脑组织形成血肿。血肿压迫及颅内压增高，脑组织移位形成脑疝，或继发下丘脑及脑干损害而危及患者生命。另外，高血压引起远端血管痉挛，血管壁缺氧、坏死及血栓形成，可引起斑点状出血及脑水肿。

三、病理

大多数脑出血发生在大脑半球，尤其是豆纹动脉（自大脑中动脉近端呈直角分出，受高血压血流冲击，是最好发部位）。壳核出血常破入第三脑室或侧脑室，向外可损伤内囊。一般出血在 30 min 内停止，致命性出血可直接导致死亡。血肿小者可逐渐溶解吸收，形成胶质瘢痕或囊腔，20%～40%患者在病后 24 h 内血肿仍继续扩大。多发性脑出血通常继发于血液病等。

四、临床表现

高血压性脑出血发病年龄多在 50～65 岁，冬春季节多发，且多有高血压史。多无前驱症状，少数发病前可有头昏、头痛、肢体麻木等前驱症状。常有情绪兴奋、激动或用力等诱因。临床症状常在数分钟至数小时达高峰，可因出血部位和出血量不同而临床特点各异。

1. 基底核出血　约占全部脑出血的 70%，以壳核出血为最常见。此区出血病情轻重不一，典型者主要表现为"三偏征"，即不同程度的对侧中枢性肢瘫和偏身感觉障碍以及对侧同向性偏盲。出血量少时，意识障碍轻或无，左半球者可有失语。壳核出血（即内囊外侧型出血）多由豆纹动脉外侧支破裂引起，丘脑出血即内囊内侧型出血。血肿向内或外压迫内囊或破入脑室，病情凶险，一旦发病，患者立即进入昏迷，可见鼾声呼吸、反复呕吐（常呕出咖啡色样液体）、面红、出汗、瞳孔不等大，两眼同向偏斜凝视状。瘫痪侧面颊随呼气鼓起并有漏气，瘫痪下肢平卧时呈外旋，肌张力低，巴宾斯基征阳性，病死率极高。

2. 脑桥出血　约占脑出血的 10%，多由基底动脉脑桥支破裂出血，轻者表现为单侧脑桥损害体征，即相应的交叉性瘫痪和双眼凝视瘫痪肢体侧。大量出血（>5 ml）累及双侧被盖和基底核，常破入第四脑室，患者迅速出现昏迷，四肢瘫痪，双侧病理反射征阳性，双瞳孔呈针尖大小，可有中枢性高热（持续 39℃以上）、中枢性呼吸障碍、去皮质强直，多在 48 h 内死亡。

3. 小脑出血　约占脑出血的 10%，多由小脑齿状动脉破裂所致。临床特点是大多意识清楚或轻度障碍，表现为眩晕、频繁呕吐、枕部剧烈头痛和共济失调，有眼球震颤，但无肢体瘫痪。重者血液直接破入第四脑室，病情十分严重，迅速出现颅内压增高、昏迷、枕骨大孔疝而死亡。暴发型则常突然昏迷，数小时内迅速死亡。

4. 脑室出血　占 3%～5%，分为原发性脑室出血（由脑室内脉络丛动脉或室管下动脉破裂出血直接流入脑室）和继发性脑室出血（脑实质内出血破入脑室）。多为小量出血，仅出现头痛、呕吐、脑膜刺激征，一般无意识障碍及局灶性神经缺失症状，脑脊液呈血性，酷似蛛网膜下腔出血，预后较好。若出血量大，迅速出现昏迷，并有频繁呕吐、针尖样瞳孔、眼球分离性斜视和浮动、四肢弛缓性瘫痪及去皮质强直发作等，病情危笃，预后极差。

五、实验室和其他检查

1. CT 和 MRI 检查　CT 是临床疑诊脑出血的首选检查，呈高密度出血影，可显示血肿的部位、大小、形态以及血肿是否破入脑室、血肿周围脑组织情况和脑组织移位情况等，故有很大诊断价值。脑出血急性期 MRI 的显示效果不如 CT，但对脑干出血及病程 4～5 周后则显示效果优于 CT，故可区别陈旧性脑出血和脑梗死。

2. 脑部数字减影血管造影　可了解血管病变的性质以及有无动脉瘤、血管畸形，尤其是对血压正常的年轻患者,以查明病因。

3. 脑脊液检查　脑压增高,血性脑脊液有肯定诊断的价值,但有诱发脑疝的危险,故临床上宜慎重进行。

4. 其他　如血液、尿液检查,肝、肾功能检查及心电图检查。外周血白细胞可暂时性升高,血糖、尿素氮亦可短暂性升高。

六、并发症

1. 消化道出血　多发生在发病后 1 周内,多为应激性溃疡所致。
2. 肺部感染　发生率约 15%,是出血后 3～5 日的主要并发症。
3. 泌尿系统感染　保留或反复导尿是重要原因,故应严格无菌操作等。
4. 下肢深静脉血栓形成　表现为肢体进行性水肿及发硬。

七、诊断与鉴别诊断

(一) 诊断要点

1. 50 岁以上中老年高血压患者在活动中或情绪激动时发病。
2. 迅速出现偏瘫、失语等局灶性神经缺失症状。
3. 有头痛、呕吐、昏迷、鼾声呼吸、瞳孔不等大等表现。
4. CT 检查可提供直接证据,无 CT 检查条件时脑脊液检查的价值很大。

(二) 鉴别诊断

1. 与常见昏迷鉴别　如肝性脑病、肾衰竭、糖尿病昏迷等。一般都有明显病史,而无局灶性神经缺失症状和体征。

2. 与脑梗死、蛛网膜下腔出血鉴别(表 60-1)。

表 60-1　急性脑血管疾病的鉴别诊断

鉴别要点	脑血栓形成	脑栓塞	脑出血	蛛网膜下腔出血
好发年龄	60 岁以上	青壮年	50～60 岁较多	40～60 岁较多
主要病因	动脉粥样硬化	风心病	高血压及动脉硬化	动脉瘤、血管畸形、动脉粥样硬化
TIA 史	常有	可有	多无	无
起病形式	常在安静状态下较急发病	不定,最急	多在活动时急骤发病	多在活动时急骤发病
昏迷	无	少有	深而持久	少,轻而短暂
头痛	无	无	清醒时有	剧烈
呕吐	少	少	常有	明显
血压	正常或偏高	正常	显著增高	正常或增高

续表

鉴别要点	脑血栓形成	脑栓塞	脑出血	蛛网膜下腔出血
瞳孔	正常	正常	患侧大	正常或患侧大
偏瘫	可有	可有	多有	无
脑膜刺激征	无	无	多有	显著
脑脊液检查	正常	正常	血性	血性
脑 CT 检查	低密度影	低密度影	高密度影	蛛网膜下腔高密度影

八、治疗

采取积极的综合治疗，以挽救患者生命，减轻脑损害和神经功能残废程度，最大限度地恢复其正常功能为目的。

（一）急性期治疗

1. 内科治疗

（1）一般处理　卧床休息，尽量减少搬动、探视，严密观察生命体征及瞳孔、意识变化。保持呼吸道通畅，必要时吸氧。维持水电解质、营养平衡，必要时安置胃管。加强皮肤、口腔护理，保持肢体于功能位。

（2）降低颅内压　控制脑水肿、降低颅内压是脑出血急性期治疗的重要环节。可选用：① 20%甘露醇每次 125～250 ml，6～8 h 一次，疗程 7～10 d。② 利尿药：呋塞米每次 40 mg，2～4 次/日静脉注射，与甘露醇合用可增强脱水效果。③ 地塞米松每日 10～20 mg 静脉滴注，因易并发感染和促进应激性溃疡，且影响血压和血糖的控制，故不主张常规应用，病情危重者可早期短时间应用。④ 其他，如甘油、人血白蛋白也可应用，但作用较缓和。

（3）控制血压　应根据患者年龄以及病前、病后血压情况确定最适血压水平，一般以控制在 150～180/90～105 mmHg 较为合适，过高易再出血，过低影响脑血液供应。必要时可用卡托普利、美托洛尔等降压药或多巴胺、间羟胺等升压药。

（4）防治并发症　① 感染：无明显感染证据时通常不使用抗生素，对于有易并发肺部或泌尿系感染者可给予抗生素治疗，可根据经验或痰、尿细菌培养选用敏感抗生素，同时加强其护理。② 应激性溃疡：预防可用 H_2 受体阻断药，如西咪替丁每日 0.2～0.4 g 静脉滴注，或雷尼替丁 150 mg口服，每日 1～2 次，一旦出血应按上消化道出血常规治疗。③ 中枢性高热：宜先行物理降温，效果不佳时可用多巴胺能受体激动药，如溴隐亭每日 3.75 mg，逐渐加量至每日 7.5～15.0 mg，分次服用。④ 下肢深静脉血栓形成的防治：主要是勤翻身、被动活动或抬高瘫痪肢体。

2. 外科治疗　应根据出血部位、病因、出血量以及患者年龄、意识状态和全身情况决定，常采用血肿穿刺抽液、脑室引流、开颅清除血肿等手术。

（二）恢复期治疗

恢复期主要是康复治疗，以促进瘫痪肢体和失语的恢复。只要生命体征稳定，病情停止进展，康复治疗宜尽早进行，方法有理疗、针灸、语言训练和患肢的被动和主动运动锻炼等。

九、预防和预后

1. 预防　主要是开展健康教育，对高危人群定期健康检查，早发现、早治疗高血压、动脉硬化等病，控制病情，劳逸结合。

2. 预后　脑出血的预后与出血量、出血部位、病因及全身状况有关。急性轻症经治疗可明显好转，重症者病死率较高，病后 30 日内病死率为 35%～52%，50%以上死亡发生在病后 2 日内。治愈者也几乎都有不同程度的致残后遗症。

第五节　蛛网膜下腔出血

临床案例

患者，男，25 岁。劳动中突然出现剧烈头痛，并有呕吐和意识不清。体格检查：体温 37.6℃，血压 120/80 mmHg，意识呈谵妄状态，颈抵抗明显，双侧布鲁津斯基征、凯尔尼格征阳性。

思考题：你认为是什么病？如何进一步检查以确定诊断？

一、概述

蛛网膜下腔出血（SAH）是多种病因所致脑底部或脑及脊髓膜表面血管破裂，血液直接流入蛛网膜下腔的急性出血性脑血管病，又称原发性蛛网膜下腔出血。如因脑实质内、脑室出血或硬膜外、硬膜下出血流入蛛网膜下腔，称为继发性蛛网膜下腔出血。本节主要讨论原发性蛛网膜下腔出血，它占急性脑血管疾病的 10%。

二、病因及发病机制

（一）病因

1. 最常见的是先天性动脉瘤，约占 50%以上。其次是脑血管畸形，多见于青年人。

2. 高血压动脉硬化性动脉瘤。

3. 其他，如脑底异常血管网、真菌性动脉瘤、颅内肿瘤、结缔组织病、血液病、血管炎等，原因不明者占 10%。

（二）发病机制

1. 先天性动脉瘤　在动脉壁粥样硬化、血压增高和血流冲击等影响下，动脉壁弹性和强度逐渐减弱，薄弱的动脉壁部位向外膨胀成囊状动脉瘤，极易破裂；脑血管畸形的血管壁也是极薄弱，处于破裂的临界状态。当激动或存在不明诱因时即可破裂出血。

2. 动脉炎或颅内炎症、肿瘤或转移癌细胞直接侵蚀血管都可造成出血。

3. 出血后由于血液流入蛛网膜下腔，使颅内压增高，可引起脑疝；血液在颅底或脑室凝固，造成脑脊液回流受阻，可引起脑积水。

三、病理

85%～90%的颅内动脉瘤位于前循环，主要是颅内动脉及分叉部和大脑前动脉及前交通动脉。多为单发，血液进入蛛网膜下腔后主要沉积在脑底部和脊髓的各脑池中，呈紫红色，部分脑表面也可见薄层血凝块。脑膜可有轻度炎性反应，以后可发生粘连。

四、临床表现

1. 任何年龄均可发病，青少年血管畸形多见，青壮年脑动脉瘤多见（脑动脉瘤破裂者多发生于 30～60 岁），老年人则以动脉硬化破裂为主。

2. 典型表现　突然发生爆裂样剧烈头痛，伴有呕吐、脑膜刺激征及血性脑脊液。

3. 多在剧烈活动中或活动后发生，个别严重者很快昏迷，去皮质强直，甚至突然呼吸停止而死亡。多数在过度疲劳、激动、用力、饮酒等诱因下发病，少数在安静条件下发病。

4. 少数患者发病前数日或数周可有偏头痛、呕吐、颈背疼痛及复视等“警告性渗漏”症状。

5. 60 岁以上老年人表现不典型，起病缓慢，头痛、脑膜刺激征不明显。

五、实验室和其他检查

1. 脑脊液检查　呈均匀血性且不凝固为确诊依据，1 周后变黄，3～4 周恢复，压力增高，蛋白增加。

2. CT 检查　是确诊蛛网膜下腔出血的首选诊断方法，可见蛛网膜下腔高密度出血征象，有助于鉴别诊断。

3. 数字减影血管造影　可确定动脉瘤的位置，并可发现其他动静脉畸形等。

六、并发症

1. 再出血　是蛛网膜下腔出血的致命并发症，多在 2 周内发生。

2. 脑血管痉挛　是死亡和致残的重要原因。

3. 脑积水　急性脑积水于发病后 1 周内发生，发生率约为 20%。

七、诊断与鉴别诊断

（一）诊断要点

1. 突然发生的剧烈头痛、呕吐，无局灶性神经缺损体征。

2. 出现脑膜刺激征。

3. 脑脊液呈均匀血性且不凝固并根据 CT 检查所见可确诊。

（二）鉴别诊断

1. 各种脑膜炎　虽都有头痛、呕吐、脑膜刺激征，但发病不如蛛网膜下腔出血急骤，发热明显，无血性脑脊液等，不难鉴别。

2. 脑出血（参见表 60-1）。

八、治疗

治疗原则是控制继续出血、防治迟发性脑血管痉挛、去除病因和防止复发。

（一）内科治疗

1. 一般处理　有条件时应住院监护治疗，绝对卧床休息 4～6 周，头部稍抬高，避免一切可引起血压及颅内压增高的诱因，保持大便通畅。对有烦躁者可适当给予止痛镇静药，注意营养支持。

2. 降低颅内压　应积极进行脱水治疗，可用 20％甘露醇、呋塞米、人血白蛋白等。

3. 防治再出血　常用药物有：① 氨基己酸 4～6 g 加入生理盐水或 5％葡萄糖溶液静脉滴注；② 氨甲苯酸 0.2～0.4 g 缓慢静脉注射，每日 2 次；③ 其他药物，如氨甲环酸、巴曲酶、酚磺乙胺、卡巴克络、维生素 K 等。

4. 防治迟发性血管痉挛　钙通道阻滞药可减轻血管痉挛引起的临床症状，常用药物有尼莫地平、氟桂利嗪，每晚一次，连用 3 周以上。

5. 脑脊液置换疗法　可腰椎穿刺放脑脊液，每次 10～20 ml，每周 2 次，可降低颅内压，减轻头痛，但需注意诱发脑疝、颅内感染、再出血的危险性。

（二）手术治疗

主张早期或超早期（在发病后 24～72 h）进行手术，可去除动脉瘤，清除积血块。

九、预后

蛛网膜下腔出血的预后与病因、出血部位、出血量、有无并发症及治疗是否得当有关。动脉瘤所致者约 12％于发病后尚未接受治疗即死亡，20％的患者死于入院后，再出血和迟发性脑血管痉挛是动脉瘤性蛛网膜下腔出血急性期主要死亡和致残的原因，存活的患者有 2/3 遗留永久的残废，以认知障碍最常见。

（彭建湘）

第六十一章 癫　痫

临床案例

患者，男，学生，8 岁。半年来经常出现说话突然中断、两眼发直、口唇苍白、面部肌肉有轻微节律性抽动、手中持物掉落地上，每次发作持续 10～20 s，发作后能继续原来的说话，本人对发作过程全然不知。

思考题：据此你考虑什么诊断？

一、概述

1. 概念　癫痫是一组由大脑神经元异常放电所引起的以短暂中枢神经系统功能失调为特征的慢性脑部疾病，具有突然发生，反复发作的运动、感觉、意识、行为和自主神经不同程度障碍的临床特点。癫痫性发作是指纯感觉性、运动性和精神运动性发作，或指每次发作及每种发作的短暂过程。

2. 流行病学　癫痫是神经系统最常见的疾病之一，世界各地患病率差别较大，国外一般为 4‰～6‰。估计我国约有 600 万癫痫患者，全国每年新发病癫痫患者 65 万～70 万，其中 75%通过治疗可获满意疗效，25%为难治性癫痫。

3. 分类　癫痫具有多种发作形式。1981 年国际抗癫痫联盟根据临床和脑电图特点制定的分类沿用至今。分类如下：

(1) 部分性发作　局部起始。① 单纯性：无意识障碍，可有运动性、体感或特殊感觉、自主神经和精神症状；② 复杂性：有意识障碍；③ 继发泛化：由部分起始扩展为全面性强直-痉挛发作(generalized tonic - clonic seizure，GTCS)。

(2) 全面性发作　双侧对称性发作，有意识障碍，包括失神、肌阵挛、强直、强直阵挛、阵挛、失张力发作。

(3) 不能分类的癫痫发作　因资料不足或不能归入部分性发作、复杂部分性发作和全身性发作的发作类型。

二、病因及发病机制

(一) 病因

1. 特发性癫痫　病因至今未明，与遗传有密切关系。

2. 症状性癫痫　系脑部损伤引起。

(1) 先天性疾病　见于染色体异常、遗传代谢障碍、脑畸形、先天性脑积水等所致神经元缺失。

(2) 产前期或围生期疾病　因产伤或脑的挫伤、水肿、出血、梗死导致局部脑硬化而形成癫痫灶,多有脑性瘫痪。

(3) 高热惊厥后遗症　严重高热惊厥导致脑胶质细胞增生。

(4) 脑部疾病　如各种脑炎、脑膜炎、颅内肿瘤、脑血管病等。

3. 影响发作的因素　① 年龄:失神发作多在6～7岁,婴儿痉挛症多在1周岁内起病;② 内分泌:少数经期性癫痫和妊娠性癫痫仅在月经期和妊娠早期发作;③ 睡眠:大发作常在醒后发生,婴儿痉挛症多在醒后和睡前发作;④ 疲劳、饥饿、便秘、饮酒、情感冲动是常见的激发诱因,反射性癫痫常在闪光、过度换气、心算、书写、下棋等特定条件下发作。

(二) 发病机制

本病的发病机制十分复杂,至今尚未完全阐明。对电生理改变的认识是一致的,癫痫发作是由于神经元异常放电所致,正常生理功能的神经元放电一般在每秒1～10次。病变神经元的放电频率可达每秒数百次甚至数千次,当脑部损伤后,引起结构、生化及正常膜电位改变,导致突触前神经末梢释放抑制性递质 γ-氨基丁酸(GABA)减少,突触抑制功能降低引发癫痫发作。癫痫性异常放电若停留于病灶附近的大脑皮质,便引起临床上单纯部分性发作;若传至丘脑和中脑网状结构,便出现意识障碍;如再经丘脑投射至大脑皮质,便可引起全面性强直阵挛发作;若活动在边缘神经系统,则表现为复杂部分性发作(精神运动性癫痫)。

三、临床表现

癫痫表现十分复杂,种类繁多,主要有抽搐、意识和感知觉障碍,并具间歇性、暂时性、刻板性的特点。

1. 全面性发作

(1) 全身强直阵挛发作(大发作)　本型以意识障碍和全身抽搐为特点,是最常见的类型。发作分为三期。

1) 先兆期　部分患者发作前可出现上腹部不适、心悸、眩晕、各种幻觉、身体局部抽动、恐惧等各种感觉、运动和精神症状,历时数秒,瞬间即进入发作期。

2) 发作期　此期分为两个阶段。① 强直期:患者突然意识丧失,跌倒在地,全身骨骼肌呈强直性收缩,上肢强直或屈曲,下肢伸直,两眼上翻或斜视,喉部痉挛发出叫声,牙关紧闭,咬破舌头,呼吸停止,瞳孔扩大,对光反射消失,口唇发绀,历时20～30 s。之后肢端出现细小震颤,渐及全身进入阵挛期。② 阵挛期:全身肌肉有节律性抽动,呼吸呈急冲式,口喷白沫或血沫(咬破舌头或口唇),常大小便失禁,历时1～3 min,最后一次强烈痉挛后,抽搐突然停止,进入恢复期。

3) 恢复期(惊厥后期)　阵挛停止后进入昏睡,历时数分钟到数小时,意识才逐渐清醒,醒后感到全身酸痛、乏力、头昏、头痛,除先兆期症状外,对发作过程不能回忆,部分患者在意识恢复过程中出现意识模糊、兴奋、躁动等精神症状。

(2) 失神发作(小发作)　本型主要见于儿童或青年,以短暂意识丧失为特征。表现为正在进行的动作突然中断,持物落地,两眼呆视,呼之不应,但不倒地,发作历时5～30秒后停止。发作停止后仍可继续原来的工作，对发作过程毫无记忆，一日发作可数次或百次以上。非典型性发作（变异型）时，发作和恢复均较缓慢，可伴有肌张力丧失而跌倒等。

2. 部分性发作

（1）单纯部分性发作（局限性发作） 多见于继发性癫痫，以局部症状为特征。可见于任何年龄，以成人多见。此型常由脑局灶性器质性病变刺激引起。主要表现为单纯的基本的运动、感觉和自主神经症状发作，不伴有意识丧失，发作时程较短，一般不超过 1 min。可分为：① 部分运动性发作，指局部肢体抽动，多见于一侧口角、眼睑、手指或足趾，也可涉及整个一侧面部或一个肢体远端，发作自一侧拇指沿腕部、肘部、肩部扩散，称杰克森（Jackson）癫痫。抽动后的肢体可遗留短暂的瘫痪或无力，称为托德（Todd）瘫痪。② 体感性发作或特殊感觉性发作，体感性发作表现为口角、舌、手指或足趾局限性麻木、针刺痛等异常感觉，特殊感觉性发作常是部分复杂性发作的先兆和早期症状，表现为简单的幻视（如闪光）、幻听（如嗡嗡声）及眩晕感等。

（2）复杂部分性发作 又称精神运动性发作，常见于成人（占成人癫痫发作的 50%以上），病灶多在颞叶，故又称颞叶癫痫。以发作性意识障碍、精神症状、自动症为特点，表现为在意识障碍为背景的基础上出现错觉、幻觉等精神症状，以及自动症，如起立徘徊、咀嚼、吞咽、舔唇、清喉、搓手、抚面、解扣、脱衣、挪动桌椅等，甚至外出游走、奔跑、乘车上船，也可自言自语或叫喊、唱歌等。发作一般持续数分钟到 30 min，甚至长达数小时至数日，事后对其行为不能回忆。

（3）癫痫持续状态 是指一次癫痫发作持续 30 min 以上，或连续多次发作，发作间歇意识持续丧失者。患者常有高热、脱水、酸中毒、脑水肿等严重并发症，若不及时治疗可危及生命，常因生命功能衰竭而死亡。感染、过度疲劳、分娩以及饮酒、抗癫痫药使用不当为诱发因素。

四、实验室和其他检查

1. 脑电图检查 是诊断癫痫的重要检查。不同的临床类型有不相同的波形，如全面性强直阵挛发作可有高波幅的棘尖波，失神发作为每秒 3 次的棘-慢综合波，局限性发作为局限的棘、尖波或慢波，精神运动性发作为每秒 2～7 次的低电压平顶波等。EEG 在患者发作间歇期阳性率约 50%以上，如作眼前闪光、快速换气等诱发试验，可提高阳性率。但少数（1%～20%）正常人亦可出现异常脑电图改变，少数患者反复检查 EEG 都正常，故必须结合临床分析。

2. 血、尿、粪和脑脊液检查 周围血白细胞分类和嗜酸粒细胞计数、血糖、血钙、粪便虫卵、尿液以及脑脊液检查等有助于查找继发性癫痫的病因。

3. CT 和 MRI、脑血管造影检查 对颅内血管病变、占位性病变、外伤等所致继发性癫痫查找诱因有帮助。

五、并发症

常见的并发症有跌伤或撞伤、意外不幸（在高空、水边、岩边、驾驶等工作中）、吸入性肺炎。

六、诊断与鉴别诊断

（一）诊断要点

1. 详尽全面的病史是主要诊断根据，尤其是可靠目击者提供的发作详细过程。

2. 脑电图是诊断最常用的辅助检查方法，40%～50%的患者在发作间歇期首次检查能发现异常波型。

3. 神经影像学检查可确定脑结构性异常或损害，MRI 较 CT 更为敏感。

4. 诊断成立后应明确类型。

(二) 鉴别诊断

1. 癔症　有时酷似癫痫强直阵挛发作，但癔症具有如下特点：① 皆在有人在场及情感刺激后发作；② 发作时间较长，可达数十分钟或数小时；③ 发作时间无规律，对光反射无改变，无尿失禁和舌、唇咬伤等。

2. 晕厥　需与失神发作鉴别。① 晕厥多有情感刺激或疼痛史；② 多在脱水、出血、持久站立时发生；③ 发作时可出现面色苍白、眼前发黑、出冷汗，意识和体力恢复较慢。

七、治疗

癫痫是可治性疾病，大多数患者预后较好。治疗不仅要完全控制发作，还要使患者有较高的生活质量。

(一) 病因治疗

对低血糖、低钙血症、脑寄生虫病、脑肿瘤，应针对病因尽可能彻底治疗，颅内占位性病变应先考虑手术。

(二) 精神治疗

应保持良好的生活规律和饮食习惯，避免过劳、过饱、睡眠不足和情感冲动，饮食宜清淡，不宜过于辛辣，戒烟酒，有危险性工作应予限制，解除精神负担，树立战胜疾病的信心很重要。

(三) 药物治疗

癫痫一旦确立，如不能对病因进行治疗，应及时用抗癫痫药物治疗。

1. 根据癫痫发作类型选择抗癫痫药物（表 61－1）。

表 61－1　癫痫类型与药物选择参考

发作类型	一线药	二线或辅助药物
大发作	卡马西平、苯巴比妥、丙戊酸钠、苯妥英钠	乙酰唑胺、奥沙西泮、氯硝西泮
失神发作	丙戊酸钠、乙琥胺	乙酰唑胺、氯硝西泮
单纯及复杂部分性发作	卡马西平、丙戊酸钠、苯妥英钠、苯巴比妥、扑米酮	氯巴占、氯硝西泮

2. 药物增减、停药与换药原则：① 注意增药可适当加快，减药一定要慢，必须逐一增减，以便确切评价疗效和不良反应。② 换药不能“一刀切”，把所有药物都更换，应在第一种药物逐渐减量的同时逐渐增加第二种药物的剂量至控制发作。例如，在联合应用两种药物时，换掉一种认为效果不好的药物，仍保留一种原有药物。③ 停药一般应在完全控制发作 4～5 年后，并遵循缓慢和逐渐减量的原则。

3. 药物剂量与不良反应　用药应遵循个体化原则，尽可能用单一药物，从小剂量开始。若达到一定剂量而疗效仍不满意时，可考虑加用或换第二种药物，仍应递增或递减药物剂量，不可突然停药或盲目加大剂量，以免诱发癫痫持续状态或严重毒性反应。有条件时可检测血液药物浓度来调节剂量，以提高用药的有效性与安全性。用药期间应严密观察药物的不良反应，定期查血象与肝功能。进食时服药可减少恶心反应，严重的特异反应有皮疹、粒细胞缺乏、血小板减少症、再生障碍性贫血和肝功能损害。

(四) 癫痫持续状态的处理

1. 迅速控制发作　可选用：① 地西泮 10～20 mg 缓慢静脉注射，速度为(3～5)mg/min，或地西泮 100～200 mg 加入 5%葡萄糖生理盐水 500 ml，12 h 内缓慢静脉滴注。地西泮偶可抑制呼吸，应停止注射。② 苯妥英钠 15～18 mg/kg，溶于生理盐水中静脉注射，速度不宜超过 50 mg/min。可致血压下降及心律失常，需密切监控。③ 异戊巴比妥钠 0.5 g 溶于注射用水 10 ml静脉注射，速度不超过 0.05 mg/min，至控制发作为止。异戊巴比妥钠在 0.5 g 以内多可控制发作，剩余未注射完的药物可肌内注射。④ 水合氯醛，成人 25～30 ml 加等量植物油保留灌肠。抽搐停止后可给予苯巴比妥钠 0.1～0.2 g 肌内注射，间隔 8～12 h 维持 1 次。清醒后改口服抗癫痫药物。

2. 保持呼吸道通畅，给氧，必要时气管切开。

3. 维持生命功能　如消除脑水肿(可给予 20%甘露醇静脉注射)，纠正水钠、酸碱平衡，物理降温，感染时应用抗生素等。

4. 加强护理　防止跌伤或碰伤；用纱布压舌板或毛巾垫塞牙齿，以防止咬伤舌头；不可用力按压患者肢体，以防骨折或脱臼；及时吸痰，以防止窒息和吸入性肺炎等。

八、预防及预后

(一) 预防

1. 提倡婚前咨询和检查，原发性癫痫症状控制后可结婚，但不宜生育。

2. 加强围生期保健，防止各种可能导致癫痫的致病因素。

3. 积极防治导致癫痫的原发性疾病。

(二) 预后

癫痫为可治性疾病，大多预后较好。预后取决于病因能否根治以及发作频率和药物控制情况。

1. 部分性发作患者经 3～5 年治疗，缓解率可达 40%～50%，仅有一种发作形式比有多种发作形式的预后要好。

2. 原发性全身性癫痫得到控制的机会最大，典型失神发作为各型癫痫中预后最好的。儿童期失神性癫痫经药物治疗2年通常可望停止发作。无明显脑损伤的大发作缓解率为85%～95%。有损伤者预后差，发病较早、病程较长、发作频繁及伴有精神症状者预后差。

（彭建湘）

复习题

单选题

1. 一侧瞳孔直接对光反射消失，而间接对光反射存在，病变在：

A. 同侧视神经　B. 对侧视神经　C. 同侧交感神经　D. 同侧动眼神经

2. 对疼痛刺激有躲避反应及痛苦表情，但不能回答问题或执行简单的命令，有较少的无意识自发动作，反射及生命体征无明显改变。其意识障碍程度为：

A. 嗜睡　B. 昏睡　C. 浅昏迷　D. 深昏迷

3. 周围性面瘫与中枢性面瘫鉴别的依据为：

A. 能否皱额、闭目　B. 能否鼓腮　C. 是否口角歪斜　D. 能否吹口哨

4. 某患者右下肢肌力2级，肌张力增高，腱反射活跃，病理反射阳性，病变部位在：

A. 小脑　B. 锥体外系　C. 锥体束　D. 下运动神经元

5. 以下哪类不属于共济运动检查？

A. 卧立位试验　B. 指鼻试验　C. 轮替试验　D. 跟膝胫试验

6. 诊断吉兰-巴雷综合征最有价值的检查是：

A. 血液检查　B. 脑脊液检查　C. CT扫描　D. MRI检查

7. 吉兰-巴雷综合征常见的首发症状为：

A. 四肢对称性瘫痪　B. 肢体麻木　C. 脑神经损害　D. 肢体无力

8. 吉兰-巴雷综合征危及生命的主要原因是：

A. 四肢瘫痪　B. 吞咽困难　C. 呼吸肌麻痹　D. 呼吸道感染

9. 女，65岁。看电视时突起左侧肢体无力，继而呼之不应。体格检查：深昏迷，压眶无反应，右侧瞳孔大于左侧瞳孔，血压170/90 mmHg。目前最首要的处理措施为：

A. 降血压　B. 镇静　C. 降颅压　D. 给氧

10. 女，35岁。既往有风湿性心脏病病史10年。本次突起口角㖞斜，口齿不清，左上肢无力。考虑诊断为：

A. 脑出血　B. 脑血栓形成　C. 蛛网膜下腔出血　D. 脑栓塞

11. 蛛网膜下腔出血的患者，出现一侧眼睑下垂，其动脉瘤的部位在：

A. 大脑中动脉　B. 后交通动脉　C. 前交通动脉　D. 椎动脉

12. 脑出血的好发部位是：

A. 大脑皮质　B. 小脑　C. 内囊　D. 脑桥

13. 男，30 岁。在挑谷子中突起剧烈头痛、呕吐，并发作四肢抽搐一次。体格检查：颈强直，凯尔尼格征、布鲁津斯基征阳性。最可能的诊断是：

A. 脑出血　B. 脑栓塞　C. 脑血栓形成　D. 蛛网膜下腔出血

14. 关于短暂性脑缺血发作，下列哪项是不正确的？

A. 年龄好发于 50～70 岁　B. 发作突然

C. 持续时间短暂　D. 恢复不完全

15. 诊断癫痫主要依据：

A. 询问病史　B. 神经系统检查　C. 脑脊液检查　D. CT 扫描

16. 癫痫局限性运动性发作自一处开始者，按大脑皮质运动区的分布顺序缓慢地移动，属：

A. 精神运动性发作　B. 杰克森(Jackson)癫痫

C. 典型失神发作　D. 全面性强直阵挛发作

17. 关于全面性强直阵挛发作，错误的是：

A. 强直期所有骨骼肌呈持续性收缩

B. 阵挛期每次痉挛都继有短促的肌张力松弛

C. 惊厥后期可有大、小便失禁

D. 强直期和阵挛期有心率增快、血压升高、瞳孔扩大，但对光反射存在

（刘美红）

第十篇
物理化学因素所致疾病

第六十二章　物理化学因素所致疾病导论

一、概述

(一) 概念

中毒是指化学物进入人体后，在效应部位积累到一定量而引起机体损害的全身性疾病。能引起中毒的化学物称为毒物。

(二) 分类

1. 根据毒物来源和用途　分为：① 工业毒物；② 药物；③ 农药；④ 有毒动植物。

2. 根据接触毒物的剂量和时间　通常将中毒分为急性中毒和慢性中毒两类。

(1) 急性中毒　是由于在短时间内大量毒物进入体内引起。急性中毒发病急骤，症状严重，变化迅速，如不及时处理常可危及生命。

(2) 慢性中毒　是由于小量毒物多次或持续缓慢进入体内蓄积引起。慢性中毒起病缓慢，病程长，多缺乏特异性诊断指标，容易误诊和漏诊。

二、病因及发病机制

(一) 病因

1. 职业性中毒　在农药、化肥、药物、各种化学试剂或工业用原料等生产过程中不注意劳动安全保护，接触有毒的原料、中间产物或成品，常导致慢性中毒。在有毒物品保管、运输、发放和使用过程中，违反安全防护制度也可引起中毒。

2. 生活中毒　生活中毒是急性中毒的常见原因，包括：① 意外中毒，如用药过量、误食、误服；② 故意中毒或自杀；③ 非故意中毒，如药物滥用或成瘾；④ 谋害等引起中毒。

(二) 毒物的吸收、代谢和排出

中毒的常见途径有口服、呼吸道吸入、皮肤黏膜吸收、肌内或静脉注射。此外，毒物也可由直肠、尿道、阴道、膀胱、腹膜、眼进入体内。职业性中毒时，毒物多是以粉尘、烟雾、蒸汽或气体等形式经呼吸道吸入后，经肺泡入血发生中毒。生活中毒时毒物主要经口摄入或经皮肤黏膜进入体内，如药物、有机磷农药等；毒虫叮咬或咬伤时，毒液可经伤口进入体内。

毒物吸收后经血液分布于全身，主要通过肝的氧化、还原、水解、结合等作用进行代谢。大多数毒物代谢后毒性降低，此为解毒过程。有少数毒物代谢后毒性增强，如对硫磷氧化为对氧磷后毒性更强。

气体和易挥发毒物吸收后，一部分以原形由呼吸道排出，大多数由肾排出；很多含重金属元素（如铅、汞、锰）的毒物及生物碱由消化道排出；少数由皮肤排出的毒物有时可引起皮炎。此外，铅、汞、砷等尚可由乳汁排出。进入体内的毒物有些排出缓慢，在某些器官或组织内蓄积，引起慢性中毒。

(三) 中毒机制

任何有毒物质摄入量过大或接触时间较长都可引起中毒。毒物通过直接作用、其代谢物作用或中毒并发症可引起组织损伤或人体死亡。不同毒物的中毒机制不同，有些毒物通过多种机制产生毒性作用。

1. 局部腐蚀刺激作用　强酸、强碱吸收组织中的水分，与蛋白质或脂肪结合，数秒内即可引起接触部位组织细胞变性坏死。

2. 缺氧　一氧化碳（CO）、硫化氢、氰化物等窒息性毒物通过不同的途径阻碍氧的吸收、运输或利用，使机体组织和器官发生缺氧。脑和心肌对缺氧最敏感，易发生损害，出现意识障碍和心律失常或心功能障碍。

3. 麻醉作用　有机溶剂和吸入性麻醉药亲脂性强，脑组织和细胞膜脂类含量高，上述毒物经血脑屏障进入脑组织，能抑制脑功能。

4. 抑制酶的活力　许多毒物或其代谢产物通过抑制酶的活力对人体产生毒性，如有机磷杀虫药抑制胆碱酯酶、氰化物抑制细胞色素氧化酶、重金属抑制含巯基酶的活力等。

5. 干扰细胞或细胞器的生理功能　在体内，四氯化碳经酶催化形成三氯甲烷自由基（CCl_3^-），作用于肝细胞膜中的不饱和脂肪酸，引起脂质过氧化，使线粒体和内质网变性，肝细胞坏死。酚类（如二硝基甲酚、五氯酚、棉酚等）可使线粒体内氧化磷酸化作用解偶联，妨碍腺苷三磷酸的形成和储存。

6. 竞争受体　阿托品通过竞争阻断毒蕈碱（M）受体，产生毒性作用。

7. 有些毒物可引起延迟性作用　如接触百草枯 1～2 周后引起肺纤维化。

(四) 影响毒性作用的因素

1. 毒物的理化性质　化学性毒物的毒性与其特性密切相关，空气中毒物微粒越小，挥发性越强，溶解度越大，吸入肺内量越多，毒性也越大。

2. 个体的敏感性　不同患者对毒物的敏感性不同，常与其性别、年龄、营养、健康状况、生活习惯等因素有关。

三、中毒的诊断

中毒引起的症状和体征常无特异性，如急性胃肠炎表现、行为或意识改变、代谢改变（酸碱平衡失调）等，因此常易误诊。疑为中毒时，应详细询问病史，仔细查体，留取胃内容物、血液或尿液进行毒物测定，并观察对解毒药的反应。应排除症状相似的其他疾病，做出病因学诊断。

（一）病史

询问毒物接触的时间、途径、量及环境，了解出现症状或体征的时间与毒物接触时间的关系。临床上，患者常无明确毒物接触史或故意隐瞒病史。老年人、失语或昏迷患者误服、误治以及慢性或隐匿性中毒、谋杀等常不易询问到病史，此时应询问患者的亲属、朋友、同事、邻居或目击者，了解患者发病前用药、饮酒和进食情况以及精神状态、家庭及经济情况、社会关系等。应检查发病现场，如患者衣物、卧室、厨房、冰箱和室内垃圾有无药瓶或盛放毒物的容器等。怀疑食物中毒时，应调查同餐进食者有无发生同样症状。

（二）症状和体征

急性中毒患者数分钟或 1 h 内出现症状和体征，数小时内发展至高峰，数日内逐渐缓解。对有肯定毒物接触史者，要分析症状的特点以及症状出现的时间顺序是否符合某种毒物中毒的发生规律。应根据主要症状，迅速进行重点查体，检查意识状态、呼吸、脉搏、血压、瞳孔、皮肤、黏膜。不同毒物中毒常有其相应的临床表现。

（三）实验室和其他检查

实验室检查有助于诊断，但不能识别所有毒物中毒。

1. 尿液检查　疑有中毒者，应留取尿液进行肉眼和显微镜检查。红色尿提示摄入利福平或苯茚二酮，血尿提示摄入引起止血或凝血功能障碍的毒物，含亚甲蓝的药物可使尿液呈蓝或绿色，酚或甲酚中毒尿液呈灰色。血尿或蛋白尿提示能引起肾损害的毒物中毒。扑米酮和某些磺胺类药物中毒可出现结晶尿。

2. 血液检查　静脉血呈褐色时提示高铁血红蛋白血症，可由氧化剂（如氨苯砜等）中毒引起；血浆呈粉红色提示能引起溶血的毒物中毒。

（1）血液生化　低钾血症见于钡剂、β_2 受体激动剂、利尿剂、泻药、茶碱类、甲基黄嘌呤或甲苯中毒，高钾血症见于 α 受体激动剂、β 受体阻断剂、地高辛或氟化物中毒；低血糖症提示乙醇、β 受体阻断剂、降血糖药、奎尼丁或水杨酸类中毒；高血糖症见于丙酮、β 受体激动剂、钙通道阻滞药和茶碱类中毒。水杨酸类、乙二醇和甲醇中毒时阴离子间隙（AG）增高，溴化物、碘、锂和硝酸盐中毒时阴离子间隙明显降低。血转氨酶、胆红素升高见于对乙酰氨基酚、乙醇、卤代烃、重金属和毒蕈碱中毒，血肌酐和尿素氮升高见于乙二醇、砷化物、萘、甲苯和一些毒素中毒。

（2）动脉血气　昏迷患者应常规监测动脉血气。刺激性气体或窒息性毒物中毒可引起低氧血症，水杨酸类中毒可引起呼吸性碱中毒，乙醇、乙二醇和阿司匹林中毒可引起代谢性酸中毒。

3. 心电图检查　Ⅰ类或Ⅲ类抗心律失常药、金刚烷胺、氟化物、重金属、钾镁盐、去甲哌替啶、有机磷杀虫药、抗精神病药和抗疟药中毒可引起折返性心动过速，β 受体阻断剂、钙通道阻滞剂、地高辛、有机磷杀虫药和 α 受体激动剂过量或中毒可出现房室传导阻滞或缓慢性心律失常。

4. X 线检查　摄入钙及其他含重金属元素（如砷、铁、铅、汞和铊）的盐、碘化物等时，腹部 X 线检查有助于诊断。吸入有毒性气体（如氨气、氯气、硫化氢、一氧化氮、光气和二氧化硫等）、烟雾（如铍、金属氧化物和多聚体化合物）和蒸气（如浓酸、醛、烃、异氰酸盐和汞）时，胸部 X 线片检查可发现弥漫性或斑片状浸润影像。昏迷或惊厥患者常见吸入性肺炎。

5. 特殊检查　毒理学分析特异性强，但敏感性低。获取血液、尿液、胃内物和剩余毒物标本进行毒理学分析测定甚为重要，有条件者应予进行。能通过血液标本直接或间接测定的毒物有对乙酰氨基酚、水杨酸类、甲醇、乙二醇、锂、铁、百草枯、地高辛、茶碱类、氰化物、亚硝酸盐、CO和有机磷杀虫药；巴比妥类、苯二氮䓬类、镇静催眠药、三环类抗抑郁药、抗组胺药和吩噻嗪等中毒时血浓度低，应进行尿液毒物测定。毒理学分析不能替代医师的思维和临床判断。

四、中毒的治疗

（一）治疗原则

中毒治疗的原则是紧急复苏、终止毒物接触、应用解毒药、清除胃肠道未吸收的毒物、对症支持治疗和预防并发症。

（二）急性中毒的治疗方法

1. 紧急复苏

(1) 呼吸支持　急性中毒患者常因气道阻塞致死。对昏迷患者首先应保证气道通畅，移除义齿，防止舌后坠，清除口腔内呕吐物或气道内分泌物。对无咳嗽反射者，应进行气管内插管，以维持呼吸功能。对通气不良和低氧血症者，应给予辅助通气和氧疗（5～10 L/min），以改善氧合状态。中毒患者，在体内毒物未排出前不宜应用呼吸兴奋剂（如尼可刹米、多沙普仑），因易诱发惊厥或心律失常。

(2) 循环支持　中毒患者易出现低血压或循环衰竭，常见原因有：① 血管运动中枢抑制；② 心脏直接抑制作用；③ 容量血管扩张，回心血量减少，心排血量降低；④ 毛细血管通透性增加，循环血量减少。出现低血压时应输注晶体液、血浆或其代用品。无效时，静脉滴注多巴胺或多巴酚丁胺，以维持循环功能。

(3) 昏迷和惊厥的治疗

1) 昏迷的治疗　对昏迷患者，应立即进行床旁血糖测定，低血糖者给予50%葡萄糖溶液40 ml静脉注射。严重营养不良和乙醇中毒昏迷者应给予维生素 B_1 100 mg 肌内注射。麻醉药中毒昏迷者首次给予纳洛酮0.01 mg/kg，静脉注射。有呼吸抑制者，2～3 min 后重复给药，剂量可达 10 mg。合成的阿片类中毒时，纳洛酮用量较大，且应反复应用。氟马西尼是苯二氮䓬类拮抗剂，能逆转任何一种弱安定药引起的中枢神经抑制。心搏骤停复苏后易发生缺氧、高碳酸血症、低血压和低血糖，加重脑水肿，引起颅内压增高，可应用地塞米松和甘露醇治疗。

2) 惊厥治疗　惊厥患者可静脉注射地西泮（每次 5～10 mg 或 0.1～0.2 mg/kg），无效者静脉滴注苯妥英钠（15～18 mg/kg 或 50 mg/min），或苯巴比妥钠（每次 100～200 mg）肌内注射或静脉注射，4～6 h 可重复给药。

2. 立即终止毒物接触

(1) 将中毒患者尽快撤离中毒环境，终止毒物继续接触。特别是 CO 或其他毒气吸入中毒患者，应迅速转移到空气新鲜的地方。

(2) 立即清除口腔内的毒物，脱去毒物污染的衣服。

(3) 皮肤污染　迅速脱掉被毒物污染的衣物。应用清水、盐水或稀释肥皂水反复冲洗污染的皮肤，至少 15 min。

(4) 眼部污染 用生理盐水或清水 500 ml 冲洗角膜 15～20 min。如为酸性或碱性化学物污染，冲洗后应使眼泪 pH 维持在 7.0。

3. 解毒药 应用解毒药进行特异治疗固然重要，但对未明确某种毒物中毒或中毒超过限定时间者不宜应用。仅约 5%的毒物或药物过量有相应解毒药。有时解毒药的毒性较毒物大。应用解毒药时应注意病情变化。

4. 清除胃肠道内未吸收的毒物 在患者生命体征稳定后，给予催吐、洗胃、药用炭、导泻药或全肠道灌洗法，以清除未吸收毒物。

(1) 催吐 意识清楚、合作者应采用催吐。① 用手指、筷子或压舌板刺激咽后壁或舌根处诱发呕吐。毒物不易呕出时，饮温水 200～300 ml，再催吐。如此反复，直至呕出的液体清亮为止。② 药物催吐：首选吐根糖浆，15～20 ml 加水 200 ml 口服，20 min 后无呕吐者重复上述剂量。昏迷、惊厥、无呕吐反射、处于休克状态或摄入腐蚀性毒物患者，禁用催吐法。摄入腐蚀性毒物者，催吐可使腐蚀面积扩大，易引起食管或胃穿孔。

(2) 洗胃 在以下情况时应尽早洗胃：口服致命性毒物后 1～2 h 内者；吸收缓慢的毒物中毒，胃蠕动功能减弱或消失时，服毒 4～6 h 后仍可洗胃；摄入无解毒药的毒物时；摄入毒物不被药用炭吸附时。下述情况不宜洗胃：摄入腐蚀性强的毒物，有消化道出血或穿孔危险，严重食管静脉曲张和休克状态未纠正者。此外，昏迷患者无气道保护功能，必须洗胃时应先行气管内插管，以防止胃内容物误吸。

洗胃时，患者取左侧头低脚高侧卧位。选用粗大胃管，胃管头部涂液状石蜡润滑，由口或鼻腔插进约 50 cm。如未抽出胃液或不能确定胃管是否在胃内，可经胃管快速推注适量空气，如能在胃区听到咕噜声，证明胃管在胃内。放置胃管后首先抽出全部胃液并留做毒物分析，然后注入温水(37～38℃)200～300 ml 灌洗(水量过多会促使毒物进入十二指肠)，再尽量抽净胃灌注液。如此反复灌洗，直至抽出的胃液清亮且无特殊气味或药物碎片为止。通常洗胃液量 2～10 L。拔除胃管时，先将胃管前部夹住，以避免拔管时管内液反流入气管。

根据毒物种类选用以下洗胃液：① 胃黏膜保护剂，如牛乳、蛋清、米汤等，用于吞服腐蚀性毒物者。② 溶剂，饮入脂溶性毒物(如汽油、煤油等)时，可向胃内注入液状石蜡 150～200 ml，使其溶解不被吸收，然后进行洗胃。③ 解毒药，可通过与体内存留的毒物起中和、氧化、沉淀等化学作用，使毒物失去毒性。根据毒物的种类不同，可选用 1∶5000 高锰酸钾溶液，使生物碱、毒蕈类氧化解毒。切勿使高锰酸钾结晶直接接触口腔及胃黏膜。④ 中和剂，吞服强酸时可采用弱碱(如镁乳、氢氧化铝凝胶等，勿用碳酸氢钠，因其遇酸后生成二氧化碳，使胃肠道充气膨胀，有致穿孔的危险)中和，吞服强碱可用弱酸(如稀醋、果汁等)中和，碘中毒时用淀粉溶液(如米汤、面糊、1%～10%淀粉)中和。⑤ 沉淀剂，有些化合物与毒物作用后生成溶解度低、毒性小的物质，可用作洗胃剂。例如：乳酸钙或葡萄糖酸钙与氟化物或草酸盐作用生成氟化钙或草酸钙沉淀，2%～5%硫酸钠与可溶性钡盐作用生成不溶性硫酸钡，生理盐水与硝酸银作用生成氯化银，30%～50%鞣酸能沉淀阿扑吗啡、藜芦碱、士的宁、辛可芬以及铝、铅和银盐等。

(3) 肠道毒物吸附 药用炭是一种有效口服吸附剂，能增强洗胃的效果，适用于胃肠道不易吸收或已吸收需经肠肝循环或内脏循环排出的毒物。当摄入的毒物毒性强、量小时最有效，中毒后 1～2 h 内应用能获得最大疗效。药用炭不能吸附乙醇、甲醇、硼酸、氰化物、锂、铁、铅、马拉硫磷、烃类和腐蚀性物质(如强酸或强碱)。催吐或洗胃后,给予药用炭混悬液 50～100 g,严重中毒者在 4～8 h 内经胃管分次注入 150～200 g。反复应用药用炭:每次 20～30 g,每 3～4 h 经口或胃管给予,能促进已吸收毒物排出,有人称之为"肠道透析"。该法适用于茶碱、苯妥英钠、水杨酸类、卡马西平和苯巴比妥中毒。多次应用药用炭易引起呕吐、误吸、便秘和小肠梗阻。

(4) 导泻　可减少肠道毒物的停留和吸收,消除药用炭的致便秘作用。导泻未能降低病死率。常用的泻药有枸橼酸镁、硫酸镁、硫酸钠、磷酸氢二钠和山梨醇。10%枸橼酸镁或硫酸镁 150～250 ml,口服或由胃管注入。昏迷或肾衰竭者不宜用含镁化合物。山梨醇常用量为 1 g/kg,与首次药用炭一起应用。山梨醇比盐类导泻效果好,能改变药用炭的口感。有机磷杀虫药中毒患者应用大剂量阿托品治疗时,导泻药无效。应用导泻药过程中,应严密监测患者水和电解质平衡。

(5) 全肠道灌洗　全肠道灌洗是一种快速有效肠道毒物去除法,能在 4～6 h 内清空肠道。应用高分子聚乙二醇等渗电解质溶液(PEG - ELS)灌洗,以 2 L/h 灌注速度能加速肠道毒物排出,减少吸收,适用于病情严重、吸收缓慢、中毒时间长(>4 h)、药用炭不易吸附或含金属(如锂、钾等)元素毒物中毒者。

5. 促进已吸收毒物排出　主要方法有强化利尿、透析和血液灌注。此种方法对药物过量治疗价值有限,仅能移除血管内药物,主要适用于表观分布容积(V_d)小的毒物中毒。

(1) 强化利尿和改变尿液酸碱度　强化利尿主要用于以原形从肾排出的毒物中毒,促使毒物排出。方法有:① 快速大量补液和利尿,根据血浆电解质和渗透压情况选用不同液体。无肺水肿时,每小时补液 500～1000 ml,同时给予呋塞米 20～80 mg 静脉注射。② 碱化尿液,弱酸性化合物(如水杨酸、苯巴比妥等)中毒时,用碳酸氢钠静脉滴注,使尿 pH 达 8.0 能加速毒物排出。③ 酸化尿液,弱碱性毒物(如苯丙胺、士的宁、苯环利定)中毒时,使尿液 pH<5.0 能加速毒物排出。可应用维生素 C 每日 4～8 g 或氯化铵 2.75 mmol/kg,每 6 h 一次,静脉输注。急性肾衰竭患者不宜应用强化利尿法。

(2) 透析　血液和腹膜透析主要用于严重中毒、昏迷时间长、常规治疗病情无好转以及毒物吸收后水溶性强、血浆蛋白结合率低和半衰期长时。中毒 12 h 内透析效果较好。腹膜透析用于苯巴比妥、水杨酸类、甲醇、乙二醇、茶碱和锂等中毒时。脂溶性强的毒物(如短效巴比妥类、格鲁米特和有机磷杀虫药)透析效果不好。氯酸盐、重铬酸盐中毒引起急性肾衰竭时应行血液透析。

(3) 血液灌流　是指将中毒患者的血液通过装有药用炭或树脂的灌流柱,使血中毒物被吸附,再将血液回输到患者体内的方法。其指征与透析法相同,尚可用于脂溶性或与血浆蛋白结合率高的毒物。血液灌流常可引起血小板、白细胞、凝血因子、二价阳离子等减少和低血糖,应予监测和补充。该方法不能纠正电解质紊乱和酸碱平衡失调。

6. 对症支持和预防并发症　绝大多数毒物中毒并无特殊解毒药,严密观察、监测和对症支持治疗很重要。对急性中毒患者应采取以下措施:① 卧床休息,保暖,放置导尿管;② 静脉输液或鼻饲营养,提供热量;③ 维持循环血容量,纠正电解质紊乱和酸碱平衡失调;④ 出现感染或其他并发症(如心力衰竭或肾衰竭)时,积极采取相应的有效措施。

(孟宪国)

第六十三章　有机磷农药中毒

一、概述

自20世纪50年代有机磷杀虫药生产使用以来，有些种类仍沿用至今。由于其具有杀虫效果好、成本低、对植物毒害小、应用范围广等优点，目前我国使用有机磷杀虫药仍较普遍。但它对人畜的毒害也很大，在生产和使用过程中如防护不当或误服，有可能发生中毒。有机磷杀虫药与其他杀虫药混合使用时，应注意发生混合中毒。

有机磷杀虫药大都呈油状或结晶状，色泽由淡黄至棕色，稍有挥发性，具有蒜味。除敌百虫外，一般难溶于水，不易溶于多种有机溶剂，在碱性条件下易分解失效。常用剂型有乳剂、油剂和粉剂等。有机磷杀虫药结构不同，毒性差异较大。分为以下四类：① 剧毒类，如甲拌磷(3911)、内吸磷(1059)、对硫磷(1605)；② 高毒类，如甲基对硫磷、甲胺磷、氧乐果、敌敌畏；③ 中度毒类，如乐果、碘依可酯(乙硫磷)、敌百虫等；④ 低毒类，如马拉硫磷等。

二、病因及发病机制

有机磷杀虫药常通过皮肤、胃肠道和呼吸道黏膜吸收引起中毒，见于生产、运输或使用过程中操作错误或防护不当，误服，摄入污染的蔬菜、水源或食物以及自杀等，灭蚤灭虱药液浸湿衣服、被褥也可发生中毒。急性中毒常见于生活中毒，慢性中毒多为职业中毒。

有机磷杀虫药中毒后与胆碱酯酶的酯解部位结合，使胆碱酯酶分解乙酰胆碱功能丧失，体内大量蓄积乙酰胆碱，引起胆碱能神经传导功能障碍，产生以毒蕈碱(M)样、烟碱(N)样和中枢神经系统为主的一系列中毒症状，常因呼吸衰竭死亡。胆碱能神经包括全部副交感神经的节后纤维、自主神经节前纤维、小部分交感神经节后纤维和运动神经。有机磷杀虫药也可直接作用于乙酰胆碱受体。

三、临床表现

(一) 急性中毒

急性中毒的发病时间与有机磷杀虫药中毒途径、种类、剂量及胃内容物多少有关。口服中毒者10 min至2 h内发病，吸入者30 min发病，经皮肤吸收者2～6 h发病，但很少超过12 h。因乙酰胆碱分布及作用广泛，有机磷农药中毒表现多样化。轻者以M样症状为主，中度表现为M和N样症状，重度者同时出现M、N样症状和中枢神经系统症状。

1. M样症状 出现最早，主要因副交感神经末梢兴奋引起平滑肌痉挛、外分泌腺分泌增强引起。表现为多汗、流涎、口吐白沫、恶心、呕吐、腹痛、腹泻、大小便失禁、流泪、流涕、视物模糊、瞳孔缩小、心率减慢、咳嗽、气急、呼吸道分泌物增多、支气管痉挛、两肺干性啰音等，严重者导致肺水肿或呼吸衰竭死亡。有时因Oddi括约肌痉挛促发急性胰腺炎。

2. N样症状 表现为全身压迫感、肌肉纤颤或强直性痉挛，继而发生肌力减退和瘫痪。交感神经节受刺激后引起心动过速、血压增高，随后血压降低。

3. 中枢神经系统症状 如头晕、头痛、烦躁不安、谵妄、共济失调、惊厥或昏迷。

（二）迟发性神经病

含有三价或五价磷原子的芳基有机磷酯中毒患者急性中毒症状消失后2～3周可发生迟发性神经病，主要累及运动神经纤维，引起下肢瘫痪和四肢肌肉萎缩等。典型者分为三期：① 进展期，主要为外周感觉神经病变。首先出现双下肢及足部烧灼、紧束、疼痛、麻木感，继而无力、腓肠肌萎缩、足下垂。约1周后双上肢发生对称性瘫痪，并出现呈袜套或手套样分布的感觉障碍，本体感觉丧失。继而出现下肢深部腱反射消失，重者出现迟缓性瘫痪。② 稳定期，感觉障碍持续3～12个月逐渐缓解，轻瘫可持续存在。③ 缓解期，中毒后6～18个月运动功能部分或完全恢复，上肢运动功能恢复先于下肢。此期可有脊髓和大脑病变，出现痉挛状态，遗留永久性运动功能障碍。

（三）中间综合征

常发生于急性有机磷中毒症状恢复后1～4日，临床表现为颈屈肌、脑神经支配的肌肉、肢体近侧肌和呼吸肌瘫痪，通常在4～18日缓解，严重者可导致呼吸衰竭死亡。尽早给予解毒和支持治疗可预防中间综合征发生。中间综合征见于5%～10%中毒病例，以脂溶性有机磷杀虫药中毒者多见。其发生机制可能与体内有机磷杀虫药排出延迟、在体内再分布或解毒药用量不足，使胆碱酯酶长时间受抑制，引起神经肌肉接头处突触后功能障碍有关。

四、实验室和其他检查

1. 胆碱酯酶活力测定 是诊断有机磷杀虫药中毒的特异性指标，能反映中毒患者的严重程度、治疗效果及预后。红细胞胆碱酯酶活力稳定，其功能与神经系统胆碱酯酶相同，有机磷杀虫药中毒后，红细胞胆碱酯酶1～4个月恢复正常。假性胆碱酯酶对有机磷杀虫药敏感，抑制后恢复较快，最迟1～3周。怀疑有机磷杀虫药中毒者，应反复测定血浆和红细胞胆碱酯酶活力。停用碘解磷定后应每日测定胆碱酯酶活性，连续3日。

2. 有机磷杀虫药代谢产物测定 对硝基酚是多种有机磷杀虫药的代谢产物，中毒后迅速出现在尿中。美曲膦酯中毒时尿中出现三氯乙醇。测定简便，有助于诊断。

3. 其他检查 疑有迟发性神经病时应检查肌电图、神经传导功能，并与其他神经病变鉴别。

五、诊断与鉴别诊断

1. 诊断 根据有机磷农药接触史、呼出气有大蒜味、典型症状和体征较易诊断。有意识障碍，但无明确病史，又缺乏M样症状者不易诊断。有肌束纤颤时提示有机磷杀虫药中毒。诊断应具备：① 具有胆碱能症状；② 接触有机磷杀虫药后 12 h 内发病，脂溶性高的毒物（如倍硫磷）中毒可超过 12 h；③ 血浆和红细胞胆碱酯酶活性降低 50%以上；④ 应用阿托品治疗后 M 样症状缓解。临床上根据病情还可将急性中毒分为轻、中和重度。① 轻度：有头晕、头痛、恶心、呕吐、多汗、胸闷、视物模糊、无力和瞳孔缩小等，胆碱酯酶活性＜50%；② 中度：除上述症状外，还有肌纤维颤动、瞳孔明显缩小、轻度呼吸困难、流涎、腹痛、腹泻和步态蹒跚等，但意识清楚，胆碱酯酶活性 10%～20%；③ 重度：除上述症状外，还出现昏迷、肺水肿、呼吸麻痹和脑水肿等，胆碱酯酶活性＜10%。

2. 鉴别诊断　毒蕈碱和河豚毒中毒类似有机磷杀虫药中毒。尚应与中暑、急性胃肠炎和脑炎鉴别。

六、治疗

有机磷杀虫药中毒的治疗原则为紧急处理、清除毒物、应用解毒剂消除乙酰胆碱蓄积和恢复胆碱酯酶活力。轻度中毒者去除污染毒物，监测 24 h，观察病情有无发展；重度中毒者，症状消失后停药，并至少观察 3～7 日。

（一）紧急处理

重度中毒出现呼吸抑制者，应迅速进行气管内插管，清除气道内分泌物，保持气道通畅，给氧。呼吸衰竭者，应用机械通气支持。肺水肿时，静脉给予阿托品，不能应用氨茶碱和吗啡。心脏停搏时，立即进行体外心脏复苏。脑水肿昏迷时，静脉输注甘露醇和糖皮质激素。

（二）清除毒物

立即脱离现场，脱去污染的衣服，用肥皂水彻底清洗污染的皮肤、毛发和指甲等，以避免毒物吸收。口服中毒 6 h 内者应用清水、生理盐水、2%碳酸氢钠（禁用于美曲膦酯中毒，因碱性溶液能使其转化成毒性更强的敌敌畏）或 1∶5000 高锰酸钾[硫代磷酸酯（如对硫磷）中毒时忌用]反复洗胃，直至洗出液清亮为止。

（三）应用解毒药

1. 胆碱酯酶复活剂　此类药物包括碘解磷定、氯解磷定、双复磷和双解磷，临床上常用碘解磷定。碘解磷定能分解磷酰化胆碱酯酶，恢复胆碱酯酶活力。中毒 24～48 h 者，有机磷-胆碱酯酶复合物老化，碘解磷定疗效降低。脂溶性有机磷杀虫药代谢可持续数日到数周，出现迟发表现不是应用碘解磷定的禁忌证。治疗过程中应根据病情和血胆碱酯酶活力，调整用药剂量。

胆碱酯酶复活剂对 N 样症状疗效较好（如能迅速控制肌束颤动），但对各种有机磷杀虫药疗效并不完全相同。如碘解磷定对内吸磷、马拉硫磷和对硫磷中毒疗效较好，对美曲膦酯、敌敌畏中毒疗效稍差，对乐果中毒无效。乐果中毒后形成磷酰化胆碱酯酶几乎不可逆，同时乐果乳剂含有苯，也可发生苯中毒。双复磷对敌敌畏及美曲膦酯中毒效果较碘解磷定好。对已老化的胆碱酯酶，胆碱酯酶复活药治疗无效。此时应给予阿托品治疗。

2. 抗胆碱药　阿托品能阻断乙酰胆碱对副交感神经和中枢神经系统的 M 受体作用，能缓解 M 样症状，兴奋呼吸中枢。对 N 样症状、恢复胆碱酯酶活力及晚期呼吸麻痹无效。阿托品应及时、足量、反复应用。严重心动过速和高热者，慎用阿托品。静脉注射阿托品，直到消除M样症状或出现“阿托品化”时为止[阿托品化表现为瞳孔较前扩大(对光反射存在)、心率增快、颜面发红、皮肤黏膜干燥、肺湿性啰音消失]，然后将阿托品减量或停用。如患者出现瞳孔明显散大、意识模糊、烦躁、谵语、惊厥、昏迷和尿潴留等，提示阿托品中毒，应立即停用阿托品。应用阿托品过程中应密切观察心率、瞳孔、意识变化和尿潴留情况，根据病情调整剂量或延长给药间隔时间。中毒患者由于应用大剂量阿托品，胃肠道排空时间延长，洗胃后给予导泻药不能达到应有的效果。

轻度中毒可单独应用胆碱酯酶复活剂；中、重度中毒病例应联合应用阿托品和碘解磷定，联用时应减少阿托品用量。

七、预防

严格执行有机磷杀虫药管理制度，加强有机磷杀虫药生产、运输、保管和使用的安全常识和劳动保护措施教育。普及有机磷杀虫药急性中毒防治知识教育。

(孟宪国)

第六十四章 一氧化碳中毒

一、概述

一氧化碳(CO)是含碳物质不完全燃烧产生的一种无色、无臭、不溶于水的窒息性气体,相对密度0.967。空气中CO最高容许浓度为0.05%或30 mg/m^3。吸入过量CO即可发生急性CO中毒。

二、病因与中毒机制

CO中毒的主要原因包括生活性、职业性或意外情况中毒。环境通风不良或防护不当时可使空气中CO浓度超过容许范围,是发生中毒的先决条件。

1. 生活性中毒　在我国北方,冬季家庭燃煤取暖时烟道堵塞、室内未熄灭的煤炉释放大量CO、使用液化气热水器时通风不良等常造成急性CO中毒。

2. 职业性中毒　工业上,高炉煤气和发生炉CO含量为30%~35%,水煤气CO含量为30%~40%。在工业生产(炼钢、炼焦、烧窑等)过程中炉门或窑门关闭不严可逸出大量CO,石油燃料燃烧不完全以及化学工业在合成氨、甲醇、丙酮等过程中都有大量CO产生。

3. 意外中毒　天然瓦斯爆炸或煤气泄漏、失火时吸入大量烟雾常可引起大批人员中毒。有的人通过吸入CO作为自杀或他杀的手段。

CO经肺迅速吸收后与血红蛋白结合形成碳氧血红蛋白(COHb)。CO与血红蛋白的亲和力为氧与血红蛋白亲和力的230~260倍,COHb的解离速度是氧合血红蛋白(HbO_2)的1/3600。吸入较低浓度CO即可产生大量COHb。血COHb浓度升高导致机体组织细胞严重缺氧,还能使血红蛋白氧解离曲线左移,妨碍正常血红蛋白释放氧到组织,加重细胞缺氧。此外,CO还可与肌球蛋白和线粒体中还原型细胞色素氧化酶的二价铁结合,抑制细胞呼吸,影响氧的利用。脑和心肌组织对缺氧最敏感,CO中毒时首先出现脑和心肌缺氧表现。急性CO中毒神经系统后遗症除与缺氧有关外,再灌注损伤和脂质过氧化也起着重要作用。血COHb浓度达50%时,血红蛋白不能与氧结合,引起严重低氧血症。血COHb浓度超过60%~70%可发生心脏和呼吸停止、脑电活动消失。

三、临床表现

(一)急性中毒

临床症状与血COHb浓度有关。急性CO中毒的表现可分为轻、中、重度三种临床类型:

1. 轻度中毒　出现头痛、头昏、恶心、呕吐、全身无力。血液 COHb 浓度为 10%～20%。离开中毒环境吸入新鲜空气，症状很快消失，数小时后可恢复正常。

2. 中度中毒　上述症状加重，还可伴腹泻、兴奋、判断力减低、运动失调、幻觉、视力减退、意识模糊或浅昏迷。皮肤、黏膜也可呈“樱桃红色”，但临床上很少见。血 COHb 浓度为 30%～40%。如能及时脱离中毒环境，进行抢救治疗可恢复，且无明显并发症。

3. 重度中毒　迅速出现昏迷，常并发脑水肿、呼吸抑制、肺水肿、心肌损害、心律失常或心力衰竭等。部分患者因吸入呕吐物引起吸入性肺炎。皮肤受压部位出现水疱。眼底检查发现眼底静脉淤血伴视盘水肿。血 COHb 浓度为 40%～60%。昏迷可持续数小时、数日或数周，危重患者可因呼吸循环衰竭而死亡。

（二）迟发性脑病

急性 CO 中毒患者意识障碍恢复后，经过 2～60 日的“假愈期”，3%～10%患者出现迟发性脑病，表现为人格异常、慢性头痛、惊厥和帕金森病等多灶性神经病学障碍。40 岁以上、CO 暴露时间较长和脑 CT 有异常者更易发生。

四、实验室和其他检查

1. 血 COHb 测定　是诊断 CO 中毒的特异性指标，但需早期及时取血测定才有诊断价值，如脱离中毒环境 8 h 后测定则诊断价值不大。血 COHb 浓度不仅能反映 CO 暴露时间长短，也可作为判断 CO 中毒严重程度的指标。

2. 动脉血气　急性 CO 中毒患者 PaO_2 和 SaO_2 降低，$PaCO_2$ 正常或轻度降低。中毒时间较长者常呈代谢性酸中毒，血 pH 和剩余碱降低。

3. 脑电图　CO 中毒时常出现弥漫性低波幅慢波。脑电图表现与临床病情程度不一定呈平行关系。脑电图改变常晚于临床症状。

4. 头部 CT　昏迷患者应进行头部 CT 检查，以除外其他引起或加重昏迷的原因，如有无脑梗死、脑出血或脑水肿。

五、诊断与鉴别诊断

1. 诊断　诊断 CO 中毒的可靠方法是根据 CO 暴露史、CO 中毒表现和实验室检查综合考虑。尽快测定血 COHb 浓度虽有诊断价值，但中毒的严重性与 CO 暴露时间和浓度密切相关。

2. 鉴别诊断　CO 中毒昏迷患者应与安眠药过量或中毒、其他气体中毒（如氰化物中毒）、脑血管意外、糖尿病酮症酸中毒鉴别。血 COHb 测定及相关检查有助于鉴别。

六、治疗

（一）终止 CO 吸入

发现中毒患者应立即撤离中毒现场，移至空气流通的地方，松解衣扣，注意保暖，清除呼吸道分泌物，以保持呼吸道通畅。此后血 COHb 解离，CO 经肺排出。

（二）氧疗

血 COHb 半衰期与 PaO_2 成反比。呼吸室内空气时血 COHb 半衰期约为 4 h，吸入纯氧时为 60 min，在 2.5 个大气压下高压氧治疗时降至 20 min。氧疗能加速 COHb 解离和 CO 排出。

1. 面罩吸氧　意识清醒患者，应用密闭重复呼吸面罩吸入纯氧，氧流量 10 L/min，治疗至症状缓解和 COHb 水平低于 5%，可停止吸氧。通常吸氧 2 日才能使血 COHb 浓度降至 15% 以下。

2. 高压氧治疗　高压氧可增加血液中物理溶解氧，提高总体氧含量，促进氧释放并加速 CO 排出，缩短昏迷时间和病程，预防 CO 中毒引起的迟发性脑病。通常在 3 个大气压下氧分压超过 1600 mmHg，可使血浆携氧量达 5 ml/dl。高压氧治疗适用于中、重度 CO 中毒，或出现神经精神症状、心血管症状、血 COHb 浓度≥25%者。孕妇血 COHb 浓度达到 15%也应给予高压氧治疗。胎儿血红蛋白与 CO 亲和力高，孕妇血 COHb 水平恢复正常后，胎儿仍可长时间缺氧。一般高压氧治疗每次 1～2 h，每日一次，至脑电图恢复正常。

（三）机械通气

对昏迷、窒息或呼吸停止者，应行气管内插管，吸入 100%氧，进行机械通气，使血 COHb 浓度降至 5%以下。严重者可行血浆置换，移去含高浓度 COHb 的血液。

（四）防治脑水肿

严重 CO 中毒后可在 24～48 h 脑水肿达高峰。可每次给予 20%甘露醇 1～2 g/kg 静脉滴注（10 ml/min），症状缓解后减量，也可静脉注射呋塞米。对脑水肿引起抽搐者，可用地西泮10～20 mg静脉注射，抽搐停止后改用苯妥英钠 0.5～1.0 g 静脉滴注，根据病情 4～6 h 重复应用。

（五）促进脑细胞功能恢复

常用静脉药物有三磷腺苷、辅酶 A、细胞色素 C、维生素 C 和氨酪酸等。

七、预后

轻度 CO 中毒者撤除中毒环境后数分钟至数小时症状缓解，中度中毒者经积极治疗后神经症状恢复良好，严重中毒者预后与中毒环境 CO 浓度、暴露时间和中毒后治疗是否及时有关。高压氧治疗能降低迟发性脑病的发生率，有些患者可遗留永久性神经病学症状和体征。

八、预防

加强预防和宣传教育工作。用煤炉取暖时保证烟囱畅通。经常检查煤气管道是否漏气。工作环境中要安装 CO 浓度监测和报警装置，并保持良好通风，使工作环境空气中 CO 浓度保持在安全范围。需要进入 CO 浓度较高环境作业时，要携带安全防护面具及必要的急救设备。工业生产中严格执行安全操作规程。

（孟宪国）

复 习 题

单选题

1. 下列哪项不是有机磷农药中毒的毒蕈碱样表现？
   A. 腹泻　B. 肌纤维颤动　C. 尿频　D. 腹痛
2. 下列哪项是诊断有机磷农药中毒的特异性实验指标？
   A. 全血胆碱酯酶活力测定　B. 尿液检查
   C. 血液检查　D. 肝功能检查
3. 有机磷农药中毒不能用2%碳酸氢钠溶液洗胃的是：
   A. 敌敌畏　B. 对硫磷　C. 敌百虫　D. 乐果
4. 提示阿托品中毒的是：
   A. 皮肤干燥　B. 意识模糊　C. 口干　D. 颜面潮红
5. 一氧化碳中毒，皮肤呈：
   A. 苍白　B. 发绀　C. 黄染　D. 樱桃红色
6. 一氧化碳中毒的发病机制是：
   A. 抑制胆碱酯酶　B. 组织缺氧
   C. 中枢神经抑制作用　D. 阻断造血干细胞的分化

（刘美红）

第十一篇　运动系统疾病

第六十五章　骨　折

临床案例

患者，男，37岁，个体户。因车祸致左小腿外伤疼痛，活动受限30分钟入院。患者30分钟前因骑乘摩托车不慎跌伤，致左小腿肿胀、疼痛、畸形，伤肢不能活动，局部无伤口。急行左小腿X线拍片，以“左小腿胫腓骨骨折”收入院。体格检查：急性痛苦面容，左小腿中下段肿胀畸形，活动障碍，局部未见皮肤裂伤，左足背动脉搏动良好，左足远端活动、感觉正常。左小腿X线片：左胫腓骨中下段骨折。

思考题：1. 闭合性骨折的常见原因有哪些？

2. 闭合性骨折的诊断依据是什么？

3. 闭合性骨折的处理原则是什么？

4. 在诊疗中应注意哪些情况？

一、定义

骨折是指骨的完整性的破坏和连续性中断。

二、病因

因多种不同原因的暴力造成者，称外伤性骨折。若骨本身的坚固性因某些疾病（如肿瘤、炎症、内分泌平衡失调）受到影响，即使在轻微的外力下亦可引起骨折，这种骨折称为病理性骨折。

1. 直接暴力　暴力直接作用使受伤部位发生骨折，常伴有不同程度的软组织伤。

2. 间接暴力　暴力通过传导、杠杆或旋转作用，使远离暴力作用点的骨组织发生骨折，特点是骨折形态多为斜形或螺旋形，骨折周围软组织损伤轻微。

3. 肌牵拉力　肌肉突然强烈地收缩，可使肌肉附着处骨质撕裂，如股四头肌突然猛烈收缩可致髌骨骨折。

4. 积累性劳损　长期反复、轻微的直接或间接损伤可致使肢体某一特定部位骨折，如远距离行军易致第二、第三跖骨及腓骨下1/3骨干骨折，称为疲劳性骨折。

5. 骨骼疾病　骨骼有病变（如炎症、骨肿瘤）后，遭受轻微的外力即可发生骨折，称病理性骨折。

三、分类

骨折的类型可反映出骨折发生的机制、损伤的严重程度等。

1. 根据骨折程度分类 ① 完全骨折：骨骼的完整性或连续性完全破坏者。② 不完全骨折：骨折线未完全贯通，如颅骨裂伤骨折、儿童青枝骨折。

2. 根据骨折形态分类 ① 横行骨折：长管状骨骨折线与骨干纵轴垂直或接近垂直。② 斜行骨折：骨折线与骨干纵轴呈一定角度。③ 螺旋形骨折：骨折线呈螺旋形。④ 粉碎骨折：骨碎裂成三块以上，骨折线呈 T 形或 Y 形者又称为 T 形或 Y 形骨折。

3. 根据骨折处是否与外界相通分类 ① 闭合性骨折：骨折处皮肤或黏膜完整，骨折端不与外界相通。② 开放性骨折：骨折处皮肤或黏膜破裂，骨折端与外界相通。如耻骨骨折伴膀胱或尿道破裂，尾骶骨骨折致直肠破裂均属开放性骨折。骨折处的创口可因刀伤、枪伤由外向内形成，亦可由骨折端刺破皮肤或黏膜从内向外所致。

4. 其他特定情况的骨折类别 ① 压缩骨折：松质骨因受压缩而变形，如脊柱椎体、跟骨之压缩骨折。② 嵌入骨折：骨折端相互嵌插，坚质骨端插入松质骨内，发生在长管状骨之干骺端。③ 凹陷骨折：骨折片下陷，多见于颅骨骨折。④ 骨骺骨折：发育年龄的骨干骨骺部位的骨折，骨折线经过骨骺者为骨骺骨折，经过骨骺板者为骨骺分离。⑤ 撕脱骨折：关节脱位过程中，韧带或肌肉附着部的骨骼同时撕脱，如肱骨内上髁、胫骨棘、内外踝撕脱骨折等。骨折块常与主骨有明显的分离。

5. 据受伤机制分类 ① 直接暴力：如打击、压砸、穿凿等。② 间接暴力：如成角、扭转、轴向传导＋成角、纵向传导、撕脱等。

6. 骨折移位 是指骨折后各骨折段之间相互关系的改变。基本的移位方式有以下五种：① 成角移位：两骨折段的纵轴线交叉成角，以其顶角的方向为准，向前、后、内、外成角。② 侧方移位：以近侧骨折段为准，远侧骨折段向前、后、内、外侧移。③ 短缩移位：两骨折段相互重叠或嵌插，促其缩短。④ 分离移位：骨折端之间相互分离，形成间隙。⑤ 旋转移位：远侧骨折段围绕骨之纵轴旋转。

造成多种不同移位的影响因素有：① 外界暴力的性质、大小和作用方向；② 骨折部位肌肉的牵拉，由于肌肉起止点不同，肌肉牵拉造成不同方向移位；③ 骨折远侧段体重的牵拉，可致骨折分离移位；④ 不恰当的搬运和治疗。

四、临床表现及诊断

（一）临床表现

1. 全身表现 大多数骨折只引起局部症状。多发性骨折或严重骨折可出现全身症状，多有以下表现。① 休克：骨折所致休克的主要原因是出血，特别是骨盆骨折、股骨骨折和多发性骨折，其出血量大者可达 2000 ml 以上。严重的开放性骨折或并发重要内脏损伤时亦可导致休克。② 发热：骨折后体温一般正常，出血量较大的骨折血肿吸收时可出现低热，开放性骨折出现高热时，应注意合并感染的可能。③ 与并发症相关的全身表现：如脂肪栓塞的发绀、昏迷，肺损伤的呼吸困难，尿道损伤的排尿障碍等。④ 某些合并损伤造成的全身表现：随着现代高能量、高速损伤率的增高，严重多发伤的发生率明显上升，而就诊时最显眼、最容易被发现的则是肢体骨折，其他或许更重要的损伤常被掩盖或被忽略。对这类患者应注意全身检查。

2. 局部表现 ① 疼痛：自觉疼痛明显、局限。有些移位很轻的骨折仅在移动患肢时才引起疼痛。也有的仅在伤处受压时才出现疼痛，如儿童的青枝骨折。② 功能障碍：不能移动，更不能活动患肢。有些移位很轻的骨折患者早期甚至可负重，切勿因此而轻易排除骨折。③ 局部肿胀：骨折周围组织、骨膜以及骨髓出血，在骨折部形成血肿，同时局部软组织损伤后水肿，致患部逐渐肿胀。④ 畸形：骨折段移位可使患肢外形发生改变，主要表现为缩短、成角或旋转畸形。⑤ 异常活动：骨折后在非关节部位出现被动不正常活动。⑥ 骨擦感或骨擦音：骨折后，两骨折端相互摩擦时，可产生骨擦音或骨擦感。⑦ 其他合并伤的症状或体征：如合并神经、血管伤时出现的相关表现。

（二）影像学检查

1. X 线摄片 对骨折的诊断与治疗具有重要的价值。凡疑骨折者应常规进行 X 线摄片检查，可能显示临床上难以发现的不完全骨折、深部骨折、关节内骨折和小的撕脱性骨折等。即使临床上已表现为明显的骨折者，X 线摄片检查也是必要的，可以帮助了解骨折的类型和骨折端移位情况，对于骨折的治疗有重要指导意义。摄片应包括邻近关节的正侧位，必要时需加摄特殊位置 X 线摄片或健侧片对比。

2. CT 检查 螺旋 CT 检查对一些在 X 线平片难以显示的深部骨折或较复杂的骨折（如髋臼骨折、跟骨骨折、胫骨平台骨折、脊柱骨折等）所提供的影像更加全面、立体和确切。

3. 磁共振检查 可观察椎管内是否有出血，发现 X 线平片及 CT 未能发现的隐匿性骨折，确定骨挫伤的范围。

（三）骨折的诊断

局部疼痛和异常活动以及 X 线片所反映的明确部位，使大多数骨折很易诊断。在急诊检查患者做出诊断的同时，还必须对其发展演变的趋势做出应有的判断。从骨折本身的条件和骨折周围组织间相互的影响来分析推断：① 骨折形成的机制；② 骨折移位的趋势；③ 进一步演变出现并发症的可能；④ 骨折愈合的趋势；⑤ 出现后遗症的可能。

五、骨折的并发症

（一）早期并发症

1. 休克 由严重创伤、骨折后引起大出血或重要器官损伤所致。

2. 特异性感染 可发生破伤风及气性坏疽。

3. 重要脏器损伤 严重暴力除致骨折外，还可引起肺、肝、脾、膀胱、尿道、直肠等脏器损伤。

4. 血管损伤 伸直型肱骨髁上骨折易损伤肱动脉，股骨髁上骨折可致腘动脉损伤，胫骨上段骨折可伤及胫前或胫后动脉。

5. 神经损伤 脊柱骨折可引起脊髓损伤导致瘫痪，肱骨中、下 1/3 处骨折易损伤桡神经，腓骨颈骨折易引起腓总神经损伤。

6. 脂肪栓塞综合征 通常发生在严重创伤，特别是长管状骨骨折后，临床表现以活动障碍、淤斑、进行性低氧血症及呼吸窘迫综合征为特征。

7. 骨筋膜室综合征 因创伤，骨折后血肿和软组织水肿使骨筋膜室内容物的体积增加，而外在的固定或包扎过紧又会造成室内容积减小，导致室内压增高，行经室内的血管发生渐进的缺血、肌组织痉挛、坏死，同时神经也发生缺血变性，如诊断治疗不及时，则不得不截肢，特别是前臂及小腿部位骨折者。

（二）晚期并发症

1. 坠积性肺炎、压疮和上行性尿路感染 长期卧床易引发这些并发症。近年来，由于大量采用可靠内固定的方法，使患者可以早期下床活动，此类并发症明显减少。

2. 下肢深静脉血栓形成 多见于骨盆骨折或下肢骨折。下肢长时间制动，静脉血回流缓慢，创伤所致血流处高凝状态，易发生血栓形成。应加强活动锻炼，预防其发生。

3. 急性骨萎缩 又称反射性交感神经性骨营养不良。典型症状为疼痛和血管舒缩紊乱，多发生在手或足部骨折后。此并发症一旦发生，很难治愈。应在早期积极进行功能活动，促使局部肿胀消退，预防其发生。

4. 损伤性骨化（骨化性肌炎） 关节脱位或骨折附近软组织的损伤、出血处理不当会引起血肿扩大、机化，在关节附近软组织内广泛骨化，造成关节活动障碍，多见于肘关节。

5. 创伤性关节炎 关节内骨折、关节面遭到破坏，又不能准确复位，骨愈合后使关节面不平整，长期磨损易引起创伤性关节炎。

6. 关节僵硬 由于骨折后肢体长时间固定，引起关节内、外组织发生纤维粘连，关节囊及周围肌肉挛缩，导致关节活动受限。

7. 骨髓炎 由开放性骨折感染所致。

8. 发育畸形 未成年患者骨骺部位的损伤有可能导致骨骺发育障碍，使关节部位的骨骼发育出现畸形。

9. 缺血性骨坏死 骨折使某一骨折段的血供被破坏而发生该骨折段缺血性坏死，如股骨颈骨折后股骨头缺血性坏死。

10. 缺血性肌挛缩 是骨筋膜室综合征处理不当的严重后果，典型的有爪形手、爪形畸形。

11. 压疮 严重创伤骨折、长期卧床不起、身体骨突起受压、局部血循环障碍，易形成压疮。

12. 感染 开放性骨折，特别是污染较重或伴有严重软组织伤者，若清创不彻底，坏死组织残留或软组织覆盖不佳，导致骨外露，可能发生感染。

六、骨折愈合过程及影响因素

（一）骨折愈合过程

骨折愈合是一个完全而连续的过程，从组织学和细胞学的变化，常将其分为三个阶段：

1. 血肿机化演进期 骨折后断端出血，局部形成血肿，部分组织失活引起局部创伤性炎症反应，继而形成肉芽组织，再逐渐转化为纤维组织。与此同时，骨折端附近的骨外膜、骨内膜、成骨细胞增殖，形成骨样组织，从两侧逐渐向骨折间隙延伸，约 2 周后局部可达到纤维性连接。

2. 原始骨痂形成期　由骨外膜、骨内膜生成的骨样组织逐渐钙化，形成新骨。至此，骨折端完全由原始骨痂连接，骨折达临床愈合阶段。

3. 骨痂改造塑形期　原始骨痂中骨小梁排列不规则，尚不牢固。随着肢体的活动和负重，在应力轴线上的骨痂不断改造、加强，而周围骨痂逐渐被清除吸收，最后形成适应生理需要的永久骨痂。

(二) 骨折-期愈合(直接愈合)

当骨折部得到解剖复位而且固定坚强时，其愈合方式为原发性骨连接，称为骨折一期愈合。X线片上的特点是骨折端无骨吸收，无外骨痂。膜内化骨与软骨化骨两种成骨方式的结合，有骨痂形成，临床上称这种骨折愈合过程为二期愈合。

(三) 骨折愈合的标准

1. 局部无压痛及纵向叩痛。
2. 局部无异常活动。
3. X线片显示骨折处有连续性骨痂，骨折线已模糊。
4. 拆除外固定后，骨折愈合后的上肢能向前平举 1 kg 重物持续 1 min，骨折愈合后的下肢不扶拐能在平地连续步行 3 min 且不少于 30 步，连续观察 2 周骨折处不变形。

(四) 影响骨折愈合的因素

骨折愈合过程受很多因素影响，如年龄、营养状态、骨折的类型、骨折部位的血运障碍、组织损伤程度、局部感染及治疗方法等。特别应注意的是医源性影响，如反复、粗暴的手法复位以及过度牵引、切开复位时广泛剥离骨膜、清创术中摘除过多的碎骨片、固定不牢固及不恰当功能锻炼等。

七、骨折急救

现场急救时必须重视以下几方面：
1. 有窒息情况者，及时解除呼吸道梗阻和呼吸功能障碍。
2. 有明显出血者，立即有效地止血，可进行加压包扎、填塞或止血带止血。严格掌握止血带的使用时间。
3. 抢救休克。
4. 严密包扎伤口，减少感染的机会。
5. 固定和保护骨折，肢体用夹板固定，躯干则保持平卧位。
6. 迅速稳妥运送到就近医院，接受终极治疗。

八、骨折的治疗原则

骨折的治疗有三大原则，即复位、固定和康复。

(一) 骨折复位

1. 复位标准

(1) 解剖复位　骨折端通过复位，恢复了正常解剖关系，对位和对线完全良好时，称解剖复位。

(2) 功能复位　经复位后，两骨折端虽未恢复至正常解剖关系，但在骨折愈合后对肢体的功能无明显影响者，称功能复位。功能复位的标准：① 骨折部位的旋转移位、分离移位必须完全矫正。② 短缩移位在成人下肢骨折不超过 1 cm；儿童若无骨骺损伤，下肢短缩在 2 cm 以内，在生长发育过程中可自行矫正。向侧方成角移位，与关节活动方向垂直，日后不能矫正，必须完全复位，不然关节内、外侧负重不平衡，易引起创伤性关节炎。肱骨干稍有畸形对功能影响不大，前臂双骨折则要求对位、对线均好，否则影响前臂旋转功能。③ 长骨干横行骨折，骨折端对位至少在 1/3 左右，干骺端骨折至少应对位 3/4 左右。

2. 复位方法　分为两类，即手法复位(又称闭合复位)和切开复位。

(1) 手法复位　是指应用手法使骨折复位的方法，大多数骨折均可采用手法复位的方法矫正其移位，获得满意的效果。伤后 1～2 h 复位较易成功。

(2) 撬拨复位　是指用钢针穿刺皮肤，在电视透视的监控下对骨行撬拨复位，可用于关节内及其附近的骨折。

(3) 器械复位　① 骨外固定器复位：骨外固定器用以固定骨折，同时也可借其穿针复位；② 牵引手术台复位：对髋部骨折手术固定之前，用来闭合复位的牵引手术台不是必不可缺的；③ 骨折整复器复位：随着微创技术日益受到重视，手术台上牵张整复器的应用会更加广泛；④ 牵引复位：对肌力强大，不易克服其短缩移位的，或是肢体肿胀严重，不宜行手术治疗的，牵引是十分重要的复位以及维持复位的手段。

(4) 切开复位　是指手术切开骨折部位的软组织，暴露骨折端，在直视下将骨折复位。

(二) 骨折固定

骨折的固定方法有两类，即外固定(用于身体外部的固定)和内固定(用于身体内部的固定)。

1. 外固定　主要用于骨折经手法复位后的患者，也有些骨折经切开复位内固定术后加用外固定。目前常用的外固定方法有小夹板、石膏绷带、外展支架、持续牵引和外固定器等。

(1) 石膏固定　主要优点是可良好地塑形；缺点是难以适应肢体在创伤后的迅速变化，肿胀期易造成压迫及血运障碍，而消肿后又会失去固定的效用。

(2) 小夹板固定　是利用有一定弹性的柳木板、竹板或塑料板制成长、宽合适的小夹板，在适当部位加固定垫，绑在骨折部肢体的外面，外扎横带，以固定骨折。优点：固定可靠、骨折愈合快、功能恢复好、治疗费用低、并发症少。缺点：必须掌握正确的原则和方法，易导致骨折的移位，绑扎太紧可产生压迫性溃疡、缺血性肌挛缩，这是骨折最严重的并发症，常导致严重残废，应注意预防。

(3) 骨外固定器固定　系以各两根以上的钢针分别贯穿骨折上、下端，外露部分用平头与金属纵杆连接成为一体，借助夹头的移动或旋转来调整所固定骨折的位置及对合关系。

(4) 牵引固定　牵引既有复位作用，也是外固定。持续牵引分皮牵引和骨牵引。皮牵引是将宽胶布条或乳胶海绵条粘贴在皮肤上或利用四肢尼龙泡沫套进行牵引。骨牵引是用骨圆钉或不锈钢针贯穿骨端松质骨，通过螺旋或滑车装置予以牵引。

(5) 外展架固定　将用铅丝夹板、铅板或木板制成的固定或可调节的外展架用石膏绷带或黏胶带固定于患者胸廓侧方，可将肩、肘、腕关节固定于功能位。

2. 内固定　内固定方法治疗骨折已成为十分重要的手段。内固定的优点：① 有利于骨折愈合；② 有利于简化治疗；③ 有利于合并损伤的修复；④ 有利于减少后遗症发生的机会；⑤ 有利于不适合长期卧床的患者早期离床；⑥ 严重开放骨折适用。

自20世纪60年代末以来，瑞士骨折学会(AO)学派所推行的骨折内固定系统在理论原则、器械、器材和方法各方面均有创新，主要内容是以骨折块之间的加压作为基础，取得坚强的固定，是以生物学为其理论依据。

(三) 康复治疗

1. 早期阶段　指骨折后1～2周内的康复。此期康复治疗的目的是促进患肢血液循环，消除肿胀，防止肌萎缩。功能锻炼以患肢肌主动舒缩活动为主。原则上，骨折上、下关节暂不活动，身体其他部位应进行康复治疗。

2. 中期阶段　即骨折2周以后，患肢肿胀已消退，局部疼痛已减轻，骨折处又有纤维连接，日趋稳定。此时开始进行骨折上、下关节活动，以防肌萎缩和关节僵硬。

3. 晚期阶段　是指骨折已达临床愈合标准，外固定已拆除的恢复期。此时是康复治疗的关键时期，特别是早、中期康复治疗不足的患者，肢体部分肿胀和关节僵硬应通过此期的锻炼，尽早使之消除，并辅以物理治疗和外用药物熏洗，以促进关节活动范围和肌力的恢复，早日恢复正常功能。

九、开放性骨折的处理

1. 开放性骨折的治疗原则　① 正确辨认开放性骨折的皮肤损伤。② 充分清创。③ 通过可靠手段稳定骨折端。④ 采用有效的方法闭合伤口，消灭创面。⑤ 合理地使用抗生素。

2. 开放性骨折根据软组织损伤的轻重，可分为三度：第一度，皮肤由骨折端自内向外刺破，软组织损伤轻；第二度，皮肤破裂或压碎，皮下组织与肌组织中度损伤；第三度，广泛的皮肤、皮下组织与肌肉严重损伤，常合并血管、神经损伤。

3. 充分清创　是防止感染的最根本的手段。原则上清创时间越早，感染机会越小，治疗效果越好。一般认为6～8 h内清创，创口绝大多数能一期愈合。少数病例在伤后12～24 h，甚至个别病例超过24 h还可以进行清创。

4. 固定方法的选择　开放性骨折因有感染的危险，原则上慎用内固定或用简单的内固定方法。近年来很多学者主张对伤后时间短、污染轻的开放骨折，在彻底清创、有效抗生素治疗后，采用坚强的内固定治疗，可早期进行功能锻炼，效果较好。

十、开放性关节损伤的处理

开放性关节损伤是指皮肤和关节囊破裂、关节腔与外界相通的关节损伤。其处理原则与开放性骨折基本相同，治疗的主要目的是防止关节感染和恢复关节功能。

十一、骨折延迟愈合、不愈合和畸形愈合的处理

(一) 骨折延迟愈合及不愈合

骨折延迟愈合是指经治疗，超过一般愈合所需的时间，骨折断端仍未出现骨折连接。主要原

因是骨折复位后固定不确实，骨板端存在剪力和旋转力或者牵引过度所致骨端分离。愈合时间的长短不应作为衡量骨折是否不愈合的标准。

1. 临床表现 骨折愈合延迟者，临床上常可见局部水肿持续存在，压痛久不消失。而不愈合者主要是局部的异常活动，压痛反而不突出。

2. X线表现 骨痂少而且不相连接。骨折端之间有骨吸收，但无骨硬化。最重要的依据是序列的对比，即将一段时间内的X线片，前后序列进行对比，了解其愈合过程的发展趋势，而不是仅靠一次X线片下结论。骨折不愈合的表现有三种形式：① 骨端硬化，髓腔闭锁；② 骨端萎缩疏松；③ 骨端硬化，形成杵臼关节。三种形式的不愈合，在骨折线之间均有明显界限，无骨小梁通过。

3. 处理原则

（1）延迟愈合 分析造成延迟愈合的主要原因并加以解决。

（2）不愈合 多需手术治疗，清除骨端及其周围妨碍骨折愈合的纤维瘢痕组织及硬化骨质，打通髓腔，植骨，更换可靠固定物。近年来，利用电刺激、超声刺激、骨髓注入、药物注入等方法，均获得一定的成功。

（二）骨折畸形愈合

在错位愈合的骨折中，只有那些造成肢体的功能障碍或有明显外观畸形的愈合才能称为骨折畸形愈合。

1. 所致的功能障碍 ① 关节活动受限；② 肢体各关节之间运动不协调；③ 平衡失调与步态失常；④ 肌肉作用的削弱。

2. 充分估计儿童的发育和矫形的能力 骨折畸形愈合会造成一定的功能障碍，但儿童骨折复位即使不满意，有可能畸形愈合，但不一定必须手术矫正。

3. 矫形术的应用 当骨折畸形愈合后，在功能上得不到所需要的代偿时，就应考虑手术矫形。① 解剖上的矫形：重新获得解剖复位或接近解剖复位。② 功能上的矫形：有些骨折畸形愈合后，所属关节功能障碍已相当明显，即使原骨折解剖复位，也不可能得到功能的改进。

（张绪鹏）

第六十六章　颈、腰椎病

临床案例

患者，女，68岁。颈部疼痛伴双上臂部麻木2周入院。患者2周前觉颈部疼痛，表现为针刺样痛，影响休息，双上臂部麻木，清晨睡醒时明显，活动后减轻。体格检查：痛苦面容，颈部活动受限，颈项部及右肩部有压痛。颈椎X线片提示：颈椎病。

思考题：1. 根据临床表现，颈椎病分为哪几种类型？

2. 神经根型颈椎病的临床症状与典型体征是什么？手术指征是什么？

3. 脊髓型颈椎病的治疗原则是什么？

第一节　颈　椎　病

一、概念

颈椎病是中、老年人群中的常见病，是指颈椎间盘变性以及钩椎关节、关节突关节等结构继发变性，累及神经根、脊髓、椎动脉与交感神经，引起相应临床症状与神经功能障碍的疾病。

二、病因和病理

1. 颈椎间盘变性　是颈椎病的发生和发展中最基本的原因。由于颈椎间盘变性而使椎间隙狭窄，关节囊及韧带松弛，颈椎的稳定性下降，导致椎间盘突出、骨质增生、韧带变性，最后使脊髓、神经、血管受到刺激或压迫。

2. 损伤　急性损伤可使原已有变性的颈椎和椎间盘损害加重而诱发颈椎病；慢性损伤使已有变性的颈椎加速其变性过程而提前出现症状，最后使脊髓、神经、血管受到刺激而出现受压迫的表现。

3. 颈椎先天性椎管狭窄　在此基础上，即使变性轻微，也可出现受压迫症状而发病。值得注意的是，椎间关节变性、神经血管受累以及临床症状和体征这三者之间并不是简单的因果关系，它们相互关联，又有其各自发生和发展的规律。

三、临床表现

根据病变组织的不同，将颈椎病分成下列四个类型：

（一）神经根型颈椎病

1. 神经根型颈椎病在颈椎病中发病率最高（50%～60%），是由于颈椎间盘侧后方突出，钩椎关节或关节突关节增生、肥大，刺激或压迫神经根所致。

2. 多见于中年和老年人，多数人有颈部劳损病史。

3. 颈肩部疼痛与颈部活动受限是常见症状。

4. 神经根型颈椎病常单节段性发病，多限于一侧，以第5、第6颈椎最常见。

5. 体格检查常可见颈部姿势异常、活动受限、颈椎棘突与颈肩部软组织有压痛，神经根传导功能异常对诊断更有价值。

6. 上肢牵拉试验阳性　术者一手挟患侧颈部，一手握腕，向相反方向牵拉。

7. 压头试验阳性　将患者头后仰并偏向患侧，术者用手掌在其头顶部加压，出现颈肩或上肢放射痛。

8. X线平片显示颈椎生理性前凸消失，椎间隙变窄，椎体前、后缘骨质增生，钩椎关节、关节突关节骨质增生及椎间孔狭窄等改变的征象。CT或MRI可见椎间盘突出、椎管和神经根管狭窄以及脊神经受压的情况。

（二）脊髓型颈椎病

脊髓型颈椎病是指颈椎间盘变性累及脊髓并产生脊髓病损的临床表现。

1. 原因　① 脊髓受压的主要原因是椎体后缘骨赘，增生肥厚的黄韧带及钙化的后纵韧带等；② 因下颈段椎管相对较小且活动度大，故变性亦发生较早、较重。脊髓受压也易发生在下颈段。

2. 流行病学　脊髓型颈椎病占颈椎病的10%～15%；发病多在50岁左右，30岁以下与70岁以上发病较少；性别与职业无显著区别。

3. 临床表现　一般起病缓慢，逐渐加重或时轻时重，外伤可引起突然加重。以四肢无力、手足或肢体麻木、握物不牢、写字及挟持筷子不准或步态不稳、足下踩棉花样感等为常见主诉。可有排尿障碍及胸腹部束带感。多数有腱反射亢进或出现霍夫曼（Hoffman）征阳性等病理反射。X线表现与神经根型相似，脊髓造影、CT、MRI检查可显示脊髓受压情况。脑脊液蛋白含量及动力学测定可反映椎管通畅情况。

（三）椎动脉型颈椎病

1. 病因　① 周围组织直接刺激或压迫椎动脉；② 颈椎变性后稳定性降低，在颈椎活动时，椎间关节产生过度移动而牵拉椎动脉，或颈交感神经兴奋，反射性地引起椎动脉痉挛等；③ 当患者原有动脉硬化等血管疾病时则更易发生本病。

2. 临床表现　① 眩晕：为本型颈椎病的主要症状，可表现为旋转性、浮动性或摇晃性眩晕，头部活动时可诱发加重。② 头痛：是由椎-基底动脉供血不足而侧支循环血管代偿性扩张引起。主要表现为枕部、顶枕部疼痛，也可放射到颞部，多为发作性胀痛，常伴自主神经功能紊乱症状。

③ 视觉障碍:突发性弱视或失明、复视,短期内自动恢复,是由右脑后动脉及脑干内第Ⅲ、第Ⅳ、第Ⅵ脑神经核缺血所致;④ 猝倒:由椎动脉受刺激时突然痉挛引起,多在头部突然旋转或屈伸时发生,倒地后再站起即可继续正常活动。⑤ 其他:还可有不同程度的运动及感觉障碍以及精神症状。⑥ 椎-基底动脉血供不足的临床表现常为突发性,并有反复发作倾向,复发时其表现可不完全相同,神经检查可正常。

(四) 交感型颈椎病

1. 病因　本型颈椎病的发病机制尚不清楚。

2. 交感型颈椎病症状繁多,多数表现为交感神经兴奋症状,少数为交感神经抑制症状。由于椎动脉表面富含交感神经纤维,当交感神经功能紊乱时常常累及椎动脉,导致椎动脉的舒缩功能异常。因此,交感型颈椎病在出现全身多个系统症状的同时,还常常伴有的椎基底动脉系统供血不足的表现。

3. 辅助检查　X 线、CT、MRI 等检查结果与神经型颈椎病相似。

四、诊断依据

根据临床表现与影像资料的分析与综合,确诊应具有下述三条:

1. 具有颈椎病的临床症状与体征。

2. 影像学检查可见椎间盘变性征象。最容易导致脊髓压迫的影像学改变包括椎体后缘骨质增生、椎间盘突出或膨出以及节段性不稳定。

3. 影像学检查显示脊髓受压,并应与神经系统的体征相一致。只有影像学检查,即使有明显的椎间盘变性甚至脊髓受压,而没有症状与体征,不能确定为颈椎病。

五、治疗

1. 非手术治疗　① 颌枕带牵引:适用于脊髓型以外的各型颈椎病;② 颈托和围领:主要用以限制颈椎过度活动,而患者行动不受影响;③ 推拿按摩:对脊髓型以外的早期颈椎病有减轻肌痉挛、改善局部血循环的作用;④ 理疗:有加速炎性水肿消退和松弛肌肉的作用;⑤ 自我保健疗法:在工作中定时改变姿势,做颈部轻柔活动及上肢活动,有利于颈、肩肌肉弛张的调节和改善血循环;⑥ 药物治疗:症状严重时可口服或外用非甾体消炎药、肌肉松弛药、中药制剂。痛点局限时,可注射皮质类固醇制剂。

2. 手术治疗　诊断明确的颈椎病经非手术治疗无效,或反复发作者,或脊髓型颈椎病症状进行性加重者适于手术治疗。① 前路及前外侧手术:椎间盘骨刺切除椎体间植骨融合术,椎体次全切除术,椎体间植骨术;② 后路手术:较为常用的有椎板成形椎管扩大术或椎体切除术。

第二节　腰椎间盘突出症

临床案例

患者,男,22 岁。因腰及左下肢疼痛半年入院。患者半年前剧烈活动后觉腰痛,继而疼痛向左下肢后外侧放射，局部区域麻木，腰部活动受限，经检查以“腰椎间盘突出症”入院。体格检查：痛苦面容，强迫体位，腰椎右侧凸，活动明显受限。第4～5腰椎棘突间隙偏左有压痛，疼痛无放射，左直腿抬高试验(＋)30°。CT检查：第4～5腰椎椎间盘突出症。

思考题：1. 腰椎间盘突出症好发于哪些节段？

2. 腰椎间盘突出症的诊断依据是什么？手术治疗的指征是什么？

3. 第4～5腰椎或第5腰椎至第1骶椎椎间盘突出症通常引起哪个神经根功能障碍？

一、概述

1. 概念 腰椎间盘突出症是因椎间盘变性，纤维环破裂，髓核突出刺激或压迫神经根、马尾神经所表现的一种综合征，是腰腿痛最常见的原因之一。

2. 流行病学 以第4～5腰椎，第5腰椎至第1骶椎间隙发病率最高(90%～96%)，多个间隙同时发病者仅为5%～22%，多见于20～50岁，男：女＝(4～6)：1。

二、病因

1. 椎间盘变性为基本因素。

2. 损伤 积累伤是椎间盘变性的主要原因，也是椎间盘突出的诱因。

3. 妊娠 妊娠时盆腔、下腰部组织充血明显，各种结构相对松弛，而腰骶部又承受比平时更大的重力，这样就增加了椎间盘损伤的机会。

4. 遗传因素 有色人种本症发病率较低，年龄＜20岁约32%有阳性家族史。

5. 上腰部患椎间盘突出症少见，其发生多存在下列因素：① 脊椎滑脱症；② 病变的椎间隙原有异常，如终板缺损；③ 过去有脊柱骨折或脊柱融合术病史。

三、分型及病理

从病理变化及CT、MRI发现，结合治疗方法可做如下分型：

1. 膨隆型 纤维环有部分破裂，而表层完整，髓核在压力的作用下向椎管均匀膨胀，突出物的表面光滑。

2. 突出型 纤维环完全破裂，髓核较尖锐突向椎管，仅有后纵韧带或一层纤维膜覆盖，表面高低不平。

3. 脱出型 纤维环的后纵韧带纤维膜完全破裂，突出的椎间盘组织或碎块脱入椎管内。

4. 脱垂游离型 脱入椎管的椎间盘组织或碎块完全游离。

5. 施莫尔结节及经骨突出型 前者是指髓核经上、下软骨板的发育性或后天性裂隙突入椎体松质骨内；后者是指髓核沿椎体软骨终板和椎体之间的血管通道向前纵韧带方向突出，形成椎体前缘的游离骨块。这两型临床上仅出现腰痛，而无神经症状，无需手术治疗。

四、临床表现

(一) 症状

1. 腰痛 是大多数本症患者最先出现的症状，发生率为91%。由于纤维环外层及后纵韧带受到突出髓核的刺激，经窦椎神经而产生下腰部感应痛，有时亦影响到臀部。

2. 坐骨神经痛　发生频率高于腰痛。坐骨神经痛可以单独出现，也可以与腰痛同时出现。典型的坐骨神经痛是下腰部疼痛并向臀部、大腿后侧、小腿外侧、足部放射。

3. 马尾神经受压　中央型可能累及马尾神经，出现会阴麻木、排便与排尿功能障碍。

（二）体征

1. 姿势异常与活动受限　一般认为，腰椎间盘突出症都有不同程度的腰部生理前凸消失或后凸、侧凸等姿势异常及活动受限。站立或行走时，身体倾向一侧，腰椎活动受限往往不对称。

2. 感觉、肌肉与腱反射异常　受累的神经根、马尾神经支配区的感觉异常、肌力减弱、腱反射减弱或消失是椎间盘突出症必然出现的体征，也是定位诊断的依据。

3. 直腿抬高试验（Lasègue 征）及加强试验阳性患者仰卧，伸膝，被动抬高患肢。下肢抬高到60°～70°始感腘窝不适，本症患者神经根受压或粘连使滑动度减少或消失，抬高在60°以内即可出现坐骨神经痛，称为直腿抬高试验阳性。在直腿抬高试验阳性时，缓慢降低患肢高度，待放射痛消失，再被动背屈踝关节以牵拉坐骨神经，又出现放射痛，称为加强试验阳性。

（三）放射学、MRI 检查与电生理检查

1. 腰部正、侧位 X 线检查　不能直接显示椎间盘的影像，但可发现有无炎症、结核、肿瘤等骨破坏性疾病。

2. CT 检查　在断面上可以观察椎间盘突出或膨出的节段，其突出或膨出的程度以及神经根和马尾神经的形态与位置对诊断椎间盘突出症有重要价值。

3. MRI 检查　可全面观察各腰椎间盘是否存在病变，也可以在矢状面上了解髓核突出的程度和位置，并鉴别是否存在椎管内其他病变。

4. 其他电生理检查　肌电图体感诱发电位与运动诱发电位可协助确定神经损伤的范围及程度，观察治疗效果。

五、诊断依据

1. 下腰部疼痛并放射至下肢，尤其是放射至小腿或足部。
2. 具有腰、骶神经根或马尾神经功能异常的体征。
3. CT、MRI 检查或脊髓造影显示椎间盘突出或膨出，并压迫神经根或马尾神经。

必须具备上述三条才能确诊。

六、鉴别诊断

1. 腰部软组织损伤　尤其是慢性劳损可以出现腰腿痛，此时腰痛为牵扯性痛，直腿抬高试验阴性，下肢的肌力、腱反射与皮肤的感觉是正常的。

2. 腰椎管内肿瘤或椎骨肿瘤以及腰椎结核、强直性脊柱炎可出现腰腿痛，X 线、CT 或 MRI 检查可提供有价值的鉴别依据。

3. 需与第三腰推横突综合征、梨状肌综合征、腰椎管狭窄症、腰推滑脱与椎弓根峡部不连、腰椎结核、盆腔疾病、下肢血管疾病相鉴别。

七、治疗

(一) 非手术治疗

腰椎间盘突出症中约80%的患者可经非手术疗法缓解或治愈。

1. 适应证 ① 年轻、初次发作或病程较轻者;② 休息后症状可自行缓解者;③ X线检查无椎管狭窄;④ 因全身或局部疾病,不可能行手术者;⑤ 不同意手术者。

2. 治疗方法

(1) 绝对卧床休息 卧床3周后戴腰围起床活动,3个月内不做弯腰持物动作。

(2) 骨盆牵引 可使椎间隙增宽,减少椎间盘内压。

(3) 理疗和推拿、按摩 可缓解肌肉痉挛,减轻椎间盘压力,但应注意避免暴力。

(4) 糖皮质激素硬膜外注射 糖皮质激素是一种长效抗炎药,可减轻神经根周围的炎症、粘连。国内常用醋酸泼尼松龙1.7 ml,加2%利多卡因4 ml行硬膜外注射,每7~10日一次,3次为一个疗程,间隔2~4周后可再用一个疗程。

(5) 髓核化学溶解法 将胶原酶注入突出的髓核附近,使椎间盘内压力降低或突出的髓核缩小,达到缓解症状的目的。

(6) 经皮髓核切吸术 是通过椎间盘镜或特殊器械在X线监视下直接进入椎间盘,将部分髓核绞碎吸出,从而减轻椎间盘内压力以达到缓解症状的目的,主要适合于椎间盘膨出或轻度突出的患者。

(二) 手术治疗

1. 指征 ① 规范的保守治疗3个月无效;② 剧烈腰腿痛急性发作,保守治疗不能缓解,严重影响生活与睡眠;③ 出现神经根或马尾神经麻痹的临床表现,较常见的表现为麻痹性足下垂、排尿功能障碍,应视为急诊手术的指征。

2. 手术方式 应着眼于解除神经的压迫,通常需要切除突出或膨出的椎间盘。

具体手术方式有:① 全椎板切除髓核摘除术;② 半椎板切除髓核摘除术;③ 显微外科腰椎间盘摘除术;④ 经皮腰椎间盘切除术;⑤ 人工腰椎间盘置换术。

(张绪鹏)

复 习 题

单选题

1. 骨折的急救不包括：
   A. 一般处理　B. 创口包扎　C. 妥善固定
   D. 迅速运输　E. 开放骨折复位
2. 骨折愈合的第二期是：
   A. 原始骨痂形成期　B. 血肿机化演进期　C. 骨痂改造塑形期
   D. 膜内化骨吸收期　E. 软骨内化骨吸收期
3. 骨折治疗的基本原则：
   A. 复位后固定，给予促进骨折愈合的药物　B. 手法复位，外固定，给予活血化瘀药物
   C. 切开复位，内固定，给予抗生素　D. 复位后固定，并开始功能锻炼
   E. 复位后固定，待解除固定后开始功能锻炼
4. 下列属于稳定性骨折是：
   A. 斜形骨折　B. 螺旋形骨折　C. 多段骨折
   D. 横形骨折　E. 粉碎骨折
5. 下列骨折哪项易出现骨折的专有体征
   A. 青枝骨折　B. 裂缝骨折　C. 疲劳骨折
   D. 粉碎骨折　E. 嵌插性骨折
6. 骨折血肿机化演进期大约需要
   A. 3 天　B. 5 天　C. 1 周
   D. 2 周　E. 3 周
7. 属于骨折晚期并发症的是：
   A. 肝脾破裂　B. 重要血管损伤　C. 脂肪栓塞
   D. 重要神经损伤　E. 关节僵硬
8. 骨折的晚期并发症是：
   A. 脂肪栓塞　B. 休克　C. 出血
   D. 内脏损伤　E. 骨化性肌炎
9. 肱骨干骨折最易引起：
   A. 尺神经损伤　B. 桡神经损伤　C. 腋神经损伤

D. 肌皮神经损伤　E. 正中神经损伤

10. 骨折的早期并发症是：

A. 骨筋膜室综合征　B. 关节僵硬　C. 骨化性肌炎

D. 创伤性关节炎　E. 缺血性骨坏死

11. 符合骨折临床愈合标准的是：

A. 局部可有异常活动

B. 局部压痛但无纵向叩痛

C. 解除外固定后观察 1 周局部不变形

D. 受伤上肢向前平举 1kg 重物，坚持 1 min

E. X 线片示骨折线模糊有间断骨痂通过骨折线

12. 在骨折急救中哪项是错误的：

A. 可疑骨折按骨折处理

B. 现场不复位，仅超关节固定

C. 骨外露时须复位，并包扎伤口

D. 脊柱骨折用平托法或滚动法，移至硬板上搬运

E. 畸形明显可能穿破皮肤、损伤血管神经时可简易复位、固定

13. 肌力测定的分级描述中，错误的是：

A. 1 级：肌完全不能收缩，为完全瘫痪

B. 2 级：肌收缩可使关节活动，但不能对抗重力

C. 3 级：肌仅有抗重力，无抗阻力的收缩

D. 4 级：肌有抗重力和抗阻力的收缩

E. 5 级：肌有对抗强阻力的收缩

14. 股骨颈骨折的常见体征是患肢多呈：

A. 屈曲、内收、内旋畸形　B. 伸直、外展、内旋畸形

C. 短缩、内旋、外展畸形　D. 短缩、外旋、内收畸形

E. 屈曲、外展、内旋畸形

15. 胫骨易发生骨折的部位是：

A. 上端干骺端部位　B. 中上 1/3 处　C. 胫骨中段

D. 中下 1/3 处　E. 踝上部位

16. 腰椎间盘突出症最多见于：

A. 腰 1～2　B. 腰 2～3　C. 腰 3～4

D. 腰 4～5　E. 腰 5～骶 1

17. 腰椎间盘突出症的典型症状是：

A. 腰背痛　B. 下肢无力　C. 腰痛伴坐骨神经痛

D. 坐骨神经痛　E. 腰部活动受限

18. 腰椎间盘突出症：

A. 托马斯征阳性　B. 拾物试验阳性

C. 直腿抬高试验和加强试验阳性　D. 患部活动受限，好发于 50 岁左右

E. 早期局部分层穿刺有助于诊断

19. 关于肩周炎,下列哪项不对:

A. 多发生于 40 岁以上中老年人　　B. 影响梳头、洗面和扣腰带

C. 活动时疼痛,并牵涉到上臂　　D. 本病能自愈,且不留功能障碍

E. 为肩周肌、肌腱、滑囊、关节囊的慢性损伤性炎症

20. 男性,56 岁,1 个月颈肩痛,并向右手放射,右手拇指痛觉减弱,肱二头肌肌力弱。初步诊断是:

A. 颈椎病　　B. 肩周炎　　C. 肩袖综合征

D. 臂丛神经炎　　E. 颈部劳损

21. 65 岁男性,因右上肢放射痛伴手指麻木,动作不灵活 2 年就诊。检查发现颈肩部压痛,神经牵拉试验及压头试验阳性,右上肢桡侧皮肤感觉减退,握力减弱,肌张力减低。最可能的诊断是:

A. 交感神经型颈椎病　　B. 脊髓型颈椎病　　C. 椎动脉型颈椎病

D. 神经根型颈椎病　　E. 混合型颈椎病

22. 男性,50 岁,平时常有头痛头晕,视物模糊,转头时突然跌倒。经检查临床诊断为颈椎病,其最可能的类型是:

A. 神经根型　　B. 脊髓型　　C. 交感神经型

D. 椎动脉型　　E. 混合型

23. 男性,35 岁,外伤后腰痛伴右下肢麻木 1 周。查体:腰部活动受限,右小腿外侧感觉减退,疑有腰椎间盘突出症,最有诊断价值的检查方法是:

A. X 线片　　B. 透视　　C. CT

D. 核素骨扫描　　E. 肌电图

(阳　晓)

第十二篇　外科创伤急救

第六十七章　外科创伤急救导论

临床案例

患者，男，34 岁，农民。因背重物时突然昏倒 2 h 急诊。体格检查：意识清楚，烦躁，面色苍白，脉搏 130 次/min，较弱，血压 80/60 mmHg，呼吸 30 次/min。腹胀，无明显压痛及反跳痛，移动性浊音明显，肠鸣音存在。左下胸部有皮肤淤斑痕迹。1 周前曾因车祸撞伤左下胸部，局部疼痛。胸部 X 线片示左侧第 11、第 12 肋骨骨折。10 年前患有肝炎，曾多次查血 HBs Ag(＋)。

思考题：1. 此患者有哪些诊断？

2. 为进一步确诊及制订治疗方案需作哪些检查？

3. 急救治疗原则是什么？

4. 从此病例可吸取哪些教训？

一、概述

创伤是各种致伤因子作用于机体，使机体组织连续性遭到破坏和生理功能发生障碍。引起创伤最常见的因素为机械性的，如交通、生产事故、斗殴及战争等。其他致伤因子有物理性的（如高温所致的烧伤、低温所致的冻伤，放射线所造成的放射伤）及化学性的（如强酸、强碱及磷等引起的烧伤）。

二、创伤分类

严重创伤分类的目的在于采用科学的方法，迅速缓解伤员量大与救治力量有限的矛盾，科学地安排伤员救治的轻重缓急，以确保危重伤员得到优先救治，整个治疗过程井然有序。对于各种创伤，可以采用以下分类方法，既可以明确诊断，也能表明损伤的严重程度。

1. 按受伤部位、解剖生理关系，可以把人体分成八个部位：① 颅脑部；② 颌面颈部；③ 胸部；④ 腹部；⑤ 骨盆部；⑥ 脊柱脊髓部；⑦ 上肢；⑧ 下肢。

2. 按致伤原因分为：① 刺伤，因锐器（如刺刀、剪刀、铁钉、钢丝等）所致的组织损伤。② 火器伤，以火药为动力的武器致伤。③ 挤压伤，是指机体软组织、躯干受重物挤压所致的损伤。④ 撕裂伤，因钝物打击所致皮肤、软组织撕裂。⑤ 撕脱伤，指高速旋转的机轮和马达组带等将大片头皮撕脱或四肢皮肤、皮下组织与深筋膜肌肉剥脱分离。⑥ 钝挫伤，受钝器所击后表面皮肤尚完整，而有深部组织的损伤。⑦ 扭伤，外力作用于关节，使其发生过度扭转，引起关节、韧带、肌腱等损伤，严重者可以发生断裂。⑧ 其他损伤，如烧伤、冻伤、咬伤等。

3. 按受伤类型分类

(1) 按创伤有无伤口分类　① 闭合伤，皮肤、黏膜保持完整，表面无伤口；② 开放伤，皮肤、黏膜完整性遭破坏，损伤部位与外界相通。

(2) 火器伤按伤道形态分类　根据是否有颅腔、胸腔、腹腔、关节腔穿透可分为穿透伤和非穿透伤。

4. 按损伤严重程度分类　① 轻伤，没有重要脏器的损伤，有软组织挫裂伤、肿胀及淤血等，不需住院治疗；② 中等伤，无生命危险，不需紧急手术，但可在一段时间内失去生活和工作能力；③ 重伤，伤势严重，有生命危险或发生严重并发症的危险而需要紧急治疗的伤员；④ 极重度伤，伤情危重，生命垂危，存活希望小，需争分夺秒抢救。

5. 批量创伤患者的分类　在发生批量伤员时，患者的分类范围与平时完全不同，要遵循充分发挥现有的人力、物力，抢救尽可能多的伤员这一原则。

一般情况下，可将伤员分为以下几类：

(1) 立即复苏级　用白色做标记，应立即就地实施急救复苏。

(2) 立即手术级　用红色做标记，这组伤员必须及早进行手术治疗。

(3) 延期手术级　用黄色做标记，包括所有外科手术可以暂缓数小时，而不致影响生命的伤员，但必须尽快转送。

(4) 轻伤员级　用绿色做标记。

(5) 期待医疗级　用黑色做标记，就是濒死或救治希望较小的伤员。

三、急救

急救的原则是保存生命第一，恢复功能第二，顾全解剖完整性第三。要求快抢，快救，快送。要做到：

1. 首先抢救生命　保证呼吸道通畅，维持呼吸和循环功能的稳定，优先处理窒息、胸部损伤、大出血、休克等。

2. 轻重缓急要分清　遇多个人员损伤或一人有多处损伤时需简要检查，从重到轻进行抢救。多个伤员时特别要注意那些不呻吟的患者。

3. 态度要积极　不论伤情是轻还是严重，都要积极地抢救。

4. 抢救方法要正确。

四、外伤现场急救技术

外伤现场急救五项技术主要是通气、止血、包扎、固定和搬运。在现场特殊条件下，不管是什么部位、什么性质的外伤，只要造成身体各部位、各脏器的严重损害(有时甚至危及生命，如心搏呼吸骤停、大出血、休克、颅脑外伤、骨折等)，常常需要进行现场急救。应不失时机地进行有效的通气、止血、包扎、固定和搬运，以挽救患者的生命，防止病情恶化，减少痛苦，防止并发症，给医院进一步救治奠定良好的基础。

现场急救的基本要求有：急救技术应尽量是徒手操作或尽量少借助于器械；操作要求简单易

行，效果必须确实可靠；救护人员尽量要少。另外，应该快速掌握与伤员性命攸关的呼吸、循环、意识情况。

（一）通气

意外创伤和急危重者出现呼吸困难或呼吸停止时，应在现场进行争分夺秒的抢救，排除呼吸道的阻塞，开放气道并进行人工呼吸。

（二）止血

1. 指压动脉止血法　适用于头部和四肢的动脉出血。用手指在出血的近心端把动脉紧压在骨面上，以达到迅速和临时止血的目的。

2. 直接压迫止血法　适用于较小伤口的出血。用无菌纱布直接压迫伤口，压迫约 10 min。

3. 加压包扎止血法　适用于各种伤口的小动静脉、毛细血管出血，是一种比较可靠的非手术止血法。可就地取材，先用无菌纱布或干净布覆盖压迫伤口，再用三角巾或绷带加压包扎，包扎范围应该比伤口稍大。

4. 加垫屈肢止血　适用于前臂或小腿的出血。在没有骨折及关节损伤时，可将一块厚棉垫、绷带或布类垫置于肘窝处，屈肘包扎固定。

5. 填塞止血法　适用于颈部或臀部较大而深的伤口。以颈部伤口为例，先用镊子夹住无菌纱布塞入伤口内，如一块纱布止不住出血，可再加纱布，最后用三角巾或绷带绕颈部至对侧臂根部包扎固定。

6. 止血带止血　只适用于四肢大出血。当其他止血法不能止血时才用此法。

（1）部位　上臂外伤大出血应扎在上臂上 1/3 处，前臂或手外伤大出血应扎在上臂的下 1/3 处，不能扎在上臂的中 1/3 处，因该处神经走行贴近肱骨，易被损伤。

（2）材料　弹性带可用橡皮筋、橡皮管，弱弹性带可用布类，充气带更好，禁用铁丝电线等。

（3）注意事项　① 衬垫：使用止血带的部位应该有衬垫，否则会损伤皮肤。止血带可扎在衣服外面把衣服当衬垫。② 松紧度：应以出血停止、远端摸不到脉搏为合适。过松达不到止血的目的，过紧会损伤组织。③ 标明时间：每小时放松 2 min，总时间不超过 3 h。④ 标记：使用止血带者应有明显标记贴在前额或胸前易发现部位，写明时间。如立即送往医院，可以不写标记，但必须当面向值班人员说明扎止血带的时间和部位。

（三）包扎

伤口包扎在急救中应用范围很广，可起到保护创面、减少伤口污染以及压迫止血、止痛、固定受伤肢体的作用。

（四）固定

固定是针对骨折的急救措施，可以防止骨折移位，具有减轻伤员痛苦的作用，同时能有效地防止因骨折断端的移位而损伤血管、神经等组织造成的严重并发症。

（五）搬运

创伤患者经过现场初步处理后，就需要把伤员从现场送到医疗条件较完善的医院做进一步的检查和治疗，以免贻误治疗，致残或死亡。搬运转送伤员时，要根据伤员的具体病情选择合适的方法，要平稳、快速。一般采用患者头部与车行驶方向相反或横位放置。

（侯明亮）

第六十八章　颅脑损伤

第一节　头皮损伤

一、概述

根据损伤程度分为头皮血肿、头皮裂伤和头皮撕脱伤。头皮血肿多因钝器伤所致，按血肿出现于头皮内的具体层次可分为皮下血肿、帽状腱膜下血肿和骨膜下血肿三种。头皮裂伤可由锐器或钝器伤所致。头皮撕脱伤多因发辫受机械力牵扯，使大块头皮自帽状腱膜下层或连同骨膜被撕脱所致。

二、临床表现

头皮血肿主要表现为头皮下积血造成局部肿胀、隆起、疼痛及压痛。头皮裂伤，伤口可有活动性出血，可合并颅骨骨折。头皮撕脱伤常表现为大片头皮撕脱，颅骨外露，出血快，疼痛重，易休克，可合并颅骨骨折和脑损伤。

三、诊断

根据损伤程度易于做出诊断。由于头皮血管丰富，出血较多，严重者可引起失血性休克或疼痛性休克，应重点检查有无颅骨和脑损伤。

四、治疗

较小的头皮血肿在1～2周可自行吸收，巨大的血肿可能需4～6周才吸收。采用局部适当加压包扎，有利于防止血肿的扩大。为避免感染，一般不采用穿刺抽吸。对头皮裂伤除遵循压迫止血、清创缝合原则外，还必须检查伤口深处有无骨折或碎骨片，如果发现有脑脊液或脑组织外溢，须按开放性脑损伤处理。头皮血供丰富，其清创缝合的时限允许放宽至24～72 h。头皮撕脱伤应在压迫止血、防治休克、清创、抗感染的前提下，行中厚皮片植皮术。对骨膜已撕脱者，需在颅骨外板上多处钻孔至板障，然后植皮。条件允许时，应采用显微外科技术行小血管吻合、头皮原位缝合，如获成活，可望有头发生长。

第二节 颅骨骨折

一、概述

颅骨骨折是指由于受暴力作用所致颅骨结构改变。颅骨骨折按骨折部位分为颅盖与颅底骨折，按骨折形态分为线形与凹陷性骨折，按骨折与外界是否相通分为开放性与闭合性骨折。颅盖部的线形骨折发生率最高，颅底部的线形骨折多由颅盖骨骨折向下延伸所致，也可由间接暴力所致。可有鼻出血、眶周广泛淤斑（“熊猫眼”征）以及广泛球结膜下瘀斑等表现。若脑膜、骨膜均破裂，则合并脑脊液漏；凹陷性骨折见于颅盖骨折，好发于额骨及顶骨。

二、临床表现

1. 颅前窝骨折　若累及眶顶和筛骨，脑脊液可经额窦或筛窦由鼻孔流出。若筛板或视神经管骨折，可合并嗅神经或视神经损伤。

2. 颅中窝骨折　若累及蝶骨，可有鼻出血或合并脑脊液鼻漏，脑脊液经蝶窦由鼻孔流出。若累及颞骨岩部，脑膜、骨膜及鼓膜均破裂时，则合并脑脊液耳漏，脑脊液经中耳由外耳道流出；若鼓膜完整，脑脊液则经咽鼓管流往鼻咽部，可误认为鼻漏；常合并第Ⅶ、第Ⅷ脑神经损伤。若累及蝶骨和颞骨的内侧部，可能损伤垂体或第Ⅱ、第Ⅲ、第Ⅳ、第Ⅴ对脑神经。若骨折伤及颈动脉海绵窦段，可因动静脉瘘的形成而出现搏动性突眼及颅内杂音；破裂孔或颈内动脉管处的破裂可引起致命性的鼻出血或耳出血。

3. 颅后窝骨折　累及颞骨岩部后外侧时，多在伤后1～2日出现乳突部皮下淤斑即巴特尔(Battle)征。若累及枕骨基底部，可在伤后数小时出现枕下部肿胀及皮下淤斑；枕骨大孔或岩尖后缘附近的骨折可合并后组脑神经（第Ⅵ、第Ⅶ对脑神经）损伤。有脑脊液漏存在时，实际上属于开放性脑损伤。

4. 凹陷性骨折　多呈全层凹陷，少数仅为内板凹陷。成人凹陷性骨折多为粉碎性骨折，婴幼儿可呈“乒乓球”凹陷样骨折。

三、诊断

颅底骨折的诊断及定位主要依靠上述临床表现来确定。对脑脊液漏有疑问时，可收集流出液做葡萄糖定量检测来确定。普通X线片可显示颅内积气，仅30%～50%能显示骨折线。

颅盖骨折的诊断主要靠X线片，可显示骨折陷入颅内的深度。CT扫描则不仅可了解骨折情况，还可了解有无合并脑损伤。

四、治疗

颅底骨折本身无需特别治疗，应注意观察有无脑损伤并处理脑脊液漏、脑神经损伤等并发症。合并脑脊液漏时，须预防颅内感染，不可堵塞或冲洗，不做腰穿，应取头高位卧床休息，避免用力咳嗽、打喷嚏和擤涕，给予抗生素。绝大多数漏口会在伤后1～2周内自行愈合。如超过1

个月仍未停止漏液，可考虑行手术修补硬脑膜，以封闭瘘口。对伤后视力减退疑为碎骨片挫伤或血肿压迫视神经者，应争取在 12 h 内行视神经探查减压术。

第三节 脑 损 伤

一、概述

按伤后脑组织与外界相通与否，将脑损伤分为开放性脑损伤和闭合性脑损伤两类。前者多由锐器或火器直接造成，皆伴有头皮裂伤、颅骨骨折和硬脑膜破裂，有脑脊液漏；后者为头部接触较钝物体或间接暴力所致，不伴有头皮或颅骨损伤，或虽有头皮、颅骨损伤，但脑膜完整，无脑脊液漏。

脑损伤按损伤时机分为原发性脑损伤和继发性脑损伤。原发性脑损伤是指暴力作用于头部时立即发生的脑损伤，主要有脑震荡、脑挫裂伤及原发性脑干损伤等。继发性脑损伤是指受伤一定时间后出现的脑受损病变，主要有脑水肿和颅内血肿。继发性脑损伤因产生颅内压增高或脑压迫而造成危害。

二、临床表现

1. 脑震荡　表现为一过性的脑功能障碍，无肉眼可见的神经病理改变，显微镜下见神经组织结构紊乱。主要表现是受伤当时立即出现短暂的意识障碍，可为意识不清或完全昏迷，常持续数秒或数分钟，一般不超过 30 分钟。清醒后大多不能回忆受伤当时乃至伤前一段时间内的情况，称为逆行性遗忘。较重者在意识障碍期间可有皮肤苍白、出汗、血压下降、心动过缓、呼吸浅慢、肌张力降低、各生理反射迟钝或消失等表现，但随着意识的恢复很快趋于正常。此后可能出现头痛、头昏、恶心、呕吐等症状，短期内可自行好转。神经系统检查无阳性体征，脑脊液检查及 CT 检查无异常。

2. 脑挫裂伤　包括脑挫伤（指脑组织遭受破坏较轻，软脑膜尚完整者）和脑裂伤（指软脑膜、血管和脑组织同时有破裂，伴有外伤性蛛网膜下腔出血），表现为受伤当时立即出现意识障碍，意识障碍的程度和持续时间与脑挫裂伤的程度、范围直接相关，绝大多数在 30 分钟以上，重症者可长期持续昏迷。少数范围局限的脑挫裂伤，如果不存在惯性力所致的弥散性脑损伤，可不出现早期意识障碍，受伤当时立即出现与伤灶相应的神经功能障碍或体征，如运动区损伤出现锥体束征、肢体抽搐或偏瘫，语言中枢损伤出现失语等，发生于"哑区"的损伤则无局灶症状或体征出现。脑挫裂伤可有头痛、恶心、呕吐，脑膜刺激征，脑脊液检查有红细胞等表现。颅内压增高与脑疝为继发脑水肿或颅内血肿所致，使早期的意识障碍或瘫痪程度有所加重，或意识好转、清醒后又变为模糊，同时有血压升高、心率减慢、瞳孔不等大以及锥体束征等表现。CT 检查不仅可了解脑挫裂伤的具体部位、范围（伤灶表现为低密度区内有散在的点、片状高密度出血灶影）及周围脑水肿的程度（低密度影范围），还可了解脑室受压及中线结构移位等情况。

3. 原发性脑干损伤　单独的原发性脑干损伤较少见，常与弥散性脑损伤并存。病理变化可有脑干神经组织结构紊乱、轴突裂断、挫伤或软化等。主要表现为受伤当时立即昏迷，昏迷程度较深，持续时间较长。其昏迷原因与脑干网状结构受损、上行激活系统功能障碍有关。瞳孔不等大、极度缩小或大小多变，对光反射迟钝或消失；眼球位置不正或同向凝视；出现病理反射、肌张力增高、中枢性瘫痪等锥体束征以及去皮质强直等。累及延髓时，则出现严重的呼吸循环功能紊乱。MRI 检查有助于明确诊断，了解伤灶具体部位和范围。

4. 颅内血肿　外伤性颅内血肿形成后，其严重性在于可引起颅内压增高而导致脑疝。早期及时处理，可在很大程度上改善预后。按血肿的来源和部位可分为硬脑膜外血肿、硬脑膜下血肿和脑内血肿等。按血肿引起颅内压增高或早期脑疝症状所需时间，将其分为三型：3 日以内者为急性型，3 日至 3 周为亚急性型，超过 3 周为慢性型。

(1) 硬脑膜外血肿　意识障碍的类型可有三种：① 当原发性脑损伤很轻（脑震荡或轻度脑挫裂伤），最初的昏迷时间很短，而血肿的形成又不是很迅速时，则在最初的昏迷与脑疝的昏迷之间有一段意识清楚时间，大多为数小时或稍长，称为“中间清醒期”。② 如果原发性脑损伤较重，或血肿形成较迅速，则见不到中间清醒期，可有“意识好转期”，未及清醒却又加重，也可表现为持续进行性加重的意识障碍。③ 少数血肿是在无原发性脑损伤或脑挫裂伤甚为局限的情况下发生，早期无意识障碍。小脑幕切迹疝早期，患侧动眼神经因牵扯受到刺激，患侧瞳孔可先缩小，对光反射迟钝；随着动眼神经和中脑受压，该侧瞳孔很快表现为进行性扩大，并可出现对光反射消失、上睑下垂，对侧瞳孔亦随之扩大，可有进行性的血压升高、心率减慢和体温升高。由于颞区的血肿大都先经历小脑幕切迹疝，然后合并枕骨大孔疝，故严重的呼吸循环障碍常在经过一段时间的意识障碍和瞳孔改变后才发生；额区或枕区的血肿则可不经历小脑幕切迹疝而直接发生枕骨大孔疝，表现为意识障碍、瞳孔变化和呼吸骤停几乎是同时发生。CT 检查：若发现颅骨内板与脑表面之间有双凸镜形或弓形密度增高影，可有助于确诊；CT 检查还可明确定位，计算出血量，了解脑室受压、中线结构移位以及脑挫裂伤、脑水肿、多个或多种血肿并存等情况。

(2) 硬脑膜下血肿　是指出血积聚于硬脑膜下腔，根据其是否伴有脑挫裂伤而分为复合性硬脑膜下血肿和单纯性硬脑膜下血肿。复合性硬脑膜下血肿的出血来源可为脑挫裂伤所致的皮质动脉或静脉破裂，也可由脑内血肿穿破皮质流到硬脑膜下腔。此类血肿大多由对冲性脑挫裂伤所致，好发于额极、颞极及其底面。单纯性硬脑膜下血肿较少见，为桥静脉损伤所致，此类血肿可不伴有脑挫裂伤，血肿较广泛地覆盖于大脑半球表面。由于多数硬脑膜下血肿脑挫裂伤及继发的脑水肿同时存在，故病情一般多较重。如脑挫裂伤较重或血肿形成速度较快，则昏迷表现为意识障碍进行性加深，无中间清醒期或意识好转期表现。少数不伴有脑挫裂伤的单纯性硬脑膜下血肿，其意识障碍过程可与硬脑膜外血肿相似，有中间清醒期。CT 检查：颅骨内板与脑表面之间出现高密度、等密度或混合密度的新月形或半月形影，可有助于确诊。

5. 开放性脑损伤

(1) 非火器所致开放性脑损伤　创伤局部往往掺杂有大量异物，如头发、布片、泥沙、玻璃碎片和碎骨片等，清创时应彻底清除。开放性脑损伤若发生于皮质功能区或其邻近部位，局灶症状和体征远较闭合性者明显，外伤性癫痫的发生率也较高。CT 检查有助于了解颅骨骨折、异物和碎骨片的分布，更有助于对脑损伤的了解。

(2) 火器所致开放性脑损伤　除具有非火器所致开放性脑损伤的特点外，尚有弹片或弹头所形成的伤道特点。根据损伤方式、创口位置、局灶症状和体征，以及颅骨 X 线摄片所见骨折碎片和异物分布情况，可大致推测伤道部位和类型。意识障碍的进行性加重提示脑疝出现，依其出现的早晚结合其他临床表现，可推测是否有颅内血肿、脑水肿或颅内感染发生。CT检查可了解伤道、脑挫裂伤的部位和范围，颅骨骨折、碎骨片和异物的分布，以及有无颅内血肿和脑脓肿发生等。

三、诊断

根据临床表现和CT、MRI等检查一般可明确诊断，但应动态观察病情，以鉴别原发性与继发性脑损伤，早期发现脑疝，判断疗效和及时改变治疗方法。

1. 意识　分为意识清楚、意识模糊、浅昏迷（半昏迷）、昏迷和深昏迷五个阶段或级别。意识模糊为最轻或最早出现的意识障碍，表现为对外界反应能力降低，语言与合作能力减低，但意识尚未完全丧失，可有表情淡漠、反应迟钝、嗜睡、语言错乱、定向障碍（不能辨别时间、地点、人物）、躁动、谵妄和遗尿等表现。意识模糊与浅昏迷的区别仅在于前者尚保存呼之能应或呼之能睁眼这种最低限度的合作。浅昏迷是指对语言已完全无反应、对痛刺激尚敏感的意识障碍阶段，痛刺激（如压迫眶上神经）时，能用手做简单的防御动作，或有回避动作，或仅能表现皱眉。昏迷是指痛觉反应已甚迟钝、随意动作已完全丧失的意识障碍阶段，可有鼾声、尿潴留等表现，瞳孔对光反射与角膜反射迟钝。深昏迷时对痛刺激的反应完全丧失，双瞳孔散大，对光反射与角膜反射均消失，可有生命体征紊乱。

2. 瞳孔　瞳孔变化可因动眼神经、视神经以及脑干等部位的损伤引起。小脑幕切迹疝的瞳孔呈进行性扩大变化。

3. 神经系统体征　原发性脑损伤引起的偏瘫等局灶体征在受伤当时已经出现，且不再继续加重；继发性脑损伤（如颅内血肿或脑水肿）引起者则在伤后逐渐出现，若同时还有意识障碍进行性加重表现，则应考虑为小脑幕切迹疝。

4. 生命体征　生命体征紊乱为脑干受损征象。受伤早期出现的呼吸、循环改变常为原发性脑干损伤所致，伤后与意识障碍和瞳孔变化同时出现的进行性心率减慢和血压升高为小脑幕切迹疝所致，枕骨大孔疝可未经明显的意识障碍和瞳孔变化阶段而突然发生呼吸停止。

5. 脑损伤的分级　① 轻型：主要指单纯脑震荡，有或无颅骨骨折，昏迷在30 min以内，有轻度头痛、头晕等自觉症状，神经系统和脑脊液检查无明显改变；② 中型：主要指轻度脑挫裂伤或颅内小血肿，有或无颅骨骨折及蛛网膜下腔出血，无脑受压征，昏迷在6 h以内，有轻度的神经系统阳性体征，有轻度生命体征改变；③ 重型：主要指广泛颅骨骨折，广泛脑挫裂伤，脑干损伤或颅内血肿，昏迷在6 h以上，意识障碍逐渐加重或出现再昏迷，有明显的神经系统阳性体征，有明显生命体征改变。

四、颅脑损伤的并发症

1. 高热　常见于脑干或下丘脑损伤以及呼吸道、泌尿系统或颅内感染等。
2. 躁动　为意识恶化的预兆，提示有颅内血肿或脑水肿的可能。
3. 蛛网膜下腔出血　系脑裂伤所致。
4. 外伤性癫痫　任何部位脑损伤均可发生。
5. 消化道出血　为下丘脑或脑干损伤引起应激性溃疡所致。
6. 尿崩症　为下丘脑损伤所致，可用垂体后叶素治疗。

7. 急性神经源性肺水肿 系下丘脑和脑干损伤所致。

五、治疗

重点是处理继发性脑损伤，着重于脑疝的预防和早期发现，特别是颅内血肿的早期发现和处理，以争取良好的疗效。

1. 保持呼吸道通畅 在现场急救和运送过程中需注意清除呼吸道分泌物，呕吐时将头转向一侧以免误吸，深昏迷者须抬起下颌，或将咽通气管放入口咽腔，以免舌根后坠阻碍呼吸。估计在短时间内不能清醒者，宜尽早行气管插管或气管切开。呼吸减弱潮气量不足者，应及早用呼吸机辅助呼吸，依靠血气分析监测，调整和维持正常呼吸功能。及时清除呼吸道分泌物，保持吸入空气的湿度和温度，注意消毒隔离与无菌操作，定期做呼吸道分泌物细菌培养和药物敏感性试验等是防治呼吸道感染的关键。

2. 脱水治疗 适用于病情较重的脑挫裂伤，有头痛、呕吐等颅内压增高表现，腰椎穿刺或颅内压监测压力偏高，CT 发现脑挫裂伤合并脑水肿，以及围术期治疗。常用的药物为甘露醇、呋塞米及人血白蛋白等。用法：① 20%甘露醇按每次 0.5～1 g/kg(成人每次 250 ml)静脉快速滴注，15～30 min 内滴完，依病情轻重每 6 h、8 h 或 12 h 重复一次；② 20%甘露醇与呋塞米联合应用可增强疗效，遇急性颅内压增高已有脑疝征象时，必须立即用 20%甘露醇 250 ml 静脉注射，同时用呋塞米 40 mg 静脉注射。

3. 糖皮质激素 糖皮质激素用于重型脑损伤，以尽早短期使用为宜。常用地塞米松，成人量 5 mg 肌内注射，6 h 一次，或每日 20 mg 静脉滴注，一般用药 3 日。

4. 手术治疗 开放性脑损伤原则上须尽早行清创缝合术，使之成为闭合性脑损伤。清创缝合应争取在伤后 6 h 内进行；在应用抗生素的前提下，72 h 内尚可行清创缝合。闭合性脑损伤的手术主要是针对颅内血肿或重度脑挫裂伤合并脑水肿引起的颅内压增高和脑疝，其次为颅内血肿引起的局灶性脑损害。

5. 亚低温治疗 维持肛温在 33～34℃，有保护中枢神经系统的作用。

6. 促苏醒 病情稳定后如仍未清醒，可选用胞磷胆碱、醋谷胺、甲氯芬酯、乙胺硫脲以及能量合剂等药物或高压氧舱治疗，对一部分伤员的苏醒可有帮助。

六、预后

1. 颅脑损伤较常见，一般头皮、颅骨骨折及脑震荡预后良好。

2. 脑挫裂伤的预后与损伤的程度有关，部分患者会留有后遗症。

3. 颅脑损伤的重者是继发性脑损伤，特别是颅内血肿，若诊断、处理及时，预后良好。否则导致严重的颅内压增高、脑疝。

(侯明亮)

第六十九章　胸部损伤

第一节　肋骨骨折

一、概述

在胸部损伤中，肋骨骨折最为常见。可为单根或多根肋骨骨折，同一肋骨又可在一处或多处折断。暴力、跌倒或钝器撞击胸部直接施压于肋骨可使承受打击处肋骨猛然向内弯曲而折断，胸部前后受挤压的间接暴力则可使肋骨向外过度弯曲处折断。此外，老年人偶尔可因咳嗽或喷嚏引起肋骨骨折。

二、临床表现

1. 局部疼痛　在深呼吸、咳嗽或转动体位时加剧。

2. 体格检查　受伤的局部胸壁有时肿胀，按之有压痛，甚至可有骨摩擦感。用手挤压前后胸部，局部疼痛加重甚至产生骨摩擦音。如尖锐的肋骨断端向内移位，可刺破壁层胸膜和肺组织引起气胸、血胸、皮下气肿等。多根多处肋骨骨折后，局部胸壁（尤其是前侧）可因失去完整肋骨的支撑而软化，出现反常呼吸运动，即吸气时软化区的胸壁内陷而不随同其余胸廓向外扩展，呼气时则相反，软化区向外鼓出（又称连枷胸）。如果软化区范围较广泛，在呼吸时由于两侧胸膜腔内压力不平衡，使纵隔左右扑动，影响气道的换气，引起体内缺氧和二氧化碳潴留，并影响静脉血液回流，严重的可发生呼吸和循环衰竭。

三、诊断

根据胸部创伤后的临床表现，结合胸部X线片显示肋骨骨折断裂线、断端错位，即能明确诊断。X线片还有助于判断有无气胸、血胸的存在。

四、治疗

1. 闭合性单处肋骨骨折　骨折的断端因有上、下完整的肋骨和肋间肌支撑，较少错位、重叠，多能自行愈合。治疗的重点是止痛、固定胸廓和防治并发症。单根或2～3根肋骨单处骨折，尤其是位于背侧者，一般以大号膏药贴敷在局部胸壁或用胶布条固定胸廓，可收到止痛、固定效果，同时需口服吲哚美辛、布洛芬、曲马朵、吗啡等镇痛、镇静药物，或中药三七片、云南白药。亦可用1%普鲁卡因溶液行肋间神经阻滞或封闭骨折处。

2. 闭合性多根多处肋骨骨折　若胸壁软化范围较小，除止痛外尚需局部压迫包扎。大块胸壁软化或两侧胸壁有多根多处肋骨骨折时，因反常呼吸运动、呼吸道分泌物增多或血痰阻塞气道，病情危重者需清除呼吸道分泌物，以保证呼吸道通畅。对咳嗽无力、不能有效排痰或呼吸衰竭者，要做气管插管或气管切开，以利抽吸痰液、给氧和施行辅助呼吸。胸壁反常呼吸运动的局部处理有：

(1) 包扎固定法　适用于现场或范围较小的胸壁软化。用厚敷料、沙袋压盖于胸壁软化区，再粘贴胶布固定，或用多头胸布带包扎胸廓。

(2) 牵引固定法　适用于大块胸壁软化或包扎固定不能奏效者。在局部麻醉下，消毒胸壁软化区，用无菌巾钳经胸壁夹住中央处游离段肋骨，再用绳带吊起，通过滑轮作重力牵引，重量为2～3 kg，使浮动的胸壁复位，固定时间为1～2周。此法不利于患者活动。另一种方法是在伤侧胸壁放置牵引支架，把巾钳固定在铁丝支架上，患者可起床活动。

(3) 内固定法　适用于错位较大、病情严重的患者。切开胸壁，在肋骨两断端分别钻洞，贯穿不锈钢丝固定。

3. 开放性肋骨骨折　对单根肋骨骨折患者的胸壁伤口需彻底清创，修齐骨折端，分层缝合后固定包扎。如胸膜已穿破，尚需做胸膜腔引流术。多根多处肋骨骨折者，于清创后用不锈钢丝做内固定术。手术后应用抗生素，以防感染。

第二节　气　　胸

一、概述

胸膜腔内积气称为气胸。在胸部损伤中，气胸的发生率仅次于肋骨骨折。气胸的形成多由于肺组织、支气管破裂，空气逸入胸膜腔，或因胸壁伤口穿破胸膜，胸膜腔与外界沟通，外界空气进入所致。气胸一般分为闭合性气胸、开放性气胸和张力性气胸三类。

二、临床表现

1. 闭合性气胸　多为肋骨骨折的并发症，是由肋骨断端刺破肺表面，空气漏入胸膜腔所造成。气胸形成后，胸膜腔内积气压迫肺裂口使之封闭，或者破口自动闭合，不再继续漏气。此类气胸可抵消胸膜腔内负压，使伤侧肺部分萎陷。小量气胸(肺萎陷在30%以下者)对呼吸和循环功能的影响较小，多无明显症状。大量气胸时，患者出现胸闷、胸痛和气促症状，气管向健侧移位，伤侧胸部叩诊呈鼓音，听诊呼吸音减弱或消失。胸部X线检查可显示不同程度的肺萎陷和胸膜腔积气，有时尚伴有少量积液。

2. 开放性气胸　由锐器或弹片火器所致，空气可经胸壁伤口(成为胸膜腔与外界相通的开口)随呼吸自由出入胸膜腔，形成开放性气胸。空气出入量与裂口大小有密切关系。一般来说，裂口小于气管口径时，空气出入量少，伤侧肺还有部分呼吸活动功能；裂口大于气管口径时，空气出入量多,伤侧肺将完全萎陷,丧失呼吸功能。患者出现气促、呼吸困难和发绀,循环障碍以致休克。胸壁伤口开放者,呼吸时能听到空气出入胸膜腔的吹风声。除伤侧胸部叩诊呈鼓音、听诊呼吸音减弱或消失外,还有气管、心脏明显向健侧移位的体征。胸部 X 线检查示伤侧肺明显萎陷,气管和心脏等纵隔器官偏移。

3. 张力性气胸　常见于较大肺气泡破裂或支气管破裂,其裂口与胸膜腔相通,且形成活瓣。吸气时空气可从裂口进入胸膜腔内,而呼气时活瓣关闭,腔内空气不能回到气道排出。如此,胸膜腔内积气不断增多,压力不断升高,压迫伤侧肺使之逐渐萎陷,并将纵隔推向健侧,导致呼吸和循环功能严重障碍。患者表现为极度呼吸困难,端坐呼吸,严重者发绀、烦躁不安、昏迷甚至窒息。体格检查发现伤侧胸部饱满,肋间隙增宽,呼吸幅度减低,可有皮下气肿,叩诊呈高度鼓音,听诊呼吸音消失。胸部 X 线检查显示胸腔大量积气、肺萎陷,气管和心影偏移至健侧。胸腔穿刺有高压气体向外冲出。

三、诊断

根据伤后临床表现及 X 线检查可及时做出诊断。

四、治疗

闭合性气胸气体量少时不需治疗,可于 1～2 周内自行吸收。大量气胸,需进行胸膜腔穿刺,抽尽积气,或行胸膜腔引流术,以促使肺及早膨胀,同时应用抗生素预防感染。开放性气胸的急救处理为用无菌敷料(如凡士林纱布加棉垫)封盖伤口,再用胶布或绷带包扎固定,使开放性气胸转变为闭合性气胸,然后穿刺胸膜腔,抽气减压,暂时解除呼吸困难。患者送至医院后,应给氧、输血、补液以纠正休克,清创、缝闭胸壁伤口,并做闭式胸膜腔引流术。如疑有胸腔内脏器损伤或活动性出血,则需剖胸探查,止血、修复损伤或摘除异物。术后应用抗生素以预防感染,鼓励患者咳嗽排痰和早期活动。张力性气胸的急救处理为立即排气,降低胸腔内压力。在危急情况下可用一粗针头在伤侧第二肋间锁骨中线处刺入胸膜腔排气,在插入针的接头处缚扎一橡胶手指套,将指套顶端剪 1 cm 开口,可起活瓣作用防止空气进入。到达医院后应及时行闭式胸膜腔引流术。如有肺及支气管较大裂伤或断裂,应及早剖胸探查,修补裂口,或做肺段、肺叶切除术。

五、预后

气胸的预后与气胸类型有关。局部的小量气胸,胸膜腔内的积气能逐渐吸收;大量气胸如能给予及时正确的治疗,一般也可治愈;而开放性及张力性气胸属重症,处理不当可致死亡。

第三节　血　　胸

一、概述

胸部损伤引起胸膜腔积血称血胸。血胸可与气胸同时存在。

二、病因与病理

胸膜腔积血来自:① 肺组织裂伤出血,由于肺循环压力较低,一般出血量小而缓慢,多可自行停止;② 肋间血管或胸廓内血管损伤出血;③ 心脏和大血管受损破裂,出血量大而急,如不及早救治,往往短期内导致失血性休克而死亡。

血胸发生后,随着胸膜腔内血液的积聚,压力增高,肺萎陷,并将纵隔推向健侧,因而严重地影响呼吸和循环功能。由于肺、心和膈肌运动起着去纤维蛋白作用,胸腔内的积血多不凝固。如短期内大量积血,去纤维蛋白的作用不完全,胸腔内的积血即可凝固成血块。血块机化后,形成纤维组织束缚肺和胸廓,限制呼吸运动。血液是细菌的良好培养基,故胸膜腔积血如不及时排出,容易并发感染而形成脓胸。

三、临床表现

血胸的临床表现随出血量、出血速度和患者的体质而有所不同。少量血胸(成人 0.5 L下)可无明显症状,胸部 X 线检查仅示肋膈角消失。中量血胸(0.5~1 L)及大量血胸(1 L 以上,尤其是急性失血)可出现脉搏快而弱、血压下降、气促等低血容量性休克症状以及胸膜腔积液征象(如肋间隙饱满、气管向健侧移位),伤侧胸部叩诊呈浊音,心浊音界移向健侧,呼吸音减弱或消失。

四、诊断

胸部 X 线检查,少量血胸肋膈角消失,中量血胸伤侧胸膜腔有大片阴影,纵隔可向健侧移位,如合并气胸则显示气液平面。胸膜腔穿刺抽出血液可诊断。

五、治疗

1. 非进行性血胸　少量血胸可自然吸收,不需穿刺抽吸。若积血量较大,应早期进行胸膜腔穿刺,抽除积血,促使肺膨胀,以改善呼吸功能。在抽血完毕拔针前,可向胸膜腔内注入抗生素,如阿米卡星 0.2 g 或庆大霉素 16 万 U,以预防感染。早期施行闭式胸膜腔引流术有助于观察有无进行性血胸。

2. 进行性血胸　首先输入足量血液,以防治低血容量性休克。须及时剖胸探查,寻找出血部位。如为肋间血管或胸廓内血管破裂,可予以缝扎止血。如为肺破裂出血,一般只需缝合止血。如肺组织严重损伤,则需做部分肺切除术或肺叶切除术。如为大血管破裂,往往修补裂口困难,多需做人造血管移植术。

3. 凝固性血胸　最好在出血停止后数日内剖胸,清除积血和血块,以防感染或机化。对机化血块,亦以在伤情稳定后早期进行血块和纤维组织剥除术为宜。至于血胸并发感染,应按脓胸处理。

六、预后

积血较少的血胸对机体影响小,不需处理;而进行性血胸者不及时手术有生命危险。血胸易致胸部感染,时间长者可使胸膜纤维化而致肺呼吸功能下降。

(侯明亮)

第七十章　腹部损伤

一、概述

腹部损伤的发病率在平时占各种损伤的0.4%～2.0%，战时可达50%左右。腹部损伤的病死率约10%。多数腹部损伤同时有严重的内脏损伤，如果伴有腹腔实质脏器或大血管损伤可因大出血而导致死亡，空腔脏器受损伤破裂时可因发生严重的腹腔感染而威胁生命。腹部损伤可分为开放性和闭合性两大类。开放性损伤时，腹壁伤口穿破腹膜者为穿透伤，无腹膜穿破者为非穿透伤。其中投射物有入口、出口者为贯通伤，有入口无出口者为非贯通伤。战时主要为弹片伤、刀刺伤，平时主要由交通事故、工伤意外和打架斗殴所致。开放性损伤常由刀刺、枪弹、弹片所引起，闭合性损伤常系坠落、碰撞、冲击、挤压、拳打脚踢等钝性暴力所致。

二、临床表现

单纯腹壁损伤的症状和体征较轻，可表现为受伤部位疼痛、局限性腹壁肿胀和压痛，有时可见皮下淤斑。实质性器官（如肝、脾、胰、肾等）或大血管损伤时，主要临床表现是腹腔内（或腹膜后）出血，患者面色苍白，脉搏加快、细弱，脉压变小，严重时血压不稳甚至休克，腹痛呈持续性，一般不很剧烈，腹肌紧张及压痛、反跳痛也不严重。肝破裂伴有较大肝内或肝外胆管断裂时，因发生胆汁性腹膜炎而出现明显的腹痛和腹膜刺激征。胰腺损伤时，如伴有胰管断裂，胰液溢入腹腔可对腹膜产生强烈刺激而出现明显的腹膜炎症状和体征。体征最明显处常是损伤所在的部位。右肩部放射痛，提示可能有肝损伤；左肩部放射痛则提示有脾损伤。肝、脾破裂出血量较多者可有明显腹胀和移动性浊音。肝、脾被膜下破裂或系膜、网膜内出血则有时可表现为腹部包块。泌尿系脏器损伤时可出现血尿。空腔脏器（如胃肠道、胆道等）破裂或穿孔，则以腹膜炎的症状和体征为主要表现。胃、十二指肠或上段空肠损伤时，漏出的消化液对腹膜产生强烈的化学刺激，立即引起剧烈疼痛，出现腹肌紧张、压痛、反跳痛等典型的腹膜炎表现。下消化道破裂时，漏出物引起的化学性刺激较轻，腹膜炎体征出现较晚，程度也较轻。无论是上消化道还是下消化道脏器破裂或穿孔，最后都会引起细菌性腹膜炎，但下消化道脏器破裂或穿孔造成的细菌污染远较上消化道破裂或穿孔时为重。随着腹膜炎的发展，逐渐因肠麻痹而出现腹胀，严重时可发生感染性休克。空腔脏器破裂后腹腔内可有游离气体，因而肝浊音界缩小或消失。此外，胃、十二指肠损伤可有呕血，直肠损伤常出现鲜红色血便。腹膜后十二指肠破裂的患者有时可出现腰背疼痛、阴囊血肿和阴茎异常勃起等症状和体征。

三、实验室和辅助检查

1. 实验室检查　腹内有实质性脏器破裂而出血时，红细胞、血红蛋白、血细胞比容等数值明显下降，白细胞计数可略有增高。空腔脏器破裂时，白细胞计数明显上升。胰腺损伤、胃或十二指肠损伤时，血、尿淀粉酶值多有升高。尿液检查发现血尿，提示有泌尿器官的损伤。

2. B超检查　对肝、脾、肾等实质性脏器损伤，B超检查的确诊率达90%左右，可发现直径1～2 cm的实质内血肿，并可发现脏器包膜连续性中断和实质破裂等情况。超声检查对腹腔积液的发现率很高，并可根据B超检查估计出腹腔积液的量，即每1 cm液平段，腹腔积液约有500 ml。

3. X线检查　常用的有胸片、平卧位及左侧卧位腹部平片。大多数胃、十二指肠破裂和少数结肠、小肠破裂者，站立后前位腹部平片显示膈下新月形阴影，提示有游离气体。腹膜后十二指肠或结肠、直肠穿孔时，腹膜后有气体积聚，腹部平片上可见典型的花斑状阴影。肠间隙增大，充气的左、右结肠与腹膜脂肪线分离是腹腔内积血量大的表现。腹膜后血肿时，腰大肌影消失。脾破裂时，可表现为胃向右移，横结肠向下移，胃大弯有锯齿形压迹（脾胃韧带内血肿）。右季肋部肋骨骨折、右膈抬高和肝正常外形消失提示有肝破裂的可能。左侧膈疝时多能见到胃泡或肠管突入胸腔。右侧膈疝诊断较难，必要时可做人工气腹以资鉴别。选择性血管造影对实质性器官破裂和血管损伤的诊断帮助很大，可见动脉相的造影剂外漏、实质相的血管缺如及静脉相的早期充盈。

4. CT检查　CT能清晰地显示肝、脾、肾的被膜是否完整，大小及形态结构是否正常，对实质性脏器损伤的诊断帮助较大。

5. 诊断性腹腔穿刺术和腹腔灌洗术　是诊断准确率较高的辅助性措施，阳性率可达90%左右。抽到液体后，应观察其性状，帮助判定是什么性质的。如果抽出不凝固血液，提示为实质性器官破裂出血。肉眼观察不能确定穿刺抽出液体的性质时，应对样本进行实验室检验。胰腺或胃十二指肠损伤时，穿刺液中淀粉酶含量增高。对于腹腔穿刺阴性的伤员，应继续严密观察，必要时可重复穿刺，或改行腹腔灌洗术。

6. 腹腔镜　如经X线、B超、CT、腹腔穿刺或腹腔灌洗等检查仍不能确定诊断，但仍疑有内脏损伤，必要时可考虑行腹腔镜检查，以提高诊断的准确率。

四、诊断

病史和体格检查是诊断的主要依据。无论是开放性还是闭合性腹部损伤，诊断最关键的问题是确定有无内脏损伤，其次是什么性质的脏器受到损伤，否则，就有可能因延误手术时机而导致严重后果。根据上述病史和体格检查，有下列情况之一者，应考虑到腹内脏器损伤的存在：① 腹部疼痛较重，且呈持续性，并有进行性加重的趋势，同时伴有恶心、呕吐等消化道症状者；② 早期出现明显的失血性休克表现者；③ 有明显的腹膜刺激征者；④ 腹腔积有气体，肝浊音界缩小或消失者；⑤ 腹部明显胀气，肠蠕动减弱或消失者；⑥ 腹部出现移动性浊音者；⑦ 有便血、呕血或尿血者，直肠指检发现前壁有压痛或波动感，或指套染血者。

五、治疗

1. 非手术治疗

(1) 适应证　① 通过上述各项检查，一时不能确定有无内脏损伤者，在进行非手术治疗的同时，应进行严密的病情观察；② 诊断已明确，为轻度的单纯实质性脏器损伤，生命体征稳定或仅轻度变化。

(2) 治疗措施　① 输血、补液，防治休克；② 应用广谱抗生素，预防或治疗可能存在的腹内感染；③ 禁食，疑有空腔脏器破裂或有明显腹胀时应行胃肠减压；④ 营养支持。

2. 手术治疗　已确定腹腔内脏器破裂者，应及时进行手术治疗。对于非手术治疗者，需严密观察病情变化，一旦发现腹内脏器损伤征象，应及时进行剖腹手术。探查次序原则上应先探肝、脾等实质性器官，同时探查膈肌有无破损。接着从胃开始，逐段探查十二指肠第一段、空肠、回肠、大肠以及系膜，然后探查盆腔器官，再后则切开胃结肠韧带显露网膜囊，检查胃后壁和胰腺。如有必要，最后还应切开后腹膜探查十二指肠第二、第三、第四段。在探查过程中发现的出血性损伤或脏器破裂，应随时进行止血或夹住破口。待探查结束，对探查所得伤情做全面估计，然后按轻重缓急逐一予以处理。原则上是先处理出血性损伤，后处理穿破性损伤；对于穿破性损伤，应先处理污染重(如下消化道)的损伤，后处理污染轻的损伤。

（侯明亮）

第七十一章　泌尿系统损伤

第一节　肾　损　伤

一、概述

肾损伤分为开放性和闭合性损伤。开放性损伤可因弹片、枪弹、刀刃等锐器致伤，常伴有胸、腹部等其他组织器官损伤，损伤复杂而严重。闭合性损伤常因直接暴力（如撞击、跌打、挤压、肋骨或横突骨折等）或间接暴力（如对冲伤、突然暴力扭转等）所致。

二、临床表现

严重肾裂伤、肾蒂裂伤或合并其他脏器损伤时，因损伤和失血常发生休克，可危及生命。肾损伤患者大多有血尿。肾挫伤时可出现少量血尿，严重肾裂伤则出现大量肉眼血尿，并有血块阻塞尿路。肾被膜下血肿以及肾周围软组织损伤、出血或尿外渗可引起患侧腰、腹部疼痛。血液、尿液渗入腹腔或合并腹内脏器损伤时，可出现全腹疼痛和腹膜刺激症状。血块通过输尿管时可发生肾绞痛。血液、尿液渗入肾周围组织可使局部肿胀，形成肿块，有明显触痛和肌强直。血肿、尿外渗易继发感染，甚至导致肾周脓肿或化脓性腹膜炎，常伴有全身中毒症状。

三、诊断

任何腹部、背部、下胸部外伤或受对冲力损伤的患者，无论是否有典型的腰、腹部疼痛、肿块、血尿等，均要注意肾损伤的可能。化验尿中可含多量红细胞。血红蛋白与血细胞比容持续降低提示有活动性出血。血白细胞数增多应注意是否存在感染灶。B超检查能提示损害的程度及被膜下和肾周血肿及尿外渗情况。CT可清晰显示肾皮质裂伤、尿外渗和血肿范围，显示无活力的肾组织，并可了解与周围组织和腹腔内其他脏器的关系。使用大剂量造影剂做静脉注射造影，可发现造影剂排泄减少、肾与腰大肌阴影消失、脊柱侧凸以及造影剂外渗等。选择性肾动脉造影可显示肾动脉和肾实质损伤情况。

四、治疗

多数肾挫裂伤可用保守治疗，绝对卧床休息2～4周，待病情稳定、血尿消失后才可以允许患者离床活动。应定时测量体温、脉搏、呼吸、血压，观察每次排出的尿液颜色深浅的变化。应及时补充血容量和热量，维持水、电解质平衡，保持足够尿量，必要时输血。应用广谱抗生素以预防感染。可使用止痛药、镇静药和止血药物。少数伤情严重者需行手术治疗，可依据情况决定行肾修补术、部分肾切除术或肾切除术。

第二节　尿道损伤

一、概述

尿道损伤分为开放性与闭合性两类。开放性损伤多因弹片、锐器伤所致，常伴有阴囊、阴茎、会阴部贯通伤。闭合性损伤为挫伤、撕裂伤或尿道腔内器械直接损伤。① 前尿道损伤：男性前尿道损伤多发生于球部，这段尿道固定在会阴部。会阴部骑跨伤时，将尿道挤向耻骨联合下方，引起尿道球部损伤。此类损伤可有挫伤、裂伤或完全断裂。② 后尿道损伤：膜部尿道穿过尿生殖膈。当骨盆骨折时，附着于耻骨下的尿生殖膈突然移位，产生剪切样暴力，使薄弱的膜部尿道撕裂，甚至在前列腺尖处撕断。耻骨前列腺韧带撕裂致前列腺向上后方移位。骨折导致盆腔血管丛损伤引起大量出血，在前列腺和膀胱周围形成大血肿。当后尿道断裂后，尿液沿前列腺尖处外渗到耻骨后间隙和膀胱周围。

二、临床表现

1. 前尿道损伤　外伤后即使在不排尿时也可见尿道外口滴血、血尿。受损伤处疼痛，有时可放射到尿道外口，尤以排尿时为剧烈。因疼痛而致括约肌痉挛，发生排尿困难。尿道完全断裂时，则可发生尿潴留。尿道骑跨伤常引起会阴部、阴囊处肿胀。尿道断裂后，当用力排尿时，尿液可从裂口处渗入周围组织，形成尿外渗。尿外渗、血肿并发感染，则出现脓毒症。如为开放性损伤，则尿液可从皮肤、肠道或阴道创口流出，最终形成尿瘘。

2. 后尿道损伤　骨盆骨折所致后尿道损伤一般较严重，常因合并大出血引起失血性休克。表现为下腹部痛、局部肌紧张，并有压痛。随着病情发展，会出现腹胀及肠鸣音减弱，伤后不能排尿则发生急性尿潴留。尿道口无流血或仅少量血液流出。尿生殖膈撕裂时，会阴、阴囊部出现血肿及尿外渗。

三、诊断

前尿道损伤大多有会阴部骑跨伤史，一些患者因尿道器械检查致伤。根据典型症状及血肿、尿外渗分布，诊断并不困难。导尿可以检查尿道是否连续、完整。尿道造影可显示尿道损伤的部位及程度，尿道断裂可有造影剂外渗，尿道挫伤则无外渗征象。骨盆挤压伤患者出现尿潴留，应考虑后尿道损伤。直肠指检可触及直肠前方有柔软、压痛的血肿，前列腺尖端可浮动。若指套染有血液，提示合并直肠损伤。X线检查显示骨盆骨折。

四、治疗

1. 前尿道损伤　尿道球海绵体严重出血可致休克，应立即压迫会阴部止血，抗休克，尽早施行手术治疗。

(1) 尿道挫伤及轻度裂伤　症状较轻，尿道连续性存在，一般不需特殊治疗，多可自愈。用抗生素预防感染，并鼓励患者多饮水稀释尿液以减少刺激，必要时插入导尿管引流 1 周。

(2) 尿道裂伤　插入导尿管引流 1 周。如导尿失败，应即行经会阴尿道修补术，并留置导尿管 2～3 周。病情严重者，应施行耻骨上膀胱造瘘术。

(3) 尿道断裂　应即时施行经会阴尿道修补术或断端吻合术，留置导尿管 2～3 周。尿道断裂严重者，会阴或阴囊形成大血肿，可做膀胱造瘘术。也有经会阴切口清除血肿，再做尿道断端吻合术，但是必须慎重而仔细止血。在尿外渗区做多个皮肤切口引流外渗尿液，切口应深达浅筋膜以下，并做耻骨上膀胱造瘘。3 个月后再修补尿道。

2. 后尿道损伤　通常在病情稳定后，局部麻醉下做耻骨上高位膀胱造瘘。尿道不完全撕裂一般在 3 周内愈合，恢复排尿。经膀胱尿道造影明确尿道无狭窄及尿外渗后，才可拔除膀胱造瘘管。若不能恢复排尿，造瘘后 3 个月再行尿道瘢痕切除及尿道端端吻合术。为早期恢复尿道的连续性，避免尿道断端远离形成瘢痕假道，一部分患者采用尿道会师复位术，而休克严重者不宜做此手术，只做高位膀胱造瘘。

五、预后

泌尿系损伤诊断容易，一般处理正确预后良好，但容易并发感染和尿路梗阻。一定要注意防治。

（侯明亮）

复 习 题

单选题

1. 对下列哪种胸部损伤的伤员，应优先抢救：
   A. 胸部挫伤　B. 肋骨骨折　C. 开放性气胸
   D. 张力性气胸　E. 闭合性气胸
2. 腹部闭合性损伤中，较多见的实质性脏器损伤为哪一项？
   A. 肝　B. 肾　C. 脾　D. 肾上腺　E. 胰
3. 腹部最易损伤的空腔脏器是：
   A. 结肠　B. 胃　C. 小肠
   D. 直肠　E. 十二指肠
4. 诊断腹腔内脏损伤最有价值的方法是：
   A. 超声波检查　B. 腹腔穿刺腹腔灌洗术　C. 腹部压痛
   D. X线检查　E. 同位素扫描
5. 腹部闭合性损伤诊断的关键在于确定有无：
   A. 休克　B. 内脏损伤　C. 腹壁损伤
   D. 腹膜后血肿　E. 颅脑损伤
6. 腹部闭合性损伤患者，最有价值的症状体征：
   A. 腹部压痛　B. 腹膜刺激征　C. 肠鸣音亢进
   D. 肠鸣音减弱　E. 恶心，呕吐
7. 腹部外伤伴有内出血休克，最重要的处理原则是：
   A. 补充液体　B. 给予镇静药　C. 使用血管活性物质
   D. 控制感染　E. 及时手术探查
8. 腹部闭合性损伤，未明确诊断时，下述观察，处理哪项是错误的：
   A. 绝对卧床休息　B. 禁饮食，输液　C. 注射吗啡止痛
   D. 定时测定血压，脉搏　E. 反复检查腹部体征
9. 用指压止血法控制头顶部、额部出血时，需用拇指按压：
   A. 面动脉　B. 颞浅动脉　C. 颈总动脉
   D. 锁骨下动脉　E. 尺动脉
10. 外伤后急性硬膜外血肿最典型的意识变化是：

A. 昏迷→清醒→昏迷　　B. 清醒→昏迷　　C. 持续昏迷
D. 昏迷→嗜睡　　E. 清醒与朦胧状态交替

11. 左前胸刀刺伤，病人表现休克，颈静脉怒张，X 线检查心影增大，搏动减弱，心缘各弓平直，首先应考虑的诊断是：

A. 胸内大出血　　B. 闭合性气胸　　C. 开放性气胸
D. 心包填塞　　E. 严重肺裂伤

12. 枕下棒击伤，当即昏迷，双侧瞳孔不等大，双侧肢体肌张力增高，双侧病理征阳性，头颅 CT 未见明显血肿，最可能的诊断是：

A. 脑挫伤　　B. 脑震荡　　C. 原发性脑干损伤
D. 小脑幕切迹疝　　E. 弥散性轴索损伤

（阳　晓）

第十三篇　产　　科

第七十二章 正常分娩

一、概念

1. 分娩　是指妊娠≥28 周胎儿及其附属物从母体娩出的过程。

2. 早产　是指妊娠 28～36 周末分娩。

3. 足月产　是指妊娠 37～41 周末分娩。

4. 过期产　是指妊娠≥42 周分娩。

二、影响分娩的因素

影响分娩的因素包括产力、产道、胎儿及精神心理因素。若各因素均正常且能相互适应，胎儿顺利经阴道自然娩出，为正常分娩，俗称“平产”或“顺产”。正常分娩主要靠产力将胎儿及其附属物排出体外，同时需要足够大的产道让胎儿通过。产道是固定可知的因素，而产力是可变的因素，不仅受胎儿大小、胎位及其与产道关系的影响，还受精神心理因素的影响。

（一）产力

产力是指将胎儿及其附属物从子宫内逼出的力量。

产力：
- 子宫收缩力（简称宫缩）
- 腹壁肌及膈肌收缩力（统称腹压）
- 肛提肌收缩力

1. 子宫收缩力　是临产后的主要产力，贯穿于分娩全程。临产后的宫缩能使宫颈管缩短、消失，宫口扩张，胎先露下降和胎盘娩出，有三个特点：

（1）节律性　正常宫缩是宫体肌不随意、有规律的阵发性收缩并伴有疼痛，故有阵痛之称。每次阵发性收缩由弱渐强（进行期），维持一定时间（极期），随后由强渐弱（退行期），最后消失（间歇期）（图 72－1）。阵发性收缩如此反复出现，直至分娩全过程结束。

宫缩持续时间和强度随产程进展逐渐增加，间歇时间则逐渐缩短。宫缩时，子宫肌壁血管及胎盘受压，致使子宫血流量减少；宫缩间歇时，子宫肌肉松弛，子宫血流量又恢复到原来水平，胎盘绒毛间隙的血流量重新充盈。故宫缩的节律性对产妇和胎儿均有利。

（2）对称性和极性　正常宫缩起自两侧宫角部，向宫底中线集中，左右对称，再以每秒 2 cm 的速度向子宫下段扩散，约在 15 s 内扩展至整个子宫，此为宫缩的对称性。宫缩以宫底部最强、最持久，向下逐渐减弱，宫底部收缩力的强度几乎是子宫下段的 2 倍，此为宫缩的极性（图 72－2）。

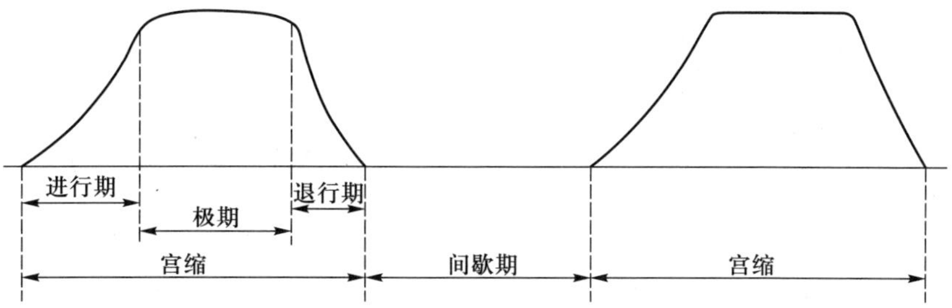

图 72-1 临产后正常宫缩的节律性

(3) 缩复作用 宫缩时，宫体肌纤维缩短变粗，间歇期不能恢复到原来的长度，经过反复收缩，肌纤维越来越短，称缩复作用。缩复作用使得宫腔容积越来越小，迫使胎先露部下降，宫颈管逐渐缩短、消失，宫口扩张。

2. 腹肌及膈肌收缩力 是第二产程时娩出胎儿的重要辅助力量。当宫口开全后，胎先露已降至阴道口，每当宫缩时，前羊水囊或胎先露压迫骨盆底组织及直肠，反射性地引起排便动作。产妇屏气向下用力，腹肌及膈肌收缩使腹压增高，促使胎儿娩出。第三产程可促使胎盘娩出。

3. 肛提肌收缩力 协助胎先露进行内旋转、仰伸及娩出，协助胎盘娩出。

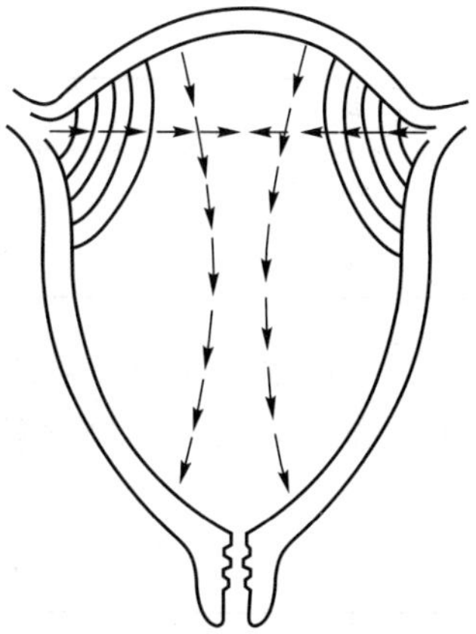

图 72-2 宫缩的对称性和极性

(二) 产道

产道是胎儿娩出的通道，分为骨产道与软产道两部分。

1. 骨产道 指真骨盆，其大小、形状与分娩关系密切。

(1) 骨盆平面及其径线 骨盆有无数个平面：为了便于了解分娩时胎先露通过骨产道的过程，临床上将骨盆分为三个平面。

1) 骨盆入口平面 为骨盆腔上口，呈横椭圆形。前方由耻骨联合上缘、后方由骶岬上缘、侧方由髂耻缘组成(表 72-1，图 72-3)。

表 72-1 骨盆入口平面的组成、径线及正常值

径线	起止点	正常值(cm)
前后径	耻骨联合上缘中点至骶岬前缘中点的距离	11
横径	左右髂耻缘间的最大距离	13
斜径	一侧骶髂关节上缘至对侧髂耻隆突间的距离	12.75

2) 中骨盆平面 为骨盆最小平面，呈纵椭圆形，前方由耻骨联合下缘、后方由骶骨下端、侧方由坐骨棘组成(表 72-2，图 72-4)。

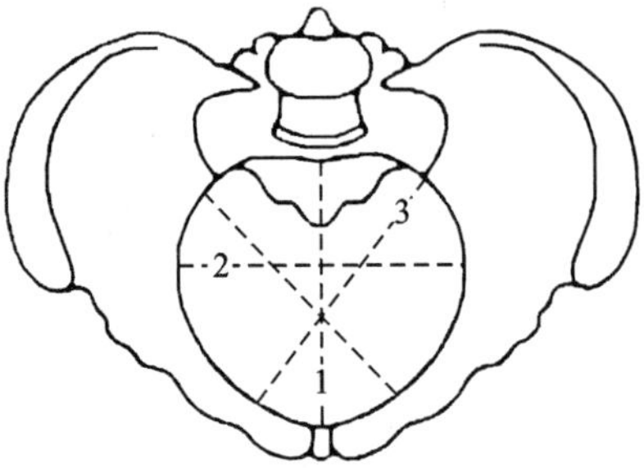

图 72-3　骨盆入口平面

1. 前后径；2. 横径；3. 斜径

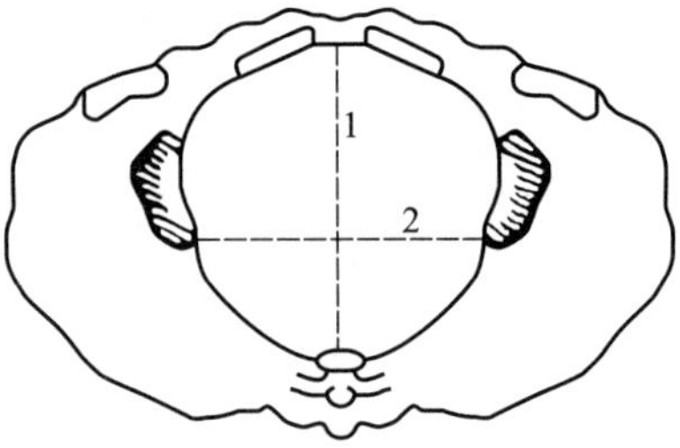

图 72-4　中骨盆平面

1. 前后径；2. 横径

表 72-2　中骨盆平面的径线及正常值

径线	起止点	正常值(cm)
前后径	耻骨联合下缘中点至骶骨下端的距离	11.5
横径	左右坐骨棘之间的距离	10

3) 骨盆出口平面　为骨盆腔下口，由两个共底边在不同平面的三角形所组成。前三角顶为耻骨联合下缘，侧边为耻骨降支，底边为坐骨结节间径；后三角顶为骶尾关节，侧边为骶结节韧带，底边为坐骨结节间径(表 72-3，图 72-5)。

表 72-3　骨盆出口平面的径线及正常值

径线	起止点	正常值(cm)
前后径	耻骨联合下缘中点至骶尾关节的距离	11.5
横径	两坐骨结节内缘的距离	9
前矢状径	耻骨联合下缘中点至坐骨结节间径中点的距离	6
后矢状径	骶尾关节至坐骨结节间径中点间的距离	8.5

(2) 骨盆轴与骨盆倾斜度

1) 骨盆轴　连接骨盆各平面中点的假想曲线称为骨盆轴。此轴上段向下向后，中段向下，下段向下向前(图 72-6)。分娩时，胎儿沿此轴完成分娩机制，故又称为产轴。助产时也应按骨盆轴方向协助胎儿娩出。

2) 骨盆倾斜度　指妇女站立时，骨盆入口平面与地平面所形成的角度，一般为 60°(图 72-7)。若骨盆倾斜度过大，影响胎头衔接和娩出。

2. 软产道　是指由子宫下段、宫颈、阴道及骨盆底软组织构成的弯曲管道。

(1) 子宫下段　由子宫峡部形成。非妊娠时长约 1 cm，妊娠后子宫峡部逐渐伸展，妊娠 12 周时已扩展成宫腔的一部分，至妊娠末期被拉长形成子宫下段。临产后规律宫缩进一步拉长达 7～10 cm，肌壁变薄成为软产道的一部分。由于子宫肌纤维的缩复作用，子宫上段越来越厚，子宫下段被牵拉扩张越来越薄(图 72-8)，因子宫上、下段的肌壁厚薄不同，在两者间形成一环状凹陷，称为生理性缩复环(图 72-9)。正常情况下，此环不易自腹部见到。

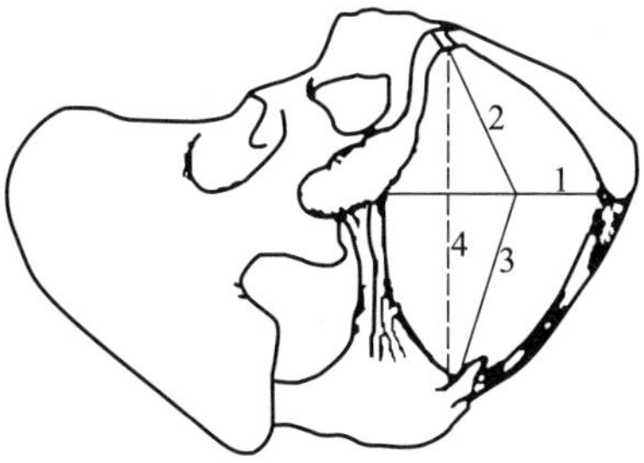

图 72-5　骨盆出口平面

1. 横径；2. 前矢状径

3. 后矢状径；4. 前后径

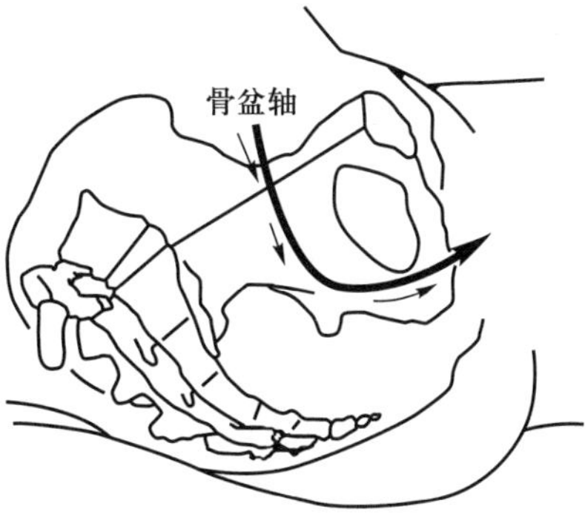

图 72-6　骨盆轴

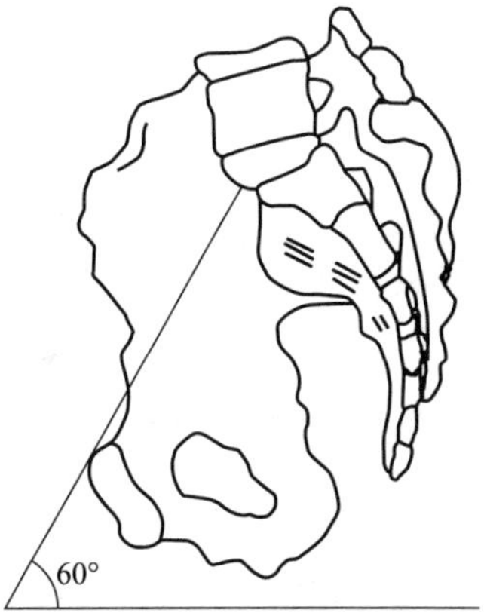

图 72-7　骨盆倾斜度

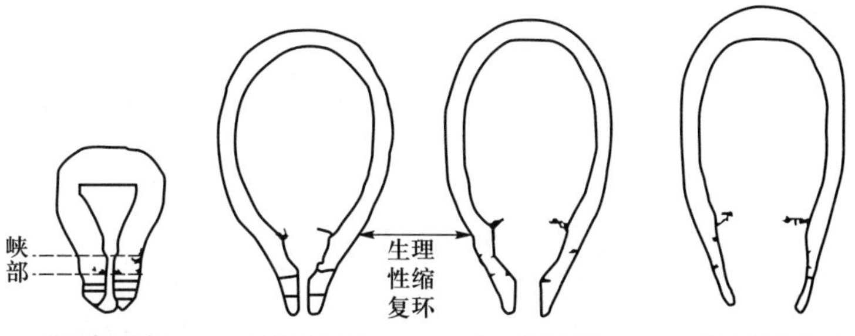

图 72-8　子宫下段形成及宫口扩张

(2) 宫颈　分娩过程中初产妇多是宫颈管先短缩、消失，而后宫口扩张；经产妇则是同时进行(图 72-10)。临产前宫颈管长 2～3 cm，初产妇的宫颈外口闭合，而经产妇较松(可容一指)。随着产程进展，宫口逐渐开大，至宫口开全时直径约为 10 cm。

(3) 骨盆底、阴道及会阴的变化　随着胎先露的下降，前羊水囊及胎先露部将阴道逐渐撑开，破膜后胎先露部下降直接压迫骨盆底，使软产道下段形成一个向前弯的长筒，前壁短，后壁长，阴道外口开向前上方，阴道黏膜皱襞展平使腔道加宽，肛提肌向下及向两侧扩展，肌束分开，肌纤维拉长，使 4～5 cm 厚的会阴体变薄至 2～4 mm，以利胎儿通过。但胎头娩出时若会阴保护不当，则可造成裂伤。

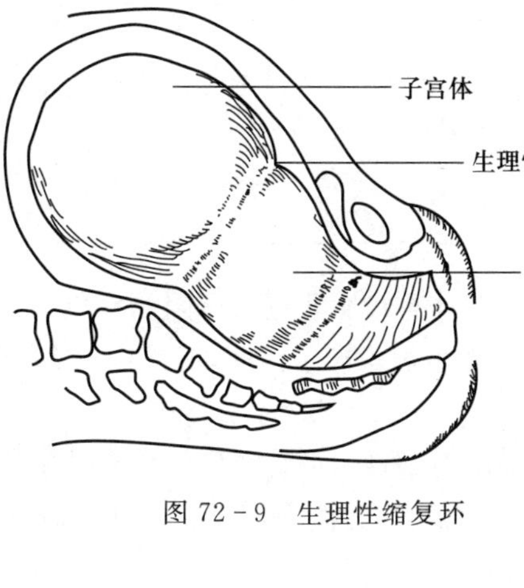

图 72-9　生理性缩复环

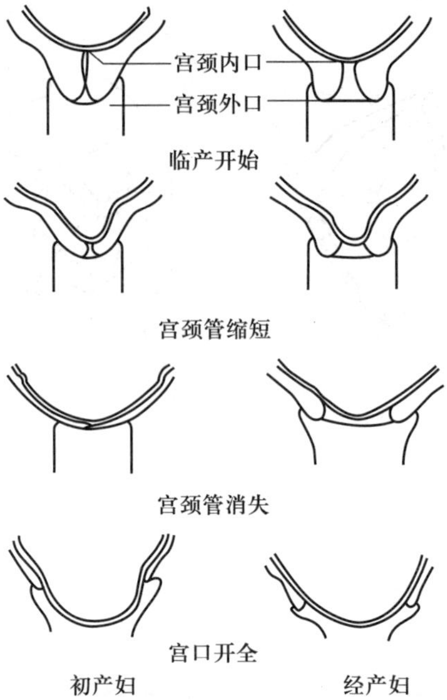

图 72-10　初产妇与经产妇宫颈管消失与宫口扩张步骤

（三）胎儿

胎儿能否顺利通过产道，还取决于胎儿大小、胎位及有无畸形。胎头是胎体最大的部分，约占胎体的 1/4，在分娩过程中，胎头如能以最小径线通过产道，分娩则顺利，否则可造成难产。

1. 胎儿大小

（1）胎头径线　足月胎头径线见表 72-4，图 72-11。

表 72-4　足月胎头径线

径线	起止点	正常值(cm)
双顶径	两侧顶骨隆突间的距离	9.3
枕下前囟径(小斜径)	前囟中央至枕骨隆突下方的距离	9.5
枕额径	鼻根上方至枕骨隆突的距离	11.3
枕颏径(大斜径)	颏骨下方中央至后囟顶部间的距离	13.3

（2）胎儿体重　胎儿过大可因胎头较大发生头盆不称，也可由于软组织和皮下脂肪多，双肩径也较大而发生肩难产。因此，产前用 B 超测量胎儿大小，对估计能否经阴道分娩有重要的参考价值。

（3）胎头可塑性　颅缝与囟门均有软组织覆盖，使骨板有一定的活动余地，因而胎头进入真骨盆后有一定的可塑性。在分娩过程中，通过颅骨轻度移位重叠使头颅变形，缩小胎头径线，有利于胎头娩出。

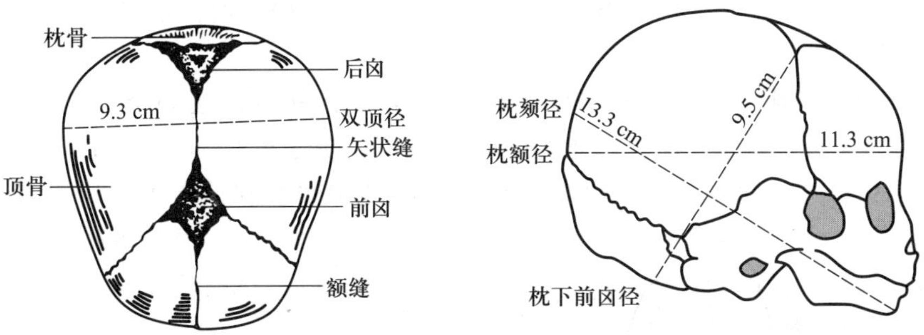

图 72-11 足月胎头径线

2. 胎位 产道为一纵向管道，纵产式容易通过产道。头先露时，在分娩过程中颅骨重叠，使胎头变形，周径变小，有利于胎头娩出。臀先露时，较胎头周径小且软的胎臀先娩出，阴道扩张不充分，当胎头娩出时头颅又无变形机会，使胎头娩出困难。肩先露时，胎体纵轴与骨盆轴垂直，妊娠足月活胎不能通过产道，对母儿威胁极大。临产后常通过肛门检查或阴道检查了解胎头矢状缝、前囟或后囟的位置及其与骨盆的关系来判断胎方位及有无头盆不称。

3. 胎儿畸形 胎儿某一部分发育异常，如脑积水（图 72-12）、连体胎儿等，由于胎头或胎体过大，通过产道常发生困难。

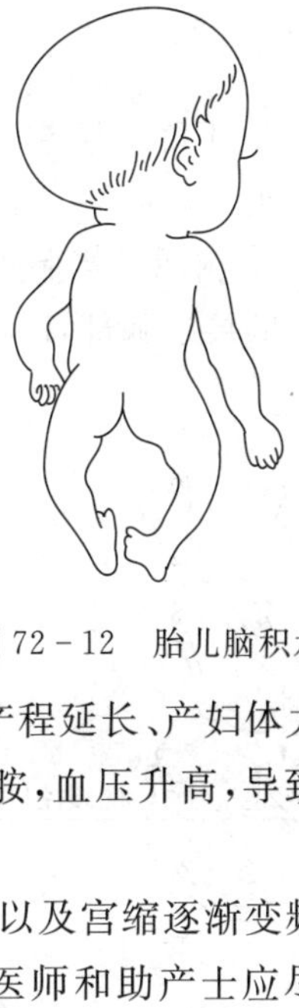

图 72-12 胎儿脑积水

（四）精神心理因素

分娩对产妇是一种持久而强烈的应激源，分娩应激既可以产生生理上的应激，也可以产生精神心理上的应激。产妇精神心理因素能够影响机体内部的平衡、适应力和健康。

产妇对分娩的安全性有顾虑，害怕和恐惧分娩，怕疼痛，怕出血，怕发生难产，怕胎儿性别不理想，怕胎儿有畸形，怕有生命危险，致使临产前情绪紧张，常常处于焦虑、不安和恐惧的精神心理状态。这种情绪改变会使机体产生一系列变化，如心率加快、呼吸急促、肺内气体交换不足，致使子宫缺氧，引起子宫收缩乏力、宫口扩张缓慢、胎先露部下降受阻、产程延长、产妇体力消耗过多，同时也促使产妇神经内分泌发生变化，交感神经兴奋，释放儿茶酚胺，血压升高，导致胎儿缺血缺氧，出现胎儿窘迫。

待产室的陌生和孤独环境，产房频繁叫嚷的噪声，加之产妇自身的恐惧以及宫缩逐渐变频和增强，均能减少子宫胎盘血流量，极易发生胎儿窘迫。在分娩过程中，产科医师和助产士应尽可能消除产妇不应有的焦虑和恐惧心情，讲解分娩是生理过程，告知掌握分娩时必要的呼吸技术和躯体放松的技术，开展家庭式产房，允许丈夫、家人或有经验的人员陪伴分娩，给予精神上的鼓励、心理上的安慰、体力上的支持，使产妇消除恐惧、焦虑情绪，精神状态良好，体力充沛，顺利分娩。

三、枕先露的分娩机制

分娩机制是指胎儿先露部随骨盆各平面的不同形态，被动进行一系列适应性转动，以最小径线通过产道的全过程。临床上枕先露占 95.5%～97.5%，以枕左前位最多见，故以枕左前位的分娩机制为例说明。

1. 衔接　胎头双顶径进入骨盆入口平面，颅骨最低点接近或达到坐骨棘水平，称为衔接（图 72－13A）。胎头半俯屈以枕额径进入骨盆入口，衔接在骨盆入口右斜径上，胎头枕骨在骨盆左前方（图 72－13B）。经产妇多在分娩开始后衔接，部分初产妇在预产期前 1～2 周内衔接。

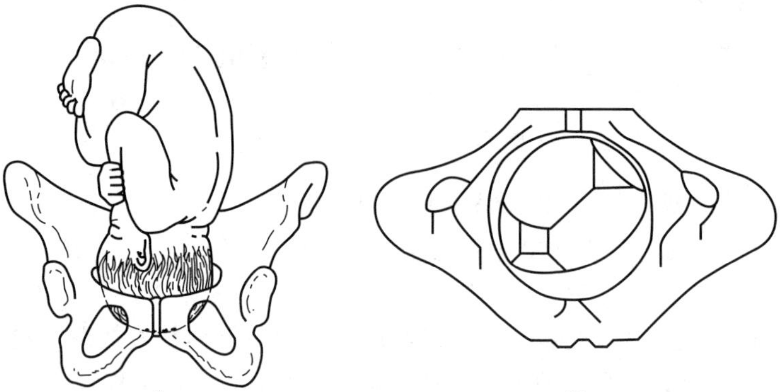

A　　B

图 72－13　胎头衔接

2. 下降　胎头沿骨盆轴前进的动作称为下降。下降动作呈间歇性，宫缩时胎头下降，间歇时胎头又稍退缩。下降动作贯穿于分娩全过程，与其他动作相伴随。

3. 俯屈　当胎头降至骨盆底时，半俯屈的胎头枕部遇肛提肌阻力，借杠杆作用进一步俯屈，使下颏接近胸部，以枕下前囟径取代枕额径（图 72－14）来适应产道，有利于胎头继续下降。

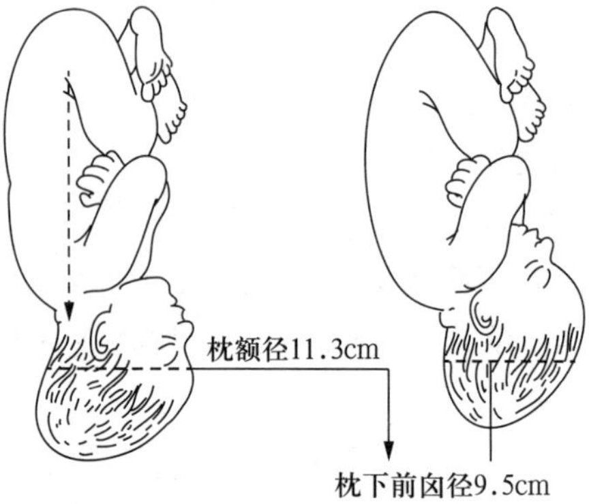

图 72－14　胎头俯屈

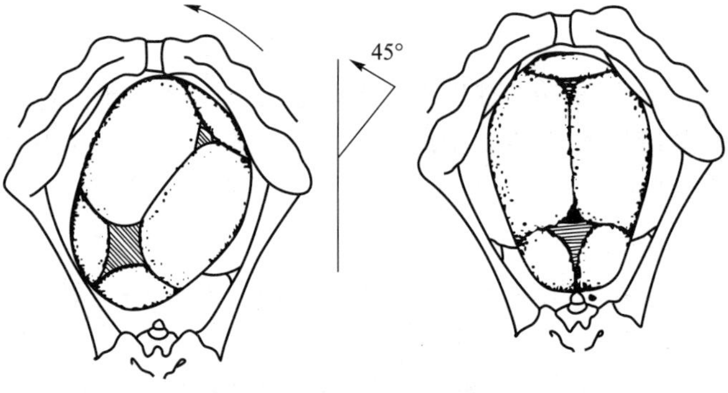

A　　B

图 72－15　胎头内旋转

4. 内旋转　胎头围绕骨盆纵轴旋转，使其矢状缝与中骨盆及骨盆出口前后径相一致的动作称为内旋转。枕先露时，当胎头枕部到达骨盆底时，肛提肌收缩力将胎头枕部推向阻力小、部位宽的前方，胎头向前向中线旋转 45°（图 72－15A），使后囟转至耻骨弓下（图 72－15B）。内旋转从中骨盆开始至骨盆出口平面完成，胎头于第一产程末完成内旋转动作。

5. 仰伸　当胎头下降达阴道外口时，宫缩和腹压继续迫使胎头下降，而肛提肌收缩力又将胎头向前推进，三者的合力使胎头向前向上，枕骨以耻骨弓为支点，使胎头逐渐仰伸，胎头的顶、额、鼻、口、颏由会阴前缘相继娩出(图 72－16)。当胎头仰伸时,胎肩进入骨盆入口,双肩径位于骨盆入口左斜径上。

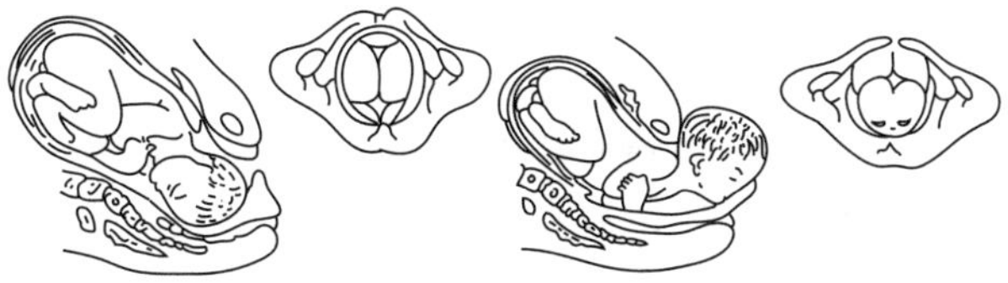

A　　　　　　　　　　　B

图 72－16　胎头仰伸

A. 内旋转已完成,仰伸开始;B. 仰伸完成

6. 复位及外旋转　胎头娩出时,胎儿双肩径沿骨盆入口左斜径下降。胎头娩出后,为使胎头与胎肩恢复正常关系,胎头枕部向左旋转 45°,称为复位。当胎肩下降至中骨盆时,为使双肩径与中骨盆及骨盆出口前后径一致,前(右)肩向前向中线旋转 45°直至耻骨弓下,此时,为保持胎头与胎肩的垂直关系,胎头枕部需在外继续向左旋转 45°,称为外旋转(图 72－17)。

7. 胎肩及胎儿娩出　胎儿前(右)肩在耻骨弓下先娩出(图 72－18A),随即后(左)肩从会阴前缘娩出(图 72－18B)。胎儿双肩娩出后,胎体及胎儿下肢随之取侧位娩出。

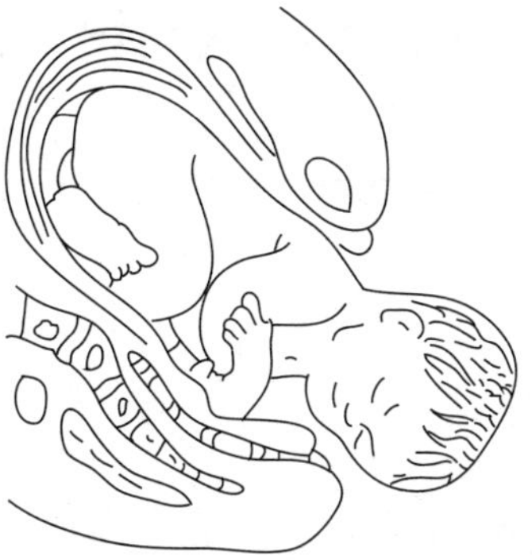

图 72－17　胎头外旋转

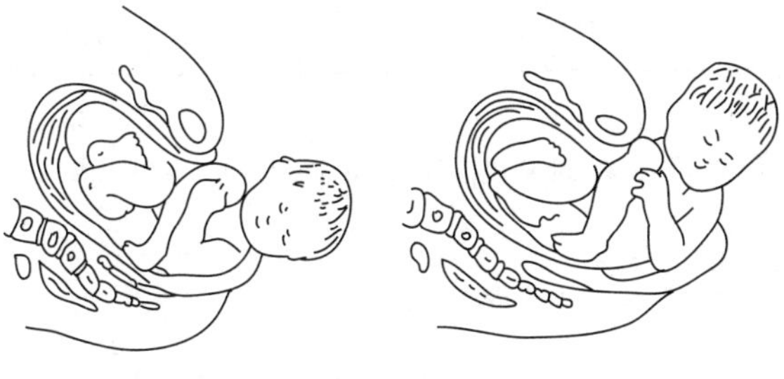

A　　　　　　　　　　　B

图 72－18　胎肩娩出

A. 前肩娩出;B. 后肩娩出

四、分娩的临床经过与处理

(一) 先兆临产

在分娩开始前孕妇常出现一些症状,预示分娩即将开始,称为先兆临产。

1. 假临产　临产前 1～2 周子宫较敏感,常有不规则收缩,称为“假临产”。其特点是:① 宫缩持续时间短(＜30 s)且不恒定,间歇时间长且不规律;② 宫缩强度不增加;③ 常在夜间出现,清晨消失;④ 宫颈管不缩短,宫口不扩张;⑤ 给予镇静药物能抑制假临产。

2. 胎儿下降感　先露入盆,多数初孕妇感到上腹部较前舒适,进食量增多,呼吸轻快,可有尿频。

3. 见红　在分娩发动前 24～48 h 内，因宫颈内口附近的胎膜与该处的子宫壁分离，毛细血管破裂，少量血液与宫颈管内的黏液栓相混经阴道排出，称为见红，是分娩即将开始的可靠征象。

(二) 临产的诊断

临产开始的标志为有规律且逐渐增强的宫缩，持续≥30 s，间歇 5～6 min，同时伴进行性宫颈管消失、宫口扩张和胎先露部下降，用镇静药物不能抑制临产。

(三) 产程分期

临床上将产程划分为三期(表 72-5)。

表 72-5　产 程 分 期

产程	定义	需时	
		初产妇	经产妇
总产程	规律宫缩→胎儿胎盘娩出	3～24h	
第一产程(宫颈扩张期)	规律宫缩→宫口开全	11～12 h	6～8 h
第二产程(胎儿娩出期)	宫口开全→胎儿娩出	1～2 h	数分钟至 1 h
第三产程(胎盘娩出期)	胎儿娩出→胎盘娩出	5～15 min 或<30 min	

(四) 产程各期的临床表现和处理

1. 第一产程

(1) 临床表现

1) 规律宫缩　初起时宫缩持续时间较短(约 30 s)且弱，间歇期较长(5～6 min)。随产程进展，宫缩持续时间渐长(50～60 s)且强度增加，间歇期渐短(2～3 min)。当宫口近开全时，宫缩持续时间可达 1 min 或更长，间歇期仅 1～2 min。

2) 宫口扩张　肛门检查或阴道检查可以确定宫口扩张程度。当宫缩渐频并增强时，宫颈管逐渐缩短、消失，宫口逐渐扩张。

3) 胎头下降　是决定能否经阴道分娩的重要条件。

4) 胎膜破裂　简称破膜。胎儿先露部衔接后，将羊水阻断为前、后两部，在胎先露部前面的羊水约 100 ml，称为前羊水，形成的前羊水囊称胎胞。当羊膜腔内压力增加到一定程度时胎膜自然破裂。

(2) 产程的观察及处理

1) 病史及检查　包括了解产前检查情况、了解目前临产情况、一般检查及产科检查(对初产妇、有难产史的经产妇，应再次行骨盆外测量)。

2) 一般处理

精神安慰：应安慰产妇并耐心讲解分娩是生理过程，让产妇与助产人员合作，以便能顺利分娩。若产妇精神过度紧张，宫缩时喊叫不安，应在宫缩时指导产妇做深呼吸动作，或用双手轻揉产妇的下腹部。若腰骶部胀痛，用手拳压迫腰骶部常能减轻不适感。

饮食：鼓励产妇少量多次进食，进食高热量易消化食物，并注意摄入足够水分，以保证精力和体力充沛。

活动与休息：宫缩不强且未破膜，产妇可在病室内走动，有助于加速产程进展。初产妇宫口近开全或经产妇宫口扩张 4 cm 时，应取左侧卧位卧床休息。

排尿与排便：应鼓励产妇每 2～4 h 排尿一次，必要时导尿，以免膀胱充盈影响宫缩及胎头下降。初产妇宫口扩张＜4 cm、经产妇宫口扩张＜2 cm 时可行温肥皂水灌肠，既能清除肠道下端粪便以避免分娩时造成污染，又能通过反射作用刺激宫缩加速产程进展。但胎膜早破、阴道流血、胎头未衔接、胎位异常、严重心脏病、有剖宫产史、宫缩强、估计 1 h 内分娩则不宜灌肠。

血压：于第一产程期间宫缩时血压常升高 5～10 mmHg，间歇期恢复原状。应每隔 4～6 h 于宫缩间歇期测量血压一次。发现血压升高应增加测量次数并给予相应处理。

外阴清洁：外阴部应剃除阴毛，并用肥皂水和温开水清洗。

3）产程观察

子宫收缩：可用手和胎儿监护仪观察。最简单的方法是助产人员将手掌放于产妇腹壁上，定时连续观察宫缩持续时间、强度、规律性以及间歇时间，并做记录。胎儿监护仪描记的宫缩曲线，可以看出宫缩强度、频率和每次宫缩持续时间，是反映宫缩的客观指标，适用于胎膜未破、宫口未开时。

宫口扩张：将第一产程分为潜伏期和活跃期。① 潜伏期：从规律宫缩开始至宫口扩张 3 cm。此期间扩张速度较慢，平均 2～3 h 扩张 1 cm，需 8 h，最大时限为 16 h。② 活跃期：宫口扩张 3～10 cm。此期扩张速度加快，需 4 h，最大时限为 8 h。活跃期又分为三期，即加速期、最大加速期和减速期（图 72-19）。

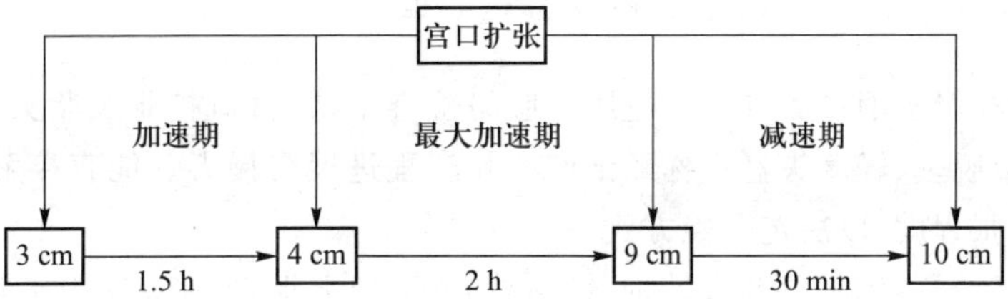

图 72-19　活跃期分期

胎头下降：以坐骨棘平面为标志。胎头颅骨最低点平坐骨棘平面时以“0”表达，在坐骨棘平面上 1 cm 时以“－1”表达，在坐骨棘平面下 1 cm 时以“＋1”表达，依此类推（图 72-20）。胎头于潜伏期下降不明显，于活跃期下降加快，平均每小时下降 0.86 cm。

产程进展的标志是宫口扩张和胎先露下降，临床上可将其绘制成产程图（图 72-21）以了解产程的进展，指导产程的处理。

宫口扩张和胎先露下降通过肛门检查或阴道检查来判断。

肛门检查：应适时在宫缩时进行。能了解：① 宫颈软硬、厚薄，宫口扩张程度；② 是否破膜；③ 胎方位及先露部下降程度；④ 骨盆腔大小。

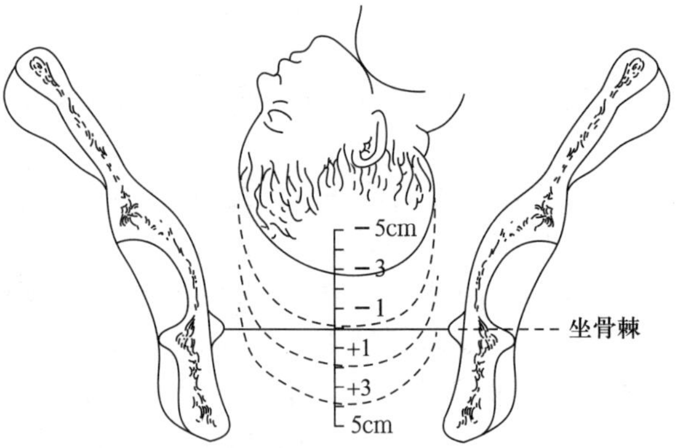

图 72-20　胎头高低的判断

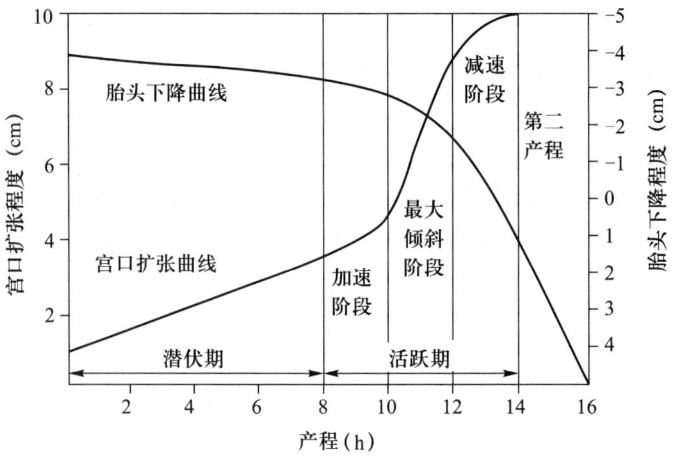

图 72-21　产程图

阴道检查:应在严密消毒后进行。适用于肛门检查不清、宫口扩张及胎头下降程度不明、疑有脐带先露或脐带脱垂、轻度头盆不称经试产 4 h 产程进展缓慢者。能直接触清矢状缝及囟门确定胎位、宫口扩张程度,以决定分娩方式。

(3) 胎儿监护　① 胎动:平均每小时 3～5 次或每 12 h 胎动≥30 次为正常。② 胎心率:在宫缩间歇时,用听诊器听诊,潜伏期应每隔 1～2h 听诊一次,每次听诊 1 min。进入活跃期后,宫缩频繁时应每 15～30 min 听诊一次。亦可用胎儿监护仪观察胎心率变异及其与宫缩、胎动的关系,此法能判断胎儿在宫内的状态。

胎膜破裂:胎膜多在宫口近开全时自然破裂,前羊水流出。一旦破膜应立即听胎心率并记录破膜时间;观察羊水性状、颜色和流出量;头位未入盆或臀位者需卧床,取头低臀高位或侧卧位以防脐带脱垂;破膜超过 12 小时尚未分娩者,酌情给予抗生素预防感染。

2. 第二产程

(1) 临床表现　宫口开全,胎膜已破(若仍未破膜,应行人工破膜),宫缩频强,胎头降至阴道口,产妇不自主地向下屏气用力,会阴膨隆变薄,肛门括约肌松弛。宫缩时胎头露出于阴道口,间歇期又缩回阴道内，称为胎头拨露(图 72 - 22)；当胎头双顶径越过骨盆出口，宫缩间歇时胎头不再回缩时，称为胎头着冠(图 72 - 23)。此时会阴极度扩张，产程继续进展，胎头枕骨于耻骨弓下露出后出现仰伸、复位及外旋转、肩身娩出，后羊水随之涌出。

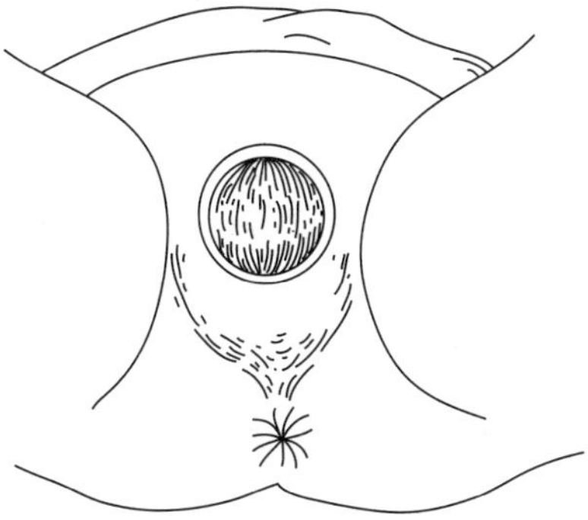

图 72 - 22　胎头拨露

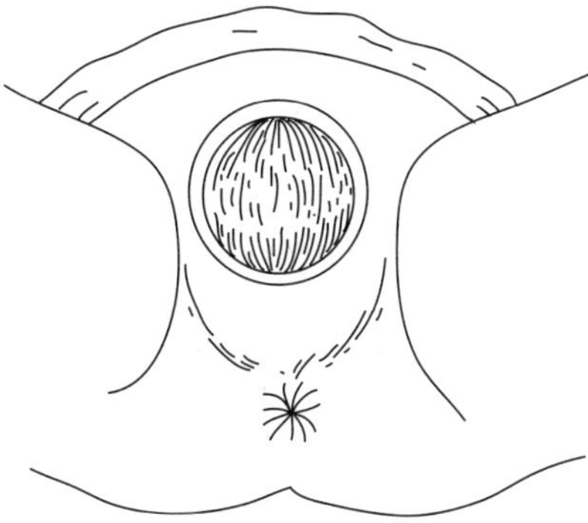

图 72 - 23　胎头着冠

(2) 产程的观察及处理

1) 严密监测胎心率　此期宫缩频强，应 5～10 min 听胎心率一次，最好用胎儿监护仪监测。若发现胎心率异常，应立即行阴道检查，尽快结束分娩。

2) 指导产妇屏气用力　让产妇双足蹬在产床，两手握产床把手，宫缩时深吸气屏住，然后如解大便样向下屏气用力，宫缩间歇时，产妇呼气并使全身肌肉放松，宫缩时再做屏气动作。若第二产程进展不顺利，应及时查找原因，采取措施，防止第二产程延长。

3) 接产准备　初产妇宫口开全、经产妇宫口扩张至 4 cm 且宫缩规律有力时，应将产妇送至产室做好接产准备工作。让产妇仰卧于产床(或坐于特制产椅上行坐位分娩)，两腿屈曲分开露出外阴部，在臀下放便盆或塑料布，用消毒干纱球堵住阴道口，用消毒干纱球蘸肥皂水擦洗外阴部，顺序是大阴唇、小阴唇、阴阜、大腿内上 1/3、会阴及肛门周围(图 72 - 24)。然后用温开水冲掉肥皂水并用干纱球擦干，取下阴道口纱球，最后以 0.1%苯扎溴铵或聚维酮碘消毒，撤去臀下便盆或塑料布，铺以消毒巾于臀下。接产者按无菌操作常规洗手、戴手套及穿手术衣后，打开产包，铺好消毒巾，准备接产。

4) 接产　接产者站在产妇右侧，当胎头拨露使阴唇后联合紧张时，开始保护会阴。方法是：在会阴部盖消毒巾，接产者右肘支在产床，右手拇指与其余四指分开，利用手掌大鱼际肌顶住会阴部。每当宫缩时应向上内方托压，同时左手应下压胎头枕部，协助胎头俯屈和使胎头缓慢下降(图 72 - 25A)。宫缩间歇时，保护会阴的右手稍放松，以免压迫过久引起会阴水肿。当胎头枕部在耻骨弓下露出时，左手应按分娩机制协助胎头仰伸(图 72 - 25B)。此时若宫缩强，应嘱产妇张口哈气消除腹压，让产妇在宫缩间歇时稍向下屏气，使胎头缓慢娩出。左手从胎儿鼻根向下挤出口鼻内的黏液和羊水，然后协助胎头复位及外旋转，左手向下轻压胎颈，使前肩从耻骨弓下先娩出(图 72 - 25C)，再上托胎颈，使后肩从会阴前缘缓慢娩出(图 72 - 25D)。双肩娩出后，保护会阴的右手方可松开，然后双手协助胎体及下肢相继以侧位娩出。

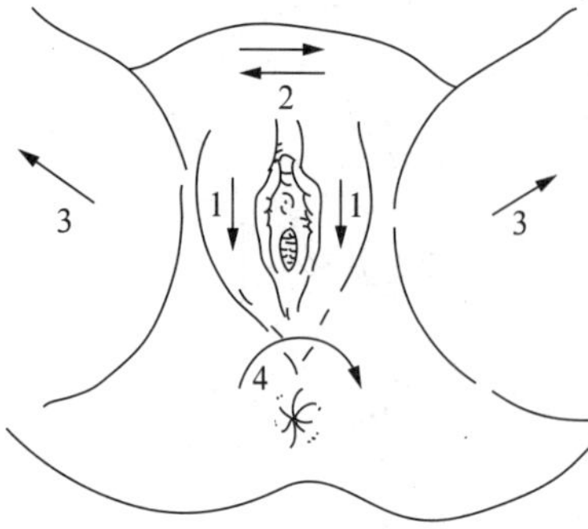

图 72－24　外阴消毒的顺序

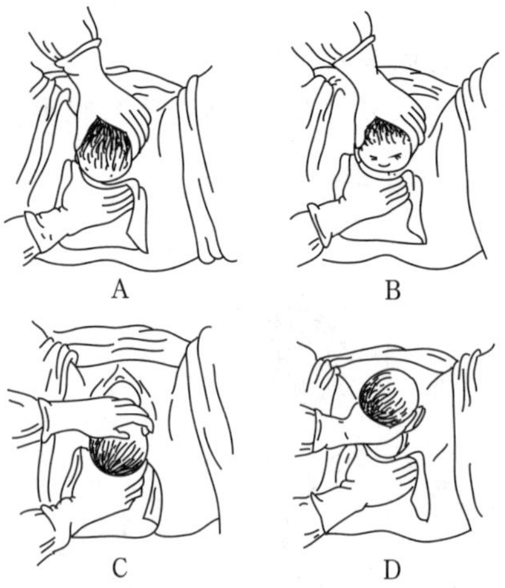

图 72－25　接产步骤

A. 保护会阴，协助胎头俯屈；B. 协助胎头仰伸

C. 协助前肩娩出；D. 协助后肩娩出

胎头娩出时，如发现脐带绕颈 1 周且较松时，可用手将脐带顺胎肩推上或从胎头退下，若脐带绕颈过紧或绕颈≥2 周，用两把血管钳将其一段夹住从中间剪断脐带，注意勿伤及胎儿颈部（图 72－26）。

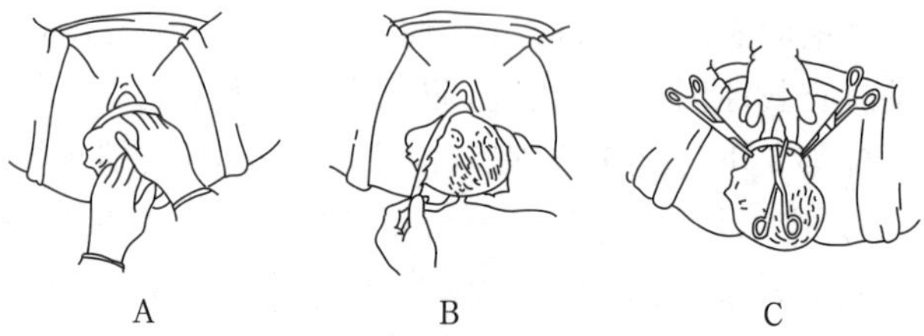

图 72－26　脐带绕颈的处理

A. 将脐带顺肩部推上；B. 将脐带从头上退下；C. 钳夹脐带并从中间剪断

3. 第三产程

（1）临床表现　胎儿娩出后，宫底降至脐平，产妇感到轻松，宫缩暂停数分钟后再现。由于宫腔容积突然明显缩小，胎盘不能相应缩小而与子宫壁发生错位，剥离面出血形成胎盘后血肿而剥离。

胎盘剥离征象有：① 宫体变硬呈球形，宫底升高达脐上；② 阴道口外露的一段脐带自行延长；③ 阴道少量流血；④ 用手掌尺侧在产妇耻骨联合上方轻压子宫下段时，宫体上升而外露的脐带不再回缩。

胎盘剥离及排出方式有两种：① 胎儿面娩出式：胎盘胎儿面先排出。胎盘从中央开始剥离，而后向周围剥离，其特点是胎盘先排出，随后见少量阴道流血，多见。② 母体面娩出式：胎盘母体面先排出。胎盘从边缘开始剥离，血液沿剥离面流出，其特点是先有较多量阴道流血，胎盘后排出，少见。

（2）处理

1）新生儿处理

清理呼吸道：新生儿娩出后，立即用吸管清除呼吸道黏液和羊水。当确认呼吸道通畅而仍未啼哭时，可用手轻拍新生儿足底。新生儿大声啼哭，表示呼吸道已通畅。

处理脐带：① 时间：目前国内多数是在清理呼吸道后立即断脐。对血型不合或产后需进行抢救者，应在新生儿娩出后立即断脐，并保留较长的一段脐带以备用作抢救时输血、输液的通道。② 方法：用两把血管钳钳夹脐带，在其中间剪断。用 75% 乙醇消毒脐带根部周围，在距脐轮 0.5 cm处用气门芯或粗丝线结扎（用丝线结扎应在结扎线外 0.5 cm 处结扎第二道），在结扎线外 0.5 cm 处剪断脐带，挤出残余血液，用 20% 高锰酸钾溶液消毒脐带断面，药液不可灼伤新生儿皮肤。待脐带断面干后，用无菌纱布包扎。

阿普加评分（Apgar score）：用以判断有无新生儿窒息及严重程度，是以出生后 1 min 内的心率、呼吸、肌张力、喉反射及皮肤颜色五项体征为依据（表 72－6），满分为 10 分。8～10 分属正常新生儿，4～7 分为轻度窒息，0～3 分为重度窒息。缺氧较严重和严重的新生儿，经抢救后应在出生后 5 min、10 min 时再次评分，直至连续两次评分均≥8 分。1 min 评分反映出生当时的情况，5 min 及以后评分则反映复苏效果，与预后关系密切。

表 72－6　新生儿阿普加评分法

体征	0 分	1 分	2 分
心率（次・min^{-1}）	0	＜100	≥100
呼吸	0	浅慢，不规则	佳
肌张力	松弛	四肢稍屈曲	四肢屈曲活动好
喉反射	无反射	有些动作	咳嗽、恶心
皮肤颜色	全身苍白	躯干红，四肢青紫	全身粉红

处理新生儿：用 0.25% 氯霉素或 0.1% 硝酸银溶液滴新生儿双眼。然后擦净足底胎脂，打足印及母亲的拇指印于新生儿病历上，经详细体格检查后，系以标明新生儿性别：体重、出生时间、母亲姓名和床号的手腕带和包被牌。将新生儿抱给母亲，帮助母亲与新生儿进行皮肤接触和首次哺乳。

2）协助胎盘娩出　当确认胎盘已完全剥离时，于宫缩时以一手按摩子宫，一手轻拉脐带（图 72－27A），当胎盘娩出至阴道口时，双手捧住胎盘，向一个方向旋转并缓慢向外牵拉，协助胎盘和胎膜完整剥离排出（图 72－27B）。

3）检查胎盘和胎膜　将胎盘铺平，先检查胎盘母体面胎盘小叶有无缺损，然后将胎盘提起，检查胎膜是否完整，再检查胎盘胎儿面边缘有无血管断裂，能及时发现副胎盘。副胎盘为一小胎盘，与正常胎盘分离，但两者间有血管相连（图 72－28）。若有副胎盘、部分胎盘残留或大部分胎膜残留时，应在无菌操作下伸手入宫腔取出残留组织（图 72－29）。若确认仅有少许胎膜残留，可给予子宫收缩药待其自然排出。

4）检查软产道　胎盘娩出后，应仔细检查会阴、小阴唇内侧、尿道口周围、阴道及宫颈有无

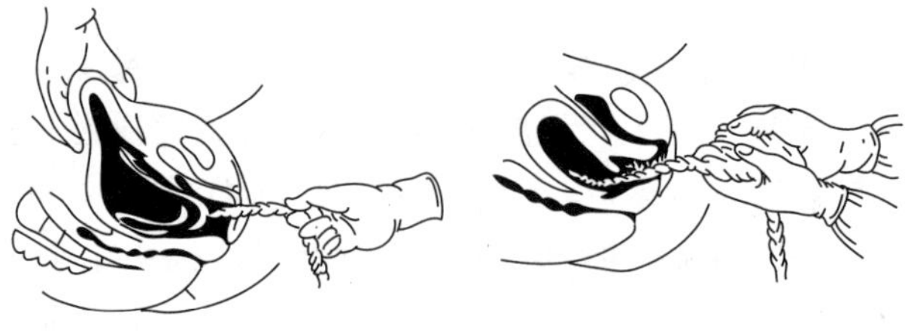

图 72-27　协助娩出胎盘和胎膜

A. 轻拉脐带;B. 双手捧住胎盘,向一个方向旋转

裂伤。若有裂伤应立即缝合。

5）预防产后出血　正常分娩出血最多不超过 300 ml。遇有产后出血史或易发生宫缩乏力的产妇,可在胎儿前肩娩出时注射缩宫素,并按摩子宫以促进子宫收缩。

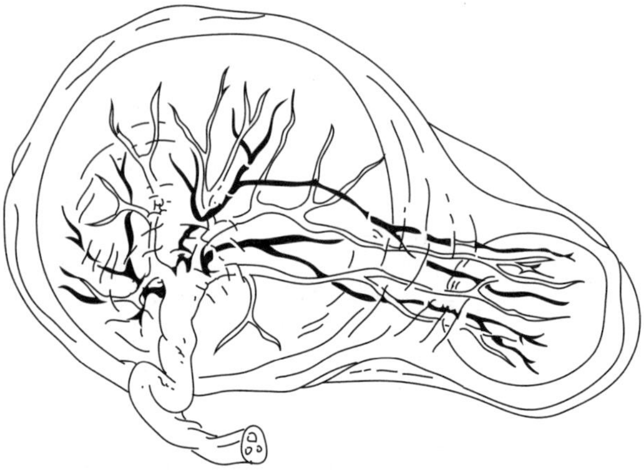

图 72-28　副胎盘

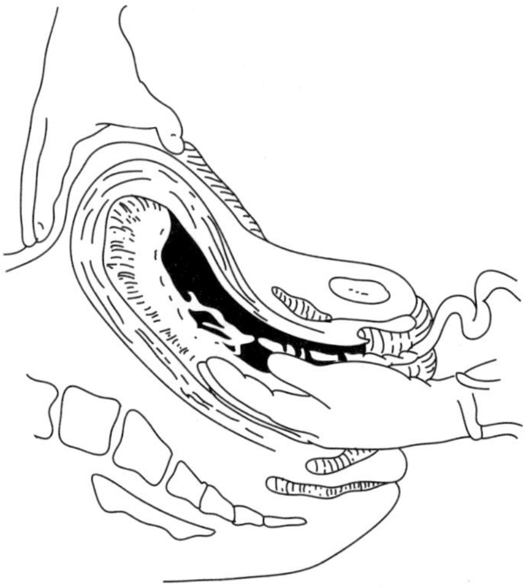

图 72-29　手取胎盘术

6）产后观察　产后应在产房留观 2 h,每隔 15 min 观察一次,注意血压、脉搏、宫缩、宫底高度、阴道流血量、会阴与阴道有无血肿及膀胱是否充盈等情况。若无异常,可送回病房,但仍应注意巡视。

第七十三章 围生医学与母乳喂养

第一节 围生医学

一、概述

(一) 定义

1. 围生医学　是现代产科学的重要组成部分，是基础学科与临床多学科有机结合并密切协作，形成研究胚胎发育、胎儿生理与病理、早期新生儿和孕产妇疾病的诊断和防治的一门新兴学科。围生医学将孕产妇和胎儿视作一个整体，更重视胎儿生理和病理的研究，更注意胎儿的健康素质，它是研究母子关系的一门科学。

2. 围生期　是指产前、产时和产后的一段时期。国际上对围生期的规定有四种：① 围生期Ⅰ：从妊娠满28周(即胎儿体重≥1000 g或身长≥35 cm)至产后1周；② 围生期Ⅱ：从妊娠满20周(即胎儿体重≥500 g或身长≥25 cm)至产后4周；③ 围生期Ⅲ：从妊娠满28周至产后4周；④ 围生期Ⅳ：从胚胎形成至产后1周。根据WHO的推荐，我国在现阶段采用围生期Ⅰ计算围生期死亡率。

3. 围生保健　是指围绕生产前后，以保护母婴安全、提高出生人口素质为目的，对孕产妇和胎婴儿进行预防保健工作。

(二) 研究范围

1. 围生儿的生理病理。
2. 父母亲的遗传素质，孕妇所处的大环境和孕产妇本身作为胚胎和胎儿发育的小环境对胎婴儿的影响。
3. 宫内诊断、宫内治疗及矫正手术。
4. 早产儿、新生儿复苏抢救技术的改进。
5. 进一步提高孕产妇并发症的防治和接产质量，以减少其对胎儿的不良影响。

这些研究涉及胚胎学、组织学、生理学、生化学、生物物理学、药理学、遗传学、免疫学、环境卫生学和内分泌学等学科。

(三) 意义

通过围生保健，针对影响出生人口质量的各种不良因素采取积极防护措施；运用围生医学的理论、技术和方法发展充实孕产妇系统保健的内容，对孕产妇、胎儿和新生儿进行统一的系统管理；对胎儿的生长发育和健康状况进行监测，降低孕产妇和围生儿死亡率及远期伤残率，提高出生人口素质。

(四) 进展

30 多年来，近代医学与科学技术的发展使围生医学和围生保健工作在理论、技术和方法上有了迅速的进步，取得了显著的效果，围生儿死亡率已明显降低。它的进展主要表现在产前诊断技术的发展、监护设备和技术的应用以及产科处理上的改进。

1. 超声显像技术在围生领域中的应用越来越广泛。

(1) 超声显像　能清晰显示胎儿的外表和内部结构，为宫内监测胎儿提供了一个良好的手段。具体表现在：① 观察胎儿在宫内的生长发育过程；② 监测胎儿各种生物物理指标；③ 诊断胎儿畸形；④ 为围生期宫内监护和诊断提供有用的信息。

(2) 多普勒血流图　为诊断胎儿生长受限及高危妊娠的预测提供了检测手段，可用来判断胎盘、胎儿预后及诊断胎儿先天性心脏病。

(3) 介入性超声　为产前诊断和治疗开拓了新的途径。

2. 羊水穿刺、绒毛膜活检和胎儿脐血进行细胞染色体核型分析、病原体检测、酶生化指标测定及基因诊断，可及早对胎儿的遗传性和先天性疾病及胎儿的成熟度等进行诊断。

3. 胎心电子监护仪可及早发现胎儿缺氧，降低围生儿死亡率。

4. 新生儿复苏、抢救、转运设施和技术的改进，新生儿重点监护室的设立，制度的完善，以及宫内转运的建立，更积极地抢救和治疗窒息缺氧的新生儿，提高了极低体重儿和高危儿的存活率，并使残障儿的发生率也有下降趋势。

5. 对产科并发症，在选择母体病情控制，胎儿已能存活(或促胎儿成熟)的条件下实行计划分娩，适时施行剖宫产，取得良好的妊娠结局，使这些高危妊娠的母婴死亡率有所下降。

6. 实行三级保健网，集中有经验的医务人员对整个妊娠分娩期的妇女进行系统的医护保健工作。产科与儿科医师的密切合作以及转运体系的建立和完善都进一步提高了围生保健工作的质量。

二、围生保健

围生保健的目的是降低孕产妇及围生儿死亡率，降低母婴的远期伤残率，保证母婴安全，提高出生人口素质。

(一) 孕前保健

1. 计划受孕　结婚后，夫妇最好暂时避孕，待共同生活一段时间，性生活协调，情绪稳定，精力充沛，并在思想上充分做好担负做父母责任的准备，物质上亦为抚育下一代创造一定条件的基础时，有计划地安排受孕和生育，为新生命的诞生创造最好的起点。

2. 受孕前排除遗传和环境的不利因素　遗传和环境是影响优生的两大因素。

(1) 夫妇双方之一有遗传病家族史、遗传病或染色体病患者或携带者，女方年龄过大，有过生畸形儿、智力低下儿史，有习惯性流产、死胎、死产等不良生育史，在计划受孕前应进行遗传咨询。

(2) 环境中有毒有害物质会损伤生殖功能，男女双方既往曾接触过或目前正从事可造成生殖损害的职业，如接触铅、汞、苯、放射线、放射性核素等，应调离工作岗位，且在孕前进行相应的检查后方可妊娠。

3. 维护健康，建立健康的生活方式

(1) 妇女患有肝炎、肾炎、结核、心脏病等主要脏器疾病，应暂时避孕，待疾病完全治愈，恢复健康后方可妊娠。在计划受孕前应征求相关专科医师的意见，因为这些疾病可能对妊娠及胎儿发育有不良影响，在治疗母体疾病时的用药也会影响胚胎及胎儿，另一方面，妊娠亦可能会加重上述疾病。妇女如患有贫血，应在孕前查找原因，予以矫治。

(2) 健康的生活方式对维护健康十分重要。要重视合理营养，不偏食，戒烟酒。猫狗等宠物可能传染弓形虫病，导致孕妇发生流产、胎儿畸形或生长受限，计划受孕时应避免接触。

4. 调整避孕方法　用口服避孕药或宫内节育器避孕者，应停药和取器，采用其他避孕方法(如避孕套及自然避孕法)，半年后再受孕，以彻底消除药物的影响和调整子宫内环境。

5. 选择适宜的受孕年龄和季节

(1) 根据医学实践和大量资料分析研究，公认 24～29 岁为妇女的最佳生育年龄。此时女性身体的发育完全成熟，体内心、肺、肝、肾等经得起妊娠的“超重负荷”；内分泌系统和神经系统亦能更好地经受妊娠的考验；生殖系统发育成熟，卵细胞的质量最高；骨盆韧带和肌肉弹性较好，为顺利分娩创造良好条件。另外，24 岁以上的女性，一般都已完成学业并参加工作，生活经验较丰富，经济上已有一定的基础，有利于对婴儿的哺育。

(2) 3～4 月份受孕，11～12 月份分娩较为理想。因为 3～4 月份正是春暖花开季节，气候转暖，景色宜人，孕妇心情舒畅，即使发生妊娠反应，也容易顺利度过。11～12 月份分娩，南方天气还不太寒冷，北方也没到严寒季节，但已通暖气或生火炉，对产妇恢复和婴儿生长都是有利的。如在 3～4 月份怀孕，整个妊娠期经过春、夏、秋三个季节，能为孕妇提供品种齐全、数量丰富的蔬菜和水果，使孕妇和胎儿得到足够的无机盐和维生素，且整个妊娠期都能得到良好的日照，亦有利于胎儿骨骼的生长和发育。

(二) 孕期保健

1. 孕早期保健

(1) 及早确诊妊娠　人类胚胎大约在受孕后第 3～8 周时逐渐形成形态与功能不同的各类器官。这一时期特别容易受化学物质作用而诱发畸形。及时进行早孕诊断，以便及早对胚胎进行保护。

(2) 保护胚胎免受各种有毒有害因素的影响　确定妊娠后，要注意孕妇所处的大环境是否安全无害。既要避免接触有害的化学物质，又要避免有害的物理因素(如噪声、高温、射线等)，同时还要维护孕妇本身作为胚胎发育的小环境的良好状态，特别是预防感染和谨慎用药。

(3) 确诊后即行首次产前检查　可及早发现夫妇双方有无遗传病史或家族史，是否需要作进一步的遗传咨询和必要的产前诊断；同时亦可及时发现各主要脏器是否有病，如发现心、肝、肾等主要脏器疾病或病史时，可根据病情的严重程度，考虑是否能胜任妊娠，从而决定是继续妊娠还是终止妊娠；可开展早孕保健指导，以提高孕妇的自我保健能力和识别异常症状的能力。

2. 孕中期保健

(1) 营养指导　孕中期后，胎儿生长发育较快，对各种营养素的需求迅速增加，孕妇的基础代谢率增高，所以热能的需要量也大大地增加。从妊娠 4 个月开始，孕妇应每日摄入糖类 200～250 g 以上，供应足量的优质蛋白能使胎儿的脑细胞增殖良好，有助于胎儿正常的智力发育。如果蛋白质不足，会影响大脑发育，造成难以弥补的损失。此外，孕妇营养中还需供给充足而适量的维生素，补铁以预防贫血，补钙以供胎儿骨骼发育的需要，补锌增进脑发育。孕妇膳食要注意荤素兼备，粗细搭配，少吃多餐，品种多样化。

(2) 监测胎儿的生长发育　既要防胎儿生长受限，又要防发育过度。常用的监测方法有妊娠图及孕妇体重。整个妊娠期平均增长体重 12.5 kg，从孕中期起每周增长应为 0.3～0.5 kg。增重过多或过少，都需做进一步检查。必要时可通过超声检查，测量胎儿的生长参数(如双顶径、股骨长度、腹围等)以预测胎儿体重。

(3) 胎教　孕妇在思维和联想时所产生的神经递质能传入胎儿脑部，给胎儿脑神经细胞发育创造一个相似的递质环境。注意在孕期调节和控制母体的内外环境，维护身心健康，避免不良刺激，从妊娠 4 个月起通过音乐、语言、抚摸等，主动地给胎儿有益的各种信息刺激，可促进胎儿的身心健康和智力发育。

(4) 孕妇体操和休息　孕中期开始，每日两次做孕妇体操，能使孕妇感到周身轻松，精力充沛。坚持做操能松弛腰部及骨盆关节，锻炼肌肉，可缓解由于孕妇体重增加和重心改变而引起的肌肉疲劳和功能降低，亦能使身体以既强健又柔韧的状态进入分娩，促进顺利的自然分娩。进入孕中期后，不宜仰卧，以取左侧卧位为好，避免增大的子宫压迫位于脊柱前的下腔静脉和腹主动脉，有利于改善子宫胎盘的血流。

(5) 关于产前诊断　有医学指征需进行产前诊断者，孕中期是进行羊水穿刺的最佳时机。取羊水细胞经过培养后进行染色体核型分析，可以诊断胎儿是否患染色体病。检测羊水或母血中的甲胎蛋白对诊断神经管畸形有特殊价值。

3. 孕晚期保健

(1) 孕妇自我监护　当胎儿出现危象时，胎动减少比胎心消失早 24 h 左右，及时发现胎动异常，采取措施，常能挽救胎儿。应于孕 30 周起指导孕妇进行胎动计数，要求孕妇每日早、中、晚固定一个方便的时间数 3 次胎动，每次 1 h，计算 12 小时的胎动数，≥30 次为正常，小于 20 次提示胎儿有异常，小于 10 次则提示胎儿宫内明显缺氧。胎动减慢或明显增剧，都应立即去医院就诊。

(2) 防治并发症　妊娠高血压综合征、妊娠晚期出血、胎位不正、早产或过期产是孕晚期常见的并发症，对孕妇和胎婴儿都会产生不良影响。除了定期产前检查，及早发现、及早矫治外，还应将这些常见并发症的早期症状及对母婴的危害性告诉孕妇本人及其家属，以便及早识别，加以重视。

(3) 高危妊娠的计划分娩　对高危妊娠进行计划分娩，适时终止妊娠，可减少母儿的围生期患病率及死亡率。

(4) 母乳喂养教育(见母乳喂养)。

(5) 分娩准备教育　使孕妇在分娩前能在生理上、心理上、物质上做好准备，树立正确对待分娩的态度,克服恐惧、紧张等心理,在掌握产程进展和分娩知识的基础上,懂得各产程的保健要点,能正确对待和处理分娩时会遇到的疼痛,充分调动产妇的主观能动性,促使分娩顺利进行。分娩准备教育的具体内容包括:① 分娩知识:分娩三要素及各产程保健要点;② 分娩前的准备:生理准备包括合理营养和孕妇体操,做到以增强体质和控制胎儿体重;心理准备即消除顾虑,树立自然分娩的信心;物质准备包括临产入院时需带的物品、婴儿生活用品及出院时母婴的衣物准备。③ 临产先兆及入院时间,包括提前入院及紧急入院的指征。④ 镇痛措施,包括非药物性及药物性镇痛措施、方法及其利弊。⑤ 介绍陪伴分娩的重要意义。⑥ 介绍产程中常用的医疗干预措施,包括剖宫产问题。

(三) 产时保健

1. 转变产时服务模式,减少不必要的医疗干预,推广陪伴分娩,保护和支持自然分娩。

2. 提高接产质量,接产人员的水平应提高到熟练程度。① 能密切观察产程,及时发现异常并进行处理;② 能积极关心和支持鼓励产妇;③ 能绘制产程图以防滞产;④ 能提供高质量的接产技术操作,防感染,防出血;⑤ 能正确对初生儿进行阿普加评分和熟练地掌握新生儿窒息复苏技术。

3. 重视初生儿保暖,实施早接触、早吸吮,重视新生儿呼吸道清理,在出生后 1 min、5 min 及 10 min 进行阿普加评分,都是新生儿出生时护理的要点。

(四) 产褥期保健

1. 产妇产褥期保健

(1) 预防产后出血　产后出血是引起产妇死亡的主要原因,80%发生在产后 2 h,故在产后 2 h应严密观察血压、脉搏、阴道出血量及子宫收缩情况。产后出血时,应迅速查明原因,及时处理。

(2) 产褥期卫生指导　产后休养环境要安静、舒适,室内保持整齐、清洁、空气流通,防止过多的探视。产妇要注意个人卫生,坚持刷牙、洗手、勤洗澡、勤换衣裤,特别要保持外阴部清洁。产后保健操有利于产妇恢复精力和消除疲劳,亦有利于恢复盆底和腹部肌肉的功能。产妇还需注意保持大、小便通畅。

(3) 心理保健　做好产褥早期产妇的心理适应工作,避免或减轻产后抑郁症的发生。

(4) 母乳喂养指导　现在各医院都在孕期对母亲进行母乳喂养教育。产后 30 min 内即开始早吸吮,并实行产后母婴同室,按需喂哺,为母乳喂养的进行打下良好的基础。但在产褥期内仍需不断地给产妇以鼓励、支持和指导,使她们能至少坚持纯母乳喂养 4～6 个月。

(5) 产后检查和计划生育指导

1) 产后访视　可由社区医疗保健人员在产妇出院后 3 d 内、产后 14 d、产后 28 d 分别做 3 次产后访视,了解产褥期妇女的及新生儿的健康状况。访视内容包括:了解产褥期妇女的饮食、睡眠、大小便情况;检查乳房,了解哺乳情况;观察子宫复旧及恶露情况;观察会阴伤口、剖宫产腹部伤口等情况。若发现异常应给予及时指导和处理。

2) 产后健康检查　产后 42 d,对母婴都应进行一次全面检查,以确定产后母亲身体是否已经恢复正常,婴儿生长状况是否良好。如发现异常情况,可及时进行处理,以避免给母婴健康带来不良影响。

3）计划生育指导　产后检查正常，可恢复夫妇间的性生活，但必须落实避孕措施，避免意外妊娠。

2. 新生儿保健

（1）正常新生儿的护理指导　喂养、保暖、防感染及密切观察新生儿的情况是护理指导的主要内容。

1）鼓励母亲让新生儿在出生后勤吸吮，尽量多吸取初乳，有利于增强肠道、呼吸道、泌尿道黏膜的防御能力，预防感染。

2）注意维持新生儿体温在36.5℃左右，防止因周围环境温度低或有对流风引起热的丢失。

3）新生儿抵抗力弱，一定要注意环境的清洁，接触婴儿前必须严格洗手，预防感染。

4）指导母亲认真观察新生儿的情况，包括吃奶、大小便、皮肤色泽、体温、囟门等，及时发现异常并及时治疗。

（2）高危新生儿的监护　高危新生儿是指处在对生命或近期、远期预后有威胁的危险因素中的新生儿，主要是高危妊娠母亲的高危胎儿的延续，一部分为新生儿期发生的高危因素所致。高危新生儿的类型有：① 胎龄及体重异常儿；② 各种原因引起的缺氧、缺血性疾病；③ 各种原因引起的抽搐；④ 各种感染；⑤ 病理性黄疸；⑥ 各种原因引起的循环衰竭；⑦ 先天性疾病。建立新生儿重点监护室，对高危新生儿集中进行医疗护理，是新生儿保健中的一个重要手段，对降低新生儿死亡率及改善远期预后具有重要作用。

（3）代谢性疾病的筛查和预防接种

1）新生儿先天性代谢病筛查　对临床尚未出现异常的新生儿通过血液检查及早发现、及时干预，是防止某些疾病引起儿童智力低下的有效方法。目前常用的方法是由各大产院或产科对出生后3日的新生儿常规取足跟血置于规定的滤纸片上，干燥后送检测中心测定。主要是筛查先天性甲状腺功能减退和苯丙酮尿症。苯丙酮尿症患者由于苯丙氨酸及其一些代谢产物的增加，可使正在发育婴儿的中枢神经系统受到不可逆转的损害，从而造成婴儿智力低下。但若能早期诊断，并在出生后3～6周内开始治疗，可避免智力低下的发生。在新生儿期，先天性甲状腺功能减退临床上缺乏特异的症状而很容易被忽视，而药物治疗价廉有效，如得不到及时诊治，可引起婴儿智能障碍。因此，这两种疾病的筛查意义很大。

2）预防接种　在新生儿期进行卡介苗和乙肝疫苗的预防接种预防结核和乙型肝炎，已成为我国的常规。足月健康新生儿出生体重大于2.5 kg者在生后2～3 d内就应接种卡介苗；如为早产儿或患结核病孕妇所生的新生儿及有其他疾病的新生儿，应暂缓接种。注射乙肝疫苗现多采用0、1、6方案，即新生儿出生后24 h内注射第1针，生后1个月、6个月时再分别注射第2、第3针。

第二节　母乳喂养

近十多年来，国际上已将保护、促进和支持母乳喂养作为妇幼卫生工作的一个重要内容。

一、母乳喂养的定义

1. 全部母乳喂养　包括：① 纯母乳喂养：指除母乳外，不给婴儿喂其他任何液体或固体食物；② 几乎纯母乳喂养：指除母乳外，还给婴儿喂维生素、水、果汁，但每日不超过1～2次，每次不超过1～2口。

2. 部分母乳喂养　分为三类：① 高比例母乳喂养：指母乳占全部婴儿食物的80%及以上的喂养；② 中比例母乳喂养：指母乳占全部婴儿食物的20%～79%的喂养；③ 低比例母乳喂养：指母乳占全部婴儿食物的20%以下的喂养。

3. 象征性母乳喂养　指几乎不提供热量的母乳喂养。

二、母乳喂养的好处

（一）母乳喂养对婴儿身心健康及智力发育有利

1. 提供营养及促进发育　母乳中所含的营养物质最适合婴儿的消化吸收，生物利用率高，其质与量随婴儿生长和需要发生相应改变。

2. 提高免疫功能，抵御疾病　母乳中含有丰富的免疫蛋白和免疫细胞，前者如分泌型免疫球蛋白、乳铁蛋白、溶菌酶、纤维结合蛋白、双歧因子等，后者如巨噬细胞、淋巴细胞等。母乳喂养可明显降低婴儿腹泻以及呼吸道和皮肤的感染率。

3. 有利于牙齿的发育和保护　吸吮时的肌肉运动有助于面部正常发育，且可预防因奶瓶喂养引起的龋齿。

4. 促进心理健康发育　母乳喂养时，婴儿与母亲皮肤的频繁接触及母婴间的情感联系对婴儿建立和谐、健康的心理有重要作用。

（二）母乳喂养对母亲有利

1. 防止产后出血　吸吮刺激在使催乳素产生的同时促进缩宫素的产生，后者使子宫收缩，减少产后出血。

2. 哺乳期闭经　哺乳者的月经复潮及排卵较不哺乳者延迟，母体内的蛋白质、铁和其他营养物质通过产后闭经得以储存，有利于产后恢复。此外，也有利于延长生育间隔，推迟采用其他节育措施的时间。

3. 降低母亲患乳腺癌、卵巢癌的危险性。

4. 能使母亲更深刻地体验到为人母之乐，增强母婴间的感情联系。

5. 喂哺能消耗母亲在妊娠期储备的脂肪，加速减肥，提早恢复体型。

（三）母乳喂养对社区及家庭成员有利

母乳经济价廉，温度适宜，可减少家庭其他成员的劳动负担，且减少婴儿患病概率，还可节省婴儿的医药费用。医院可以节约消毒、配制人工喂养所需的奶瓶、奶粉和人力。

三、母乳喂养成功的十点措施

1. 有书面的母乳喂养政策，并常规传达到所有的保健人员。
2. 对所有保健人员进行必要的技术培训，使他们能实施这一政策。
3. 要把母乳喂养的好处及处理方法告诉所有孕妇。
4. 帮助母亲在产后 30 min 内哺乳。
5. 指导母亲如何喂奶，以及在需与其婴儿分开的情况下如何保持泌乳。
6. 除母乳外，禁止给新生儿喂任何食物和饮料，除非有医学指征。
7. 实行母婴同室，让母亲与婴儿一日 24 h 在一起。
8. 鼓励按需哺乳。
9. 不要给母乳喂养的婴儿吸橡皮奶头或使用奶头作安慰物。
10. 促进母乳喂养支持组织的建立，并将出院母亲转给这些组织。

四、母乳喂养的方法

1. 哺乳的时间　产后 30 min 内开始哺乳，哺乳的时间及频率取决于婴儿的需要及乳母感到奶胀的情况。提倡母婴同室，按需哺乳。

2. 哺乳的体位　母亲放松，舒适，可取坐位或侧卧位，婴儿头和身体呈直线，面向乳房，鼻子对着乳头，身体紧贴母亲，下颌贴乳房。

3. 喂哺　哺乳前母亲要洗手，用温开水清洁乳房及乳头。哺乳时，将乳头和大部分乳晕含在新生儿口中，用一手扶托乳房，防止乳房堵住新生儿鼻孔。让新生儿吸空一侧乳房后，再吸吮另一侧乳房。

4. 叩背　每次哺乳后，应将新生儿抱起，轻拍背部 1～2 min 排出胃内空气，以防吐奶。

5. 哺乳期　以 10 个月至 1 年为宜。

五、异常情况及处理

1. 乳胀　多因乳房过度充盈及乳腺管阻塞所致。处理方法：① 哺乳前湿热敷 3～5 min，并按摩、拍打抖动乳房，频繁哺乳、排空乳房；② 可口服散结通乳中药。

2. 乳汁不足　鼓励乳母树立信心，指导哺乳方法，按需哺乳，夜间哺乳，适当调节饮食，还可选用下述方法催乳：① 针刺膻中、合谷、外关、少泽等穴位；② 服用中药或中成药催乳。

3. 退奶　产妇因病不能哺乳，应尽早退奶。最简单的退奶方法是停止哺乳，不排空乳房，少进汤汁，但有 45%左右的产妇会感到乳房胀痛，佩戴合适的胸罩，口服镇痛药物，2～3 日后疼痛可减轻。其他退奶的方法有：① 生麦芽水煎当茶饮；② 针刺足临泣、悬钟等穴位；③ 芒硝 250 g 分装于两个纱布袋内，敷于两乳房并包扎，湿硬时更换；④ 大剂量雌激素，但必须在分娩后 24 h 内尽早开始应用，同时紧束双乳，少进汤类，用药期间不可挤乳。

4. 乳头皲裂　轻者可继续哺乳。哺乳前湿热敷 3～5 min，挤出少许乳汁，使乳晕变软，以利于婴儿含吮乳头和大部分乳晕，哺乳后挤少许乳汁涂在乳头和乳晕上，短暂暴露和干燥。皲裂严重者应停止哺乳，可挤出或用吸乳器将乳汁吸出后喂给新生儿。

（尹　红）

复习题

单选题

1. 临产后最主要的产力是：
   A. 子宫收缩力　B. 腹肌收缩力　C. 肛提肌收缩力　D. 膈肌收缩力
2. 产程中子宫收缩的特征，下列哪项是错的？
   A. 具有对称性
   B. 是不自主的节律性收缩
   C. 子宫收缩间隔越来越短，持续时间越来越长
   D. 子宫肌纤维在宫缩时变短变宽，间歇时松弛恢复如旧
3. 下列哪项不是决定分娩难易的重要因素？
   A. 胎方位　B. 胎心率　C. 胎儿大小　D. 骨盆大小
4. 分娩即将开始的较可靠征象是：
   A. 子宫底降低　B. 胎动活跃　C. 阴道流出血性黏液　D. 尿中 HCG 量增多
5. 第一产程处理哪项是错误的？
   A. 排空大小便　B. 指导产妇用腹压　C. 严密观察产程　D. 准备接生
6. 第二产程开始的标志是：
   A. 破膜　B. 宫口开全　C. 宫缩较前增强　D. 产妇有排便感
7. 新生儿娩出时首先采取的措施是：
   A. 保暖　B. 扎脐带　C. 清理呼吸道　D. 体格检查
8. 我国采用的围生期定义是：
   A. 从妊娠满 28 周至产后 1 周　B. 从妊娠满 20 周至产后 4 周
   C. 从妊娠满 28 周至产后 4 周　D. 从胚胎形成至产后 1 周
9. 下述指导产妇正确哺乳的方法，哪项不妥？
   A. 按需哺乳　B. 每次哺乳一般 15～20 min
   C. 可取坐位或侧卧位　D. 哺乳后头低位排除胃内气体
10. 产后检查一般于产后何时进行？
    A. 产后 2 h 内　B. 产后 3 d　C. 产后 28 d　D. 产后 42 d

（尹　红）

第十四篇　临床常用技能

第七十四章 无菌技术

无菌技术是指在医疗、护理操作中，防止一切微生物侵入人体和防止无菌物品、无菌区域被污染的操作技术。任何一个环节都不能违反，每个医护人员都必须遵守，以保证患者的安全。

一、无菌技术操作原则

1. 无菌操作环境应清洁、宽敞，操作前 30 min 须停止扫地及更换床单等，减少人群流动、避免尘埃飞扬。

2. 无菌操作前，工作人员要戴好帽子和口罩，修剪指甲并洗手，必要时穿无菌衣、戴无菌手套。

3. 无菌物品必须与非无菌物品分开放置，并有明显标志；无菌物品不可暴露于空气中，应存放于无菌包或无菌容器中；无菌包外须标明物品名称、灭菌日期，物品按失效期先后顺序摆放；无菌包的有效期一般为 7 日，过期或受潮应重新灭菌。

4. 进行无菌操作时，应首先明确无菌区和非无菌区。

5. 进行无菌操作时，操作者身体应与无菌区保持一定距离；取放无菌物品时，应面向无菌区；取用无菌物品时应使用无菌持物钳；手臂应保持在腰部或治疗台面以上，不可跨越无菌区，手不可接触无菌物品；无菌物品一经取出，即使未用，也不可放回无菌容器内；避免面对无菌区谈笑、咳嗽、打喷嚏；如用物疑有或已被污染，应予更换并重新灭菌；非无菌物品应远离无菌区。

6. 一套无菌物品只供一位患者使用，以防交叉感染。

二、基本操作

(一) 用物准备

1. 无菌持物钳　常用无菌持物钳有三叉钳、有齿槽卵圆钳和长、短镊子四种。无菌持物钳浸泡在大口有盖容器内，容器深度与钳长度比例适合，消毒液面浸没轴节以上 2～3 cm 或镊子长度的 1/2，每个容器只能放置一把无菌持物钳(图 74 - 1)。另有干燥法保存，4～8 h更换 1 次。

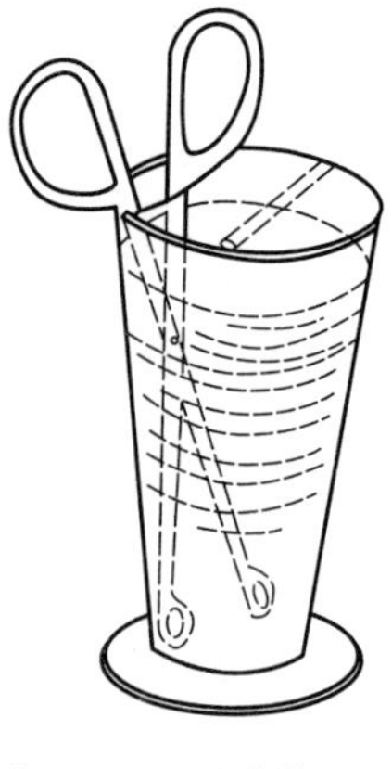

图 74 - 1　无菌持物钳浸泡在消毒液中

2. 无菌容器　常用的无菌容器有无菌盒、罐、盘及储槽等。无菌容器内盛治疗碗、棉球、纱布等。

3. 无菌包　内包无菌治疗巾、敷料、器械等。

4. 无菌溶液、启瓶器、弯盘、治疗盘。

5. 无菌橡胶手套。

(二) 操作步骤及注意事项

1. 无菌持物钳的使用

(1) 洗手,戴口罩。检查有效日期。

(2) 将浸泡无菌持物钳的容器盖(有盖时)打开。注意:不可在盖闭合时从盖孔中取、放无菌持物钳。

(3) 手持无菌持物钳,将钳移至容器中央,使钳端闭合,垂直取出。注意:取放时,不可触及容器口缘及液面以上的容器内壁,以免污染。

(4) 使用时保持钳端向下,不可倒转向上,以防消毒液倒流而污染钳端。

(5) 用后闭合钳端,立即垂直放回容器(图 74-2),松开轴节,便于与消毒液充分接触。

(6) 到距离较远处取物时,应将持物钳和容器一起移至操作处,就地使用,防止无菌持物钳在空气中暴露过久而污染。

(7) 无菌持物钳及其浸泡容器每周清洁、消毒 1 次,同时更换消毒液;使用频率较高的部门应每日清洁、灭菌(如门诊换药室、注射室、手术室等)。注意:不可用无菌持物钳夹取油纱布,防止油粘于钳端而影响消毒效果;不可用无菌持物钳换药或消毒皮肤,防止钳被污染;保持无菌持物钳的无菌状态。

2. 无菌容器的使用　无菌容器用于盛放无菌物品并保持其在无菌状态。

(1) 取物时,先检查无菌容器标记、灭菌日期。打开容器盖,平移离开容器,内面向上置于稳妥处或拿在手中(图 74-3)。用无菌持物钳从无菌容器内夹取无菌物品。注意:防止盖内面触及桌面和任何有菌区;拿盖时,手勿触及盖的边缘及内面。

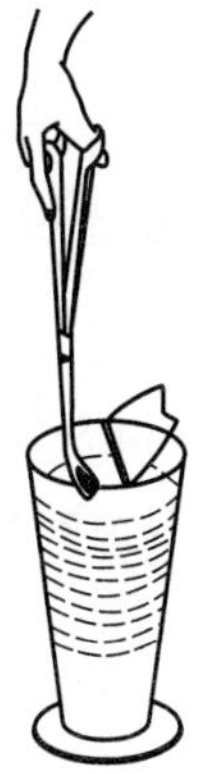

图 74-2　使用无菌持物钳

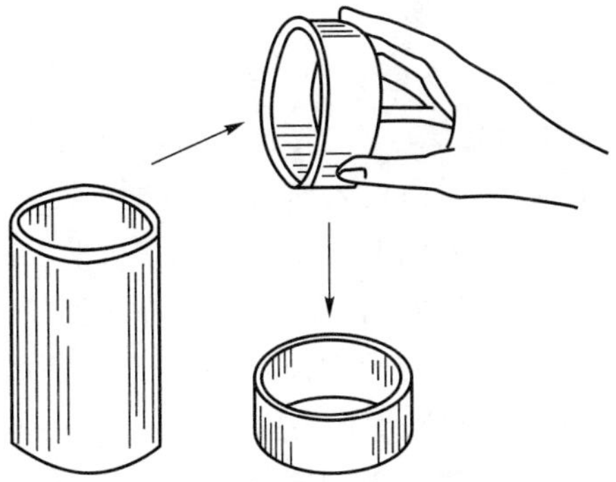

图 74-3　打开无菌容器

(2) 取物后,立即将盖反转,使内面向下,移至容器口上盖严,避免容器内无菌物品在空气中暴露过久。

(3) 手持无菌容器(如治疗碗)时,应托住容器底部(图 74-4)。注意:手指不能触及容器边缘及内面。

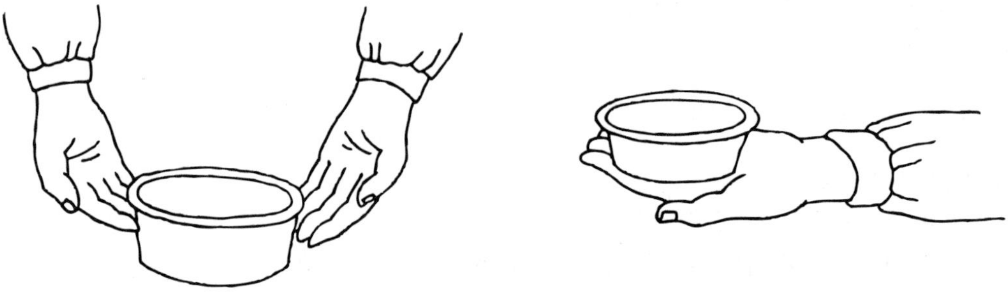

图 74-4 手持无菌容器

3. 无菌包的使用 包括包扎或打开无菌包。注意:操作前要洗手和戴口罩。

(1) 包扎法 将物品放于包布中央,先用包布一角(无系带)盖住物品,左右两角先后盖上并将角尖向外翻折,盖上最后一角后,系带以"十"形扎妥,或用化学指示胶带贴妥(图 74-5)。注意:一般灭菌物品用质厚、致密、未脱脂的双层纯棉包布。包外标明包的名称及灭菌日期,有效期为 1~2 周;如包玻璃物品,先用棉垫包裹再用包布包扎。

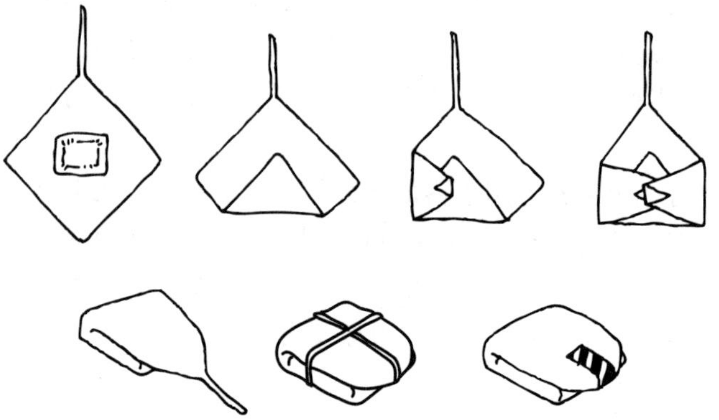

图 74-5 无菌包包扎法

(2) 开包法

1) 核对无菌包名称、灭菌日期。注意:如超过有效期,不可使用。

2) 将无菌包平搁在清洁、干燥、平坦的操作台面上。解开系带,卷放在包布下,按原折顺序逐层打开无菌包。注意:不可放在潮湿处,以免渗透而污染;打开包布时手只能接触包布四角的外面,不可触及包布内面,不可跨越无菌面。

3) 无菌钳夹取所需物品,放在事先准备的无菌区内。

4) 包内物品未用完,按原来折痕包盖,横向扎好,并注明开包日期及时间。注意:横向包扎表示此包已开过,所剩物品 24 h 内可再使用;如包内物品被污染或包布受潮,须重新灭菌。

5) 如需将包内物品全部取出,也可将包托在手上打开,另一手将包布网角抓住,稳妥地将包内物品放在无菌区内(图 74-6)。注意:投放时,手托包布使无菌面朝向无菌区。

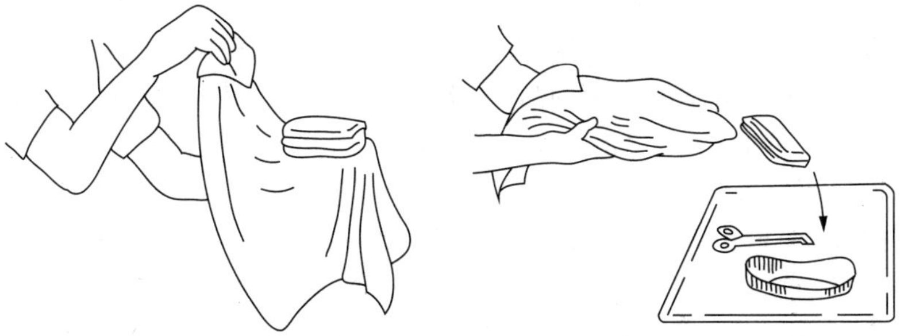

图 74-6 无菌物品放入无菌区域内

4. 铺无菌盘 无菌盘是将无菌治疗巾铺在洁净、干燥的治疗盘内，形成一无菌区，放置无菌物品，以供治疗之用。

(1) 洗手，戴口罩。

(2) 取无菌治疗巾包。包内治疗巾的折叠：① 纵折法：治疗巾纵折 2 次，再横折 2 次，开口边向外(图 74-7)。② 横折法：治疗巾横折后纵折，再重复 1 次(图 74-8)。注意：检查无菌包标记、灭菌日期。

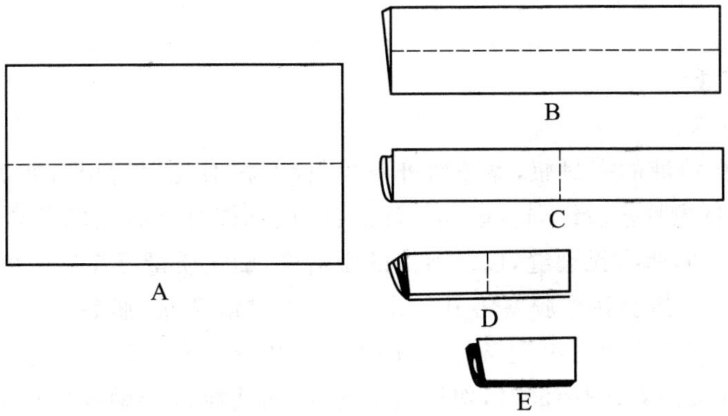

图 74-7 纵折法

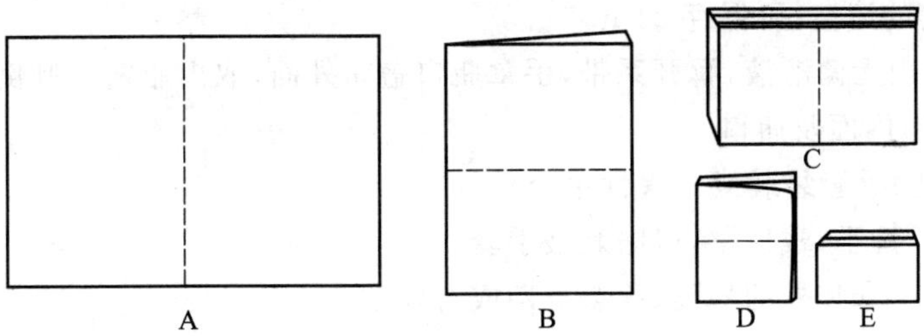

图 74-8 横折法

(3) 铺盘

1) 单层铺盘：① 打开无菌包，用无菌持物钳取一块治疗巾放在治疗盘内。注意：如治疗巾未用完，应按要求包好无菌包，规定时间内可再用。② 双手捏住无菌巾一边两角外面，轻轻抖开，双折铺于治疗盘上，将上层折成扇形，边缘向外，治疗巾内面构成无菌区(图 74－9)。注意：手不可触及无菌巾内面。③ 放入无菌物品后，将上层盖上，上下层边缘对齐。将开口处向上折 2 次，两侧边缘分别向下折 1 次，露出治疗盘边缘。注意：准备好的无菌盘若没有立即使用，应注明铺盘时间，有效时限不超过 4 h。

2）双层底铺盘：① 取出无菌巾，双手捏住无菌巾一边两角外面，轻轻抖开，从远到近，三折成双层底，上层呈扇形折叠，开口边向外(图 74－10)。注意：手不可触及无菌巾内面。② 放入无菌物品，拉平扇形折叠层，盖于物品上，边缘对齐。注意：保持盘内无菌，4 h 内使用有效。

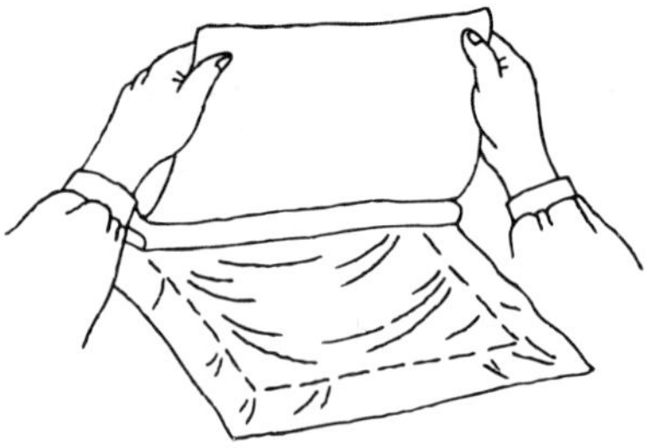

图 74－9　单层铺盘法

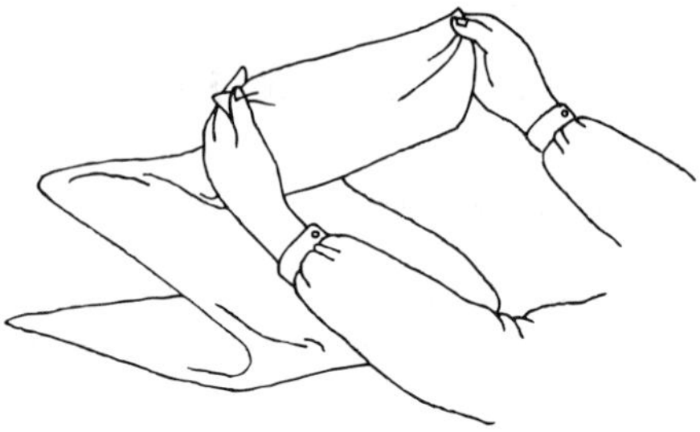

图 74－10　双层底铺盘法

5. 取用无菌溶液法

(1) 洗手，戴口罩。

(2) 取盛有无菌溶液的密封瓶，擦净瓶外灰尘，检查核对无误后用启瓶器撬开瓶盖，用拇指与示指或双手拇指将橡胶塞边缘向上翻起。注意：应认真核对瓶签上的药名、剂量、浓度和有效期，检查瓶盖有无松动，瓶有无裂缝，以及溶液的澄清度，确定质量可靠后方可使用。

(3) 一手示指和中指套住橡胶塞将其拉出，另一手拿溶液瓶，瓶签朝向掌心，倒出少量溶液冲洗瓶口，再由原处倒出溶液至事先备好的无菌容器中(图 74－11)。注意：手不可触及瓶口及瓶塞内面，防止瓶塞被污染；倒溶液时，勿将瓶签沾湿；勿使瓶口接触容器口周围；不可将物品伸入无菌溶液瓶内蘸取溶液，已倒出的溶液不可再倒回瓶内。

(4) 倒毕，塞紧橡胶塞，在瓶签上注明开瓶日期、时间。注意：倒后立即塞好瓶塞，以防污染；已开启的溶液瓶内的溶液，可保存 24 h。

(5) 如取烧瓶内无菌溶液，解开系带，手拿瓶口盖布外面，取出瓶塞。倾倒溶液的方法同上。注意：不可触及盖布内面及瓶口。

6. 戴无菌手套(手套袋装或一次性手套)

(1) 修剪指甲，洗手，戴口罩，以防刺破手套。

(2) 核对无菌手套袋外的号码、灭菌日期或有效期。

(3) 手套袋平放于清洁、干燥的桌面上打开(图 74－12A)，取出滑石粉包，涂擦双手。注意：涂滑石粉时应避开手套袋。

(4) 一手掀开手套袋开口处，另一手捏住一只手套的反折部分(手套内面)，取出手套，对准五指戴上(图 74－12B)。注意：戴手套时，防止手套外面(无菌面)触及任何非无菌物品；未戴手套的手不可触及手套的外面，已戴手套的手不可触及未戴手套的手及另一手套的内面(非无菌面)。

(5) 再以戴好手套的手指插入另一只手套的反折内面(手套外面),取出手套,同法戴好(图 74 -12C)。注意:手触及手套外面和发现手套有破洞,应更换。

(6) 双手调整手套位置,将手套的翻边扣套在工作衣袖外面(图 74 - 12D、E)。注意:手套外面不能接触工作服袖口。

(7) 脱手套时,一手捏住另一手套腕部外面,翻转脱下;再以脱下手套的手插入另一手套内,将其往下翻转脱下。注意:手套外面(污染面)不要接触到皮肤。

(8) 将手套浸泡在消毒液内,洗手。

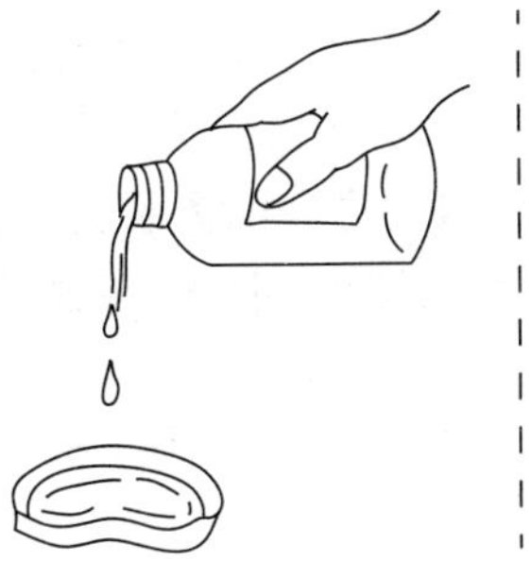

图 74 - 11 取用无菌溶液法

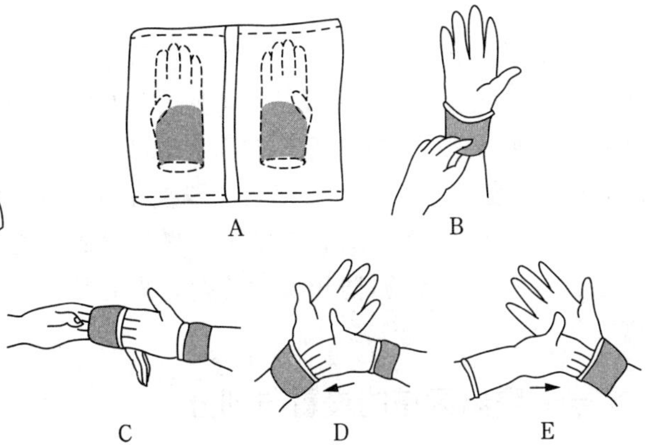

图 74 - 12 戴手套法

第七十五章 隔离技术

隔离是将传染病患者和高度易感人群安置在指定的地方，暂时避免和周围人群接触，以达到控制传染源，切断传播途径，保护易感人群的目的。隔离的对象包括传染病患者和高度易感人群两大类，对前者采取传染病隔离，防止传染病病原体向外传播；对后者采取保护性隔离，保护高度易感人群免受感染。隔离是防止医院感染的重要措施之一，医护人员除自己严格执行隔离技术外，还应对患者及家属做好健康教育，使其了解隔离的意义，自觉遵守隔离制度，积极配合各种隔离措施，防止疾病传播。隔离技术包括口罩、帽子的使用，手的清洁、消毒，穿脱隔离衣等。

一、隔离区域的设置与划分

1. 隔离区域的设置　隔离区域简称隔离区，隔离区的设置应与普通病区分开，远离食堂、水源及其他公共场所，相邻病区楼房间隔约 30 m，侧面防护距离约 10 m，以防止空气对流传播。隔离区设有工作人员与患者各自进出的通道，配置必要的卫生、消毒设备。

隔离区由隔离室和其他辅助房间构成。隔离室有单人隔离室与同室隔离室两种。如严密隔离患者应住单人隔离室，若同种传染病患者，安排在同一病室，这种隔离室为同室隔离室。隔离区内清洁区、污染区和半污染区分区明确，各区卫生用具如拖布等分区固定使用，不得混用。

2. 隔离区域的划分

(1) 清洁区　是指未与传染病患者直接接触，未被病原微生物污染的区域，如库房、配餐室、值班室、治疗室等。

隔离要求：患者及患者接触过的物品不得进入清洁区，工作人员接触患者后须消毒双手，脱去隔离衣及鞋后方可进入清洁区。

(2) 污染区　是指与传染病患者直接接触，被病原微生物污染的区域，如病房、患者厕所与浴室、污物间等。

隔离要求：污染区的物品未经过消毒处理不得带到他处；工作人员进入污染区时必须穿隔离衣，戴帽子、口罩，必要时换隔离鞋；离开污染区前脱隔离衣、鞋，消毒双手。

(3) 半污染区　是指未与传染病患者直接接触，但有可能被病原微生物污染的区域，如病区内走廊、医护办公室、化验室等。

隔离要求：患者或穿隔离衣的工作人员通过走廊时，不得接触墙壁、家具等物体；各种检验标本应放在指定的存放盘或架子上，检验完的标本及容器等应严格按要求处理。

二、隔离原则

1. 一般消毒隔离

(1) 隔离室标志及设施 隔离室门前悬挂隔离标志,门口有消毒液浸湿的脚垫,门旁设有隔离衣悬挂架(柜或壁橱)、消毒手和洗手设施、避污纸。

(2) 工作人员进出隔离室要求 ① 工作人员进入隔离室应按规定戴口罩、帽子,穿隔离衣,穿隔离衣后,只能在规定范围内活动。② 穿隔离衣前,必须将所需的物品备齐,各种护理操作应有计划并集中执行,以减少穿脱隔离衣及洗手的次数。③ 严格遵守洗手规则,每接触一位患者或污染物品后、离开隔离室前必须消毒双手。④ 按病种使用医疗器械,如听诊器、血压计等,按区使用清扫工具,如拖把、抹布等,污染物品不得放于清洁区。⑤ 陪护人员进出隔离室应根据隔离种类采取相应隔离措施。

(3) 分类处理隔离室内的物品 ① 患者接触过的一切用物,须经消毒后方可递交。② 患者的排泄物、分泌物、呕吐物等,须经消毒处理后方可排放。③ 污染物品须先经过消毒处理,再进行清洁处理。④ 需送出病区处理的污染物品,应置污物袋内,袋外有明显标记。

(4) 隔离室每日进行空气消毒 可用紫外线照射或消毒液喷雾,每日晨间护理后,用消毒液擦拭病床、床旁桌椅、地面等。

(5) 加强隔离患者的心理护理 在隔离期间,工作人员应向患者及家属进行隔离知识宣教,使其遵守隔离要求和制度。同时对患者要热情、关心,尽力解除患者因隔离而产生的恐惧、孤独、自卑等心理反应。

(6) 解除隔离的标准 患者的传染性分泌物三次培养结果均为阴性或患者已度过隔离期,经医师下达医嘱后,方可解除隔离。

2. 终末消毒处理 终末消毒处理是指对出院、转科或死亡患者及其所住病室、用物、医疗器械等进行的消毒处理。

(1) 患者的终末消毒处理 患者出院或转科前应洗澡,换上清洁衣服,个人用物须消毒后一并带出。如患者死亡,须用消毒液做尸体护理,并用浸透消毒液的棉球填塞口、鼻、耳、阴道、肛门等孔道,然后用一次性尸单包裹尸体。

(2) 病室的终末消毒处理 关闭病室门窗,打开床旁桌抽屉、摊开棉被,竖起床垫,用消毒液熏蒸,熏蒸后,用消毒液擦拭家具、地面。患者用过的物品须分别消毒。

三、目的要求

1. 正确戴帽子、口罩及手臂的刷洗和消毒。

2. 正确地穿、脱隔离衣。

四、用物准备

1. 治疗盘内盛 已消毒的手刷、10%皂液、清洁干燥小毛巾、避污纸;盛放用过的刷子、小毛巾、避污纸的容器各1个。无洗手池设备时,另备消毒液和清水各1盆。

2. 隔离衣 1件。

五、操作步骤及注意事项

（一）口罩、帽子的使用

口罩保护患者和工作人员，避免互相传染，并防止飞沫污染无菌物品或清洁食物；帽子防止工作人员的头发、头屑散落或被污染。

1. 洗手后戴帽子、口罩，帽子应遮住全部头发。口罩应罩住口鼻。注意：戴、脱口罩前应洗手；戴上口罩后，不可用污染的手触摸口罩。

2. 口罩用后，及时取下并将污染面向内折叠，放入胸前小口袋或小塑料袋内。注意：口罩不能挂在胸前。手不可接触口罩污染面。

3. 离开污染区前将口罩、帽子放入特定污物袋内，以便集中处理。注意：帽子、口罩应勤换洗，保持清洁；口罩潮湿应立即更换；每次接触严密隔离患者后应立即更换口罩；用一次性口罩不超过 4 h。

（二）手的清洁消毒

1. 揉搓法　用快速手消毒剂揉搓双手 2 min 即可。揉搓的方法按卫生洗手的七步进行。

（1）掌心相对，手指并拢，相互揉搓。

（2）手心对手背沿指缝相互揉搓，交换进行。

（3）掌心相对，双手交叉指缝相互揉搓。

（4）右手握住左手拇指旋转揉搓，交换进行。

（5）弯曲手指使关节在另一手掌心旋转揉搓，交换进行。

（6）将五个手指尖并拢放在另一手掌心旋转揉搓，交换进行。

（7）必要时增加对手腕的清洗。

2. 刷手法

（1）用刷子蘸肥皂水，按前臂、腕部、手背、手掌、手指、指缝、指甲顺序彻底刷洗。注意：刷洗范围应超过被污染的范围。

（2）刷 30 s，用流水冲净泡沫，使污水从前臂流向指尖；换刷另一手，反复 2 次（共刷 2 min）。注意：刷手时身体勿近水池，以免隔离衣污染水池或水溅到身上；流水洗手时，腕部要低于肘部，使污水从前臂流向指尖。另勿使水流入衣袖内；操作中应保持水龙头清洁。

（3）用小手巾自上而下擦干双手，或用烘干机吹干。

3. 浸泡消毒法　将双手浸泡于消毒液中，用小毛巾或手刷反复擦洗 2 min，再用清水冲洗。注意：消毒液要浸没肘部及以下；擦洗时间一定要充足。

（三）穿、脱隔离衣

1. 穿隔离衣　穿隔离衣的步骤见图 75－1。

（1）工作衣、帽子穿戴整齐，取下手表，卷袖过肘。

（2）手持衣领取下隔离衣。注意：衣领和隔离衣内面为清洁面；隔离衣的长短要合适，须全部遮盖工作服。

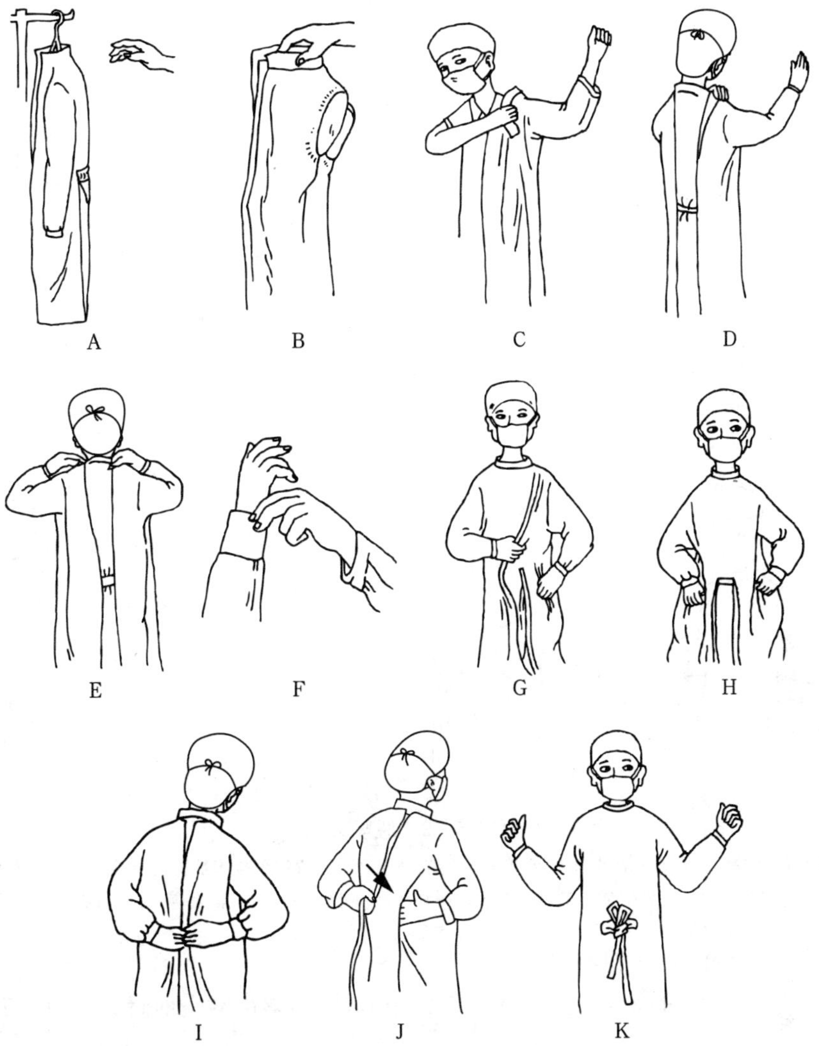

图 75-1 穿隔离衣

A. 取隔离衣;B. 清洁面朝自己;C. 穿上一袖;D. 穿上另一袖;E. 系领扣;F. 扣袖扣;G. 将一侧衣边捏至前面
H. 同法捏住另一边;I. 将两侧衣边对齐;J. 向一侧折叠;K. 扎起腰带

(3) 将隔离衣污染面向外,将衣领两端向外折齐,对齐肩缝,露出肩袖内口,使清洁面向着自己。注意:隔离衣如有破洞,不能用,应补好后再穿。

(4) 一手持衣领,另一手伸入袖内,举起手臂,将衣袖抖上至前臂或肘部,换手持衣领,依上法穿好另一袖。注意:衣袖勿触及头面部。

(5) 两手持衣领,由领中央顺着边缘至领后,扣上领扣。再扣好袖口或系上袖带。需要时套上橡皮圈束紧袖口。注意:系衣领时污染的袖口不可触及衣领、面部和帽子。

(6) 自一侧衣缝顺腰带下约 5 cm 处将隔离衣后身向前拉,见到衣边则捏住,再依法将另一边捏住(注意手不能触及内面)。两手在背后将边缘对齐,向一侧折叠,按住折叠处,交替将腰带在背后交叉,回到前面打一活结。注意:后侧边缘须对齐,折叠处不能松散;腰带活结系在一侧,两带头在下；穿好隔离衣后，双臂保持在腰部以上，视线范围内。不得进入清洁区，避免接触清洁物品。

2. 脱隔离衣　脱隔离衣的步骤如图 75 - 2。

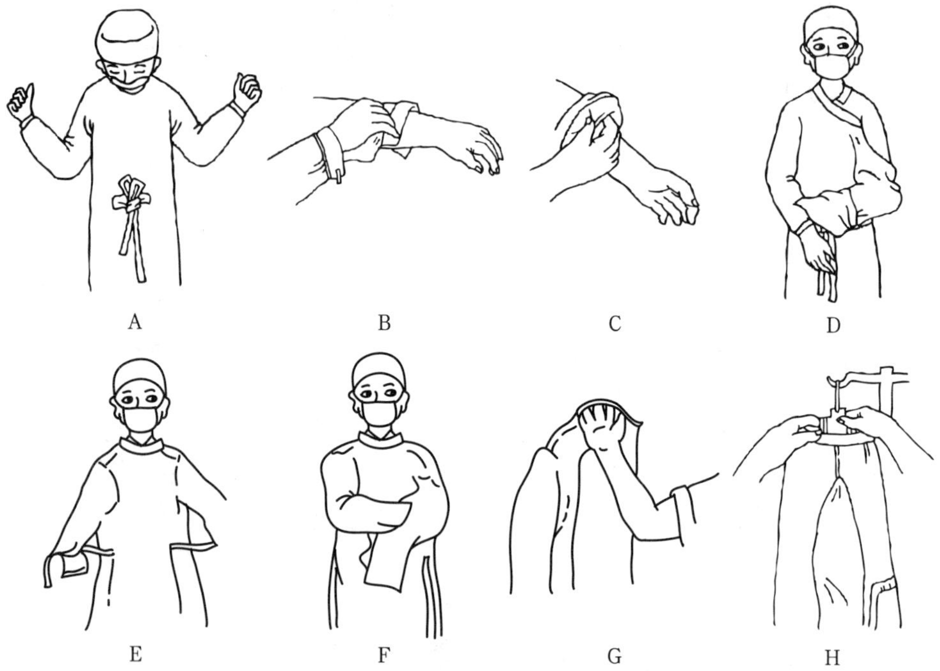

图 75 - 2　脱隔离衣

A. 松开腰带前面的活结；B. 将衣袖向上拉，塞在上臂衣袖下；C. 用清洁手拉衣袖内的清洁面；D. 用衣袖遮住的手拉另一袖的污染面；E. 将腰带往后甩；F. 双手臂相互从袖口中退出；G. 手持衣领，对齐两边；H. 挂在衣钩上

(1) 解开腰带活扣，留一扣不解开。

(2) 解开袖口，在肘部将部分衣袖塞入工作服衣袖内，露出双手前臂。注意：勿将袖口卷入，以免污染手臂。

(3) 双手浸入消毒液中，用刷自手臂至指尖顺序刷洗 2 min，再用肥皂流水洗手 2 遍后烘干或擦干。注意：刷手时不能弄湿隔离衣，隔离衣也不能污染水池。

(4) 解开领扣，一手伸入另一侧袖口内，拉下衣袖过手(包住手)，再用衣袖包住的手在外面拉下另一衣袖，两手在袖内解开腰带尽量后甩，两手相互转换逐渐从袖管中退出。再以右手握住两肩缝撤左手，用左手握住衣领外面，退出右手。注意：保持衣领清洁。

(5) 手持衣领，将隔离衣两边对齐，挂在衣钩上；不再穿的隔离衣，脱下后清洁面向外卷好投入污物袋中。注意：隔离衣挂在半污染区，清洁面向外；挂在污染区则污染面向外。隔离衣每日更换，如有潮湿或污染，应立即更换。

第七十六章 吸 氧 法

氧气是人类赖以生存的首要物质，当供给组织的氧不足或组织用氧发生障碍时，机体的功能、代谢和形态结构将会发生异常变化，这种情况称为缺氧。临床上以供给患者氧气，通过提高吸入气中氧分压的方法，提高动脉血氧分压（PaO_2）和氧饱和度（SaO_2），增加动脉血氧含量，纠正由各种原因造成的缺氧状态，促进代谢，以维持机体生命活动。这种治疗方法称为氧气疗法。

一、缺氧种类

1. 低张性缺氧　由于：① 吸入气体中氧分压过低；② 肺泡通气不足气体弥散障碍；③ 静脉血分流入动脉而引起的缺氧。

2. 血液性缺氧　由于血红蛋白数量减少或性质改变而引起的缺氧。

3. 循环性缺氧　由于动脉血灌注不足、静脉回流障碍引起的缺氧。

4. 组织性缺氧　由于组织细胞不能充分利用氧而导致用氧障碍性的缺氧。

二、氧疗指征

各种原因所致的缺氧状态均需给予氧气吸入，血气分析检查结果是吸氧的客观指标，PaO_2 正常值为 10.6～13.3 kPa，当患者 PaO_2 低于 6.6 kPa 时，应给予氧气吸入。下列患者一般常需给予氧气吸入：

1. 呼吸系统疾病　如哮喘、支气管肺炎、气胸、肺气肿、肺不张等影响患者肺活量。

2. 心功能不全　如心力衰竭等导致肺部充血而引起呼吸困难者。

3. 各种中毒引起的呼吸困难　如一氧化碳中毒、巴比妥类药物中毒等，使氧不能由毛细血管渗入组织而产生的缺氧。

4. 昏迷患者　如脑血管疾病或颅脑疾病所致的昏迷，患者因中枢受抑制而引起缺氧。

5. 其他　如某些外科手术后患者、大出血患者、分娩产程过长或胎心率异常者。

在血气分析检查之前临床用氧主要依据患者的临床表现（意识改变、呼吸困难、发绀）。氧疗对低张性缺氧疗效最好，临床上应用最广泛。

三、氧疗种类

临床上根据吸入氧浓度将氧疗分为低浓度、中等浓度、高浓度、高压氧疗四类。

1. 低浓度氧疗　又称控制性氧疗，吸氧浓度低于 40%。应用于低氧血症伴二氧化碳潴留的患者，如慢性阻塞性肺疾病和慢性呼吸衰竭，呼吸中枢对二氧化碳增高的反应很弱，呼吸的维持主要依靠缺氧刺激外周化学感受器。如果给予高浓度的氧吸入，低氧血症迅速解除，也解除了缺氧兴奋呼吸中枢的作用，导致进一步呼吸抑制，加重二氧化碳的潴留，甚至发生二氧化碳麻醉，所以这类患者需采用控制性(低浓度)氧疗。

2. 中等浓度氧疗　吸氧浓度为 40%～60%。主要用于有明显通气/灌流比例失调或显著弥散障碍的患者，特别是血红蛋白浓度很低或心输出量不足者，如肺水肿、心肌梗死、休克等。

3. 高浓度氧疗　吸氧浓度在 60%以上。应用于单纯缺氧而无二氧化碳潴留的患者，如成人型呼吸窘迫综合征、心肺复苏后的生命支持阶段。

4. 高压氧疗　指在特殊的加压舱内，以 2～3 kg/cm^2 的压力给予 100%的氧吸入。主要适用于一氧化碳中毒、气性坏疽等。

氧流量与氧浓度的关系如表 76－1。

表 76－1　氧流量与氧浓度对照表

氧流量(L/min)	1	2	3	4	5	6	7	8	9
氧浓度(%)	25	29	33	37	41	45	49	53	57

四、供氧装置

1. 氧气筒、氧气表装置

(1) 氧气筒(包括总开关和气门)是一柱形无缝钢筒，筒内可耐高压达150 kg/cm^2(相当于 15 MPa)，容积为 40 L，能容纳氧 6000 L。总开关在筒的顶部，可控制氧气的放出，使用时，将总开关向逆时针方向旋转 1/4 周，即可放出足够的氧气。气门在氧气筒颈部的侧面，与氧气表相连通，是氧气自筒中输出的途径。

(2) 氧气表由压力表、减压器、流量表、湿化瓶、保险活门等几部分组成。

2. 压力表　从压力表上的指针可测知筒内的压力，以 kg/cm^2 或 MPa 为单位。

3. 减压器　是一种弹簧自动减压装置，将来自筒内的压力减至 2～3 kg/cm^2(0.2～0.3 MPa)，使流量平稳，保证安全。

4. 流量表　用来测量每分钟氧的流出量。流量表内装有浮标。当氧气通过流量表时，将浮标吹起，浮标上端平面所指的刻度，即为每分钟氧气的流出量，侧端有流量调节阀。

5. 湿化瓶　用来湿润氧气，内装入 1/3～1/2 的湿化液(冷开水或蒸馏水)，其上有出气橡胶管和鼻导管相连。

五、氧气瓶给氧方法

(一) 目的要求

1. 正确准备供氧装置。
2. 熟练进行鼻导管、鼻塞、面罩给氧法的操作。
3. 熟悉氧疗的不良反应及预防。

(二) 常用方法

鼻导管法将一根细导管插入一侧鼻孔，经鼻腔到达鼻咽部，导管末端连接氧气的给氧方法。

1. 目的　供给患者氧气，改善由缺氧引起的各种症状。

2. 用物准备

(1) 供氧装置(按需要准备)1套。通常将氧气表装在氧气筒上，以备急用。装表的方法是：先将氧气筒置于氧气架上，将总开关打开并迅速关上，使少量氧气从气门输出，清洁气门，避免灰尘吹入氧气表内，此称为吹尘；然后将氧气表稍向后倾置于气门上，用手初步旋紧，再用扳手旋紧，使氧气表直立于氧气筒旁，接好出气橡胶管，装上湿化瓶(急性肺水肿的患者常选用20%～30%的乙醇作为湿化液)。先检查、关紧流量表开关，再打开总(大)开关，检查有无漏气；打开流量表开关，检查氧气流出是否通畅；最后将流量表开关关上，推至病房备用。

(2) 治疗盘内备鼻导管、胶布、橡胶管、玻璃接管、棉签、纱布、剪刀、扳手、弯盘、小药杯(内盛清水)、氧气记录卡、笔。

3. 操作步骤

(1) 洗手，戴口罩，备齐用物带至患者床边，校对、解释。

(2) 备胶布2～3根。

(3) 选择鼻腔，用湿棉签清洁、湿润。

(4) 通过玻璃接管将鼻导管和给氧装置连接，打开流量表(小)开关，检查有无漏气。并将鼻导管头放入清水中，确定氧气流出是否通畅。

(5) 调节氧流量，根据病情决定给氧的种类，按需调节氧流量(一般小儿1～2 L/min，成人2～4 L/min，重症缺氧者4～6 L/min)。

(6) 湿润鼻导管前端，测量插入的长度(一般为鼻尖至耳垂的2/3，图76－1)，轻轻插入鼻腔至所需长度，观察无不适，用胶布固定于鼻翼及面颊部。

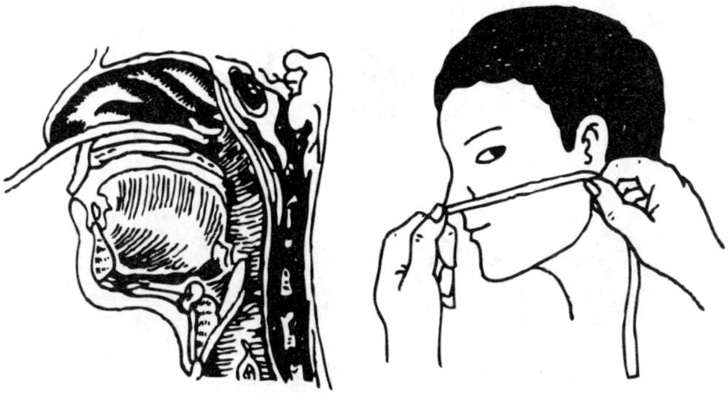

图76－1　鼻导管插入的长度

(7) 记录给氧的时间、氧流量，观察缺氧症状是否改善。

(8) 停止用氧，先取下鼻导管，拭净鼻部，安置患者于舒适体位，后关闭氧气筒总开关，待表内氧排尽后，再关流量表开关。

(9) 记录停止用氧时间、用氧的效果，整理用物。

4. 注意事项

(1) 观察吸氧装置是否通畅、安全，做到防火、防油、防热、防震(供氧装置上挂四防牌)，湿化瓶内定期添加或更换湿化液。

(2) 氧气筒内的氧气不可用尽，压力表指针在5 kg/cm²(0.5 MPa)时即不可再用，以防再次充氧时引起爆炸。

(3) 持续给氧者应定时更换鼻导管,双侧鼻腔交替插管。

1) 鼻塞法:鼻塞是一种用塑料制成的球状物,有单腔的、双腔的,鼻塞大小以恰能塞住鼻孔为宜,此法刺激性小、简便。患者容易接受,但张口呼吸或鼻腔堵塞者氧疗效果差。注意:鼻塞、导管插入鼻孔内,深约 1 cm,勿深塞。此法适于长期使用者(图 76-2)。

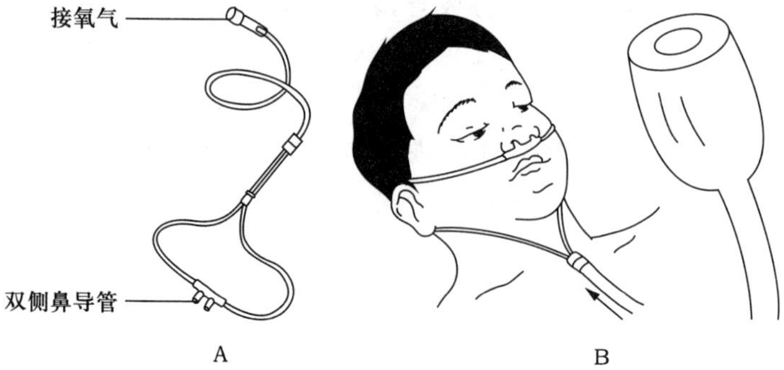

图 76-2　双侧鼻导管法

A. 双侧鼻导管;B. 双侧鼻导管固定

2) 面罩法:将面罩置于患者的口鼻部(尖端在上),用松紧带固定(图 76-3),再将氧气接管连接于面罩的氧气进孔上,调节流量至 6～8 L/min。氧气自下端输入,呼出的气体从面罩两侧孔排出。由于口腔、双侧鼻腔都能吸入氧气,效果较好,适用于病情较重、氧分压明显下降者。

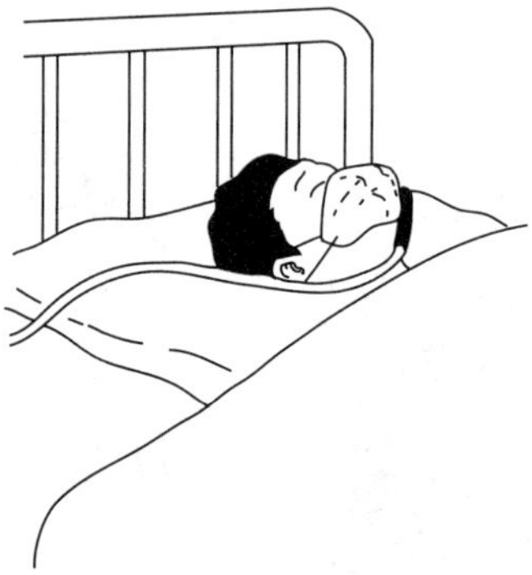

图 76-3　面罩给氧法

附　氧疗的不良反应及预防

1. 氧中毒　长时间、高浓度的氧吸入可导致肺实质的改变,如肺泡壁增厚、出血。氧中毒患者常表现为胸骨后灼热感、干咳、恶心、呕吐、烦躁不安、进行性呼吸困难,继续增加吸氧浓度仍不能使其动脉血氧分压上升。预防的关键是避免长时间高浓度氧吸入,定期监测血气分析。吸氧浓度低于 28%,即使长时间吸氧也不会发生不良反应和危险;吸氧浓度超过 50%,吸氧 48 h 后即可产生氧中毒;吸纯氧不能超过 4 h。吸氧的最大安全浓度是 40%。

2. 肺不张　对于呼吸道堵塞的患者,如气道被分泌物完全堵塞,堵塞下段的空气被逐步吸收;患者吸入高浓度的氧后,肺泡内氮气被大量置换,氧气更易被吸收,形成了吸收性的肺不张。患者可表现为烦躁、呼吸及心率加快、血压增高,甚至出现呼吸困难、发绀、昏迷。预防的关键是控制吸氧浓度，鼓励患者多翻身、经常更换体位，加强排痰。

3. 呼吸道分泌物干燥　如持续吸入未经湿化且浓度较高的氧气，支气管黏膜则因干燥气体的直接刺激而产生损害，使分泌物黏稠、结痂，不易咳出。预防的关键是加强吸入气体中的湿化，定期做雾化吸入。

4. 眼晶状体后纤维组织增生　仅见于新生儿，尤其是早产儿，与吸入氧的浓度、持续时间有关。在早期出现的视网膜血管收缩尚属可逆；如持续数小时，则造成视网膜血管不可逆地阻塞、纤维化，甚至失明。预防的关键是维持吸氧浓度在 40% 以下，控制 PaO_2 在 100～120 mmHg (13.3～16.0 kPa)。

5. 呼吸抑制　多见于低氧血症伴二氧化碳潴留的患者吸入高浓度的氧之后。预防的关键是低流量持续给氧，维持 PaO_2 在 60 mmHg(8 kPa)左右。

第七十七章 注 射 法

注射法是将无菌药液或生物制剂注入体内的方法。注射给药药物吸收快，血药浓度迅速升高，适用于因各种原因不宜口服给药的患者。注射给药造成组织一定程度的损伤，可引起疼痛及潜在并发症的发生。此外，因药物吸收快，某些药物不良反应的出现迅速，处理较难。

一、注射原则

1. 严格遵守无菌技术操作原则

(1) 环境清洁，符合无菌技术操作要求。

(2) 操作者衣帽整洁，戴口罩，注射前后必须洗手。

(3) 注射器的乳头、空筒内壁、活塞和针头的针梗、针尖必须保持无菌。

(4) 按要求进行注射部位的皮肤消毒，并保持无菌。皮肤常规消毒方法是：用无菌棉签蘸2%碘酊，以注射点为中心，由内向外螺旋式旋转涂擦，直径应在 5 cm 以上，待干(约 20 s)后，用70%乙醇棉签以同法脱碘，待干后方可注射。或用安尔碘(或碘伏)以同法涂擦消毒 2 遍，无需脱碘。

2. 严格执行查对制度

(1) 严格执行“三查七对”，务必做到给药的“五个准确”。

(2) 仔细检查药物质量：发现药物有变质、变色、混浊、沉淀、过期或安瓿有裂痕等现象，则不可使用。

(3) 注意药物配伍禁忌：需要同时注射多种药物，应确认无配伍禁忌方可备药。

3. 严格执行消毒隔离制度，预防交叉感染　注射时做到一人一套物品，包括注射器、针头、止血带、小垫枕，所用物品须按消毒隔离要求处理。一次性注射物品应按规定处理，不可随意丢弃。污染针头置损伤性锐器盒中，按损伤性废弃物处理；注射器空筒与活塞分离，置医用垃圾袋中按感染性废弃物处理。

4. 选择合适的注射器和针头　根据药液量、黏稠度和刺激性的强弱及给药途径选择注射器和针头。注射器应完整无损、不漏气；针头锐利、无钩、无弯曲，型号合适；注射器和针头衔接必须紧密。一次性注射器包装须密封，在有效期内使用。

5. 选择合适的注射部位　注射部位应避开神经血管。不可在有炎症、损伤、瘢痕、皮肤病、硬结处进针。对需长期注射的患者，应有计划地更换注射部位，静脉注射时选择血管应由远心端到近心端。

6. 进针前排尽空气　进针前须排尽注射器内空气，以防气体进入血管形成栓塞。排气时不可浪费药液。

7. 注药前检查回血　进针后抽动注射器活塞，检查有无回血，动、静脉注射必须见有回血后方可注入药液。皮下、肌内注射如有回血，须拔出针头重新进针，不可将药液注入血管。

8. 现配现用注射药液　药液在规定注射时间临时抽取，即时注射，以防药物效价降低或被污染。

9. 尽量减轻患者的不适与疼痛

(1) 做好解释工作，消除患者的思想顾虑，分散其注意力。

(2) 指导并协助患者取合适的体位，使肌肉放松，易于进针。

(3) 注射时做到“二快一慢”，即进针、拔针快，推药速度慢且均匀。

(4) 需同时注射多种药物，一般先注射刺激性较弱的药物，再注射刺激性强的药物。

(5) 注射刺激性较强的药物时，宜选用较长的针头，而且进针要较深。

10. 做好自我防护　注射给药中勿用手直接接触使用后的针头等锐器，禁止用双手将使用后的针头再套上护针套，使用后的针头应直接置于耐刺、防渗漏的锐器盒中，防止被污染的针头等锐器刺伤或划伤。如不慎被污染的针头刺伤，则应立即采取措施处理。

二、目的要求

掌握皮内注射、肌内注射、静脉注射的操作。

三、注射前准备

(一) 用物准备

注射盘常规放置下列物品：无菌持物镊（或钳）、皮肤消毒液（2%碘酊或5%碘伏、70%乙醇）、无菌注射器盒，内盛注射器（或备一次性注射器）、注射药液、砂轮、棉签、弯盘、小纱布、胶布、开瓶器等。

(二) 无菌注射器及针头

注射器及针头的结构和规格见图 77-1、表 77-1。

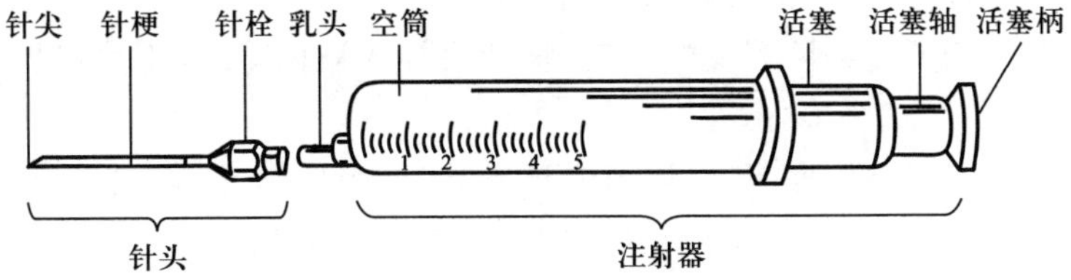

图 77-1　注射器和针头的构造

表 77-1 注射器和针头规格及主要用途

注射器规格	针头型号	主要用途
1 ml	4½号	皮内注射，注射小剂量药液
1 ml、2 ml	5～6 号	皮下注射
2 ml、5 ml	6～7 号	肌内注射，静脉采血
5 ml、10 ml、20 ml、30 ml、50 ml、100 ml	6～9 号	静脉注射

四、操作步骤及注意事项

1. 洗手、戴口罩，查对

注意：严格执行查对制度及无菌操作原则。

2. 吸取药液

(1) 自安瓿内吸取药液

1) 消毒及折断安瓿　将安瓿尖端药液弹至体部，用砂轮在安瓿颈部划一锯痕，用乙醇棉球消毒后折断安瓿。注意：安瓿颈部若有蓝色标记，则不须划痕；消毒颈部后，用棉球按住颈部标记的上方，折断安瓿。

2) 抽吸药液　持注射器，将针头斜面向下置入安瓿内的液面下。持活塞柄，抽动活塞，吸取药液（图 77-2，图 77-3）。注意：针头不可触及安瓿外口，针尖斜面向下，有利于吸药；抽药时不可用手握住活塞，以免污染药液。

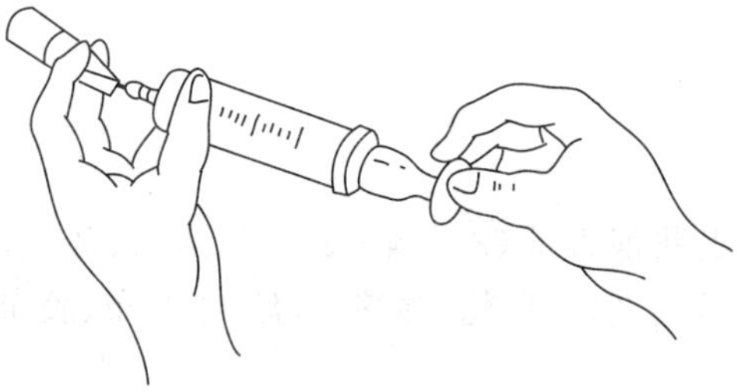

图 77-2　自小安瓿内吸取药液

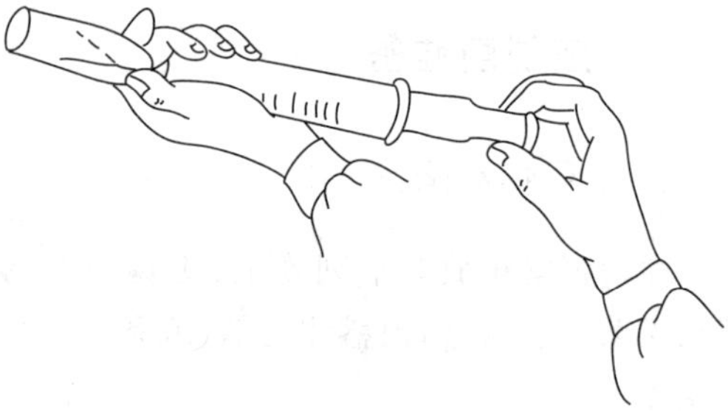

图 77-3　自大安瓿内吸取药液

(2) 自密封瓶内吸取药液

1) 除去铝盖中心部分，常规消毒瓶塞，待干。

2) 注射器内吸入与所需药液等量的空气，将针头插入瓶内，注入空气（以增加瓶内压力，利于吸药）。

3) 倒转药瓶　使针头在液面下，吸取药液至所需量（吸取结晶、粉剂药物时，用无菌生理盐水或注射用水或专用溶媒将其充分溶解后吸取，混悬剂摇匀后立即吸取，油剂可稍加温或双手对搓药瓶后，用稍粗针头吸取）。以示指固定针栓，拔出针头（图 77-4）。

3. 排尽空气　将针头垂直向上，轻拉活塞，使针头中药液流入注射器，并使气泡集于乳头口，轻推活塞，驱出气体。如注射器乳头偏向一边，排气时，使注射器乳头向上倾斜，使气泡集中

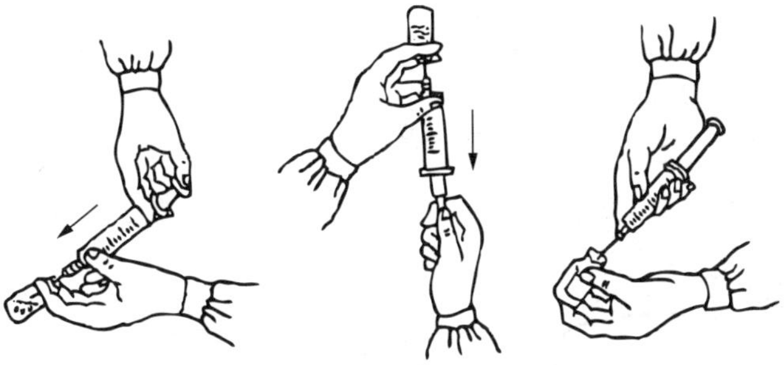

图 77-4 自密封瓶内吸取药液

于乳头根部,驱出气体。

4. 保持无菌排气毕　将安瓿或药瓶套在针头上,再次核对。也可套针头套,但须将安瓿或药瓶放于一边,以便查对。

五、常用注射法

(一) 皮内注射法

皮内注射(intradermic injection)是将小量药液或生物制品注射于表皮和真皮之间的方法。主要用于:① 进行药物过敏性试验,以观察有无过敏反应。② 预防接种。③ 局部麻醉的起始步骤。

1. 注射部位

(1) 皮内试验　前臂掌侧下段,该处皮肤较薄,易于注射,且易辨认局部反应。

(2) 预防接种　上臂三角肌下缘。

(3) 局部麻醉　实施局部麻醉处。

2. 操作步骤及注意事项

(1) 洗手、戴口罩,吸取药液。要严格执行查对制度和无菌原则。

(2) 携物品至患者处,核对并解释。注意:皮试前应详细询问用药史、过敏史,对需要注射的药物有过敏史,则不能做皮试。

(3) 选择注射部位,以 70%乙醇消毒皮肤。注意:不能用碘伏消毒,以免影响对局部反应的观察。

(4) 再次核对,排尽空气。

(5) 一手绷紧局部皮肤,另一手持注射器,针头斜面向上,与皮肤成 5°角刺入皮内。待针头斜面完全进入皮内后,放平注射器,固定针栓,注入药液 0.1 ml,使局部隆起呈半球状皮丘,皮肤变白并显露毛孔(图 77-5)。注意:进针角度不能大,以针头斜面全部进入皮内即可,以免将药液注入皮下,影响反应的观察和判断;注入的剂量要准确;若需做对照试验,则用另一注射器及针头,在另一侧前臂相应部位注入 0.1 ml 生理盐水。

(6) 注射完毕,迅速拔出针头。注意:切勿按揉,并嘱咐患者勿揉擦局部,以免影响反应的观察。

(7) 再次核对,清理用物。

(8) 注射后 15~20 min 观察局部反应,做出判断并记录。

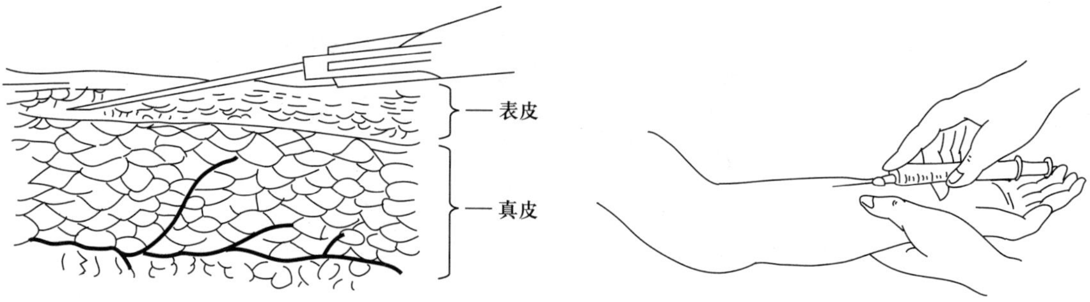

图 77-5 皮内注射

(二) 皮下注射法

皮下注射(hypodermic. injection)是将小量药液或生物制剂注入皮下组织的方法。用于:① 注入小剂量药物。用于不宜口服给药,而需在一定时间内发生药效时。② 预防接种。

1. 注射部位　常选用上臂三角肌下缘、两侧腹壁、后背、大腿前侧和外侧(图 77-6)。

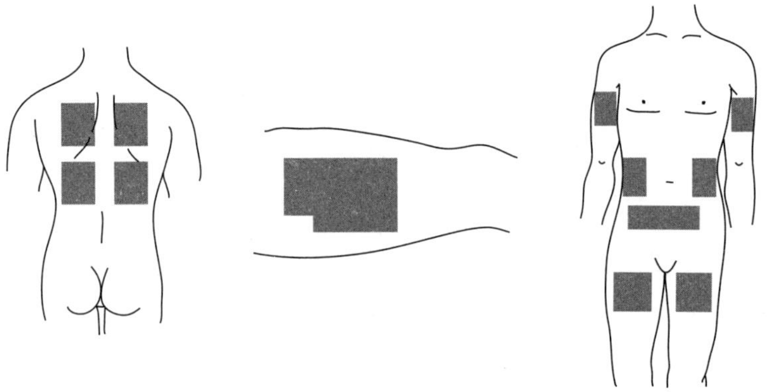

图 77-6 皮下注射部位

2. 操作步骤及注意事项

(1) 洗手、戴口罩,吸取药液。注意:严格执行查对制度和无菌操作原则。

(2) 携物品至患者处,核对并解释。注意:对皮肤有刺激的药物一般不做皮下注射。

(3) 选择注射部位,常规消毒皮肤,待干。

(4) 再次校对,排尽空气。

(5) 一手绷紧局部皮肤,另一手持注射器,以示指固定针栓,针头斜面向上,与皮肤成 30°～40°角,快速将针梗的 1/2～2/3 刺入皮下(图 77-7)。注意:对过于消瘦者,可捏起局部组织,穿刺角度适当减小;针头刺入角度不宜超过 45°,以免刺入肌层;注射少于 1 ml 的药液时,须用 1 ml 注射器,以保证注入的药物剂量准确无误。

(6) 松开绷皮肤的手,抽动活塞,如无回血,缓慢注射药液。

(7) 注射毕,用干棉签轻压针刺处,快速拔针后按压片刻。

(8) 清理用物,必要时记录。

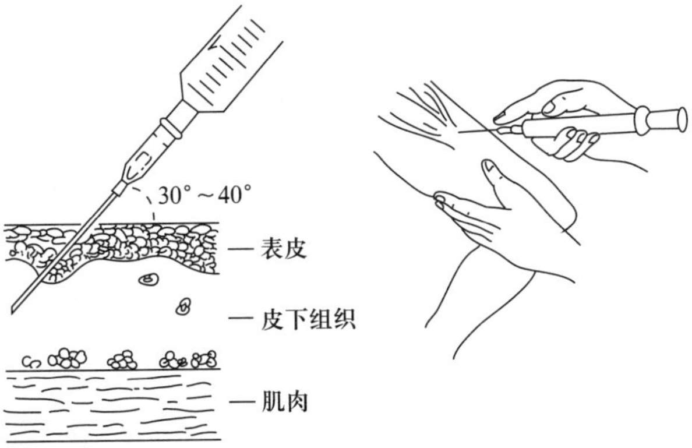

图 77-7 皮下注射

(三) 肌内注射法

肌内注射(intramusular injection)是将一定量药液注入肌肉组织的方法。目的是注入药物，用于不宜或不能口服或静脉注射，且要求比皮下注射更迅速发生疗效时。

注射部位：一般选择肌肉丰厚且距大血管、大神经较远处。其中最常用的部位为臀大肌，其次为臀中肌、臀小肌、股外侧肌及上臂三角肌。

1. 臀大肌注射定位法 臀大肌起自髂后上棘与尾骨尖之间，肌纤维平行向外下方止于股骨上部。坐骨神经起自骶丛神经，自梨状肌下孔出骨盆至臀部，在臀大肌深部，约在坐骨结节与大转子之间中点处下降至股部，其体表投影为自大转子尖至坐骨结节中点向下至腘窝。注射时注意避免损伤坐骨神经。定位方法有两种。

(1) 十字法 从臀裂顶点向左或向右侧画一水平线，然后从髂嵴最高点作一垂线，将一侧臀部分为四个象限，其外上象限(避开内角)为注射区(图 77-8A)。

(2) 联线法 从髂前上棘至尾骨作一联线，其外 1/3 处为注射部位(图 77-8B)。

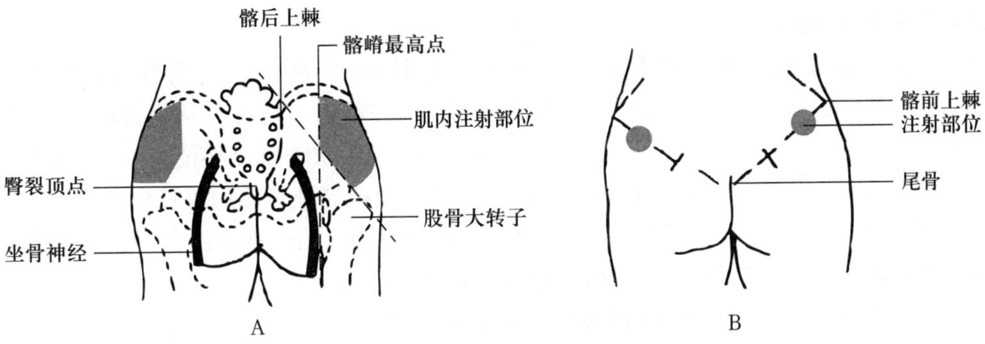

图 77-8 臀大肌注射定位法

A. 十字法；B. 联线法

2. 臀中肌、臀小肌注射定位法

(1) 以示指尖和中指尖分别置于髂前上棘和髂嵴下缘处，在髂嵴、示指、中指之间构成一三角形区域，其示指与中指构成的内角为注射区(图 77－9)。

(2) 髂前上棘外侧三横指处(以患者的手指宽度为准)。

3. 股外侧肌注射定位法　大腿中段外侧。一般成人可取髋关节下 10 cm 至膝关节上 10 cm 的范围。此处大血管、神经干很少通过，且注射范围较广，可供多次注射，尤适用于 2 岁以下幼儿。

4. 上臂三角肌注射定位法　上臂外侧，肩峰下 2～3 横指处(图 77－10)。此处肌肉较薄，只可做小剂量注射。

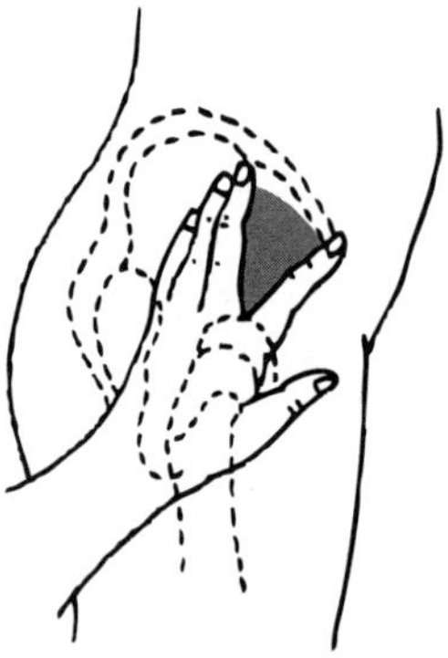

图 77－9　臀中肌、臀小肌注射定位法

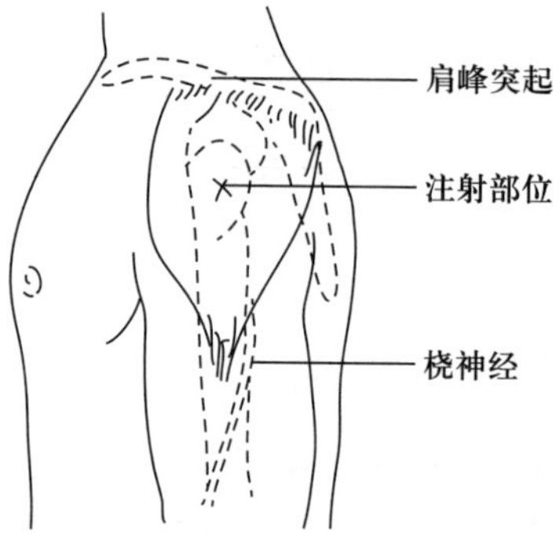

图 77－10　上臂三角肌注射定位法

5. 操作步骤及注意事项

(1) 洗手、戴口罩，吸取药液。注意：严格执行查对制度和无菌操作原则。

(2) 携用物至患者处，核对并解释。

(3) 协助患者取合适体位，选择注射部位。注意：臀部肌内注射，可取侧卧位、俯卧位、仰卧位和坐位。为使局部肌肉放松，侧卧位时上腿伸直，下腿稍弯曲，俯卧位时足尖相对，足跟分开。对 2 岁以下婴幼儿不宜选用臀大肌注射，因其臀大肌尚未发育好，注射时有损伤坐骨神经的危险；对需长期注射者，应交替更换注射部位，并用细长针头，以避免或减少硬结的发生。

(4) 碘酒、乙醇或安尔碘消毒皮肤，待干。

(5) 再次核对，排尽空气。

(6) 一手拇指、示指绷紧局部皮肤，另一手持注射器，中指固定针栓，将针头迅速垂直刺入 2.5 cm(针梗的 2/3)(图 77－11)。注意：切勿将针头全部刺入，以防针梗从根部衔接处折断，难以取出；若针头折断，应嘱患者保持原位不动，固定局部组织，以防断针移位，并尽快用无菌血管钳夹住断端取出。如断端全部埋入肌肉，则需外科处理；消瘦者及患儿的进针深度酌减。

(7) 松开绷皮肤的手，抽动活塞，如无回血，缓慢注入药液，同时观察患者的表情及反应。

(8) 注射毕。用干棉签轻压进针处，快速拔针，按压片刻。

(9) 再次核对，安置患者，清理用物，必要时记录。

6. 并发症及处理

(1) 神经性损伤　临床表现为注射当时即出现神经支配区麻木、放射痛、肌肉无力和活动范围减少。约 1 周后放射痛减轻，但留有固定麻木区伴肢体功能部分或完全丧失，发生于下肢者行走无力，易跌跤。依据受累神经支配区的运动、感觉障碍程度，可分为完全损伤、重度损伤、中度损伤和轻度损伤。分度标准：① 完全损伤，神经功能完全丧失。② 重度损伤，部分肌力、感觉降

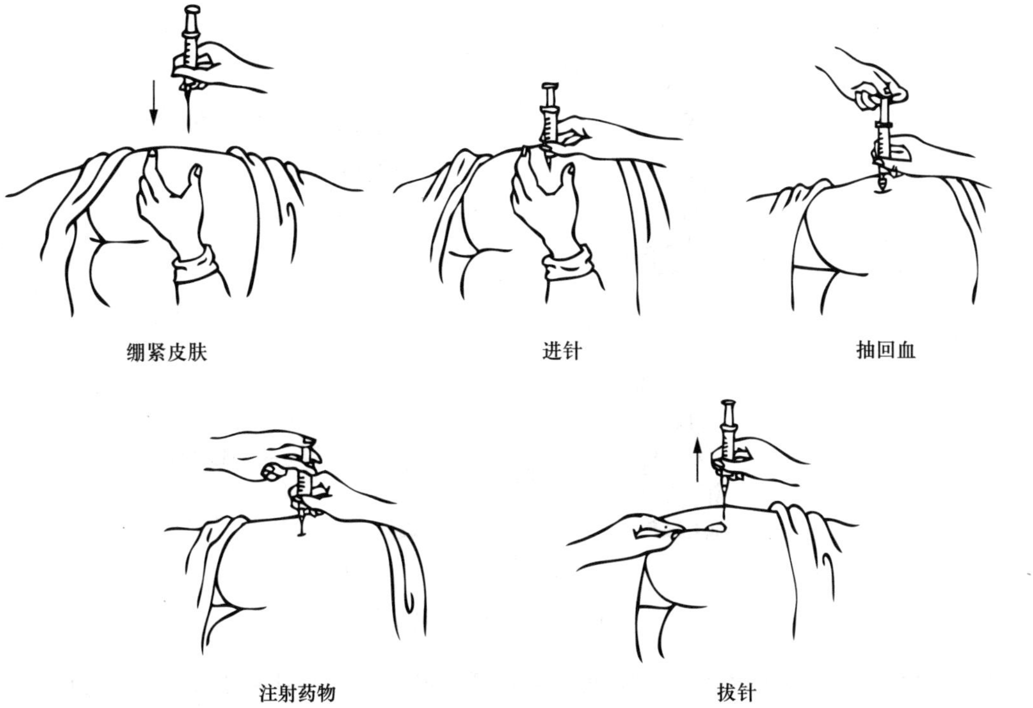

图 77－11 肌内注射

至 1 级。③ 中度损伤，神经支配区部分肌力和感觉降至 2 级。④ 轻度损伤，神经支配区部分肌力和感觉降至 3 级。处理措施：注射过程中若发现神经支配区麻木或放射痛，应考虑有神经性损伤的可能性，可立即改变进针方向或停止注射。对中度以下不完全神经损伤可用非手术疗法，如理疗、热敷，以促进炎症消退和药物吸收，同时使用神经营养药物治疗，有助于神经功能的恢复。对中度以上完全神经损伤，则尽早手术探查，做神经松解术。

（2）硬结形成　临床表现为局部肿胀、瘙痒，可扪及硬结。严重者可导致皮下纤维组织变性、增生，形成肿块或出现脂肪萎缩，甚至坏死。处理措施为：① 用伤湿止痛膏外贴硬结处（孕妇忌用）。② 用 50%硫酸镁湿热敷。③ 将云南白药用食醋调成糊状涂于局部。④ 取新鲜马铃薯切片浸入 654－2 注射液后外敷硬结处。

（四）静脉注射法

静脉注射（intravenous injection）是自静脉注入药液的方法。目的是经静脉注入药物治疗（用于药物不宜口服、皮下、肌内注射，或需迅速发生药效时），或注入药物做某些诊断性检查，或输液、输血及静脉营养治疗。

1. 穿刺部位

（1）四肢浅静脉　常用肘部浅静脉（贵要静脉、正中静脉、头静脉）及腕部、手背、足背部浅静脉（图 77－12）。

（2）头皮静脉　小儿头皮静脉极为丰富，分支甚多，互相沟通交错成网，且静脉表浅易见，易于固定，方便患儿肢体活动，故患儿静脉注射多采用头皮静脉（图 77－13）。

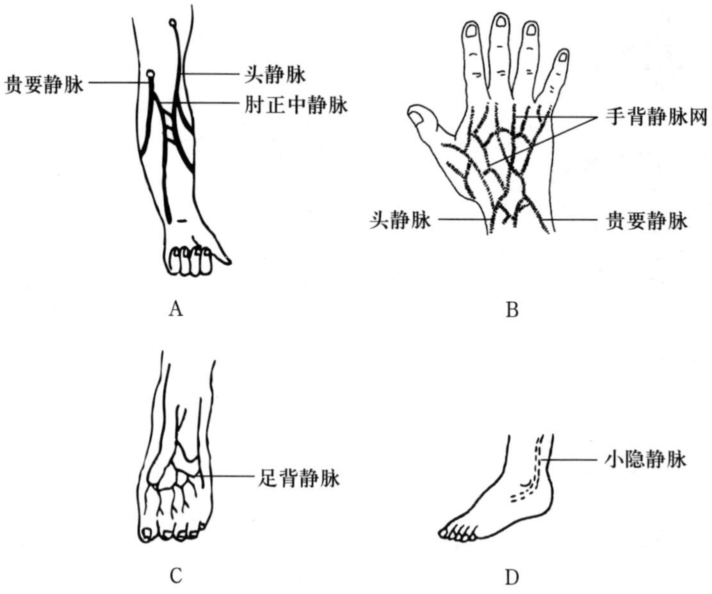

图 77－12　四肢浅静脉

2. 用物准备　注射盘内加注射器(规格视药量而定)、6～9 号针头或头皮针、止血胶管、注射用小枕、胶布、注射卡及药液。

3. 操作步骤及注意事项

四肢静脉注射法：

(1) 洗手、戴口罩，吸取药液。注意：严格执行查对制度和无菌操作原则。

(2) 携用物至患者处，核对并解释。

(3) 选择合适静脉，以手指探明静脉走向及深浅，在穿刺部位的下方垫小枕。在穿刺部位上方(近心端)约 6 cm 处扎紧止血带，常规消毒皮肤，待干，嘱患者握拳。注意：选择粗直、弹性好、不易滑动和易于固定的静脉，避开关节和静脉瓣；对需长期注射者，应有计划地由小到大、由远心端到近心端选择静脉；止血带末端应在上，阻断浅静脉即可。

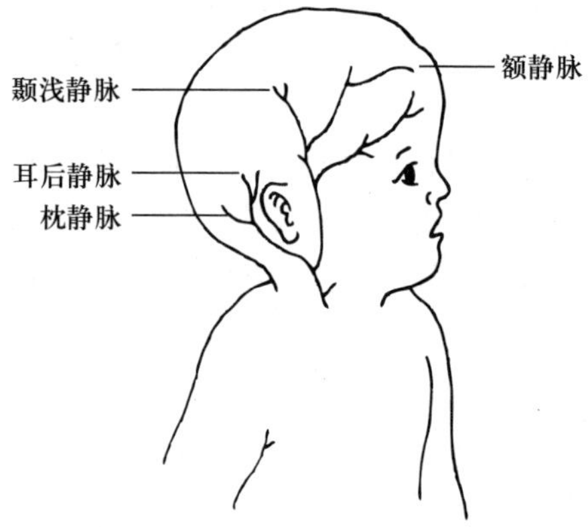

图 77－13　小儿头皮静脉

(4) 再次核对，排尽空气，以一手拇指绷紧静脉下端皮肤，使其固定，另一手持注射器，示指固定针栓，针头斜面向上，与皮肤成 15°～30°，自静脉上方或侧方刺入皮下，再沿静脉走向潜行刺入静脉(图 77－14)。注意：穿刺时应沉着，切勿乱刺，一旦出现局部血肿，立即拔出针头，按压局部(勿揉)，另选他处静脉。

(5) 见回血，可再顺静脉进针少许，松开止血带，嘱患者松拳，固定针头(如为头皮针，用胶布固定)，缓慢注入药液(图 77－15)。注意：注射对组织有强烈刺激的药物时，应另备抽有生理盐水的注射器和头皮针，注射穿刺成功后，先注入少量生理盐水，证实针头确在静脉内，再换上抽有药液的注射器进行推药，以免药液外溢而致组织坏死；根据患者年龄、病情及药物性质，掌握注药速度，并随时听取患者主诉，观察局部情况及病情变化。

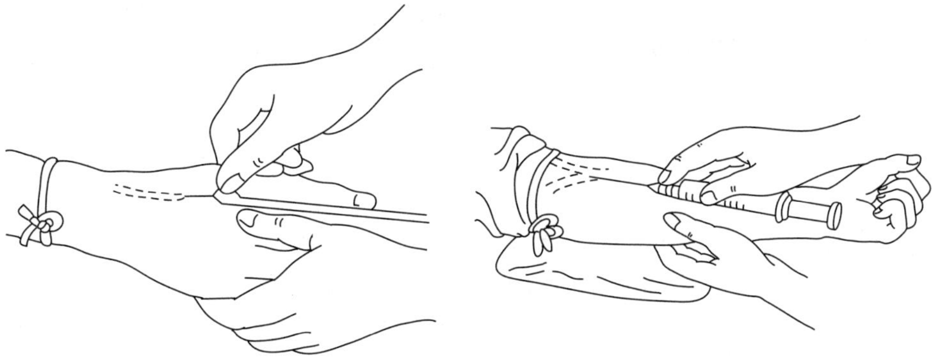

图 77－14 静脉注射进针法

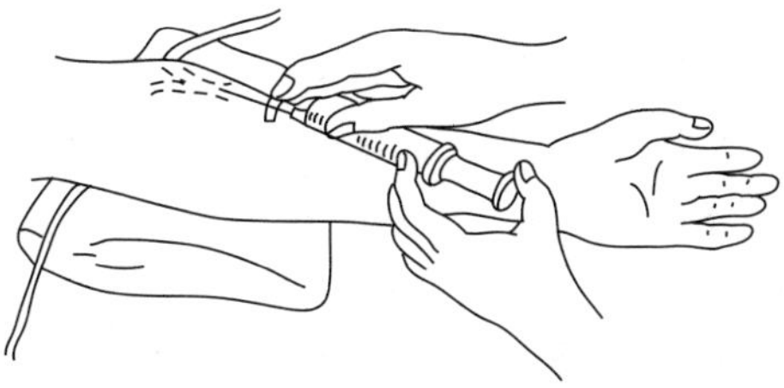

图 77－15 静脉注射推药法

(6) 注射毕，将干棉签放于穿刺点上方，快速拔出针头，按压片刻(勿揉)，或嘱患者屈肘压迫。

(7) 再次核对，安置患者，清理用物，必要时记录。

附 静脉注射失败的常见原因及并发症的处理

1. 静脉注射失败的常见原因

(1) 针头刺入静脉过少，抽吸虽有回血，但松解止血带时静脉回缩，针头滑出血管，药液注入皮下。

(2) 针头斜面未完全刺入静脉，部分在血管外，抽吸虽有回血，但推药时药液溢至皮下，局部隆起并有痛感(图 77－16A)。

(3) 针头刺入较深，斜面一半穿破对侧血管壁，抽吸有回血，注射少量药液，局部可无隆起，但因部分药液溢出至深层组织，患者有痛感(图 77－16B)。

(4) 针头刺入过深，穿破对侧血管壁，抽吸无回血(图 77－16C)。

2. 特殊患者的静脉穿刺要点

(1) 肥胖患者 肥胖者皮下脂肪较厚，静脉较深，难以辨认，但较固定，注射时，在摸清血管走向后由静脉上方进针，进针角度稍加大(30°～40°)。

(2) 水肿患者 可沿静脉解剖位置，用手按揉局部，以暂时驱散皮下水分，使静脉充分显露后再行穿刺。

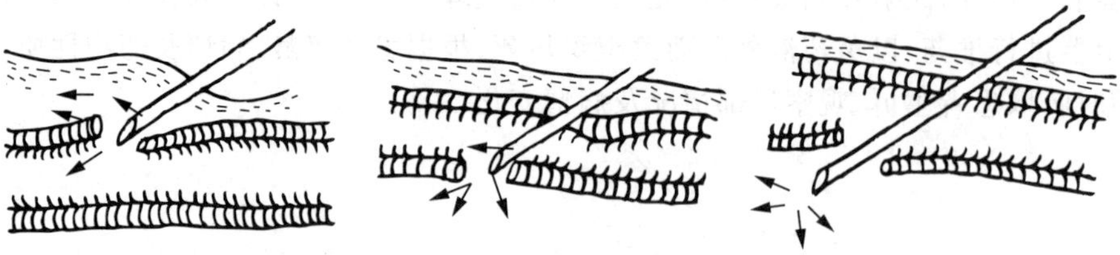

图 77－16 静脉注射失败的常见原因

(3) 脱水患者 血管充盈不良，穿刺困难。可做局部热敷、按摩，待血管充盈后再穿刺。

(4) 老年患者 老人皮下脂肪较少，静脉易滑动且脆性较大，针头难以刺入或易穿破血管对侧。注射时，可用手指分别固定穿刺段静脉上下两端，再沿静脉走向穿刺。

3. 并发症及处理

(1) 药物外渗性损伤 临床表现为注射部位出现肿胀、疼痛，皮肤温度低，严重时可使皮下组织坏死。处理措施是：根据渗出药液的性质，分别进行处理：如 50% 葡萄糖高渗药液外渗，应立即停止在该部位注射，并用 0.25% 普鲁卡因 5～20 ml 溶解透明质酸酶 50～250 U，注射于渗液局部周围。因透明质酸酶有促进药物扩散、稀释和吸收作用。如葡萄糖酸钙、氯化钙等阳离子溶液外渗，可用 0.25% 普鲁卡因 5～10 ml 做局部浸润注射，可减少药物刺激，减轻疼痛。同时用 3% 醋酸铝和 50% 硫酸镁交替局部温热敷。如上述处理无效，组织已发生坏死，则应将其坏死组织广泛切除，以免增加感染的机会。

(2) 血肿 临床表现为血管破损，出现皮下血肿、疼痛，2～3 d 后皮肤变青紫。1～2 周后血肿开始吸收。处理措施是：早期予以冷敷，以减少出血，24 h 后局部给予 50% 硫酸镁湿热敷，每日 2 次，每次 30 min，以加速血肿的吸收。若血肿过大，则难以吸收，可常规消毒后，用注射器抽吸不凝血液或切开取血块。

(3) 静脉炎 临床表现为沿静脉走向出现条索状红线，局部组织发红、肿胀、灼热、疼痛，有时伴有畏寒、发热等全身症状。处理措施是：立即停止在此部位静脉注射，并将患肢抬高、制动；局部用 95% 乙醇或 50% 硫酸镁溶液湿敷(早期冷敷，晚期热敷)，每日 2 次，每次 20 min；或用超短波理疗，每日 1 次，每次 15～20 min；中药金黄散加醋调成糊状，局部外敷，每日 2 次；如合并全身感染，遵医嘱给予抗生素治疗。

(周齐艳)

复 习 题

单选题

1. 检验高压灭菌效果最可靠的方法：
   A. 做细菌培养
   B. 包内和包外各一条灭菌指示纸带
   C. 置入包内的升华硫黄是否融化
   D. 观察手术切口有无感染
   E. 置入包内的明矾粉是否液化
2. 特殊感染病人用过的敷料，最好的处理方法是：
   A. 紫外线照射
   B. 苯酚浸泡
   C. 烈日暴晒
   D. 流动蒸汽灭菌
   E. 焚烧法
3. 戴无菌手套时只允许已消毒手指接触手套哪一面：
   A. 手背部位
   B. 手套掌背部位
   C. 套口翻转部位内面
   D. 套口翻转部位外面
   E. 以上都正确
4. 压力蒸汽灭菌的优点不包括：
   A. 适用于耐高湿物品的灭菌
   B. 穿透力强
   C. 灭菌快速
   D. 不遗留毒性
   E. 能杀灭所有微生物
5. 用煮沸法杀灭细菌繁殖体所需时间是：
   A. 30 min
   B. 60 min
   C. 20 min
   D. 5～10 min
   E. 15 min
6. 手术过程中不慎被缝针刺破手套后应：
   A. 用3%碘酒擦拭
   B. 用3%碘酒擦拭后更换手套
   C. 更换手套及套袖
   D. 用碘酒擦拭后更换手套及袖套
   E. 重新洗手更换手套
7. 下列哪类物品可在术中使用？
   A. 无菌包的包布稍有潮湿
   B. 灭菌效果基本肯定
   C. 灭菌后有效时间基本肯定
   D. 无菌包外层仅有≤1cm大小破洞
   E. 限制区内的灭菌包
8. 手臂消毒法能消灭：
   A. 皮肤毛囊内的细菌
   B. 皮肤皮脂腺内的细菌
   C. 皮肤汗新洁尔灭腺内的细菌
   D. 皮肤表面的细菌

E. 皮肤深层细菌

9. 用煮沸法灭菌，杀灭带芽胞的细菌至少需煮沸：

A. 30 min　　B. 60 min　　C. 100 min

D. 120 min　　E. 180 min

10. 压力锅做煮沸灭菌，蒸汽压力 127.5kPa，锅内最高温度可达 124℃，灭菌时间为：

A. 5 min　　B. 10 min　　C. 20 min

D. 30 min　　E. 60 min

11. 物品经高压灭菌后，超过下列时间不能使用：

A. 2 d　　B. 4 d　　C. 8 d

D. 10 d　　E. 14 d

12. 下列哪种物品禁用高压蒸汽灭菌法：

A. 金属器械　　B. 橡皮制品　　C. 搪瓷

D. 敷料　　E. 苯类

13. 手术中如手套破损或接触到有菌区时应：

A. 重新洗手　　B. 以碘酒、酒精消毒　　C. 终止手术

D. 另换无菌手套　　E. 再加戴一双手套

14. 需灭菌的各种包裹不宜过大，体积(长×宽×高)上限为：

A. 20cm×15cm×15cm　　B. 20cm×20cm×15cm　　C. 40cm×30cm×30cm

D. 30cm×10cm×10cm　　E. 25cm×25cm×25cm

15. 用煮沸法灭菌应在水煮沸后放入的物品是：

A. 器皿类　　B. 缝线和橡胶类　　C. 搪瓷

D. 金属器械　　E. 玻璃制品

16. 穿无菌手术衣和戴无菌手套后，被认为有菌的地带是：

A. 肩部以下，腰部以上　　B. 胸部、腰部

C. 肩部以上，腰部以上　　D. 肩部以上，腰部以下

E. 胸部以上，腰部以下

（阳　晓）

参考文献

[1] 朱元珏,陈文彬.呼吸病学[M].北京:人民卫生出版社,2003.
[2] 陆再英.钟南山.内科学[M].7版.北京:人民卫生出版社,2008.
[3] 唐省三,郭毅.临床医学概要[M].2版.北京:人民卫生出版社,2013.
[4] 吕卓人.临床医学概要[M].北京:科学出版社,2001.
[5] 常唐喜.诊断学基础[M].北京:高等教育出版社,2005.
[6] 邝贺龄,胡品津.内科疾病鉴别诊断学[M].5版.北京:人民卫生出版社,2006.
[7] 郭毅.外科学[M].2版.北京:高等教育出版社,2013.
[8] 张锐.妇产科学[M].北京:高等教育出版社,2005.
[9] 杨建宏.儿科学[M].北京:高等教育出版社,2005.
[10] 符阳春.传染病学基础[M].北京:高等教育出版社,2005.
[11] 赵凤琴,韩振勇.心电图实习图谱[M].北京:人民卫生出版社,2004.
[12] 文乐军.人体解剖学[M].2版.北京:北京大学医学出版社,2007.
[13] 黄峻,黄祖瑚.内科查房手册[M].2版.南京:江苏科学技术出版社,2004.
[14] 廖可育,戴桂祥.临床教学病例分析与思维培养[M].北京:中国古籍出版社,2005.
[15] 阳晓.临床综合训练指南[M].长沙:中南大学出版社,2005.
[16] 李佃贵.中西医结合内科学[M].北京:高等教育出版社,2005.

郑重声明